지후맘의
베이비 바이블
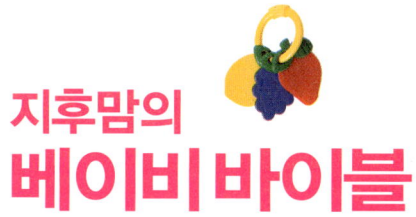

지후맘의
베이비바이블
임신출산 대백과

저자_ 지후맘(cafe.naver.com/imsanbu)
집필 및 책임감수_ 김동수(연세대학교 세브란스병원 소아과 교수)

1판 1쇄 발행_ 2007. 6. 11.
1판 11쇄 발행_ 2012. 7. 27.

발행처_ 김영사
발행인_ 박은주

기획·진행_ 북케어(www.bookcare.net)
교정·교열_ 홍숙연, 양유진
도움 주신 분들_ 정경연, 김혜숙, 김은주, 박소연, 최정규 외
디자인_ 정유정
일러스트_ 김은희
DPT_ AD#

등록번호_ 제406-2003-036호
등록일자_ 1979. 5. 17.
주소_ 경기도 파주시 교하읍 문발리 출판단지 515-1 우편번호 413-756
　　　마케팅부 031)955-3100, 편집부 031)955-3250, 팩시밀리 031)955-3111

값은 표지에 있습니다.
ISBN 978-89-349-2493-7 13590

독자의견 전화_ 031)955-3104
홈페이지_ http://www.gimmyoung.com
이메일_ bestbook@gimmyoung.com

실용서도 김영사가 만들면 다릅니다.
라이프김영사가 여러분의 삶을 함께 합니다.

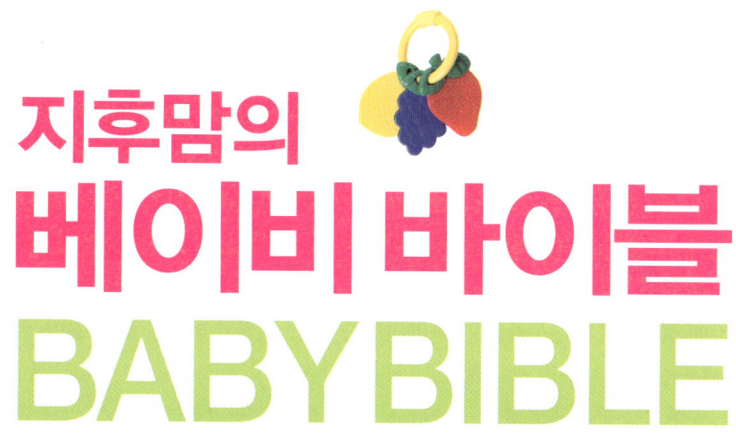

지후맘의 베이비 바이블
BABY BIBLE
임신출산 대백과

라이프 김영사

감수의 글

인터넷이라는 매개체를 통해 임산부들끼리 서로 묻고 답하는 내용을 빈도 순으로 정리하고 올바른 전문가 상담을 덧붙인 현실감 있고 생동감 넘치는 임신 출산 자습서!

대학병원에서 진료를 하다 보면 아무래도 여러 사연을 가진 임산부를 만날 기회가 많습니다. 태아 기형이 의심되어 잠을 이루지 못하고 아침부터 방문한 임산부, 본인이 가지고 있는 질병이 태아에게 어떠한 영향을 미칠 지 궁금해 하면서 자신을 탓하는 착하디착한 임산부, 늦은 나이에 어렵게 아기를 가졌는데 전치 태반이 있어 출혈 때문에 찾아온 임산부 등은 바닷가의 모래알처럼 많은 사연 중 일부일 뿐입니다. 저도 사람인지라 나태해지거나 만성이 될 만도 하건만, 워낙 사안이 사안인지라 내 가족, 내 여동생이나 친척이라 생각하고 정성을 다해 상담을 해 주고 나서 힘들게 진료실을 나서며 '정말 열심히 설명해 주었어'라고 혼자 뿌듯해 합니다. 하지만 나중에 문제가 생겨서 자세히 이야기를 들어보면 대부분 정신이 없어서 그랬다면서 "그런 이야기를 설명 들은 적이 없어요.", "사실은 그 때는 이해를 잘 못했는데도 그냥 네네 했어요." 라는 얘기를 종종 듣고는 힘이 빠진 적도 많습니다.

제가 생각하기에 정상적인 임산부라도 가장 안전할 수 있는 병원과 방법을 먼저 찾아 적극적으로 분만일정과 계획을 세우는 것은 아무리 강조해도 지나치지 않을 것이라고 봅니다. 용감하게 진료실 문을 열고 들어서서 "꼭 제 아기를 행복하게 낳고 싶습니다!" 라고 의연하게 말하는 산모를 만날 때면 정말 "맞습니다" 하면서 손이라도 잡아주고 싶은 심정입니다. 이 책에는 그런 마음을 담으려고 했습니다.

이 책의 전문가 원고 집필과 전반적인 감수를 맡으면서 임산부들이 가장 궁금해 하는 내용이 무엇인가를 꼼꼼히 따져가면서 읽어 보기를 수십 번. 개중에는 임산부들끼리 서로 답하는 내용이 얼마나 재미있었던지, 텅 빈 연구실이 민망할 정도로 큰 웃음이 나온 적이 한 두 번이 아니었습니다. 제법 전문가적인 답변까지 해 가면서 댓글을 한 엄마들의 모습에서 대단하다는 감탄사가 나올 때도 있었습니다. 너무나 많은 임신 관련 책들이 출간되었고 인터넷을 통해서도 쉽고 간단하게 원하는 지식의 일부를 찾을 수 있으니 어찌 보면 당연하다고 할 수 있겠다 싶었습니다. 하지만 반대로 이처럼 헤아릴 수 없이 많은 정보의 바다 속에서 마음껏 헤엄치고 간절히 찾은 정보들과 대학입시보다 더 착실하게 공부한 임산부들의 지식이 의외로 잘못된 것들을 사실로 믿고 있다는 것에도 놀라움을 금치 못했습니다.

이 책은 기존에 출간된 책과는 달리 실제 임산부들의 수많은 질문을 토대로 임산부들이 직접 답변한 내용과 그에 따른 의문사항을 해소하고 올바른 의학적 지식을 전달하는 것에 최선을 다했습니다. 저 출산과 맞물려 너무나도 빠른 속도로 발전하며 혼란스러울 정도로 많은 지식을 전달해주는 사회에 살고 있는 임산부들에게 건강한 아기의 출산은 그 무엇보다도 소중하다고 할 수 있겠습니다. 아무쪼록 이 책이 임산부들의 그런 기대에 부흥하기를 바라는 마음입니다.

집필 및 책임감수 김영한(연세대학교 세브란스병원 산부인과 교수)

연세대학교 의학과 학사·연세대학교 대학원 의학과 석사·연세대학교 대학원 의학과 박사 과정·1996년 ~ 2000년 연세의료원 세브란스병원 산부인과 전공의·2000년 ~ 2002년 연세의료원 세브란스병원 산부인과 모체 태아의학 연구강사·2002년 ~ 2004년 Postgraduate researcher at Ob/Gyn dept. in David Geffen Medical School at UCLA·2004년 ~ 2005년 연세의료원 세브란스병원 산부인과 임상강사·2005년 ~ 2007년 연세의료원 세브란스병원 산부인과 전임강사·2007년 3월 ~ 현재 연세의료원 세브란스병원 산부인과 조교수·2005년 ~ 현재까지 대한산부인과초음파학회 총무이사를 역임하고 있으며, 2006년 ~ 현재까지 대한태아학회 총무이사를 역임하고 있다. 수상이력으로는 2001년 제 7차 대한태아의학회 최우수학술상을 수상했으며 주요 관심 분야는 〈태아 정밀초음파 및 태아 심초음파〉, 〈조기진통〉, 〈태아 발육 지연〉, 〈Fetal hypoxia and Adenosine receptors〉, 〈Placenta and Endothelial progenitor cells〉 등이 있다.

도움 주신 분들

정경연 정경연한의원 원장
동국대학교 한의과대학에서 박사학위를 받았고 한방전문의 과정을 수료하였다. 현재 동국대학교 한의과대학 외래교수이며, 광화문에서 정경연 한의원(www.jclinic.co.kr)을 개원하고 있다. 『월간 쿠켄』, 『한방과 건강』 등에 칼럼을 연재 중이며 SBS TV특강 행복플러스, MBC TV 심야스페셜, KBS TV 세상의 아침 등에 출연하였고, 현재 건강을 주제로 한 강의에 강사로 활발히 활동 중이다. 저서로는 『몸에 좋은 색깔음식 50 - 고려원북스』, 『샐러리맨 구출하기 - 고려원북스』, 『스트레스 제로 기술 - 랜덤하우스코리아』 등이 있다.

김혜숙 한국모유수유협회 회장
연세대학교 간호대학교를 졸업하고 서울대학교 보건대학원(보건학 석사), 미국 죠지아 주립대학(교육학 석사)와 미국 에모리 대학(간호학석사), 미국 콜럼비아대학(교육학 석·박사)를 이수하였다. 미 UCLA 모유 수유 교육자 및 국제라마즈교육 교수이며, 현재 경희대학교 동서신의학병원 간호본부장, 경희대학교 객원교수, 한국모유수유협회장(http://www.momilk.co.kr)을 지내고 있다.

홍순래 꿈해몽 사이트 http://984.co.kr 운영
한문학 박사, 춘천기계공고 국어교사, 한라대 강사이면서 신문연재 및 방송 활동 등에서 활발한 활동을 하고 있다. 실증적인 사례에 따른 꿈 해몽 전문가로 이름이 높다. 자신이 직접 운영하는 인터넷 사이트 '홍순래 박사 꿈해몽'(http://984.co.kr) 및 핸드폰의 무선인터넷(984+접속 버튼) 등을 통해 꿈에 대한 연구와 정리를 해나가고 있으며, 특히 태몽과 관련한 임신부들의 상담에 적극적이다. 『꿈해몽백과』를 비롯하여 저서 8권이 있으며, 7월 『꿈으로 본 역사』를 출간할 예정이다.

최정규 발로 뛰는 친절한 여행 플래너
대학을 졸업한 후 처음에는 남들처럼 직장생활을 했다. 그러나 여행과 관련 없는 일을 하면서도 마음은 늘 '싸돌아다니고' 싶었다. 결국 좋아하는 일을 해보자는 마음으로 과감히 하던 일을 접고 여행을 직업으로 선택해, 지금까지 10여 년간 본격적으로 '싸돌아다니고' 있다. 그동안 여행을 직업으로 삼고 있다는 이유만으로 주변의 친구와 친지들로부터 여행에 관한 여러 질문을 받았다. 그런데 추천여행지를 알려주면 거기서 뭘 봐야 하느냐, 음식점은 어디가 좋으냐, 어떻게 가야 하느냐 등등을 물어오곤 했다. 그러고 보니 기존 여행서나 정보로는 여행을 전문으로 하는 여행 플래너의 입장에서도 믿고 갈 만한 지침서가 되기에는 부족해 보였다. 그래서 친구나 친지들에게 1박 2일, 2박 3일의 여행지를 구성하고 가는 방법과 볼만한 곳, 숙소와 맛집 등의 여행플랜을 짜주기 시작한 일이 『친절한 여행책 - 열 번째 행성』1, 2권으로 결실을 맺었다. 월간 『여행플래너 사이다와 싶은 계란』의 편집장을 지냈고, 쥬니어네이버, 삼성화재, 키즈투어의 여행 컨텐츠를 제작하였다. 키즈투어, 해바라기여행사, 어린이 문화단체 모람, 스마일 교육 여행, 농촌간설딩 바라기덧김, 어린이신문 씨앗을 함께 등 몇몇 어린이와 가족, 농촌문화 관련 회사 및 단체들과 인연을 맺어 국내외 여행프로그램을 기획하고 행사 진행을 해왔으며, 현재는 방송과 잡지 등 여러 매체에서 여행 길라잡이를 하고 있다. 오랫동안 실제 여행프로그램을 기획하고 진행하여 현장 경험이 풍부한, 국내에 몇 안 되는 발로 뛰는 여행 플래너이다.

축하글

지후맘

안녕하세요. 지후맘입니다.

지후가 처음 생긴 2002년 3월 인원수 1명의 작은 카페에서 시작된 게 어느덧 6년이 되어 30만명이 넘는 카페가 되었네요. 처음 시작할 때 제가 필요한 정보를 조금씩 모아 놓는 작은 카페였는데 이제는 회원 여러분들 그리고 우리 아기들과 함께 하는 모든 분들의 카페라는 생각이 듭니다. 또한 지후맘 카페를 통해서 많은 분들과 소중한 인연을 맺게 되고 또 이렇게 책까지 발간하게 되었네요. 비록 아직 많이 부족하지만 이러한 커뮤니티 모임을 통해 서로 유익한 정보를 공유하고 우리 아기들이 건강하게 태어나 예쁘고 씩씩하게 자랄 수 있도록 조금이나 보탬이 되는 카페로 남길 바라요. 지금까지 지후맘 임산부 모여라 카페를 만들어주신 모든 회원분들께 감사의 뜻을 전합니다.

사랑구슬

안녕하세요. 사랑구슬입니다. 여러분의 글이 드디어 책으로 발간되었네요. 이 책은 저희 까페의 발자취이자 여러분들의 노하우가 담긴 정말 소중한 책이라고 생각해요. 아기를 키우는 엄마들의 소중한 정보 하나하나가 모여서 이렇게 책으로 나오게 돼서 정말 기쁘구요, 이 책이 세상 모든 엄마들에게 많은 도움이 되었음 해요. 이번 일을 발판 삼아 저희 까페가 더욱더 번창하고, 회원님들 역시 더욱더 건강하시고 행복하시길 바랍니다.

하라

안녕하세요.^^ 지후맘의 임산부 모여라! 운영진 하라입니다.^^ 출간을 진심으로 축하합니다. 지후맘의 임산부 모여라! 운영을 하면서 더욱더 보람되고 기쁜 일이 아닐 수 없네요. 좋은 출간으로 세상을 힘겹게 살아가시는 분들께 많은 도움이 되길 바랍니다. 임신, 육아 정보가 가득한 책이니 정말 기대하서도 될 겁니다.^^ 책을 통해 좋은 출산, 육아 정보를 공유했으면 하는 바입니다. 지후맘 임산부 모여라 화이팅입니다.^^

뷰띠빽쪼

회원 여러분 이렇게도 인사를 드리게 되네요.^^ 지후맘 카페 스텝 뷰띠빽쪼입니다.^^ 책 출간에 대해선 회원들 모두의 공로가 함께 포함되었다고 생각합니다.^^ 출간과 함께 저희 카페가 더 발전해 나갈 수 있고, 몰랐던 분께 좋은 정보가 되며, 정보를 찾는 분에겐 큰 도움이 되고, 어떤 이에겐 희망이 되고, 지후맘을 익히 알던 분께는 "내가 소속된 곳이야~!" 하며 자부심이 될 일이 되었으면 하고 간절히 바랍니다. 책도 잘~되고, 지후맘 카페도 더더욱 번창하고~ 회원들 역시~항상 건강하고 행복하시길… 모두모두 홧띵! 홧띵!아자아자… !!

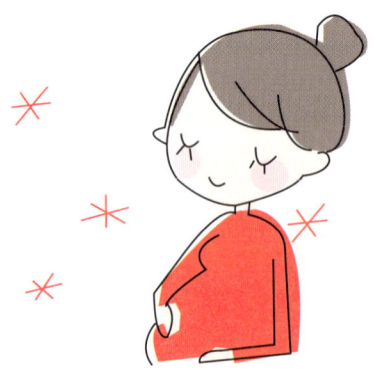

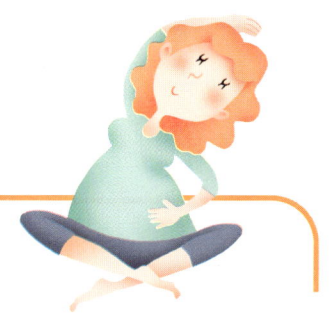

kjd9234 요즘 니가 배 속에서 안 좋다고 하니깐 너무 걱정 된단다. 부디 건강하게만 자라다오. 엄마 소원이 너 하나 건강하기만을 바란단다. 엄마도 좋은 생각 좋은 것만 볼게!! 사랑한다. 그리고 니가 엄마의 행복이야~~

애생애사 맑음아~ 너와의 만남이 무척이나 기다려진단다. 우리 그때까지 둘 다 건강하자.

빨간튤립 한달 후에 태어날 우리 baby 만날 생각에 엄마는 열 달 내내 설레였단다~^^

sojuck(소망이맘) 아가야, 건강하게 무럭무럭 자라렴. 엄마 아빠가 도와줄게.

로사 한달이면 만날 다복아, 엄마와 아빠는 네가 넘 보고 싶구나. 건강히 태어나 주렴. 사랑한다.

동자승 햇님아~~ 엄마 아빠에게 와 주어 너무 고마워~~ 우리 햇님이로 인해 엄마 아빤 너무 행복하단다. 건강한 모습으로 만나자. 사랑해~~^^

fefe77(고파비&C1수산나) 사랑하는 우리 고도리~ 건강하고 똑똑하고 착하게 자라주렴~^^

콩이엄마 울 아가~사랑해! 울 콩이 만날 날만 손꼽아 기다린단다. 건강하게 만나자 기준&연주

앙큼여우 우리의 소중한 보물 으뜸아~ 만날 때까지 건강하고 행복하자. 사랑해~ 홧팅♡

아기천사(현이영이) 하늘에서 내려와 준 우리 벼락이 너무 고마워. 만날 때까지 건강한 모습으로 자라주길 바라고 엄마 아빠는 벼락이를 위해 더욱더 노력할게. 사랑해 ^^

뚱이맘 내안에 또 다른 나. 울 뚱이. 오늘도 힘차게 움직이고 있네. 엄마 아빠는 항상 너를 느끼며 기다리고 있단다. 건강하게 튼튼하게 자라서, 얼른 쑤~~~~욱 하고 나오렴.

사랑마미 이렇게 엄마한테 와 줘서 고맙구. 아빠 엄마의 사랑 먹고 무럭무럭 자라렴~ 사랑해!!

체리맘 사랑하는 우리 딸기 때문에 엄마 아빠가 너무 행복해. 만나는 날까지 건강하게 잘 있어. 사랑해!

만우마미 엄마 아빠의 가장 소중한 선물 만우아~ 건강하고 튼튼하게만 자라다오~ 사랑해~♡

설레임 엄마 아빠를 한층 더 행복하게 해주는 우리 일동이~ 건강하게 자라주세요^^ 사랑해~~

도담모친 울 아기 도담아. 건강하게 열 달 채워서 보는 거다~ 울 아가 너무 사랑스러워.^^

튼튼맘 사랑하는 울 아가야~!! 건강하게 볼 날을 기다리는 엄마는 너무 너무 행복하단다~~^^**

꽃돼지 천천히 기다릴게. 언젠가는 꼭 와 줄 거지?

연이(화랑맘) 이제 조금 있음 만나는 거야~!! 홧팅!! 우리 잘할 수 있지? ^^

세희 건강하게 무럭무럭 자라다오. 진심으로 사랑한다. ^^*

다니맘 널 처음 만났을 때 그 설렘을 꼭 기억할게. 항상 널 위해 기도할게.

슈리 검둥아. 건강하게 무럭무럭 자라서~~ 엄마 배 좀 많이 차줘~ 엄마랑 아빠랑 울 검둥이 마니 사랑 한단다~~

하루카(세음맘) 사랑하는 세음아! 세상을 바로 보는 눈을 가지고 어느 한쪽에 치우치지 않는 중용의 미덕을 가진 지혜로운 사람이 되기를 바란다.

wedding0603 꿀이야. 니가 우리 곁에 와줘서 엄마 아빠가 새삼 행복을 느껴.^^ 보고 싶구나.

end1118 코맹아^^ 너무 보고 싶어. 우리 아가가 어떤 모습일지 모르지만^^ 너무너무 사랑해^^ 보고 싶다^^

짱구공쥬 아가 별아 하루 빨리 엄마랑 만났으면 좋겠다. 엄마 포기하지 않구 우리 아가별 기다릴게.

ggamgirl1125 힘든 날을 극복하고 너를 가진 지금 엄마 아빤 황금이에게 너무 감사한단다~~

동글이 예쁘고 사랑스런 울 복댕아~ 이쁘고 건강하게 올 가을에 만나자~ 사랑해

쌩쌩이ㅋ 귀염둥이 우리 귀둥아~ 그토록 기다리던 네가 찾아와줘서 엄마 아빠는 너무 고맙단다. 항상 사랑한다!

로또엄마 로또야. 아빠가 우리 로또 건강하라고 매일 배 마사지 해준단다. 아빠 손길 느껴지니? 건강하게만 태어나렴. 어렵게 가진 우리 아가야. 로또에게 너무 고맙다. 사랑한다 로또야^^

진주윤미 우리 꿈돌이, 엄마 배 속에서 편안하게 긴깅하게 길 자라주세요.♡ 엄마는 하루하루 꿈돌이 생각하면서 이렇게 살아요. 사랑해요. 내 새끼^^

젬마 우리 진아, 건강하고 예쁘게 태어나렴~ 가을에 만나자 사랑해

햇살 우리 도치야 아주 치열한 경쟁률을 뚫고 엄마 아빠한테 와 주어서 고마워. 우리 재미있게 즐겁게 살자. 행복한 우리 도치와의 만남을 엄마 아빠는 너무나 기다린단다.

angel1535 우리 행복아~ 엄마 아빠가 매일매일 우리 행복이 위해서 기도한단다. 사랑한다. 우리 빨리 건강한 모습으로 만나자~

yeony0zoo(만복맘) 사랑하는 '만복' 아! 와 줘서 너무 고마워~ 건강한 모습으로 만나자~!

행복지기(라우맘) 라우야~ 아빠랑 엄마는 너를 만나기 위해 사랑을 했나봐. 건강한 모습으로 만나자~♡

축하글

뽕야부인(핑크지후&축복헤니) 축복헤니야 하나님과 가족의 축복 속에 잘 자라고 건강한 모습으로 만나자.

영서까꿍 둘째야...반짝 반짝! 넌 우리에게 또 다른 별이란다! 사랑한다.

지후맘 희망이. 다시 한번 이런 행복을 느끼게 해 준 우리 희망이. 엄마와 만날 그날을 기다리며. 사랑해~~

안나 우리 아가 데굴이! 엄마랑 아빠는 데굴이가 몸도 마음도 건강하게 잘 자라서 만나기를 바라고 있단다~

샹이맘 우리 샹이 엄마 아빠를 묶어주는 든든한 끈이 되어줬음 좋겠어. 늘 감사하고 건강해서 고마워♥

완소마미 완소야~ 아빠랑 엄마에겐 너의 태명처럼 완전소중한 거 알지?? 사랑하구~ 행복하자~★

바다조아 똥강아지야!! 늘 건강하고, 바다처럼 깊고, 우주처럼 넓은 사람이 되길 바래. 아빠 엄마는 항상 널 사랑한단다.

시류 우리 이쁘고 깜찍한 호셋이, 엄마 아빠는 널 사랑해. 우주 정복해야지? 사랑한다.

고미야(고미엄마) 사랑하는 아들 고미야! 배 속에서 건강하게 잘 자라줘서 고마워~ 멋진 모습으로 만나자.

샤넬(영재엄마) 우리 아가 발리에서 만들어 졌는데 엄마 아빤 너무 기쁘고 행복하단다.

graycool(하나맘) 고마운 별아!! 이름처럼 깜깜한 밤하늘을 밝혀주는 빛이 되어주렴♡ 사랑해~♡

정윤맘(정윤&도니맘) 황금돼지해에 태어나므로 태명이(황돈)~ 사랑스런 도니야~ 우리 5달 후 선상한 보습으로 만나자. 쬐큼만 기다료봐~!

믿음맘 믿음아~~ 엄마 아빠한테 와줘서 정말 고맙구 몸 건강하게 태어나야한다. 믿음아 정말 사랑한다. 아빠 엄마가~~*^*

ran5555 우리 부부의 아기천사 봄아, 우리 봄이가 엄마 아빠에게 하늘에서 내려준 선물이란다. 사랑해 우리 아기~ 쪼~옥~~~

푸른하늘(겸이맘) 겸아~ 사랑스런 우리 겸이 지금처럼 잘 놀다가 ~ 건강한 모습으로 만나자 겸겸&겸순

태양가득(태양맘) 세상 무엇과도 바꿀 수 없는 태양이로 인해 아빠 엄마는 너무 감사하고 행복하단다. 사랑해

반가운쑨 사랑하는 슬아~ 엄마와 아빠가 기다리고 있단다. 곧 만나자.

여름향기(소담맘) 세상에서 가장 소중한 선물 소담아! 건강한 모습으로 만나자~사랑해^^*

은아(쥬니맘) 우리 복댕이 만나는 그날까지 건강하게 잘 자라다오~~

쁘아맘 울 아가 엄마 아빠한테 와줘서 너무 고맙단다. 만나는 그날까지 건강하게 있어줘~~

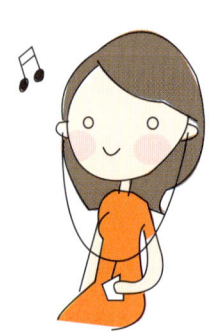

이빨할매 아빠 엄마의 보물 사랑니야! 건강하게 우리 곧 만나자~!

하늘이맘(하늘맘) 하늘아 너로 인해 엄마 아빠는 너무 행복하단다. 우리 건강하게 만나자^^ 사랑해~

태명솔 아빠 엄마의 보석 우리 공주님 건강하게 8월에 만나자 완소솔이! 사랑해

민이맘 강민아! 우리 둘째 건강하게 태어나 주길 바래. 빨리 보고 싶구나. 사랑한다.

아기사랑 딴딴아! 엄마 아빠랑 잘 만나자. 와줘서 고마워.

리똥따랑 엄마 아빠 사랑. 엄마 아빠 보물단지. 우리 공주님. 건강하게 만나요. 아빠&엄마

큼이아빠 사랑하는 큼아~ 엄마랑 아빠랑 너무 기쁘고 사랑한다. 건강하게 만나자~~~!!

kjh831024(호야맘) 사랑하는 호야~ 건강하고 예쁘고 똑똑하게 자라다오!!! 사랑해~ ♥ 건강한 모습으로 보자 ^0^

초롱뽀뽀(초롱뽀뽀맘) 울 사랑하는 초롱아~ 엄마 아빠는 이 세상에서 가장 특별한 마음으로 특별한 시선으로 너를 위해 노력할거야~ 초롱이가 건강하고 튼튼하고 똘똘하게 태어날 때 함께 기쁨을 나누자꾸나^^ 사랑해 뽀뽀

복덩러브 울 아가 복덩이는 나에게 로또당첨이자 큰 복이란다~ 우리 만나는 그날까지 건강하고 울복덩이 아주 많이 사랑한다 ~알라뷰~♥

이쁜마눌(봄이엄마) 사랑해! 몸과 마음이 건강한 봄이로 자라라!

데이지 주몽안~! 얼른 나와서 엄마랑 아빠랑 놀자~ 우리 주몽이 볼 생각에 엄마 아빠는 기대가 그득하단다. 사랑해~♡

몸빼(튼튼이엄마) 우리 튼튼왕수, 엄마랑 아빠는 네가 있어 너무 행복하구나. 사랑해!!!

아라맘(아라맘&바미맘) 배 속에 있는 바미와 4살 우리 아라공주님. 아빠랑 엄마. 우리 네 식구 사랑하며 살자. 사랑해~~~~

chacha0303 햇님아~ 너로 인해 엄마 아빠의 첫사랑이 이루어졌어. 감사한다~ 사랑해~

초록조아 맑음아~ 엄마 아빠의 가장 큰 선물이자 축복인 우리 아가~ 건강하고 예쁘게 잘 자라렴~ 사랑한다♡

포동이맘 포동아~ 4년 만에 힘들게 엄마 아빠 찾아와 주었는데 엄마는 너에게 아무것도 해 준 게 없구나. 남은 3달 동안 좋은 추억 많이 만들어 줄께~ 우리 아가야 많이많이 사랑해.

복자맘 보물아~♡ 넌 엄마 아빠의 가장 소중한 보물이야~! 세상이 내게 준 가장 큰 선물이었단다. 울 보물이 건강하게 자라렴.^^ 넌 우리가정에 또 하나의 행복을 준 소중한 보물이니깐...★ 아낌없는 사랑가득 줄게. 우리 아가 너무 사랑해~♡

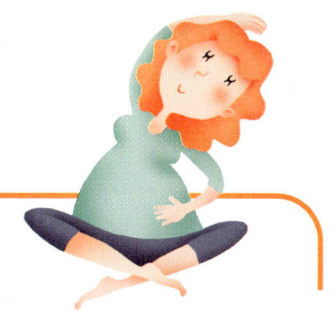

tricia99 사랑과 축복의 통로인 하율아, 엄마 아빠에게 세상 가장 큰 선물이 되어주어 정말 감사해. 사랑한다♡

iamfull1(믿음맘) 복덩이 믿음아! 너를 볼 날을 손꼽아 기다린단다. 엄마 아빠의 믿음이, 건강하게 자라주렴! 사랑해요~

하나맘 엄마 아빠 곁으로 와줘서 고맙다. 이제 7개월 후에 너를 보는데 손꼽아 기다리고 있단다. 사랑하는 하나야 아무 탈 없이 무럭무럭 잘 자라주길 바란다. 사랑해^^~~

사랑해(사랑엄마) 행복과 기쁨을 알게 해 준 우리 아들~ 엄마 아빠는 우리 사랑이 볼 날을 손꼽아 기다리고 있단다. 우리 사랑이 건강하게 엄마랑 아빠랑 만나자~^^

caffelatte96 사랑스런 우리 똥글이~ 건강한 모습으로 엄마 아빠하고 만나자~

lucidyellow(기린이 엄마 아빠) 사랑하는 기린아 우리 건강하게 만나서 행복하게 살자.

아루 복댕아. 넌 우리에게 세상에서 가장 소중하고 무엇과도 바꿀 수 없는 선물이란다. 몇 달 뒤에 건강하고 씩씩한 모습으로 만나길 아빠도 나도 바래^^

디퍽 탱이야! 네 덕분에 엄마 아빠가 이렇게 책에 사연이 실리게 되는구나~ ^^ 남은 8개월 서로 힘내자! 파이팅~

하늘맘 사랑하는 우리 하늘이♡ 엄마 아빠의 달콤 사랑을 먹고 늘~ 건강하게 자라주렴^^

eduteach80 사랑하는 울 아들 튼튼아♡ 너가 있어 우리 가족은 너무 행복하단다^^ 건강한 모습으로 조금 있다 만나자

키세스 사랑한다. 우리 예쁘고 천사 같은 아가야~~ 빨리 나오렴. 넘 넘 보고 싶다~~

이쁜늑대 자비야~~ 아빠가 너무 보고 싶어 안달이 났단다. 12월부터는 우리 세 식구 무지 재밌게 살자. ㅎㅎ 사랑한다, 우리 자비!

곰돌이맘 지우가 존재한다는 사실만으로도 엄마 아빠는 세상을 다 가진 것 같아.

jumphi 희망아. 이제 곧 세상에 나오겠구나. 널 무척이나 사랑하는 가족이 기다리고 있으니 순풍하고. 힘차게 나오거라. 사랑해.

parkhw76 든든아~ 신상한 모습으로 예쁘게 자라렴. 너무너무 사랑해~

1976kimgimi 뽀뽀야 엄마 아빠가 많이 사랑하고 기다리는 거 알지? 건강하게 잘 자라서 우리 11월에 만나자. 사랑한다 뽀뽀야 화팅!*^^*

럭키우먼(복덩맘) 내 생애 기적 같은 우리 복덩이. 배 속에서 건강하고 예쁘게 자라 12월 달에 아빠 엄마랑 만나자. 이 세상 무엇보다 가장 사랑한다.

지누각씨 항상 우리 튼튼이 생각하면 미소가 절루 나와!! 우리 7개월 후에 건강하게 만나자!! 사랑해

우주맘 우주야!! 아빠 엄마는 울 우주를 너무 사랑한다. 이제 얼마 남지 않은 기간 잘 기다렸다가 우리 만나자! 사랑한다. 아빠는 엄마의 우주. 울 우주는 엄마 아빠의 우주. 우주야 사랑한다~

미다루(오휘맘) 휘야, 아빠머리 크기만 닮지 마, 나오면 신나게 노는 법 알려줄게♡

또또맘 사랑하는 울 아가야. 엄마 아빠 품에 건강하게 와줘. 사랑해 보고 싶다. ♡

solba79(행복맘) 우리 행복이, 넓은 세상만큼, 넓은 맘을 가지고 태어나 주길 바래요~ 사랑해요^^

사랑이맘 사랑아. 엄마한테 와줘서 너무나 고마워. 사랑한다^^ 발길질로 너의 존재를 알리는 울 사랑이가 있어 엄마 아빠는 행복하단다. 건강하게 태어나주기를 손꼽아 기다린다.^^

율(모아맘) 이제 두 달 있으면 만나는구나+_+ 엄마랑 아빠가 너무너무 사랑해~

새샥시 아이야, 사랑과 온유와 절제, 관용과 베풂, 지혜로움과 혜안이 너에게 깃들길 기도한단다. 건강하렴!

헤롱이 찬양아, 널 기다리며 기대하는 시간들이 이렇게 행복할 줄 정말 몰랐어. 고마와. 네 덕에 엄마 아빠가 더 많이 행복해졌단다. 찬양이 네 모습이 어떠하던지, 네 인격이 어떠하던지 끝까지 사랑할게. 널 만나기로 약속한 10월이 더욱 빨리 왔음 좋겠다. 기도하며 기다린다. 사랑해~

호로롱 짱짱아~ 처음 니 심장소리를 들었을 때의 감동을 잊지 않을게. 우리한테 와줘서 고마워. 우리 한번, 잘해보자!

뽀그리 우리 바다야. 엄마랑 아빠는 우리 바다만 손꼽아 기다린다. 건강하게 만나자!!!

꽃분홍 별아~ 엄마 아빠의 특별한 아가 별이가 있어 넘 행복하단다. 건강하게 만나자. 별아, 사랑해!

꿈동이맘 사랑하는 꿈동아! 세상에서 소중한 아이가 되고 건강하고 항상 밝은 맘과 신선한 꿈을 가지고 살기 바란다. 사랑해 건강해야 돼.

기쁨이맘 기쁨아, 엄마 아빠는 널 가져서 넘 행복하+나. 세상을 밝게 비추는 소중한 아이가 되고 항상 지혜롭고 건강하고 네 꿈을 펼치면서 행복하하는 이쁜 아이가 되었음 좋겠구나. 너를 만나는 10월까지 튼튼하게 무럭무럭 똑똑하게 잘 자라렴^^

만복이맘 처음 만났을 때 그 기쁨처럼 울 아기 만날 날을 손꼽아 기다리구 있어! 건강하게 자라긴 바란다. 사랑해~!

aes0717(개똥이) 제현아 ~ 엄마 아빠가 세상에서 제일 행복한 일은 사랑하는 널 만난다는 거야~ 건강하게 나오렴.

축하 글

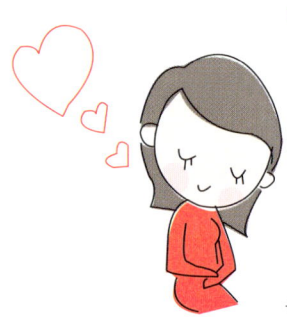

수이(장군이) 고맙다. 부족한 엄마지만 노력할게. 우리 장군이도 힘내자! 건강하게 만나자. 사랑한다.

왈가닥 기쁨아. 2년 만에 와주서 너무 고맙고 감사해. 엄마 자궁 속에서 잘 자라고. 건강하고. 엄마 아빠도 기쁨이에게 부끄럽지 않은 부모가 될게. 우리 잘해보자. 화이팅^^

이쁜정이 또야야, 태명처럼. 우리 또야가. 또야 곁에 있는 모든 이들에게 행운을 줄 수 있는 사람이 되길 바래.^^ 사랑해. 울 딸래미 또야야~♡

hs791020 너무나 소중한 우리 콩알아^^ 지금 입덧 때문에 엄마가 고생하고 있지만 니가 건강하다고 보내는 신호라 생각하기에 너무 감사해. 사랑해~♥

duna777 울 사랑하는 댕이야. 이쁘고 건강하게 자라렴. 사랑해~!!

김삿갓(진희파더) 진희야, 너무나 소중한 넌 아빠 엄마의 새로운 꿈과 비전이란다. 사랑한다.

예은천사 기적처럼 우리에게 와준 예은아, 너무도 고맙고 그 어떤 것보다도 우리 예은이가 건강하게 자랄 수 있도록 늘 기도할게. 사랑한다. 사랑한다. 사랑한다.

topya74(짱이마미) 바람의 부드러움도 햇살의 따스함도 비의 고마움도 느끼는 넓고 깊은 건강한 아기가 되자

ㅇ치ㅇ 우리 예쁜 주머니 엄마랑 아빠랑 함께 계속 행복하자.

한대퍽 '용' 수많은 경쟁률을 뚫고 살아남느라 용 썼다. 그 힘으로 끝까지 함 가보장~~~!!

세상가득 세상을 다 가진 것처럼 행복한 엄마 아빠는 우리 '세상이'~ 건강하게 만나기만을 손꼽아 기다려~ 사랑해~

행복한넘 똘아~~~ 이 세상엔 똘이가 있어서 아름다운거야~~^^

몽실이 참별아~ 우리 아기, 아빠 엄마 찾아와줘서 고마워. 예쁘게 커서 엄마 아빠 만나자. 사랑해~

사랑 별아~ 엄마 몸은 힘들지만 별이를 위해 뼈 깎는 고통까지 감수할게. 많이 보고 싶어!

짱이맘 사랑하는 아들 짱이야! 누구에게나 사랑받는 사람이 되어야 한다~ 건강한 모습으로 만나자 사랑해~♥

강이맘 우리 강이 만날 생각에 엄만 너무 설렌단다~ 이뿌고 건강한 모습으로 만나자~ 사랑해^^

똘똘맘 사랑하는 태양아~ 아빠와 엄마는 울 태양이 항상 건강하고 밝고 맑게 그리고 사랑받고 사랑 줄 수 있는 아이로 자라주길 바란다. 태양이 덕분에 모든 것에 감사하고 행복해서 엄마는 더욱더 기뻐요. 만나는 날까지 꼭 건강하기! 태양아~ 아주 마니 사랑해요~

jy007011 행복아~~ 울 행복이 덕분에 엄마 아빤 세상에서 젤 행복하단다. 건강하게 나와서 만나장!!

copy202020 아가야 안녕 엄마와 아빠는 너를 처음 가졌을 때 얼마나 떨리고 기뻤는지 빨리 만났으면 좋겠다. 딸이라니 엄마는 이쁘게 키울 거야.

홍단홍삼 홍단아, 건강하게 태어나서 똑똑하고, 공부 잘하고, 장성해서는 돈 많이 벌어서 엄마 아빠 호강시켜다오. 너와 주변 모든 이들이 너로 인해 행복하길 바란다.

뿡뿡사랑 금복아~ 우리 딸!! 예쁜 태명 많지만 건강하고 복 많이 받으며 자라라고 금복이라 지었다. 괜찮치~~앙

햇님엄마 햇님아~ 세상에서 가장 사랑스런 우리 아가 항상 해맑고 건강하게 크길 엄마와 아빠는 매일 기도한단다. 사랑한다.

모나미 튼튼아~ 엄마와 아빠가 가장 바라는 건 건강하게 엄마 품에 안기는 거란다. 사랑한다. 튼튼아

sweetanne79(쥬니어맘) 너무 예쁜 울 애기~ 엄마랑 아빠가 너로 인해 얼마나 행복한지~ 만나는 날까지 아주 아주 건강하기~! 현명하고 사랑이 가득한 엄마 아빠가 될게~ 너무 사랑한다~ 우리 아가~♡

보노보노 주니야~ 주니가 보내는 신호를 엄마 아빠가 잘 듣고 있어. 무럭무럭 자라서 건강하게 만나자. 사랑해~

이미고(짱이맘) 우리 만날 날이 얼마 남지 않았구낭. 널 만날 생각만 하면 엄마 아빠는 웃음이나. 고마워~ 우리에게 와줘서.

쭈니맘 깨순아~ 깨비오빠가 빨리 보구 싶대. 오빠가 뽀뽀한 거 느껴지니? 양수 속엔 ♥♥♥가 가득♪

햇살처럼 봄아~따스한 봄처럼 엄마 아빠에게 와줘서 얼마나 기쁜지 몰라~ 우리가 만날 때는 겨울이지만~ 춥지 않은 행복하고 따스한 겨울이 될 거 같아~^^사랑한다.

바위꽃 이쁜 울 율아~ 이제 엄마 아빠 만나러 나와도 된단다~ 건강한 모습으로 태어나주렴. 사랑해~

loveanne21 세상에서 가장 사랑스러운 우리 선물아. 선물이 인생이 가장 행복한 인생이 되기를 바라는구나. 누구에게나 사랑스럽길 또한 기도한다. 정말 사랑한다.

콩알 란아~ 세상에서 가장 찬란히 빛나거라. 사랑한다. 건강히 만나자. 보고 싶어~♥

똥이맘 효녀 심청이 같은 똥이~! 남들에게 베풀 줄 알고 어디서든 필요한 사람이 되렴~! 사랑한다!

swaness 우리 딱지~ 아빠 엄마 빨리 보고 싶어 그렇게 힘차게 발길질 하는 거지?? 아빠가 너한테 공 넣어 주자신다~^^ 아빠 엄마도 빨리 울 딱지 보고 싶어~ 건강하게 나와서 또 건강하게만 자라줘~ 하늘만큼 땅만큼 사랑해~♡

진주윤미 우리 딸랑이, 배 속에서 놀구 있을 때, 엄마 너무 좋아서 맨날 싱글벙글 한단다. 항상 엄만 우리 딸랑이, 건강하게 자라면 더 바랄게 없겠어. 행복 줘서 고마워 아들 ^^

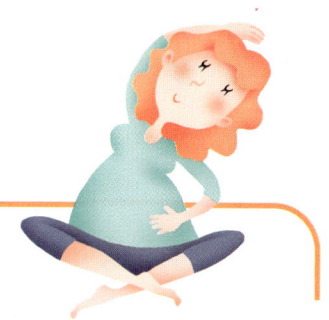

조슈아 엄마 아빠는 한별이가 찾아와줘서 너무 너무 행복하고 기쁘단다. 네가 태어날 날만 손꼽으며 기다릴게. 건강하게 만나자.

또리또리 울 똘! 오늘도 씩씩하고 건강하게 잘 크고 있지? 엄마랑 아빠랑 만나는 그날까지 아무 탈 없이 쑥쑥 커다오!! 싸랑해~~ ^^v

이루맘 올가을 하늘에서 천사를 보내주신다고 합니다~♡ 나의 천사! 리틀 훈^^ 우리 11월에 건강하게 만나자!!

웅남맘 웅남아, 꼭 건강히 아무 탈 없이 씩씩하게 만나자 사랑해♥

뿡이맘 뿡뿡뿡이야!! 앞으로도 지금처럼만 건강하게 커 주길 바래 빨리 만나자. 사랑해

뚱이마밍 뚱이야, 건강하게 잘 자라렴~ 너무너무 사랑해~ 우리 행복하자^^

한결맘 너무나 소중하고 귀한 울 아기 한결아~ 건강하게 자라주세요. 엄마랑 아빠가 오랫동안 기다렸던 울 한결이~

도담이맘 너무너무 보고 싶은 도담아. 엄마 배 속에서 건강하게 있다가 엄마랑 아빠랑 예쁘게 만나자꾸나. 사랑해~~♡

사랑이맘 사랑아. 엄마는 우리 사랑이가 너무 보고 싶단다. 건강하게 자라서 예정일 날 엄마와 아빠를 만나자구나. 사랑한다.

김마님(동동이맘) 사랑하는 우리 아가 동동아, 우리 건강한 모습으로 만나자 사랑해~

탈랄라 하늘아, 모두 힘들 때 크나큰 선물을 안겨줘서 너무 고마워. 태어나면 지금보다 더 많이 사랑해줄게 사랑해 내 아가야 ^_^

똘이맘 똘이야~ 엄마 아빠가 너무 보고파하는 거 알지?? 아푸지 말고, 건강하게 자라서 우리 5달 뒤에 만나자. 니가 있어 얼마나 행복한지 몰라. 사랑해 똘이야~^^

율이맘 엄마 걱정 안 시키고 건강하게 잘 자라주고 있는 우리 율아~~ 엄마가 너무너무 사랑한다~ 우리 건강하게 만나자 ^^

song26452 무리무리 잘 사고 있는 우리 세신이 그리고 조금 있으면 엄마랑 만날 우리 배 속에 보배~ 건강하고 씩씩하게 커주길 바래~~

나므냐므 많이 신경 못 써 미안하지만 사랑한다.

wssyoo 생각만 해도 가슴이 벅찬 우리 딸 복탱이~ 아빠랑 엄마랑 만날 그 날까지 건강해라^^ 우리 탱이는 아빠 엄마의 로또고 대박이야~^^

리카사랑 리카야, 엄마 아빠는 매일 매일 널 만날 날을 생각하며 행복한 시간을 보내고 있어.

쪼매난맘 너무 소중한 내 아기 사랑아. 엄마 아빠한테 와줘서 너무 고맙다. 사랑해^^

도담맘 도담아. 제발 아무 탈 없이 무럭무럭 자라다오. 너무 많이 사랑해 도담아~♡

째(가람맘) 사랑하는 가람아~ 엄마 아빠라는 이름을 선물해준 소중한 우리 아가. 건강한 모습으로 우리 1월에 만나자. 고맙구 사랑해^^

나비 울~ 호순아~ 니가 있어 행복하고~ 건강하고 아주 예쁘게만 자라야~^^* 사랑해~~

순이사랑 매일매일 배 속에서 너의 존재를 알려주는 울 또순이!! 언넝 나와 눈 맞추고 싶구나~ 사랑하는 우리 아기^^

거부기(gubukida) 꽃님아 ^^ 꽃님이가 엄마 배 속에서 움직일 때마다 엄만 정말 기뻐 ^^ 우리 건강하자^^ 사랑해 꽃님아^^

jjj4561 사랑하는 울 아가~ 엄마 아빠에게 무엇보다도 소중한 울 소망이. 우리 건강하게 만나자~~

가을이맘 가을아^^ 이렇게 엄마 아빠 곁에 와 준 거 너무 고맙고 건강하게 자라고 엄마 아빠는 우리 아가 너무 사랑해~

진희 하늘이 내려준 나의 소중한 천사 보석아. 어리고 철없는 엄마지만 항상 사랑해줄게^^ 빨리 만나고 싶구나. 배 속에서의 너의 작은 움직임에도 신기한 엄마는. 너를 만날 날만 세고 또 세고 하루하루 기다린단다. 건강하게 태어나서 아빠랑 엄마랑 행복하게 살자~ 정말 사랑 한단다♡

베루기(솔이맘) ^^우리 이쁜 솔이. 건강하게 태어났음 좋겠다. 엄마 아빠 솔이를 사랑해~

kori9302 금강아! 오랜 기다림 끝에 찾아 온 너~ 엄마 아빠가 많이 많이 사랑한다*^^*

모모마미 사랑하는 모모~ 엄마 아빤 널 만날 12월을 손꼽아 기다리고 있단다.

낸무리 세상에 하나밖에 없는 우리 복땡이 꽃순아!! 건강하게만 태어나렴. 엄마 아빠가 정말 사랑한단다 !^_^

천사재윤 사랑하는 둘째. 건강하고 예쁘게 태어나 엄마랑 아빠랑 오빠? 형?과 신나게 놀아보자꾸나.^^

수아공주 울 뿡순이~ 볼 날이 이제 한달 조금 더 남았다~ 와우~ 넘 보고 싶다~ 그리고 사랑 한단다~ 알랍 임뿡순 ㅎㅎ

튼튼이맘 앞으로 2주 뒤 이쁜 공쥬 만나구나~ 건강하고 튼튼하게 태어나주렴^^ 사랑해~

venusyh(길동이맘) 우리 홍길동~ 우리 길동이는 엄마 아빠의 사랑스러운 보배라는 거 알지? 건강하게 만나자.

onjoung 치동아~ 담주에 우리 건강한 모습으로 만나자. 사랑 많이 주는 엄마가 될게!

하롱베베 하롱이가 세상에 열매 맺음을 축복하고 감사해. 간절히 소망하고 기도할게.

데일 크림아, 내년 2월에 건강한 모습으로 만나자 세상에서 제일 사랑하는 엄마가 "사랑한다"

축하글

수이 아가야! 엄마는 매일 너를 만나는 꿈을 꾼단다. 이제 곧 만나겠지? 건강한 모습으로 만나자.

하나맘 하나야 내년 1월에 건강한 모습으로 널 만나길 기도하고 있어. 사랑한다^^

덩이맘 덩이야~ 태완아빠&춘희엄마에게 찾아와 준 우리 복덩이^^ 고맙고 사랑해♥건강하게 만나자~

북쟁이럽 엄마에게 넌 하나님이 주신 두번째 선물이란다. 사랑한다 수아야!!

기절미녀 사랑하는 똘똘아~ 엄마 아빠 네가 넘 자랑스러워. 건강하고 씩씩하게. 엄마 아빠가 지켜볼게.^^ 사랑해~

낸무리 세상에서 가장 소중한 우리 꽃순아~ 건강하게만 태어나주렴 ^^

하늘천사 울 희망이 엄마 배 속에서 씩씩하게 자라구 있찡~~ 담주에 아빠랑 병원 가서 희망이 볼 텐데 그 시간이 너무나도 기다려지는구나~~ 내년 2월까지 어케 기다린담~~~ 아빠와 엄마는 언제나 널 젤 사랑하며 큰 선물이라 생각한단다. 사랑한다~~ 울 아가~~^^

하늘천사 사랑하는 희망아 건강하게 쑥쑥 자라다오. 아빠가 해줄게 너무 많은데 지금은 해줄 수가 없구나 ㅎㅎ 울 희망이 엄마 배 속에서 씩씩하게 자라구 있찡~ 아빠와 엄마는 언제나 널 젤 사랑하며 큰 선물이라 생각 한단다~

예쁜이루 이루야~ 엄마랑 아빠랑 건강하게 예쁜 모습으로 만나자^^ 고맙고 감사하고 너무 사랑해♥

미소나라 사랑하는 또야. 너를 만나는 행복한 날 우리 서로 건강하게 많은 축복 속에 함께 웃자. 넘 사랑한다.

사랑돼지 사랑하는 딸아, 넘 기다렸는데 엄마 아빠에게 와줘서 고맙다. 마이마이 따랑해!!

아오우미 사랑하는 하늘. 280일 동안 기다렸어. 엄마뿐만이 아니라 널 보고 싶어하는 가족들이 너무나 많단다. 씩씩하고 건강한 모습으로 우리 만나는 그날까지 홧팅~!!!

다윗맘 나의 사.랑. 다윗아~ 아름다운 세상이 너를 기다린단다. 빨리 만나고 싶구나~*^^*

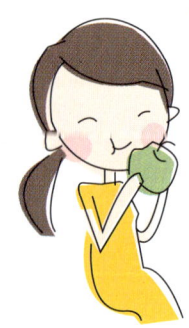

우주맘 세상에서 가장 소중한 우리 우주~ 컴컴한 엄마 배 속에서 고생이 많아요~ 지금처럼 건강하게 자란 만큼 남은 시간 힘내서 쑥쑥 자라주렴~ 엄마 아빠 만나는 날까지 파이팅이야~ 보고 싶어도 꾹~ 참고 기다릴게 우주야~ 사랑한다 우리아들^.^/

짱이 콩알아, 너로 인해 새로운 사랑을 알게 해줘서 고마워. 건강하게 만나자. 사랑해^^

zbqlr7 사랑하는 나의 딸기공주야~ 엄마 아빠에게 와줘서 넘 고마워. 밝고 건강하게 항상 행복하게 해줄게. 내 소중한 아가야. 눈물이 날 만큼 사랑한다~

콜린 복태야^^ 너로 인한 행복이 너무나 감사하단다. 건강한 모습으로 만나자^^

원숭이 하늘의 선물 또라야~ 이제 50일 정도 남았어~ 그동안 잘 지내주어서 고맙구 건강하게 만나자!! 홧팅!!

치유키 엄마 아빠의 축복 미소야♥ 너로 인해 세상이 너무 행복해보여♥ 너무 사랑하고 엄마 아빠랑 행복한 미소 지으며 만나자*^^* 사랑해

사랑맘 아빠와 엄마의 인생 최대의 선물! 우리 사랑이!! 너로 인해 축복받은 우린 너무나 행복 하구나~ 건강하고 지혜롭게 태어나주렴~ 사랑해~

인생마눌 사랑하는 우리 아기 강아~ 엄마 아빠 만나는 날까지 건강하고 또 건강하길 기도할게…

juki127 엄마는 우리 열무가 있어줘서 큰 기쁨이란다. 첨에 열무가 낭종이였을 때 엄마는 걱정을 한없이 했단다. 우리 복덩이 열무야. 엄마한테 벌써부터 효도하는 거야. 그 낭종이 세상에 없어지다니. 우리 열무 이제 한달도 안 남았네. 남은 시간에 배 속에서 무럭무럭 자라거라. 열무야 엄마 아빠는 열무를 무지 무지 사랑한단다. 열무야 살앙해.

봄이 새봄아 안녕~ 엄마는 새봄이를 만나게 된 것이 엄마 삶에서 가장 큰 기쁨인 것 같아. 힘든 삶, 우울한 삶 모두모두 즐겁고 행복한 삶으로 바꿀 수 있을 것 같단다. 고마워. 엄마에게 힘을 줘서^^* 건강한 모습으로 만나자^^* 사랑한다 새봄~~

강건사랑 강건아, 우리 아기 엄마 배 속에 있다는 의사선생님 말씀 듣고 아빠와 함께 얼마나 울었는지 모른다. 강건이가 있다는 것도 모르고 밤새 일 했었구나~ 건강하게 살 있어줘서 고맙네. 엄마 아빠가 많은 사랑으로 키워줄게. 무럭무럭 자라다오~^^

우정사랑 똘똘아 너의 모습을 매일 허공에 그려본단다. 고민 끝에 널 보기로 한 게 잘 선택한 거 같어, 늦은 나이에 엄만 겁이 나지만 널 위해 용기를 내서 이쁜 태교하면 널 기다릴게. 부디 건강하게 나와주렴~~

슬비맘 슬비야, 우리 내년에 봐요♡엄마 배 속에서 쑥쑥 자라주세요^^* 엄마 아빠는 니가 너무 보고 싶단다.

미틴토야 울 쭈니 덕분에 엄마는 하루하루 너무 행복해^^ 초음파 때마다 얼굴을 가려서 얄밉지만. 여전히 건강하게 움직여 줄 때. 엄마 꼭 닮은 이쁜 쭈니가 나오는 날까지 손꼽아 기다리고 있을게!! 11월에 보아여~

마리에 생각만 해도 입가에 미소를 짓게 만드는 울 아가, 행복아! 건강하게 잘 자라라~ 엄마 배 속에서 잘 자라서 씩씩하고 예쁜 모습으로 만나자 ^^ 울 행복이!! 아빠랑 엄마의 좋은 점만 쏙쏙 골라 닮아 나와라~~~ *^^*

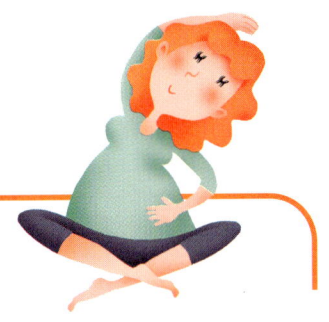

엔젤라 엄마 아빠에게 내려온 아가천사 예닮아 주님의 사랑이 항상 너와 함께하길 기도한다^^

jungkun04(★이맘) 어두운 밤하늘에 반짝반짝 빛나는 ★처럼 우리 아가 ★이두 항상 밝게 빛나주길.

tjrtjsrud78 보물아. 엄마 아빠는 널 위해 하나님께 항상 기도 한단다. 건강한 모습으로 만나자 사랑한다. 아가야!!!

억만장자 my billilanare baby 한빈아~ 너무 귀하게 우리 부부에게 와주어서 너무 감사 하단다. 사랑한다~^^

쭈니맘 주은아~ 엄마 아빠가 주은이 때문에 하루하루가 행복해~ 주은이를 선물로 주신 하나님께도 너무 감사해~ 건강하게 태어나서 모든 이들의 기쁨이 되자~ 사랑해~!

handolmam 울 사랑하는 한돌아~ 엄마 아빠 닮아서 이쁘고 씩씩한 건강한 아이로 나오렴~ 얼렁 보고파~

뽀샵향기 목숨과도 같은 사랑하는 우리 아들 건강하게 지금까지 자라줘서 너무 고맙다. 사랑해요^_^

새댁 너가 이 세상에 생긴 것만으로도 무엇보다도 감사하고도 황홀~했단다. 부디 10개월 동안 갑갑하더라도 참고 건강히 세상에 나오길 바랄께~ 사..랑..한..다..

leigh45 사랑하는 우리 아가 은동아, 우리가 만날 날도 얼마 안 남았구나. 엄마 아빠는 건강하게만 태어난다면 바랄게 없단다. 사랑해요.

쎄리 철없는 엄마 철들게 해준 우리 아가~ ㅎㅎ 고맙구 사랑해~ 3개월 후 세상 밖으로 나올 때 엄마가 힘 열심히 줄 테니깐 이쁜 모습으로 만나자~ 사랑해

보름맘 사랑하는 우리 이쁜 보름아, 태어나기 전까지 무럭무럭 자라서 건강하게 태어나렴 사랑해요~

푸른아이 엄마 아빠에게 축복과도 같은 봄아! 우리 얼굴 맞대는 그 날까지 건강하게 자라서 기쁨으로, 행복으로 만나도록 하자. 너를 만날 수 있어 너무나도 행복하단다. 사랑해~

k94764 내 행복 콩돌아~ 엄마 아빠는 너를 만날 날을 손꼽아 기다려. 건강한 모습으로 만나자. 사랑해^^

juhongbal 지혜의 사람 다니엘처럼, 우리 아가 다니엘도 지혜롭고 하나님을 경외하는 사람으로 자라기를 엄마 아빠는 항상 기도하고 있단다. 사랑한다 내 아가~ 내가 내 속에 숨쉬고 있는 것이 엄마에게는 매일의 기적이란다!

쭈랭공주 어느 날 갑자기 조용히 찾아와준 우리 금동이 건강하고 예쁜 모습으로 12월에 만나요♡

연이맘 연이야~ 엄마 아빠가 매일같이 기도하는 맘으로 너를 맞을 준비를 하고 있단다. 고맙구 사랑해^^*

qingtian818 조각아 이쁘게 자라야해. 엄마랑 아빠랑 우리 조각이 사랑하는 거 알지?^^

ss1607mh 태양아~ 초기에 불안한 생각으로 널 맞이한 것에 대해 너무 미안했지만 지금은 엄마 아빠 아가로 와줘서 너무너무 고맙고 건강하고 이쁜 모습 유지하면서 내년 2월 달에 만나자~

믿음맘 믿음아~~ 아프지 말구 건강하게 태어나야 한다. 넌 아빠와 엄마의 희망이자 사랑이란다. 아무쪼록 아프지 말구 건강한 모습으로 두 달 후에 만나자. 사랑해~~ ^^ 사랑한다.

erunet01 시우야. 엄마랑 아빠랑 시우를 많이 기다리고 있어요. 건강하구 똘망똘망한 아이로 태어나주렴~~~ 엄마 아빠는 기다릴게~~~ 12월에 보자꾸나~~~ 사랑해 시우야~~~

행주아빠 행주야~ 사랑하는 우리 아들~ 아빠 엄마가 사랑하는 만큼만 건강하고 똑똑하고 착하게 자라다오~ 사랑해~♡

하느리 사랑하는 우리 튼튼이, 어서어서 자라라 아빠 엄마 형아가 널 기다린단당.

딸기소녀 희망아~!! 넌 모든 사람들에게 태양 같은 아이가 될 거야~ 엄마랑 아빠가 기원하면서 기다리고 있어~ 그리고~ 사랑해

진주맘 우리의 막내둥이야, 엄마 아빠는 너를 하루라도 빨리 만나고 싶구나. 하지만 빨리 나와서는 아니 되는 법, 엄마 배 속에서 건강하고 예쁘게 잘 있다가 건강한 모습으로 보자구나.

콩가 사랑아~ 넌 하나님이 우리 가정에 주신 최고의 선물이고 축복이야~ 너를 만날 내년 4월을 기대한다! 사랑해♡

글로리맘 사랑하는 글로리~ 엄마 아빠도 사람들의 축복 속에서 결혼을 했고 너 또한 사람들에게 축복받으면서 행복하게 태어나길 바래. 사랑한다 사랑한다 사랑한다.

없잖아 올마! 건강하고 이쁜 모습으로 볼 날을 엄마 아빠가 손꼽아 기다린단다. 항상 널 사랑해!!

캣 사랑아~!! 건강한 모습으로 1월에 만나자~ 엄마가 된다는 기쁨을 안겨줘서 고마워~ 아빠가 보고 싶다고 빨리 나오래~^^ 사랑한다~♡

레몬향기 움 이쁜 짱아야~!! 엄마가 많이많이 노력할게 아프지 말고 건강하게 태어나길 바래~ 엄마 아빠는 널 무지 보고 싶어하고 기다린단다 사랑해~♥

이명혜 우리 힘찬이 건강하게 잘 자라 주고 있어 너무 고맙고 우리 눈 보면서 웃을 날을 엄마 아빠는 손꼽아 기다려~ 사랑해 힘찬아~^^

알콩맘 알콩달콩 사랑해서 생긴 우리 알콩이~~ 잘 놀고, 잘 자고, 잘 먹고 건강하게 쑥쑥 자라시, 축복 속에시 대이니길 비레 알콩이 시랑해, 쪼옥~

스카이 하늘아~^^ 엄마 아빠에게 이렇게 큰 행복과 기쁨을 줘서 너무 고마워^^ 엄마 아빠랑 만날 때까지 항상 건강하기를 바랄게. 사랑해.

스마일 사랑하는 다솜~ 엄마 배 속에서 건강하게 자라주어서 고맙구나. 태어나서도 착하고 튼튼한 어린이가 되길 바래~ 사랑해~♥아빠&엄마

축하글

enrnakfl1 우리 튼튼 똑똑아^^~ 엄마 아빠는 우리 튼튼 똑똑이 만날 생각하면 벌써부터 넘 기뻐서 가슴이 벅차오르곤 해. 엄마 배 속에서 항상 건강하고 무럭무럭 잘 자라야해~ 우리 아기 빨리 보고 싶다~ 사랑해~

신비엄마 세상에서 가장 소중한 똘망아~!! 엄마는 가장 행복하단다. 아무쪼록 건강 또 건강하게만 자라다오^^ 항상~~ 사랑 가득한 아이로 자라구!! 엄마가 배 속에 있는 동안 좋은 생각, 음식, 마음만 갖고 지낼게^^

친이맘 친이야~ 엄마 배 속에서 건강히 잘 자라서 이쁜 모습으로 보자구나. 엄마 아빠는 친이를 많이 사랑한단다.^^

민혁짱 사랑하는 우리 콩알이. 지금처럼 건강하게 아무 탈 없이 1월 달에 만나자. 엄마 아빠의 막둥이로 온 널 사랑한단다. 우리 아기 심장 뛰는 날 그때의 감동을 엄만 기억해. 잘 자라서 엄마 아빠랑 만나자.

보라 한결아. 엄마도 많이 놀래키구. 힘들게 한만큼. 우리 한결이 꼭 예쁘고 건강하게 만나자~ 아빠랑 엄마는 우리 한결이를 정말 사랑한단다~ 소중한 우리 한결이 주신 하늘에 정말 감사드려요~

snoozo 사랑하는 구마에게 조금만 지나면 우리 만나는데 엄마랑 아빤 긴장도 되고 걱정도 되지만 구마 만날 생각에 무척이나 행복하단다. 우리 잘 참고 견뎌내서 건강하게 만나자!! 사랑해~~

보탱이 성탄아~ 드디어 내일 엄마 아빠한테 모습을 드러내는구나. 열 달 동안 건강하게 자라줘서 고맙고 앞으로도 쭉~~ 건강하고 밝게 살아가자~~ 사랑한다^^

윤슬맘 윤슬아~지금도 엄마 배 속에서 발차기를 하고 있어^^ 건강한 모습으로 1월에 만나자!! 사랑해 윤슬아~♡

마녀 건강아! 우리 건강이 배 속에서도 아프지 말고 어여 무럭무럭 자라서 3월 달에 엄마랑 만나자!! 엄마 아빠는 건강이 있어 무척 행복하단다. 사랑해.

yekyks 봄이야~ 울 봄이만 생각하면 엄마는 가슴이 벅차올라서 눈물이 날 것 같아. 너무나도 소중한 우리 봄이! 건강하고, 예쁜 모습으로 1월에 만나자꾸나. 사랑해~♡

jhj0187 사랑아 감사해!! 엄마, 아빠, 규민 오빠까지 널 너무 기다렸어. 내년 5월에 건강하게 눈 마주보며 인사하자꾸나! 사랑이를 통해 더욱 행복해진 우리 가정 최고 짱!! 좋아

kittyrho 이레야~ 그동안 엄마 배 속에서 힘들었지? 이제 5주 있음 이 세상에 태어나겠구나. 우리 아들 어떻게 생겼을지 너무 기대되고 설렌다. 항상 밝고 건강하고 씩씩한 우리 이레가 되기를 엄마 아빠는 소망한다.

swwer1006 사랑하는 우리 사과 건강하게 무럭무럭 자라다오~!!!!!(^^*) 엄마와 아빠는 너를 아주 많이 사랑한단다. 우리 내년 3월에 만나자♡

다준맘 우리 셋째 튼튼아~ 엄마 잘 잡고 있다가 내년 4월에 건강한 모습으로 만나자. 사랑한다.

보석원영 사랑하는 우리 보석 원영아, 엄마 배 속에서 무럭무럭 자라서 엄마 아빠 품으로 안겨다오. 아프지 말구 튼튼하게 자라서 12월에 만나자꾸나. 엄마 아빠는 보석 같은 원영이를 너무너무 사랑한단다~~~^^*

꼬리소녀 사랑하는 우리 꿈이. 항상 건강하고 튼튼하게 자라주길 바래. 오늘도 엄마랑 아빠는 너와 함께 아주 행복한 꿈을 꾼단다. 내년 2월이 빨랑 왔으면 좋겠어. 꿈이야!! 사랑해~~~

케익소녀 사랑아~ 엄마 아빠에게 행복과 기쁨을 가져다줘서 너무 고마워~ 귀하고 사랑하는 아이를 키우는 엄마 아빠로서 자고 깰 때마다 하나님의 은혜와 보호하심을 더욱 갈구하게 되네~ 건강하게 태어나주길 바랄게~ 사랑한다 사랑아~

부자맘 소중한 부자야~ 항상 건강하고 밝게 살아 주었으면 해. 아빠와 엄마는 너를 너무 사랑한단다.

soda517(베베엄마) 사랑하는 베베야~ 네가 우리에게 온 걸 큰 기쁨으로 생각하며, 엄마와 아빠는 하루하루를 행복하게 보내고 있단다. 건강하게 잘 자라서 내년 2월에 만나자꾸나^^

saypark77 뜻하지 않은 임신으로 한때 우울해서 울 아가한테 구박했던 거 미안해~ 건강하게 만나자~~

js3483 우리 똘똘이 아무쪼록 배 속에 있는 10개월 동안 건강하게만 자라줬음 좋겠어. 엄마가 빨리 보고 싶구나. 사랑해

조각이 엄마랑 아빠랑 조각이 마니 사랑하는 거 알지?^_^ 빨리 나와서 엄마랑 반이랑 아빠랑 조각이랑 행복하게 살자♡

희망맘 희망아!! 오늘도 엄마와 아빠는 너의 심장소리에 서로 마주보며 미소를 띄우고 있단다. 사랑하는 희망아!! 건강한 모습으로 우리 만나자. 넌 엄마 아빠의 희망이 될 꺼야~~^^

ggodeng1 열라검둥아!! 엄마가 그동안 너를 위해 좋은 것 아름다운 것들 많이 보여주고 해주고 싶었는데, 너를 만날 날이 가까워오니 그동안 너를 위해 해 준 것이 없어서 너무 미안한 생각만 든다~ 그런데도 열 달 동안 별 탈 없이 잘 자라줘서 너무 고맙고, 엄마랑 아빠랑 우리 열라검둥이 너무너무 사랑하는 거 알지? 조금 있다 만나자!!

초연이맘 사랑하는 배 속에 있는 초연아^^ 항상 아프지 말고 건강하고! 엄마랑 아빠랑 행복하게 잘 살 수 있도록 도와주렴. 사랑해

홍이맘 은호와 윤미의 사랑하는 홍이야. 소중하고 소중한 아가야!! 건강하고 예쁜 모습으로 푸르른 4월에 만나자. 그동안 널 위해 엄마 아빠가 열심히 기쁘게 노력할게 보고 싶구나. 우리 홍이!!

복띵맘 사랑하는 복띵아~ 4주 뒤에 건강하게 만나자~!(^^*)/

대박이맘 대박아~ 너보다 약한 사람들을 먼저 생각하는 넓은 마음을 가진 아이로 자라거라~

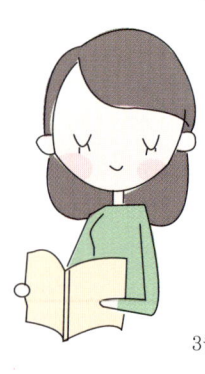

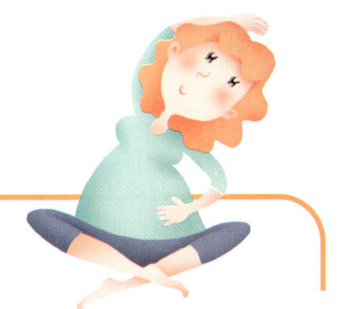

사랑이 곰이야~ 우리 사랑하는 곰아. 빨리 널 만나보고 싶다. 건강하게 태어나다오~

coroma(똥꼬들맘) 7년 만에 엄마, 아빠, 누나에게 온 우리 똥꼬 Two.^^ 건강히 잘 자라서 10월에 만나자.

에블린(열매맘) 사랑하는 열매야~ 너무 보고 싶구나~ 이쁘고 건강하게 태어나서 만나자^^ 사랑해~♥

멜(꿀이맘) 사랑하는 꿀이가 있어 더 없이 행복한 나날들이야. 한방에 순풍~ 건강하게 만나자!!!

별빛나맘 빛나야~ 엄마 곁에 있어줘서 고마워~ 사랑해♡

하늘이(봄이엄마) 사랑하는 우리 봄아~ 우리 이제 만날 날 백일 남았어~~ 조금만 더 건강하게 자라서~ 예쁜 모습으로 만나자~ 사랑해 봄아~^^

amieap 우리 예쁜 아가~ 똘똘이! 잘 크고 있지. 이제 엄마 아빠 만날 날이 얼마 안 남았구나. 건강하고 예쁘게 자라서 우리 만나자구나.

데이지(데이지맘) 아가야~^^ 아빠랑 엄마랑 만날 날이 얼마 남지 않았단다. 건강하게 태어나서 사랑하면서 행복하게 살자. 너무 보고 싶고 사랑한다. 아가야~♡

민서맘 민서야~ 40일 정도면 울 아가를 품에 안아보겠구나~ 엄마 아빠는 하루하루가 행복하고 감사하단다. 건강하게 태어나서 우리 행복하게 살자~ 사랑해 ^^♥

tomoai77(태산엄마) 태산아~ 매일 밤하늘에 제일 반짝이는 별을 보며 기도해 건강하게 태어나라고. 사랑해

허니와 가온이 우리 복땡아~ 엄마 아빠한테 와줘서 너무나 고맙고 사랑해. 건강하고 씩씩하게 잘 놀고 먹고 자라서 이쁜 얼굴로 만나자. 항상 웃는 얼굴로 스마일하는 거 알지? 사랑해~~ 복땡이 멋쨍이!! 아자아자~~

카노 인성아, 엄마 아빠익 첫 아가. 너무 두근두근 기다려지는 마음이란다. 얼마나 예쁠까 우리 아가는. 사랑하는 아가. 선상하고 벗신 모습으로 태어나 주렴^^

둥이마미 둥이야 아빠 엄마한테 즐거움을 줘서 고마워~ 건강하게 태어나서 따뜻하게 사랑할 수 있는 사람으로 자라주렴~ 사랑해!! 쪽

yonok77(개똥엄마) 엄만 뭄 개똥이 생각만하는 마냥 행복하고, 웃음이 나고, 세상을 다가진 기분이란당^^ 개똥아~~ 너 만나는 날이 언능 빨리 왔음 좋겠당. 사랑해 아주 많이많이많이 사랑한단다. 아가야 ^_____^♥

해찬맘 해찬아, 엄마 아빠는 네가 우리에게 와줘서 정말 고마워 널 빨리 만나고 싶단다. 만나는 그때까지 잘 자라서 건강하거라 너무너무 사랑해!!~~^&

파란하늘 사랑하는 희야~ 내게 와줘서 고마워~ 아직은 0.3cm밖에 안되는 너무 작은 우리 희야 건강하게 태어나다오~ 사랑해~ ^^

이쁜쑤 사랑하는 우리 장군아~ 아빠 엄마에게 찾아와줘서 넘 고맙구 이제 얼마 안 남았구나. 엄마랑 힘을 합쳐서 건강하게 만나자 사랑한다 우리 아가.

kjm2722 별아. 엄마가 우리 은별이 얼마나 사랑하는지 알지?~ 정말이지 우리 은별이 너무 보고 싶어. ㅠㅠ 제발 지금처럼만 건강하게 자라다오. 우리 아가 아빠와 엄마는 우리 별이를 너무 사랑한단다.

왕눈이맘 왕눈아, 엄마 아빠가 태어나면 많이많이 이뻐해줄게. 사랑해~*

쑥쑥맘 사랑스런 쑥쑥아~ 엄마 아빠가 무척 사랑 한단다♥ 건강하게 자라고~ 우리 행복하자!!!!

똥이맘 사랑하는 울 아들 건강하게 쑤~욱 나오렴!! "사랑한다!! 울똥이~"

웨이 우리 유리 처음 만나는 날엔 안녕? 이라고 인사해야지! 얼른 만나고 싶다!

그린애플 도담아~ 너는 엄마 아빠 생에 가장 행복한 선물이란다.^^ 사랑한다~!

새댁(밤톨이맘) 사랑하는 우리 밤톨이^^* 엄마 배 속에서 잘 놀고 있지? 병원 갈 때마다 널 보게 되어서 넘 기쁘단다. 건강하고 해맑은 모습으로 엄마 아빠 보자 ^^* 보고 싶다 우리 밤톨이 ^^*

똥뚜루(채연맘) 사랑하는 첫째 딸 채연이 밝고 건강하게 잘 자라서 고마워 그리고 9월 6일에 태어날 울 채동이 엄마 배 속에서 아무 탈 없이 열 달 동안 무럭무럭 잘 자라줘서 고마워 우리 건강한 모습으로 만나자 사랑한다 울 아기들 !!

꾸러기(꾸러기맘) 내 사랑 주니어꾸러가~~~ 이 엄마는 꾸러기가 엄마로 인해 행복하게 태어나서 행복하게 자라기만 바란단다. 두 달 후에 행복하게 만나자꾸나 ^^보구 싶구나 사랑해.

딸기 지금도 배 속에서 꼼틀대는 너를 보면 엄만 눈물이 난단다. 이렇게 엄마 아빠에게 의짚셔 정말 고마워·

사랑천사(복돈이맘) 복돈아! 많이 부족한 엄마 아빠한테 와줘서 너무 고마워, 세상에서 가장 많은 사랑을 받는 복돈이가 될 바래. 건강하렴 사랑해♥

포꼬레또(쑥쑥이맘) 쑥쑥이~ 널 많이 기다려온 엄미 이뻬힌테 잘 찾아와줘서 너무너무 고맙고 사랑해~~ 건강하게 쑥쑥 자라서 12월 달에 만나자구나~ 보고싶당``

승이사랑(어진맘) 우리 소중한 어진이! 아빠와 엄마를 만나는 그날까지 건강하게 잘 자라려무나. 아빠도 엄마도 널 너무너무 사랑한단다.

경아남푠 10월 25일 울 딸래미(아름이) 예정일이네^^ 아가야 아빠 나이 22살이지만 남부럽지 않게 키울게^^ 사랑한다^^ 철없어도 너 하나만 잘 키울게.^^

축하글

kwjsrudg(튼튼이맘) 우리 소중한 딸 튼튼아! 하루하루 엄마 배 속에서 꿈틀거리는 널 느낄 때마다 너무 행복하단다. 11월에 우리 건강한 모습으로 꼭 만나자. 그리고 울 남편 너무 사랑해요^^

yhj6722 아가야. 이제 엄마랑 함께한지 얼마 안됐지? 앞으론 긴 시간 동안 엄마랑 같이 건강하게 잘~지내자 사랑한다 아가야.^^* 고맙고 감사해.~

이쁜딸기(바울이맘) 바울아, 하느님께서 내게 소중한 선물을 주셨구나. 만날 때까지 건강하게 자라렴.

소양공주(짱구맘) 우리 아기 짱구야~!! 어쩜 엄마 생일이랑 예정일이 같아서 나름 기쁘기도 했어. 울 짱구 짱짱하게 건강하게 바르게 자라길 원해~ 사랑한다. 아가야♡

허니 4년 만에 힘들게 하느님께서 보내주신 임금아, 엄마랑 아빠랑 한번 신나게 살아보장. 건강하게 엄마 배 속에서 놀다가 소풍 나오너라. 기다릴께. 사랑하는 거 다 알지~!!!!!

반짝반짝(별이맘) 우리 별이가 엄마 아빠에게로 와서 너무 기쁘단다. 꼬물꼬물 배 속에서 움직이는 별이~ 건강하게 자라서 한 달 후에 만나자~ 사랑한다♥

영(똘이맘) 이렇게 엄마 아빠에게 와줘서 너무너무 고마워~ 남은 기간동안 엄마 배 속에서 건강하게 자라서 내년에 행복하게 만나자꾸나~ 엄마 아빠는 우리 똘이를 너무너무 사랑 한단다~^^

행복천사(환희맘) 넘 귀하게 얻은 우리 환희, 지혜롭고 건강하게 자라서 내년 1월에 만나자~ 아빠 엄만 널 너무 사랑한단다~

뭔들 야호!! 호야야~~ 엄마 아빠랑 얼른 만나자~ 건강하게~~

ag0818(아지엄마) 우리 아지~ 건강하게 자라서 엄마 아빠 만나자. 무지무지 사랑해^^

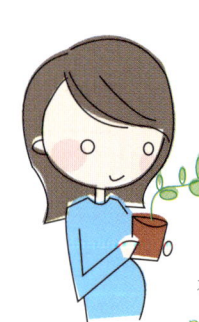

purplee0(뚱이맘) 사랑스런 우리 뚱아~ 하늘이 주신 귀한 우리 복댕이~ 엄마 안에서 잘 놀다가 11월에 만나자~

행복맘 사랑하는 행복아~ 우리 가정에 귀한 너를 보내주신 하나님께 감사드린다. 아빠 엄마는 너를 너무도 사랑한단다. 곧 우리가 만나는 그 날까지 건강하게 잘 자라렴!

hjmyself 사랑하는 우리 용아~~ 엄마 아빠는 우리 용이를 정말 정말 사랑한단다. 엄마 안에서 잘 먹고 잘 놀고 1월에 만나자 사랑해!

마이쮸(하람맘) 엄마 배 속에서 콩콩콩 씩씩하게 노는 우리 하람이 더 건강히 자라서 12월에 만나자^^

제이드(하라맘) 우리 하라 만세! 네 덕에 엄마 아빠는 첫 아파트 청약에 당첨 되었단다!

해랑(윤서맘) 우리 복댕이 윤서, 엄마랑 아빠는 울 윤서 나올 날만을 손꼽아 기다리고 있단다~ 건강히 잘 있고 두 달 후에 우리 만나자 ^^

미운오리(사랑맘) 우리 랑이~ 건강하게 태어나 멋진 대한의 건아가 되거라~ㅋ 사랑해요~ 우리 사랑이~

주신나라 우리 애기가 엄마 아빠에게 정말 값비싼 선물을 해 준 것 같아서 엄마 아빠는 무진장 행복해~ 건강하게 자라서 많은 사람들의 축복 속에서 태어나자~ 사랑한다 울 애기*^^*

공 사랑아, 건강하게 남은 6개월 잘 견뎌서 엄마 아빠에게 오렴. 5개월 살다간 복 마니 형 몫까지 사랑해줄게 꼭!! 힘내서 건강하게 3월에 만나자.

주은맘 우리 주은아~ 이제 딱 3개월 후면 만나겠구나. 튼튼하고 예쁘게 커서 만나자~ 엄마 아빠는 우리 주은이 사랑해~~

jh72771(조이맘) 우리 가정에 기쁨을 줄 우리 조이야. 널 만날 날이 얼마 남지 않았구나. 딸치고는 태동이 너무 심해서 어떤 아기가 나올지 너무 궁금하구나. 지금처럼 건강하게 잘 자라고 나오렴. 사랑해~

코코아 사랑하는 나의 아가 햇님아. 많이 답답하지. 조금만 참으렴~ 행복한 세상이 널 기다리고 있단다. 앞으로도 건강하게 잘 있어 줄꺼지. 사랑해.~

찐 내안의 작은 아가~ 하나님이 널 주셨을 때 얼마나 기쁘던지. 만나면 꼭 안아줄게~

gemini522 너무나 소중해서 태명하나도 고민하고 있는 엄마 아빠야. 우리 아기 건강하게 잘 있다가 꼭 만나자. 사랑해~

단마미 귀여운 효자 단아~ 널 만날 날이 너무 기다려지는구나~ 끊임없이 사랑한다!

똘똘이맘(똘똘이맘바다) 교만하기보단 겸손하고 남을 배려할 줄 아는, 누구에게나 사랑받는 우리 똘똘이가 되어주길 엄만 항상 기도한다. ^^

함박이맘 사랑하는 우리 아기 함박아~ 네가 와준 것만으로도 엄마랑 아빠는 너무 행복해. 건강하게만 자라다오.

wawa9635(누리맘) 씩씩한 우리 누리~ 아빠 엄마에게 세상 무엇보다 소중한 보물이란다. 사랑해*^^*

컴인바른 우리 바른이 건강하게 잘 자라주렴~ 세상에서 가장 소중한 우리 아가.

모카 우리 복뎅아~ 너 하나만으로도 엄마 아빠는 온 세상을 다 가진 것보다 더 행복하단다. 하루하루 쑥쑥 커가는 네가 어찌나 대견한지, 요즘은 매일 네 얘기뿐이란다. 2008년 4월 3일 건강한 모습으로 보자꾸나~

아이비(뽀야맘) 사랑하는 우리 뽀야~ 엄마 아빠는 매일처럼 널 기다려~ 건강하고 이쁜 모습으로 어서 만나자^^ 사랑해♡

동구리 내 영원한 복쪼리야... 바쁜 엄마 배 속에서 건강하게 자라주고 있어서 너무 고맙고 또 행복해. 끝까지 건강하게 무럭무럭 자라서 5개월 후에 만나요~ 아빠 엄마는 울 쪼리를 너무 사랑합니다♡

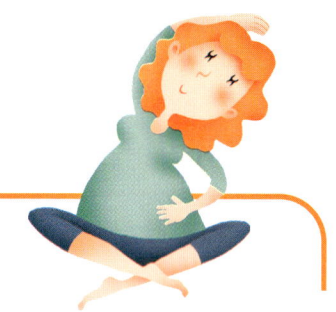

뽀뽀뽀(복동이맘) 사랑하는 복동아~! 건강하고 행복한 아이로 자라주렴~^^ 사랑해♡

웨딩 하늘아~~ 엄마야. 아빠두. 좋은 엄마 아빠 되도록 열심히 노력할 테니 배 안에서 편안하게 있다가 나오렴.

물빛천사 엄마와의 사랑을 우리 아들 아빠가 알고 계실 거야. 힘들어도 조금만 참고 기운내자 ^^

마늘빵(구름엄마) 울 구름이 무럭무럭 크는걸 보면 아빠 엄마는 행복해~ 건강하게 만나자!!

짱마미 짱아~ 얼짱 몸짱 맘짱 성령짱이라고 지은 태명의 울짱이~~ 건강하고 행복하게 엄마랑 잘 지내다 순풍 나오렴! 엄마랑 아빠가 넘넘 사랑해*^^*

건팔이 짐 6주된 우리 똘똘이 엄마가 몸이 안 좋아서 널 지켜낼 수 있을지는 모르겠지만 우리 똘똘이 강하게 이겨내고 있어야 해. 엄마도 우리 똘똘이 잘못 되지 않게 노력할게~~

유리공주 엄마랑 아빠가 널 오래도록 기다려왔단다. 우리 아가. 그저 행복하고 건강한 아이로 자라주길 바랄뿐이야.

sunyvictory 울 땅콩이. 엄마 아빠 사랑받고 건강하게 쑥쑥 자라다오. 빨리 보고 싶다. 사랑해!

이쁜정 우리 아가 다른 거 필요 없이 건강!! 무조건 건강하게 넘들 달고 나오는거 다 달고 나오길 바라구 넘넘 사랑한다는 말을 하고 싶었어~ 사랑한다. 우리 아가~

jysy0719(욘돌맘) 엄마의 마음을 따뜻하게 울컥 만들어버린 우리 애기. 너의 소식과 더불어 아직 철이 없는 엄마이기에 얼떨떨하면서도 눈물이 울컥 했단다. 엄마가 된다는 거 이 엄마에겐 너무나도 생소하고 겁도 많은 엄마이기에 걱정이 많이 되었단다. 그런데 울 아가야. 울 아가가 엄마를 성숙한 여자로 그리고 어머니란 이름으로 강한 마음을 만들어주는구나. 그런 우리 아가에게 엄마가 너무 고맙고 울 애기가 엄마 배 속에서 엄마랑 함께 있다 생각하니 얼마나 든든한지 모른단다. 내 아기. 엄마 아빠의 사랑으로 사랑 가득한 사람으로 자라나길 바란단다. 너무 많이 사랑한다. 우리 강아쥐~~~^^

재성맘 사랑하는 재성재은아~~ 부디 건강하게 내 품에 있다가 엄마 아빠 보고 싶어도 참고 열 달 꼭 채워서 나오길 바란다. 우리는 너를 사랑해~~^^

2007년 6월 25일~9월 10일까지 지후맘 카페를 통해서 받은 엄마들의 임신 축하글 입니다.

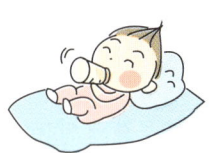 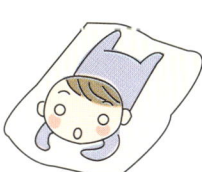 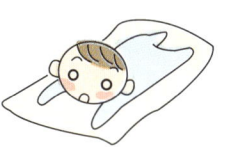 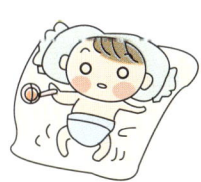

열혈엄마 후기

출산 후기
기적의 자연분만... 불가능을 가능으로 만든 건 _민서맘(ej5685)

예정일 : 2007년 2월 28일
분만일 : 2007년 3월 4일
병원 : 진주 미래여성병원
병원비 : 280,000원(가족분만실 100,000원+5인 입원실 무료+영양제, 철분제, 아기 검사비)
출산 방법 : 자연분만(초산)
성별 : 공주님
몸무게 : 3.48kg

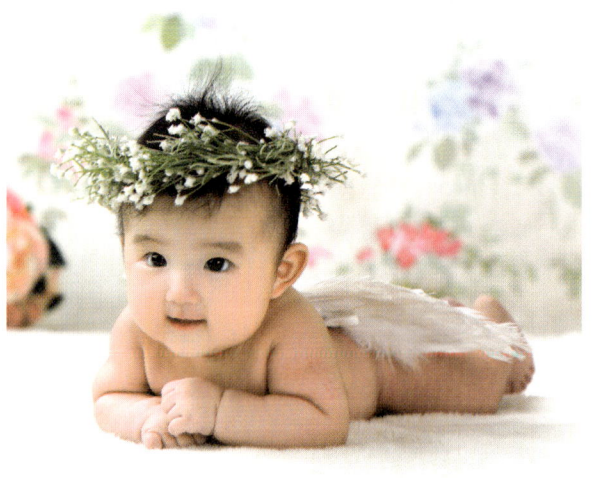

선천적으로 태어날 때 척추 뼈 하나가 골반이랑 붙어 있어서 아기를 낳을 때 난산일 거라고 했어요. 골반이 벌어지지 않을 가능성이 커 자연분만은 힘들 거라고 했지요. 그래서 사실은 나 자신조차 제왕절개를 할 마음까지 먹고 있었지만 포기하고 싶진 않아서 정말 내가 할 수 있을 만큼 노력을 해도 안 되면 그땐 할 수 없다고 생각했어요.

하지만 세상 밖으로 나와 엄마 품에 제대로 안겨보지도 못하고 신생아실로 가야하는 우리 아기를 생각하니 도저히 포기할 수가 없었답니다. 임신 7개월까지 가게를 하는 바람에 문화센터나 병원에서 하는 임산부 요가, 라마즈 호흡법 등등 아무것도 하질 못해서 원장님과 주위 많은 어른들의 조언을 최대한 믿고 무조건 걷기와 계단오르내리기를 했습니다.

임산부한테 걷는 것만큼 좋은 건 없다고 모두들 말씀하셨기에 했지만 지금의 나에게 다시 하라고 하면 절대 할 수 없을 것 같아요. 아파트 13층을 하루에도 몇 번씩 오르락내리락 하면서 오로지 내 아기가 세상에 태어나 제일 처음 안기는 사람이 엄마가 되게 할 거라는 그 각오만 가지고 그렇게 진통이 1분 간격으로 올 때까지 쉬지 않고 움직였거든요 .

좀 심하게 많이 움직여서 울 아가가 조금 숨이 찼지만 말이에요. 그래서 난 당당히 얘기하고 싶어요. 병원에서 100% '수술할 수밖에 없다' 라고 하는 상황이 아니면 자연분만을 절대 포기하지 말라고!! 그리고 순산하고 싶으면 아무리 몸이 많이 무겁더라도 막달까지 걷는 운동을 많이 하라고 말이에요. 불가능을 가능으로 만든 그 장본인은 나에게는 오로지 '걷기' 였다는 것!!

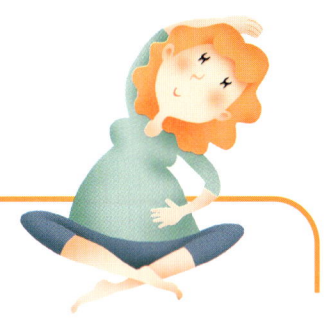

step 1
2007년 3월 2일 금요일

TV에서 '맛대맛' 프로그램을 하고 있었습니다. 거기서 육회를 맛있게 먹는 장면을 보고 무심결에 "와~ 맛있겠다!" 이 한마디에 엄마가 바로 학교에 계신 아빠한테 전화를 해서 퇴근하시는 길에 합천 삼가에서 육회를 사오라고 부탁하셨습니다. 바로 아빠가 점심 때 쯤 퇴근해 오시면서 육회를 한가득 사오셨는데 감사하기도 하고 죄송스러워 빨리 우리 아가가 나왔으면 하는 마음이 간절했어요. 그 마음이 우리 아가한테 통했던 걸까요? 그날 밤을 지나 새벽 무렵 몸이 힘들어 잠을 깊이 청하지 못하고 있는데 배가 살살 아파오기 시작했습니다. 시계를 보니 새벽 2시. 한 달 전부터 계속 가진통이 있어, 진진통인지 가진통인지 구분이 안 갔지만 핸드폰으로 시간을 재기로 생각하고 가만히 누워있었는데 한 30분 쯤 지났을까 또 아프기 시작하더군요. 아주 잠깐씩이던 게 30분, 20분, 30분 들쑥날쑥했어요. 엄마가 4시쯤 안방에서 주무시다가 거실로 나와 내 옆에 가만히 누우셨는데 아마도 예정일이 지나서 엄마도 걱정이 되셨나 봐요.

아직은 정확하지가 않은 거 같아 엄마한테 아무소리 안하고 그냥 누워 있다가 새벽 4시 반쯤 됐을 무렵 정확하진 않았지만 10분 간격으로 아파오는 듯 했습니다. 그러나 아직은 견딜 수 있을 만큼요. 정말 우리 아가가 나오려나 보다 하는 느낌이 왔을 때 엄마한테 배가 좀 아프다고 말했습니다. 엄마도 다른 때와는 다르게 느끼셨는지 새벽 5시쯤 주무시는 아빠를 깨워 목욕탕에 좀 태워달라고 하셨습니다(아기 낳게 전에 깨끗하게 목욕하는 센~스!! ^^).

목욕탕에 갈 준비를 하고 화장실을 들어갔는데 아!!!! 이게 이슬인가보다!!! 꽤 많은 양의 피가 묻어 나오더군요. 정말 우리 아가가 나올 준비를 하고 있다고 생각을 하니 가슴이 두근두근 했어요. 엄마랑 아빠랑 셋이 목욕탕에 가서 몸을 깨끗하게 하고 난 후 집에서 진통간격이 좁아지기를 기다리기로 했습니다. 그때부터 난 집에서 잠시도 앉아있질 않고 거실을 왔다 갔다 했는데 진통간격이 10분, 8분, 10분, 8분, 7분이더군요. '왜 이렇게 더디지 원장님이 아주 많~이 아플 때 오라고 했는데' 하는 생각을 했습니다. 10분 간격으로 아프길 4~5시간이 지난 것 같았습니다. 아플 땐 숨이 콱 막힐 만큼 아프지만 아주 잠깐이었습니다. 견딜만했거든요. 오후 3시쯤(??)이 되자 5분 간격으로 아파오기 시작했습니다. 하지만 아무도 내가 그렇게 아프다고 생각지 못한 거 같았어요. 진통이 오면 가만히 서서 진통이 가시길 꾹~참고 기다렸을 뿐. "아야!" 소리 한번 안 했으니, 그러고 보면 나도 참 독하다는 생각이 들더군요.

신랑이 교육 끝나고 천안에서 진주로 오고 있다고 연락이 왔습니다. 오면 병원에 가야겠다고 생각하고 계속 거실을 왔다 갔다 하며 운동을 했는데 아~~ 3분 간격으로 진통이 ㅜㅜ '이제 좀 아프구나' 하는 생각이 들더군요. 그래도 좀만 더 좀만 더 조금은 더 견딜 수 있을 거 같았어요. 5시 30분쯤 신랑이 왔습니다. 평생 원망들을 일 하나는 없어 졌네요. 교육 때문에 못 오면 어쩌나 걱정 많이 했었는데 말이에요. 이제는 병원에 가야할 만큼 많이 아파서 오후 6시쯤 신랑과 엄마랑 함께 병원으로 갔습니다. 근데 엄마 왈 "좀 더 있다 가야 되는 거 아닌가?" 하시더라구요. 앙?? 진통이 2~3분 간격으로 오는데 엄마는 모르셨던 겁니다. 내가 아! 소리 한번 안하고 진통을 견뎌서 아직 덜 아프다고 생각하신 것 같아요. 아파도 참았을 뿐. 엄마~ 나 많이 아푸다고요~~!! ㅜㅜ

step 2
6시 30분 병원도착!!

근데 토요일이라 우리가 가자마자 2층 진료실은 문이 닫혀 있었고, 곧바로 3층 분만실로 올라갔습니다. 엄마랑 신랑은 대기실에서 기다리고 나 혼자 들어갔는데 옷을 갈아입고 침대에 누워있으니 간호사가 와서 내진을 하더군요. 지후맘 카페에서 '출산 후기'를 보면 내진을 모두들 아프고 싫다고 해서 긴장을 무지 많이 했는데 생각보단 견딜만했습니다. 우리 아가를 본다는데 그까지껏 참아야지요. 근데 헉! 열리지 않을 거라 생각했던 자궁이 벌써 3cm가 열렸다네요. 정

열혈엄마 후기

말 놀라웠습니다. 역시 운동의 효과일까요? 그러게~ 좀 아프더라니~~ 관장을 하고 링거를 꽂고 누워서 옆을 봤더니, 벽엔 누군가 긁었는지 벽지가 군데군데 떨어져 나가 있고, 내가 입은 환자복도 진통을 견디다 못해 뜯었는지 몇 군데가 작게 찢어져 있었습니다.

진통이 자꾸만 심해지는데 그 와중에도 바깥 대기실에서 엄마랑 신랑이 기약도 없는 기나긴 시간을 불편하게 보내야 될 걸 생각하니 마음이 편치가 않아 간호사를 불러 가족분만실로 옮겨달라고 했습니다. 돈이 문제가 아니더라구요. 마음이 편해야지요. ^^

가족분만실로 옮기니 소파도 있고 TV도 있어 기다리는 시간이 지겨울 것 같지 않아 좋았어요. 그때까지만 해도 맨 정신이니 이런 생각도 했지만요. 진통이 2분 간격으로 더 아파왔지만 누워있지 않고 계속 링거를 꽂은 채로 병실을 왔다갔다 했습니다.

그러기를 두 시간 반이 지나 밤 9시쯤 돼서 다시 내진을 하니 흐미~ 4cm 열렸다네요. 3시간 만에 1cm 열린 거예요. '이러다 오늘 밤 새겠군.' 했는데 아가 심장소리를 듣던 간호사가 아기심장이 너무 빨리 뛴다고 이제 움직이지 말고 침대에 꼼짝 말고 누워있으라네요. 내가 너무 많이 움직였나 봐요. 엄마랑 신랑 손을 한쪽씩 잡고 진통이 오면 있는 힘을 다해 참았습니다. 주위에서 들었을 땐 진통이 심해져오면 "엄마!" 소리가 절로 나온다던데 그때까지 진통이 와도 눈 질끈 감고 꾹 참았지 "엄마" 소리가 나오질 않았습니다. 속으로 '이상하다. 많이 아픈데...' 1시간 후 다시 간호사가 엄마랑 신랑을 내보내고 내진을 하는데 그 순간 주룩~ 뭔가 뜨거운 게 흘러나왔습니다. 간호사 말로는 양수가 터졌다는군요. "이제부터 좀 더 아플 겁니다."라고 말하길래 "네."라고 그때까지는 대답도 잘했습니다.

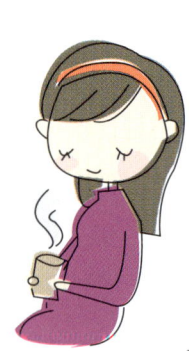

그리고 다시 이어지는 진통. 그런데 헉!!! 온몸이 부르르 떨리며 몸부림을 칠 정도의 고통이 왔습니다. 엄마와 신랑이 내 두 손을 꼭 쥐고 몸을 못 움직이게 합니다. 아기 심장이 여전히 빨리 뛴다고 호흡을 잘 하라고 말이죠. 너무너무 아파왔지만 아기 심장이 빨리 뛴다는 소리에 호흡을 놓치지 않으려고 안간힘을 쓰면서 나도 모르게 "엄마! 엄마! 엄마!!!!!" 입술을 깨물며 있는 힘을 다해 참았는데 엄마랑 신랑이 아프면 소리 질러도 된다고, 참지만 말라고, 울고 싶으면 울라고... 옆에서 자꾸 날 위로하더이다. 하지만 그 와중에도 난 울 아가 심장이 빨리 뛴다는 사실에만 신경이 쓰였습니다. "콩닥!콩닥!콩닥!" 내 귀에 들리니 더 괴로워지더군요. 아무리 아파도 호흡! 그래 호흡을 잘하자! 임신 중에 라마즈 호흡법을 배워두지 못했던 게 너무나도 마음에 걸렸습니다. 옆에서 엄마와 신랑이 호흡을 같이 해줍니다. 열심히 따라했지만 진통이 다시 오면 순간순간 놓쳐버렸습니다. 정말 울고 싶었더군요. "엄마~! 엄마~~!!!" 눈물이 저절로 흘러나오고, 엄마도 같이 울었습니다. 엄마가 간호사한테 아기 심장이 계속 빨리 뛰면 어떻게 되냐고 물어보니 원장님을 불러야 된다는군요. 안 돼!! 자궁 문이 아직 다 안 열렸는데 원장님을 부른다는 건 수술을 할지도 모른다는 뜻이기에 정말 너무 아팠지만 죽을힘을 다해 호흡을 했습니다. 간호사가 지켜보다 안 되겠는지 호흡기를 내 코에 꽂아주며 아기에게 산소를 전달해 준다고 호흡을 놓치지 말고 잘 하라고 했습니다.

중간 중간 간호사가 들어와 내진을 하고, 7cm가 열렸을 때 우리 아가도 안정을 찾아서 그때서야 안심이 되더군요. 그래서일까요. 기운을 다 빼버려서일까요. 정신이 가물가물 할 때쯤 9cm가 열렸다는 소리를 듣고 진행이 빠르다고 이제 얼마 안 남았다고 하는데 잠이 쏟아져 버렸습니다. 기운이 다 빠져버려 진통이 와도 힘을 줄 수조차 없어서 "엄마 잠이 온다." 비몽사몽간에 이 말을 한 것 같습니다.

엄마가 안 된다고! 눈뜨라고! 소리를 치시는데 잠깐 졸았다가 또 다시 진통!! 아~~~ 이제 정말 끝내고 싶어집니다!!!! (엄마는 안절부절 못하시고 왜 이리 의사가 안 오냐고 간호사를 닦달하러 또 나가려고 하시는데 내가 엄마를 붙잡았습니다. 왜?? 지후맘 카페에서 하도 '출산 후기'를 많이 읽어 의사가 언제 오는지 너무나도 잘 알고 있었기에 간호사한테 말해봤자 소용이 없다는 걸 알기에 말이죠. ^^)

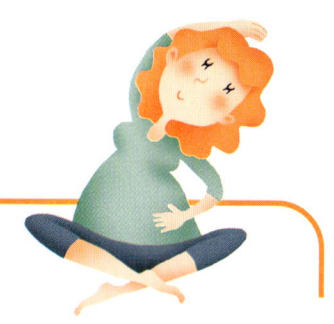

step 3

다시 내진을 하는데 간호사가 화장실에 가서 변기에 앉아 있으라더군요. 비데를 최대한 따뜻하게 해서 똥이 나올 것 같으면 말하라고 합디다. 거의 막바지인 것 같습니다. 변기에 앉아 엄마 허리를 붙잡고 진통이 오면 있는 힘을 다해 힘을 줬습니다. "엄마~~~!!! ㅜㅜ" 정말 죽을 것만 같습니다. 엄마는 내 등을 두드려주며 날 달래주지만 엄마도 얼마나 긴장을 하셨는지 등을 두드리는 힘이 너무 세서 실은 아팠습니다. ^^;

신랑이 밖에서 어쩔 줄을 몰라 안절부절 못하고 있을 때 친구 경이가 계속 전화를 해 날 안정시켜주라고 계속 조언을 해줬답니다. 고통에 소리를 지르는데 밖에서 신랑이 외칩니다. "어머니! 등을 두드리지 말고 쓸어내려주세요." 난 간호사가 시킨 줄 알았는데 나중에 알고 보니 경이가 전화로 말해줬다네요. 고마운 친구! 몇 번의 극심한 진통이 지나가고 똥이 나올 듯한 느낌이 들어서 간호사를 불렀습니다.

간호사 둘이 들어오고 보호자는 나가 있으라는데 엄마랑 신랑이 나가면 마음이 더 불안해집디다. 거의 끝나갈 듯 끝나갈듯 하면서 아무리 힘을 줘도 더 이상 진행이 안 된답니다. 아기가 위에서 내려오질 않는데 그 이유가 내가 힘을 주면서 자꾸만 허리를 들어서 아기가 내려오질 않는 거라더군요. 진통이 올 때 허리를 들지 말라고 하는데 그게 마음대로 안 됩니다. 너무 아프니까 자꾸만 허리가 들리게 되거든요. 간호사가 화를 냅디다. 허리 들지 말라고! 다른 간호사가 "한 번 더 시도해보고." 하지만 '한 번 더' 라는 그 시도에 난 힘을 쓰지 못했습니다.

"진통이 오면 말하세요." 하는데 고개를 저으며 눈물을 흘렸습니다. 진통이 와도 말하기 싫었습니다. 또다시 진통이 오고, 간호사가 "진통이 오죠??" 묻는데 난 아니라고 말하고 싶을 정도였습니다. 그런데 갑자기 한 간호사가 내 배를 위에서 밑으로 눌러버리는 게 아니겠어요? 악!!!!!!! 결국 강제적으로 아기를 밀어내는 것이었습니다. 순간 간호사에게 살인의 충동을 느꼈습니다. ㅜ.ㅜ

기진맥진해서 머릿속이 하얘지는데 원장님이 들어오시는 것 같았습니다. 일요일이라 당직의사가 올 줄 알았는데 내가 진료 받던 원장님이 들어오셔서 너무나도 감사했습니다. 드디어 엄마랑 신랑도 들어오고, 분만실 불이 꺼지고 조용한 음악이 흘러나오니 마음이 안정됩니다. "진통이 오면 지금 있는 최대한의 힘을 다 주세요. 다 됐습니다. 조금만 더 힘을 주면 됩니다." 원장님이 말씀하십니다. 마지막 진통!! 으읍!!!!!!!!!!!!!!!!!!!! 이를 악물고 참으려고 했지만 비명이 절로 나오더군요. 어느 출산기에서 봤는데 그게 바로 괴물소리라고 하던데 ㅎㅎ 맞는 것 같습니다! ^^

정말 모든 걸 포기해버리고 싶을 때 쯤 힘도 더 이상 주어지지 않고 있는데 "다 됐습니다. 아기 머리 나왔습니다. 조금만 더 참으세요. 어깨 뺍니다." 하면서 스르륵~~ 하는 느낌이 들더니 "아기 나왔습니다.~!!!" 합니다. 어! 언제 나왔을까요?? 아무 느낌도 없었는데 말이죠. 그 때! "응애~응애!~응애~" 아기를 품에 안는 그 순간 모든 고통은 사라졌습니다. 아기를 안은 그 순간의 벅찬 감동은 도저히 말로는 다 표현이 안 됩니다. 아~!! 이게 출산의 고통이고 한 아이의 엄마가 되는 행복이구나. 이렇게 귀하게 내 소중한 보물을 얻었고, 우리 민서가 벌써 6개월에 접어듭니다.

"내 소중한 아가 엄마 품에 안겨줘서 너무너무 고마워."

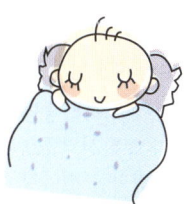

열혈엄마 후기

32주 만에 제왕절개 수술로 만난 우리 공주님^^ㅎㅎ _행복이맘(dualgod)

예정일 : 2007년 9월 1일
출산일 : 2007년 7월 9일 오후 5시 32분(좋은 날짜를 잡았었는데 운 좋게 이날 출산하게 됨)
병원 : 인천가천의과대학병원(길병원)
성별 : 여아
몸무게 : 1.2kg

2007년 7월 5일

다니던 개인병원에서 양수가 적어서 아기가 놀지를 않는다고 하더군요. 그래서 아기가 크질 않는다고 수술을 해야 한다고 아기가 넘 작아서 대학병원으로 가 보라고 해서 대학병원으로 갔습니다. 그런데 대학병원에서도 수술을 하긴 해야 하는데 아기가 넘 작아서 섣불리 수술하자는 말은 못하겠다고 하시면서 일단 입원을 하라고 권유하셔서 입원을 했습니다.

7월 6일

어제 입원 후 담당 의사선생님께서 회진을 오셔서 오전에 초음파를 보자고 하시는데 한 30분 초음파를 보시고서는 역시 상황이 좋지는 않다고 그러시더군요. 그래서 엄마 배 속이 좋다고 하시면서 좀 더 지켜보자고 하셨답니다.

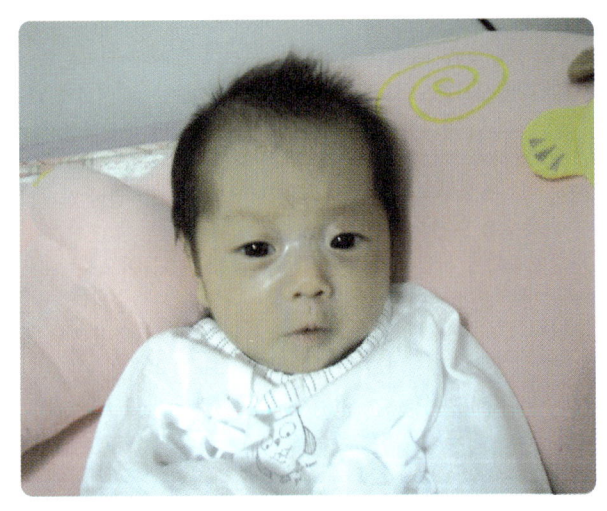

7월 7일~7월 8일

주말에 아무 일 없이 그냥 주말을 보내고, 일요일 오후에 태동검사를 했는데 아기 호흡이 떨어졌다고 해서 산소마스크를 끼고 있었지요. 시간이 지나고 또 태동검사를 했는데 괜찮아졌다고 하네요.

7월 9일(수술날)

오전에 담당 의사선생님 회진 도시고, 오전에 초음파 한번 보자고 하셨어요. 또 30분 정도 초음파 보고 오후에 한번 또 보자고 하시더군요. 근데 아무것도 물도, 밥도 먹지 말구 있으라는 얘기에 왠지 느낌이 이상하더라고요. 그래서 신랑한테 전화를 했어여. 수술한다는 얘기는 없으셨는데 밥 먹지 말고 있으라 하셨다고. 신랑이 12시 반까지 하고 퇴근한다네여. 그리고 병실에 누워 있으면서 태동검사를 했어요. 근데 이게 웬일인지 또 아기 호흡이 떨어지네여.

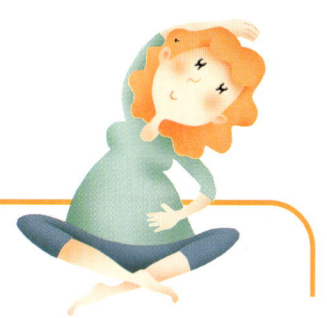

산소마스크 큰 것으로 바꾸고 급하게 분만실 내려가자고 하는데 헉~~ 그때부터 또 무섭더라고요. 혼자 있으니까 더 무섭고 한 11시 넘어서 분만실 내려갔고, 한 시간쯤 혼자 있다가 신랑이 왔어요. 분만실에 있는 동안에도 아기 호흡이 3번 정도 떨어졌고요. 결국 2시로 급하게 수술 시간 잡히고, 담당 의사선생님이 수술 전 초음파 한 번 더 보자 하셔서 내려가서 초음파 보니까 또 아기가 잘 놀고 있었어요. 태동검사 하는 것보다 이게 더 정확하다면서 더 지켜보시자 하시네요. 근데 전 생각이 달랐어요. 초음파가 더 정확하다 해도 초음파는 잠깐 보는 거고~ 태동검사는 오래하니까 잠깐 아기가 잘 놀 때 초음파를 본 것이 아닌가 싶어 불안해서 결국 의사선생님께 수술하자 했지요. 사실 분만실에 계속 누워 있는 것도 힘들었어요. 신랑이랑 친정엄마도 제가 힘들어 하니까 그러자 하셨고, 결국 수술을 들어갔지요. 밑에 면도 하고 소변 줄 끼고, 들어가서 척추 마취했습니다. 마취하는 것도 안 아프고 수술하는 것도 하나두 안 아팠어요. 근데 소변 줄 낄 때 우와~ 그 느낌은 정말 말로 설명을 못해요. 아프고 느낌이 이상하고 그리고 마취하니까 그 느낌도 없어지더라고요. 들어가서 얼마나 떨었는지 옷 다 벗고 약간 찬 기운이 도는데도 전 떨면서 땀도 뻬질나면서 어찌나 떨었는지 안에 있는 언니들이 다 웃으시면서 "우리 엄마 너무 겁 많으시다." "엄마 괜찮아요. 금방 끝나요." 다들 한 마디씩 하면서 절 안심 시켰어요. 특히 어느 한분이 제 머리 위에서 계속 말 시켜주시면서 절 안심시켜 주셨어요. 수술을 시작하고, 전신마취를 하지 않아 조금씩의 느낌은 있더라고요. 아기 나올 때 느낌은 제 배에서 정말 뭔가 떼어내는 느낌이 들더라고요. 드뎌 우리 공주님이 나왔어요. 5시 32분에 울음소리가 들리고 간호사 언니들 아들인지 딸인지 궁금해서 보시고~ 보시고서는 아까 절 안심시켜주시던 언니가~ "딸이에여~ 아기 넘 예뻐여~~ 정말 예뻐요. 그봐여 수술 별거 아니져??"라고 또 한 번 안심을 시켜 주셨어요. 아기는 역시 안보여 주더군여~ 수술이 끝나고 회복실에서 한 시간 정도 누워있는데 점점 마취가 풀리는지 배가 살살 아프더라고요. 회복실에서 나와 병실로 가는데 신랑이랑 친정엄마가 수술실 앞에도 없고 병실에도 없더라고요. 병실에 혼자 잠깐 있다가 신랑이랑 친정엄마가 왔는데 친정엄마를 보자마자 어찌나 눈물이 쏟아지던지 엄마가 수고했다고 절 달래 주시면서 눈 나빠진다고 울지 말라고 하시대요. 곧이어 친정아빠랑 걱정해주던 제 친구들 오고, 밤새 통증 때문에 잠 한숨도 못자고 그렇게 수술날을 보냈답니다.

7월 10일(수술 이틀째)

아침에 가스도 안 나왔는데 미음이 나오더군여. 미음이 이상할 줄 알았는데 생각보다 괜찮더라고요~~ㅎㅎ 점심땐 죽도 나오고 저녁때도 죽이 나오고. 역시 무통주사 덕분에 그렇게 아프지는 않았습니다. 저녁 6시쯤 무통주사 끝나면서 소변 줄도 같이 빼고, 소변 줄 늦게 뺀 더에 아기 보러는 못가고 신랑만 갔다 와서 사진으로 대신 봤어요. ㅠ.ㅠ 낼은 꼭 아기 보러 가리라 다짐을 하며 저녁때 운동을 좀 했지요.

7월 11일(수술 삼일째)

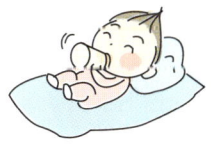

오늘 아침부터 미역국에 밥을 먹고, 어제 갑자기 운동을 해서 그런지 통증이 넘 심해서 아기 보러 못 갔어요. 화장실 가기도 힘들더라고요. 변이 마려운데 배 땜에 힘두 못 주고, 속에서 가스만 차고, 더워서 잠도 못자고 땀만 뻬질 뻬질~~ 오늘부터 젖 마사지 해주고, 아기가 인큐베이터에 있어서 직접 수유는 못해 주고 유축기로 짜내서 팩에 담아서 내려줘야 했어요. 새벽에 자는데도 가슴이 아프더라고요. 딱딱해진 이 가슴을 어찌 풀어줘야 할지... 걱정입니다.

7월 12일(수술 사일째)

오늘부턴 걷는 게 좀 나아진 것 같아요. 여전히 변을 못 봐 속은 가스 차 있고...ㅎㅎ 가슴도 여전히 아프고, 짤 때도 유

열혈엄마 후기

두가 쓰라리고 아프고, 이렇게 유축기로 짜는 것도 아픈데 아기가 빨면 얼마나 아플까하는 생각에 걱정이 되네여~ 그래도 가슴에 몽우리 진 건 거의 풀어진 것 같아 좋습니다. 모유 내려줘서 이제 내 것을 먹인다는 것도 좋고, 오늘부터 아기 보러 갔는데 아기가 황달이 와서 눈을 가리고 있더라고요. 그리고 사진으로 봤을 땐 몰랐는데 직접 보니 정말 작더라고요. 1.2kg니..어휴~~ㅠ.ㅠ 그래도 잘 먹고 숨도 잘 쉰다고 해서 감사해요. ^^

7월 13일(퇴원 하는 날~!!)

원래 퇴원 날짜는 다음주 월요일인 16일이 퇴원인데 병원에 있으니 에어컨 바람 때문에 산후 조리가 안 되더라고요. 병실에 보일러를 틀었는데 저 때문에 같은 병실 쓰는 사람도 고생하고, 그냥 의사선생님께 말씀드리고 퇴원하기로 했습니다. 의사선생님도 그러라 하시더라고요. 외래로 와서 실밥 뽑고~~ 집에 오니 넘 좋네요. 근데 이 더위와의 전쟁 언제 끝날까요?? 원래 예정일대로 9월에 출산했음 이렇게 힘들진 않았을텐데... 엉덩이에 땀띠도 나고, 매운 음식 정말 좋아라 하는데 참아야 하고 전 아기가 미숙아라 남들보다 한 달 두 달 더 못 먹는다네여. ㅠ.ㅠ 이 산후조리 얼른 끝났으면 좋겠어요. 그리고 아직은 인큐베이터에 있어서 그런지 아직은 제가 아기 엄마가 된 게 실감이 안 나요.ㅎㅎ 빨리 건강해져서 나와서 함께 지내고 싶어요.^^ 저도 제가 제왕절개를 할 줄이라고는 정말 생각도 못했는데, 제왕절개도 괜찮은 것 같네여. ㅎㅎ출산 앞둔 맘들 다들 힘내시고요. 건강하고 예쁜 아기 낳으세요.

역아 제왕절개 _포동맘(eagle332)

출산일 : 2007년 8월 11일

예정일 : 2007년 8월 12일

병원 : 미래아이산부인과

병원비 : 1,351,700원(입원실 1박에 12만원+제검사+영양제+철분주사 2회 포함)

성별 : 여아

몸무게 : 3kg

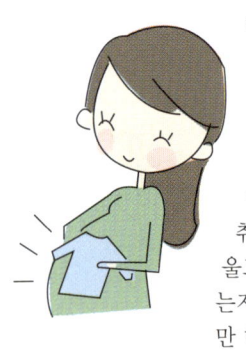

예정된 수술이었기 때문에 전날 새벽까지 잠을 안자고 버텼건만 결국 2시에 잠이 들어 아침에 비몽사몽한 상태로 병원에 도착했어요. 분만대기실로 가서 그동안 후기에서 봤던 대로 환자복으로 갈아입고, 테스트한다고 주사기로 찌르고(참을 만함), 수액 꽂고, 제모 후 수술실로 직행했는데 그전에 신랑 얼굴 한번 보고 나니 무지 떨리더군요. 말로만 듣던 수술실로 도착하니 역시 많이 듣던대로 새우처럼 허리를 구부리라고 해서 그렇게 했는데, 무지 아프다던 척추마취는 좀 싱겁게 따끔한 정도였는데 이때부터 겁에 질려서 울기 시작했어요. 소변 줄을 꽂는데 아프다더니 긴장을 해서인지 이것도 별로 아프지 않았어요. 몸이 떨려오고 울음이 나기 시작했어요. 바보같이... 마취과 선생님이 "아니 왜 울어요? 참." 하는데 내가 생각해도 내가 왜 우는지 하여간 눈물이 하염없이 나고 꺼이꺼이 울고 있었어요. 내 몸에 초록색 천이 둘러지고 드뎌 수술을 시작했어요. 배에 칼질하는 느낌이 나는데 내가 너무 울었는지 마취과 선생님이 "그냥 한숨 자요~" 하시더군요. 다른 수술 산모들은 아가 안아 봤다는데, 사실 난 자신도 없었지만 하여간 이때부터 기억이 없고 지구인지 어느 별인지 모르는 아름다운 곳의 쪽빛 바다 풍경과 잔잔한 파도가 왔다갔다 하는 평화로운 장면이 한없이 펼쳐졌어요. 그리곤 "엄마, 다 끝났어요."하며 날 다른 침대로 옮기고 있더군요. 다 끝났다니??? 그럼 내가 아기를 낳았다는 말? 믿을 수 없는 일이었지요. 그리고 다시 분만 대기실에서 울 신랑이 들어오

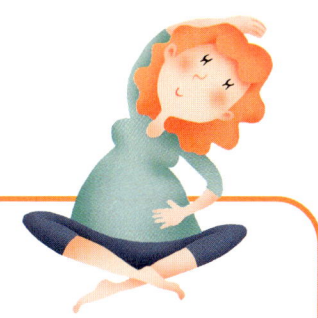

니 "수고 했어~" 하며 쪽쪽 해주는 데 많이 민망했어요. 난 수고한 게 하나도 없는데.... "오빠, 이렇게 아가 낳으면 열 명도 낳겠다." 하는 철없는 말이 나오더군요. ㅋㅋ

난 그게 출산의 끝이라고 그때까지 굳게 믿고 있었는데 하지만 수고는 그 다음부터였어요. 마취가 풀리면서 아파오기 시작했고 아픈 것보다 고통스러운 건 아픈 배를 잡고 운동을 해야 한다는 것이었습니다. 재활훈련도 아니고 난 내가 걸어서 이 병원에서 퇴원할 수 있을까? 울 포동이를 안아 볼 수는 있을까? 무지 걱정이 들더군요. 그리고 무엇보다도 내 아가를 딴 사람들은 다 안아 보는데 난 이렇게 쳐다만 볼 수 있다는 것이 정말 사람을 무기력하게 만들었고 못난 엄마 같아 가슴이 너무 아팠어요. 지금도 이글을 쓰며 에이~ 눈물이 나네요. 고양이 체조 열심히 하라고 할 때 할 걸...끝까지 열심히 해서 돌려볼 껄 하는 생각이 절로 나더군요. 퇴원한 그 다음날에도 아직도 배가 당기고 바닥에 앉았다 일어나는 것도 불편하고 화장실 갈 때도 고통이 있지만 이제 모유 수유도 어느 정도 되는 거 같고, 기분도 많이 나아지고 있어요.

수술하는 산모 여러분~ 예쁜 아가 보면서 힘내시구요. 시간이 지나면 좋아지더라구요.^^ 홧팅해요!!!

초산+노산+뚱뚱맘의 출산스토리~~~~~~!!!! _별사탕(nine9007)

출산예정일 : 2007년 7월 30일
출산일 : 2007년 8월 7일
산모나이 : 36(병원기록은 35)
산모체중 : 엄청남...^^;; (그러나 임신 후 체중증가는 총 6kg)

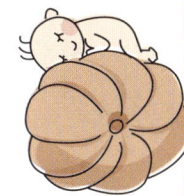

step1

8월 7일! 유도분만을 예약하고 난 후 6일 저녁부터 이슬이랑 진통이 시작되었어요. 불규칙적이던 진통이 밤 12시를 넘어서면서부터 10분 간격으로 진행되더니 점점 시간간격이 좁아지더군요. 병원에 전화하니 5분 간격이면 오라고 했어요. 새벽 5~6시경 드뎌 5분 간격이 되었는데 예상외로 참을만하다...애 낳는 거 별거 아니구나...ㅋㅋ 순간 방심했어요.

신랑이랑 자타고 가면서 절대 소리 지르지 않겠노라 우아하게 울 아가를 맞이하겠다고 다짐을 했더니 움 신랑이 그냥 웃더라구요. 7시에 병원 도착해서 고함지르는 산모들 속에서 신랑이랑 웃으며 아가 기다리는데 간호사가 내진을 하더니만 10% 진행되었다면서 촉진제를 맞혀주더군요. 잘하면 오늘 아님 내일 낳을 거라고 말이죠.

제모는 10초 정도 만에 끝나서 생각보다 민망하진 않았던 것 같아요. 저녁에 먹은 것도 없어서 관장도 넉넉하게 10분 기다리고, 수액바늘이 쬐금 아팠지만 애 낳을 엄마가 그 정도는 참아야지 하면서 꿋꿋하게 버텼어요. 촉진제가 들어가고 얼마 안 있어 어마어마한 진통이 몰려왔어요. 아........이게 정말 진통이구나....순간 겁이 덜컥 나더라구요. 옆으로 누워도 아프고 돌아 다녀도 아프고 신랑 손잡고 있어도 그냥 눈물이 흘러요.

소리를 내서 울기 시작하니 간호사 들어와서 이제 시작이다 지금부터 그러면 우짜냐 한바탕 설교를 하고 가는데 솔직히 미웠어요. ㅠㅠ 진통이 점점 세지고 도저히 참을 수 없어 진통 올 때 그냥 배에 끙 하고 힘을 줬는데 몇 번 그리 주고 나니 양수가 터졌다는군요.

간호사가 내진하더니 30% 열렸다고 해서 무통을 외쳤죠!!! 무통!! 유일한 희망인 무통을 외쳤으나 50%가 열려야 가능하다고 하네요. 암튼 양수 터지고 난 후 걸어서 가족분만실로 이동했어요.

열혈엄마 후기

step2

가족분만실로 이동하고 나서 무통 맞을 순간만을 위해서 참고 또 참았어요. 침대 난간이랑 신랑 손을 꽉 잡고 참아보려 했으나 저절로 나오는 괴물 같은 신음소리를 어쩌지 못했어요. 10여분을 소리 질렀나? 간호사가 시끄럽다고 들어오더니 내진을 해보고 벌써 70~80% 열렸다면서 진행이 엄청 빠르다고 난리더군요. 무통을 외쳤으나 이미 시기가 지나서 못 놔준다고 합디다. 우씨... 무통 준비하는데 시간만 30분 걸린다며 그냥 아기 낳자고 합니다. 30분이면 아기 나오고도 남을 시간이라나 뭐라나... 암튼....무통도 물 건너가고 간호사들 여럿이 들어와 침대를 개조하고 난 후 힘을 주라고 하더군요. 힘주는 거야 자신 있는 나였지만 그동안 진통에 시달려 온몸이 땀투성이에 녹초가 다 되어 있어서 도저히 힘이 안 들어가더이다. 진통 오는 타이밍에 맞춰서 떵누듯 힘줬더니 잘 한다고 칭찬을 하더군요. ㅋㅋ

아....이렇게 힘주는구나! 떵누듯 간호사들이랑 5번 정도 힘줬더니 담당선생님 콜하고 신랑은 나가 있으라고 하더군요. 담당선생님 오신 후 두 번 정도 힘줬더니 골반에 하나 가득 뭐가 끼인 느낌이 들었어요. 아........아가 머리구나. 마지막 세 번째 호흡을 길게 하고(복식호흡 열심히 한 보람이 있었어요.) 한 달 된 변비를 해결하듯 떵꼬에 힘주고 밀어냈더니 뭐가 쑥 빠지는 느낌이 들더니만 울 아가가 드뎌 세상 빛을 본 순간입니다~~!!

울 신랑이 탯줄 자르고 난 후 보여주는데 어찌 그리 못 생겼는지... 첫마디가 "넘 못생겼어요" 그러자 담당선생님이 그러면 자기가 데려간다고 엄포를 놓으시더군요. 고생은 죽도록 내가 다했는데...

회음부 자르는 느낌은 전혀 없었고 꿰맬 때 약간 따끔(절대 걱정 마시길)하지만 참을 만해요. 촉진제 맞고 3시간 반 만에 울 아가를 다시 만났어요. 지금까지도 끔찍했던 진통이 잊혀지지 않지만 울 아가 얼굴 보면 무지 행복해요. 정말이지 견디기 힘들만큼만 아픈 게 진통인 거 같아요. 하지만 그 순간만 버티면 세상 어디에도 없는 예쁜 아가를 만날 수 있다는 것을 명심하세요. 예비맘들 순산하시길 빌어요~~~^^

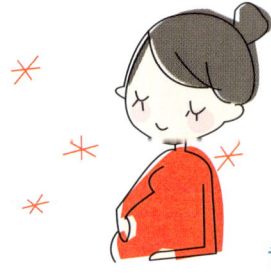

-덧붙이는 글-

아가 낳고 일주일 만에 임신 기간 동안 찐 6kg가 빠졌네요. 모유 수유하느라 앞으로 더 빠질 듯 해요. 절대 체중에 스트레스 받지 마시길~~~~ㅋㅋ

출산준비물 후기

지후맘의 출산준비물 후기! _지후맘(imsanbujjang)

자주 물어보는 질문 FAQ~!

1. 배냇저고리 얼마나 필요해요?

배냇저고리 2~3개 정도는 필요하죠~! 아기가 땀을 많이 흘리기 때문에 하루에 2~3번은 갈아입히거든요. 그러면 더 필요한 거 아니냐구요? 무슨 말씀을~ ^^ 배냇저고리는 정말 한 달 입히고 못 입혀요. 이후에는 내의 입혀야죠. 한 달 동안 아기가 자주 변을 보기 때문에(하루에 10번은 더 갈아요) 속싸개에 싸 놓은 후 배냇저고리만 입힌답니다. 사실 그 때 내의 상의만 입혀도 되거든요. ^^

그러니 너무 비싼 거 사지 말고 저렴한 것으로 구입하세요. 저도 나중에 지후 크면 "옛다. 니가 입던 거다"라고 할 것만 좋은 것 사고 나머진 세일할 때 5천원 주고 구입했어요~! 참고로 배냇가운은 더 필요 없겠죠? ^^

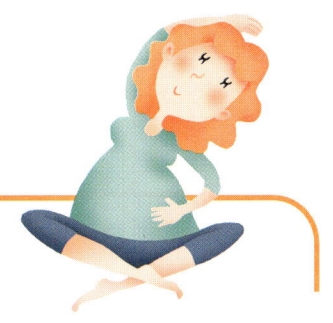

2. 천기저귀 반드시 필요한가요?

종이기저귀 쓸 분은 종이기저귀 쓰면 되고 천기저귀 쓸 분은 천기저귀 쓰면 되요. 이건 정말 선택의 자유죠. 면이라 천기저귀가 좋긴 하지만 그에 따른 작업이 정말 힘듭니다. 흠... 알아서들 선택해 주세요!!

3. 우주복 필요한가요?

우주복 입히면 편하죠~! 왜냐면 아기가 자주 움직이는데 내의는 허리가 잘 나와요. 이건 완전 하나라 허리가 안 나온다는 장점이 있거든요. 하지만 필수품은 아닙니다. 내의를 입혀도 되고요. 만약 우주복을 산다면 차후에도 입힐 수 있게 큰 사이즈로 사세요. 울 아기는 85샀는데 두 달 이후엔 못 입더라구요.

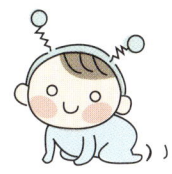

4. 내의를 얼마나 어느 치수로 사야 하나요?

진짜로~~~ 사지 마세요. 선물로 많이 들어와요. 주위에 친구나 어머니 친구 분들~ 오시겠죠??? 그럼 만만한 게 내복이라 내복 많이들 사 오세요. 전 한 개도 구입 안 했어요. 근데 아기 태어나서까지 선물이 안 들어오더라구요. 그래서 친구들 전화 오면 내의 없어 없어 했는데... 한 달이 지나니 내의가 집에 쌓이던데요. 아 그리고 치수는 큰 거 사세요!! 분명 매장언니들은 너무 크다고 할 테지만 그건 나중에 다시 팔리는 것도 있답니다. 전 85산거요. 세 달 입히고 못 입혔어요. 으흐흑 아까워요. ㅠㅠ 그 뒤론 다 90이나 95로 사오라고 해서 두 돌 되는 지금까지 입혀요. ^^ 앗싸!!

5. 신생아모자 필요한가요?

굳이 필요 없습니다. 출산하고 한 달 동안은 갈 곳도 없고, 되도록 백일 전까진 멀리 안 나가는 게 좋고요. 겨울 아니면 모자 안 씌어도 되요. 안 추우니깐. 그리고 아기는 머리로도 숨쉬기 때문에 얼마 정도까진 모자 안 씌우는 게 좋다더군요. 사지 마세요~! 하지만 굳이 사고 싶음 개인적인 선택이겠죠. 전 돌 지나서도 쓰려고 넉넉한 것으로 선물 받았답니다. 참 이것도 선물로 많이 들어와요~!

6. 기저귀커버 및 밴드를 사야 하나요?

전 사이즈별로 기저귀커버 두개나 샀는데 한 5번 정도 썼나 봐요. 일자기저귀를 쓰시는 분이라면 밴드 있으면 되구요. 3개월 지나면 아기가 많이 움직여서 그땐 커버가 필요한데 그냥 종이기저귀 팬티형으로 쓰신다면 전혀 필요 없어요. 단 천기저귀 쓰는 분은 있으면 좋아요. 그리고 기저귀커버 살려면 큰 사이즈 사세요!!

7. 손·발싸개도 사야 하나요?

양말 있는데 뭔 걱정입니까. ㅎㅎ 물론 양말로 아기 손을 싸면 불쾌하다는 분도 계시지만 어차피 두 달 지나면 아기가 답답해서 안 쓰게 되요. 그래서 전 양말로 손 감쌌어요. 얼굴 할퀴지 말라고 하는 거잖아요. 양말 깨끗이 삶아 쓰면 됩니다! 아 그리고 내의 긴 거 입히면 자연스레 손이 안 나와서 아기가 힐퀴려고 해도 안 되거든요.

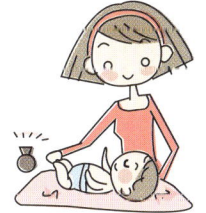

열혈엄마 후기

8. 속싸개, 겉싸개 사야 하나요?

큰 수건을 대신 써도 되고, 아니면 속싸개 2개를 구입해도 되요. 저 아는 언니는 속싸개 대신에 천기저귀를 사용하더라고요. 그게 더 착착 감겨서 좋다네요. 어차피 한 달 후엔 내의를 입어서 속싸개를 안 쓰게 되거든요. 전 지금 이거 모셔놓고 삽니다. 가장 좋은 건 수건이 더 유용한 것 같아요. 나중에 아기 닦을 때도 쓰고요. 겉싸개는 겨울에만 필요할 듯 해요.

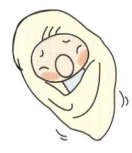

9. 턱받이도 사나요?

아기 침 흘릴 때쯤 필요해요. 솔직히 그전까진 안 써요. 젖먹일 땐 그때마다 턱받이 하기도 힘들어서 손수건 쓰게 되죠. 3개월 지나면 침을 많이 흘려서 필요하긴 한데 손수건을 대신 사용해도 되요. 그리고 육아용품 사면 턱받이는 공짜로 주더라구요. 한두 개만 있으면 될 듯 하네요.

10. 아기이불 장만해야 하나요?

아기이불이 없다면 사도됩니다만 굳이 필요는 없습니다. 속싸개로 밑에 깔고 겉싸개로 덮으면 됩니다. 그리고 주로 큰 타월을 많이 덮어요. 왜냐면 아기가 자면서 발로 막 걷어차서 이불이 벗겨지거든요. 타월은 무게가 있어서 좋아요. 여름에는 배 아래로 덮어주면 되겠죠. 전 이불은 안 샀어요. 아까 얘기한 천기저귀 있죠? 천기저귀를 속싸개 대용하듯이 천기저귀로 아기 침대 커버로 사용해도 좋아요. 아기는 피부가 민감해서 이불도 면으로 쓰는 게 좋거든요. 그리고 자주 갈아줘야 하구요. 그래서 전 아기 밑에 까는 건 천기저귀로 깔고 그 위에 속싸개를 깔아요. 뭐 이불을 사고 싶으면 사도 됩니다. 만약 이왕 산다면 나중에 사용할 수 있게 큰 걸로~!! 아시죠???

11. 방수요 필요한가요?

아기가 많이 움직이면 그땐 기저귀 갈아줄 때 방수요가 편하답니다. 하지만 2개씩이나 필요 없어요. 1개만 있음 되죠. 방수요를 깔 때는 천 있는 부분 말고 뒤쪽의 비닐 부분을 깔고 쓰면 되요. 그럼 아기가 뒤척여서 젖거나, 변이 묻어도 비닐이라 수건으로 다시 그 부분만 닦거나 씻어서 금방 사용하면 되거든요~! 그리고 2년이 지난 지금 뒤돌아보면 방수요를 쓴 적이 열 손가락에 꼽을 정도네요.

12. 짱구베개는 사야 하나요?

짱구베개는 샀어요. 아기들은 땀을 많이 흘려서요. 물론 그때 쓰고 안 쓰긴 하지만 있으면 좋아요.

13. 젖병은 몇 개나 사야 하나요?

그건 모유를 먹이느냐 분유를 먹이느냐에 따라 다른 것 같아요. 모유를 먹으면 아기가 젖병을 안 빨아요. 저도 젖 먹이다가 회사다닐 때 고생했죠. 겨우겨우 적응했어요. 만약 분유 먹일거면 작은 건 2~3개? 큰 건 5개 정도 구입하면 되요. 물론 유아용품점에서 택도 없다고 하겠죠~^^ 하지만 아기가 3개월 이전까진 양이 적어요. 3개월 이전엔 작은 거 사용해야 한다지만 꼭 작은 젖병만 사용할 필요 있나요? 큰 거 사용해도 되죠. 3개월 이후엔 양이 많아져서 작은 젖병은 보리차용으로나 사용하거든요. 그러니 5개 다 사면 아깝죠~? 젖꼭지나 3개월 이전용, 이후용으로 잘 구입해 두세요.

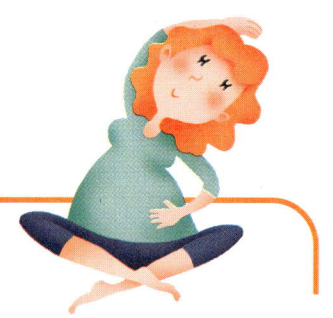

14. 유축기 사야 하나요?

아기 나오기 전에는 굳이 살 필요 없어요. 모유가 안 나오는 사람도 의외로 있어요. 그러니 이건 아기 낳은 후 젖이 얼마나 나오는지 보고 구입해도 안 늦습니다. 미리 구입해서 막상 필요 없어지면 처치곤란이거든요. 아기 낳고 나서요, 모유가 많이 나오고 회사원이면 구입하고, 가정주부거나 젖이 안 나오면 안사도 되요. 근데 가정주부라도 양이 너무 많아서(젖이 불었는데 아기가 잠을 자고 있어서 못 먹이면 아프거든요.) 미리미리 짜 놓으려면 그때 가서 구입하세요.

15. 소독기세트 사야 하나요?

꼭 필요할까요? 요즘은 젖병세정제가 있어서 그걸로 씻으면 되요. 전 물에 잘 안 삶아요. 한 2주일에 한번 정도만 삶고^^;; 젖병세정제에 안 삶는 게 좋다고 써 있더라구요. 그렇지만 우리 아기 한 번도 아구창 같은 병에 안 걸렸습니다~! 선택사항이니 알아서 잘 선택하세요.

16. 분유케이스는 몇 개나 사야 하나요?

분유 먹이는 분들은 젖병과 분유케이스가 필요합니다. 하지만 모유 먹이면 필요 없겠죠. 이것도 아기 낳고 젖 나오는 거 보고 구입하세요.

17. 젖꼭지 예비분이 필요한가요?

아기가 엄마젖을 물지 젖꼭지를 물지 모르는데 미리 구입할 필요는 없다고 생각해요. 젖병도 마찬가지고요. 그때보고 젖이 안 나오면 구입하세요. 젖병은 젖이 나온다 해도 2개 정도는 필요하니 작은 걸로 2개만 미리 구입하면 좋겠네요.

18. 욕조는 어떤 것으로 사야 하나요?

욕조는 필수죠. 이왕이면 등받이가 있는 큰 걸로 구입하세요. 아기그네는 굳이 필요 없습니다. 그리고 베테랑인 분들은 욕조 안사더라고요. 그냥 집에 있는 욕조에서 같이 목욕하는 분도 계세요.^^

19. 아기 화장품은 어떤 것을 사야 하나요?

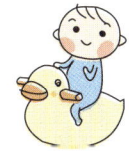

비싼 거 살 필요 없어요. 일단은 오일이랑 로션만 구입하세요. 한 달 동안은 비누 사용 안 하는 게 좋대요. 한 달 후에 바스 같은 거 구입해서 사용하세요.

20. 손수건은 몇 장이나 필요하나요?

많을수록 좋습니다. 아기 씻길 때나 침 닦을 때 모유 먹일 때도 받쳐야 하고, 전 30장 썼어요.^^

21. 손톱가위 사야 하나요?

전 그냥 어른가위 썼어요. 첨엔 정말 종이처럼 얇아서 잘 깎여요. 그래서 그 미용용 가위 있죠. 그걸로 잘랐구요. 지금

열혈엄마 후기

은 두꺼워져서 손톱깎이 써요. 아기가 잘 때 자른답니다. 깨어 있을 때 가만히 안 있어서요. 굳이 필요 없지만 불안하면 구입해서 안전하게 잘라주세요!

22. 노리개 젖꼭지 사야 하나요?

사실 물려두면 편하긴 하죠. 헌데 모유 먹는 아기는 잘 안 물려고 해요. 그리고 치아 모양이 안 예뻐진다고 해서 전 따로 안 물렸어요.

23. 수유브래지어 사야 하나요?

전 임부용을 수유 같이 되는 걸 사서요. 일반 브래지어보단 편해요. 헌데 5개월만 모유 먹이고 양이 줄어서 못 먹였거든요. 그래서 그 이후론 모셔두고 있지요. 모유 안 나오는 분들은 필요 없으니 모유 나오는 거 보고 구입하세요.

24. 베이비파우더 사야 하나요?

파우더가 땀띠에 오히려 더 안 좋다고 하더군요. 파우더는 굳이 안사도 될 듯 해요. 전 선물 받았는데 2년 동안 별로 안 썼던 것 같아요.

25. 유모차 어떤 게 좋은가요?

확실히 비싼 게 좋더군요. ㅎㅎ 미는 것도 편하고 너무 가볍고 튼튼하고, 여유가 있다면 비싼 것을 사도 괜찮아요.

26. 유아카시트 언제 사야 하나요?

사실 신생아는 척추를 잘 못 펴서 못 앉히죠. 눕혀야 해요. 보통들 엄마가 뒤에 앉아서 안고 타다가 3개월이 지나면 눕히는데 그쯤 사도 되고, 카시트는 정말 차 탈 때만 쓰는 거라서 자주 안 쓰게 되요. 중고 사서 써도 괜찮아요.

대략 나올만한 질문이 이 정도인데 빠진 질문이 있나요? 제 관점에서 쓴 글이니 다른 의견 가진 분도 계실 겁니다. 다만 굳이 대처할 수 있는 것들은 구입하지 말라고 하고 싶습니다. 얼마 못 쓰잖아요.

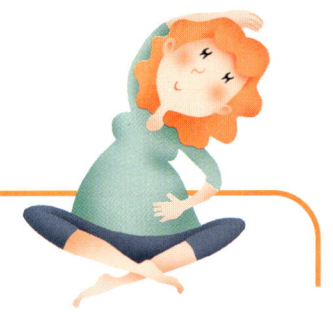

쌍둥맘 출산준비물+육아용품구입 간략 후기 _하루(clossiana)

결혼한 지 6년 만에 얻은 우리 쌍둥이들. 대체 출산준비물은 무엇을 어디서 사야할까? 쌍둥이라 1.5배를 사야 하나 2배를 사야 하나 고민을 많이 했답니다. 2월 말에 36주 5일로 출산했는데 출산 준비는 33주에 준비했어요. 다른 맘님들보단 좀 늦은 편이죠? 집 앞에 바로 가게가 있어서 더 여유를 부린 거 같기도 하구요. 인터넷으로도 많이들 사는데 사실 목록으로 준비해 봐도 뭐가 뭔지 용어가 어려워서 직접 보지 않으면 잘 모르겠더라고요. 그래서 그냥 오프라인매장에서 구입했어요. '꼭 필요한 것만 구입한다.' 가 가장 적절하지 않나 싶은데 사실 첫 아이인데 어느 것이 꼭 필요한지 아는 것이 쉽지 않아서 지후맘님 출산준비물 게시물이랑 인터넷 검색으로 짜깁기해서 목록을 만들었답니다.

의류, 젖병, 기저귀, 목욕용품, 외출용품 그 외 순으로 정리했습니다. 수량은 쌍둥이 기준이라 좀 많은 편이에요.

배냇저고리 : 8벌 구입했어요.

쌍둥이다보니 보통 3~4벌 구입한다는데 얼마나 사야할지 고민했죠. 처음엔 5벌만 샀다가 나중에 3벌을 더 샀어요. 혼합수유 했는데 분유먹일 땐 먹을 때 좀 흘리기도 하지만 그보다도 먹고 나서 토하는 일이 많아서 옷이 자꾸 젖고 그러다보니 목둘레가 누래지면서 딱딱해지더라구요. 색깔이야 그렇다 해도 신생아는 목살이 많아서 옷이 목에 딱 닿으면 목이 빨개지고 많이 토하는 날은 옷이 부족해서 더 샀어요.

내의 : 사지 않고 모두 선물로 대체했어요.

선물로 거의 내의가 들어오고, 올 아가들의 경우 내의를 입는 계절은 배냇저고리 입는 계절과 달라 미리 사놓을 필요가 없는 거 같아요. 선물로 받은 것도 결국 사이즈를 모두 바꿔야 했어요. 계절이 지나서 바꾸게 되면 사이즈도 없고 다른 옷으로 바꾸려면 돈을 더 줘야 해요. 최대 50%까지 가격이 깎인다는…

우주복 : 역시 안 사고, 모두 선물을 받았는데 백일 날 1번 입혔어요.

역시 입을 일 별로 없어요. 우주복이나 바디수트는 내의에 비해 입히기가 좀 번거롭고요. 모양이 중시 되어서 버튼이 뒤에 있는 경우도 많은데 누워서 생활하는 아가들에겐 등에 배길 거 같아요. 구비하고 싶다면 1벌 정도가 어떤가 싶어요.

가제손수건 : 30장 사고 나머지는 내의 선물에 끼워주는 것들을 썼어요.

무늬가 없는 가제손수건이 가장 좋아요. 많으면 많을수록 좋다는 말이 정답인 것 같네요. 내의 살 때 2장 씩은 얹어주고요. 다른 거 살 때도 1장 씩 달라고 해서 준비했어요. 처음에 준비할 때는 30장 정도 사 놓았어요. 지금은 침을 많이 흘리는데 턱받이보다 가제손수건을 반으로 접어서 목에 매주는 게 더 좋은듯해요.

손싸개, 양말 : 손싸개 4세트 사고 양말 얻었어요.

잠깐 썼지만 씌워놓으면 손가락으로 만지고 느끼는데 지장이 있다네요. 양말은 가끔 너무 춥다고 느껴질 때 신겨줬는데 손싸개나 양말이나 꼭 필요한 아이템은 아닌 듯해요.

열혈엄마 후기

모자 : 2개 구입해서 백일 날 한번 씌워봤습니다.
거의 안 썼어요. 사놓고 보니 그냥 씌워보고 픈 엄마의 충동구매였습니당. 백일사진 찍으러 갈 때 한번 썼어요.

속싸개 : 4장 구입했어요.
한 달반 정도는 아가를 꽁꽁 싸놓아서 속싸개가 유용했어요. 하지만 수건으로도 대체가능하고요. 아가가 작을 때는 천기저귀로도 가능해요. 역시 많이 토하는 날은 속싸개도 같이 젖으니 4장이 필요했구요. 석 달째부턴 싸개용도로 쓸 일이 거의 없어요. 더워지면서는 병원갈 적에 겉싸개 대신 썼어요. 요즘엔 엎드려 자는데 하도 침을 흘려서 깔개 대신 쓰네요.

겉싸개 : 2장 구입했어요.
겨울이었기 때문에 병원에서 나올 때, 조리원에서 나올 때, 한 달후 병원 갈 적에 겉싸개로 꽁꽁 싸서 다녔어요. 이불로 써도 된다는데 좀 두꺼워서 올 겨울이 다시 오기 전까지는 쓸 일이 없네요.

이불 : 친정엄마가 만들어주셔서 따로 구입은 안 했어요(수건으로 대체 가능).
친정엄마가 동대문에서 천 끊어다가 넓게 두 겹으로 박아서 만들어주셨네요. 접어서도 쓰고 펴서도 씁니다.

요 : 역시 이모가 만들어주셔서 따로 구입은 안 했어요(깨끗한 어른용 침대패드나 담요로 대체 가능).
이모가 싱글침대 패드 같은 걸로 2장 주셔서 1번 접어서 썼어요. 그것만 깔기엔 좀 얇아서 어른침대 패드 반으로 접어 밑에 한번 더 깔구요.

베개 : 좁쌀베개 2개, 짱구베개 2개 구입했어요.
사긴 했는데 별로 필요는 없었던 듯해요. 아가들은 베개가 필요 없다고 하네요. 짱구베개는 하도 누워있어서 머리가 납작해져서 샀는데 짱구베개 해줬더니 가운데 패인부분만 튀어나오고 나머지는 납작해져서 그냥 엎어 재웁니다. 다시 동그래졌지만 전만큼은 못하네요.

유축기 : 대여해서 썼어요(한 달은 혼합 수유하고 두 달째부턴 분유 수유 했어요. 젖이 거의 없었거든요).
스XX라, 메X라 써봤는데 개인적으로 메X라가 제게 맞았어요. 유두가 약하고 젖도 많지 않아서 시작할 때는 가장 약하게 해놓고 점차 3단계까지만 올려서 한쪽에 3~5분씩 양쪽 번갈아가면서 15분~30분 정도 유축하면 초유일 땐 처음 30ml, 늘면서 60~80ml, 초유가 끝나고 가장 많이 나올 때가 120ml정도 나왔네요. 하루 4번 정도 유축했구요. 쌍둥이였으니 결국 간식정도의 양밖에 안되었던 셈이죠. -.-;;

수유패드 : 일회용 썼구요. 쓰면서 다 쓰면 추가로 사면 되요.
저는 젖이 완전히 마를 때까지 석 달 동안 총 6통 정도 썼나 봐요. 젖이 아무리 안 나와도 수유패드가 필요하더라고요. ^^;; 수유패드는 세 가지 써봤는데 다들 강추하시는 제품이 가장 나은 듯해요.

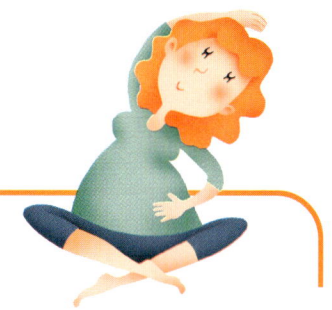

수유브라 : 2개 사서 번갈아 빨았어요. 하루에도 몇 번씩 젖어요.

일반 브라에 수유패드가 들어가면 너무 답답하고 와이어브라의 와이어가 가슴에 닿으면 닿은 부분은 더 뭉쳐서 아프고 해서 수유브라도 필요했어요. 2개 샀는데 가슴 사이즈도 잘 모르고 해서 그냥 오프라인매장 가서 사이즈 재 달라고 해서 막달에 구입했어요. 사이즈가 잘 안 맞아서 고쳐달라고 했는데 그 담주에 양수가 터져서 낳는 바람에 병원에 입원해 있는데 브라 찾아가라고 전화가 오대요. ^^

젖병 : 150ml 젖병 12개+신생아용 젖꼭지

개수는 어느 정도 모유가 잘 나오는지에 따라 다르겠죠? 전 분유 수유만 하게 되었을 때 하루 12개를 두 번 삶아야 했어요. 덜 보채면 덜 쓰구요. 조리원에서는 엔젤젖병을 쓰던데 제가 따로 산 건 누크였어요. 계기가 있었다기보다 샘플 얻은 게 그거였고, 찾아보니 치열에 좋다길래 귀가 얇아서 구매했어요. 한 달 지나면서 좀 더 필요해져서 젖병 8개 더 샀구요. 하루 두 번 삶았어요. 지금 160일인데 하루 한 번 삶고요. 하루 6~8번 정도 먹여요(즉 젖병 14개 가량 쓰네요). 20개로 두 번 삶으면 편하긴 했지만 그렇게 많을 필요는 없을 것 같고 두 번이상 삶을거라면 14개보다 적어도 되겠죠.

젖꼭지 : 젖병에 신생아용으로 보통 끼워져있으니 확인만 하세요.

쓰다보니 누크가 다른 젖꼭지랑 호환이 안된다는 단점이 있었지만 울 아가들이 잘 먹어줘서 계속 쓰고 있어요. 누크는 약간 딱딱한 편이라 아가가 빨아도 덜 흡착된다는 장점이 있구요. 반면 딱딱해서 어떤 아가들은 싫어할 수 있죠. 울 아가들은 다들 많이 쓰는 제품은 바로 흡착시켜 버려서 선물받고도 못썼어요.

세척 : 젖병솔, 젖꼭지솔, 세제(액상 or 거품형)

우유병 소독은 냄비에 물 끓여서 했어요. 주변에서 소독기는 비추하시더라고요. 개인차도 있고요. 젖병솔이랑 젖꼭지솔은 따로 사서 써야 하구요(것도 몰랐지 뭡니까...) 세제는 액상이랑 거품세제가 있는데, 거품이 세제가 덜 남지 않을까 싶어 거품형 샀구요. 3봉지 샀는데 6개월동안 아직 다 못썼어요.

건조 : 건조기(여름에는 강추)

겨울에는 그냥 널어놓고 말리다가 여름되면서 건조기 샀습니다. 젤 작은 걸루 샀는데 여름에는 강추합니다. 가끔 자외선소독도 해줍니다.

교체 : 참고로 젖꼭지는 3개월(하루 한번 사용기준), 젖병은 6개월에 한번 바꿔주는 게 좋다고 하네요.

분유케이스 : 주로는 외출용으로 써요.

급할 때 쌍둥이에게는 평상시에도 도움될 수 있어요. 아브트에서 나온 거 썼는데 위에 뚜껑만 따로 열었다 닫았다 할 수 있어서 편하겠다 싶어 샀어요. 2시간에 한번씩 분유타야할 때 미리 담아놓는 용도로 한 달 반까진 유용했는데 수유빈도가 줄어들면서부터는 거의 안쓰네요. 원래 외출용이래요.

열혈엄마 후기

일회용기저귀 : 일자형 기저귀+테입형 기저귀를 섞어 쓰는 방법을 추천합니다(가격대비 효용).

쌍둥이 신생아는 하루 20~30장 씁니다. 조리원에서 2주 있는 동안은 그곳에서 제공하는 일자기저귀 썼구요. 3주째부터 집에서 조리했는데 첨에 쓰다 보니 얼마나 헤픈지. 세어보니 둘이서 하루에 20~30장을 쓰더랍니다. 할 수 없이 인터넷검색에서 찾아낸 그 유명한 ㅂㅈ기저귀 150장짜리 3pack을 구입했어요. 10장씩인가 15장씩인가 따로 포장되어 있어요. 그 비닐로 쓰레기봉지 하면 밤새 꽉 차서 그대로 버리면 되더라고요. 처음에는 낮에도 썼는데, 흡수력이 떨어져서 젖으면 바로 갈아줘야 해요. 기저귀 갈다가 잠을 깨울까봐 깨어서 보챌 때는 일자형 기저귀 쓰고, 밤에 잘 때는 하ㄱㅅ채워줬어요. 하ㄱㅅ 신생아용(테입형)은 친정에서 계속 사다주셔서 얼마나 썼는지 총량은 모르겠어요.

천기저귀 : 힘들어서 못했네요.

바로바로 갈아줘야 하고, 요까지 적시는 일도 잦아서 결국 안 쓰게 되었구요. 울 아가들의 수건, 싸개, 깔개, 베갯닛 등 다양한 용도로 쓰였네요. 나름 유용합니다.

기저귀커버·밴드 : 천기저귀 안 쓰면 불필요해요. 결국 모두 도로 갖다 주고 내의로 바꿨어요.

물휴지 : 만들어 쓰기도 한다는데 저는 그냥 사서 씁니다.

이것저것 사다보면 사은품으로 많이 따라옵니다. 첨에는 따로 안 샀구요. 한 달 지나면서 있던 거 다 쓰고 몇 가지 사다가 씁니다. 물휴지도 역시 엄마의 취향이 강한 듯해요.

다이애퍼크림 : 1개 있으면 넉넉히 씁니다. 6개월 지났는데 아직 반도 안 썼어요.

꼭 필요한 항목이라고 봐요. 벌개지려고 할 때면 물티슈로 살살 닦고 토닥토닥 말려준 다음 크림 톡톡 발라주고 기저귀를 채우거나 어른기저귀 밑에 깔아놓고 그냥 눕혀서 통풍시켜주면 좋아졌어요.

방수포 : 개인선호도인데 전 안 썼어요.

쓴다는 분 안 쓴다는 분 많아서 안 샀구요. 꼭 필요하지는 않은 거 같아요. 어른기저귀 직사각형 큰 거 깔아놓거나 일자 기저귀 남은 거 밑에 깔고 썼구요. 제 능력에 방수포 닦아서 쓰기에는 쌍둥이 보기도 벅찬 듯해요.

욕조 : 선물 받은 거 하나, 태아보험에서 사은품으로 준 파란 조그만 욕조 하나 두 개 였어요.

처음에는 애들이 너무 작아서(2kg) 그 욕조들도 컸어요. 그래서 설겆이용 네모난 대야를 사서 썼어요. 초보엄마다 보니 넓은 욕조가 부담스럽더라구요. 애들이 커지면서 점차 욕조를 바꿔서 파란욕조 쓰다가 키가 좀 더 커지고 애들이 다리를 뻗기 시작해서 가장 큰 사이즈로 바꿔서 지금까지 쓰고 있어요. 5세까지 쓸 수 있다고 하네요.

목욕비누 : 신생아는 맹물로 씻기기 때문에 샘플 써 보고 천천히 사도됩니다.

신생아는 맹물로 씻기구요. 일주일에 한두 번이나 혹은 땀을 많이 흘릴 때 목욕비누나 바디워시 쓰면 된대요. 세제는 엄마의 취향이 주인 듯해요.

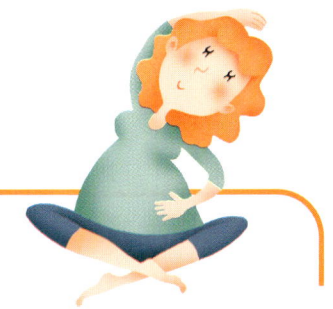

수건 : 2장이면 될 듯해요.
어른수건보다 유아용품점에서 파는 수건이 천이 좋네요. 첨에는 안 샀다가 목욕시켜보니 어른 수건은 작고, 큰 수건은 먼지가 많이 나고 해서 유아용품점에서 파는 수건으로 샀어요. 비싸긴 하지만 먼지도 덜나고 흡수력도 좋네요.

로션·크림 : 아가들마다 다르니 샘플 써보시고 선택하시길 바랍니다. 오일은 실패하는 분도 많으니 역시 샘플 써 보고 구입하세요. 원래 나중에 사려고 했는데 유아용품점 언니에게 넘어간 대표적인 상품이에요. 거기서 산 건 결국 애들은 아토피라 못쓰고 제가 썼네요. 조리원에서 프리ㅁㄹ를 보고 먼저 로션 산거 잊어버리고 또 샀구요. 선물 받은 치ㅋ 곰 모양로션은 만족스럽게 잘 썼고요. 로션이나 크림은 아가들마다 다르니 조금씩 써보는 게 가장 좋은 방법인 것 같아요. 오일은 마사지해주면 좋다길래 샀는데 아토피라 결국 거의 못 썼구요. 그냥 맨손으로 주물주물 하고 마사지 해주고 로션으로 해주기도 해요. 그래도 애들은 무지 좋아한답니다.

면봉 : 있으면 편하죠.
끝이 두툼한 면봉으로 귓바퀴를 청소해 줄 수 있어요.

유아용핀셋 : 나름 유용합니다만 쓸 때는 항상 조심하세요.
나름 유용합니다. 겨울 아가들이라 코가 많이 막혔는데 코끝까지 가득한 코딱지 빼줄 때 유용했답니다. 쓸 때는 아가가 움직이지 않을 때만(잘 때) 그리고 항상 조심하세요.

손톱가위 : 비교적 안전하지만 항상 조심하세요.
손톱깎기가 위험해요. 울 아가 손끝 살 베고 얼마나 울었는지 몰라요. 자고 있다가도 갑자기 움직이더라고요. 한 번에 깎인다는 거 때문에 썼다가 다시는 안 쓰고 있어요. 손톱가위도 날카롭지는 않지만 조심해야 해요. 손톱은 아가들 잘 때 깎으세요.

체온계 : 액와형, 고막형 하나씩 있어야 할 듯해요.
고막형 적외선 체온계는 체온계 자체가 차가우면 정확하게 재지 못하고요. 액와형보다는 정확성이 떨어져서 가끔 액와형으로 확인해야 하는 때가 있어요.

슬링 : 저는 써보지 못했지만 슬링을 유용히 쓰시더군요. 쌍둥이들 볼 때 좋지 않을까 하네요.

유모차 : 두 달까진 거의 쓸 일이 없었지만 그 뒤부터 보챌 때 유용하게 썼어요.
나란히형, 한 아이만 눕는 거, 휴대용 하니 이렇게 70일 넘으면서 쓰기 시작했구요. 유모차는 이용도 저용도로 많이 필요하네요. 첨에는 나란히형만 있는데 필요하다보니 자꾸 사서 결국 3개, 미리 사놓을 필요는 없고 필요가 느껴질 때 사면 될 거 같아요.

열혈엄마 후기

카시트 : 쓸 시기가 되면 구매하면 될 듯해요.
거의 나갈 일이 없는데 이번 휴가 때 시댁에 애들을 데려가야 해서 어쩔 수 없이 사야하네요. 하나만 먼저 사고 나머지는 그것 써본 뒤에 사려고요.

포대기 : 2개 샀어요.
애들이 아기띠보다 포대기를 편해해요. 업으면 금세 잡니다.

아기띠 : 전 비추합니다. 외출 많이 안하면 거의 쓸 일 없어요.
허리조이는 부분 때문에 아기 다리가 눌려서 까매지더라고요. 울 아가 다리가 좀 굵어요. 놀래서 잘 안 씁니다. 외출 많이 안하면 거의 쓸 일 없어요.

기저귀 가방 : 있으면 편해요.
조리원에 오는 분유 판매 사원에게 하나 얻었는데 병원 갈 때 편해요. 꼭 살 필요는 없을 듯해요.

국민바운서 : 아가들마다 틀리겠지만 쌍둥이에겐 필요한 아이템입니다.
엄마를 위해선 최고입니다. 울 둘째 여기만 눕히면 자던 때가 있었습니다. 뒤집기하고부턴 잠시 쉬는 곳으로 전락했지만요.

전동흔들침대 : 아가들마다 틀리겠지만 엄마를 위해서 쌍둥이에겐 필요한 아이템입니다.
첫째는 이걸 너무 좋아해요. 앞뒤로 왔다 갔다 하면서 음악이 나오고 앞에 누군가 앉아있으면 가끔 그대로 잠들어주기도 합니다. 바운서만큼의 호응은 얻지 못했지만요.

범보의자 : 백일쯤 되어야 사용가능합니다. 필요해지면 구매해도 될 아이템이에요.
80일 무렵에 샀는데 그땐 앉는 걸 힘들어해서 많이 못 썼구요. 130일 넘으면서 앉혀놓으면 둘이 바라보고 어리둥절하기도 하고 서로 때리기도 하고, 요즘은 앉아서 애벌레 들고 갈비 뜯듯이 빨고 놉니다. 둘째는 범보가 많이 남고 첫째는 다리가 살짝 끼네요. 항상 안아줄 수 없으니 유용한 아이템입니다.

보행기 : 2개 있지만 아직 쓸 예정 없습니다.
필요해지면 그 때 구매해도 될 듯해요.

국민놀이매트, 베이비룸 : 필요해지면 구매해도 될 듯합니다.
집이 좁아서 애들의 활동영역이 넓어지면 사려고 기다리는 중입니다. 역시 필요해지면 구매해도 좋을듯해요.

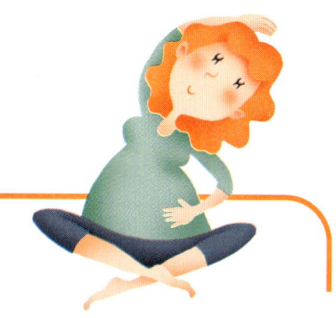

모빌 : 울 아가들에겐 아주 유용했어요.

초점책 : 만들어 줬어요.
뭐하나 만들어주겠다고 초점책 만들었으나 큰 호응은 없군요. 첫째가 가끔 뚫어져라 봐주는 센스 발휘해줍니다.

먼치킨 목욕오리
욕조에서 잡으려고 애쓰다가 화냅니다. 아직 손가락호응이 잘 안 되어 못 잡거든요.

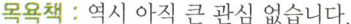

목욕책 : 역시 아직 큰 관심 없습니다.

많은 출산준비물후기가 있구요. 사람마다 약간 다르긴 하지만 제가 출산준비물 준비할 적에 여러 후기를 읽고 나름 추려서 준비했어요. 제 글도 조금이나마 도움이 되었으면 하고요. 쌍둥이라 얼마나 더 준비해야 될지 감이 안 잡혔었어요. 쌍둥이 예비엄마들에게 작으나마 도움이 되었으면 좋겠네요(출산 준비할 때 쓴 거 말고도 뒤에 추가해서 구입했던 것들도 같이 적었어요).

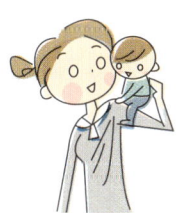 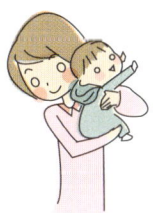 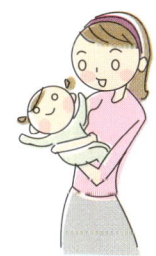 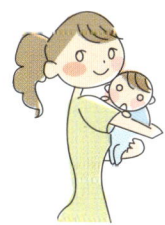

이 책을 보는 법

- **키워드** : 키워드는 지후맘 카페를 통한 30만 엄마들이 가장 궁금해 한 질문의 핵심이 되는 것들입니다. 그 아래에는 키워드와 관련하여 가장 궁금한 질문의 핵심을 한 문장으로 요약해 놓은 것입니다.

- **질문** : 해당 키워드와 관련된 질문의 수입니다. 질문의 수치가 높을수록 임산부들의 도움의 손길이 많이 필요한 키워드라고 보면 됩니다.

- **댓글** : 해당 키워드의 질문과 관련하여 임신을 해 본 임산부들의 경험담이 쓰여 있거나, 해당 키워드와 관련하여 공감, 정보를 함께 공유하려는 흔적이 큰 경우에 댓글 수가 많습니다.

- **키워드 총평** : 해당 키워드의 의학적인 풀이와 증상 등에 대한 일반적인 내용을 다루고 있습니다.

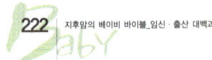

- **질문** : 질문은 총 200만 개의 게시글 중에서 다시 중요도에 따른 키워드 정리, 다시 그 키워드와 관련된 질문을 모두 모은 다음 유사 질문은 분류, 세분화하여 몇 가지의 집단 질문 군으로 묶었습니다. 따라서 키워드에 해당하는 전체 질문이 100건이라도 유사 질문 분류에 따라서 2가지로 압축될 수도 있습니다. 아래 댓글 역시 마찬가지입니다.

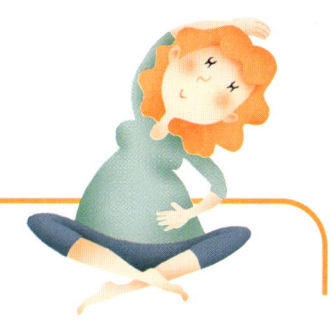

- **선생님 도와주세요!** : 전문가 선생님의 도움 글입니다. 선생님께서 해당 키워드의 댓글을 보고 잘못된 정보는 수정을 하고, 어떻게(how to)해야 할지 의견을 제시해 주신 부분입니다.

  🍵 은 한의사 선생님의 도움 글입니다.

- **중요도** : 중요도는 총 200만 개의 이상의 게시글(2006년 12월 기준)과 2억 8천만 번 이상의 조회, 1,100만 개 이상의 댓글을 기준으로 하여, 중요도 1(낮은 중요도)부터 중요도 5(높은 중요도)까지 체크한 것입니다. 예를 들어 중요도 5순위의 경우라면 감기가 이에 해당하는데 이는 질문 4,895건, 조회 수 79만 2천 명, 댓글 1만 9천 개 이상에 해당합니다.

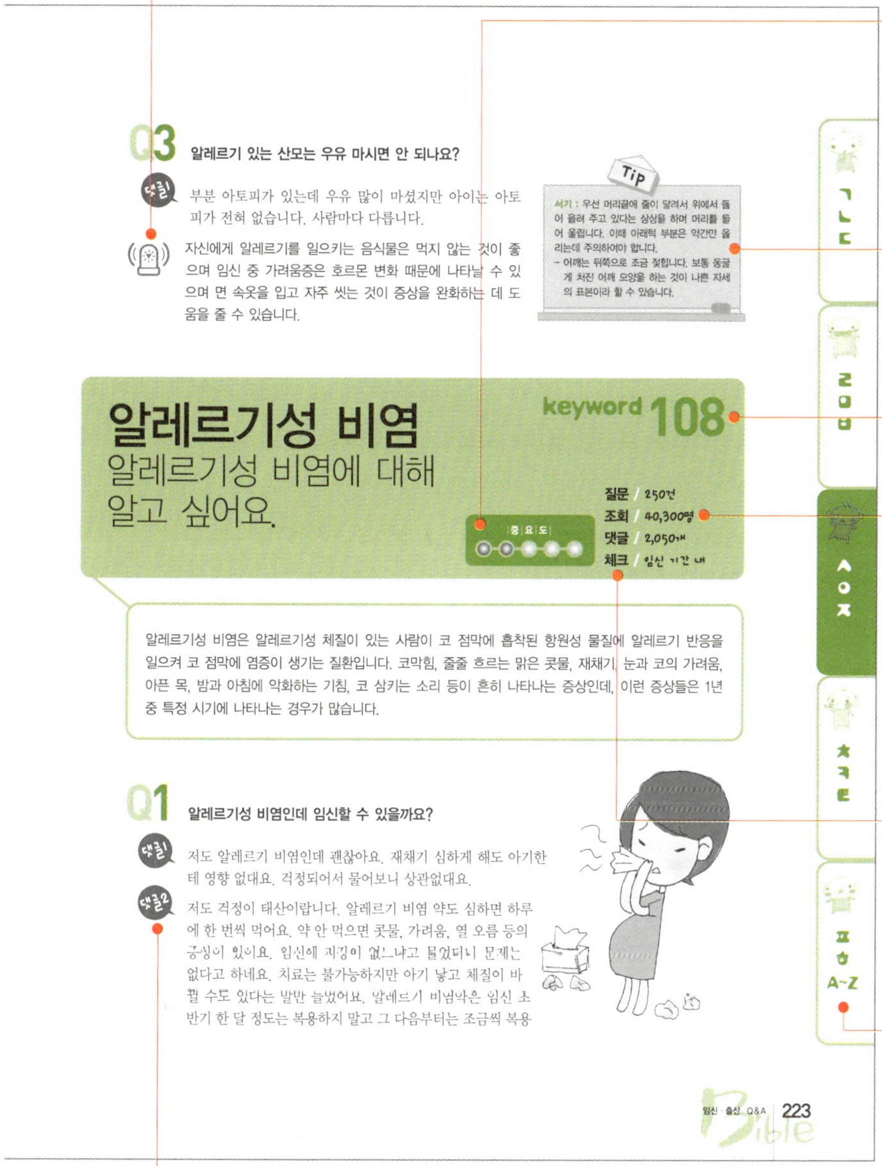

Q3 알레르기 있는 산모는 우유 마시면 안 되나요?

댓글1 부분 아토피가 있는데 우유 많이 마셨지만 아이는 아토피가 전혀 없습니다. 사람마다 다릅니다.

댓글2 자신에게 알레르기를 일으키는 음식물은 먹지 않는 것이 좋으며 임신 중 가려움증은 호르몬 변화 때문에 나타날 수 있으며 면 속옷을 입고 자주 씻는 것이 증상을 완화하는 데 도움을 줄 수 있습니다.

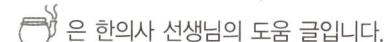

Tip : 서기 : 우선 머리끝에 줄이 달려서 위에서 들어 올려 주고 있다는 상상을 하며 머리를 들어 올립니다. 이때 이래턱 부분은 약간의 올리는데 주의하여야 합니다.
- 어깨는 뒤쪽으로 조금 젖힙니다. 보통 동물처럼 어깨 모양을 하는 것이 나쁜 자세의 표본이라 할 수 있습니다.

- **Tip** : 본문 내용 중에서 부연 설명이 필요한 부분에 팁 박스를 만들어 용어 정리를 했습니다.

알레르기성 비염
알레르기성 비염에 대해 알고 싶어요.

keyword **108**

질문 / 250건
조회 / 40,300명
댓글 / 2,050개
체크 / 임신 기간 내

(중요도 ●●●●○)

- **키워드 NO** : 해당 키워드의 번호입니다. 질문들은 통합한 키워드(예를 들어 피임과 피임약은 합쳐져서 하나의 키워드 피임 · 피임약)의 최종적인 번호입니다. 해당 번호는 가나다순으로 매겨져 있습니다.

알레르기성 비염은 알레르기성 체질이 있는 사람이 코 점막에 흡착된 항원성 물질에 알레르기 반응을 일으켜 코 점막에 염증이 생기는 질환입니다. 코막힘, 줄줄 흐르는 맑은 콧물, 재채기, 눈과 코의 가려움, 아픈 목, 밤과 아침에 악화하는 기침, 코 삼키는 소리 등이 흔히 나타나는 증상인데, 이런 증상들은 1년 중 특정 시기에 나타나는 경우가 많습니다.

- **조회** : 해당 키워드와 관련된 질문 등의 조회 수입니다. 조회 수의 수치가 높을수록 임산부들이 관심을 가지고 뒤져보는 키워드라고 보면 됩니다.

Q1 알레르기성 비염인데 임신할 수 있을까요?

댓글1 저도 알레르기 비염인데 괜찮아요. 재채기 심하게 해도 아기한테 영향 없대요. 걱정되어서 물어보니 상관없대요.

댓글2 저도 걱정이 태산이랍니다. 알레르기 비염 약도 심하면 하루에 한 번씩 먹어요. 약 안 먹으면 콧물, 가려움, 열 오름 등의 궁상이 있어요. 임신에 지장이 없냐고 물어보니 문제는 없다고 하네요. 치료는 불가능하지만 아기 낳고 체질이 바뀔 수도 있다는 말만 들었어요. 알레르기 비염약은 임신 초반기 한 달 정도는 복용하지 말고 그 다음부터는 조금씩 복용

- **체크** : 해당 키워드와 관련하여 꼭 짚고 넘어가야 하는 시기가 언제인지를 알려줍니다. 특정 해당 시기가 없이 전체 주의할 것이 있는가 하면 특정 시기에 반드시 주의해야 한다고 알려주는 경우도 있습니다.

- **키워드 인덱스** : 해당 키워드를 찾아가기 편하도록 옆면을 활성화 하였습니다.

임신 · 출산 Q&A **Bible** 223

- **댓글** : 카페 회원들이 작성해 주신 댓글을 기준으로 해서 윤문, 평준화 및 특정 업체 노출 제거 작업을 통해 실질적 도움이 될 수 있는 정보를 담았습니다. 때때로 댓글에서는 상반되는 의견이 있을 수 있으며, 이는 다음에 나오는 전문가 선생님의 정리 글에서 밝혀지게 됩니다. 또한, 상반된 의견이라도 반드시 어떤 것이 100% 옳다고 말하기 어려운 글은 엄마들의 주장과 의견을 반영하도록 했습니다.

감수의 글 • 12 | 도움 주신 분들 • 13 | 축하글 • 14 | 열혈엄마 후기 • 26 | 이 책을 보는 법 • 46

PART1 한 눈에 보는 임신·출산의 기본

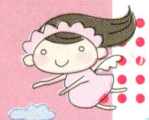

임신
임신 준비과정

1 어떻게 임신이 된 걸까? • 66
여성의 몸 • 난자의 성장 • 여성 생식기의 구조와 기능 | 남성의 몸 • 정자의 성장 • 남성 생식기의 구조와 기능 | 난자와 정자의 만남

2 건강한 아기를 낳기 위한 준비 • 68
엄마 아빠가 건강해야 아기도 건강하다. • 규칙적으로 생활하고 적당히 운동하자. • 담배와 술은 태아에게 해롭다. • 함부로 약을 복용하지 말자. 경제적인 안정과 정서적인 안정 | 임신이 가능한 기간 • 자연주기법 • 기초체온 측정법 • 점액관찰법 • 배란통 느끼기

3 임신 전 체크해야 할 만성질환 • 71
심장병 | 고혈압 · 저혈압 | 만성신장염 | 간 질환 | 기관지천식 | 당뇨병 | 폐결핵 | 치질 | 추간 연골 헤르니아(디스크)

4 임신하면 나타나는 증상 • 72
월경을 안 한다. | 입덧을 한다. | 유방이 커지고 통증이 생긴다. | 기초체온이 고온기로 지속된다. 질 분비물이 많아진다. | 화장실에 자주 간다. | 기타 임신 징후

5 언제 아기를 만날 수 있을까? • 74
출산예정일 | 출산예정일 계산법 • 마지막 월경일 기준으로 계산 • 기초체온곡선을 그려서 계산 • 임신력을 이용해서 계산 • 초음파 확인으로 계산

6 임신과 관련한 검사 • 74
임신 전 · 후 검사 • 소변 검사 • 간염 검사 • 풍진 검사 • 빈혈 검사 • 매독 혈청 반응 검사 • 혈액형 검사
임신 확인 검사 • 소변 검사 • 내진 • 초음파 검사 • 임신 테스트기로 검사

7 나에게 맞는 병원 고르기 • 76
병원 선택 전에 고려할 사항 • 집에서의 거리 • 임신 초기부터 출산 후 산욕기까지 계속 이용할 수 있는 병원을 선택 • 원하는 분만 방법을 선택할 수 있는 병원을 선택 • 친절하고 믿을만한 병원을 선택 • 기타 고려할 부분
병원의 종류별 특징 • 개인병원 • 산부인과 전문병원 • 종합병원

8 임신하면 조심해야 할 일들 • 77
높은 곳에 있는 물건 꺼내기와 무거운 물건 들기 | 불안하고 초조한 마음 | 몸에 꼭 맞는 옷 | 계단 오르내리기 오랫동안 서 있기 | 불규칙한 생활 | 너무 추운 곳 | 컴퓨터 사용 | 공중목욕탕 가기 | 애완동물 기르기 이사하기 | 하이힐 신기 | 자동차 운전하기 | 붐비는 전철 타기

새로운 생명의 시작과 탄생

1 새 생명의 시작 : 임신 초기(임신 1주~12주) • 81
임신 1개월 | 임신 2개월 | 임신 3개월

2 무럭무럭 자라는 태아 : 임신 중기(임신 13주~28주) • 82
임신 4개월 | 임신 5개월 | 임신 6개월 | 임신 7개월

3 신체발달의 완성 : 임신 후기(임신 29주~40주) • 84
임신 8개월 | 임신 9개월 | 임신 10개월

4 자궁 속 태아의 성장 환경 • 85
엄마와 아기를 연결해 주는 태반 | 태반이 하는 일 | 아기를 보호하는 양수

5 태아의 건강을 위한 검사 • 86
엄마와 아기를 위한 정기검진 | 더 자세한 검사가 필요한 때 | 임신 중 이상은 조기 발견으로 • 양수천자 검사 • 기타 진단법

편안한 임신생활

1 임신 중 부부관계 • 88
임신 초기의 부부관계 | 임신 중기의 부부관계 | 임신 후기의 부부관계 | 임신 중 피해야 할 부부관계

2 엄마와 태아를 위한 음식 • 90
임신 초기 : 입덧을 가라앉히는 음식 | 임신 중기 : 단백질과 칼슘 보충 음식 | 임신 후기 : 철분과 비타민이 풍부한 음식

3 임신 중 빈혈 예방과 철분 섭취 • 91
임신 중 빈혈이 생기는 이유 | 임신 중 필요한 철분량은 총 1,000mg | 철분을 많이 함유한 음식
빈혈 예방 식품 • 가지 • 견과류 • 닭고기 • 달걀 • 멸치 • 시금치 • 다시마 및 해조류
효율적인 철분 흡수 요령 • 흡수율이 높은 철분을 섭취한다. • 비타민 C와 함께 섭취한다 • 하루 한 끼는 반드시 고기반찬을 먹는다.

4 임신 중 불편한 몸을 위한 바른 자세 • 94
임신 중 바른 자세를 취하면 좋은 이유 | 일어나는 자세 | 똑바로 서기 | 바르게 앉기 | 편하게 눕기
물건 집어 올리기 | 세수를 할 때 | 식사를 할 때 | 설거지를 할 때

조심해야 할 임신

1 역아 • 96
역아란? | 역아일 때의 출산 | 역아 되돌리는 체조

2 고령출산 • 96
고령출산 시 주의점 • 초기 자연 유산율이 높다. • 질병에 걸릴 확률이 높다. • 임신중독증에 걸리기 쉽다. • 다운 증후군이 생길 확률이 높다.
• 신생아 합병증이 많다. • 자연분만이 어렵고 조산할 위험이 있다. • 산후 회복이 늦다.
고령출산 계획과 관리 방법 • 가능하면 빨리 임신을 계획한다. • 임신 전에 건강검진을 받는다. • 만성 질병을 치료 후 임신한다.

고령출산 시 받아야 하는 산전 검사 • 트리플 마커 검사 • 양수 검사 • 융모막 검사 • 정밀 초음파 검사 • 임신성 당뇨병 선별 검사
고령출산 관리 방법 • 산전 관리를 철저히 한다. • 정서적인 안정을 취한다. • 경험이 많은 병원에서 출산을 한다.

3 임신중독증 • 98
임신중독증의 원인 | 임신중독증의 예방

4 임신이 위험함을 알리는 신호 • 99
출혈 | 심한 복통 | 포상기태

5 유산·조산의 징후 • 100
임신 초기 통증과 출혈은 유산의 징후 | 출산예정일보다 이른 통증은 조산의 징후
유산·조산 예방법 • 당뇨병을 조심한다. • 자궁경관무력증이면 수술을 한다. • 자궁 모양이 다르면 조심해야 한다.

출산
아기의 탄생

1 출산 예감 • 102
아기가 골반으로 내려온다. | 태동이 줄어든다. | 질 분비물이 많아진다.
화장실을 자주 간다. | 배가 불규칙하게 땅긴다.

2 분만 신호 • 102
이슬이 비친다. | 진통을 시작한다. | 양수가 터진다.

3 분만 시 위험한 증상 • 103
조기파수 | 태반 조기 박리 | 전치태반 | 아두 골반 불균형 | 진통미약 | 탯줄감김
자궁 이완 출혈 | 유착태반 | 태아가사

4 병원 가기 • 105

5 분만과정 • 105
분만 1기 : 잦은 진통 | 분만 2기 : 아기 출산 | 분만 3기 : 태반 배출

6 분만을 도와주는 마사지 • 107
등 마사지 | 배 마사지 | 다리 마사지

7 다양한 자연분만법 • 108
무통분만 | 라마즈 분만 | 소프롤로지 분만 | 수중분만 | 그네분만 | 르바이예 분만
공분만 | 듀라 분만 | 가족분만

8 제왕절개 수술 • 114
제왕절개 수술이 필요한 경우 • 첫 아기를 제왕절개 수술로 낳았을 때 • 태아가 거대아이거나 아두 골반 불균형일 때 • 역아일 때
• 탯줄이 태아를 감고 있을 때 • 노산일 때 • 태반 조기 박리일 때 • 전치태반일 때 • 그 외의 경우 | 제왕절개 수술 과정
제왕절개 수술 후의 문제점 • 산후 회복이 더디고 통증이 있음 • 여러 가지 수술 후유증의 발생 • 출산 횟수의 제한 • 아기의 호흡장애

9 난산 • 116
난산이란? | 자연분만을 기대할 수 없는 경우 | 난산 시 처치 방법 • 겸자분만과 흡인분만 • 제왕절개

신생아 검사

1 신생아 응급처치 • 117

2 신생아 기본 검사 • 118

3 신생아의 특징 • 119
신체적 특징 | 감각과 반사작용

출산 후 몸의 변화

1 출산 후 신체변화 • 121
자궁이 수축한다. | 질 근육이 수축한다. | 오로가 분비된다. | 예전 체중을 회복한다. | 초유가 분비된다. | 소변과 땀이 증가한다. | 식욕이 왕성해진다. | 미열이 난다. | 변비와 치질이 생기기 쉽다.

2 산후풍 • 122
산후풍 예방법 • 찬 기운을 접하지 않도록 한다. • 충분히 쉬고 안정한다. • 정신적인 안정도 중요하다. • 땀을 지나치게 내는 것도 삼가야 한다. • 충분히 영양을 섭취한다. | 산후풍 바로 알기

3 훗배앓이 • 124
훗배앓이를 짧게 하려면 모유 수유를 한다. | 훗배앓이가 없으면 자궁수축부전증을 의심한다.

4 출산 후 회음부 통증 줄이는 법 • 124

산후조리

1 산후조리란? • 125
집에서 산후조리 할 때 • 친정에서 할 때 • 집에서 산후도우미를 쓸 때 | 산후조리원에서 산후조리 할 때 • 비용 문제 • 위생적인 환경 • 편안한 시설 • 육급 관리

2 계절별 산후조리 방법 • 126
봄 · 가을 | 여름 | 겨울

3 일상생활로 돌아갈 준비 • 127
출산 후 체중 조절 | 산후 비만 예방법 • 운동요법 • 식이요법 • 아랫배 군살 빼기 • 하체 살 빼기
출산 후 미용관리 • 얼굴 피부관리 • 모발관리 • 몸 피부관리 | 출산 후 성생활 • 출산 후 첫 관계는 4~6주 후에 가능하다. • 피임에 관해서도 의논한다. • 대화를 나누고 배려하는 마음을 갖는다.

산후에 생길 수 있는 병

1 분만 때 생기는 병 • 130
산욕열 | 자궁복고부전 | 태반잔류

2 배뇨·배변장애에 생기는 병 • 131
방광염 | 신우염

3 임신 중의 병이 낫지 않아 생기는 병 • 131
임신중독증 후유증

4 유방의 문제 • 131
유선염 | 유즙체류증

5 산후 우울증 • 132
산후 우울증의 원인 • 호르몬의 변화 • 정신적인 불안 | 산후 우울증의 증상 | 산후 우울증의 치료
산후 우울증의 예방과 극복법 • 남편이 도와주어야 하다. • 아기에게 관심을 갖는다. • 스트레스를 쌓아두지 말자. • 다른 사람에게 도움을 청해라.

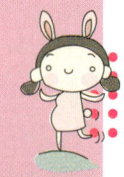

PART2 임신·출산 플러스

한방 태교와 태교 음식

1 한방과 태교 • 136

2 한의학과 태교 음식 • 137

3 임신 기간의 태교와 태교 음식 • 137
임신 1~2개월 • 임신 초기의 피로감 • 신경이 날카로워지고 짜증나고 초조할 때 | 임신 3~4개월 • 입덧 • 피부 가려움증
임신 5~6개월 • 빈혈 • 요통 | 임신 7~8개월 • 임신 중 고혈압 • 임신중독증 | 임신 9~10개월

4 임신 중이나 출산 후의 보양식에 관하여 • 140
임신 중의 보양식 • 체질별 • 잉어 | 출산 후의 보양식 • 미역 • 가물치 • 호박 • 흑염소

5 태교 금기 식품 • 141

6 임산부가 금해야 할 한약재 • 142
임산부가 아플 때 응용할 수 있는 간단 처방 • 임산부 감기 : 배꿀찜 • 임산부 기침 : 도라지감초탕 • 임산부 무좀 : 마늘 생즙(외용)
임신, 유산, 출산, 산후의 한약 복용에 관하여 • 습관성 유산 후의 한약 복용 • 계류유산 후의 한약 복용 • 중절 수술 후의 한약 복용
• 출산을 돕는 한약(자연분만을 쉽게) : 단녹용탕(單鹿茸湯) 혹은 녹용송자탕(鹿茸送子湯) • 출산 직후 어혈을 푸는 약 : 생화탕(生化湯)
• 출산 후 보약 : 가미보허탕(加味補虛湯) • 산후 젖앓이(유선염) : 가미패독산(加味敗毒散) • 산후풍

아기의 미래를 엿볼 수 있는 태몽 이야기

1 태몽이란 • 145

2 태몽의 일반적인 상식 • 146
태몽의 특징 | 상징적인 미래 예지 꿈의 특성 | 아들일까, 딸일까 | 태몽에서 중요한 것 | 여러 번의 태몽
태몽의 시기 | 태몽 표상의 특징 | 이런 태몽 표상이 좋다. | 첫 태몽에 자녀의 수가 예지되기도 한다.
태몽으로 본 아들, 딸의 개괄적인 통계 사례

3 태몽의 실증적 사례 • 148
덜 익은 사과(과일)를 따 오는 태몽 | 잉어 배에 상처가 있는 태몽 | 숟가락이나 그릇을 받는 태몽
땅콩의 태몽 | 어미 개와 새끼 개의 태몽 | 태몽 체험담 | 유산, 요절, 사별의 실증적 꿈 사례
미스코리아 태몽 | 태몽을 사고팔 수가 있을까?

4 아들, 딸의 통계적 사례 및 사례 모음 • 153
남아 태몽 사례 모음 | 여아 태몽 사례 모음

5 스포츠 선수 태몽 사례 • 154
박지성(축구 선수)의 태몽 | 이승엽(야구 선수)의 태몽 | 박찬호(야구 선수)의 태몽 | 이천수(축구 선수)의 태몽

6 홍순래 박사가 말하는 태몽이란 • 155

쌍둥이 임신 · 출산

1 쌍둥이란? • 156

2 쌍둥이 임신을 알았을 때 • 156

3 배니싱 트윈(vanishing twins) • 157

4 쌍둥이 임산부의 산전관리 • 157

5 쌍둥이 임신 시 달라지는 점 • 157
혈액 증가량 | 심장의 기능 | 영양 공급 | 체중 증가 | 자궁 변화 | 양수량 증가

6 쌍둥이 임신 시 주의해야 할 부분 • 158
유산 | 기형 | 저체중 | 미숙아 | 임신성 고혈압

7 쌍둥이 출산 전후에 생기기 쉬운 문제섬 • 159
태반 조기 박리 | 조산 | 쌍둥이 수혈 증후 | 당뇨 | 정맥류

8 쌍둥이 출산 준비 • 160
출산 준비물 구입하기 | 병원 고르기

모유 수유

1 모유의 영양학적 이점 • 161
아기에게 가장 적합하다. • 모유 단백질의 좋은 점 • 모유의 지방 | 모유는 아기 신장에 무리를 주지 않는다.
영양 이용률 | 최적의 열량 이용

2 모유의 비영양학점 이점 • 162

3 아기 발달에 좋은 모유 • 163

4 성공적인 모유 수유를 위한 세 가지 요소 • 163

5 잘못된 수유 관행 • 163

모유 수유 방법

1 젖 먹이기 전의 준비 • 164

2 아기가 보내오는 수유의 신호 • 164

3 젖을 빠는 아기의 입 모양 • 165

4 젖 먹일 때의 엄마의 손 모양 • 165

5 편안한 수유 자세 • 165
제왕절개 수술을 한 엄마의 모유 수유 • 앉은 자세 • 누운 자세 • 미식 축구공 잡는 자세

6 수유를 끝낼 때 • 166

유두 동통 · 유방 울혈

1 유두 동통의 원인과 대처법 • 166
수유 초기에 생기는 동통 예방법 | 유두 동통의 원인

2 유방 울혈(젖몸살)의 예방과 관리 • 168
유방 울혈을 예방하려면 | 유방 울혈이 생기지 않도록 관리하려면

직장에 다니면서 모유 먹이기

1 모유를 모으고 저장하는 법 • 169
모유를 짜내는 순서 | 모유 저장법 | 냉동된 모유를 녹이려면 | 모유 수유 계획표

다이어트에 도움이 되는 모유 수유

모유 수유 동안의 약물 복용

1 모유 수유 동안에 약물을 복용해도 괜찮을까? • 172

2 모유 수유와 자극제 • 174
술 | 카페인 | 허브와 차 | 니코틴 | 아기의 비타민과 미네랄 보충 • 불소 • 철분 • 비타민

엄마의 영양

1 모유 수유하는 엄마는 무엇을 먹어야 좋을까? • 177

2 갈증 해소를 위한 수분 공급 • 177

제대혈

1 제대혈이란? • 178

2 제대혈을 보관하는 이유 • 178

3 공여 제대혈 은행과 기증 제대혈 은행의 차이점 • 180

공여 제대혈 은행 : 기증 제대혈 은행

4 공여 제대혈은 어떻게 사용되나 • 180

5 제대혈 이식과 골수 이식의 비교 • 181

6 제대혈 줄기세포란? • 181

제대혈 Q&A

01 제대혈이란 무엇인가? • 182

02 제대혈 은행 보관은 얼마 정도 하는지? • 182

03 제대혈로 치료할 수 있는 질병과 앞으로 치료할 수 있다고 예상되는 질병은? • 182

04 제대혈 채취방법은? • 183

05 제대혈의 실효성 논란과 관련하여 연구실 자체 내 보관방식과 제대혈 업체의 보관방식의 차이점은? • 183

06 보통 계약 기간을 15년으로 정한 이유가 있는지? 그 이후에도 보관은 가능하다는데, 세포가 살아서 실효성이 있는지? • 183

07 15년이 지난 후에 보관비를 안 내면 그 제대혈은 어떻게 될까? • 183

08 제대혈 은행을 고를 때 확인해야 할 사항은? • 184

09 제대혈 보관 신청을 했는데 보관이 불가능할 수도 있는지? 그렇다면 그 이유는 무엇일까? • 184

10 제대혈 비용이 비싸다고 생각하는 사람들이 많은데 왜 그렇게 비싼지? 업체마다 금액이 다른 이유도 궁금하다. 또한 외국은 더 비싸다고 하는데, 그렇다면 우리나라의 가격이 외국보다 싼 이유는? • 184

11 제대혈 보관 기준과 공여 기준, 가족 은행의 차이점은? • 184

12 아이의 제대혈로 할아버지의 병도 고칠 수 있나? • 185

13 제대혈 이식 사례와 현재의 제대혈 시술 통계는? • 185

14 제대혈 관련 의학 및 산업이 넘어야 할 과제는? • 185

태아보험

1 보험이란? • 186

2 생명보험과 화재보험의 장단점 • 186
생명보험의 장단점 • 장점 | 단점 | 화재보험의 장단점 • 장점 | 단점

3 태아보험과 어린이보험의 차이점과 가입할 때 유념해야 할 보장 내용 • 187
신생아 관련 부분의 보장 체크 | 암, 장해 등의 고액의 치료비가 소요되는 부분의 보장 체크
질병과 재해의 보장 한도 체크

4 어디에서 가입해야 하나? • 187
태아 등재를 대행해 주는 업체 선정 | 보험사고 처리 전담 센터의 유무 확인

5 요즘 인기를 끄는 패키지식 방법으로 가입할 때의 유의 사항 • 188
장점 • 중복 보상의 가능 • 보완 및 강화

6 태아보험은 언제 가입하는 것이 유리한가? • 188

7 어떠한 특약을 넣는 것이 유리한가? • 188

8 태아 등재에 대해서 • 188

9 등재가 안 되면 보장을 못 받나? • 189

10 화재보험사의 담보 중 많은 사람이 고려하는 자녀 배상 책임이란? • 189

11 태아보험이란? • 189

12 왜 태아 때 가입해야 하는가? • 189

13 올바른 보험 가입 시기를 결정하는 법 • 189

14 보험금 청구 시 필요한 서류 • 190

15 누가 가입해야 하나? • 190

16 어느 회사를 선택해야 하나? • 190

17 인터넷보험이란? • 191

18 만기 환급형이란? • 191

19 고액 치료비 관련 암과 치료과정 • 191

20 소아 다발 질환 • 191

21 태아의 위험은 보통 세 가지 • 191

22 인큐베이터 입원의 위험 • 191

23 선천성 이상에 대한 위험 • 191

24 주산기 질환에 대한 위험 • 192

25 특약에 대한 분석은 필수 • 192

26 생명보험을 중복 가입하면 보험사고가 발생했을 때 모든 보험에서 보상을 받을 수 있나? • 192

27 보장 내용을 잘 살펴본다. • 193

28 보험료가 저렴한 것이 좋다. • 193

29 보험의 구성이 좋아야 한다. • 193
30 보험금 지급 시스템도 확인한다. • 193
31 비싸다고 무조건 좋은 것은 아니다. • 193
32 사고 처리 담당자가 필요한 이유 • 193
33 보험증권은 언제 받나? • 193
34 만기 환급 상품과 순수 보장형 상품 • 193
35 아이가 태어나면 보험 가입이 어렵다? • 194
36 쌍둥이(다태아)보험은 어떤 것이 좋을까?(인공/자연 임신) • 194
37 산모에게 지병이 있는 경우 또는 유산 방지 주사를 맞았다면? • 194
38 산모는 어떤 보험에 가입해야 할까? • 194
39 남자 아이와 여자 아이의 보험료가 왜 다른가? • 194
40 역선택이란? • 195
41 가입 후 유지가 안 되었는데 출산 후 보험사고가 발생한다면? • 195
42 집 주소가 바뀌면 회사에 알린다. • 195
43 보험은 보장을 안 받을 때가 가장 좋은 것이다. • 195

임산부를 위한 여행지

기분 UP 향기 여행 • 196
1. 허브나라 2. 풀향기 허브나라 3. 허브아일랜드 4. 회산 백련지

영양 만점 보양 여행 • 204
1 세계도자센터와 이천 쌀밥 2. 다산초당과 강진 한정식 3. 대나무골 테마공원과 담양 죽순 요리
4. 누불머리 산책(다산 생가)과 장어구이

무거운 몸 편히 쉬는 휴양 여행 • 212
1. 축령산 자연휴양림 2. 성주산 자연휴양림 3. 횡성 자연휴양림 4. 모둘자리 관광농원
5. 안면도 자연휴양림 6. 임씨네 농장 7. 산속호수마을

신모·태아 모두 건강 기원 여행 • 226
1. 승보종찰 송광사 2. 태고종림 선암사 3. 아기자기 예쁜 사찰, 불엉사 4. 머물고 싶은 곳, 공세리성당
5. 단군신화가 깃든 산사, 전등사 6. 자연휴양림보다 더 깊은 산사, 법흥사

자연에 묻히는 산책 여행 • 238
1. 오대산 월정사 전나무 숲길 2. 짙푸른 녹음 속 백제 산책, 부소산성 3. 천리포수목원
4. 영종도 을왕리해변 5. 내소사 전나무 숲

마음 풍요 문화 여행 • 248
1. 남종화 그림 여행, 운림산방 2. 전통 정원을 찾아서, 소쇄원
3. 서울 근교에서의 작은 예술 체험, 바탕골예술관 4. 옛길의 문화, 문경새재

정서 듬뿍 한옥집 여행 • 256
1. 김해 한옥체험관 2. 고령 개실마을 3. 예천 금당실마을

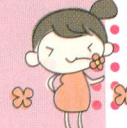

PART3 키워드로 알아보는 임신·출산 Q&A

가래 가래 없애는 방법을 알고 싶어요. • 264

가려움증 배가 너무 가려워요. • 265

가물치 가물치가 좋은가요? • 267

가습기 가습기를 사용하면 좋나요? • 269

가진통 가진통과 진진통의 차이가 무엇인가요? • 270

간염 임신 중 간염에 걸리면 어떻게 하나요? • 272

감기 임신 중인데 감기에 걸렸어요. • 275

감기약 임신 중 감기약을 먹어도 괜찮을까요? • 279

갑상선 갑상선이 무엇인가요? • 281

겨울 산후조리

겨울에 산후조리를 하려면 어떻게 해야 하나요? • 284

결핵 결핵에 걸렸을 때 임신하면 어떻게 하나요? • 285

고관절(넓적다리관절) 고관절(넓적다리관절)이 아파요. • 287

골반 골반이 아파요. • 288

골반교정 골반근육운동이 무슨 운동인가요? • 290

골반염 골반염은 어떤 증상인가요? • 292

과일 임신 중 어떤 과일이 좋은가요? • 293

구강관리 구강관리는 어떻게 하죠? • 295

구내염 구내염이 생겼어요. • 296

귤 임신 중에 귤을 많이 먹어도 되나요? • 297

기관지염 기관지염이 생겼어요. • 299

기침 자꾸 기침을 하는데 태아에게 괜찮을까요? • 300

꿀 임신 중에 꿀을 먹어도 되나요? • 302

남편 우울증 남편이 우울증에 걸린 것 같아요. • 303

냉찜질 냉찜질을 해도 되나요? • 304

녹용 녹용 먹어도 될까요? • 305

녹차 임신 중에 녹차 마셔도 될까요? • 307

놀람 깜짝깜짝 놀라는데 태아에게 괜찮을까요? • 308

다리 다리가 아파요. • 310

다이어트 임신 중 다이어트를 해도 되나요? • 311

달걀 임신 중 달걀 먹어도 되나요? • 313

두드러기 두드러기가 나요. • 314

딸꾹질 태아가 딸꾹질을 해요. • 316

땀 땀이 많이 나요. • 318

땀띠 땀띠가 났어요. • 321

로션 로션을 발라도 되나요? • 323

루프 루프를 이용한 피임법은 무엇인가요? • 324

맹장

임신 중 맹장(충수염)에 걸리면 수술할 수 있나요? • 326

멀미 멀미가 심해졌어요. • 327

멍울 가슴에 멍울이 잡혀요. • 328

면역요법

습관성 유산 치료법인 면역요법은 무엇인가요? • 329

모기 모기향이나 모기약 사용해도 되나요? • 331

모유 모유량을 늘리는 방법을 알려주세요. • 332
목욕 목욕은 어떻게 하면 좋을까요? • 336
몸무게 몸무게가 얼마나 늘어요? • 338
물젖 물젖만 먹여도 되나요? • 340
미역국 산모에게 미역국이 왜 좋을까요? • 342
밑이 빠질 듯한 아픔 밑이 빠질 듯이 아파요. • 344
바셀린 바셀린을 발라도 되나요? • 345
발진 발진이 생겨요. • 346
방귀 임신 중에 방귀가 자주 나와요. • 347
배가 아플 때 배가 아파요. • 348
배꼽 배꼽이 나와요. • 350
배뭉침 배가 뭉치고 단단해졌어요. • 352
배탈 배탈이 났어요. • 355
벌레 벌레 물렸을 때 어떡하죠? • 356
변비 변비가 생겼어요. • 357
변비약 변비약 먹어도 될까요? • 359
병원 선택 어떤 병원이 좋나요? • 361
보약 임신 중에 보약 먹어도 되나요? • 362
보양식 임산부에게 좋은 보양식이 따로 있나요? • 364
복부 마사지 복부 마사지법 알려주세요. • 366
복통 이유 없이 복통이 계속 돼요. • 367
부종 몸이 부어요. • 369
분만 후 분만 후 뒤처리 어떻게 해야 하나요? • 371
분만의 종류(자연분만, 제왕절개 등)
분만 시 궁금한 점 알려주세요. • 373
붉은색 소변 소변이 이상해요. • 377
비디오 임신 중 태아 모습을 비디오로 찍을 수 있나요? • 378
비만 비만이 임신과 출산에 어떤 영향을 미치나요? • 379

비타민 비타민은 어떻게 먹는 게 좋을까요? • 381
비타민 C·D 비타민 C와 D를 먹어야 할까요? • 383
빈혈 임신빈혈인데 괜찮나요? • 385
빈혈 검사 빈혈 검사 결과 빈혈이래요. • 388
뼈 뼈가 아파요. • 390
사골 사골이 임산부에게 좋을까요? • 392
사랑니 사랑니는 빼야 하나요? • 395
산후 비만 산후 비만 어떻게 해야 살이 빠지나요? • 397
산후조리 산후조리 잘 하는 방법을 알려주세요. • 398
산후조리원 산후조리원에 대해 알려주세요. • 402
산후풍 산후풍 치료법 알려주세요. • 405
삼칠일 삼칠일 정확히 어떤 날인가요? • 406
상상임신 상상임신에 대해 알고 싶어요. • 408
생리 출산 후 생리는 언제부터 하나요? • 410
생리통 임신 중에도 생리통처럼 배가 아파요. • 415
서혜부 서혜부가 아파요. • 416
선식 임신 중 선식을 먹어도 될까요? • 417
설사 설사가 심해요. • 418
성관계
임신·출산 시에 부부관계는 어떻게 해야 좋을까요? • 420
성교 후 성교 후 어떤 검사들을 받나요? • 422
성별구분 음식으로 데이 성별을 구별할 수 있나요? • 425
세정제 질 세정제 사용해도 될까요? • 427
소변 임신하면 하루에 소변 몇 번이나 보나요? • 429
속쓰림 속이 쓰려요. • 432
손이 베었을 때 베었을 때 어떡하나요? • 434
수영 임신·출산기에 수영장 다녀도 될까요? • 435
술 임신인 줄 모르고 마신 술이 걱정이에요. • 436

스트레스 스트레스 어떻게 푸세요? • 438

스팀청소기 스팀청소기 좋은가요? • 441

습진 임신하면 습진이 심해지나요? • 442

시력 눈이 침침하고 시력이 이상해요. • 443

식사 균형 잡힌 식사란? • 445

식욕 식욕이 왕성해요. • 448

식중독 식중독에 걸렸어요. • 449

아스피린 임신 중 아스피린을 먹는 이유가 있나요? • 450

아토피
임신 중에 아토피를 예방하려면 어떻게 해야 하나요? • 451

안약 안약 써도 되나요? • 453

앉기 임신 중 앉을 때 어떻게 앉나요? • 454

알레르기 알레르기에 대해 알려주세요. • 456

알레르기성 비염 알레르기성 비염에 대해 알고 싶어요. • 457

애완동물 임신 중인데 애완견 키워도 괜찮을까요? • 458

양수 검사 양수 검사에 대해 알고 싶어요. • 460

양치질 입덧 때문에 양치질하기가 힘들어요. • 463

어깨 결림 어깨가 너무 아파요. • 465

어지럼증 임신하니까 너무 어지러워요. • 466

어혈 어혈 푸는 방법 알려주세요. • 468

에어컨
임신 중이나 산후조리 중에는 에어컨 바람이 몸에 안 좋을까요? • 470

여드름 임신하면 여드름이 생기나요? • 471

여름철 산후조리
여름철 산후조리는 어떻게 해야 하나요? • 473

여행 여행할 때 주의사항이 있나요? • 475

역아 우리 아기가 역아래요. • 477

연고 상처연고 발라도 되나요? • 479

연근 임신 중에 연근을 먹어도 될까요? • 481

열 몸에서 열이 많이 나는데 열 내리는 법은 없나요? • 482

영양제 어떤 영양제를 먹어야 할까요? • 484

예방접종 예방주사 맞아도 되나요? • 486

오로 오로가 뭔가요? • 488

오일 오일을 발라도 되나요? • 489

외음부 분비물 외음부에서 분비물이 나와요. • 491

외출 임신 중 외출을 자주 해도 되나요? • 492

요로감염·요로결석 요로결석이 생겼어요. • 494

요실금 요실금이 생겼어요. • 495

우울증 우울증에 걸린 것 같아요. • 497

우유 우유를 하루에 얼마나 마셔야 하나요? • 498

우족탕 우족탕을 먹으면 좋나요? • 499

운동 임신 중에 운동해도 되나요? • 500

유관 유관이 막히면 어떻게 하나요? • 503

유두 모유 수유 중에는 유두를 어떻게 관리해야 하나요? • 504

유방울혈 유방울혈이 생기면 어떻게 해야 하나요? • 509

유산 유산 방지 주사를 맞아도 되나요? • 510

유산 후 생리 유산 후 생리주기가 어떻게 되나요? • 512

유선 유선이 막혔대요. • 514

유선염 유선염은 왜 생기나요? • 515

유즙 출산 전에 유즙이 꼭 나와야 하나요? • 517

육아박람회
육아박람회에 가면 어떤 정보를 얻을 수 있나요? • 519

음식 임신 중에는 어떤 음식 먹어야 하나요? • 520

이슬 이슬이 없을 수도 있나요? • 523

인스턴트 음식
인스턴트 음식이 임신에 미치는 영향이 큰가요? • 524

임부복 선택 임부복을 대여해 주나요? • 526

임신 중 가슴(통증, 유방 마사지 등)
임신 중 가슴이 아파요. • 529

임신 중 마음가짐 임신 중에 마음이 너무 불안해요. • 530

임신 중 배 나오는 시기
임신하면 언제부터 배가 나오나요? • 532

임신 중 좋은 음식 나쁜 음식
임신 기간에 먹으면 좋은 음식 추천해 주세요. • 533

임신성 당뇨 임신성 당뇨가 무엇인가요? • 535

임신 주 수, 개월 수 계산
임신 주 수와 태아 주 수와의 차이가 뭔가요? • 538

임신중독증 임신중독증에 대해 알고 싶어요. • 540

임파선(림프선) 임파선이 부은 거래요. 괜찮나요? • 543

입덧 입덧은 왜 하나요? • 544

입덧주사(링거주사)
입덧 주사를 맞으면 입덧이 없어질까요? • 551

잉어즙 잉어즙이 임산부에게 좋나요? • 552

자궁 외 임신 자궁 외 임신이 궁금해요. • 554

자궁암 검사 출산 후 자궁암 검사 꼭 해야 하나요? • 557

자궁염증 자궁에 염증이 생겼는데 어떻게 하나요? • 558

자궁후굴 자궁후굴이 뭐죠? • 559

자외선 차단제 자외선 차단제 사용해도 되나요? • 560

잠 임신하면 왜 이렇게 잠이 올까요? • 561

전자파 전자파가 얼마나 안 좋은가요? • 563

전치태반 전치태반이 무엇인가요? • 564

젖 말리기 젖 말리는 방법 알려주세요. • 567

젖몸살 젖몸살 예방법을 알려주세요. • 570

젖 짜기 젖을 짜면 모유량이 늘어나나요? • 571

젖이 불면 젖이 불어서 흐르면 어떻게 해야 하나요? • 573

제왕절개 제왕절개 수술을 해도 될까요? • 574

조기출산(미숙아) 미숙아 보조금이란 것도 있나요? • 579

종기 종기가 났어요. • 580

진찰 임신 중 정기적으로 진찰을 받아야 하나요? • 581

진찰(내진) 내진은 왜 하나요? • 583

질 분비물 질 분비물이 많아요. • 586

질염 질염에 걸렸어요. • 589

질외사정 질외사정해도 임신이 되나요? • 591

집안일 임신 중 집안일은 어느 정도 해야 할까요? • 592

찜질방 찜질방에 가도 될까요? • 595

찜질팩 임신 중 배에 찜질팩해도 되나요? • 597

철분제 임신하면 철분제를 꼭 먹어야 하나요? • 598

청심환 모르고 청심환을 복용했어요. • 602

체온 기초체온 재는 방법 가르쳐주세요. • 603

체조 체조를 많이 하면 순산하나요? • 606

초유 초유는 언제부터 나오나요? • 608

초음파 검사 초음파 검사는 왜 하나요? • 609

축농증 임신 중인데 축농증이 심해요. • 612

출산 임박 징후
출산 임박 징후에는 어떤 증상이 있나요? • 613

출산 후 칫솔질 출산 후 양치질 언제부터 가능한가요? • 617

출산예정일 계산 출산예정일 계산법 알려주세요. • 618

치골 치골 통증이 심해요. • 619

치아 치아가 아픈데 치료해도 되나요? • 620

치질 치질이 생겼어요. • 621

칼슘 칼슘제를 꼭 먹어야 하나요? • 624

커피 임신 중에 커피를 마셔도 되나요? • 626

코골이 코골이가 심해요. • 628

코막힘 코막힘이 심해요. • 629

코피 코피가 자주 나요. • 630

콘돔

임신 중 부부관계 시 콘돔을 꼭 사용해야 하나요? • 632

탄산음료 임신 중에 탄산음료를 마셔도 되나요? • 633

탈항 탈항은 왜 생기나요? • 634

태동 언제부터 태동을 느낄 수 있나요? • 635

태몽 태몽을 안 꾸기도 하나요? • 636

태변 아기가 태변을 먹었어요. • 638

태아 몸무게 태아 몸무게를 어떻게 재나요? • 639

태아 성장 배 부름과 태아 성장이 관계 있나요? • 641

탯줄 탯줄에도 병이 생길 수 있나요? • 643

텔레비전 임신 중 텔레비전을 많이 봐도 되나요? • 645

튼 살 관리법 임산부 튼 살 관리법 좀 알려주세요. • 646

티눈 티눈을 손쉽게 제거할 수 있나요? • 648

파마와 염색 임신 중에 파마나 염색해도 되나요? • 650

파상풍 파상풍이면 어떡하죠? • 652

편도선 편도선이 부었어요. • 653

편식 편식하면 태아에게도 안 좋을까요? • 655

포도당 포도당 쇼크가 뭐에요? • 656

풍진 풍진에 대해 알려주세요. • 657

피부관리 임신 중 피부관리법 알려주세요. • 659

피임·피임약 피임으로 피임약을 먹어도 되나요? • 661

한도가 서다 한도가 선다는 게 무슨 의미인가요? • 664

한약 임신 중 한약을 먹어도 되나요? • 665

항생제 항생제 먹어도 될까요? • 669

해외여행 임신 중 해외여행 가도 되나요? • 670

향수 향수 써도 될까요? • 672

허리 허리가 아파요. • 673

호박 호박을 먹으면 부기에 도움이 되나요? • 675

호흡곤란 호흡곤란이 심해져요. 어떡하죠? • 676

호흡법 출산에 도움되는 호흡법을 알려주세요. • 677

화상 화상을 입었는데 어떻게 하면 되죠? • 678

화장 임신 중에 화장품을 가려 써야 하나요? • 679

환경호르몬 환경호르몬은 무엇인가요? • 681

환기 환기를 자주 해야 하나요? • 683

황사 황사가 임신에도 영향을 미치나요? • 684

회음부 회음부 절개하면 많이 아픈가요? • 685

흡연 흡연이 태아에 미치는 영향이 있나요? • 687

B형 간염 항체 간염 항체가 없대요. • 689

CBC혈액검사 CBC혈액검사는 무엇인가요? • 690

PART 4 엄마들의 수다

아직 산후조리원을 선택하지 않은 맘들을 위한 참고 • 694
산후도우미 쓰는 거 반대합니다. • 698
침대가 좋아요? 온돌이 좋아요? • 698
모유 수유를 원하는 경우 산후조리원 체크사항 • 700
무통주사 꼭 맞아야 하나요? • 700
기형아 검사 보통 몇 번 해요? • 701
정말 고등어가 안 좋은가요? • 702
정말 오렌지주스가 안 좋은지요? • 702
회는 어때요? • 703
입덧할 때 좋은 방법! • 703
임신 초기 조심하라던데… • 704
아빠 태교 속상해요! • 704
저만의 변비약 찾았어요.^^ • 705
매운 음식 • 706
머리카락 많이 빠지나요? • 706
입덧 좀 가라앉히는 좋은 음식 없나요? • 707
신랑이 입덧할 수도 있니요? • 708
입덧은 몇 달이나 하는지 궁금해요. • 708
임신하고 나서 악몽 꾸세요? • 709
3개월 된 아기 둔 엄마가 몇 자 적습니다. • 709
출산의 고통은 어느 정도인지요? • 712
아기 낳을 때 호흡을 어떻게 하는 거예요? • 712
아기 낳고 며칠 만에 양치 하셨어요? • 713
임신 중 변비 탈출기^^ • 713
진통이 시작되면 집에서 할 수 있는 대처법을 알려주세요. • 715
양수가 많다는데 --; • 715
잠잘 때 다리에 쥐? • 716
허리와 옆구리가 결릴 때 어떻게 해야 해요? • 716

예비 맘들을 위해 초보 맘이 드리는 몇 가지 조언입니다.^^ • 717
똑바로 누워서 자면 안 되나요? • 718
집에서 좌욕하는 방법 좀 가르쳐주세요. • 718
아빠가 꼭 탯줄 잘라줘야 하나요? • 719
아내가 진통이 오면 저는 어떻게 해야 하나요? • 720
아침을 먹지 않는 직장 예비 맘인데요. • 720
아빠가 태담에 동참하게 하는 방법 없을까요? • 721
신규 아파트 입주하려는데 아기한테 많이 안 좋을까요? • 722
코피가 자주 나는데 괜찮은 걸까요? • 722
출산 후 복대 효과 있나요? • 723
신생아 꽁꽁 싸줘야 하나요? • 723
불면증에 대하여 • 724
오늘 쓰러질 뻔 했습니다. 여러분도 조심하세요. • 724
10분 간격 진통, 잠 자지 말아야 하나요? • 725
38주+4일 아래가 뻐근한 것이 걷기가 너무 힘드네요. • 726
출산 전 아기용품 다들 삶으셨나요? • 726
가족분만 후 부부간게요. • 727
혼자서 산후조리는 절대 불가능일까요? • 728
아기 낳을 때 창피한 일 경험하신 분? • 729
힘주는 요령 알려주세요. • 729
직장생활이 괴로움 • 730
직장 맘들~ 지금 어떻게 옷을 입고 다니세요? • 730
임신 후 대중목욕탕 • 731

책 속 부록

출산 용품 체크리스트 • 732
출생신고서 작성법 • 738
임신·출산 관련 사이트 • 742

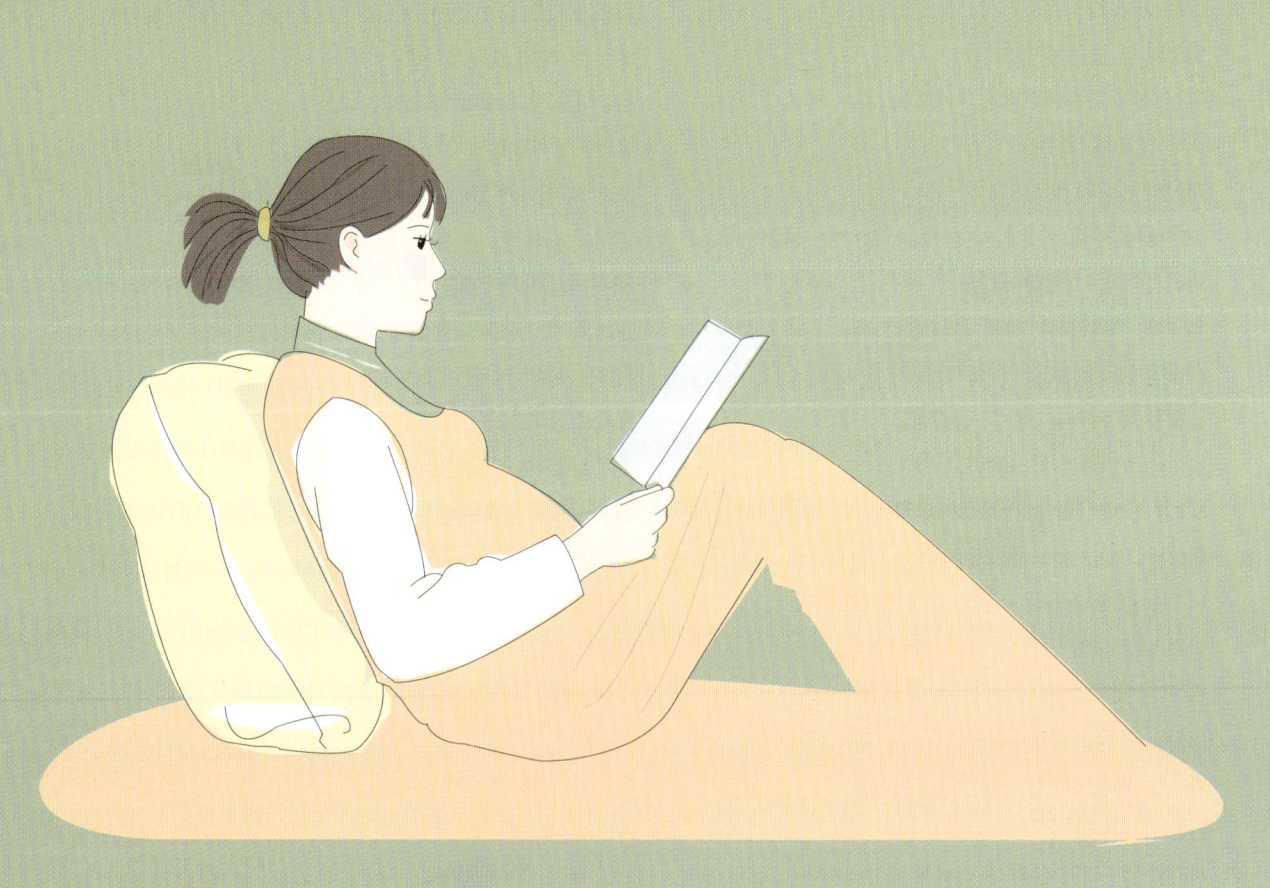

Baby Bible
지후맘의 베이비 바이블

한 눈에 보는 임신·출산의 기본

임신
임신의 준비과정 / 새로운 생명의 시작과 탄생 / 편안한 임신생활 / 조심해야 할 임신

출산
아기의 탄생 / 신생아 검사 / 출산 후 몸의 변화

산후조리
산후에 생길 수 있는 병

임신

임신 준비과정

1. 어떻게 임신이 된 걸까?

임신은 남성과 여성이 만나 새로운 생명을 이 세상에 오게 하는 신비한 과정이다. 임신과 출산은 자신의 몸을 새롭게 인식하는 기회이며 남녀를 부모로 다시 태어나게 하는 소중한 경험이다. 그러므로 부부 모두 임신과 출산 과정을 잘 알아두어 소중한 아기를 맞이하도록 준비하자.

1) 여성의 몸
(1) 난자의 성장

여성의 몸은 월경주기를 따라 변화한다. 여성은 태어날 때부터 난소에 약 40만 개의 난포를 가지고 있다가 사춘기가 되면 뇌하수체 호르몬의 작용을 받아 성숙한 난자로 배출되는데 이것을 배란이라고 한다. 예민한 여성들은 이때 아랫배가 아프다든지 피가 섞인 냉이 흘러나오는 현상을 느낄 수가 있는데 이를 배란통이라고 한다.

배란과 월경은 뇌 속에 있는 시상하부와 뇌하수체 그리고 난소의 내분비 호르몬 작용으로 일어난다. 이러한 호르몬은 난자가 수정되었을 때를 대비하여 자궁내막을 증식시켜 부드럽게 만든다. 그러나 배란 된 난자의 수정 능력은 24시간 정도여서 그 사이 난자가 정자를 만나지 못하면 난포는 황체에서 백체로 변하여 자궁내막의 성장은 멈추게 되고 자연히 자궁내막은 탈락하게 된다. 즉, 배란일에서 약 14일 후에는 월경을 하게 되고 이것은 임신이 되지 않았다는 신호다.

성숙한 난자의 크기는 1.5~1.8mm로 인간 세포 중 가장 크며 정자와는 달리 스스로 움직일 수 있는 능력이 없다.

(2) 여성 생식기의 구조와 기능

여성 생식기는 난소, 난관, 자궁, 질, 외음부로 구성된다. 난자를 배란하고 정자를 받아들여 수정시킨 후 태아를 성장시켜 분만하는 데 그 기능이 있다.

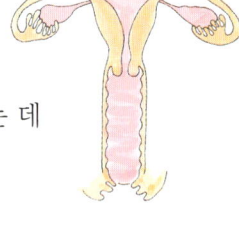

① 난소

난소는 좌우로 하나씩 난관 끝에 붙어 있으며 난소 안에 들어 있는 난포가 매달 한 개씩 좌우 번갈아가면서 배출된다. 또 여성호르몬인 에스트로겐과 프로게스테론을 혈류로 분비하는 기능을 하는데, 에스트로겐은 월경과 같은 2차 성징에 관여하고, 프로게스테론은 수정란이 자궁에 안전하게 착상하는 것을 돕는다.

② 난관

자궁에서 좌우 양쪽으로 한 개씩 뻗어있는 난관은 나팔관처럼 생겨서 나팔관이라고도 하며 난소에서 배출된 난자를 자궁으로 운반한다. 이곳에서 정자와 난자가 만나 수정된다. 정자와 난자가 수정되면 난관에서는 분비물을 내보내 수정란에 영양분을 공급한다.

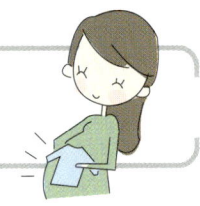

③ 자궁

자궁은 수정된 태아가 출산할 때까지 자라는 장소로 골반 안쪽에 위치하며, 위쪽을 자궁체라 하는데 난관과 연결되어 있고, 아래쪽을 자궁경부라 하는데, 질과 연결되어 있다.

자궁의 두께는 2~2.5cm로 근육층과 점막층으로 이루어져 있는데, 자궁의 내벽을 이루는 점막을 자궁내막이라고도 한다. 근육층은 태아를 자궁 밖으로 밀어낼 수 있게 하고 암이 가장 많이 발생하는 곳이기도 하다. 점막층은 월경 주기에 따라 그 두께가 변하는데, 임신이 되지 않으면 자궁 벽에서 떨어져 월경이 된다.

사춘기 때 자궁이 커지면서 방광쪽으로 약간 기우는데, 심할 경우 자궁전굴이라 하고, 반대로 뒤로 기울어져 있는 경우 자궁후굴이라고 한다.

자궁의 크기는 일반적으로 달걀 크기 정도이며, 임신을 하게 되면 점점 커져서 임신 말기에는 부피가 5l 이상으로 크게 늘어난다.

④ 질

질은 자궁에서 외음부까지 이르는 통로이며, 길이가 약 7~8cm로 방광과 직장 사이에 위치한다. 질의 내부는 신축성이 좋은 점막으로 이루어져 있고, 질의 입구에는 처녀막이 있다. 질은 성관계 시 정자가 들어오고, 출산 시 태아가 나가며, 월경 시 혈액이 배출되는 곳으로 항상 청결을 유지해야 한다. 질의 분비물은 강한 산성 성분이 있어 외부로부터 세균 감염을 막는다.

⑤ 외음부

여성 생식기 중 가장 바깥에 있는 외음부는 외생식기라고도 하며, 음모로 덮인 부드러운 근육에서부터 질과 항문 사이의 회음부까지를 말한다. 그 사이에 양쪽에는 각각 소음순과 대음순이라고 하는 두 개의 피부층이 있고 소음순이 만나는 앞부분에는 성적 흥분을 느끼는 음핵(클리토리스)과 소변이 통과하는 요도가 있으며 요도의 바로 뒤에 있는 질구가 있다.

2) 남성의 몸

(1) 정자의 성장

여성의 난자와 상대되는 남성의 생식세포를 정자라 한다. 남성이 사춘기를 지나 사정 능력을 갖춘다면 이것은 고환에서 성숙한 정자가 생산되고 있음을 의미한다. 정자의 생산 능력은 사람에 따라 일정치 않으나, 20~28세에 가장 왕성하며 30세가 지나면 점차 감소한다고 알려졌다.

고환에서 정자를 만들어 내려면 74일이나 걸리고 고환에서 생산된 정자는 약 20일 동안 부고환과 정관을 통과하여 정관 말단 팽대부에 저장되었다가 사정 때 배출된다.

정자는 길이 50마이크로미터(1mm의 20분의 1)이며 둥근 머리에 긴 꼬리가 달린 작은 올챙이 모양이라서 스스로 움직여 난자에 갈 수 있다. 정자의 머리부분에는 중요한 후손에게 전해질 유전 정보를 지닌 염색체가 들어 있다.

남성은 1회에 2~3cc의 양만으로 정자 약 2~3억 마리를 방출한다. 그러나 그들 중, 단 한 마리만이 난자와 만나 수정하는 데 성공하니 새로운 생명은 시작부터 치열한 경쟁에서 살아남은 승리자라 할 수 있다.

(2) 남성 생식기의 구조와 기능

남성의 생식기는 외생식기인 음경과 음낭, 내생식기인 정소상체, 정관, 정낭, 사정관, 전립선, 요도구선, 요도, 정색으로 구성되어 있다.

음경과 고환은 겉으로 드러나 있기 때문에 남녀를 뚜렷이 구분하는 남성 생식기다. 음경은 발기하면 해면체에 다량의 혈액이 유입되어 크고 단단하게 팽창한다. 이로써 여성의 질 속에 깊숙이 삽입하여 자궁 질구 가까운 곳에 정액을 사정할 수 있다.

음경 밑에 있는 고환은 여성의 난소와 같은 기능을 하며 이곳에서 정자가 생산된다. 고환은 한 쌍의 타원형 선(腺)으로 음낭에 싸여있다.

음낭의 온도는 정상 신체 온도보다 약간 낮아 정자 생

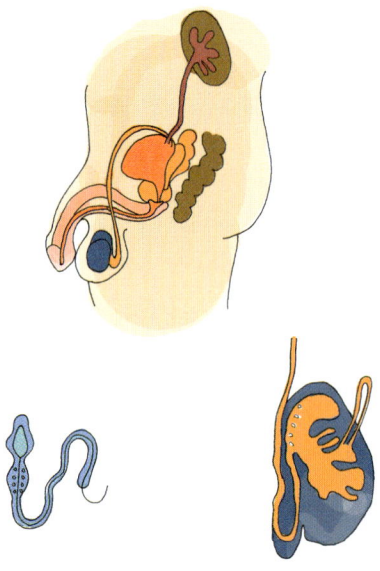

산에 필요한 최적 온도를 유지한다. 성인 고환의 길이는 약 5m, 지름 3~5cm 정도이며 하얀 섬유 조직에 덮여있다.

정자가 생성되면 부고환, 정관, 팽대부동에 저장된다. 두 개의 부고환에 모인 정자는 다시 수정관을 지나 정낭선에 합류하였다가 전립선을 지나 요도에 이른다.

전립선과 정낭선의 작용으로 분비되는 정액은 한 번 사정에 2억~4억 개의 정자를 방출한다. 정액은 알칼리성으로 여성 질 내에 들어가 산도를 중성화하여 정자가 죽지 않게 한다. 또한, 과당이 포함되어 있어 정자에 에너지를 공급한다.

3) 난자와 정자의 만남

난자는 약 24시간, 정자는 약 2~3일간 수정 능력이 있으므로 수정이 가능한 기간은 배란이 있기 2~3일 전부터 배란 후 하루까지다.

난소에서 배란 된 난자는 나팔관에 흡수되어 나팔관 속으로 서서히 이동하다가 나팔관의 가장 넓은 부위인 팽대부에 도달한다. 수정이 되기 전의 난자는 방선관이라는 여러 층의 과립막 세포와 투명대라는 투명한 층에 둘러싸여 있다. 일단 난자를 만난 정자는 난자의 단단한 벽을 무너뜨려야 하는데 정자에는 히알루로니다아제라는 효소가 있어 그 벽을 뚫을 수 있고 긴 꼬리를 흔들어 난자의 중앙으로 돌진해 간다. 정자가 난자 내로 들어오면 방선관이 사라지고 투명대의 성상이 변하여 다른 정자가 들어올 수 없다. 그 이후 정자의 염색체와 난자의 염색체가 서로 융합하면 수정란이 된다. 이렇게 만들어진 수정란은 약 사흘 동안 난관 내에서 성장과 세포 분열을 반복하면서 상실배(생물의 개체 발생에서 초기의 배)를 만들어 내고 이후 3~4일 동안 1백 개의 미분화 배아세포를 만들어 낼 때까지 난관과 자궁 속을 떠돌며 분열을 계속한다.

수정된 후 7~8일이 지나면 수정란은 자궁벽에 자리를 잡아 착상된다. 이때 자궁내막과 혈관은 두꺼워지면서 수정란이 착상하기 좋은 환경으로 변한다. 또한, 미분화 배아세포를 덮은 영양 배엽은 수정란을 자궁벽에 착상되도록 하고 영양을 공급하며 나중에 태반으로 발전한다. 그러므로 월경을 하지 않아 임신을 의심하게 되는 7~9주쯤이면 이미 세포는 상당한 분화를 거친 후다.

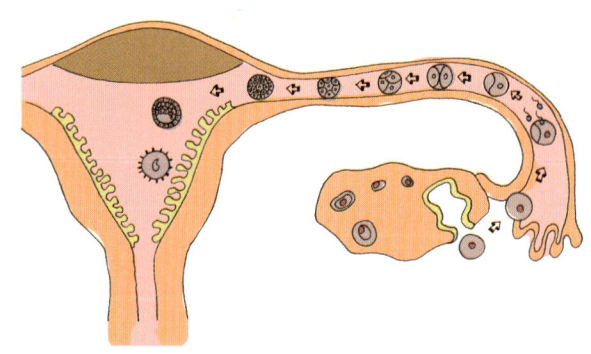

2. 건강한 아기를 낳기 위한 준비
1) 엄마 아빠가 건강해야 아기도 건강하다.

건강한 아기를 임신하고자 임신을 계획하고 준비하는 것은 아이와 엄마의 건강을 위해서도 권장할 만한 일이다. 조사에 따르면 우리나라 임신부의 50% 정도만 미리 임신을 계획하는 것으로 나타났다. 임신을 계획하고 있으면 약물복용이나 음주, 흡연 등을 좀 더 조심하고 몸을 건강한 상태로 유지해야 한다.

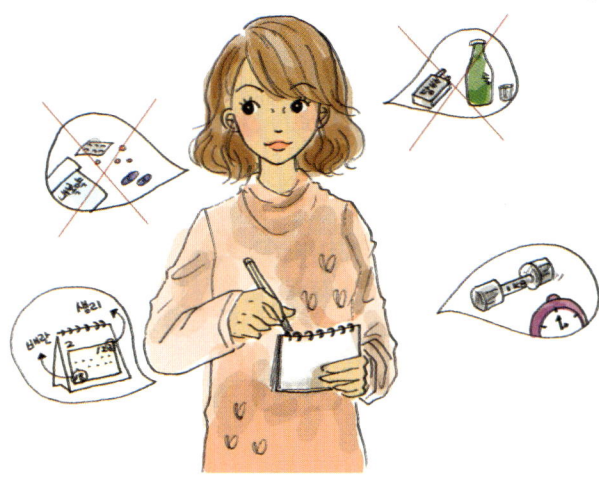

새로운 난자를 만들어내는 기간부터 임신 1주로 쳐서 임신 기간에 넣는 것은 임신의 가능성이 있는 난자와 정자를 만드는 그 순간부터 임신의 가능성을 두고 몸과 마음을 철저히 하라는 특별한 의미다. 보통 임신 기간은 총 40주인데, 이 중 1~2주는 임신이 안 된 상태이며, 3주째에 비로소 수정되고 착상된다. 임신은 정자와 난자가 만나는 순간부터가 아니라 그 이전부터 준비하는 것이다.

임신을 원하는 예비 엄마는 자신의 배란일을 확인해 배란일에 맞춰 부부관계를 하고, 예비 아빠 또한 1~2주 정도 금욕하는 것이 좋다. 튼튼한 아이를 임신하려면 건강한 난자와 건강한 정자가 만나야 한다.

(1) 규칙적으로 생활하고 적당히 운동하자.

임신 가능성을 염두에 두고 생활했다면 예상치 못한 임신을 하더라도 임신 초기의 여러 가지 위험을 예방할 수 있다.

건강한 아기를 낳으려면 임신부의 건강이 무엇보다 중요하다. 그러므로 임신을 계획하는 여성이라면 미리 영양 섭취를 골고루 하고 꾸준히 운동하여 평균 체형을 유지하면서 적절하게 체중을 조절해야 한다.

(2) 담배와 술은 태아에게 해롭다.

담배가 좋을 것 없다는 것은 누구나 알고 있지만 특히 임신부와 태아에게는 더욱더 해로우므로 임신 중에는 반드시 끊어야 한다. 엄마가 담배를 피우면 담배 연기에 들어 있는 니코틴, 이산화탄소, 사이안화수소, 타르, 수지 등 발암 물질과 각종 유해 물질이 태아에게 그대로 전달되어 태아의 성장에 나쁜 영향을 미치고, 심하면 저체중아, 기형아, 태아 사망의 원인이 되기도 한다.

임신 중에는 임신부 본인의 금연은 물론 간접흡연도 피하고, 담배연기가 많은 장소도 되도록 피하는 것이 좋다. 또, 임신을 계획 중이라면 적어도 3개월 전부터 금연하는 것이 좋다.

담배만큼 술도 태아에게 나쁜 영향을 미친다. 임신부가 술을 마시면 태어난 아기의 성장이 늦어지거나 저체중, 소뇌증, 두개안면부 기형 등의 증상을 나타낸다. 또, 근육이 약해서 운동 능력이 떨어지고, 언어 장애, 기억력 소실, 집중력 장애 등 갖가지 학습 장애가 나타난다. 따라서 임신부는 물론 임신 계획 중인 여성과 모유 수유 중인 여성은 절대 술을 삼가고, 예비 아빠도 가족의 건강을 위해 담배를 끊고 과음하지 않는 것이 필요하다.

(3) 함부로 약을 복용하지 말자.

평소에는 감기나 소화불량 또는 두통 등이 생기면 쉽게 약을 먹지만 임신을 계획 중인 여성이라면, 함부로 약을 복용하는 것을 주의해야 한다. 어떤 약은 임신 초기에 복용하면 기형아를 출산할 위험이 있기 때문이다.

임신은 4~5주가 지나고서야 스스로 알 수 있기 때문에 미리미리 약물복용에 주의하고, 불가피하게 병원에 가거나 약을 복용하려면 반드시 의사에게 임신 계획이 있음을 알려야 한다.

2) 경제적인 안정과 정서적인 안정

임신을 고려할 때 무시할 수 없는 부분이 경제적인 부분이다. 부양해야 할 가족이 늘어남으로써 지출해야 할 돈이 만만치 않다. 임신 중에 써야하는 진료비와 입원비, 출산 준비물, 출산 후 육아비, 훗날 교육비까지 생각하면 경제적 안정이 필요하다. 어느 정도 경제력이 뒷받침되어야 아기를 안정적인 환경에서 잘 키울 수 있으므로 엄마 아빠가 되려면 경제적인 자립을 할 수 있도록 노력해야 한다.

또한, 건강하게 임신 기간을 보내고 출산하려면 임신부의 육체적, 정신적 건강이 가장 중요하다. 특히 유산이나 기형아 출산의 대표적인 원인이 임신부의 스트레스인 점을 생각할 때, 가능하면 임신부가 육체적, 정신적으로 평온한 마음을 가질 수 있을 때 아기를 낳는 것이 좋다.

3) 임신이 가능한 기간

계획임신을 하려면 자신의 배란일을 정확히 알아서 배란일에 맞춰 부부관계를 하는 것이 임신의 가능성을 높일 수 있다.

(1) 자연주기법

매달 월경주기가 정확하다면 월경주기로 배란일을 알 수 있다. 배란은 다음 월경 예정일에서 14일 전에 일어난다. 배란이 된 후 임신이 되지 않으면 14일 후에 월경을 한다. 배란 후 난자의 생존 기간은 약 24시간이고, 정자가 자궁 내에서 생존 기간은 2~3일 넘지 못하므로 배란일을 전후한 일주일이 가임기간이다.

(2) 기초체온 측정법

여성의 체온은 배란일에 살짝 변화가 있다. 월경 때부터 배란 때까지는 저온이다가 배란 후에 고온으로 변하는데, 그 저온기와 고온기의 경계가 되는 날이 바로 배란일이다. 매일 기초체온을 재 보면 온도 변화가 있는 배란일을 기준으로 배란 전 5일과 배란 후 2일이 가임기간이다.

(3) 점액관찰법

배란 전의 자궁경관의 점액 상태로 배란일을 알 수 있다. 점액은 정자가 여성의 자궁 속으로 쉽게 올라가 난자와 만날 수 있도록 배란이 있기 며칠 전부터 배출된다. 따라서 점액이 분비되면 뭔가 흘러나와 축축한 느

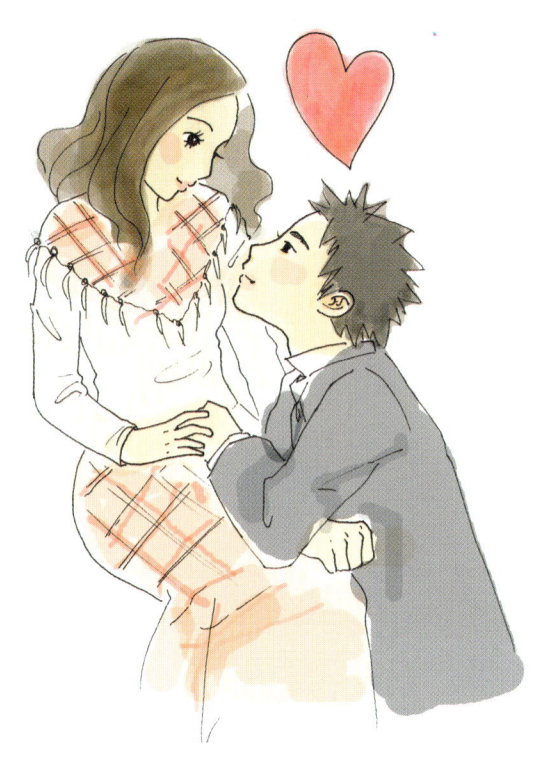

낌이 들고 이것은 곧 배란이 시작된다는 신호다.

점액은 처음에는 끈끈하고 혼탁한 분비물이며 배란일이 가까워지면 차츰 맑아지고 늘어나며 미끄러운 느낌이 들고, 달걀흰자같이 맑고 투명한 점액으로 변했다가 다시 끈적거리는 점액으로 변하거나 건조해진다. 맑고 미끄러운 점액이 다시 끈적거리는 점액으로 변해 끈기가 강해져 5cm 이상 늘어지는 날이 배란일이며 이때가 임신 가능성이 가장 높다.

(4) 배란통 느끼기

배란통이란 월경주기 중간에 느껴지는 하복부의 약한 통증을 말한다. 난소에서 난자가 나올 때 느끼는 통증으로 배란을 알리는 신호 중의 하나다. 여성 100명 중 15명 정도가 배란통을 느낀다고 한다. 심하면 난자가 난소에서 배출되는 순간에 심한 통증을 느낀다. 이처럼 배란통을 느끼면 배란이 있었다는 신호이며, 이날이 바로 자신의 배란일이다.

3. 임신 전 체크해야 할 만성질환

1) 심장병

　심장 질환이 있는 사람은 임신 말기에 혈액량이 평소보다 40~50%나 증가하여 심장에 부담이 되어 심부전증이 생기는 일이 있다. 심장 질환이 중증이면 임신 자체가 위험하지만 증세가 가볍고 잘 관리한다면 임신, 출산도 가능하다.

　심장병이 있으면 우선 충분히 휴식하고 되도록 무거운 물건은 들지 말고 계단 오르내리기도 가능하면 피한다. 감기 같은 전염성 질환에 걸리지 않도록 주의하고 만약 걸렸으면 즉시 치료를 받는다. 심장 질환은 분만 시 또는 그 직후 증세가 악화되기 쉽기 때문에 임신과 출산 전 기간에 걸쳐 세밀한 관리가 필요하다.

2) 고혈압 · 저혈압

　고혈압 임신부의 15~25%가 임신중독증 가능성이 있다고 한다. 임신중독증이 생기면 혈압이 오르기 때문에 고혈압 임신부에게 더 위험하다. 영양 섭취와 더불어 고단백 저칼로리식을 한다. 과로, 수면 부족, 정신적 스트레스 등도 고혈압의 원인이 되므로 가능하면 푹 쉬고 스트레스 받지 않도록 해야 한다. 임신중독증 증상을 보이거나 혈압이 비정상적으로 높아지면 분만 전이라도 병원에 입원해 치료를 받아야 한다.

　반대로 저혈압은 임신중독증이 아니라면 원래 임신 초기에는 혈압이 낮아지다가 후기가 되면 원래대로 혈압이 돌아오기 때문에 걱정할 필요가 없지만 혈압이 원래대로 안 돌아오거나 손발이 차고, 오랫동안 한 자세로 있다가 일어날 때 어지럽다면 병원에 가봐야 한다.

3) 만성신장염

　만성신장염이 있어도 혈압이 정상이고 신장 기능에 별 이상이 없으면 임신할 수 있다. 그러나 신장 기능이 약하면 유산, 조산, 미숙아, 태반기능부전 등을 일으키고 임신중독증이 되어 신장염이 악화될 수 있다. 임신 중에 신장염이 악화하면 모체의 생명까지 위험해져 인공임신중절을 해야 할 수도 있으므로 짜게 먹지 않도록 유의하고 무엇보다 스트레스 받지 않도록 안정을 취해야 한다.

4) 간 질환

　인체 내에서 간장은 몸 밖에서 들어왔거나 몸 안에서 생성된 유독 성분을 무독성 물질로 만들어 혈액에 내보내는 작용을 한다.

　간장에 장애가 있는 사람은 입덧이 심하거나 임신중독증을 일으키기 쉽다. 이 때문에 모체가 위험해지면 인공임신중절을 해야 한다. 따라서 간에 문제가 있다면 미리 의사와 상담하는 것이 좋다.

5) 기관지천식

　기관지 천식은 사람마다 그 증세가 달라진다. 임신해서 천식 발작이 잦아지는 사람이 있는가 하면 오히려 증세가 가벼워지는 사람도 있다. 기관지천식 환자는 임신을 하면 천식약이 태아에 영향을 줄까 봐 약도 먹지 않고 참고 견디기만 하는데 의사가 처방한 약은 태아에 거의 영향이 없으므로 천식 환자가 임신을 계획하거나 임신을 했다면 반드시 주치의와 상담하는 것이 좋다.

　심한 천식 발작으로 유산이나 조산될 가능성은 거의 없지만 천식을 악화시키거나 발작의 원인이 되는 일은 피하도록 한다.

　출산 후 1~2일 내에 악화할 수 있으므로 천식을 치료할 수 있는 전문병원이나 종합병원에서 분만하는 것이 안전하다

6) 당뇨병

　당뇨는 임신 중에 발병하는 경우도 많다. 임신성 당뇨는 대부분 분만 후 정상으로 돌아온다. 그러나 20년 정도 지나면 임신성 당뇨가 있었던 산모의 반에서 실제 당뇨가 생긴다고 알려져 있다. 임신성 당뇨는 태반에서 분비되는 호르몬이 임신 중 모체의 인슐린 요구량을 증

가시켜 생기는 것으로 추측한다.

임신 전부터 당뇨병이 있으면 태아가 커져서 이로 말미암은 산도 손상과 제왕절개 분만의 가능성, 임신중독증, 감염, 산후출혈 등이 생길 수 있고 태아는 선천성 기형, 폐성숙부전 및 대사장애에 의한 신생아 이환 및 사망, 원인불명의 사산 등의 합병증이 생길 수 있다. 임신성 당뇨에서는 이같은 합병증의 빈도는 낮으나, 인슐린 치료가 필요한 임신성 당뇨에서는 합병증의 발생 가능성이 높다. 그러므로 이를 방지하려면 임신부는 임신의 전 기간에 걸쳐 진찰을 받고 정확한 진단, 치료해야 한다. 신생아도 전문의의 진찰을 받도록 한다.

7) 폐결핵

폐결핵에 걸렸더라도 폐 기능이 심하게 손상되지 않았으면 보통 임신부처럼 분만할 수 있다. 그러나 결핵에 걸린 사람은 폐활량이 적어서 분만 시 힘주기가 어렵다. 결핵 치료에 사용하는 약은 태아에게 영향을 미치지 않는 것을 복용할 수 있다. 하지만, 가능하면 결핵균이 비활동성이 될 때까지 임신하지 않는 것이 좋다. 임신부가 중증 폐결핵을 앓더라도 자궁 내의 태아에게는 감염되지 않는다. 그러나 출산 후 호흡기로 감염될 수 있으므로 산모가 활동성 결핵이면 신생아를 즉시 격리시키고 수유도 하지 말아야 한다.

결핵 임신부는 분만할 때 소모된 체력과 출산 후 수유와 육아로 피로가 겹쳐 증상이 악화되기 쉬우므로 출산 후에 충분히 쉬면서 안정을 취해야 한다. 최소한 산후 1년은 정기적으로 전문의의 진찰을 받고 완치할 수 있도록 노력해야 한다.

8) 치질

치질이란 항문 질환의 총칭으로 치핵, 치루, 열항 등으로 구분한다. 특히 임신, 분만과 관계가 밀접한 것은 치핵이다.

임신 중에는 골반으로 혈액이 많이 모여 그 압력 때문에 울혈이 생겨 치핵이 점점 커진다. 치핵은 정맥류의 일종이며 정맥의 울혈 때문에 발생하는 것으로 임신 전에 치핵이 있었던 사람은 증세가 악화되기 쉽다. 또 항문 주위의 조직이 이완되어 직장 일부가 밖으로 밀려나와 탈항이 되기도 한다.

치질이 생기면 생활하기도 불편하므로 임신 중에 변비가 생기지 않도록 미리 예방해야 한다. 물과 채소를 충분히 섭취하고 목욕 할 때마다 항문 부위를 따뜻하게 해주어 혈행이 원활하도록 한다.

9) 추간 연골 헤르니아(디스크)

요통은 정도의 차이는 있지만 임신부라면 누구나 겪는 고통이다. 추간 연골 헤르니아는 흔히 디스크라고 말하는 것으로 척추 연골 조직이 빠져나왔기 때문에 심한 허리 통증을 유발한다. 임신하면 평소와 달리 무거운 배를 받치려고 골반이나 허리 근육에 부담을 주어 요통이 재발할 수 있다.

요통을 예방하려면 되도록 무거운 물건을 들어올리지 말아야 한다. 또한, 산전체조와 요가 등으로 허리와 등의 근육을 튼튼하게 하거나 복대를 착용하여 허리를 보호해야 한다.

4. 임신하면 나타나는 증상

1) 월경을 안 한다.

평소에는 월경주기에 따라 제때에 보이던 월경이 예정일보다 10일에서 2주일 정도 늦어지면 임신을 생각할 수 있으며 다음 생리 주기에도 월경이 없으면 임신 가능성은 더 높다.

그러나 때로는 임신을 했어도 처음 2~3개월 동안은 수정란의 착상 때문에 생기는 소량의 혈액 때문에 적은 양이지만 생리처럼 혈액이 보이기도 한다. 그러나 2~3일이 지나면 멈추고 무월경 상태가 계속되기 때문에 몸에 어떤 변화가 왔음을 느낄 수 있다.

그러나 적은 양의 출혈이 5일이나 일주일 이상 계속

되면 초기 유산일 수도 있다.

2) 입덧을 한다.

입덧은 대개 임신 6주경 시작해서 16~20주쯤 되면 없어지지만 사람에 따라 짧게 하기도 하고 오랫동안 입덧으로 고생하기도 한다. 배고플 때나 버스, 택시 등을 타면 머리가 멍해지는 듯하면서 속이 메슥거려 구토를 하기도 한다. 식욕은 없어도 특정 음식만 먹고 싶은 등 음식물에 대한 기호가 달라지기도 한다.

임신 가능성이 있다면 이런 증상을 위장 장애라고 생각하지 말고 먼저 임신 여부를 확인해야 한다.

3) 유방이 커지고 통증이 생긴다.

임신이 되어 수정란이 자궁내막에 착상하면 난소에서 생긴 황체 호르몬의 작용으로 유두의 색이 짙어지고 유두를 둘러싼 유륜이 넓어지고 거무스레해진다. 이런 현상은 첫 임신 때 더 두드러지게 나타난다. 유방이 팽팽해지면서 커지고 만지면 약한 통증이 느껴진다.

4) 기초체온이 고온기로 지속된다.

배란 이후 임신이 안 되면 고온기를 형성하던 기초체온이 다시 저온으로 떨어진다. 그런데 기초체온이 37℃ 이상으로 3주 이상 지속하면 임신일 가능성이 높다. 임신 가능성이 있을 때 몸이 나른하고 미열이 있으면서 감기에 걸린 것 같은 느낌이 들면 감기약을 먹기 전에 임신을 했는지 확인해 보는 것이 좋다.

5) 질 분비물이 많아진다.

임신을 하면 질 분비물이 많아지는데 이는 생리적인 현상이다. 수정란이 자궁에 착상하면서 자궁의 활동이 활발해져서 분비물이 많아지게 되는 것이다. 무취의 끈끈한 유백색으로 가렵지 않으며, 평소에 청결을 유지해주면 된다. 그러나 가려움증이나 통증이 느껴진다면 질염이나 다른 질병이 있을 수 있으니 병원에 가도록 한다. 특히 붉은 색이나 거무스름한 색의 분비물이 나온다면 출혈이나 초기 유산일 수도 있으니 즉시 병원에 가도록 한다.

6) 화장실에 자주 간다.

임신이 되면 자궁이 커져서 방광이 압박을 받아 소변을 보는 횟수가 많아지고 소변을 보고 난 후에도 시원한 느낌이 들지 않는다. 또한, 황체 호르몬의 영향으로 장 운동이 방해를 받아서 변비가 생기기도 한다.

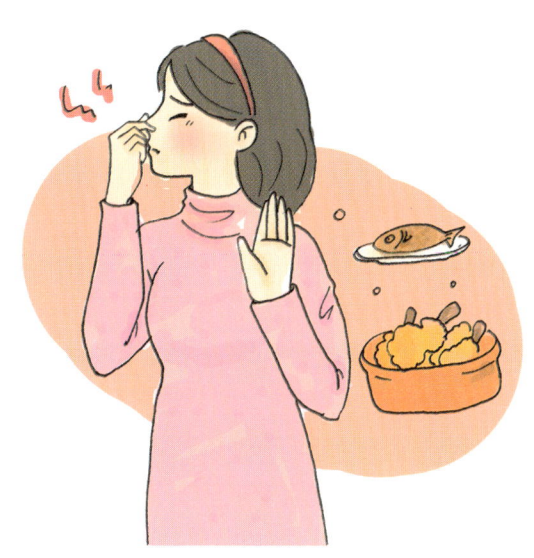

7) 기타 임신 징후

사람에 따라 조금씩 다르지만 임신 후 나타나는 몇 가지 특징이 있다.

평소에 없었던 기미, 주근깨, 여드름 등의 잡티가 늘고 피부가 까칠해지면서 화장도 잘 받지 않는다. 그 외에도 초조함을 느끼거나 정신적으로 불안함을 느껴 별 것 아닌 일에 짜증을 내기도 한다.

그러나 이런 증세는 임신을 간절히 원해서 오는 상상 임신에도 나타날 수 있고 신경이 예민한 사람에게 나타나는 스트레스일 수도 있다.

5. 언제 아기를 만날 수 있을까?

1) 출산예정일

평균적으로 임신 기간은 최종 월경 시작일부터 약 280일 또는 40주로 계산한다. 원래 임신 기간은 수정란이 자궁에 착상한 날부터 아기가 태어난 날까지를 계산해야 하지만, 수정한 날이나 착상한 날을 정확히 알 수 없으므로 임신하기 전의 월경 첫날을 임신 제 1일로 보고, 출산예정일은 최종 월경 첫날에 280일을 더해 계산한다. 따라서 전체 임신 기간 40주 중에 1~2주는 실제로 임신하지 않은 상태이며 태아가 엄마 자궁에서 자라는 기간은 266일 정도가 된다.

출산예정일은 아기를 언제쯤 만날 수 있는지도 예측하지만 출산예정일을 기준으로 태아가 제대로 발육하고 있는지 확인하고 임신 주 수에 맞는 준비와 태교를 할 수 있다는 데 의의가 있다.

2) 출산예정일 계산법

(1) 마지막 월경일 기준으로 계산

월경이 시작되고 2주일 정도 뒤에 다시 배란을 하고 수정이 이루어지기 때문에 마지막 월경이 시작된 날에서 280일 뒤가 출산예정일이 된다. 흔히 분만 월은 마지막 월경이 1월~3월 사이일 때는 9를 더하고 마지막 월경이 4월~12월 사이일 때는 3을 뺀다. 분만일은 마지막 월경의 첫날에 7을 더한다.

예 : 최종 월경이 2월 10일이면 분만월은 2+9=11월,
　　 분만일은 10+7=17일 즉, 11월 17일
　　 최종 월경이 9월 15일이면 분만월은 9-3=6월,
　　 분만일은 15+7=22일 즉, 6월 22일

(2) 기초체온곡선을 그려서 계산

기초체온곡선을 그려보면 이를 이용해서 배란일과 예정일을 알 수 있다. 기초체온이 고온을 나타내는 기간 중 마지막 날을 배란일로 생각하고 거기에 38주를 더하면 출산예정일이다.

(3) 임신력을 이용해서 계산

병원에 가면 의사들이 문진을 통해 월경일자와 주기 등을 기록한 후 원반 모양의 임신력을 이용해 예정일을 알려준다. 마지막 월경의 첫째 날을 눈금에 맞추면 현재의 임신 주 수와 예정일을 알 수 있다.

(4) 초음파 확인으로 계산

마지막 월경이 있었던 날을 정확하게 알 수 없으면 초음파 검사로 예정일을 확인 할 수 있다. 초음파로 태아의 머리부터 엉덩이까지의 길이를 재서 개월 수를 알아낸다. 임신 6~11주 사이에는 태아의 길이로 확인한다.

6. 임신과 관련한 검사

1) 임신 전·후 검사

(1) 소변 검사

임신 중에도 소변 검사를 통해 증상이 드러나지 않는 방광염, 신우염 등을 예방하고, 소변에서 단백질이 많이 나오면 임신중독증을 의심해 볼 수 있다.

(2) 간염 검사

이미 간염 항체가 있는 여성이면 별문제가 없지만, 간염 항체가 없다면 예방접종을 해야 하고, 간염에 걸린 여성은 간염을 치료하고 나서 임신하는 게 안전하다. 산모가 B형 간염 보균자더라도 태아가 기형이거나 전염될 가능성은 낮지만 분만할 때 혈액을 통해 전염될 수도 있다. B형 간염 보균자이거나 임신 뒤에 간염에 걸렸으면 출산 뒤 아기에게 면역 글로불린이나 백신을 접종한다.

(3) 풍진 검사

풍진은 바이러스를 통해 감염되는 질병으로, 감기 증세와 비슷하기 때문에 모르고 지나치는 일도 많다. 어렸을 때나 임신 전에 풍진을 앓았으면 면역이 생기는데 그렇지 않으면 임신 전에 예방 주사를 맞는 것이 좋다. 임신 초기에 풍진에 걸리면 태아가 청력장애, 백내장, 심장질환, 발달장애, 신경계, 소화기 등 선천적인 기형을 일으킬 수 있다.

임신 전에 풍진 항체를 먼저 검사하고 나서 항체가 없으면 백신을 접종한다. 접종 3개월 뒤에 항체가 생기므로 임신하기 3개월 전에는 풍진 검사를 받고 임신은 풍진 백신 접종 이후 적어도 한 달 정도는 지나서 시도하는 것이 안전하다.

(4) 빈혈 검사

임신을 하게 되면 태아가 모체의 철분을 가지고 혈액을 만들기 때문에 태아에게 철분을 주게 되므로 빈혈 검사를 통해 의사의 처방에 따라 철분제 복용을 해야 한다. 빈혈 검사는 초기와 말기에 하는데, 말기에 빈혈이 심하면 출산 시 출혈이 많기 때문에 수혈을 해야 하는 경우도 생긴다.

(5) 매독 혈청 반응 검사

성병 중 하나인 매독은 모자보건법에 의해 임신 전이나 14주 이내에 의무적으로 검사를 받아야 한다. 임신부가 매독에 걸리면 5개월 이내에 유산할 가능성이 크고, 유산 위험의 고비를 넘겼다 하더라도 태아에게 치명적인 기형을 유발할 수 있다. 뿐만 아니라 임산부의 건강도 해친다. 혈액 검사를 통해 감염 여부를 진단하는데, 조기에 발견하면 태아에게 큰 영향을 미치지 않는다.

(6) 혈액형 검사

혈액형 검사는 ABO식과 Rh식 2가지로 검사한다. 임신 중이나 분만 시 출혈이 생겼을 때 정확한 혈액형을 알고 있으면 수혈할 때 좋으며, 태아와 모체가 혈액형이 서로 음성과 양성인 경우 용혈반응으로 인해 유산이나 조산할 경우가 있기 때문에 필수적인 검사다.

2) 임신 확인 검사

(1) 소변 검사

임신 여부를 알기 위해 일반적으로 사용되는 소변 검사로 임신 여부를 확인할 수 있다. 임신을 해서 소변에 융모성 생식선 자극 호르몬(HCG)이 섞여 나오면 검사지에 선이 나타나거나 색깔이 변한다. 병원에서 하는 소변 검사는 소변에 시약을 넣고 그 반응을 보기 때문에 몇 분 안에 결과를 알 수 있다.

(2) 내진

내진은 임신을 확인하고 수정된 지 4주 후에 받는다. 내진할 때 의사가 질 속에 손을 넣어 자궁의 위치와 난소의 위치, 크기, 단단한 정도를 조사한다. 내진을 위해 벗기 편한 옷차림으로 병원에 가도록 하며, 조금 불편하더라도 긴장하지 말고 편한 몸과 마음을 갖는다. 병원에 따라서는 내진을 생략하거나 이상이 있을 때만 하기도 한다.

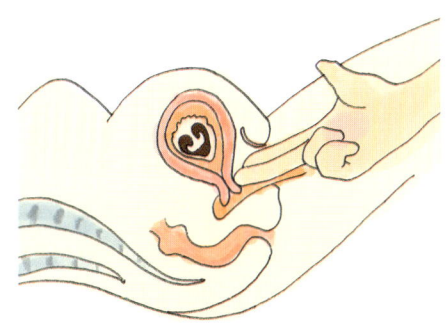

(3) 초음파 검사

초음파 검사를 하면 태아의 형태를 볼 수 있고 임신 확인도 할 수 있다. 초음파로 보아서 자궁의 크기가 좀 커지고 자궁 내벽이 두꺼워져 있으면 임신 가능성이 크다. 또 임신 4주 반 정도가 되면 초음파로 태낭을 확인할 수 있다.

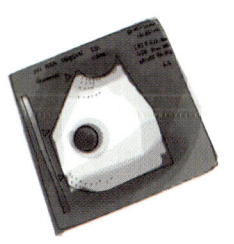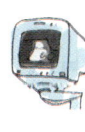

(4) 임신 테스트기로 검사

약국에서 판매하는 임신 테스트기로도 임신 여부를 확인할 수 있다. 착상된 지 얼마 되지 않은 수정란의 융모에서는 고나도트로핀이라는 호르몬이 분비되고 이것은 모체의 혈액 속에 흡수되었다가 소변으로 배설된다. 따라서 소변 속에 이 호르몬이 존재한다면

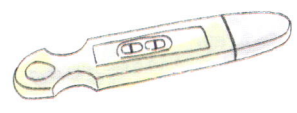

임신이라고 할 수 있다. 시판하는 임신 테스트기들은 이 원리를 이용한 것이다. 여기에는 응집 반응을 보는 검사법과 시약에 의한 색깔의 변화를 보는 방법이 있는데 요즘 판매하는 제품들은 감도가 아주 좋아서 예정 월경일 전에도 거의 정확하게 임신을 확인할 수 있다.

그러나 각 검사 기구마다 정확도가 달라질 수 있으며, 임신 처음 며칠과 5개월 이후에는 실제 임신했음에도 음성으로 나타날 수 있으므로 소변으로 하는 임신 테스트기에만 의존하지 말고 산부인과에 가서 정확히 진단을 받는 것이 좋다.

7. 나에게 맞는 병원 고르기

1) 병원 선택 전에 고려할 사항

임신을 계획하고 건강한 아기를 임신, 출산하려면 자신에게 맞는 산부인과를 선택해야 한다. 병원은 개인병원, 산부인과 전문병원, 종합병원 등으로 나눌 수 있는데 의료진이나 시설은 물론 출산비용까지 꼼꼼히 살펴서 결정한다. 병원을 한 번 정했으면 출산 때까지 계속 다니는 것이 좋으므로 신중하게 결정해야 한다.

병원 외에도 출산 전까지는 보건소에서 임신과 관련한 각종 검사를 무료 또는 저렴한 비용에 할 수 있고 출산준비교실을 운영하는 곳도 많으므로 보건소를 이용하면 도움이 된다.

(1) 집에서의 거리

일단 임신을 하면 출산하기 전까지는 자주 병원에 가게 된다. 몸이 안 좋거나 이상 증상이 생기면 언제든지 갈 수 있어야 하고 매달 정기검진도 받아야 하므로 임신부와 태아에 특별한 문제가 없다면 집에서 가까운 병원이 제일 좋다. 특히 분만일이 출산일과 맞지 않는 경우도 있으므로 출산 시에 대비해 빨리 갈 수 있고, 교통이 편리할지도 고려해야 한다.

(2) 임신 초기부터 출산 후 산욕기까지 계속 이용할 수 있는 병원을 선택

임신 초기부터 정기적으로 검진해 온 병원에서 아기를 출산하면 임신부에게도 병원이 친숙해서 편한 마음으로 분만할 수 있고 의료진이 그간의 진료 이력을 알고 있으므로 만일의 사태에 대비하기도 좋다. 중간에 병원을 옮기려면 그동안의 진료 기록을 가져가야 하기 때문에 번거롭다. 만약 임신부의 건강 상태가 나쁘거나 조심해야 할 임신이라면 거리가 조금 멀더라도 전문병원이나 종합병원에 다니는 것이 안전하다.

(3) 원하는 분만 방법을 선택할 수 있는 병원을 선택

특별히 자신이 원하는 분만 방법으로 낳을 수 있는지 확인해야 한다. 먼저 출산한 사람들에게 물어보고 병원마다 내세우는 특징을 잘 살펴보아 꼼꼼하게 병원을 선택 한다.

(4) 친절하고 믿을만한 병원을 선택

의사와 간호사들이 궁금한 점을 친절하게 상담해 주는 병원이 좋다. 임신 시 몸 상태에 대한 의문점들을 자세하게 알려주고 대처해 주면 임신부는 병원을 믿고 신뢰 할 수 있다. 믿을 만한 의사를 선택하고 임신 전 기간에 불편 없이 다닐 수 있는 곳이어야 한다. 병원에 한 두 번 가봐서 알 수 없다면 이미 출산 경험이 있는 임산부들에게 정보를 듣고 판단한다.

(5) 기타 고려할 부분

병원 시설이 위생적이고 편리한지도 알아 둔다. 입원실이 조용하고 깨끗한지, 병원에서 준비해 주는 것들은 무엇인지 알아보고 전반적인 위생 상태가 양호한지도 살펴본다. 불임이나 임신중독증, 쌍둥이 임신 등일 때는 대학병원 등 종합병원을 선택하는 것이 좋다.

2) 병원의 종류별 특징

(1) 개인병원

개인병원은 규모는 작지만 비용이 종합병원보다 싸고 집에서 가까운 곳에 있다는 것이 장점이다. 또, 환자 수가 종합병원보다 적어서 임신부 개인

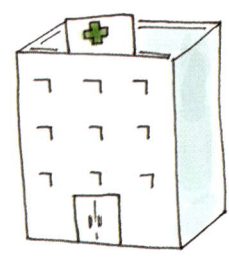

의 사정을 충분히 고려해 세심하게 진찰을 받을 수 있고 궁금한 점을 물어보면 충분한 설명을 들을 수 있다. 의료진과 이러한 유대관계를 형성하면 임신부의 불안감을 없애고 순산하는 데 도움이 된다.

(2) 산부인과 전문병원

시설이나 규모가 종합병원 수준이면서 특별히 산부인과를 전문으로 하는 병원이라서 신뢰도가 높아 임신부들이 안심하고 다닐 수 있다. 산부인과 외에 내과, 비뇨기과, 소아과 등 임신부에게 필요한 진료과를 대부분 갖추고 있어 위급한 상황에서 신속히 대처할 수 있다. 따라서 임신중독증이나 당뇨 합병증, 고령 출산 등 고위험군의 임신부들은 물론 불임이나 기형아 등에 대해 특수 클리닉을 찾는 여성들도 많다. 진료뿐만 아니라 임신부를 위한 출산준비교실이나 모유 수유 강좌를 하기 때문에 도움이 된다.

그러나 환자 수가 많아 검진 때마다 오래 기다려야 하고, 분만이나 검진 비용이 개인병원에 비해 비싸다. 또한, 신생아 집중치료실 등의 시설을 갖추기 어려워 미숙아 치료는 할 수 없다. 게다가 규모가 커서 개인적인 세심한 배려를 받기 어렵고 유명한 병원을 찾아 가려면 거리가 먼 곳까지 가야 하는 불편함이 있다.

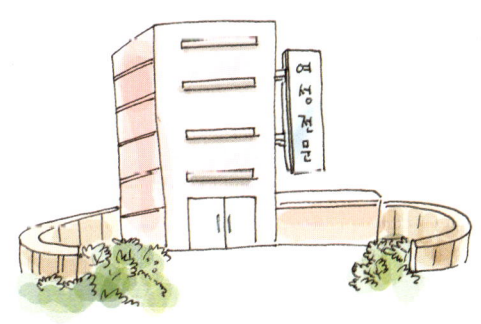

(3) 종합병원

대학병원 같은 종합병원은 산부인과 외에 소아과, 내과 등 모든 진료 과목이 골고루 갖추어져 있어서 합병증이나 신생아 질병에 대해서 신속하게 대처할 수 있다. 주로 임신부에게 만성 질환이 있거나 고령 출산 등 위험이 예상되는 임신부에게 적합하다. 또한, 출산 후에는 소아과로 출산 기록을 그대로 넘겨주기 때문에 아기의 건강에 대해 안심할 수 있다.

하지만, 사람이 많아서 진료 시간까지 오랫동안 기다려야 하고, 세심한 상담을 하기 어려우며 진료비나 출산비용도 개인병원보다 비싼 편이다.

최근에는 고위험 산모, 태아 기형 진단, 출생 후 예후 상담 등 여러 가지 서비스를 제공하려는 노력을 기울이고 있어 옛날보다 진료에 대한 만족도가 높아지는 추세이며, 산모의 나이가 갈수록 증가하여 처음부터 종합병원을 찾는 경향이 점차 늘어나고 있다.

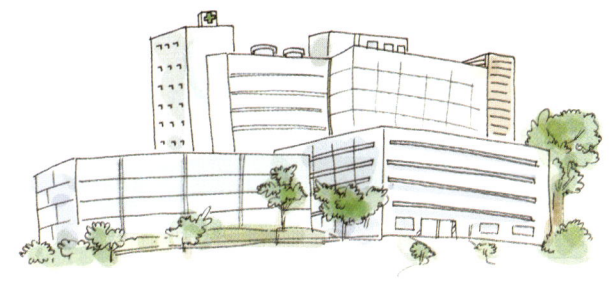

8. 임신하면 조심해야 할 일들

1) 높은 곳에 있는 물건 꺼내기와 무거운 물건 들기

임신 초기에는 높은 곳으로 손을 뻗거나 의자 위에 올라가서 무언가를 꺼낸다거나 하는 일은 피하는 것이 좋다. 높은 곳에 있다가 넘어지거나 휘청거리면 유산의 위험성이 커지기 때문이나. 임신하면 배가 많이 나와서 균형 잡기도 어렵기 때문에 높은 곳에 올라가는 일은 더 주의해야 하며 어쩔 수 없이 높은 곳에 있는 물건을 꺼내야 할 때는 단단히 고정되어 있는 것을 꼭 잡고 꺼내도록 한다.

또한, 임부는 무거운 것도 들지 말아

야 한다. 허리에 무리가 갈 수도 있고 무거운 물건을 들다가 배에 강한 압력이 가해지면 최악에는 유산이나 조산으로 이어질 수 있기 때문이다. 무거운 물건을 들어야 할 때는 허리를 굽히기보다는 일단 무릎을 굽혀 앉은 다음 물건을 들고 무릎의 힘으로 일어나는 것이 좋다. 되도록 무거운 물건을 들지 않는 것이 최선이다.

2) 불안하고 초초한 마음

임신 중에는 무엇보다도 마음을 편안히 하고 안정을 취해야 한다. 임신 중에는 여러 가지 금기 사항도 많아서 스트레스가 쌓이기 쉬우나 엄마가 스트레스를 받으면 태아도 역시 스트레스를 느낀다. 임부가 안절부절하면 혈관이 수축되어 혈압이 상승하고 그것이 그대로 태아에게 영향을 준다.

이런 것은 태아나 임신부에게 결코 좋은 일이 아니므로 임신부는 되도록 자신만의 기분전환 방법으로 스트레스를 해소하여 안정되고 평화로운 마음을 지녀야 한다. 또한 임신부가 그렇게 지낼 수 있도록 가족과 주변 사람들이 도와주어야 한다.

3) 몸에 꼭 맞는 옷

요즘은 옷을 몸에 꼭 맞춰 입는 것이 유행이지만 임신해서도 그렇게 입으면 배를 압박하기 때문에 좋지 않다. 배가 많이 나오는 임신 후기에는 임부가 입기에 가장 편하고 멋지게 임부복을 입는 것이 좋

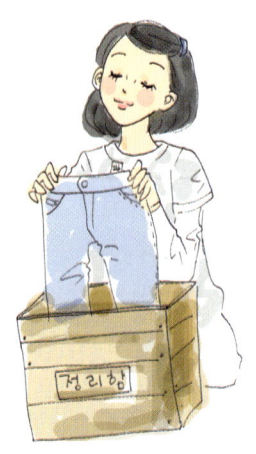

다. 임부복도 일반 옷 못지 않게 다양하므로 충분히 멋을 낼 수 있다.

4) 계단 오르내리기

임신해서 배가 나오면 몸의 균형을 잘 맞추지 못해서 구르거나 떨어질 위험이 있기 때문에 계단을 오를 때는 조심해야 한다. 일반인에게는 평범한 계단이라도 임신부에게는 더 힘들고, 배가 땅길 수도 있으므로 계단 오르기는 피하는 것이 좋다. 계단을 많이 오르면 배에 압력이 가해지며 강력한 복압은 파수를 일으킬 수도 있다. 임신 중에는 계단 난간을 꼭 붙잡고 천천히 오르내리도록 한다.

5) 오랫동안 서 있기

임신했다고 서 있는 일이 더 힘들지는 않지만 평소보다 쉽게 피로를 느끼는 것은 사실이다. 게다가 장시간 계속 서 있으면 태반으로 보내지는 혈액량이 누워 있는 상태의 1/5로 감소할 수 있으므로 가능하다면 오전과 오후에 30분 정도씩 누워서 쉬는 것이 바람직하다.

특히 다리에 정맥류가 있는 사람은 오래 계속 서 있지 말고 누워 있을 수 없으면 의자에 앉아서 다리를 다른 의자에 올려놓아 피로를 풀어주어야 한다. 직장 동료들에게 임신 사실을 알리고 이해와 협력을 얻는 것도 중요하다.

6) 불규칙한 생활

엄마가 일찍 자고 일찍 일어나는 규칙적인 생활을 하면 태아도 밝을 때는 활동하고 어두워지면 잔다는 자연리듬을 배울 수 있다.

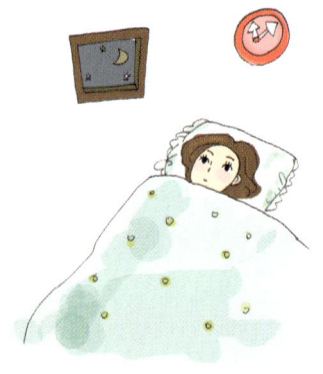

수면 부족으로 엄마가 피곤하지 않도록 충분히 자고 혹시 잠이 모자라면 낮잠을 자는 것이 좋다.

7) 너무 추운 곳

임부에게 찬 기운은 좋지 않다. 겨울에는 난방을 하기 때문에 오히려 걱정이 없지만 여름이면 지나치게 냉방을 하는 곳이 많아서 배가 차가워질 만한 환경에 노출되기 쉬우므로 더 주의해야 한다. 더운 곳에서 추운 곳으로 이동할 때 자궁 수축이 자주 일어나므로 조심해야 한다.

실내 외 온도차가 많이 나면 더욱 차게 느껴지므로 외출할 때는 꼭 카디건이나 무릎 덮개를 준비한다.

8) 컴퓨터 사용

컴퓨터에서 나오는 전자파보다는 장시간 컴퓨터를 사용하는 자세 때문에 요통이 생길 수 있어 좋지 않다. 화면을 보느라 눈에 피로가 오고 어깨 결림이 생길 수 있으므로 너무 오래 계속하시 말고 되도록 1시간에 10분 정도씩 휴식을 취하면서 컴퓨터를 쓰도록 한다.

9) 공중목욕탕 가기

임신 중 대중목욕탕에 가는 것을 크게 걱정할 필요는 없지만 가능한 한 욕조의 물이 깨끗한 아침 시간에 이용하는 것이 좋다. 때로는 넓은 욕조 안에 몸을 담그는 것도 편안한 느낌을 준다. 집에 있는 욕조에 각종 아로마 입욕제를 넣어 목욕하는 것도 좋다. 단, 지나치게 뜨거운 물에 오래 있지 않도록 한다. 임신 초기에 체온이 상승하면 태아 기형을 일으킬 수 있기 때문이다.

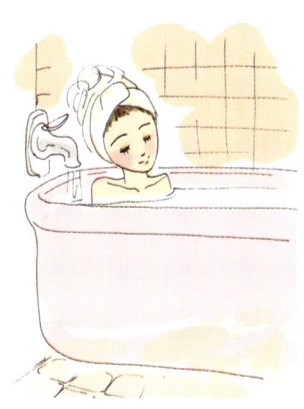

10) 애완동물 기르기

임신 중에 애완동물을 기르는 것이 문제가 되는 것이 아니고 개나 고양이 등의 배설물에 들어 있는 톡소플라즈마라는 원충 때문에 주의해야 한다. 톡소플라즈마가 아기의 기형이나 선천성 이상을 일으킬 확률은 지극히 낮다는 사실이 밝혀졌지만 주의해야 한다. 개나 고양이에게 입을 맞춘다거나 맨손으로 배설물을 다루는 것은 피하고 맨손으로 배설물을 만졌으면 흐르는 물에 깨끗이 손을 씻는다.

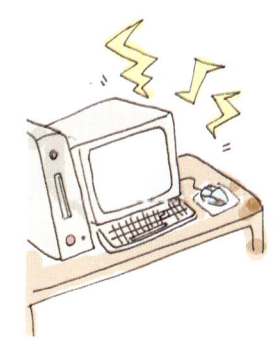

11) 이사하기

이사를 하는 것은 집을 구하는 일부터 계약, 이사에 이르기까지 여러 가지를 신경 써야 하고 청소와 정리를 하다 보면 무리하게 힘을 쓰기도 한다. 따라서 임신 중의 이사는 되도록 피하는 것이 좋지만 어쩔 수 없이 이사를 해야 하면 가능한 한 임부는 힘쓰는 일을 해서는 안 된다.

이사는 전문 업체에 맡기고 되도록 임신이 안정기에 들어서는 임신 중기에 이사하도록 한다.

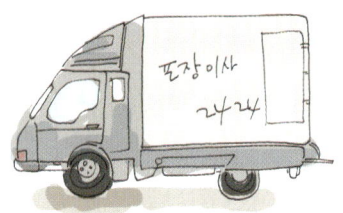

게다가 급브레이크를 걸었을 때 운전대에 배를 부딪치거나 배에 압력을 받을 수 있다. 따라서 임신부는 되도록 운전을 하지 않는 것이 좋지만 임신 중에 운전을 하려면 안전운전, 방어운전이 필수다. 평소 잘 아는 길로 운전하고 안전거리를 확보하며 제한 속도가 시속 80km라면 60km 정도로 운행하는 것이 좋다. 1시간 이상 운전해야 하면 다른 사람과 교대로 운전하는 것이 좋다.

12) 하이힐 신기

신발은 자신의 발에 잘 맞는 것을 그대로 신는 것이 좋다. 임신 했다고 갑자기 신발을 바꾸면 몸의 균형을 잡기가 더 어려워질 수도 있다. 그렇다고 하이힐을 그대로 신으라는 것은 아니고 임신 중에 신는 구두 굽 높이는 낮을수록 좋다.

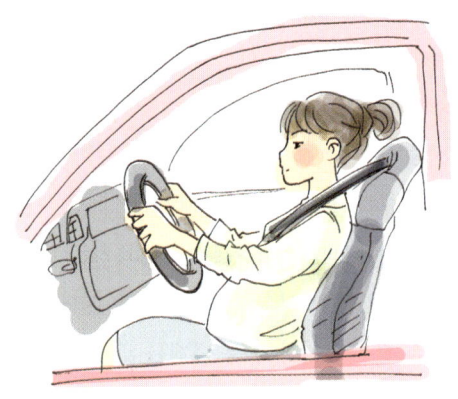

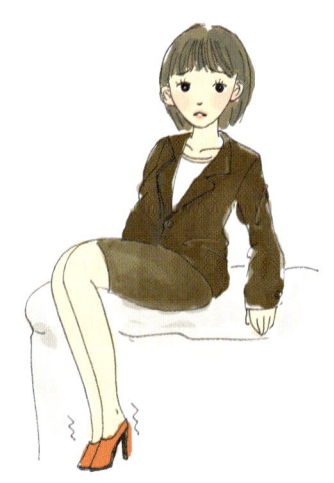

14) 붐비는 전철 타기

임신 중인 직장 여성이 출퇴근 시간에 사람 많은 전철을 타려면 정말 조심해야 한다. 많은 사람들 사이에 오랫동안 서 있으면 배도 상당한 압력을 받는다. 또, 계단을 오르내리다 다른 사람들에게 밀려 넘어지기라도 하면 큰일이다. 요즘은 모성보호를 위해 임신부에게 자리를 양보하도록 되어 있으니 주변 사람들에게 임신부임을 알리고 양해를 구해 자리에 앉아야 한다.

13) 자동차 운전하기

임신 중에는 호르몬의 작용과 체형의 변화 때문에 평소보다 운동신경이 둔해져 있어 재빠른 대응이 어렵다.

새로운 생명의 시작과 탄생

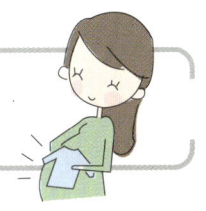

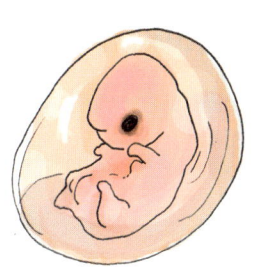

수정에서 착상할 때까지 7일 동안 새로운 수정란은 빠른 속도로 분열을 한다. 난관이 정상이면 난자는 수정 후 7일이 지나 자궁 내에 착상한다. 난관에 손상이 있거나 난관이 좁아 수정란이 난관 속에 착상하면 자궁 외 임신이 된다.

난자가 제대로 자궁 내에 착상을 하면 빠른 속도로 모든 신체 기관이 활발하게 발육을 한다. 임신한 후 즉, 수정 후부터 8주 동안의 수정란을 '배(胚)'라고 하며, 이 기간에 세포들은 분열을 계속하여 뼈, 혈액 등의 여러 가지 구조를 형성한다.

이 단계를 '배태 발육' 또는 '배 형성'이라 한다. 이 때부터 임신 3개월 동안은 유산을 조심하고 영양을 충분히 섭취해야 한다.

인체의 주요 기관은 임신 후 2개월 말이 되면 대부분 형성되고 이후의 임신을 지속하면서 이미 형성되었던 기관들이 더욱 뚜렷해지고 성숙해지며 커진다. 따라서 태아란 임신 8주 이후부터 태어나기 전까지의 기간 즉, 8개월 동안의 아기를 말한다. 태아는 대부분 29주부터 스스로 생존할 수 있다.

이 장에서는 태아의 성장과 모체의 변화를 월별로 자세히 알아본다.

1. 새 생명의 시작 : 임신초기(임신 1주~12주)

1) 임신 1개월

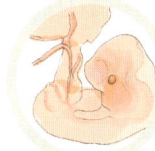

임신 1개월에는 아직 임신을 눈치 채지 못한다. 나른하고 피곤한 것 외에는 달라진 게 없기 때문이다. 임신인 줄 모르고 약을 먹거나 X-Ray 검사를 받을 수도 있으므로 임신 가능성이 있다면 언제나 조심해야 한다.

***태아의 성장

난자와 정자가 수정되어 자궁 내에 착상하면 임신이 시작된다. 아직은 배아(胚芽)라고 불리는 시기이며, 임신 3주 말이면 태아가 올챙이처럼 보인다. 4주가 되면 머리와 몸통으로 나뉘고 태아 세포는 외배엽, 중배엽, 내배엽으로 분리되어 각 인체 기관으로 발달한다.

***엄마의 변화

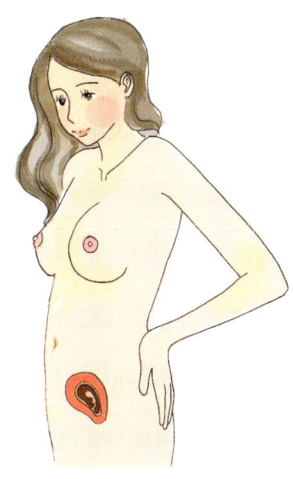

엄마는 아직 임신 사실을 모르지만 이미 호르몬의 변화로 자궁내막은 부드러워지고 두꺼워진다. 예민한 엄마는 미열이 오름을 느끼고 임신 4주가 지나면서 월경이 멎기 때문에 임신을 확인해 본다.

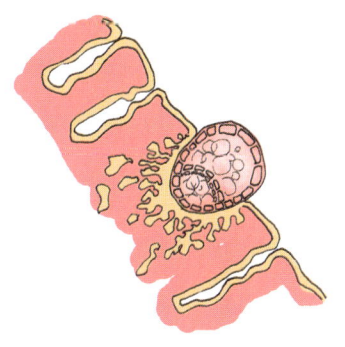

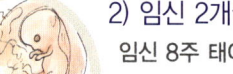
2) 임신 2개월
임신 8주 태아의 크기 : 2.5~5cm
임신 8주 태아의 체중 : 2g

수정란이 자궁 내막에 깊숙이 자리 잡는다. 수정란은 착상하고 나면 여러 가지 화학물질을 분비하는데 이것은 수정란이 태아로 자라기 위해 엄마의 몸을 변화시키고 모체의 면역체들이 태아를 공격하지 않고 안전하게 자랄 수 있도록 한다.

이 시기에는 세포 분화가 활발해져서 세포가 세 겹의 층을 이루고 각각의 층은 나중에 서로 다른 인체 기관으로 발달한다. 태반도 만들어지기 시작한다. 임신 4주 경부터는 태아의 뇌와 내장이 빠른 속도로 성장하므로 특히 X-Ray 검사와 약 복용을 조심한다.

***태아의 성장

태아는 뇌와 척추가 형성되고 6주가 되면 얼굴 모양이 조금씩 나타나기 시작한다. 뇌와 척수를 연결하는 신경중추기관의 기본 틀이 잡히며 비뇨기관도 발달한다. 7주가 되면 머리가 척추 위에 곧게 서고 꼬리가 사라진다. 태아의 심장이 형성된다.

***엄마의 변화

기초체온 고온기가 계속되며 소변이 자주 마렵고 질 분비물이 많아진다. 유방이 팽팽해지거나 유두가 아프고 입덧 증세가 나타난다. 이때 엄마는 영양이 풍부한 음식을 먹고 아기의 두뇌 발달을 위해 단백질 위주의 식사를 하고 태교를 시작한다.

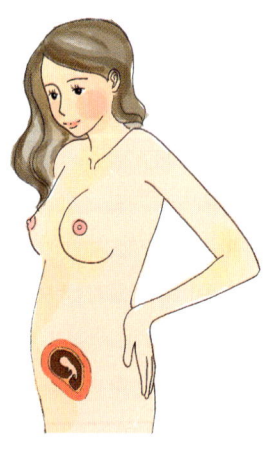

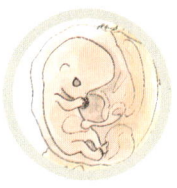
3) 임신 3개월
임신 12주 태아의 크기 : 6~9cm
임신 12주 태아의 체중 : 9g

지금까지는 배아(胚芽)라고 불렀지만 이때부터 태아(胎兒)라고 부른다. 임신 3개월에는 모든 신체구조와 기관이 완벽하게 형성된다. 태아는 신체상으로 거의 4배나 성장하며, 다른 조직도 급격하게 성장하는 중요한 시기다. 머리, 몸통, 팔다리가 선명해지고 손가락, 발가락은 완전히 형태를 갖추며 얼굴 윤곽이 드러나기 시작한다. 임신 초기는 유산하기 매우 쉬우므로 세심한 주의를 하도록 한다. 혈액형, 매독, 빈혈 등의 검사를 한다.

***태아의 성장

손가락, 발가락이 분리되고 손톱이나 머리카락 같은 미세 부분이 생겨나며 간장, 신장, 장기, 뇌, 폐 같은 중요한 신체기관이 완전히 형성되어 기능을 발휘한다. 눈꺼풀이 생겨 눈을 덮고 태아의 생식기가 형성된다. 태아는 양수 속에서 활동적으로 움직인다.

***엄마의 변화

아직 겉으로는 표시나지 않지만 자궁이 어른 주먹만해진다. 외음부 색이 짙어지고 분비물이 많아진다. 감염과 유해 환경을 주의하고 단백질과 칼로리 섭취를 늘린다.

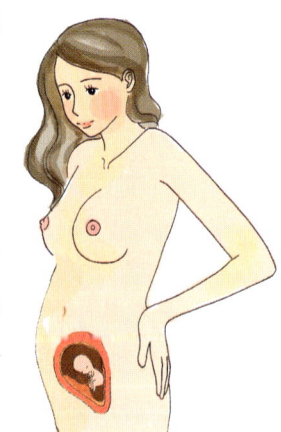

2. 무럭무럭 자라는 태아 : 임신중기(임신 13주~28주)

1) 임신 4개월
임신 16주 태아의 크기 : 11.5~13.5cm
임신 16주 태아의 체중 : 100g

11주가 지나면 태아의 모습은 인간의 형상을 갖춘다. 생식기가 외부로 드러나고 태반이 완성되어 유산의 위험이 적어지며 태아의 신진대사가 활발해진다. 태아는 탯줄로 영양을 공급 받고 호흡, 배설을 한다. 태아는 몸을 활발히 움직이기 시작한다.

***태아의 성장

태아의 얼굴이 완전한 형태를 갖추고 성별 구별이 가능해진다. 태반이 완성되어 신체가 빠르게 성장한다. 근육과 골격이 더욱 단단해지고 피부에는 피하지방이 생긴다.

***엄마의 변화

입덧이 없어지면서 식욕이 생기므로 단백질 위주의 균형 잡힌 식사를 한다. 잘 먹더라도 일주일에 500g 이상 찌지 않도록 한다. 피로해지지 않도록 신경을 쓰고 운전 등은 삼간다. 몸은 되도록 따뜻하게 하고 임부복을 준비한다.

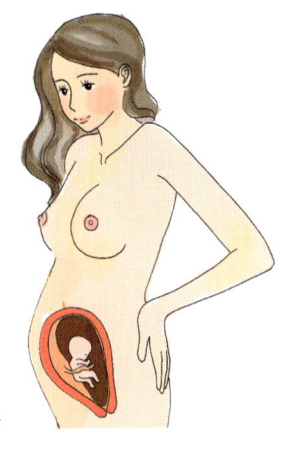

2) 임신 5개월
임신 20주 태아의 크기 : 16cm~18.5cm
임신 20주 태아의 체중 : 300g

태아의 골격이나 근육이 발달하여 엄마가 태동을 느낄 수 있게 되고 청진기를 대면 심장 소리도 들을 수 있다. 또한, 양수의 양도 많이 증가하여 양수 속에서 태아가 활발히 움직인다.

***태아의 성장

태반으로 산소를 공급받고 양수를 들이마시고 내뱉으면서 숨을 쉰다. 심장소리를 청진기로 들을 수 있다. 자신의 의지대로 움직이고 표정이 풍부해진다. 빛의 자극에 반응할 정도로 망막이 발달하여 엄마 배에 빛을 비추면 눈을 찡그릴 정도로 빛을 감지할 수 있다. 감각 기관의 신경세포가 크게 발달한다. 신경이 연결되고 근육이 발달해서 움직임이 활발하고 탯줄을 가지고 놀기도 한다. 감각과 의식, 지능을 지배하는 대뇌 피질이 빠른 속도로 발달하고 신경계통이 발달해 미각과 청각이 생기기 시작한다.

***엄마의 변화

임신 5개월이 되면 아랫배가 커지고 유두 색깔이 진해지며 유즙이 나오기도 한다. 모유 수유를 위해 유방 마사지를 시작한다. 영양을 충분히 섭취하되 1개월에 2kg이상 늘지 않도록 체중 관리에 신경 쓰며 철분제를 따로 복용해야 한다.

아이의 감각이 발달하므로 태교를 시작하는 것이 좋다. 임신부용 속옷으로 배를 보호하고 배가 불러 오므로 살이 트는 것을 예방해야 한다.

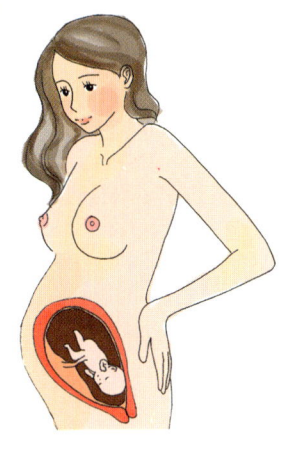

3) 임신 6개월
임신 24주 태아의 크기 : 23cm
임신 24주 태아의 체중 : 600g

피지선에서 태아가 태어날 때 윤활유 역할을 하는 태지가 분비되기 시작한다. 생존하기 위한 생리적인 기능의 기초를 거의 갖추지만 체중이 신생아의 4~5분의 1밖에 안 되므로 조산하지 않도록 주의해야 한다. 몸은 전체적으로 균형이 잡히지만, 아직은 마른 편이다.

태동이 점점 심해져서 태아의 몸놀림 때문에 엄마가 통증을 느끼기도 한다.

***태아의 성장

태아의 소화기관이 발달한다. 태아의 골격이 완전히 잡혀서 X-Ray 사진으로 태아의 뼈를 찍을 수 있다. 자유롭게 움직이면서 몸의 방향을 바꾸어 임신 6~7개월에는 태아가 거꾸로 있기도 한다. 신생아처럼 신체의 균형이 잡힌다. 소리에 더욱 민감해진다. 태아의 청력이 발달하여 자궁 밖에서 나는 소리까지 들을 수 있다.

***엄마의 변화

체중이 증가하여 허리와 다리가 아프다. 몸이 붓거나 다리에 정맥류가 생기기 쉬우므로 잘 때 다리를 방석이나 쿠션 위에 올리고 잔다. 호흡이 가빠지거나 땀을 많이 흘린다. 유방 마사지를 꾸준히 한다.

태동이 심해지므로 안정을 취하고 태아가 들을 수 있으므로 아기에게 말을 하거나 노래를 불러주면 좋다. 부모가 되기 위해 육아상식을 익힌다.

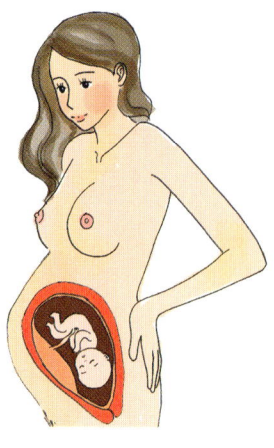

4) 임신 7개월
임신 28주 태아의 크기 : 27cm
임신 28주 태아의 체중 : 1,110g

폐 속에서 폐포가 발달하여 폐호흡을 연습한다. 태아 스스로 자신의 근육을 사용해 호흡하는 흉내를 내기 시작한다.

자주 입을 벌려 양수를 마시고 뱉으며 손가락을 빨기도 하는데, 이는 자연스러운 행동이다. 외진으로 역아(골반위), 쌍둥이(쌍태)를 판단할 수 있다.

***태아의 성장

성기는 발달하지만 남아의 고환은 복부에 있고 여아의 대음순은 미완성 상태다. 뇌, 척수, 심장, 간장이 발달하여 몸의 기능을 조절할 수 있다. 눈꺼풀이 완성되고 눈동자가 생겨서 눈을 뜬다. 태아가 엄마의 감정을 느낀다.

***엄마의 변화

배와 허벅지 등에 임신선이 생긴다. 아기가 제법 커서 균형을 잡기 어렵고 자궁이 커지면서 갈비뼈를 압박하여 통증을 느낀다. 부종이 생기지 않도록 조심해야 하고 혹시 조산할 수 있으니 출산에 필요한 준비물을 마련한다.

3. 신체발달의 완성 : 임신후기(임신 29주~40주)

1) 임신 8개월
임신 31주 태아의 크기 : 31cm
임신 31주 태아의 체중 : 1,800~2,100g

신경계가 발달하여 태아의 복잡한 학습 능력과 운동 능력이 훨씬 잘 발달한다. 근육이 발달하고 그것을 지배하는 신경도 활발해져 몸을 이리저리 움직이다가 역아가 되기도 하지만 대개는 태아 스스로 회전해서 정상위로 된다. 8개월이 지나면서 점차 머리를 골반 아래로 향한다.

***태아의 성장

태아가 완전히 눈을 뜨고 빛을 감지한다. 생식기 구분이 뚜렷해지며 폐가 완성되어 호흡할 준비를 하고 소화기관이 완성된다. 태아가 골반으로 내려가면 태아의 움직임이 둔해진다.

***엄마의 변화

배가 많이 나와 몸의 균형을 잃을 염려가 있다. 머리 감기, 손톱, 발톱 깎기는 남편의 도움을 받는다.

정기검진은 월 2회로 늘리고 체중 증가의 정도, 몸의 부기 등을 주의하여야 한다. 출산을 준비하고 분만시 호흡법을 연습한다.

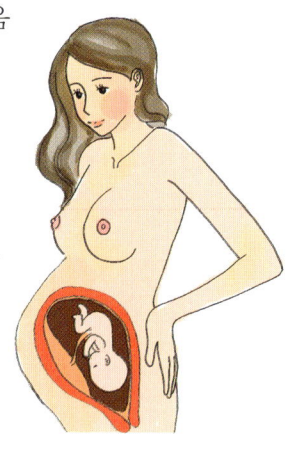

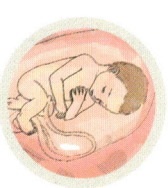

2) 임신 9개월
임신 36주 태아의 크기 : 35cm
임신 36주 태아의 체중 : 2,200~2,900g

가장 힘들고 괴로운 시기이다. 자궁

저가 높아져 위와 폐를 누르고 심장을 압박하므로 심장이 약한 사람은 특히 안정해야 한다. 남편이 가사일을 도와야 한다.

체중이 일주일에 500g 이상 늘면 위험하고 조산하지 않도록 주의한다. 아기용품을 준비하고 직장에 다니면 출산휴가를 받고 업무 인수인계를 한다.

***태아의 성장

여위었던 몸이 4등신의 균형 잡힌 몸이 되고 붉은빛이 도는 피부의 빛깔도 엷어진다. 손가락의 손톱은 아직 손가락 끝에 닿지는 않아도 많이 길었다. 남아는 뱃속에 있던 고환이 완전히 음낭 속으로 내려가고, 또한 여아는 대음순이 발달하여 양끝이 닿는다. 신체 기관이 거의 다 자란다. 태반의 두께가 얇아지고 태아의 모든 호르몬 분비선들이 어른처럼 자라며, 태아는 매일 0.5l 정도의 소변을 배출한다.

대부분 태아는 분만할 때가 되면 태아의 머리가 아래로 가도록 스스로 몸을 돌린다.

***엄마의 변화

자주 불규칙한 자궁수축을 느끼고 이상 출혈이 없는지 확인한다. 태아가 골반 깊숙이 내려가면 출산을 준비한다.

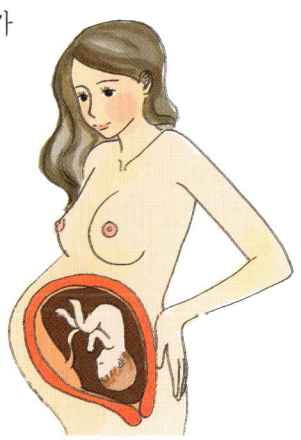

3) 임신 10개월
임신 40주 태아의 크기 : 40cm
임신 40주 태아의 체중 : 3,200g 이상

언제라도 출산할 수 있도록 준비한다. 무리한 일을 하지 말고 충분히 쉬고 푹 자도록 한다. 아래로 물 같은 것이 흐르면 파수가 된 것이므로 즉시 의사에게 간다. 출혈을 많이 하거나 복통이 심할 때, 태동을 하지 않을 때는 지체하지 말고 즉시 의사에게 진찰을 받아야 한다.

***태아의 성장

체중이 계속 증가하고 배내털은 빠지며 피부는 부드러워진다. 태아가 산도를 빠져나오기 쉽도록 태지가 조금 남아 있다. 출산 직전 일주일 동안 태아의 부신에서 많은 양의 코르티솔이 분비되어, 태아가 세상에 태어난 후 첫 호흡을 할 수 있도록 폐를 준비시킨다. 모체에서 항체를 받아들여 면역력을 갖는다. 태아가 나오려고 머리가 골반 홈으로 향하고 골반 뼈가 태아를 에워싼다.

***엄마의 변화

자주 아랫배가 당기거나 통증을 느낀다. 임신 마지막 달 검사를 빠짐없이 받고, 언제든 출산할 수 있으므로 출산 준비를 완벽하게 마친다. 진통을 시작하면 입원한다.

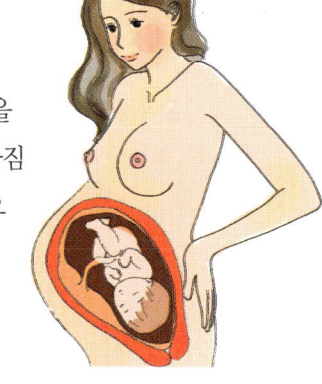

4. 자궁 속 태아의 성장 환경
1) 엄마와 아기를 연결해 주는 태반

착상 때는 수정란이 미분화된 세포구의 형태로 있다가 착상 후 성장을 계속하여 속이 빈 상태가 되며 중심부에서는 한 무리의 특수한 세포구가 성장을 시작한다. 이 세포들이 성장하여 태아가 된다.

미분화 배아세포의 외부 세포들은 융모막이라는 작은 손가락 모양의 돌기로 덮여있다. 이들 융모는 자궁 혈관에서 양분을 섭취한다. 이 융모들이 복제를 시작하고 가지를 형성하여 태반의 기초가 된다. 융모는 넓은 표면이 모체의 혈액과 접할 때까지 수적인 성장을 계속하면서 긴 가지를 형성하여 모체와 태아를 연결하는 생명선의 역할을 하게 된다.

태반이 성숙해지면서 융모 내에 혈관이 생기고 혈관의 광범위한 체계가 구축될 때까지는 주변의 혈관들에 연결된다. 이들 혈관은 태아 세포층으로 둘러싸여 있는

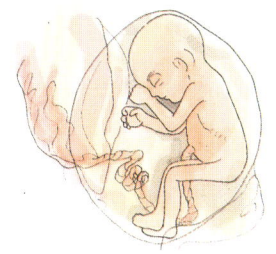
데 이 층은 마지막 단계에 태아와 모체의 혈액을 분리하고 모체의 양분과 산소를 태아에게 통과시키는 한편, 태아의 노폐물을 산모 쪽으로 전한다.

시간이 지남에 따라 태반의 구조는 눈에 띄게 변하는데, 이는 태반의 기능과도 직결된다. 융모는 계속 성장하면서 가지를 만들어 표면적을 넓히고 이로써 자궁벽에 쉽게 부착하게 된다. 태아의 혈액과 모체의 혈액을 분리시키는 세포층은 점차 얇아지지만 정상 상태에서는 이 세포층 때문에 모체와 태아의 혈액이 결코 혼합되지는 않는다.

임신 12주가 되면 태반이 완성되며, 미분화 배아세포의 외부는 하나의 막이 되는데 이 막은 자궁 내부에 부착하여 발육 중인 태아와 양수를 감싼다. 태반의 무게는 태아 총 무게의 1/6 정도 되는 500g이다.

2) 태반이 하는 일

태반은 태아에게 영양분을 전달하고 태아의 노폐물을 모체로 전달하는 역할을 하며 이와 같은 교환 작용은 태반의 융모에서 담당한다. 태반으로 모체의 양분과 산소를 포함한 혈액이 들어오면 태아의 탄산가스와 노폐물을 전달하는 혈액은 태반 밖으로 나가고 태아의 혈액은 산소와 영양분이 풍부한 혈액으로 바뀌어 탯줄을 따라 태아에게 돌아간다.

이외에도 태반은 외부의 자극에서 태아를 보호한다. 그러나 모체가 약을 복용할 때 이것이 태반을 지나면서 태아에게 해를 끼칠 수도 있다. 대부분 약은 작은 분자로 구성되어 있어서 쉽게 태반을 통과할 수 있으므로 임신 기간에는 반드시 의사의 처방에 따라 약을 복용해야 한다. 단백질이나 모체의 혈액 세포는 약 분자보다는 약간 커서 태반을 통과하기가 어렵다.

모체의 항체도 태반을 통과하여 태아가 질병에 대해 어느 정도 면역을 갖게 한다. 모체에서 받은 면역성은 생후 약 6개월까지 지속한다.

3) 아기를 보호하는 양수

임신 기간에 태아는 양막낭 속에 들어가 있는 양수에 싸여 있다. 양수는 대부분이 태아에게서 분비되는 것으로 보이며 모체에서는 적은 양만 분비된다. 태아 무게가 증가하면 양수도 증가한다. 임신 초기는 태아 피부의 기공으로 양수가 통과하지만 16주 이후에는 태아의 피부에 기공이 없어져 양수가 통과하지 못하게 된다. 태아의 묽은 소변이 양수의 중요한 성분이 된다.

양수는 태아가 자유스럽게 움직일 수 있게 하고 자궁 내 온도를 정상적으로 유지하여 태아가 성장할 수 있는 환경을 제공하고 외부의 자극과 충격에서 태아를 보호한다. 또한 태아의 소변은 양수로 배출되며 태아 신체기관의 성장을 도와 태아의 호흡 운동을 가능하게 한다.

5. 태아의 건강을 위한 검사
1) 엄마와 아기를 위한 정기검진

출산 전 산모는 정기적으로 검진을 받는데 임신 초기부터 7개월까지는 매달 한 번, 8개월부터는 2주에 한 번, 마지막 한 달 동안은 매주 한 번 정도 병원에 간다. 산전 정기검진은 건강한 아이를 출산하는데 필수적이고 모체의 건강을 유지하고 태아의 성장과 건강을 확인하기 위해서도 꼭 필요하다.

정기검진날에는 몸무게와 혈압을 재고 초음파 검사로 태아의 상태를 확인한다. 초음파 검사는 임부와 태아에게 전혀 해가 없다. 초음파 검진기를 임부의 자궁 위에 놓으면 모니터로 태아의 크기와 위치를 볼 수 있다. 요즘은 초음파 진단 기법이 발달하여 미리 태아 호흡과 움직임 등을 측정해 태아의 건강을 조사하고, 태아에 이상이 생기면 조기 발견하여 치료를 할 수 있다.

건강한 태아는 활발하게 움직이기 때문에 일정한 시간 동안 태아가 움직인 횟수를 계산하거나 태아 심장박

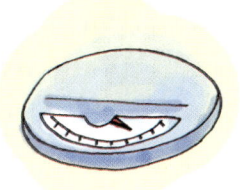
동수를 측정하면 태아의 건강을 알 수 있다.

임신 중반기 이후에는 임신부에게 고혈압이나 단백뇨가 나타나지 않는지 살펴본다. 고혈압과 단백뇨가 나타나면 임신중독증으로 진행될 가능성이 크기 때문이다. 35세 이상의 초산부는 임신중독증의 위험이 크기 때문에 후반기로 갈수록 더욱 주의해야 한다.

이 밖에도 정기검진할 때 임신 중의 이상 증세나 불편함 대해 의사와 상담할 수 있다.

2) 더 자세한 검사가 필요한 때

모든 산모들이 건강하고 똑똑한 아기를 낳고 싶지만 때로 그렇지 못한 아기가 태어날 수도 있다. 기형으로 태어났어도 적절한 치료를 하면 정상아로 돌아올 수 있다. 배꼽 탈장, 손가락이나 발가락 기형, 언청이, 장과 심장의 가벼운 장애는 수술이 가능하다.

선천성 기형의 원인은 정확히 알 수 없는 경우가 60% 정도로 대부분을 차지한다. 그 외에 염색체 이상 등 유전적 원인이 약 25%이고, 약물복용, 임신부 질환, 임신부 바이러스 감염, 유해물질 노출, 방사선 노출, 술, 담배 등 환경적 요인으로 발생하는 기형이 약 15% 정도 된다.

염색체 검사가 필요한 경우

① 산모의 나이가 35세 이상인 고령 출산일 때
② 가족 중에 기형아가 있거나 기형아를 낳은 경험이 있을 때
③ 선천성 기형아를 낳은 경험이 있을 때
④ 두 번 연속 혹은 세 번 이상 원인을 알 수 없는 자연유산을 했을 때
⑤ 원인을 알 수 없이 사산아를 출산한 경험이 있을 때
⑥ 초음파 검사 결과 태아의 이상을 발견했을 때
⑦ 모체 혈청 검사가 비정상으로 나왔을 때
⑧ 임신부가 기형아 출산에 대해 몹시 불안해 할 때
⑨ X염색체와 관련된 유전 질환의 위험성이 있는 임신에서 태아의 성 감별이 필요할 때

3) 임신 중 이상은 조기 발견으로

기형아를 조기 발견하려면 정확하고 정밀한 산전 기형아 검사가 필요하다. 선천성 기형이 밝혀지더라도 이미 손상 받은 것을 원상태로 회복시킬 수는 없다. 임신 23~24주 이전에 심각한 태아 기형이 발견되었으면 산모에게 임신을 지속할 것인지 중단할 것인지 선택하도록 해야 하고, 이때는 신중한 결정이 필요하다.

(1) 양수천자 검사

임신 16~18주경에 초음파 유도하에 임신부 복벽으로 침을 넣어 양수를 채취하여 검사한다. 최근에는 임신 10~12주경에 태아의 융모막 조직 일부분을 직접 채취해서 검사하는 융모막 검사를 많이 하는데, 결과는 1주 정도면 알 수 있다. 과거에는 이런 검사를 기형아를 낳을 위험률이 높은 부부에 한해 시행하였으나, 요즘은 대부분 의사가 35세 이상의 모든 임부에게 이 검사를 받도록 하고 있다.

그러나 양수천자 검사는 1/275 정도의 유산 위험이 따르므로 임부는 신중하게 생각해서 결정해야 한다.

(2) 기타 진단법

16주경에 혈액을 채취하여 알파 단백질의 수준을 검사하여 이분 척추 등 신경 체계의 결함을 검사한다. 만약 결과가 비정상이면 태아의 이상 여부를 확인하고자 양수천자 검사를 한다.

초음파 기기로도 이분 척추 같은 이상을 알아 낼 수 있으며, 자궁 내 태아를 관찰할 수 있는 태아경이라는 기구도 있다. 최근에는 초음파 촬영을 하면서 직접 태아의 탯줄에서 혈액을 채취하기도 한다.

편안한 임신생활

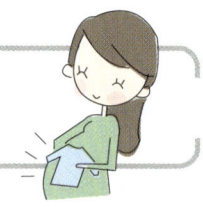

1. 임신 중 부부 관계

1) 임신 초기의 부부관계

임신을 확인한 순간부터 성생활에 대한 문제로 고민하는 부부들이 많다. 혹시라도 태아에게 해를 줄까 봐 부부 모두 소극적으로 변한다. 임신 초기에만 조심하면 되므로 성생활을 절대적으로 피할 필요는 없다. 그러나 임신 초기에는 유산의 위험 때문에 태아가 태내에 완전히 자리 잡을 때까지는 부부관계를 미루는 것이 바람직하다.

아내가 입덧이나 우울증으로 인해 성적인 욕구가 떨어질 수도 있으므로 남편은 이를 이해하고 아내의 몸 상태가 정상으로 돌아올 때까지 기다려 주어야 한다. 꼭 성관계가 아니더라도 애무나 마사지 같은 부드러운 접촉과 애정어린 말로 사랑을 표현할 수 있다. 일반적으로 임신 초기에는 아내가 많이 움직여야 하는 여성상위는 피하는 것이 좋고, 임신 중에는 세균에 감염될 확률이 높으므로 지나친 자극은 피하고 관계 전후에 몸을 청결히 해야 한다.

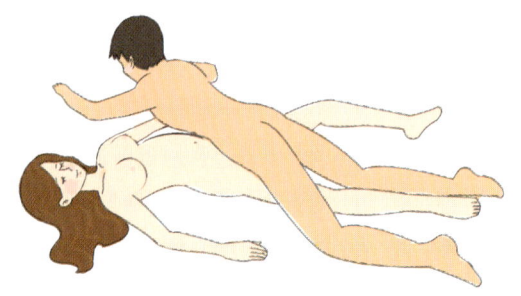

신장위 : 남녀 모두 몸을 길게 펴서 결합하는 체위이다. 남자의 몸이 둔해져서 격렬한 관계를 피할 수 있다.

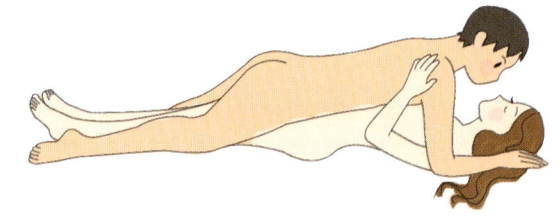

정상위 : 남자가 무릎과 두 손을 바닥에 대고 결합하는 체위이다. 여자의 복부에 압박이 없고, 삽입도 깊지 않아서 초기에 좋다.

2) 임신 중기의 부부관계

임신 중기는 입덧이 어느 정도 가라앉고 태반이 완성되어 안정기에 접어든다. 그래서 비교적 편안한 몸과 마음을 가지고 부부관계를 즐길 수 있지만, 배가 슬슬 불러오는 시기이므로 배를 압박하지 않도록 주의해야 한다. 섹스 중 배가 땅기거나 태동이 심하면 바로 안정을 취하고, 성관계 후 출혈이 있으면 전치태반이나 조산의 위험이 있으므로 병원에 가서 이상이 있는 것은 아닌지 점검해 보는 것이 좋다. 또, 너무 세게 유두를 자극하면 자궁수축이 올 수 있으므로 조심해야 한다.

임신 중에는 질이나 자궁의 점막이 손상을 입기 쉬우므로 깊은 삽입이나 손가락 삽입 등 무리한 자극은 하지 말고 관계 전에 몸을 청결히 해야 한다.

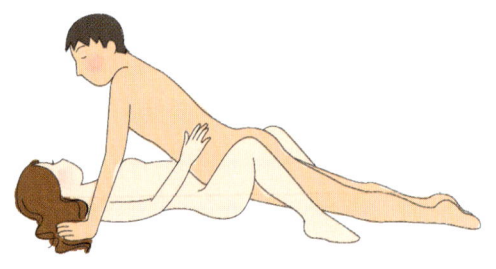

교차위 : 남자가 상체를 약간 비틀어 결합하는 체위이다. 깊게 삽입되지 않아 여자에게 무리가 가지 않는다.

전측위 : 남녀가 마주보고 누워서 삽입하는 체위이다. 옆으로 누워 결합하므로 배의 압박이 덜하고 결합도 깊

지 않아 큰 무리가 없다.

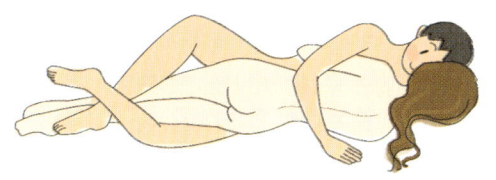

후측위 : 남자가 여자 뒤에서 옆으로 누워 하는 후측위는 배를 누르지 않아 부담이 없어 임신 중기에 적당하며, 삽입도 남자가 원하는 대로 조절할 수 있다. 이 체위는 삽입 대신 유방을 애무하는 등의 행동이 가능하므로 만족감을 높일 수 있다.

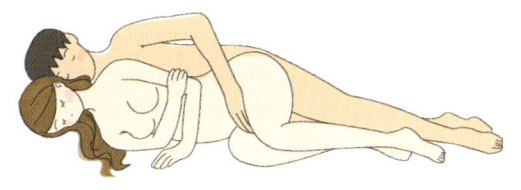

후좌위 : 남자가 뒤에서 여자의 상체를 지탱하는 체위이다. 남편의 체중이 실리지 않고, 결합의 깊이도 조절할 수 있다.

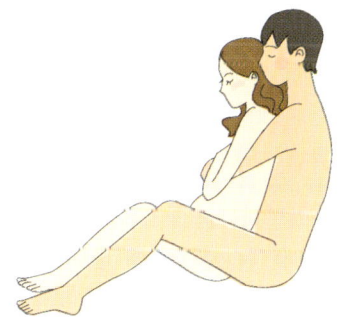

3) 임신 후기의 부부관계

임신 후기에는 출산에 대비해 자궁 입구와 질이 부드러워지고 질 분비물도 늘어나며, 질 내 산성도가 낮아져 자궁 경부가 세균에 감염되기 쉽기 때문에 성관계를 삼가는 것이 좋다. 그러나 건강한 산모라면 대개 임신 9개월 전까지는 정상적인 부부관계가 가능하며, 35주 이후에는 가능한 부부관계를 삼가도록 권유한다.

그러나 배가 불러오고, 가슴도 커져서 움직임이 불편함으로 임신 후기에는 배에 부담을 주지 않는 체위를 선택해서 가볍고 부드럽게 관계하는 것이 좋다.

후측위 : 남자가 여자의 뒤에서 감싸는 체위이다. 옆으로 누워서 하므로 배를 압박하지 않고 편안한 자세로 관계를 가질 수 있다.

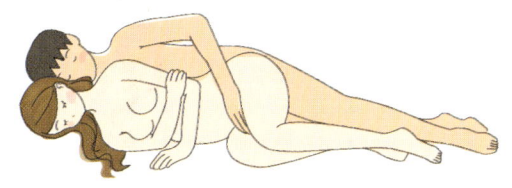

후좌위 : 앉아있는 남자가 앞에 있는 여자의 상반신을 지탱해주는 체위이다. 배를 압박하지 않으므로 임신 후기에 적당하다.

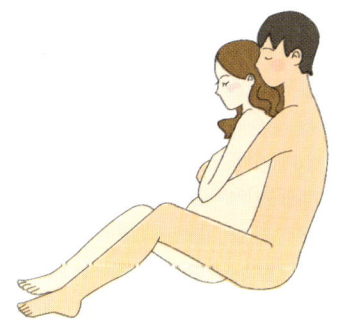

4) 임신 중 피해야 할 부부관계

굴곡위 : 아내가 허벅지 관절과 무릎을 강하게 들어 올려야 하기 때문에 깊게 결합되어 자궁에 영향을 미칠 수 있다.

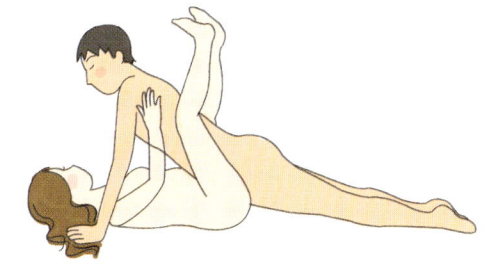

후배위 : 아내가 두 팔로 몸을 지탱해야 하는 후배위는 삽입이 깊어지고 배를 압박할 수 있으므로 피하는 것이 좋다. 여성의 뒤쪽에서 남성의 체중이 실리면 태아에게도 부담이 간다.

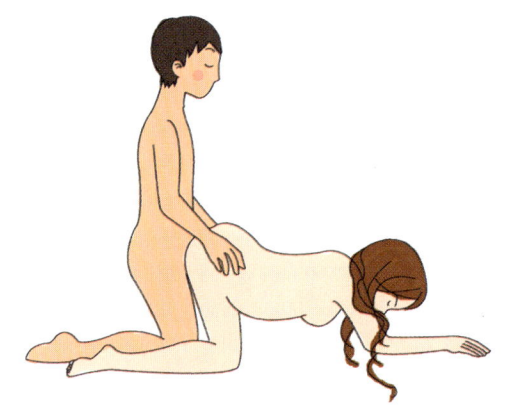

승마위(여성상위) : 아내가 남편 위에 걸터앉는 승마위는 삽입이 너무 깊게 이루어지므로 자궁을 심하게 자극할 수 있고, 여성의 상하 운동이 커지기 때문에 피하는 것이 좋다.

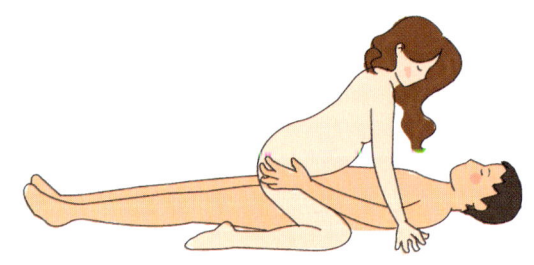

2. 엄마와 태아를 위한 음식

1) 임신 초기 : 입덧을 가라앉히는 음식

임신 초기에는 입덧으로 고생하느라 제대로 못 먹는 사람이 많다. 먹고 싶은 음식으로 골라 먹어 입맛을 돋우도록 한다. 먹기 힘들더라도 태아의 조직과 골격 형성을 위해 단백질, 칼슘을 충분히 섭취하도록 한다.

입덧이 심해 아무것도 못 먹는다면 영양제를 맞아 입덧을 가라앉혀야 한다. 식사를 할 수 없을 때는 식사 시간에 관계없이 언제 어디서나 먹고 싶을 때 먹도록 한다. 산책하면서 샌드위치를 먹거나 도시락을 몇 번 나누어 먹는 등 식사법에 변화를 주면 좋다. 공복 시에 구토가 더 심해지므로 좋아하는 음식을 조금씩 먹어야 한다.

입덧을 할 때는 수분, 비타민, 무기질이 부족해지기 쉬우므로 과일, 채소 등을 많이 먹는다. 그리고 스트레스를 받지 말고 마음의 안정을 유지하면 입덧 달래기에 도움이 된다.

2) 임신 중기 : 단백질과 칼슘 보충 음식

임신 중기에 접어들어 입덧이 가라앉으면 식욕이 왕성해진다. 음식의 양보다는 태아 성장에 필요한 고단백질 식품 위주로 섭취하고 철분과 칼슘이 부족하지 않도록 신경을 쓴다. 단백질은 태아의 두뇌 발달과 근육을 형성하고 태반과 기타 부속물을 만드는데도 필요한 중요한 영양소다. 임신 중기 이후부터 태아가 모체의 철분을 흡수해 혈액을 만들기 때문에 철분을 충분히 공급해야 한다.

임신 후에 변비로 고생하는 임신부들이 많은데 변비 예방을 위해서는 섬유질 섭취를 늘려야 한다. 섬유질은 모든 채소류와 과일류, 빵류, 곡류 등에 함유되어 있으니 임부는 섬유질이 풍부한 음식으로 식단을 구성하는 것이 좋다.

3) 임신 후기 : 철분과 비타민이 풍부한 음식

임신 후반기에는 태아도 커지고 몸무게도 증가하여 임신부에게 가장 힘든 시기다. 아기의 두뇌는 임신 후반기부터 출생 6개월까지 가장 많이 발달한다고 하니 가장 왕성하게 발달할 때 음식을 골고루 잘 섭취해 주어야 한다. 특히 두뇌 발달에 도움을 주는 단백질과 비타민 B군·비타민 C 등을 먹도록 한다.

신체 조직의 성장에 필요한 비타민 B군은 대부분 고기, 빵, 달걀, 우유, 녹색 채소류, 콩 등에 함유되어 있다. 비타민 B군 중 엽산은 특히 적혈구 형성에 필요하다. 그러나 높은 열에서 요리하면 파괴되기 쉬우므로 임신 중에는 엽산을 포함한 철분 정제를 복용하는 것이 좋다.

비타민 B₁₂는 우유 등 동물성 식품에만 포함되어 있으므로 육식을 하지 않으면 매일 우유를 마시는 것이 좋다.

비타민 C는 감귤류나 신선한 과일, 녹색 채소류, 토마토, 감자 등에 포함되어 있으며 조리 할 때 쉽게 파괴되므로 신선한 과일과 채소로 샐러드를 만들어 먹으면 좋다.

비타민 K는 녹색 채소류와 곡식에 들어 있는데 피가 응고하는 데 필수적이며 장에 서식하는 박테리아에 의해 신체 내부에서도 생성된다.

신체가 적절한 기능을 발휘하려면 철분, 칼슘, 등의 무기질이 필요하다. 철분은 조혈에 필요하며 주로 혈색소의 구성원이 된다. 철분은 보통 간, 신장, 고기, 달걀 노른자, 녹색 채소류 등에 많이 들어 있다. 임신 중에는 별도의 철분제를 복용하는 것이 좋은데 이것 때문에 변비, 설사 및 복통 같은 위장장애가 생기기도 한다.

칼슘은 이와 뼈의 발육을 위해 꼭 필요하다. 매일 750ml 정도의 우유를 마시면 임부에게 하루에 필요한 칼슘량을 충족할 수 있다.

임신 후기에 열량이 높은 음식을 너무 많이 먹으면 비만이 되어 순산하기 어려우므로 체중을 잘 조절해야 한다.

3. 임신 중 빈혈 예방과 철분 섭취

임신을 하면 많은 양의 철분이 필요하지만 엄마 몸에 저장된 철분의 양이 필요량보다 적어서 철 결핍에 의한 빈혈이 발생할 우려가 있다. 임신 중 철분이 부족하면 분만 시 위험한 상황이 올 수도 있으므로 철분 섭취를 소홀히 하면 안 된다.

1) 임신 중 빈혈이 생기는 이유

임신 중 생기는 빈혈은 대부분 적혈구 속의 헤모글로빈량의 부족으로 일어나는 철 결핍성 빈혈이다. 임신 중에 태아에게 충분한 혈액을 공급하고자 혈액량이 늘어나는데 혈액이 늘어나는 만큼 헤모글로빈량이 함께

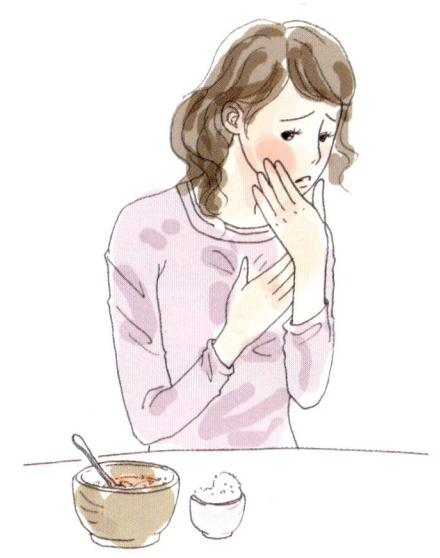

증가하지 않아서 피가 물을 탄 것처럼 묽어진다. 이 때문에 임신 중 빈혈이 생기기 쉽다. 이 때문에 모체는 빈혈에 걸리지만 태아의 혈류는 좋아진다. 태아는 자기가 필요한 철분을 모체의 혈액 부족과는 상관없이 우선 가져가기 때문에 태아가 빈혈 상태에 빠지는 일은 거의 없다.

임신 중 안색이 창백하거나 손톱 색이 나빠지는 증상이 나타나면 이미 빈혈이 악화된 상태라고 할 수 있다. 하지만, 이와 같은 자각 증상은 거의 나타나지 않기 때문에 임신 초기와 중기, 후기의 세 번에 걸쳐 빈혈 검사를 받는 것이 안전하다.

임신 중 생긴 중증 빈혈은 태아보다는 임부에게 더 안 좋다. 가슴 두근거림이 심해지거나 어지럼증 등의 불쾌한 증상을 비롯하여 출산 시에 여러 가지 문제를 일으킬 확률도 높다.

따라서 생명까지 위험할 수 있는 만큼 임신 중 철분 섭취를 충실히 해 미리미리 빈혈을 예방해야 한다.

2) 임신 중 필요한 철분량은 총 1,000mg

임신 중 필요한 철분의 양은 총 1,000mg으로 이중 500mg은 엄마의 적혈구를 만들고 300mg은 태아의 적혈구를 만든다. 나머지 200mg은 자연적으로 소모되는 철분을 보충하는 데 필요하다. 하지만, 대부분 산모

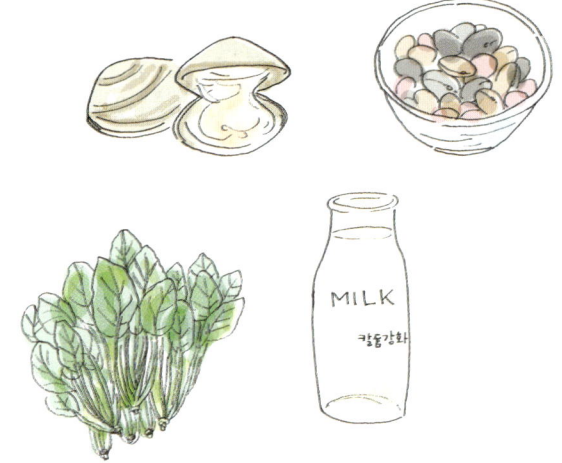

들은 철분 저장량이 아주 소량이기 때문에 필요량과 저장량의 차이만큼 철 결핍성 빈혈이 발생한다.

철분의 필요량은 임신 초기에는 낮지만 중기 이후 급격히 늘어나게 된다. 따라서 임신 초기에 헤모글로빈 수치를 검사하여 수치가 10 이하로 나오면 철분제를 먹어야 하고 헤모글로빈 수치가 정상이라 해도 임신 20주 정도부터 철분제 복용을 시작해 출산 때까지 계속 먹는 것이 좋다.

철분제는 분만 시 출혈에 대비하기 위해서라도 반드시 챙겨 먹어야 한다. 철분제는 약이지만 식품에 함유된 철분과 같은 성분이기 때문에 태아에게 영향을 미치지는 않는다. 최근의 철분제는 조금씩 용해되어 잘 흡수되게 하였지만 철분제를 먹으면 소화가 안 되고, 위가 더부룩한 등의 위장장애를 일으키고 변비가 발생하는 불편도 있어 자기 전 공복에 먹는 것이 좋다. 하지만, 식품만으로는 필요한 철분의 양을 충분히 보충해 줄 수 없으므로 먹기 어렵다고 마음대로 철분제 복용을 중단해서는 안 된다. 또 철분제를 먹더라도 철분이 많이 든 음식을 먹는 것이 좋다.

철분이 함유된 식품을 충분히 먹으면서 동시에 병원의 처방에 따른 철분제 역시 충실히 복용해 주어야 태아와 산모 모두가 임신 기간을 건강하게 보내고 안전한 출산을 할 수 있게 된다.

3) 철분을 많이 함유한 음식

빈혈 예방을 위해서는 여러 가지 영양소와 함께 철분이 풍부하게 함유된 식품을 끼니마다 먹겠다는 생각으로 식단을 구성하는 것이 좋다. 주의할 점은 타닌이 함유된 음료나 식품은 철분의 흡수를 방해하고 변비를 더 악화시키는 요인이 되므로 임신 기간 중엔 섭취를 삼가야 한다.

4) 빈혈 예방 식품

소의 간에 철분이 많이 들어 있다. 하지만 최근에는 간에 유독 물질이나 유독 성분이 쌓여 있다고 해서 그다지 권장하지 않는다. 채소류 중에는 시금치에 철분이 많이 들어 있고 조개류, 콩가루 같은 것도 우수한 철분 공급원이 된다. 요즈음엔 철분과 칼슘이 강화된 우유가 시판되기도 하니 이런 것들을 적극적으로 이용하여 빈혈을 방지하도록 한다.

(1) 가지

가지는 채소 중에서는 보기 드물게 단백질과 철분, 인, 칼슘 등의 무기질을 함유하고 있고 콜레스테롤을 낮춰주는 효과도 있는 우수한 식품이다. 가지는 식물성 기름에 볶아 먹거나 단백질 식품과 함께 섭취하면 철분의 흡수율을 더 높일 수 있다.

(2) 견과류

호두, 잣, 땅콩, 은행, 밤 등의 견과류는 단백질과 철분, 특히 지방이 풍부하여 열량이 높은 것이 특징이다. 함유된 지방의 성분도 대부분 불포화지방산이나 필수지방산으로 혈관의 건강에 도움을 준다. 또, 무기질과 비타민 B_1이 풍부해 매일 먹으면 피부가 고와진다.

(3) 닭고기

칼슘과 비타민이 풍부한 영양 식품이다. 닭고기는 쇠고기처럼 지방이 근육 속에 섞여 있지 않아 맛이 담백하고 섬유가 가늘고 연해 영양 성분의 소화 흡수율이 높다.

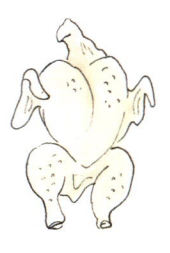

닭고기에는 단백질은 물론 지방, 칼슘, 비타민 A와 B류가 풍부해 철분과 함께 섭취하는 보조 식품으로 좋다.

(4) 달걀

사람에게 필요한 영양소가 골고루 들어 있어 완전식품이라고까지 일컬어진다. 뇌·신경세포를 구성하는 지질류와 단백질이 풍부하고 뼈를 만드는 데 필요한 칼슘과 인도 풍부하다. 세포 분열에 필요한 비타민 B_1, B_2, 니아신 등도 풍부하게 함유되어 있다.

(5) 멸치

빈혈 해소를 위한 보조 식품이다. 멸치는 단백질과 칼슘이 풍부해 임신부는 물론 성장기의 아이들에게도 좋은 음식이다.

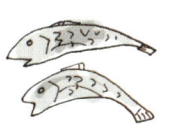

철분의 함유량은 그다지 높지 않지만 단백질과 무기질, 그리고 미량의 비타민류가 풍부히 들어 있어 철분이 흡수를 돕기 때문에 빈혈 해소를 위한 보조 식품으로 믹는 것이 좋다.

(6) 시금치

채소로는 드물게 칼슘과 철분이 많아 성장기의 어린이는 물론 임신부에게 좋은 알칼리성 식품이다. 시금치에 풍부하게 들어 있는 사포닌과 섬유질은 변비를 예방하고, 철분과 엽산은 빈혈을 예방해 준다.

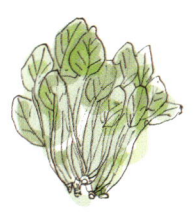

(7) 다시마 및 해조류

다시마를 비롯한 해조류에는 여러 영양소가 함유되어 있다. 해조류의 철분은 체내 흡수율이 높아 빈혈 해소 식품으로 손색이 없다. 튀김을 해서 튀각을 만들어 먹거나, 해초 샐러드를 만들면 입맛을 돋워준다.

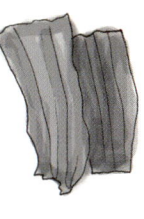

5) 효율적인 철분 흡수 요령

(1) 흡수율이 높은 철분을 섭취한다.

철분은 '햄철(heme iron)'과 '비햄철(non-heme iron)'로 나뉘는데 햄철은 육류에 포함된 철분으로 흡수율이 25% 정도이며 비햄철은 비육류, 즉 달걀이나 조개류, 콩류에 포함된 철분으로 흡수율이 5~10%에 불과하다. 따라서 이왕이면 체내 흡수율이 높은 육류를 섭취하는 것이 유리하다.

(2) 비타민 C와 함께 섭취한다.

비타민 C는 인체 내에서 철분의 흡수를 도와주므로 철분 함유 식품을 먹을 때 비타민 C와 함께 먹으면 철분 흡수율이 높아진다.

(3) 하루 한 끼는 반드시 고기반찬을 먹는다.

하루 한 끼 정도는 고기나 생선 등의 고기반찬을 꼭 먹는다. 그렇게 매일 먹어도 임신 중 필요한 철분량을 채울 수는 없지만 먹지 않는 것보다는 낫다. 하지만, 무엇보다 가장 중요한 것은 골고루 균형 잡힌 식사를 해야 한다.

4. 임신 중 불편한 몸을 위한 바른 자세

평소에 바른 자세로 생활하면 임신 기간에 생길 수 있는 요통, 관절통, 다리 저림 등의 통증을 예방할 수 있다.

배가 불러오면 무게 중심을 잡지 못해 조금만 부주의해도 상처를 입기 쉬우므로 특별히 신경을 써야 한다.

1) 임신 중 바른 자세를 취하면 좋은 이유

임신 중에 바른 자세로 생활하면 긴장된 근육이 이완되어 피로를 줄여주고 요통과 관절통을 덜어준다. 또한, 태아에게 가는 혈류 공급을 원활히 해서 태아가 잘 자랄 수 있으며 몸의 균형을 유지하여 넘어지는 등의 안전사고를 예방할 수 있다.

2) 일어나는 자세

근육이 이완된 상태에서 갑자기 몸을 일으켜 세우면 등뼈에 부담이 된다. 누웠다 일어날 때는 일단 옆으로 눕혀서 호흡을 두 번쯤 하고 팔에 힘을 주어 상체를 먼저 일으켜 앉은 다음에 무릎을 꿇은 후 한쪽 발을 먼저 딛고 천천히 일어난다. 이런 방법으로 일어나면 허리에 오는 부담을 줄일 수 있다.

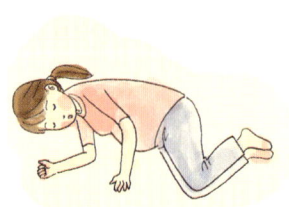 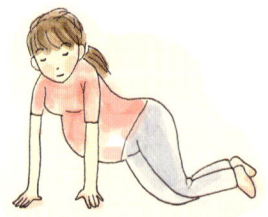

3) 똑바로 서기

서 있을 때는 아래턱을 살짝 들어 올리듯 머리를 뒤쪽으로 조금 젖히고 가슴을 편다. 아랫배 부분은 위로 올리듯 하고 위쪽 배 부분의 윗부분은 안으로 들이미는 것처럼 해서 골반을 올리는 느낌의 자세

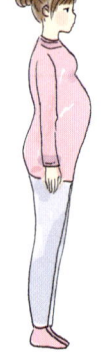

를 취한다. 무릎은 약간 굽히는 상태가 좋다. 임신 중에는 굽이 낮은 구두를 신고 장시간 서 있을 때에는 양발에 번갈아 가며 무게중심을 둔다.

4) 바르게 앉기

깨어 있는 동안은 앉아 있는 시간이 가장 많으므로 바로 앉는 것이 중요하다. 가능하면 다리를 높이고 자주 일어나 몸을 펴고 걷는 것이 좋다.

의자에 앉을 때는 등받이에 기대고 책상에서 일을 하는 때는 의자에 깊숙이 앉고 등은 곧게 편다. 바닥에 앉을 때에는 책상다리를 하고 앉으면 편하다.

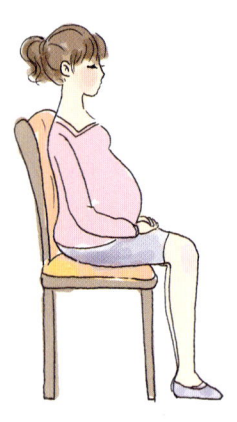

5) 편하게 눕기

태아가 크면서 배가 불러오기 때문에 누울 때도 불편하다. 왼쪽 옆으로 누우면 혈액순환이 잘 되기 때문에 가장 좋다. 똑바로 누우면 커진 자궁과 그 속의 태아, 태반, 양수의 무게로 혈관이 눌려서 혈액순환이 원활하지 못하다. 양팔 사이와 다리 사이에 쿠션이나 이불을 넣어 푹신하게 하면 편하다. 또, 발밑에 쿠션을 괴어 올려놓으면 심장으로 돌아오는 정맥순환을 도와 줄 수 있다.

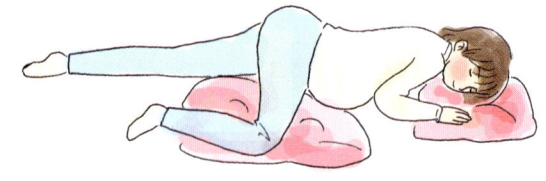

6) 물건 집어 올리기

아기를 안거나 바닥에 떨어진 물건을 주울 때는 양발을 조금 벌려 무게 중심을 잘 잡고 구부려 앉은 후 일어날 때는 무릎을 세워 천천히 일어난다. 자세가 불안할

때에는 단단히 고정된 물체를 잡고, 구부려 앉은 후 일어날 때도 딛고 일어난다. 구부려 앉는 것이 힘들면 무릎을 꿇어도 된다.

자에 앉아 먹는 것이 좋다.

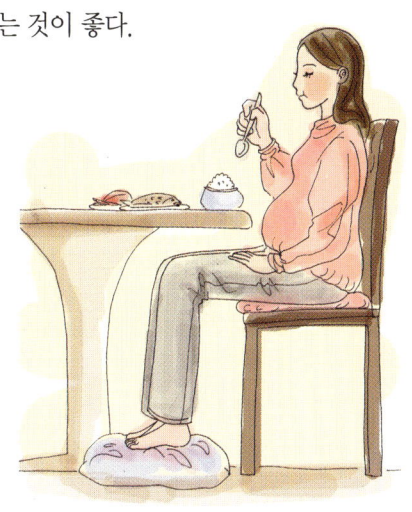

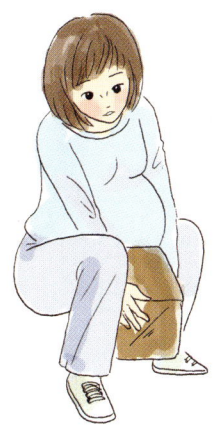

7) 세수를 할 때

세수를 할 때 복부를 압박하지 않도록 똑바로 서서 하거나 변기에 앉아서 한다. 오래 서 있기 힘들면 욕실용 의자에 발을 번갈아 올려놓는다.

9) 설거지를 할 때

설거지나 요리를 할 때는 틈틈이 의자에 앉아 휴식을 취한다. 오랫동안 서서 일을 할 때는 두 발의 폭을 어깨 폭보다 약간 좁게 벌리고 받침대 위에 다리를 번갈아가며 올려놓으면 허리나 골반 통증을 줄일 수 있다. 허리를 숙이고 설거지하면 등뼈에 무리가 되어 다리가 당길 수 있다.

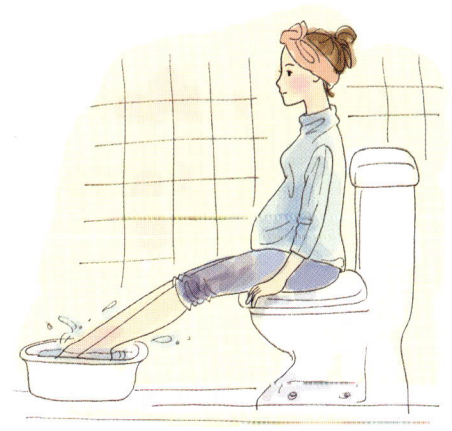

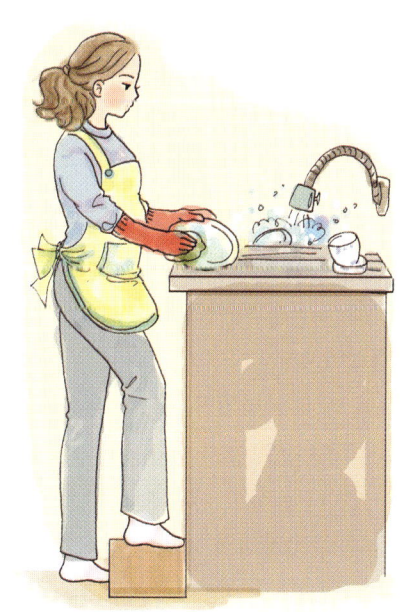

8) 식사를 할 때

밥을 먹을 때는 의자에 앉아 엉덩이를 깊숙이 밀어 넣어 등을 등받이에 붙인다. 무릎은 가능한 직각이 되도록 하고, 쿠션이나 욕실용 의자를 발밑에 두고 두 발을 올려놓는다. 구부정하게 앉지 말고 허리를 바로 세우고 먹는다. 바닥에 앉으면 배를 압박할 수 있기 때문에 의

조심해야 할 임신

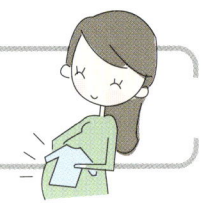

1. 역아

1) 역아란?

출산일이 임박해서도 태아의 머리가 골반 쪽을 향하지 않고, 반대로 위를 향해 있는 상태를 역아라 한다. 대부분 태아는 역아 자세로 있다가도 출산예정일이 가까워지면 대부분 머리를 골반 쪽으로 향하지만 분만 때까지 역아로 있는 경우도 전체의 3~4% 정도 된다.

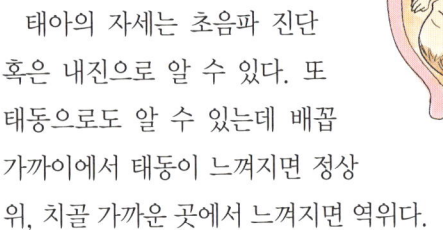

태아의 자세는 초음파 진단 혹은 내진으로 알 수 있다. 또 태동으로도 알 수 있는데 배꼽 가까이에서 태동이 느껴지면 정상위, 치골 가까운 곳에서 느껴지면 역위다.

2) 역아일 때의 출산

정상위 태아는 머리가 가장 먼저 나오고 다음에 어깨와 손발, 탯줄이 차례대로 나온다. 그러나 역아는 발이나 엉덩이가 먼저 나오고 가장 큰 머리가 나중에 나오는데, 태아의 머리가 산도에 끼어 뇌 손상을 입을 수도 있고 머리가 산도를 통과할 때 머리와 골반 사이에 탯줄이 끼면 일시적으로 태아에게 산소 공급이 중단되어 질식의 위험성이 높다.

일반적으로 태아가 역위면 이러한 위험 때문에 출산 예정일보다 1주일 정도 앞서 제왕절개 수술로 분만하기를 권한다. 그러나 태아의 자세에 따라 자연분만도 가능하므로 진통이 시작되기 전에 산도의 넓이, 아기 머리의 크기, 만출 전 태아의 상태 등을 미리 검사한다.

3) 역아 되돌리는 체조

태아가 역아라면 임신 7개월부터 역아 체조를 해서 아기가 제 위치를 잡을 수 있다고 하나 그 효과는 불분명하다.

체조의 기본은 평소의 자세와 반대 자세를 취해서 골반에 공간이 생기면 아기가 많이 움직이게 되어 정상위로 돌아올 수 있게 한다. 평소에도 자주 옆으로 누우면, 아기가 움직일 공간이 많이 생겨 자리를 제대로 잡게 된다.

엉덩이 들기

① 바닥에 방석을 깔고 무릎을 올리고, 얼굴 쪽에는 베개를 깔고 고개를 옆으로 돌린다.
② 두 팔을 발목쪽으로 보내고, 엉덩이를 위로 든다.
이 자세를 5~10분 정도 유지한다.

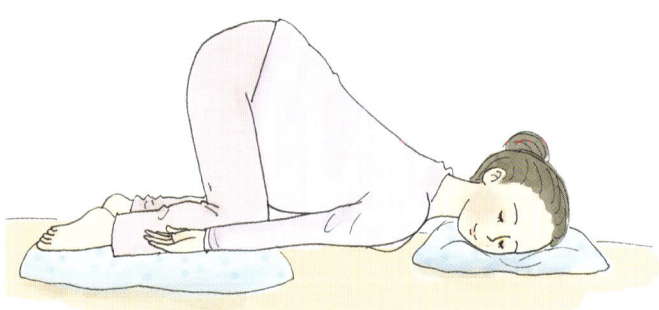

2. 고령출산

여성의 사회 활동이 활발해지면서 결혼 연령이 높아지자 자연스레 아기도 늦게 낳는 추세가 되었다. 최근 조사에 따르면 30대 초반의 출산이 20대보다 많으며, 40대에 초산인 경우도 점점 늘고 있는 추세라고 한다.

임신부의 나이가 많으면 기형아와 다운 증후군 등의 태아 기형과 임신 중 고혈압, 당뇨, 난산 등의 위험이 있지만 고령출산인 만큼 계획임신을 하고, 철저한 관리만

한다면 얼마든지 건강한 아기를 순산할 수 있다.

1) 고령출산 시 주의점
(1) 초기 자연 유산율이 높다.
초산이거나 전에 아기를 낳았던 경험이 있더라도 고령 임신부라면 세심한 관찰이 필요하다. 임신 초기 유산의 원인은 60%가 염색체 이상 때문이라고 한다. 특히 고령에 초산이면 초기 유산율이 20% 정도로 높아진다. 고령 임신부는 산전 진찰을 하고 계획임신을 하는 것이 좋다.

(2) 질병에 걸릴 확률이 높다.
나이가 많은 임신부일수록 임신 기간 중 각종 질병에 시달릴 확률이 높고 특히 임신성 당뇨의 발생 비율이 25~29세 임신부보다 3배 이상 높다. 엄마가 당뇨 증세가 있으면 임신부도 힘들고 태아가 미숙아나 거대아가 될 위험성이 커진다.

(3) 임신중독증에 걸리기 쉽다.
임신중독증은 고령 임신부일수록 더 걸리기 쉽다. 평소에 정기검진을 통해 소변 검사, 혈압, 몸무게 등을 신경 써서 관리하고, 부종이 생기지 않도록 무리하지 않는다.

(4) 다운 증후군이 생길 확률이 높다.
40대 임신부는 20대 임신부보다 기형아 발생률이 7~8배나 높다. 다운 증후군은 임부의 연령과 가장 관련이 깊다. 다운 증후군은 21번 염색체가 하나 더 많은 것으로 정신지체와 선천성 심장병 등을 동반하는 유전성 질환이다. 연령별로 보면 25세까지가 2,000명에 1명, 25~34세는 2,300명에 1명꼴로 다운 증후군이 발생하지만 30대 중반부터 그 발생 위험도가 높아져 35~44세 임신부는 250명 가운데 1명, 45세가 넘으면 임신부 80명에 한 명꼴로 나타날 정도로 확률이 높아진다. 고령 임산부는 난자가 너무 성숙해서 염색체의 비분리 현상이 일어나기 때문에 다운 증후군이 많이 생긴다.

(5) 신생아 합병증이 많다.
엄마의 나이가 35세가 넘으면 자궁의 건강 상태가 젊은 사람보다 좋지 못할뿐더러 태아에게 영양을 전달하는 것도 미흡하기 때문에, 태어난 아기의 면역력도 그만큼 떨어지고 여러 가지 질병도 생길 수 있다.

(6) 자연분만이 어렵고 조산할 위험이 있다.
고령 임신부는 젊은 임신부에 비해 산도가 딱딱하므로 출산 시 산도가 제대로 열리지 않아서 분만하는 시간이 길어져 제왕절개를 하는 경우가 많다. 또, 9개월 중반까지 조산할 확률이 높다. 그러나 고령이라고 무조건 제왕절개를 하는 것보다는 평소에 건강을 잘 관리 하면 자연분만으로도 충분히 낳을 수 있다.

(7) 산후 회복이 늦다.
산후 회복은 사람마다 다 다르지만 산모의 연령이 많을수록 산후 이상 정도가 심하고, 회복되는 시간도 오래 걸린다.

2) 고령출산 계획과 관리 방법
(1) 가능하면 빨리 임신을 계획한다.
결혼을 늦게 했고 아기를 낳을 생각이라면 하루라도 빨리 임신하는 것이 현명하다. 시간이 흐를수록 엄마의 몸은 노화되고 이것은 아기의 건강과도 직결되므로 결혼 후 바로 임신을 계획하는 것이 좋다.

(2) 임신 전에 건강검진을 받는다.
엄마 나이가 많아도 엄마 몸이 충분히 건강하다면 크게 걱정할 필요는 없다. 임신을 하려면 부부 모두 건강검진을 받아 스스로 건강을 유지하는 것이 건강한 아기를 출산하는 최고의 방법이다.

(3) 만성 질병을 치료한 후 임신한다.
젊은 임신부도 혈압이 높거나 당뇨병이 있으면 위험한데 고령 임신부라면 그 위험은 말할 수 없이 높아진다. 자신에게 만성적인 지병이 있다면, 반드시 치료를 받은 후 임신하는 것이 현명하다.

3) 고령출산 시 받아야 하는 산전 검사

(1) 트리플 마커 검사

트리플 마커 검사는 태아의 다운 증후군 위험도를 판별하는 검사로 임신 16~18주 사이에 시행한다. 이 검사 결과가 비정상이면 양수 검사가 필요하다. 임신부 혈청 트리플 검사로는 다운 증후군을 60~65% 진단할 수 있다. 최근 쿼드(Quad)검사가 많이 시행되며 80~85% 정도 진단 가능하다.

(2) 양수 검사

임신 15주~20주 사이에 검사할 수 있으며 복부에 주삿바늘을 찔러 양수를 뽑는다. 양수의 세포를 배양해 염색체 핵의 형태를 분석하는데, 배양 기간이 2~3주 정도 걸리기 때문에 검사 결과를 기다리는 시간이 길다.

(3) 융모막 검사

임신 10주~12주 사이에 초음파 검사로 태아와 태반의 위치를 확인한 후, 태반 조직을 일부 채취하여 검사한다. 양수 검사보다 결과를 빨리 알 수 있다.

(4) 정밀 초음파 검사

임신 20주가 되면 정밀 초음파를 통해 이전 기형아 검사에서 알 수 없었던 태아 기형을 진단할 수 있다. 이때쯤은 태아가 검사를 할 수 있을 정도로 자라서 태아의 모습을 구석구석 볼 수 있고, 양수 량도 많아서 초음파로 잘 보인다.

이 검사를 통해 심장, 폐, 내장, 척추 등 외형적인 기형과 내형적인 기형도 진단이 가능하다.

(5) 임신성 당뇨병 선별 검사

임신 24~28주 사이에 당뇨 검사를 한다. 임신성 당뇨병은 특별한 자각 증상이 없기 때문에 발견하기가 어려우므로 당뇨병 선별 검사를 통해 확인할 수 있다.

평소 물을 많이 마시거나 소변 횟수량이 늘어난 경우, 이전에 임신성 당뇨를 앓았던 적이 있었던 경우, 임신 중 체중이 많이 늘어난 경우에는 꼭 검사를 받는다.

4) 고령출산 관리 방법

(1) 산전 관리를 철저히 한다.

임신 후에는 정기적인 산전 검사를 받는다. 산전 검사를 통해 임신 주 수에 맞는 여러 가지 검사를 하고 아기와 엄마 몸의 이상 유무를 확인할 수 있다. 가능하면 고령 임신부가 받아야 하는 여러 가지 선택 검사도 모두 받도록 하고 검사 결과 이상이 있을 때는 의사의 지시와 처방에 따르도록 한다.

(2) 정서적인 안정을 취한다.

고령출산은 위험하고 출산하기도 어렵다는 생각 때문에 스트레스를 많이 받을 수 있다. 그러나 난산은 단지 나이 때문이 아니라 고혈압, 당뇨병, 조기 진통, 태반 문제 등 여러 가지 합병증이 주요 원인이므로 나이가 많아 당연히 난산할 거라는 걱정을 미리부터 할 필요는 없다. 순산을 위해서 미리 요가나 체조로 체력을 키우고 적당한 운동을 하면서 건강을 유지한다면 충분히 순산을 할 수 있고 아기도 건강하다. 그러므로 자신감을 가지고 출산을 준비하는 것이 현명하다.

(3) 경험이 많은 병원에서 출산을 한다.

임신과 출산 시 위험이 생길 가능성이 많을수록 경험 있는 전문의와 최첨단 시설을 갖춘 종합병원을 선택하는 것이 좋다. 전문의와 충분한 상담을 하고 예기치 않은 문제가 생기면 응급조치를 할 수 있는 종합병원에서 분만하는 것이 좋다.

3. 임신중독증

1) 임신중독증의 원인

임신중독증에 대한 원인은 아직 확실히 밝혀지지 않았지만 임신중독증이 생기는 의학적 이유는 말초 혈관 수축으로 고혈압이 발생하고 신장 혈관이 수축하면서 신장 손상이 생겨 단백뇨가 생기고 그것이 원인이 되어 이차적인 부종이 생기는 것이다. 따라서 최고 혈압이 140 이상으로 높다든가 부기가 있다든가 소변에 단백이 나온다든가 하면 임신중독증이라 하는데 대부분 혈압이 높은 것이 특징이다.

임신 전부터 혈압이 높거나 신장이 나빴다면 비교적 임신 초기부터 증세가 나타나지만, 대개 임신 8개월 이후에 나타난다. 가벼운 임신중독증은 어머니나 태아에게 그리 영향을 주지 않지만 중증이면 미숙아를 낳거나 사산하기도 한다. 더 심하면 어머니나 태아 모두가 생명을 잃을 수도 있는 무서운 병이다.

옛날에는 이 병으로 죽는 사람도 많았지만 최근에는 정기검진을 받아 그때그때 치료를 받기 때문에 이 병으로 죽는 경우는 극히 드물다. 하지만 임신 중의 부기는 위험할 수 있으므로 조심해야 한다.

2) 임신중독증의 예방

임신중독증은 신장이나 간장 등의 기관이 임신으로 생기는 인체의 변화에 적응하지 못해서 나타나는 증세다. 이 병은 임신 말기가 될수록 증세가 심해지는 것이 특징이다. 임신 후반기에 갑자기 체중이 늘고 몸이 부으면서 혈압이 상승하거나 소변 속의 단백질량이 늘어나는 등의 증상이 하나라도 나타난다면 일단 경계해야 한다. 고혈압, 당뇨병, 고령출산, 쌍둥이 임신, 빈혈증,

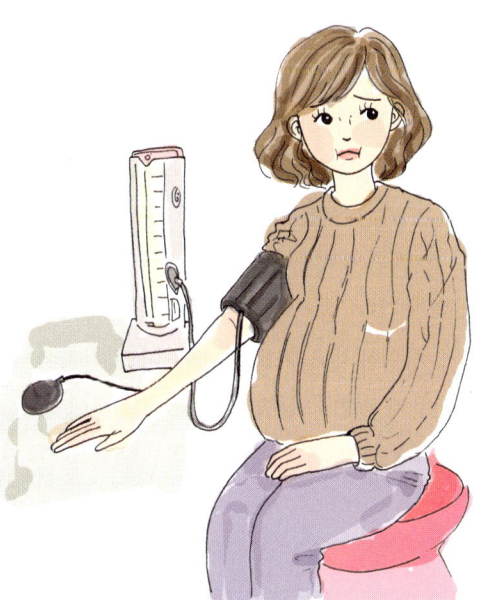

신장병이 있으면 조심해야 한다.

임신중독은 결국 분만으로 치료할 수밖에 없다. 그 외의 치료 방법은 병을 조기에 발견해서 모체와 태아가 위험하지 않도록 관리하는 것이 최선이다. 임신중독증의 위험이 있는 임부는 안정을 취하고 시간의 여유가 없더라도 배 속의 아기를 생각해서 오후에 한 시간 정도 낮잠을 자는 것이 좋다. 임신 6개월부터는 싱겁게 먹고 단백질을 많이 섭취하도록 한다.

4. 임신이 위험함을 알리는 신호

임신부는 임신 중에 나타나는 여러 가지 증상을 잘 알아 두어야 한다. 출혈이나 심한 복통은 위험할 수도 있고 임신 그 자체로 생기는 병도 있기 때문에 조기 발견을 하고 조기 치료를 하는 것이 무엇보다 중요하다.

1) 출혈

임신 중 갑작스레 출혈하면 유산이나 조산을 걱정하게 되지만 반드시 유산, 조산의 징후라고 단정할 수는 없다. 그러나 출혈이 있으면 될 수 있는 대로 빨리 의사의 진찰을 받도록 한다. 당황하지 말고 우선 마음의 안정을 취한 다음 가족이나 가까운 사람의 도움을 받아 병원에 간다.

출혈의 가장 나쁜 결과는 유산이지만 출혈했더라도 안정과 치료를 받으면 건강한 아기를 낳을 수 있다. 그러나 아랫배 통증과 함께 출혈이 있거나 검은 기가 도는 출혈은 위험하다. 유산이 막 되려고 하는 절박유산 때 적은 양의 출혈과 하복통이 있기 때문이다. 이미 유산이 시작되면 출혈의 양도 많아지고 통증도 더 심해진다. 또한, 자궁 내에서 태아가 사망한 계류유산인 경우에도 적은 양의 검은 기가 도는 출혈이 있다.

2) 심한 복통

수정란이 자궁 내막에 착상하지 못하고 난관, 난소, 복막 등에 착상하면 모두 자궁 외 임신이다.

자궁 외 임신의 90% 이상은 난관 임신이며, 난관은 좁고 작아서 수정란이 난관에 착상해서 태아가 성장하면 난관이 파열된다.

난관 임신이면 난관에서 출혈한 혈액이 배에 고이고, 하복부의 통증이나 불쾌감, 배변감 등을 수반한다. 난관이 파열되면 갑자기 복부에 심한 통증을 느끼고 안면이 창백해지며 혈압이 내려가 쇼크 상태가 올 수 있다.

자궁 외 임신을 늦게 처치하면 모체가 위험하므로 자궁 외 임신 진단 즉시 수술해야 한다.

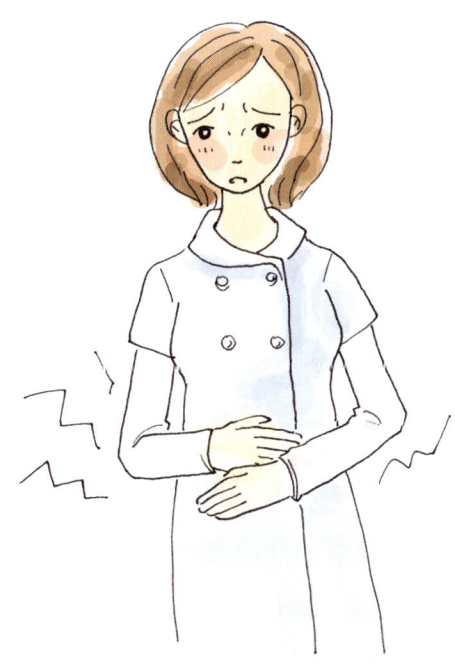

3) 포상기태

태아를 싼 융모가 이상을 일으켜 자궁 속에서 포도송이처럼 점점 증식해서 자궁 내부를 덮는 질환이다. 일반적으로 초산부보다 경산부에게 많고, 고령의 임신부에게 많이 발생한다. 이 병은 전 임신부의 0.3~0.5%정도만 발병하지만, 병원소를 완전히 제거하지 않으면 암으로 이행할 위험이 있다.

포상기태가 있으면 임신 초기부터 구역질과 구토 등 입덧이 지나치게 심하다. 임신 3~4개월 무렵부터는 속옷이 더럽혀질 정도로 출혈이 반복된다. 또한, 임신 개월 수보다 배가 너무 크게 부른 것도 하나의 특징이다. 초음파 기계의 발달로 임신 2개월 쯤에 진단할 수 있다.

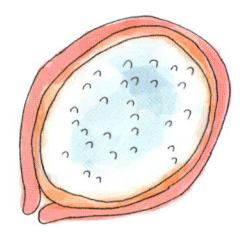 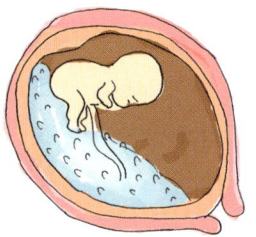

5. 유산·조산의 징후

1) 임신 초기 통증과 출혈은 유산의 징후

유산이란 태아가 생존 능력을 갖추기 전에 자궁에서 흘러나오는 것을 말한다. 자연유산의 80%는 12주 안에 발생하며 그 후에는 급속히 감소한다.

유산의 원인은 태아나 모체 쪽에 문제가 있을 때 발생한다. 일반적으로 임신 초기에는 태아에게 원인이 있는 유산이 많다.

수정란에 이상이 있거나 심한 장애가 있으면 자연도태 되어 유산된다. 이에 반해 태반이 생기고 임신이 안정된 이후의 유산은 자궁이나 태반의 이상, 산모의 과로나 정신적 쇼크, 복부를 세게 부딪치거나 압박받았을 때 등 모체의 문제로 생긴다. 유산할 때는 자궁이 수축하기 때문에 하복부가 팽팽해지고 아프며, 태반이 벗겨져서 떨어져 나가기 때문에 출혈을 동반한다. 태아가 죽어 있는 계류유산이면 심장박동소리가 들리지 않는다.

2) 출산예정일보다 이른 통증은 조산의 징후

정상적인 분만(임신 37~42주)과는 달리 출산예정일에

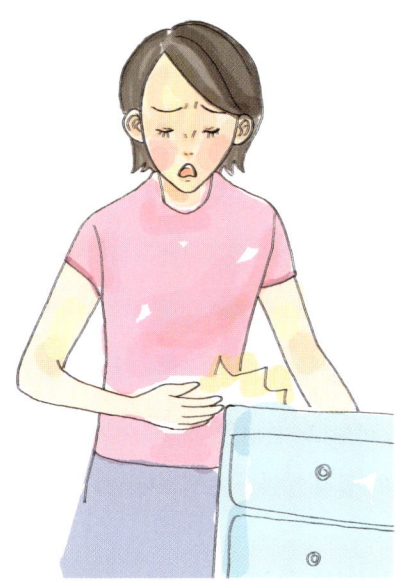

앞서 임신 20주부터 36주 사이에 조기 분만하는 경우를 조산이라고 한다. 조산아는 체중이 2.5kg 이하이며 신체의 모든 기능이 미숙하여 신생아 집중치료실(인큐베이터)에서 키운다.

조산의 원인도 태아나 모체 쪽에 문제가 있을 때 생기는데, 태아 쪽 원인으로는 쌍둥이, 세 쌍둥이 이상 등을 들 수 있다. 모체 쪽의 원인으로는 자궁경관무력증, 양수 과다증, 전치태반, 임신중독증 같은 병이 있을 때 조산할 수 있다.

출산예정일이 되려면 아직 몇 달 정도 남았는데도 반복해서 복통과 출혈이 일어나면 조산의 징후로 의심하고 바로 병원에 입원해야 한다.

3) 유산·조산 예방법
(1) 당뇨병을 조심한다.

당뇨병에 걸리면 목이 말라 자주 물을 마시고 쉽게 피로하며 소변의 양이 많아지고 많이 먹어도 체중이 주는 증상이 나타난다. 당뇨병은 조산, 유산, 사산의 원인이 될 수 있고 반대로 거대아가 되어 난산이 되기도 한다. 당뇨병은 조기 발견하여 꼭 치료해야 당뇨병 때문에 생기는 합병증의 발생을 최소화 할 수 있다.

(2) 자궁경관무력증이면 수술을 한다.

자궁경관무력증은 자궁경부에 힘이 없어 태아의 무게를 견디지 못하고 자궁이 열리는 것을 말한다. 자궁경관무력증은 조기 발견하여 자궁경관의 공간 부분을 꿰매는 수술로 유산을 방지할 수 있다.

(3) 자궁 모양이 다르면 조심해야 한다.

자궁이 좌우로 완전히 나눠져 있는 등 자궁 내 환경이 다른 사람들과 다르면 임신을 하기도 어렵지만 임신해도 조산이나 유산의 위험이 크며 출산 때에도 난산을 하거나 제왕절개 수술을 해야 하는 수가 많다. 그러나 일단 임신이 되었다면 너무 두려워하지 말고 조산이나 유산이 되지 않도록 안정을 취해야 하며 종합병원에서 산전관리를 받는 것이 좋다.

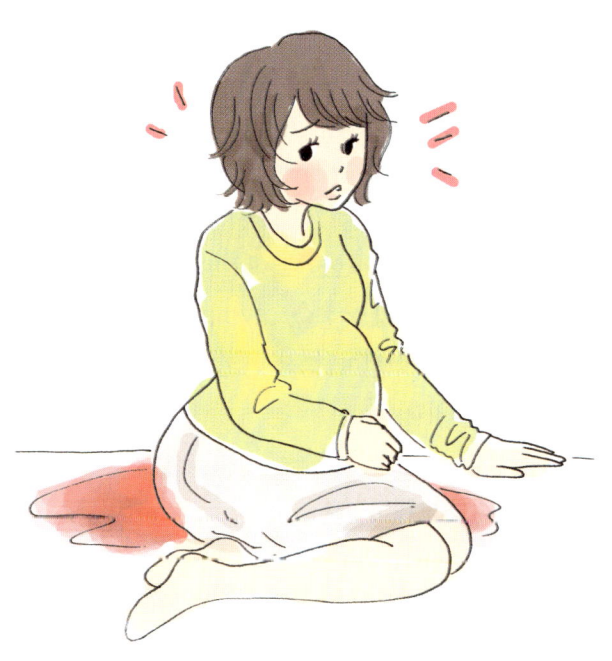

출산

아기의 탄생

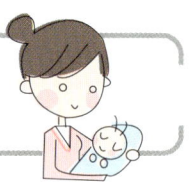

1. 출산 예감

1) 아기가 골반으로 내려온다.

　출산일이 가까워오면 아기는 머리를 아래쪽으로 향하고 서서히 내려가 엄마의 골반으로 들어간다. 따라서 임신부는 배가 내려감을 느끼고, 배가 아래로 축 처진다. 아기가 내려가면서 자궁의 압박을 받던 위와 횡격막이 내려와 숨쉬기가 훨씬 쉬워지고 식욕도 당긴다. 그렇다고 과식을 하면 임신중독증 등의 문제가 생길 수 있으므로 주의해야 한다.

2) 태동이 줄어든다.

　아기의 머리가 골반으로 들어가면 움직임이 적어져서 태동을 거의 느끼지 못한다. 그러나 태아가 전혀 움직이지 않는 것은 아니며, 출산 직전까지 활발하게 움직이는 태아도 있다.

3) 질 분비물이 많아진다.

　출산이 가까워지면 아기가 잘 빠져나올 수 있도록 질과 자궁경관에 끈적끈적한 점액이 많아진다.
　분비물의 색깔과 냄새가 이상하지는 않은지 수시로 확인해 보고, 붉은 색 분비물이 나오면 출혈이 생길 수 있으니 바로 병원으로 간다.

4) 화장실을 자주 간다.

　태아가 아래로 내려와서 엄마의 방광을 압박하므로 소변이 자주 마렵다. 특히 밤중에 소변을 2~3회 이상 본다면 출산이 멀지 않았다는 신호다.

5) 배가 불규칙하게 땅긴다.

　출산예정일이 다가오면 생리통처럼 배가 가볍게 땅기는데, 이것을 가진통이라고 한다. 자궁이 수축해서 나타나는 증상으로 진진통하고는 조금 다르다. 하루에 몇 회 정도 불규칙적으로 가진통이 느껴진다면 곧 아기가 나온다는 신호이다.

2. 분만 신호

1) 이슬이 비친다.

　이슬은 자궁이 강하게 수축하여 자궁 입구의 점액성 난막이 사라지면서 일어나는 소량의 출혈을 말한다. 따라서 이슬이 비치는 것은 출산을 위해 자궁이 열리기 시작한다는 것이다.
　이슬은 일반 출혈과 달리 끈적끈적한 혈액이 섞인 점액 상태라서 쉽게 구별할 수 있다. 사람에 따라서는 이슬이 비친 후 한참 후에 진통을 시작하기도 하고 이슬이 비치지 않고 진통하는 사람도 있으므로, 일단 이슬이 비치면 의사의 진단을 받고, 동반되는 여러 출산 신호를 꼼꼼히 살피는 것이 좋다.

2) 진통을 시작한다.

　진통은 가벼운 생리통이나 요통처럼 시작된다. 처음

에는 복부가 팽팽하게 늘어나는 것 같고 허벅지가 땅기는 듯한 느낌이 든다. 개인에 따라서는 배보다 허리가 끊어질 듯 땅기고 아픈 사람도 있다.

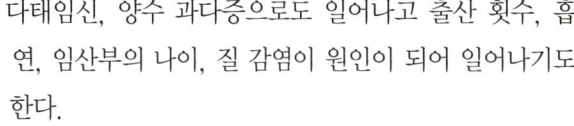

진통은 처음에는 간격이 길다가 시간이 지나면서 간격이 짧아지고 통증도 점점 강해진다. 초산인 경우 진통 간격이 5분 정도로 짧아지면 본격적인 출산 준비에 들어간다.

3) 양수가 터진다.

태아를 싸고 있던 양막이 떨어져 양수가 터지면 질에서 따뜻한 물이 흘러나오는데, 이것을 파수라고 한다. 대개는 진통이 시작되고 자궁구가 열린 다음 파수가 되는데, 경우에 따라서는 출산예정일 전에 갑자기 파수가 되는 일도 있다.

파수 양이 적으면 속옷이 약간 젖는 정도지만, 심하면 물이 한꺼번에 쏟아져 내리기도 한다. 일단 파수가 되면 출산이 시작된 것이므로 바로 병원으로 가도록 한다.

3. 분만 시 위험한 증상
1) 조기파수

분만 진통 전에 먼저 양수가 터지는 것을 조기파수라고 한다. 간혹 아무런 이유도 없이 조기파수가 되는 경우도 있어서 임신부에 따라 조기파수가 되었는지 전혀 느끼지 못하고 지나가는 일도 있다.

조기파수는 순조로운 임신 상황에서도 일어날 수 있다. 정확한 원인은 알 수 없지만 자궁경관무력증이나 다태임신, 양수 과다증으로도 일어나고 출산 횟수, 흡연, 임산부의 나이, 질 감염이 원인이 되어 일어나기도 한다.

진통이 어느 정도 진행된 후 자궁구가 벌어지면서 양수가 터져야 분만이 정상적으로 이루어지는데, 조기파수가 되면 질을 통해 세균이 침입해서 태아에게 감염될 위험이 있으므로 주의해야 한다. 조기파수가 되면 곧 진통이 시작되므로 절대로 목욕을 하지 말고 깨끗한 생리대나 수건을 대고 즉시 병원으로 가야한다. 파수가 된 후에도 바로 진통이 오지 않으면 유도 분만을 시행하고, 여의치 않으면 제왕절개 수술을 한다.

2) 태반 조기 박리

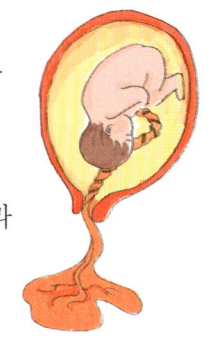

정상적인 분만 과정에서는 아기가 태어나고 나서 태반이 떨어져 나온다. 반대로 아기가 나오기도 전에 태반이 먼저 떨어지는 것을 태반 조기 박리라고 한다. 태반 조기 박리는 임신 후기에 일어나기 쉽고 강한 진통과 함께 출혈이 발생하며 심할 경우 쇼크 상태에 빠지기도 한다. 임신중독증 증세가 있으면 가벼운 외부 충격으로도 태반이 쉽게 떨어질 수 있고, 만성 신장염, 전염병이 있을 경우에도 생길 수 있다. 임신부가 고령이거나 몸이 약한 경우 배에 강한 충격이 와도 태반이 떨어질 수 있으니 외부의 충격을 받지 않도록 조심해야 한다.

태아는 태반을 통해 엄마로부터 산소와 영양을 공급받으므로 태반이 완전히 떨어지면 아기에게 심각한 상황이 올 수 있다. 태반 일부가 떨어지면 바로 제왕절개를 해서 아기를 낳고, 임신 중 갑자기 복통이나 출혈이 있을 때는 얼른 진찰을 받아야 한다.

3) 전치태반

전치태반은 태반이 자궁경부의 안쪽을 덮고 있거나

가까이에 있는 경우를 말한다. 출산이 시작되어 자궁구가 열렸을 때 출혈이 심하면 전치태반을 의심한다. 전치태반은 유산이나 인공 중절 경험, 과거 제왕절개술 등을 했을 때 생길 수 있다.

태반이 자궁입구에 닿아 있는 가벼운 변연 전치태반은 자연분만을 할 수도 있지만 자궁구가 완전히 막혀 있는 전 전치태반은 태아가 입구를 찾지 못하고, 자궁구가 벌어져 출혈이 심해질 수 있기 때문에 제왕절개를 하는 것이 현명하다.

4) 아두 골반 불균형

엄마의 골반이 태아의 머리보다 너무 작아 태아가 빠져나오기 어려운 증상을 아두 골반 불균형이라고 한다. 자연분만으로 출산하기가 어려우므로 태아와 엄마의 안전을 생각해서 제왕절개를 하는 것이 좋다. 요즘에는 초음파 검사를 통해 미리 예측하여 제왕절개 수술을 한다.

5) 진통미약

출산을 위해 자궁이 수축함에 따라 닫혀 있던 자궁구가 조금씩 열리고 아기가 점점 밑으로 내려오면서 진통이 생긴다. 진통미약은 처음부터 진통이 미약하거나 출산 도중에 진통이 약해지는 경우를 말한다. 쌍둥이, 양수 과다증, 거대아 출산 등으로 자궁이 지나치게 커져 자궁 근육이 늘어났을 때나 자궁근종일 경우 처음부터 진통미약이 생기기 쉽고, 골반 불균형, 자궁 경부가 너무 딱딱할 때, 힘 주는 방법이 잘못 되었을 때 출산 시간이 길어지면서 출산 도중 진통미약이 일어나기 쉽다. 진통이 미약할 때는 진통 촉진제를 주사하거나 제왕절개 수술을 하게 된다.

6) 탯줄감김

전체 임신부의 20%에서 나타나며 보통은 탯줄이 감겨 있더라도 별 문제없이 출산할 수 있다. 탯줄은 길이가 50cm 정도 되는데, 이것이 아기 목이나 손발에 감겨 있어 출산 시 탯줄이 아기를 압박해 저산소 상태가 되면 아기가 위험해질 수도 있으므로 주의해야 한다. 상태가 심각하면 제왕절개로 재빨리 아기를 꺼내야 한다.

태아가 탯줄을 감는 원인은 양수 속에서 몸을 심하게 움직이다가 탯줄에 감길 수 있고 탯줄이 지나치게 짧거나 길어도 일어날 수 있다.

7) 자궁 이완 출혈

출산 후 태반이 다 나오고도 자궁의 불완전한 수축 때문에 출혈이 멈추지 않는 것을 자궁 이완 출혈이라고 한다. 일반적으로 출산 후 자궁이 수축운동을 하면서 저절로 지혈되지만 수축이 원활하지 않아 자궁벽에서 계속 출혈이 생긴다.

주로 거대아나 쌍둥이, 양수 과다증 등으로 자궁벽이 지나치게 늘어났을 때 일어나는 경우가 많고, 피가 한꺼번에 쏟아져 나오거나 적은 양의 출혈이 끊이지 않고 계속되기도 한다.

자궁 이완 출혈이 일어나면 즉시 자궁 수축제를 주사하거나 자궁의 수축력을 높이기 위해 자궁저를 마사지하는 등 응급처치를 한다. 그래도 지혈이 안 되면 수혈을 하면서 자궁 적출술을 시행해야 한다. 보통 산후 2시간 이내에 이완 출혈이 일어나기 쉬우므로 자궁의 수축 상태나 출혈량을 잘 살펴보아야 한다.

8) 유착태반

태반은 아기가 태어난 다음 5~10분 정도 지나면 저절로 자궁벽에서 떨어져 밖으로 나와야 정상인데, 태반의 일부나 전체가 자궁벽에 붙어 떨어지지 않을 때 이를 유착태반이라고 한다. 유착태반이 전치태반과 같이 일어날 경우 임신부는 크게 위험할 수 있다. 유착태반의 원인은 자궁이 기형일 때, 여러 번 인공 중절 수술을 받았을 때, 자궁근종이나 제왕절개 수술을 받은 사람에게서 생긴다.

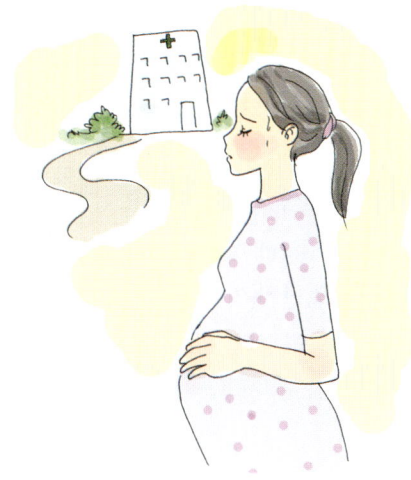

태반이 자궁 속에 남아 있으면 자궁 수축이 제대로 되지 않아 출산 뒤에 출혈이 많아지므로 분만 후에 손으로 태반을 제거할 수도 있다.

9) 태아가사

태아는 태반을 통해서 엄마의 혈액으로 산소를 흡수하고 이산화탄소를 배출시킨다. 태아가사는 이런 산소와 이산화탄소의 흡수와 배출이 원활하지 못해 혈액순환이 저하되어 태아가 질식 상태인 것을 뜻한다. 태아에게 제대로 산소가 공급되지 않으면 태아의 뇌나 장기가 손상을 입기 쉽고, 출산 후에도 뇌 장애나 태아 사망으로 이어지는 경우가 많다. 출산 중에 태아에게 산소가 충분히 공급되지 않아 태아가 저산소 상태에 빠지면 겸자분만이나 흡인분만을 하고, 경우에 따라서는 제왕절개를 한다. 태아가사의 원인으로는 임신중독증, 과숙아, 분만 시간 지연, 조산, 양수의 과다유출 등 다양하다.

4. 병원 가기

이슬이 비치고 규칙적인 진통이 오면 분만 준비를 하고 병원에 간다. 진통이 시작되면 시계를 보면서 시간 간격을 확인한다. 통증 간격이 점점 좁아지면서 규칙적이면 출산이 다가온 것이다. 너무 일찍 병원에 가면 되돌아오거나 분만 대기실에서 오래 기다리면서 고통에 찬 산모들의 신음을 들어야 하므로 진통 시간을 정확하게 재고 적당한 때에 병원에 가도록 한다.

대개 초산부는 5~10분 간격으로, 출산 경험이 있는 산모는 15~20분 간격으로 진통이 오면 병원에 간다. 사람마다 차이가 있지만 초산은 평균 14~15시간, 출산 경험이 있는 산모는 8시간 정도 걸려야 비로소 분만한다.

병원에 갈 때는 세면도구, 속옷과 양말을 비롯한 입을 옷, 임신부 수첩과 건강보험증, 미리 준비한 출산준비물 중 기저귀 커버와 배냇저고리, 속싸개 등을 준비했다가 빠짐없이 챙겨 가도록 한다.

5. 분만과정

임신 말기에 산모는 자주 불규칙한 자궁수축을 느끼는데 이것은 가진통이며 진통 간격이 규칙적으로 계속되고 강도가 세지면 자궁경부가 얇아지고 부드러워 지면서 아기가 나오는 길이 열리기 시작한다.

1) 분만 1기 : 잦은 진통

규칙적인 자궁수축이 계속되면 자궁 내부 압력이 높아져서 태아를 아래로 밀어내린다. 출산이 시작되면 자

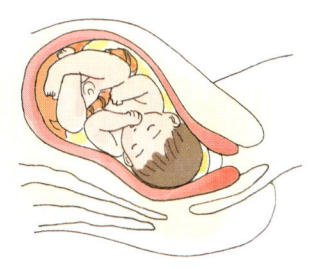

궁경관은 아기가 잘 빠져나올 수 있도록 서서히 부드러워지고, 단단하게 닫혀있던 자궁구는 조금씩 열린다. 이때 양수와 점액은 태아가 산도를 좀 더 편안하게 통과하도록 도와준다.

자궁구는 2~3cm씩 조금씩 열리고 아기 머리가 나올 수 있을 정도로 (약 10cm) 열릴 때까지 진통을 계속한다. 이때 진통은 2분에 한 번씩 오고 60~90초 정도 계속된다. 자궁구가 완전히 열리는데 걸리는 시간은 대개 초산부는 대략 8시간, 경산부는 5시간이 걸린다고 하나 사람마다 다르다.

***병원에서 해주는 것!

분만 1기에는 분만 대기실에서 태아 감시 장치를 부착한 후 태아의 심박박동수를 측정하고 자궁수축 정도를 측정한다.

의료진은 자궁경부의 상태, 산도의 부드러움, 파수 여부, 태아 위치 등을 확인하려고 30분에서 15분 간격으로 내진하면서 출산 진행 상황을 확인한다. 이 시기 진통이 미약하여 출산이 원활하지 않으면 산부인과 의사의 판단 하에 진통 촉진제를 사용할 수 있다.

또한, 산모의 체온과 맥박을 1~2시간마다 측정하고 만일의 사태에 대비해 정맥 주사를 놓기도 한다. 정맥 주사를 놓으면 혈관이 확보되어 출혈이 심하면 산모에게 신속하게 수혈하거나 지혈제를 투여할 수 있다. 진통이 장시간 계속되면 탈수를 막고자 포도당액으로 수분을 공급한다.

***산모가 알아둘 것!

산모는 진통이 시작되면 자궁구가 최대한 열릴 때까지 기다리면서 몸을 이완해야 한다. 자궁구가 열려 태아가 선회하면서 내려올 때는 힘을 주지 말아야 한다. 힘을 주면 태아가 옆으로 돌아서 골반 입구로 들어오지 못하기 때문이다. 진통 간격이 짧아지고 강해지면 그동안 연습했던 호흡법으로 숨을 쉬면서 긴장을 풀어야 한다. 분만대기실에서 다른 사람의 비명소리를 들으며 몸을 이완하기 쉬운 일은 아니지만 그동안 꾸준히 연습했던 호흡법으로 심호흡을 하면서 출산에 대한 자신감을 가져야 한다.

2) 분만 2기 : 아기 출산

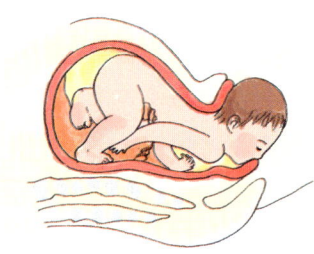

분만 2기에 태아가 밖으로 나온다. 자궁이 완전히 열리고 양수가 터지면서 변이 마려운 느낌이 온다. 태아 머리는 골반에 끼어 압박되고, 진통이 간격이 짧아져(1~2분) 쉴 새 없이 아프고 진통 지속 시간도 길어진다. 자연스럽게 아랫배에 힘이 들어가므로 의사나 간호사의 지시에 맞춰 호흡을 하고 힘을 준다. 진통이 좀 더 진행되어 태아의 머리가 보이면 회음을 절개 한다. 태아의 머리가 보이면 호흡을 짧고 빠르게 한다. 아기가 나올 때가 되었으므로 진통이 계속된다. 산모가 온 힘을 다해 힘을 주면 자신의 몸에서 뭔가 미끄러운 것이 빠져나옴을 느낀다. 태아는 머리만 빠져나오면 나머지는 쉽게 나오므로 아기의 머리가 나오기 시작하면 배에 힘을 주지 말고 입 끝으로 빠르게 호흡한다.

분만 제2기에 들어가 1~2시간 이상 지나도 아기가 나오지 않으면, 흡인분만이나 겸자분만을 하거나 부득이하게 제왕절개 수술을 하기도 한다.

***병원에서 해주는 것!

분만 대기실에서 분만대에 올라가면 감염을 예방하고자 음모를 제거한다. 감염 예방뿐만 아니라 분만 시 회음 절개와 회음 열상 뒤에 쉽게 봉합하려면 제거해야 한다.

회음 절개 전에 산모의 방광 손상을 막으려고 방광에 차 있는 소변을 밖으로 배출시킨다.

태아의 머리가 질 입구에서 약 3~4cm 정도 보이면 태아가 잘 나오도록 회음을 절개한다. 절개하지 않고 그냥 찢어지면 나중에 봉합하기도 어렵고 통증도 심하다.

***산모가 알아둘 것!

분만 제2기에는 효율적으로 힘을 줘야 한다. 힘을 줄 때는 항문이 천장을 향하도록 비스듬히 위로하고 엉덩이에 힘을 준다. 힘을 줄 때 얼굴에 너무 힘을 주면 실핏줄이 터질 수도 있으므로 얼굴에 힘이 들어가지 않도록 한다. 배변 동작을 생각하면서 항문에 힘을 주면서 내밀어야 한다. 힘을 줄 때 입을 벌리거나 소리를 내면 숨이 새 나가므로 주의해야 한다.

힘주지 않을 때는 가능한 몸의 힘을 빼고 이완한다. 긴장하면 출산이 더디게 진행되고 다음 힘주기가 더 어려워지므로, 몸의 힘을 완전히 빼야한다.

아기 머리가 모두 나오면 특별히 힘을 주지 않아도 아기 혼자 힘으로 나올 수 있다. 아기를 낳느라 온 힘을 다 써서 탈진하여 정신을 잃을 수도 있으므로 끝까지 정신을 잃지 않도록 노력한다.

3) 분만 3기 : 태반 배출

태반은 보통 아기가 나온 후 10분 내로 나온다. 태반이 나올 때는 가벼운 진통이 다시 생기므로 산모 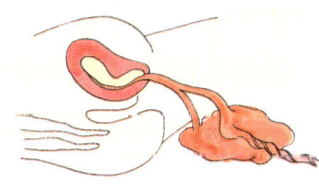 는 또 한 번 배에 힘을 주고, 의사가 배를 눌러주면 미끄러지듯이 태반이 나온다.

아기의 생명줄인 탯줄은 아기가 태어나면 바로 겸자로 집은 후 그 사이를 자른다. 이렇게 해서 태반과 탯줄까지 모두 나와야 분만 3기가 끝난다.

***병원에서 해주는 것!

아기가 나온 후 태반이 쉽게 나오지 않으면 자궁수축제를 주사하거나 탯줄을 잡아당겨 강제로 빼낸다. 태반이 나온 뒤에는 자궁 안에 태반이나 난막의 일부가 남아 있지 않은지, 자궁경관 열상이 있는지 등을 체크한다.

태반까지 무사히 나오고 다른 이상이 없으면 절개한 회음 부분을 꿰맨다. 10분 정도면 안쪽과 바깥쪽을 전부 봉합할 수 있으며 대부분 국소 마취를 하기 때문에 통증을 느끼지 못한다.

태어난 아기는 얼굴을 깨끗이 닦아 주고, 코와 입속의 이물질을 흡입해 제거해 준다. 신생아 응급처치를 마치고 나면 기본 검사를 통해 아픈 곳은 없는지 체크한다.

***산모가 알아둘 것!

아기가 태어난 후 태반이 나올 것을 예상하며 긴장을 늦추지 말아야 한다. 태반이 배출 될 때는 가볍게 힘을 준다.

회음부 봉합이 끝나면 산모는 자궁수축제를 맞고 분만실이나 회복실에서 2시간 동안 안정을 취한다. 안정을 취하는 동안 출혈이나 쇼크 등 이상이 없으면 입원실로 옮긴다.

6. 분만을 도와주는 마사지

분만 시 산모의 고통을 덜어주려면 남편이나 가족이 산모 옆에서 마사지를 해주거나 쓰다듬어 주는 것이 좋다.

1) 등 마사지

척추 아래쪽 부분을 강하게 마사지하면 등에서 느껴지는 고통을 덜어 줄 수 있다. 이 방법을 실시할 때는 손끝으로 강하게 마사지해야 효과가 크다. 이때 산모는 비스듬히 옆으로 눕는다. 등 마사지는 배나 등에서 수축이 느껴지는 경우에 유용하다.

진통이 시작되면 등의 아래 부분인 천골 부위(골반의

후 경계부)를 세게 눌러주면서 동시에 하복부를 어루만져 주면 좋다.

산모도 스스로 이러한 방법을 응용할 수 있다. 처음 자궁이 수축하면 한쪽 손을 펴서 등 아래 천골 부위에 갖다 대고 그 손바닥 위에 다른 쪽 손을 얹은 후 벽에 기대면 진통을 덜 수 있다.

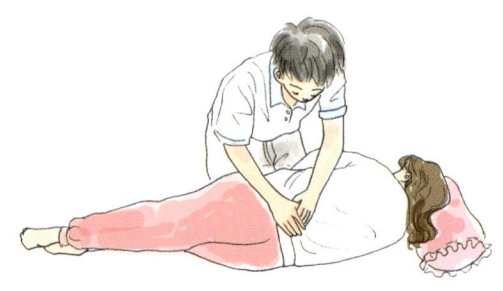

2) 배 마사지

자궁 수축이 매우 심할 때 배 마사지를 해주면 상당히 효과적이다.

임부가 똑바로 눕든지 옆으로 누워 산모 스스로 하거나 남편 또는 가족이 해 줄 수 있다.

양손을 이용, 하복부에서 시작해서 위쪽으로 올라간다. 그 다음 복부의 바깥 주위에서 원모양을 두 개 그린다. 이때 서로 반대 방향으로 해도 좋다. 남편이 이렇게 배를 마사지해 주면 큰 도움이 된다.

만약 산모 스스로 배를 마사지할 때는 너무 강하게 하지 말고 가볍게 어루만져서 임부가 복부에 압력을 느끼지 않도록 하는 것이 좋다.

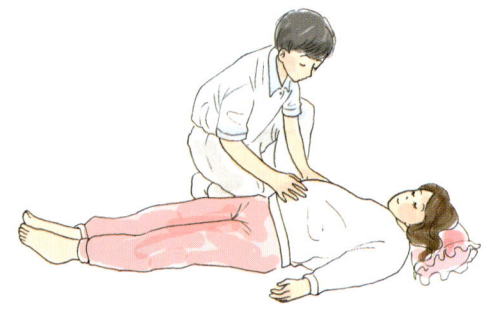

3) 다리 마사지

넓적다리 부근에서 통증을 느낄 때는 한쪽 손바닥을 무릎 안쪽에 얹고 넓적다리 안쪽을 따라서 엉덩이까지 강하게 눌렀다가 내려오기를 반복해 주면 좋다.

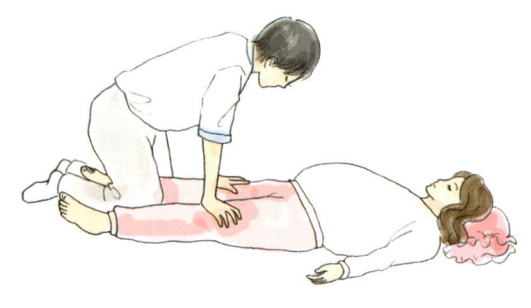

7. 다양한 자연분만법

자연분만은 자연의 섭리대로 아기를 낳는 방법이다. 진통의 고통을 이겨내고, 처음부터 끝까지 엄마와 태아의 힘으로 치러 낸다는 점에서 가장 완벽하며 이상적이다. 또한, 제왕절개보다 출혈이 적고, 질을 통해 분만하므로 산욕기 감염도 적다. 평소 건강한 임신부는 누구나 해낼 수 있는 엄마가 되는 과정이므로 출산의 두려움을 없애고 자신감을 갖도록 한다.

산모와 태아가 건강하고 산도, 만출력, 태아의 힘, 이 세 요소가 잘 조화되면 누구나 순산할 수 있다.

산도

아기가 태어나기 위한 길을 산도라고 한다. 아기 머리가 누르는 힘과 자궁수축으로 점점 넓어진다. 골산도가 원래 좁거나 임신 중에 살이 많이 찌면 출산 진행이 원활하지 않으므로 순산을 하려면 살이 너무 찌지 않도록 조절해야 한다.

만출력(아기를 밀어내는 힘)

규칙적으로 자궁이 수축되면 산모는 진통을 느끼게 되고, 이 때문에 닫혀 있던 자궁구가 조금씩 열린다. 자궁구가 조금씩 열리면 태아가 밑으로 내려오고 아기가 자궁구 근처까지 와서 자궁구가 완전히 벌어지면 산모는 반사적으로 자연스럽게 힘을 주게 되는데, 이러한 진통과 힘주기의 조화로 아기를 밀어내는 힘을 만출력이라고 하며 만출력의 상승 효과로 아기가 나온다.

태아의 힘

분만하려면 태아가 스스로 나오려는 힘도 있어야 한다. 출산을 앞둔 태아는 자궁 안에서 머리를 아래로 하고, 몸을 최대한 오므리고 있다가 분만 시 좁고 구부러진 산도를 빠져나오고자 계속해서 몸을 돌리고 자세를 바꾸며 아래쪽으로 내려온다. 이를 선회라고 하며, 태아의 머리가 산도를 통과하려고 머리 모양이 바뀌는데, 태아의 머리에 영향을 주어 약간 길쭉하게 변하지만 점차 성장하면서 정상적인 모양으로 돌아온다.

1) 무통분만

무통분만은 정상 분만을 하는 산모의 진통과 고통을 없애주는 분만법이다. 일반적으로 척추에 주사를 놓는 경막 외 마취법을 사용하는데 시술이 간단하고, 부작용이 적다. 경막 외 마취법은 임신부의 하반신을 마취시키는 것으로, 마취를 통해 자궁 수축으로 인한 진통이 줄어들고, 근육 긴장을 이완시켜 순조롭게 분만이 되는 것이다. 운동신경은 마비시키지 않고 감각신경만 마취하므로 산모가 출산 진행 과정을 다 알 수 있고, 아기가 나올 때는 스스로 힘을 줄 수 있다. 즉, 산모와 태아에게 나쁜 영향을 주지 않고 분만 과정을 그대로 신행하면서 산모의 고통을 제거한다.

무통분만을 하려면 기술과 경험이 많은 마취과 전문의가 있는 병원에서 해야 하며, 의사와 충분히 싱담은 한 후 결정한다. 마취를 잘못하면 저혈압이나 통증, 구토, 메스꺼움, 감염, 아랫배 통증 등의 문제가 생길 수 있기 때문이다. 또 척추에 이상이 있거나, 혈압이 높거나, 신경계 질환이 있거나 하는 문제가 있는 경우에는 피한다.

경막 외 마취는 자궁이 3~4cm 정도 열렸을 때 한다. 진통이 약할 때 마취하면 자궁 수축이 억제되어 분만의 진행이 느려지기 때문에, 진통이 강할 때 마취해서 근육의 긴장을 풀어주고 분만 진행을 촉진시킨다.

2) 라마즈 분만

라마즈 분만법은 연상법, 이완법, 호흡법으로 구성된 심리 요법으로 출산 시 고통을 줄여주는 정신 예방적 분만법이다. 파블로프의 조건 반사를 근거로 러시아 의사들이 처음 고안했지만 프랑스의 라마즈 박사에 의해 정리되고 전파되어 라마즈 분만이라고 불린다.

라마즈 분만은 연상법, 이완법, 호흡법을 반복적으로 훈련하여 출산 시 진통을 완화하면서 출산을 빠르게 진행시킨다. 출산이라는 급박한 상황에서도 몸을 이완하고 정해진 호흡을 하면서 분만의 고통을 덜고 출산이 순조로울 수 있도록 도와준다. 무엇보다 산모의 노력에 따라 라마즈 분만이 성공적으로 진행될 수도 있고, 아닐 수도 있기 때문에 평소에 꾸준히 연습을 해야 한다.

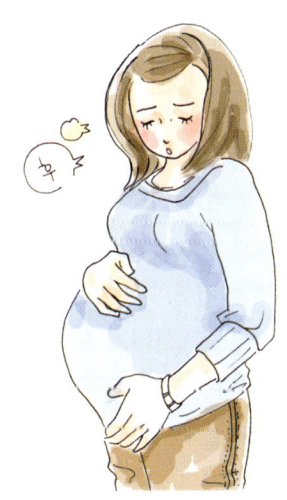

연상법

연상법은 기분 좋은 생각이나 상황을 연상시켜 출산 시 진통을 줄여주는 분만법이다. 기분 좋은 생각은 우리 몸의 엔도르핀 분비를 증가시켜 진통제를 맞은 효과가 나타나 통증을 덜어줄 수 있기 때문이다.

과거의 행복했던 시절, 연애 시절의 좋았던 기억, 앞으로 태어날 아기와의 행복한 시간을 상상하면서 몸과 마음을 평화롭게 안정시킨다. 하지만 평소에 충분한 연습을 하지 않으면 막상 진통이 시작될 때 기분 좋은 연상을 하기 쉽지 않으므로 평소에 꾸준히 연습하도록 한다.

이완법

이완법이란 머리끝에서 발끝까지 몸의 힘을 빼서 근육을 이완시키는 분만법이다. 진통이 시작되면 온몸이 경직되어 자궁구가 잘 열리지 않는다. 자궁구가 열리지 않으면 진통시간도 오래 걸리고, 경직된 근육에서 나온 젖산이 몸에 축적돼 쉽게 피로해진다.

온몸에 힘을 빼고 몸을 이완하면 기분 좋은 연상을 할 때처럼 엔도르핀 분비가 늘어나 통증이 덜해진다. 온몸의 힘을 빼려면 우선 손목, 발목, 관절의 힘을 빼는 연습부터 팔꿈치, 어깨관절, 무릎관절, 고관절, 목관절의 순으로 힘 빼는 연습 해본다. 그러나 몸의 힘을 빼는 것이 말처럼 쉬운 일은 아니므로 평소에 꾸준한 연습이 필요하다.

호흡법

호흡법은 출산 시 불규칙해지기 쉬운 호흡을 바로잡아 산모와 태아에게 산소 공급을 원활히 하고, 산소 공급이 원활해짐에 따라 근육도 이완되며, 호흡에 집중해서 진통을 줄여주는 효과가 있다. 라마즈 호흡법의 기본은 흉식 호흡이므로 평소 자신의 호흡 횟수를 알아두면 좋다. 분만 제 1기에는 자궁구 열리기 시작할 때 하는 호흡법과, 자궁구가 3~8cm정도 열렸을 때 하는 호흡법, 자궁구가 10cm이상 열렸을 때 하는 3가지 호흡법이 있다. 분만 제2기에는 자궁구가 완전히 열렸으므로 힘주기와 힘빼기 호흡법이 있으며 이 두 가지를 적절히 사용하여 아기를 밀어내야 순산을 할 수 있다.

라마즈 분만의 장점

라마즈 분만의 장점은 남편이 분만에 적극적으로 참여할 수 있다는 점이다. 남편과 함께 라마즈 강좌를 들으면, 출산 시 남편이 옆에서 도와줄 수 있고, 남편의 따뜻한 보살핌과 사랑에 산모는 정신적인 안정감을 가질 수 있다. 동시에 남편은 한 가정의 가장으로서의 책임감을 느끼고, 아기가 탄생하는 기쁨을 직접 느낄 수 있다.

라마즈 분만법 강좌

라마즈 강좌는 현재 종합병원이나 산부인과 병원에 개설된 출산준비교실에서 배울 수 있다. 임신 28~34주 된 산모를 대상으로 매주 1~2회씩 4~6주간 교육 한다.

3) 소프롤로지 분만

소프롤로지 분만법은 1960년대 스페인의 신경정신과 전문의인 알폰소 카이세도가 서양의 근육이완법과 동양의 요가, 불교적인 요소를 응용해 고안한 명상법으로 1976년 프랑스 산부인과 의사인 장크레프가 처음 분만에 적용하면서 알려졌다.

국내에서는 1997년 처음 시행되었고 현재는 많은 병원에서 소프롤로지 분만을 하고 있다. 소프롤로지 분만은 연상법, 호흡법, 산전체조로 이루어지는데, 정신적·육체적인 훈련으로 몸과 마음을 평온하고 조화로운 상태로 안정시키면서 산모의 의식을 무의식 상태까지 끌어내어 잠들기 직전의 소프로리미널 상태에 도달하도록 하여 편안하고 안정적으로 분만을 유도한다.

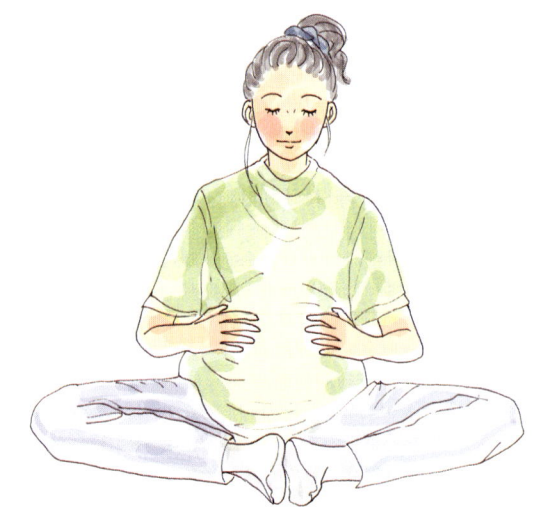

연상 훈련

연상 훈련은 산모에게 진통이 일어날 때 출산의 두려움을 없애고, 성공적인 출산 모습을 연상하도록 하여 출산에 대한 자신감을 느끼게 한다.

호흡법

소프롤로지 분만은 복식 호흡으로 태아에게 산소를 충분히 공급하고 자궁의 활동을 촉진해 자연스럽게 배에 힘을 줄 수 있다.

소프롤로지 호흡법은 진통 시 호흡법 3가지와 만출 시 호흡법 1가지로 총 4가지가 기본 호흡이다. 호흡법을 익히기 전에 먼저 호흡수를 세는 것부터 시작한다.

보통 정상인의 호흡수는 1분당 17~22회 정도이나 소프롤로지식 호흡법에서는 1분당 5~6회 정도 아주 깊고 느리게 호흡함으로써 폐활량이 늘어나 충분한 양의 산소를 얻을 수 있다.

산전 체조

소프롤로지식 산전 체조는 요가 동작과 비슷하며 명상 상태에서 근육을 자유롭게 긴장하거나 이완시켜 출산 시 통증을 줄여준다. 기본자세는 책상다리를 하는 것처럼 앉아서 양 발바닥을 마주 대는 것이다. 목과 목덜미 운동, 고양이 자세 운동, 케겔 운동, 양팔 긴장 훈련, 신체 파악 훈련 등을 연습한다.

소프롤로지 분만의 장점

라마즈는 흉식, 소프롤로지는 복식 호흡을 사용하며 라마즈 분만법은 남편의 도움을 필요하지만 소프롤로지 분만법은 임신부 스스로 자궁 속의 태아와 교감하며 분만한다.

소프롤로지 분만법으로 출산하면 몸과 마음의 긴장이 풀리면서 산도가 충분히 이완되어 회음부 열상이나 출혈이 적고, 산모에 따라서는 회음 절개를 하지 않아도 분만할 수 있다. 또한, 복식 호흡을 하기 때문에 산모와 태아가 충분한 산소를 얻을 수 있는 것도 장점이다.

소프롤로지 강좌

소프롤로지 분만법을 시행하는 병원에서 배울 수 있으며 보통 임신 7~8개월 된 임신부를 대상으로 주 1~2회 4주 과정으로 강좌를 개설하고 있다.

4) 수중분만

수중분만은 옛날부터 전해져 내려오는 방법인데, 태아가 양수 속에 있었던 것과 비슷한 환경을 만들어 주고, 물속에 들어가면 산모의 고통도 줄어들기 때문에 산모와 태아 모두를 편안하게 한다.

좌식 분만법이기 때문에 쪼그리고 앉으면 골반이 잘 벌어지고, 힘을 주기도 쉬우며, 무엇보다 남편과 함께 물속에서 출산과정을 같이하기 때문에 산모에게 큰 안정감을 준다. 출산 전에 깨끗하게 샤워를 하고, 화장실에 다녀온 후 자궁 경부가 5cm 정도 열렸을 때 수중 분만실로 이동한다. 물에 들어가기 직전에 태아의 심박동을 측정하고, 분만 중간에도 가끔 측정한다. 물의 온도는 37℃를 유지하며, 탈수의 위험이 있으므로 분만 도중 수시로 물을 마신다. 아기가 태어나면 탯줄이 마르기를 기다린 후 아빠가 자르고, 엄마는 젖을 물린다. 태반은 물속에서 배출한다.

수중분만의 장점

산모는 물속에서는 신체 조직이 이완되면서 편안함을 느끼기 때문에 진통이 완화되고, 몸이 가벼워져 자유롭게 자세를 바꿀 수 있어 진통을 줄이는 효과가 있다. 또 물속에서는 회음부의 탄성이 증가해 회음부를 절개하지 않고 분만할 수 있으며, 분만 후에도 질벽의 가벼운 손상만 있을 뿐 통증은 거의 없어 산후조리 시에도 가벼운 활동이 가능하다.

아기는 태내 환경인 양수와 비슷한 온도의 물속에서 태어나기 때문에 출생 시 스트레스가 적고, 스스로 호흡이 가능하다. 태어나자마자 바로 엄마 품에서 모유수유를 할 수 있어서 초유를 먹을 수 있고, 심리적인 안정감과 동시에 엄마와의 깊은 유대감을 형성할 수 있다.

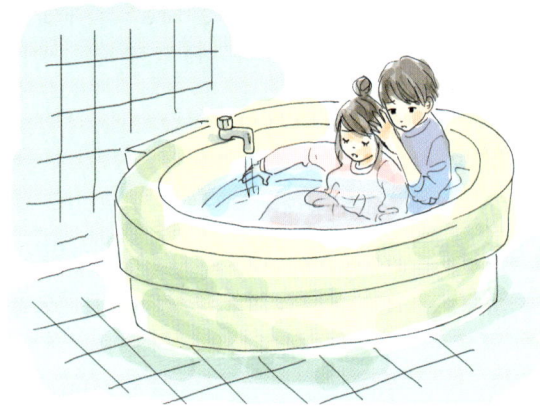

수중분만의 단점

수중분만 시 가장 걱정되는 부분이 바로 태아의 감염이다. 물이 깨끗하지 않거나 출산 과정에서 산모가 배출하는 이물질 때문에 태아가 병균에 감염될 수 있기 때문이다. 그러므로 산모와 남편은 수중 분만 전에 깨끗하게 샤워를 하고, 분만할 때 물이 더러워지면 자주 갈아주어야 한다. 욕조를 철저하게 소독, 관리하면 감염의 위험은 별로 없으나 이런 부분들이 가격이 비싼 요인이다.

수중분만은 태아나 모체의 상태를 관찰할 수 없고, 분만 때 출혈량을 가늠하기 어렵기 때문에 임신 경과가 순조롭고 태아와 모체의 건강할 때만 가능하다. 그러나 누구나 수중분만이 가능한 것은 아니다. 유산 징후가 있었거나, 골반 크기보다 아기가 너무 클 때, 둔위, 역위, 거대아, 전치태반, 임신중독증, 산모가 고혈압, 요도염, 에이즈, 매독 같은 보균자이면 불가능하다.

수중분만 시 알아둘 점

수중분만을 하는 병원이 많지는 않지만 수중분만을 원하면 최소한 예정일 한 달 전에 수중분만이 가능한 병원에서 진찰을 받는다. 비용은 병원마다 차이가 있지만, 보통 자연분만보다 20~30만 원의 추가 비용이 든다.

5) 그네분만

그네분만은 산모가 출산하기 편한 좌식 분만이고 자유롭게 자세를 취할 수 있어서 근래에 인기를 얻고 있다. 그네분만에 사용되는 분만대는 굵은 고리처럼 생긴 동그란 모양의 철봉에 그네처럼 매달려 있는데 산모의 자세를 바꾸기 쉽게 의자의 모양도 바뀌고, 허리 부분에는 찜질 기구가 부착되어 있다. 진통 중인 산모는 그네에 앉아서 골반을 전후좌우로 흔들 수 있고, 좌식 분만 자세를 취할 수 있어 고통이 훨씬 줄어든다.

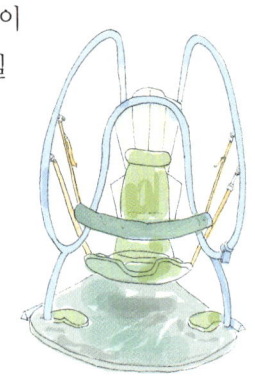

그네분만은 산모의 자궁이 5cm 정도 벌어지면 그네분만실로 자리를 옮겨 산모에게 수액 주사를 놓고, 경우에 따라서는 분만을 촉진시키기 위해 자궁수축제도 맞는다. 그네분만대에 올라간 산모는 그네를 타는 것처럼 엉덩이를 앞뒤로 흔들며, 평소에 익혀둔 호흡법으로 분만을 하다가 의사의 지시가 있을 때 무릎을 구부리고 들어 올려 마지막 힘을 주면 아기가 태어난다.

그네분만의 장점

그네분만은 산모가 자세를 자유롭게 바꾸고 스스로 원하는 자세를 취할 수 있으며, 그네를 타는 식으로 움직이기 때문에 통증을 줄일 수 있다. 기계 조작을 통해 앉게 되므로 근육이 이완되어 분만 진행 속도가 빠르며, 남편이나 가족들이 분만에 참여할 수 있어 심리적인 안정감이 가질 수 있다.

그네분만의 단점

국내에서는 그네분만을 도입한 지 얼마 되지 않아서 실시하는 병원이 적고, 그 효과와 장단점에 대해서는 검증이 아직 제대로 이루어지지 않았다. 또, 그네 분만은 좌식 분만법으로 중력의 힘을 이용하기 때문에 아기가 내려오는 힘이 커서 회음부가 약한 사람은 찢어질 수도 있다.

그네분만 시 알아둘 점

그네분만은 여러 가지 질병으로 인해 수중분만을 하지 못하는 임신부도 충분히 할 수 있지만, 부기가 심한 임신중독증 산모는 오랫동안 앉아서 분만하는 좌식 분만법을 할 수 없다.

6) 르바이예 분만

일반적으로 출산의 고통은 산모에게 집중이 되어 있는데, 르바이예 분만법은 반대로 태아의 고통에 집중하는 분만법이다. 프랑스 산부인과 의사인 프레드릭 르바이예는 출생 시 태아를 위한 배려가 필요하다고 주장하여 아기의 고통을 최소화하는 아기 중심의 분만법을 만들었다. 바로 엄마 배 속에 있던 아기가 외부 환경에 적응할 수 있도록 자궁과 비슷한 장소를 연출하는 것이다. 그래서 출산 장소는 약간 어둡고 따뜻한 장소에서 하고, 태교 때 즐겨 듣던 음악을 틀어 놓는다. 조용한 환경에서 아기를 출생해야 하기 때문에 주위 사람들도 시끄럽게 대화하거나 소리를 지르지 않는다.

조용하고 부드럽게 아기를 받았으면 탯줄을 바로 자르지 않고 아기의 안정을 위해 엄마 배 위에 5~6분 정도 엎어 두었다가 탯줄의 박동이 그치고 나서 자른다. 이렇게 태어난 아기는 울지도 않고 눈을 떠서 주변을 살피다 편안하게 잠든다. 편안한 분위기에서 출산하기 때문에 산모의 심신이 안정될 수 있고 출산 장소가 어두워서 태아의 시력 손실을 방지하고 환경 변화에 잘 적응할 수 있다.

7) 공분만

공분만은 특수 제작된 부드럽고 탄력이 있는 공을 이용해 진통 중에도 자유로운 자세를 취할 수 있어 요통을 줄이고 아기가 내려오는 분만 과정을 촉진하는 분만법이다. 진통이 오면 공 위에 앉아 몸을 굴리거나 배를 공에 대고 눌러 진통을 완화시킨다.

산모가 분만 공을 타고 전후좌우로 엉덩이를 흔들면 골반이 부드럽게 열리고, 쪼그려 앉으면 골반이 넓어진다. 또 공을 껴안고 엎드린 자세로 이리저리 움직이면 호흡 조절도 함께 되며, 임신 중에도 공을 이용한 운동을 꾸준히 하면 분만에 도움이 된다.

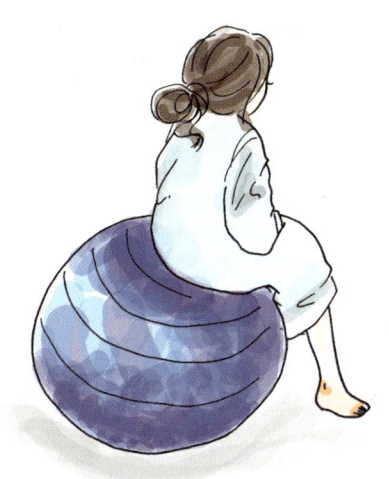

8) 듀라 분만

듀라 분만은 분만 전부터 분만이 끝날 때까지 곁에서 '듀라'라는 분만 보조자가 산모를 도와주는 분만법이다. 산모에게 진통이 오면 전신 마사지로 고통을 덜어주고 호흡법과 이완법을 통해 힘주기를 도와주며, 순산을 위해 옆에서 격려해준다.

듀라 분만은 분만 시 추가 비용이 없고 별도의 교육과정을 거치지 않아도 이용할 수 있지만 듀라와 산모 간에 호흡이 잘 맞아야만 효과가 있다.

9) 가족분만

가족분만은 가족과 함께 하는 분만법으로, 가족이 모두 참여하여 지켜보는 가운데 출산이 이루어진다. 최근에 우리나라에서도 많이 개설되어 운영되고 있으며, 진통과 분만, 분만 후의 회복 등 일련의 과정을 한 자리에서 마칠 수 있도록 LDR(Labor-Delivery-Recovery)이라는 장소에서 이루어진다.

출산의 고통은 산모만이 알 수 있지만 가족들 모두가

같이 그 고통을 함께 나누고, 이겨냄으로서 산모는 출산의 두려움을 줄일 수 있고, 가족들과의 유대감을 강화시킬 수 있다.

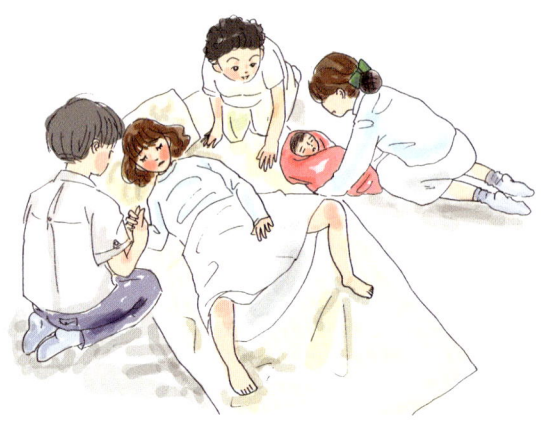

8. 제왕절개 수술

제왕절개 수술은 모체의 복부 벽과 자궁을 인위적으로 절개해서 아기를 꺼내는 수술이다. 평소에 자연분만을 원하는 임신부라도, 임신 후기에 어쩔 수 없는 상황이 생기면 제왕절개 수술을 받아야 한다. 그러나 수술을 통해 출산의 고통을 피하고, 손쉽게 아기를 낳을 수 있다는 생각에 제왕절개 수술을 하는 것은 결코 바람직하지 않다.

1) 제왕절개 수술이 필요한 경우

(1) 첫 아기를 제왕절개 수술로 낳았을 때

과거에 제왕절개 수술로 분만했으면 자궁 파열 가능성이 있어서 제왕절개 수술을 권한다. 첫 아이를 제왕절개로 낳고 둘째 아이를 자연분만하려면 담당 의사와 충분히 상담한 후에 결정해야 한다.

(2) 태아가 거대아이거나 아두 골반 불균형일 때

태아가 너무 크면 제왕절개 수술을 받아야 한다. 의사가 태아의 머리 둘레, 몸무게 등을 잰 후 산모의 체력이 약해서 자연분만이 어렵다고 생각하면 제왕절개 수술을 권한다.

(3) 역아일 때

태아의 머리가 먼저 나오지 않고 다리나 둔부가 먼저 나오면 태아의 머리나 목을 다치거나 호흡곤란을 겪을 수 있기 때문에 제왕절개 수술을 권한다.

(4) 탯줄이 태아를 감고 있을 때

탯줄이 태아를 감고 있으면 태아가 저산소증에 빠지는 등 위험해질 수 있기 때문에 제왕절개 수술을 하기도 한다. 그러나 자연분만 되는 경우가 더 많다.

(5) 노산일 때

산모의 나이가 35세 이상이거나 40대에 첫 출산을 하면, 고혈압이나 임신성 당뇨 등의 위험성이 있으므로 산모의 건강 상태를 충분히 고려하여 의사와 상담한 후 제왕절개 수술을 한다. 단, 산모가 체력적으로 무리가 없고, 자연분만으로 낳고자 하는 의지만 있다면 자연분만을 해도 된다.

(6) 태반 조기 박리일 때

분만하기 전에 태반이 자궁으로부터 떨어져 나가면 태아에게 산소와 영양소가 공급되지 않아 위험하고, 배가 아프면서 대량 출혈을 일으킬 수 있어 산모도 위험하다.

(7) 전치태반일 때

전치태반일 경우 태반이 자궁 입구를 막고 있어 정상적인 분만이 어렵다. 진통이 시작되면 출혈량이 많거나 자궁 수축이 제대로 이루어지지 않으므로 신속히 제왕절개수술을 결정해야 한다.

(8) 그 외의 경우

산모가 임신중독증, 자궁 기형, 임신성 당뇨 등을 앓고 있거나 미숙아, 아기가 저산소증에 걸렸을 때 임신부와 태아의 안전을 위해 제왕절개 수술을 하게 된다. 자연분만 중에도 분만이 제대로 진행되지 않아 난산일 경우 태아의 안전을 위해 바로 제왕절개 수술을 결정하기도 한다.

2) 제왕절개 수술 과정

① 수술 전 검사와 동의서 작성

미리 제왕절개 수술을 결정했으면 입원 후 피검사, 소변 검사, 심전도 검사, 간 기능 검사, 흉부 엑스선 검사 등 수술에 필요한 검사를 하고, 수술 8시간 전부터 금식을 한다. 또 제왕절개도 수술이므로 산모나 보호자인 남편 또는 가족이 수술 동의서를 작성한다.

② 복부 소독과 마취

수술 전에 세균 감염을 막고자 음모를 깨끗이 깎고 도뇨관을 끼워 놓은 후 복부를 소독한다. 제왕절개를 할 경우 수술 뒤 1~2일 정도는 움직일 수 없으므로 수술 전 도뇨관을 끼워 놓는다. 복부 소독을 하고 나면 마취를 한다.

③ 복부와 자궁벽 절개

산모가 마취가 되면 먼저 치골 위로 3cm 정도의 복부를 10~12cm 정도 가로로 절개한다. 절개한 복벽을 살짝 벌려 태아가 있는 자궁벽을 절개한다. 요새는 수술 자국이 덜 남도록 가로로 절개한다.

④ 태아를 자궁에서 꺼냄

절개 부위에 양손가락을 넣고 잡아당겨 자궁 하부 조직을 분리한다. 그다음 손을 집어넣어 태아의 머리 위치를 확인한 후 잡아서 자궁 밖으로 꺼낸다. 머리가 빠져나오면 어깨가 빠져나오고 계속해서 어깨를 잡아당기면 몸 전체가 빠져나온다. 아기의 몸이 모두 빠져나오면 탯줄을 자르고, 태아의 입과 기도에 들어있는 이물질을 제거한다. 태아가 나오는 동안 옆에서 양수 제거를 위한 조치를 한다.

⑤ 태반 제거

아기를 꺼내고 나면 태반과 난막 등을 자궁벽에서 분리시킨 후 그 밖의 양수나 찌꺼기 등이 남아있지 않도록 깨끗이 제거한다.

⑥ 수술 부위 봉합

수술 부위 봉합은 자궁 봉합에서 복벽 봉합까지 모두 7~8단계를 걸쳐 수술한다. 하부 자궁의 갈라진 부분을

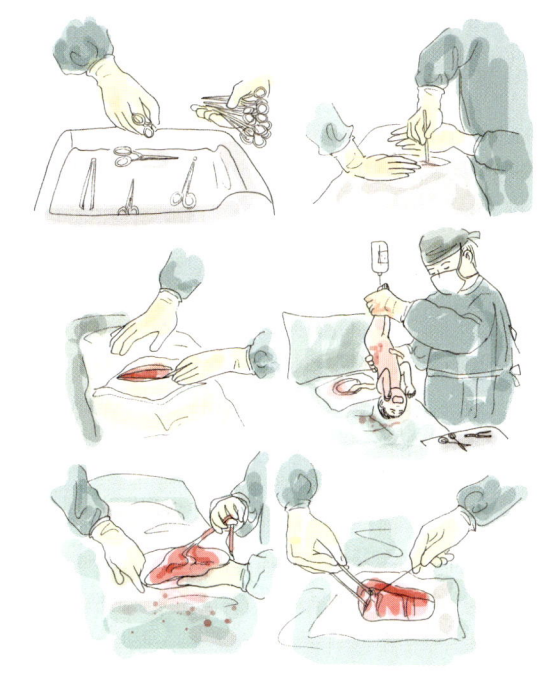

잡아당겨 봉합한 후, 자궁을 제자리에 넣고 피하지방을 가지런히 정리한 다음 다른 장기들과 겹치지 않게 차근차근 꿰맨다. 체내를 꿰맬 때는 인체에 흡수되는 실을 사용하고 겉 피부를 봉합할 때는 제거해야 하는 실을 사용하여 퇴원 직전에 제거한다. 봉합이 끝나면 감염을 예방을 위해 철저히 소독한다.

3) 제왕절개 수술 후의 문제점

(1) 산후 회복이 더디고 통증이 있음

제왕절개 수술을 하면 출산 당시의 분만 진통은 겪지 않지만 수술 후 수술 부위의 통증이 신통 못지않게 심하다. 또 제왕절개 수술을 한 산모는 자연분만 한 산모에 비해 산후 회복이 느리고, 가스가 나올 때까지 금식을 해야 한다.

(2) 여러 가지 수술 후유증의 발생

대부분 제왕절개의 후유증은 없지만 이것도 수술인지라 여러 가지 합병증이 발생할 수 있다. 수술 후 염증 등의 부작용이 생길 수 있고, 산모에 따라 제왕절개 부위가 간지럽고 따끔거리는 증세가 나타나기도 한다.

또, 제왕절개 시 산모가 복막염을 일으킬 수도 있으며, 출혈이 많아 수혈을 하게 되는 경우 문제가 생길 수도 있다.

(3) 출산 횟수의 제한

처음 제왕절개 수술을 받으면 두 번째 출산은 자연분만이 어려울 수 있고 자연분만과 비교하면 출산 횟수에 제한을 받게 된다.

(4) 아기의 호흡장애

자연분만을 하게 되면 아기가 산도를 통과하면서 자연스럽게 폐를 자극 받아 폐호흡을 할 수 있게 된다. 그러나 제왕절개 수술로 태어난 아기는 이러한 과정을 생략하고 태어나서 호흡곤란증을 일으킬 수도 있다.

9. 난산

1) 난산이란?

난산은 분만할 때 고통이 비정상적으로 심하거나 너무 느리게 진행되는 분만을 말한다. 아기는 엄마와 함께 정상적인 출산의 고통을 느끼며 자연스럽게 태어나지만 가끔은 자연분만이 불가능한 난산이 되기도 한다. 난산의 원인은 자궁은 수축이 제대로 안 될 때, 분만 2기의 자발적인 복근 수축이 안 되어 만출력에 이상이 있을 때, 태아의 자세가 이상할 때, 산모의 골반이 비정상적으로 좁거나 산도 기형일 때 생기는 것으로 보고 있다.

또 키가 작은 사람은 골반이 발달하지 않아서 난산을 하게 될 확률이 높고, 임신 중 체중이 지나치게 늘어난 사람은 분만 시간이 길어지고 거대아를 낳을 확률이 높아서 난산을 하게 될 가능성이 크다.

2) 자연분만을 기대할 수 없는 경우

- 분만예정일이 2주일 이상 지났음에도 진통이 없을 경우
- 모체의 만출력 이상인 진통 미약으로 출산이 진행되지 않는 경우

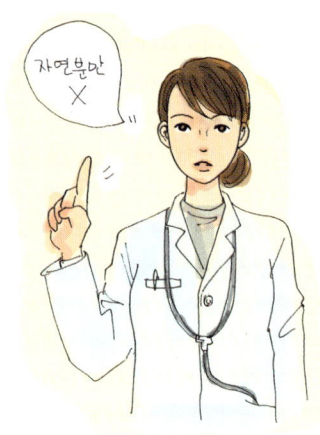

- 모체의 이상으로 임신 상태를 지속할 수 없는 경우
- 분만 진행 중, 태아가 가사 상태에 빠졌을 경우
- 모체에 임신중독증이 있어서 모자 모두가 위험한 경우
- 모체의 산도가 좁아서 태아가 산도를 통과할 수 없을 경우
- 산모가 배에 힘을 주지 못할 경우

3) 난산 시 처치 방법

자연분만이 어려우면 인공적으로 출산을 돕는 처치를 한다. 난산이 된 후에 인공 처치를 하는 수도 있지만 난산이 되지 않도록 사전에 예방할 수도 있다.

(1) 겸자분만과 흡인분만

출산 도중 모체나 태아에게 이상 증상이 나타나 위험하거나 분만이 제대로 진전되지 않을 때 사용하는 방법이다. 겸자분만은 가위와 같이 생긴 금속성 기구로 아기를 끌어낸다.

흡인분만은 흡인컵을 태아의 머리에 대고 잡아당겨서 꺼내는 방법이다. 두 가지 방법 다 아기의 머리에 상처를 낼 수 있지만 보통 일주일내에 없어진다.

(2) 제왕절개

모체의 복부 벽과 자궁을 인위적으로 절개해서 태아를 꺼내는 방법이다.

모체와 아기가 위험한 응급상황일 때 쓰이는 최종 수단이며, 출산의 통증은 없지만 수술 후 상처의 통증과 후유증이 생길 수 있다.

신생아 검사

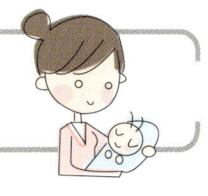

1. 신생아 응급처치

산모가 태반을 배출하는 동안, 막 태어난 아기는 여러 가지 응급처치를 받는다. 모체에서 나온 아기는 폐나 식도 등에 든 양수나 이물질들을 제거해 주고, 생명줄이었던 탯줄을 자르고 나서 스스로 호흡을 할 수 있도록 처치해 주어야 첫 울음을 터뜨린다.

① 입과 코의 이물질 제거하기

아기가 세상 밖으로 나오면 폐호흡을 해야 하기 때문에 입이나 기도, 식도 등에 양수나 이물질이 들어 있으면 아기가 숨쉬기 어렵다. 아기가 나오면 입 속의 이물질은 흡입해서 제거해 주고 가느다란 관으로 폐 속의 이물질들도 제거하는데, 이런 과정은 한 번으로 끝나는 것이 아니라 아기가 숨을 쉬면서 계속 밀려나오게 되므로 자주 제거해 준다.

② 탯줄 자르기

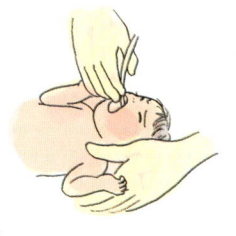

아기가 엄마 몸에서 나오면 일단 겸자로 엄마 쪽 탯줄과 아기 쪽 탯줄을 막고 그 사이를 자른 후 다시 3~4cm 길이로 짧게 자른다. 플라스틱 집게로 탯줄을 집어 놓고, 소독을 한 다음 가제로 덮는다. 탯줄은 며칠이 지나면 말라서 거무스름해지고, 1주일 뒤에는 저절로 떨어진다.

③ 목욕시키기

일단 응급 처치가 끝나면 아기가 울음을 터뜨리고 비로소 숨을 쉰다. 아기가 숨을 쉬면 목욕을 시킨다. 목욕시킬 때는 태지나 피를 깨끗이 닦아주고 목욕 후에는 다시 탯줄을 소독한 후 엄마와 처음으로 만난다.

④ 눈 소독하기

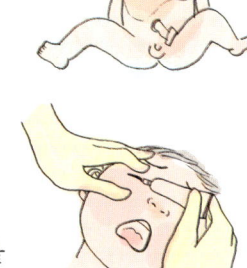

대부분 태아는 눈을 감고 나온다. 배 속에서는 눈을 감고 있다가 밖으로 나오게 되는데, 눈꺼풀 사이에 있는 이물질을 제거해 주고 소독한 후 약을 발라주면 눈을 뜰 수 있다.

⑤ 팔찌와 발찌 끼우기

아기가 바뀌는 일이 없도록 엄마 이름, 태어난 시간, 아기 성별, 아기 몸무게 등을 적은 팔찌와 발찌를 해준다. 병원에 따라서는 분만실에서 바로 끼워주는 곳도 있고 신생아실로 옮긴 후 끼워주는 곳도 있다. 대학병원이나 전문병원같이 하루에 태어나는 신생아가 많은 곳에서는 분만실에서 직접 끼워 아기가 바뀌지 않도록 하고, 개인병원같이 신생아가 적은 병원에서는 신생아실에서 끼우기도 한다.

⑥ 발도장 찍기

마지막으로 아기가 태어난 시간, 키, 몸무게 등 기본적인 정보를 담아 발도장을 찍고 아기 족문표에 기록한다.

⑦ 신생아 아프가(Apgar)검사

기본적인 의료 처치가 끝난 아기는 건강 상태를 알아

보기 위해 몇 가지 검사를 받는다. 우선 우는 모습이라든가 발버둥칠 때의 모습을 살펴보고, 외관상으로 이상이 없는지 살펴본다. 그리고 청진기로 아기의 심장과 폐의 이상을 조사하고 호흡수나 호흡법을 살펴본다.

신생아의 피부색깔, 심박수, 호흡, 근육의 힘, 자극에 대한 반응 등의 5가지 항목을 검사하며 각 항목 당 2점씩으로 채점하여 10점 만점으로 한다. 10점 만점이 가장 좋으며, 6점 이하면 태아의 가사 상태를 의미하며 즉시 응급처치가 필요하다. 아프가 점수는 생후 1분과 5분에 각각 두 번 판정하여 점수를 낸다. 생후 1분에 측정한 아프가 점수는 신생아 가사의 유무를 판단하여 응급처치 여부를 조사하는 지표가 되며, 생후 5분에 측정한 아프가 점수는 신생아의 상태를 판정하는 지표가 된다.

대부분 신생아는 아프가 점수가 7~10점으로 상태가 양호하지만 아프가 점수가 그 이하면 정도에 따라 산소를 주입하고 인큐베이터에 들어가게 된다.

2. 신생아 기본 검사

신생아 응급처치가 끝나면 아기의 신체적 이상이 없는지 꼼꼼히 살펴본다.

먼저 아기의 심장 박동은 제대로 되는지, 호흡과 체온은 정상인지 등 아기의 건강 상태를 조사한다. 특히, 피검사를 통해 혈액형을 검사 하고 정신지체나 장애 등을 유발할 수 있는 이상은 없는지, 황달은 없는지 자세하게 살핀다. 신생아는 우는 것 말고는 의사 표현 수단이 없으므로 일일이 손으로 더듬어 보거나 피검사를 해서 이상 유무를 알아낸다.

① 청진기 검사

청진기로 심장, 폐, 장기의 소리를 들어본다. 심장은 1분에 120~150번 뛰면 정상이다. 다음엔 양쪽 폐로 호흡을 잘하는지 들어보고 장이 있는 부분도 소리를 들어 본다. 장이 막혀 있으면 아무 소리도 들리지 않는다.

② 사경 검사

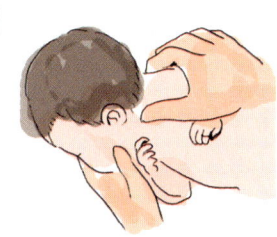

아기가 똑바로 누워있지 못하고 목에 생긴 혹 때문에 머리가 한쪽으로 기울어지는 증상을 사경이라 한다.

조기 발견하여 병원에서 물리치료를 하면 정상으로 돌아오는 경우가 많으므로 손으로 잘 더듬어 보아 목 근처에 덩어리가 있는지 살펴본다.

③ 구강 내 검사

손가락을 아기 입속에 넣어 혀와 잇몸, 입천장 등이 정상인지 확인해 본다. 혀가 제대로 붙어 있는지, 혹 같은 것은 없는지, 입 안에 상처가 있는지도 살펴본다. 혀 뿌리가 입 바닥에 붙어 있으면 미리 알아내어 수술을 하면 쉽게 고칠 수 있다.

④ 머리의 상처 검사

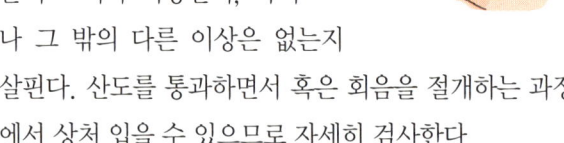

머리는 특히 중요한 부분이므로 정수리부터 주변을 천천히 더듬어 이상이 없는지 살펴야 한다. 대천문의 크기가 적당한지, 혹이나 그 밖의 다른 이상은 없는지 살핀다. 산도를 통과하면서 혹은 회음을 절개하는 과정에서 상처 입을 수 있으므로 자세히 검사한다.

⑤ 귀의 이상 검사

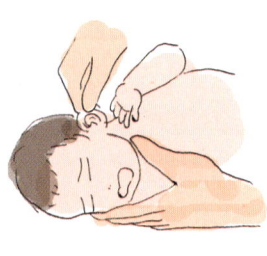

양쪽 귀의 모양이 같은지, 혹은 없는지 살펴본다. 귓구멍이 제대로 뚫려 있는지, 귓바퀴 모양에 이상이 없는지도 자세히 살펴본다.

⑥ 고관절 탈구 검사

양다리를 손으로 나란히 펴서 다리 길이에 차이가 없는지 보고 무릎을 굽혀서 잘 굽혀지는지 확인한다. 고관절이 탈구되면 다리 길이가 다르고 다리 양쪽 주름의 개수가 다르다.

⑦ 항문 검사

항문에 소독한 온도계나 손가락을 살짝 넣어서 항문이 제대로 뚫려 있는지 확인해야 한다. 항문에 이상이 있으면 수술로 빨리 처치를 해서 배설이 원활할 수 있게 도와줘야 한다.

⑧ 성기 검사

성기가 제대로 형성되어 있는지도 반드시 살펴보아야 한다. 남아는 음낭과 고환에 이상 없는지 요도 구멍이 제대로 뚫려있는지 보고 여아는 외음순과 소음순이 잘 맞물려 있는지를 확인한다.

⑨ 선천성 대사 질환 검사

생후 2일째 되면 선천성 대사이상 검사를 한다. 선천성 대사이상은 조기에 발견하여 치료하지 않으면 뇌 장애와 성장 장애를 일으키므로 입원 중인 신생아는 모두 검사를 하여 사전에 알아낸다.

⑩ 신생아 황달 검사

황달은 신생아에게는 흔한 증상이고 생리적인 현상으로, 자연 치유가 되므로 걱정할 필요는 없다. 생후 2~3일경부터 적혈구가 파괴되어 혈액 속 빌리루빈 수치가 높아서 온몸이 노래진다.

정도에 따라 차이가 있는데, 심한 황달 증세가 오면 신생아 황달 치료기로 치료를 받아야 한다. 신생아 초기 즉, 2~3일경에 나타나는 것은 시간이 지나면 자연히 없어지지만 황달이 너무 심하거나 생후 24시간 이내에 황달이 나타나면 즉시 치료해야 한다.

3. 신생아의 특징

1) 신체적 특징

갓 태어난 신생아의 피부는 붉고, 주름투성이며, 온몸에 흰색 태지를 뒤집어쓰고 있어 우리가 생각하는 아기 모습과 좀 다르다. 얼굴엔 솜털이 가득하고, 눈을 꼭 감고 얼굴을 찡그리고 있다. 몸통보다 머리가 훨씬 크고 좁은 산도를 뚫고 나오느라 길쭉하게 찌그러져 있다. 그러나 이런 모습은 시간이 지남에 따라 차츰 사라지고 통통하게 살이 오르면 세상에서 제일 귀엽고 사랑스런 아기가 된다.

아기는 출생 후에도 한동안은 태내에 있을 때처럼 등을 오그리고 팔을 굽혀 주먹을 쥐고 무릎을 굽힌채로 잠을 잔다.

① 몸무게와 키

신생아는 평균적으로 남아는 몸무게 3,400g, 키 51.4cm이며 여아는 몸무게 3,240g, 키 50.5cm 정도다. 그러나 이것은 어디까지나 평균이며 아기마다 성장 환경과 기질이 모두 달라서 몸무게 2,500~4,000g까지는 정상 체중이다.

② 머리

신생아 몸에서 머리가 차지하는 비율은 1/4 이상이다. 신생아의 머리둘레는 가슴둘레보다 더 크다. 한편, 머리의 맨 윗부분 중앙에는 뼈가 없이 말랑말랑한 부분이 있는데 이것을 대천문이라고 한다. 아기의 머리를 둘러싼 네 개의 뼈가 서로 맞닿을 정도로 자라지 않아서 숨을 쉴 때마다 팔딱팔딱 뛴다. 대천문은 대개 18개월쯤 되면 닫힌다. 대천문을 세게 누르지 않도록 조심한다.

③ 피부

갓난아기를 싸고 있던 태지는 2~3일 후부터는 자연

스럽게 벗겨진다. 길게 자란 손톱은 할퀴지 않도록 잘라 준다.

또한, 어머니의 유선 자극 호르몬이 아기의 유선에도 영향을 주어 유방이 부풀어 있는데 그대로 두면 수주일 내에 정상으로 돌아온다.

④ 몽고반점

신생아의 엉덩이에는 푸른 멍이 든 것 같은 몽고반점이 있다. 아기에 따라 엉덩이와 등 전체에 몽고반점이 나타나기도 한다. 몽고반점은 자라면서 차츰 연해져서 초등학생쯤 되면 완전히 사라진다.

2) 감각과 반사작용

신생아는 아직 모든 감각이 발달하지는 못했지만 기본적은 능력은 있으므로 오감을 잘 자극해 주면 아기의 두뇌발달과 성장에 도움이 된다.

① 촉각

신생아에게 가장 잘 발달한 감각이 촉각이므로 아기를 껴안고 쓰다듬어 주면 아기의 신체적, 정서적 발달에 도움을 줄 수 있다.

② 청각

갓난아기도 소리를 들을 수 있으므로 조용한 음악을 들려주면 좋다. 갑자기 큰 소리를 내면 놀라기도 한다.

③ 시각

시각이 완전히 발달한 것은 아니지만 강한 빛을 비추면 눈을 깜박이는 동공 반사를 한다. 20~30㎝ 내에 있는 사물은 윤곽과 색을 어렴풋이 구분할 수 있다.

④ 미각

맛을 분명히 구별할 수 있는 것은 아니지만 좋아하고 싫어하는 맛의 구별은 분명해서 단 것을 주면 입맛을 다시면서 삼키며, 시큼하고 쓴 것은 먹지 않으려 한다.

⑤ 후각

신생아라도 냄새는 잘 구별할 수 있어서 엄마 젖 냄새를 다른 냄새와 구별할 수 있다.

신생아에게 나타나는 반사 작용은 생존을 위한 자연스런 반응이다.

⑥ 쥐기 반사(파악반사)

아기는 손바닥을 살짝 자극하면 무의식적으로 주먹을 꼭 쥐는데, 쥐는 힘이 매우 강해서 두 손으로 잠시나마 매달려 있을 수도 있다.

⑦ 모로반사

신생아를 탁 치거나 갑자기 큰 소리를 내면 깜짝 놀라면서 팔다리를 쭉 뻗쳤다가 다시 오므린다.

⑧ 걸음마 반사

평평한 곳에 양발을 딛게 하고 몸 윗부분을 약간 앞으로 굽혀 주면 발을 높이 들면서 걸음을 걷는 것처럼 보인다.

⑨ 빨기반사

아기 입술 근처에 손을 대면 그 방향으로 머리를 돌려 입술을 내밀고 그것을 빨려고 한다.

⑩ 바빈스키 반사

신생아의 발바닥을 살살 긁어 주면 발가락을 폈다가 다시 오므린다.

⑪ 긴장성 목 반사

신생아의 머리를 한쪽으로 돌리면 얼굴 쪽의 팔과 다리는 쭉 펴고 반대쪽 팔과 다리는 구부린다.

출산 후 몸의 변화

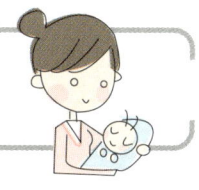

1. 출산 후 신체변화

1) 자궁이 수축한다.

출산 직후 생리통처럼 배가 아픈 것을 산후통 또는 훗배앓이라 한다. 출산 전 진통과 비슷하며, 규칙적인 간격을 두고 아프며 산후 3일까지는 많이 아프다. 산후통은 오로를 배출하고 자궁이 작아지려고 수축하기 때문에 생긴다. 산후통을 겪으면서 자궁은 원래 크기대로 돌아간다. 태반이 나온 후, 자궁은 한순간에 수축해 축구공만해지고, 일주일 후에는 야구공 크기 정도로 줄어든다. 시간이 지나면 자궁의 크기도 점점 더 줄어 산후 6주경에는 임신 전과 같이 달걀만해져 골반 안쪽에 들어간다. 모유를 먹이면 자궁 수축이 빨라져 통증도 강하다. 통증이 심하면 배를 따뜻하게 해주고 살살 만져주면 좋다. 만지지도 못할 정도라면 진통제를 먹어도 괜찮다.

2) 질 근육이 수축한다.

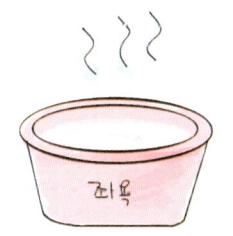

질은 아기가 나오는 길이기 때문에 분만이 끝나면 상처도 많고 붓고 늘어나기도 한다. 부기와 상처는 일주일 정도 지나면 자연스레 낫는다. 3주가 지나면 늘어짐도 없어져 거의 임신 전과 같은 느낌이 된다. 질 주위의 근육은 출산한 후에 더 단단해지고 수축력이 강해질 수도 있다.

출산 직후에는 외음부도 붓고 회음 절개 때문에 상처 부위가 아프기도 하지만 산후 4~5일경이면 회복된다. 따뜻한 물에 좌욕을 하면 통증이 줄어든다. 좌욕 후에는 회음 절개 부위를 완전히 말린 후 패드를 대주면 좋다.

3) 오로가 분비된다.

오로는 태반이 분리되면서 생기는 자궁 내막의 상처, 분만으로 생긴 산도의 상처 분비물, 자궁이나 질에서 나온 혈액, 점액, 떨어진 세포 등이 몸 밖으로 나오는 것을 말한다. 자연분만 산모만 오로가 나오는 것이 아니라 제왕절개 수술을 한 산모도 오로가 나온다. 오로가 나오는 기간은 개인마다 차이가 많이 나는데 분만 후 처음에는 많이 분비되지만 3~4일이 지나면 급격히 줄어들어 생리처럼 분비된다. 분만 후 4~6주가 되면 백색 오로가 나오면서 멈춘다.

4) 예전 체중을 회복한다.

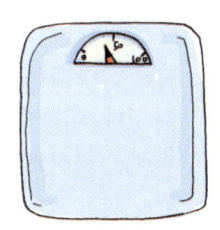

임신 중에는 임신 전보다 체중이 약 10kg 이상 증가하지만 출산을 하고 나면 태아와 태반, 양수가 나오면서 5~6kg 정도가 감소한다. 또 산후조리를 하면서 더 줄어들고 모유를 계속 수유하면 예전 체중으로 쉽게 돌아갈 수 있다.

그러나 이때 살이 빠지지 않으면 산후 비만이 될 수 있으니 출산 직후부터 가벼운 맨손 체조와 마사지 등으로 근육을 풀어주는 산욕 체조를 시작하도록 한다.

5) 초유가 분비된다.

초유는 이미 임신 7개월이면 만들어졌다가 출산 후 2~3일째 되면 노란색의 초유가 나온다. 성숙유보다 당도가 높고 여러 가지 면역물질이 많아서 아기에게 꼭 먹여야 한다. 아기가 유두를 빨며 모유를 먹기 시작하면, 옥시토신 호르몬이 분비되는데 이 호르몬은 자궁을 수축하는 기능이 있기 때문에 아기에게 모유를 먹이면 자궁 회복이 빨라진다.

6) 소변과 땀이 증가한다.

산후 며칠간은 임신 기간에 쌓여 있던 수분이 배설되어 소변량과 땀의 양이 많아진다. 산후 1~2일 동안은 출산 시에 방광이나 요도가 압박되었기 때문에 소변 배출 능력이 좋지 않으므로 산후 6시간 이내에 스스로 배뇨하지 못하면 관으로 빼내야 한다.

7) 식욕이 왕성해진다.

출산 후 2~3일이 지나면 식욕이 왕성해지므로 자극적이지 않고 영양가가 높은 음식을 섭취하고, 수분을 충분히 보충해 분만으로 지친 몸의 회복을 돕는다.

8) 미열이 난다.

출산 후에는 몸살처럼 열이 오를 수 있다. 이틀 정도 지나면 정상 체온으로 떨어지는데 열이 떨어지지 않고 계속 미열이 있으면 산욕열이라고 한다. 산욕열을 피하려면 삼칠일이 지날 때까지는 외부 사람들과 만나는 것을 자제하고 산모나 아기를 만날 때는 손을 깨끗이 씻어 세균 감염을 차단하는 것이 좋다. 이 외에도 자궁 내막의 감염, 유선염, 방광염 등이 있으면 열이 오를 수 있기 때문에 열이 38℃ 이상으로 계속되면 의사의 진찰을 받는다.

또, 분만 때 얼굴에 힘이 들어가면 눈의 모세혈관이 끊어져 일시적으로 눈이 빨개지기도 하지만 출산 후 2~3일이 지나면 괜찮아진다.

9) 변비와 치질이 생기기 쉽다.

출산 후에는 회음부 상처 때문에 배에 힘을 주는 것이 어렵고, 복부가 늘어져 장의 활동이 원활하지 못해 변비가 되기 쉽다. 변비가 심해지면 치질로 발전할 수 있으므로 변비를 예방할 수 있는 물과 채소, 해조류 등 섬유질 식품을 많이 섭취하고 복부를 자주 마사지해 주어야 한다.

2. 산후풍

산후풍이란 출산 후에 나타나는 증상으로 산욕기에 찬바람을 쐬거나, 무거운 것을 들거나, 차가운 물로 목욕을 했을 때 찬 기운이 몸에 침범하여 온몸이 여기저기 쑤시고, 뼈마디가 아프고, 관절이 시린 것을 말하며 넓게는 출산 후에 생기는 모든 후유증을 의미하기도 한다. 그러므로 분만 후 허약해진 산모의 몸은 항상 따뜻하게 해서 찬 기운이 들지 않도록 해야 한다. 산모의 혈액순환이 잘 안 되면 어혈이 생기는데 이것을 제거하지 않으면 산후풍 증상이 올 수 있으므로 혈액순환이 잘 되도록 적당히 운동하는 것이 좋다. 산후풍은 몸을 따뜻하게 해주는 것도 중요하지만 적당히 움직여 어혈을 풀어주고 마음을 편하게 하는 것이 예방책이다. 산후풍이 한번 생기면 평생 고생하므로 예방이 더 중요하고, 혹시 산후풍이 생기면 관리를 매우 철저히 해야 한다.

1) 산후풍 예방법

(1) 찬 기운을 접하지 않도록 한다.

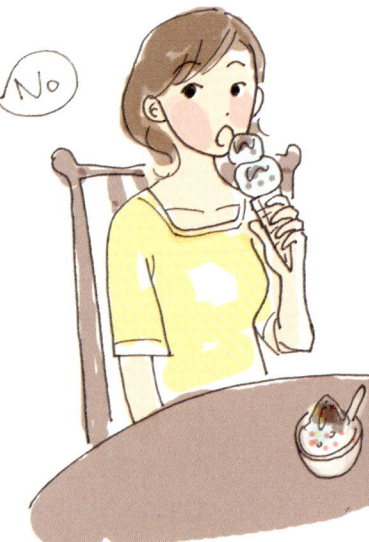

산모가 찬물에 손을 넣거나, 찬 바람을 쐬거나, 찬 음료나 찬 음식을 먹는 것은 절대 금물이다. 출산 후에는 미열도 나고 신진대사가 활발해져 찬 음식이 먹고 싶겠지만 근본적으로 임신과 출산으로 몸이 허약해졌고 혈액이 부족한 상태이므로 찬 기운이 몸 안으로 스며들게 해서는 안 된다. 산욕기에 찬바람을 쐬거나 찬

물에 접하면 땀이 지나치게 많이 나고 뼈마디가 쑤신다고 한다.

(2) 충분히 쉬고 안정한다.

임신과 출산으로 흐트러진 뼈마디가 제 위치를 찾으려면 적어도 3주가 지나야 한다. 이 기간에 무리하게 일을 하면 관절에 손상을 입어 통증이 생긴다. 그러므로 이 기간에는 남편이나 도우미가 육아나 가사 일을 대신해 주어야 한다. 이 시기에 쉬지 못하면 평생 산후 관절통으로 고생할 수 있다. 무엇보다도 남편과 가족들이 산모를 이해하고 도와주어야 한다.

(3) 정신적인 안정도 중요하다.

출산 후 생기는 여러 가지 문제로 정신적인 스트레스를 받아도 산후풍 증상이 생길 수 있다. 육체적으로 힘든 것 못지않게 영향을 미치므로 산모가 우울해지지 않도록 관심을 보여야 한다.

(4) 땀을 지나치게 내는 것도 삼가야 한다.

출산 후에는 몸을 따뜻하게 하면 땀을 적당히 흘려서 열감도 없어지고 부기도 잘 빠진다. 그러나 찜질방이나 사우나에서 강제로 땀을 빼는 것은 좋지 않다. 지나치게 땀을 흘리면 체액이 손실되고 체온 조절 기능도 떨어지고 땀이 식는 과정에서 갑자기 한기라도 들면 오히려 산후풍 증상을 악화시킬 수 있다.

옷은 얇은 옷을 여러 겹 입고 아래옷을 두껍게 입어 하체의 혈액순환이 잘 되게 하는 것이 좋다.

(5) 충분히 영양을 섭취한다.

출산 후 쇠진해진 기력을 회복하려면 입맛이 없더라도 잘 먹어야 한다. 특히 미역국과 채소, 과일은 피를 맑게 하기 때문에 산후풍 예방에도 좋다. 출산 후 다이어트는 백일이 지난 후에 시작해도 늦

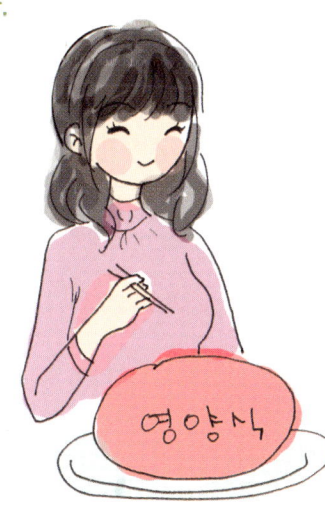

지 않으니 영양가 있는 음식을 골고루 먹어 몸을 보호하고 모유 수유에도 대비하자.

2) 산후풍 바로 알기

찜질방에서 땀을 빼는 것이 산후풍에 좋다. NO!

찜질방에서 과도하게 땀을 빼는 것은 오히려 해롭다. 땀이 식으면서 오히려 찬 기운이 스며들어 산후풍이 심해질 수 있다.

옷을 많이 껴입는 것이 좋다. NO!

옷을 너무 많이 껴입기보다는 아래옷을 윗옷보다 따뜻하게 입어 혈행을 좋게 하는 것이 좋다. 찬 기운이 직접 피부에 닿지 않도록 얇은 긴 소매 옷을 입는 것이 좋다.

다시 임신을 하면 낫는다. NO!

산후풍 환자가 치료하지 않고 다시 임신과 출산을 하면 더 안 좋아질 수 있다. 산후풍이 있으면 치료를 한 후 다시 임신을 해야 한다. 산모의 몸이 건강해야 건강한 아이를 낳을 수 있다.

산후풍은 재발한다. NO!

산후풍은 치료하면 재발하지 않는다. 나이가 들어 생기는 산후풍과 유사한 증상은 산후풍이 재발한 것이 아니라 다른 만성 질환, 퇴행성 질환, 내분비 질환에 의한 것이다.

산후풍은 불치병이다. NO!

산후풍은 산후조리를 잘하면 생기지 않고 적절한 치료로 좋아질 수 있다.

개소주, 흑염소, 가물치, 잉어당, 호박중탕 같은 보양식을 먹어야 한다. Yes! 또는 NO!

건강보조 식품은 의학적인 치료가 된 후 기력을 보충할 때 먹어야 한다. 개소주, 흑염소는 열성이 강한 식품이므로 모유 수유 중에는 피하는 것이 좋다. 가물치는 성질이 너무 냉하므로 산후 보양식으로는 부적절하며, 호박중탕도 산후 초기에는 자궁의 회복을 방해하는 것으로 알려졌으므로 부적절하다.

3. 훗배앓이

자궁은 길이 5~8cm, 70g 정도의 작은 기관이지만 임신을 하면 점차 커지기 시작하여 임신 10개월에는 평균 1,100g, 부피 5l 정도로 늘어난다. 출산 직후에는 손으로 만져지기도 한다. 그렇지만, 태반을 배출하고 나면 자궁은 점차 수축해서 삼칠일이 지나면 다시 달걀만해져서 골반으로 들어간다. 이처럼 자궁이 작아지는 과정에서 수축을 하기 때문에 하복부에 통증이 생긴다. 이를 '훗배앓이' 또는 '산후통', '후진통'이라 한다.

1) 훗배앓이를 짧게 하려면 모유 수유를 한다.

훗배앓이는 자궁이 수축할 때마다 생긴다. 아랫배가 조이는 듯도 하고, 생리통처럼 아프기도 하다. 커졌던 자궁이 수축하므로 산모 대부분이 이런 증상을 느끼며, 아기를 많이 낳은 사람은 더 많이 아픈데 그 이유는 초산부는 자궁 근육이 수축·이완할 때 수축 시간이 길지만, 경산부는 수축 시간이 짧기 때문이다.

또한, 아이가 엄마 젖을 빨면 옥시토신 호르몬 분비가 왕성해지는데, 이 호르몬이 자궁을 수축시켜 모유 수유 산모들에게 통증이 더 심하다. 그대신 자궁은 빨리 수축되고 제자리를 찾는다. 특히 훗배앓이를 오래 하는 산모나 자궁수축부전증인 산모는 모유 수유를 하면 자궁 수축을 촉진할 수 있다. 많이 아프면 뜨거운 팩으로 복부를 따뜻하게 해주면 자궁의 혈액순환이 잘 되어 통증을 줄일 수 있다. 단, 제왕절개를 한 산모의 상처 부위는 피해야 한다.

2) 훗배앓이가 없으면 자궁수축부전증을 의심한다.

훗배앓이는 짧게는 3~4일, 길게는 2주일 정도 지속하다 저절로 없어진다. 참을 수 없이 힘들면 진통제를 먹어도 된다. 하지만, 진통제로도 잘 진정되지 않는 통증이라면 훗배앓이가 아닌 다른 질병일 수도 있으니 전문의에게 진찰을 받아야 한다. 진통제로 통증이 진정되지 않으면 자궁내막염, 신우신염, 제왕절개 후 상처 감염으로 생긴 복막염 등을 의심할 수 있다.

훗배앓이는 자궁을 회복하는 정상적인 통증이기 때문에 훗배앓이가 없어도 문제가 된다. 이것은 자궁수축부전증으로 늦어도 산후 6주 정도에는 원래대로 회복되어야 할 자궁이 정상적으로 수축하지 않고 있다는 말이다. 자궁에 태반 일부가 남아 있거나 분만 중 진통이 미약 했을 때, 쌍둥이 임신으로 자궁이 지나치게 늘어났을 때, 골반 염증성 질환이 있을 때 자궁수축부전증이 생길 수 있다. 산후 2주 정도가 지났는데도 아랫배에서 자궁이 느껴지고, 빨간 피가 섞인 덩어리가 나오며 복통과 함께 빈혈 증세가 나타난다면 전문의의 진찰을 받는다.

4. 출산 후 회음부 통증 줄이는 법

정상 분만하면 회음부를 절개하고 분만 직후 절개한 부위를 다시 봉합하는데 이 부위가 벌겋게 부어오르면서 통증이 생긴다.

이 시기에 세균 감염의 위험이 크므로 청결하게 관리해야 한다. 특히 여름에 출산하면 회음 절개 부위가 감염될 우려가 크므로 조심해야 한다.

절개한 회음부는 분만 직후 몇 시간 동안 얼음 주머니로 찜질하면 부종이나 통증을 감소시킬 수 있다. 봉합 부위의 통증과 불편은 산후 5~7일이 지나서 실을 빼면 없어진다.

상처를 빨리 아물게 하려면 좌욕을 해주면 좋다. 하루 2~3회 물을 끓여서 대야에 담은 후 미지근하게 식힌 다음, 그 위에 앉아 있으면 된다.

좌욕 후에는 축축하지 않도록 잘 말려 주어야 짓무름을 예방할 수 있다.

산후조리

1. 산후조리란?

출산 후 6주 동안의 기간을 산욕기라고 하는데, 이 시기에 몸과 마음을 추스르고 임신 전 건강한 상태로 돌아가기 위해 노력하는 모든 처치를 산후조리라고 한다. 산후조리를 잘못하면 평생 고생하기 때문에 내 몸과 마음이 편한 곳에서 산후조리를 해야 한다.

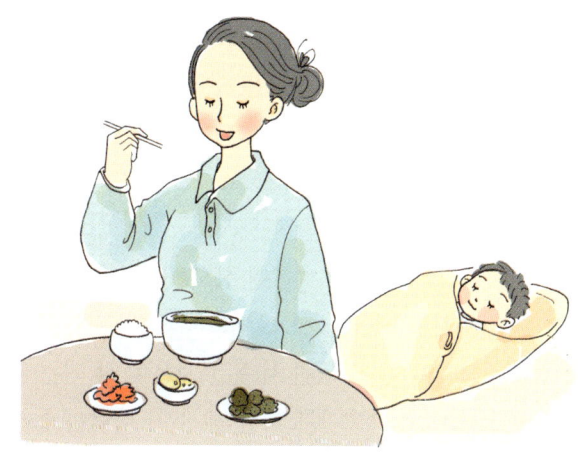

1) 집에서 산후조리 할 때
(1) 친정에서 할 때

친정에서 산후조리를 하면 시댁에서 하는 것보다 편하고, 임신과 출산에 경험자인 친정 엄마가 있기 때문에 심리적으로 든든하다. 그러나 연세가 있으신 엄마를 고생시키는 것 같아 죄송한 마음이 들고, 산후조리 해주신 비용을 얼마나 드려야 할지 고민거리도 생긴다.

(2) 집에서 산후도우미를 쓸 때

요즘은 자기 집에서 산후도우미를 불러서 산후조리를 하기도 한다. 내 집이라는 편안함과 남편을 매일 볼 수 있어서 좋다. 그러나 제대로 교육 받지 못한 산후도우미를 쓸 경우에는 오히려 본인이 살림과 육아를 해야 할 수도 있다.

2) 산후조리원에서 산후조리 할 때

산후조리원은 산모와 아기가 2~4주 동안 머무르며 산후조리를 할 수 있는 곳으로 가족에게 부담을 주지 않고 마음 편히 쉴 수 있다. 그러나 많은 사람들이 이용하는 곳이므로 안전과 위생상태, 비용 등 여러 가지 측면을 꼼꼼히 따져봐야 한다.

(1) 비용 문제

요즘은 산후조리원이 많이 생겼지만 비용 문제는 아직도 만만치 않다. 산후조리원은 보통 1~2개월 전에 예약해야 하기 때문에 예약금을 받는다. 산후조리 도중이나 들어가기 전 해약을 하게 되면 환불을 받을 수 있는지 계약 조건을 꼼꼼히 따져본다.

(2) 위생적인 환경

산모와 신생아 모두에게 위생적인 환경은 매우 중요하다. 특히 산후조리원은 여러 사람이 모여 있고, 손님들이 다녀가는 곳이기 때문에 위생관리가 철저해야 한다. 면역력이 약한 신생아들은 세균 감염에 노출되기 쉽고, 질병도 단체로 걸리기 쉽다.

(3) 편안한 시설

산모가 마음 편히 쉴 수 있도록 쾌적하고 편리한 시설을 갖추고 있어야 한다. 건물이 시끄러운 도로 옆에 있거나, 고층 건물, 계단이 많은 건물, 화재의 위험이 있는 건물 등은 피한다. 산모 방은 실내 온도와 습도는 적당히 유지할 수 있는지, 통풍과 채광은 어떻게 되는지, 남편과 같이 쓸 수 있는지, 화장실 사용은 편리한 지 등을 고려한다.

(4) 응급 관리

신생아가 아플 때 응급 처리를 해 주는 전문 간호사가 있는지 알아본다. 산부인과에서 운영하거나 연계되어 있는 산후조리원은 신생아에게 이상 증상이 보이면 바로 응급차로 실어가서 치료를 받을 수 있다.

2. 계절별 산후조리 방법

1) 봄·가을

봄·가을은 사계절 중 산후조리하기에 가장 좋은 계절이지만 아침, 저녁으로 쌀쌀하면 감기에 걸릴 수 있으므로 항상 적절한 온도와 습도를 유지해야 한다.

산모가 있는 방은 너무 덥게 하지 말고 온도는 24℃, 습도는 60~65%로 맞춰 주는 것이 좋다. 아침저녁으로 환기를 시키고 실내외 온도 차가 많으므로 환기할 때는 산모와 아기는 다른 방에 있다가 환기가 끝나면 문을 닫고 방 온도가 어느 정도 올라갔을 때 들어온다.

출산 후 2~3일이 지나면 미지근한 물로 가볍게 샤워할 수 있다. 욕조에 들어가는 목욕은 오로가 완전히 멈춘 후에 하도록 한다.

오로가 분비되는 동안은 청결에 특히 신경을 쓰고 좌욕할 때는 반드시 팔팔 끓였다가 식힌 물로 하며 좌욕을 한 뒤에는 드라이기로 잘 말려야 한다.

출산 후 차거나 딱딱한 음식은 피해야 하므로 냉장고에서 꺼낸 음식을 즉시 먹지 말고 실온에 두어 찬기가 가신 뒤 먹는다.

양말을 신고 얇은 옷을 겹쳐 입어 몸을 따뜻하게 보호한다. 윗도리보다 아랫도리를 따뜻하게 입는 것이 체온 유지와 혈액순환에 좋다.

2) 여름

여름은 더워서 산후조리하기에 가장 힘들다. 날씨는 더운데 제대로 씻지도 못하고 긴소매 옷에 양말까지 신고 지내야 하니 산모가 너무도 고통스럽다. 조금이라도 쾌적하게 여름을 보낼 수 있는 방법을 찾아야 한다.

여름철 산모는 특히 좋은 음식을 먹고 충분히 쉬어 체력 회복에 신경을 써야 한다. 분만 직후에는 미지근한 물수건으로 몸을 닦아주고, 땀에 젖은 옷은 자주 갈아입는다. 산후 2~3일이 지나면 미지근한 물로 샤워해도 된다.

덥더라도 얇은 이불 한 장 정도는 덮고 자고 선풍기나 에어컨 켤 때는 직접 바람을 맞지 않도록 바람의 방향을 벽 쪽으로 하여 반사되는 바람으로 더위를 피한다. 실내 공기를 자주 환기하는 것도 잊지 말아야 한다.

여름에 출산하면 회음 절개 부위가 감염될 위험이 크므로 오로가 분비되는 동안은 청결에 특히 신경을 써야 한다. 여름이라 덥겠지만 산모는 양말 신는 것도 잊지 말고 꼭 긴소매 옷을 입도록 한다. 더워도 조금만 참자.

3) 겨울

요즘은 난방이 잘 되어 여름철 산모보다는 겨울철 산모가 수월하지만 겨울철 산모는 특히 쌩쌩 부는 겨울바람을 조심해야 한다. 퇴원 시 옷은 보온이 잘 되는 것으로 입고 장갑을 끼고 목도리를 해서 찬 바람이 들지 않도록 한다. 집에서는 산모가 도착하기 전에 미리 집을 따뜻하게 해 두어야 한다.

겨울은 난방을 많이 하기 때문에 실내습도가 낮아져 감기에 걸리기 쉽다. 그러므로 적당한 습도(60~65%)를 유지하도록 가습기를 틀거나 젖은 빨래를 널어두도록 한다.

겨울철 환기 시에는 찬바람을 피해야 하므로 아기와 산모는 다른 방으로 피해 있다가 환기가 다 된 후 어느 정도 실내온도가 올라가면 들어오도록 한다.

겨울에도 오로가 분비되는 동안은 감염을 주의해서 청결하게 해야 한다.

겨울에는 내복을 반드시 입고 외출 시에는 장갑과 목도리, 귀마개까지 착용해서 될 수 있는 한 찬 기운이 들지 않도록 한다.

샤워하기 전에 미리 욕실을 따뜻하게 한 후 샤워를 하고 따뜻한 욕실에서 나올 때는 옷을 모두 입고 밖으로 나와 온도 차를 느끼지 않도록 해야 한다.

3. 일상생활로 돌아갈 준비

1) 출산 후 체중 조절

임신 중 찐 살은 분만 후 6개월에 걸쳐 본래의 체중으로 돌아가는 것이 가장 좋다. 모유를 먹이면 매일 500칼로리를 더 섭취하는데 모유를 먹이지 않는다면 빨리 원래 체중으로 돌아가도록 해야 한다.

분만 후 6주 정도의 산욕기에도 가벼운 체조를 하면 산후 비만을 예방할 수 있고 산후 회복에도 도움이 된다. 출산 후에는 몸의 회복이 최우선이고 살빼기 역시 몸매 관리보다는 건강을 위해서 시도해야 한다.

지나치게 많이 먹거나, 살이 쉽게 찌는 체질이 아니라면 아이가 자랄수록 엄마는 자연스럽게 살이 빠진다.

무엇보다 골반 등이 제자리를 찾으면 임신 전에 입던 바지도 입을 수 있게 된다. 따라서 너무 조급해하지 말고 느긋하게 건강해진다는 생각으로 다이어트를 해야 한다.

2) 산후 비만 예방법

(1) 운동요법

체중을 줄이려면 운동이 가장 효과적이다. 산후 비만을 예방하고 치료하기 위한 운동으로는 빠르게 걷기, 가벼운 달리기, 고정식 자전거 타기, 완만한 경사지의 등산, 아쿠아 에어로빅, 수영 등이 효과적이다. 이러한 종류의 운동에서도 운동 강도를 선택하는 것이 중요한데, 우리 몸의 지방을 줄이려면 자신의 최대 맥박수의 60~80% 범위에 속하는 유산소 운동을 선택하여 주당 3일, 1시간 정도 지속적으로 운동해야 한다.

특히 뚱뚱한 사람들은 체중이 무거워 관절에 무리가 생길 수 있으므로 운동량을 2~3회로 나누어서 하는 것이 좋다. 이때 운동은 관절에 충격이 적은 걷기, 자전거, 가벼운 달리기 등이 좋다. 이렇게 운동하며 식이 요법을 병행하면 어렵지 않게 체중을 줄일 수 있다.

(2) 식이요법

하루 세끼 시간에 맞춰 조금씩 먹고 먹을 땐 오랫동안 천천히 씹어 먹는다. 운동 요법을 병행하고 조금이라도 더 걷고 움직여야 한다.

영양가 높은 자연식품 즉, 현미, 콩과 두부, 채소와 과일, 해조류, 생선, 껍질 벗긴 닭, 달걀, 탈지유, 견과류를 골고루 먹고 동물성 지방은 삼간다. 현미 잡곡밥을 주식으로 1/2~2/3공기 정도 먹고 반찬을 싱겁게 하여 특히 채소, 해조류를 많이 먹어 배부름을 느낀다.

간식은 당근, 오이 같은 생채소, 무가당 요구르트, 저지방 우유, 과일, 땅콩, 호도, 해바라기씨나 호박씨, 찐 옥수수 같은 자연 간식을 먹고, 달고 기름진 가공 식품은 되도록 먹지 않는다. 고칼로리 음식은 저칼로리 음식으로 대체하여 열량을 줄인다. 튀기거나 볶는 것보다 찌는 것이 열량이 낮고 설탕과 기름을 최소한 줄여서 요리한다.

물은 일어나자마자 마시거나 식사 사이에 하루 6~8컵 이상을 마신다.

과일은 몸에 좋지만 생각보다 열량이 높고 당분도 많이 함유되어 있어서 오히려 살이 찔 수도 있다. 즉, 많이 먹으면 과자와 똑같은 효과가 있으니 너무 많이 먹지 않도록 한다.

(3) 아랫배 군살 빼기

임신 중 가장 큰 신체적인 변화가 있었던 부분이 바로 배이다. 아기를 낳으면 바로 배가 쏙 들어갈 것 같지만 생각만큼 빠지지 않는다. 오히려 튼 살은 남고 아랫배는 축 쳐지기 쉽다. 꾸준히 복

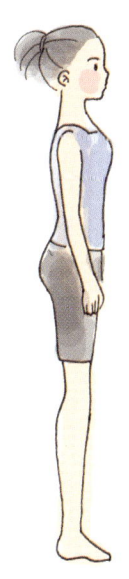

부 근육을 단련시키는 체조와 운동으로 늘어난 뱃살을 탄력 있게 바꿔보자.

① 몸을 편안히 하고 바로 누운 후 양손은 엉덩이 옆에 붙인다.
② 양 다리를 모아서 수직이 되도록 천천히 올린다.
③ 수직이 된 상태에서 숨을 들이마시고, 내쉬면서 천천히 내린다. 허리가 뜨지 않고, 무릎이 구부러지지 않도록 주의하면서 5회 반복한다.
④ 한쪽 다리만 올렸다가 내리기를 양쪽 다리를 번갈아 가면서 실시한다.

(4) 하체 살 빼기

임신과 출산으로 붓고 약해진 하체를 튼튼하게 해준다. 하체 운동을 빨리 시작할수록 산후합병증을 예방할 수 있다. 산욕기에 누워서 조금씩 발목을 돌려주는 운동부터 시작하는 것이 좋다.

한 손으로 의자나 다른 물건을 잡고 다리를 서서히 들어 올린다.
번갈아 가면서 각 10회씩 반복한다.

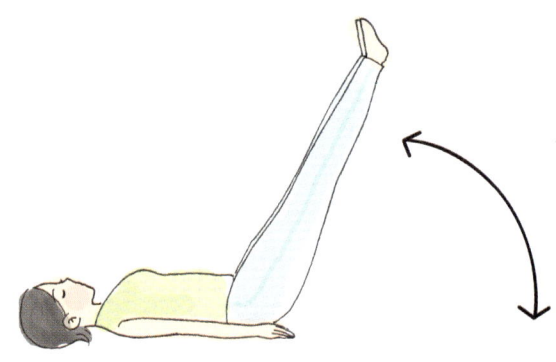

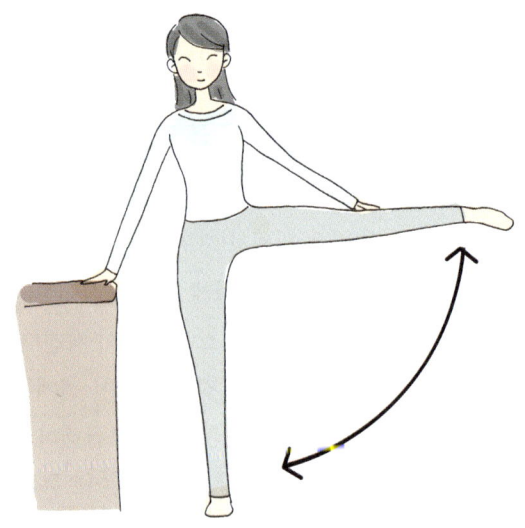

① 몸을 편안히 하고 바로 누운 후 무릎을 세운다.
② 양 손을 모아 가슴에서 교차시켜 어깨에 닿게 하고 45°로 일어난다. 2~3초간 자세를 유지한다.

① 허리를 곱게 펴서 앉은 후 두 다리를 모은다.
② 팔은 편하게 내려놓고 양 발끝을 앞뒤로 당겼다가 민다.
③ 발을 좌우로도 움직인다.

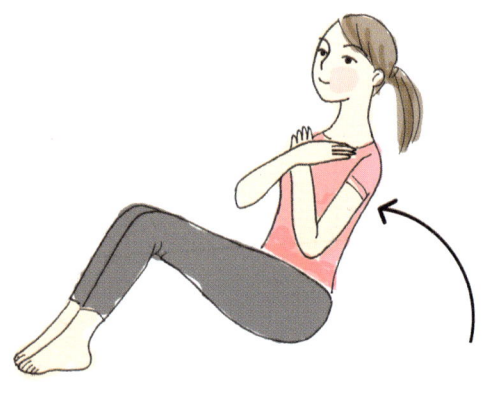

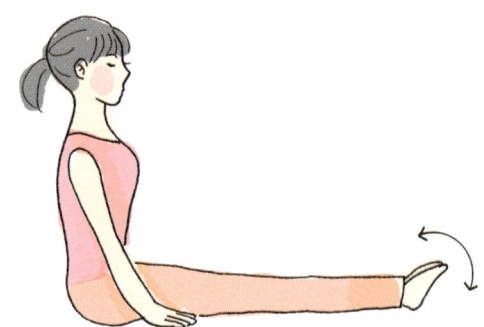

3) 출산 후 미용관리

(1) 얼굴 피부관리

출산 후 피부는 탄력이 떨어지고, 임신 중 생긴 기미가 두드러져 피부색이 푸석푸석하고 칙칙해 보인다. 또 피부가 건조하고 민감하므로 세심하게 관리해야 한다. 피부 관리 중 가장 중요한 것이 바로 세안인데 마사지하듯 부드럽게 세안한다. 세안 후에는 스킨, 로션과 영양 크림 등으로 피부에 영양을 주고, 촉촉한 피부를 위해 보습도 잊지 않는다.

마사지를 통해 피부의 혈액 순환을 원활하게 하고, 생기가 돌게 한다. 마사지 후에는 팩으로 거칠어진 피부에 영양을 공급한다. 다소 번거롭고 귀찮을 수 있지만 이러한 노력을 통해 탄력 있고 촉촉한 피부로 되돌릴 수 있다. 외출 시에는 자외선 차단제를 발라서 피부노화와 기미가 생기는 것을 방지한다.

(2) 모발관리

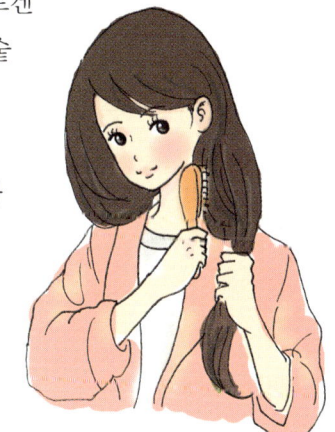

임신 중에는 에스트로겐 호르몬의 분비로 머리숱이 많아지지만 출산 후에는 머리카락이 건조해지면서 눈에 띄게 빠지는 탈모 현상이 일어난다. 산후의 탈모는 머리카락이 일시적으로 성장을 멈추면서 생기는 자연스런 현상이다. 보통 출산 후 6~12개월이 지나면 다시 정상적으로 자라기 시작한다. 이때는 파마나 염색을 하지 말고 샴푸도 너무 자주 하면 좋지 않다. 탈모가 심할 때에는 두피에 자극을 줄 수 있는 드라이나 빗질도 조심해야 한다.

(3) 몸 피부관리

출산 후 한동안 목욕이 불가능하므로 피부가 거칠고 건조해지기 쉽다. 샤워할 때 저자극성 비누나 클렌저로 샤워를 하고 수압을 이용한 마사지를 하면 혈액 순환에 도움을 준다. 샤워 후에는 보습 유지를 위해 바디 로션을 바르고, 임신으로 생긴 임신선과 튼 살은 전용제품을 사용하여 꾸준히 마사지해 주면 점점 없어진다.

4) 출산 후 성생활

출산 후 첫 성관계는 부부 모두에게 임신 전과는 다른 새로운 느낌을 준다. 그러나 무리한 체위나 대책 없는 성관계로 고생하지 않도록 한다.

(1) 출산 후 첫 관계는 4~6주 후에 가능하다.

일반적으로 출산 후 4~6주 후에는 성생활이 가능하다. 4주 후 검진 때 자궁의 회복 속도, 질의 크기, 오로의 상태를 보고 난 후 그 결과에 따라 관계를 맺는다. 너무 일찍 무리한 성관계를 맺으면 출산 시 절개하여 봉합한 회음부가 찢어질 수도 있고, 세균 감염이나 출혈이 위험이 있다.

(2) 피임에 관해서도 의논한다.

출산 후 1년은 임신 전의 상태로 돌아가는 산욕기라고 할 수 있다. 이 기간에는 모체의 회복을 위해서 피임하는 것이 좋다. 더 이상의 임신을 원치 않거나 터울을 두고 둘째를 가지려면 모유 수유 중이라도 피임을 해야 한다. 피임 방법은 부부가 상의하여 결정하도록 한다.

(3) 대화를 나누고 배려하는 마음을 갖는다.

일반적으로 여성은 임신과 출산으로 인한 신체적인 변화와 육아 스트레스로 인해 성욕이 떨어지거나 자신이 없어지는 경우도 있다. 반대로 오르기즘을 느끼며, 성관계에 적극적인 여성도 있다. 성관계는 단순히 육체적인 결합이 아닌 정신적인 교감도 중요하므로 이런 부분들을 부부간의 대화를 통해 배려하는 마음을 갖도록 한다.

산후에 생길 수 있는 병

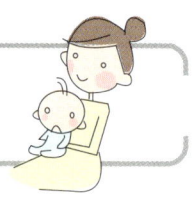

1. 분만 때 생기는 병

1) 산욕열

산후 1~3일 사이에 오한과 고열 증상이 있으면 산욕열을 의심한다. 산욕열은 출산 후 산도나 자궁 안쪽, 특히 태반이 떨어져 나간 후의 자궁벽 등의 상처에 균이 감염되어 38~39℃의 열이 나는 것을 말한다. 주로 포도상구균이 원인균으로 알려졌다.

세균에 감염되면 출산 후 2~3일 정도에 오한이 나고, 38~39℃의 열이 이어진다. 대부분은 하루나 이틀 만에 열이 내리지만 중증이면 산후 1~3일 사이에 39℃ 이상의 고열을 내면서 하복부가 아프다. 또한, 질이나 외음부 등의 상처에 균이 감염되면 그 자리에 궤양이 생기고 이것은 오로의 상태로도 알 수 있다. 고열로 인해 탈수 증상이 생길 수 있으므로 수분 섭취를 충분히 한다. 치료는 병원에서 하게 되므로 산후에 고열이 계속되면 병원으로 가서 진찰을 받도록 한다.

포도상구균은 주로 호흡기로 감염되므로 외부사람과의 접촉을 피하고 아기와 산모를 만날 때는 손을 꼭 씻어야 한다. 삼칠일 전에 아기와 산모를 외부에 노출하지 않았던 옛 풍습이 다 이유가 있다.

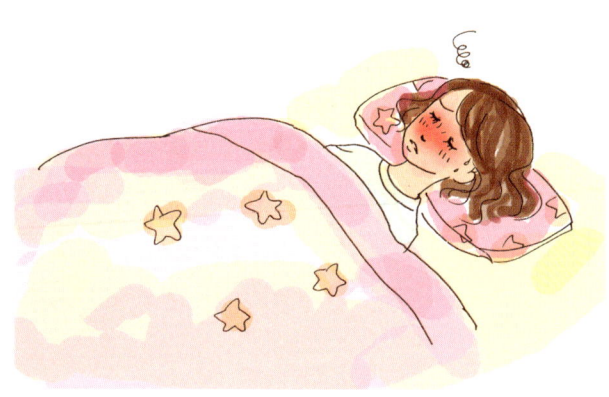

2) 자궁복고부전

자궁은 산후 6주 정도가 되면 원래의 크기로 돌아간다. 이렇게 자궁이 회복되어 가는 것을 '자궁복고'라고 하는데, 회복이 늦어지는 것을 '자궁복고부전'이라고 한다.

이것은 자궁 내에 태반 일부나 난막이 남아 있어서 생긴다. 이 밖에 분만 중의 미약 진통, 다태임신, 양수 과다증, 대량출혈, 자궁 내 감염, 배설불량, 배뇨불량 등도 원인이 된다. 아기를 낳은 적이 있는 산모와 모유를 먹이지 않는 산모에게 생기기 쉬우며 산후에 꼼짝하지 않고 누워있거나 너무 빨리 자리에서 털고 일어났을 때에도 생길 수 있다.

자궁이 작아지는 속도가 느리고 아랫배에서 계속 자궁이 만져질 때 또는 산후 4~7일에는 없어져야 할 적색 오로가 2~3주일 동안 보일 때도 자궁복고부전을 의심할 수 있다.

자궁 수축제나 지혈제를 사용하여 치료하며, 출혈이 심해서 세균이 감염될 가능성이 있을 때는 항생제를 함께 사용한다. 치료 중에는 목욕이나 부부생활을 피해야 한다.

3) 태반잔류

분만 후에 태반이 완전히 나오지 않고 자궁 내에 남아있으면 문제가 생긴다. 대부분은 분만 직후에 발견해 처리하지만 소량 남아있으면 분만 직후에는 발견하지 못해 10일 정도 지나면 출혈이 많아지거나 오래간다.

만약 산후 10일이 지나도 적색 오로가 계속되면 의사에게 진찰을 받아서 남아있는 태반이나 난막 찌꺼기를 제거해야 한다. 이때에는 자궁 수축제를 투여해 내용물을 배출시키거나 자궁 안에 남은 태반을 기계로 끄집어낸다. 출혈이 계속되고 멈추지 않으면 수축제나 지혈제를 사용한다.

2. 배뇨·배변장애에 생기는 병
1) 방광염

분만할 때 방광은 태아의 머리와 골반 사이에서 강한 압박을 받아 방광에 상처가 나거나 방광이 늘어나게 되어 소변이 고이기 쉽고 배출하기도 어렵게 된다. 그 결과 세균, 특히 대장균이 늘어나게 되면 방광염이 생긴다. 방광염이 생기면 소변을 보는 횟수는 늘어나는 반면 한 번에 배출되는 양은 적고 색깔이 탁하다. 또한, 배뇨중이나 배뇨 후에 통증이 있고 오줌을 누었는데도 시원하지 않고 오줌이 남아 있는 것 같아서 화장실을 다시 가고 싶어진다.

방광염을 예방하려면 세균이 침입하지 않도록 외음부를 청결하게 하고 소변이 보고 싶을 때 참지 않는다. 항생제로 치료하는데 무엇보다 안정하는 것이 최선이다.

2) 신우염

방광에 있던 대장균 등의 세균이 신장의 신우로 거슬러 올라가서 번식하여 생기는 병을 신우염이라고 한다. 갑자기 오한이 나고 39℃ 이상의 고열이 오르내린다. 산욕열과 비슷하지만 신장 부근을 만지면 통증이 있다.

신우염은 항생제를 사용하여 치료하지만 수분을 충분히 섭취하여 소변과 함께 세균을 내보내는 것이 치료에 도움이 된다.

3. 임신 중의 병이 낫지 않아 생기는 병
1) 임신중독증 후유증

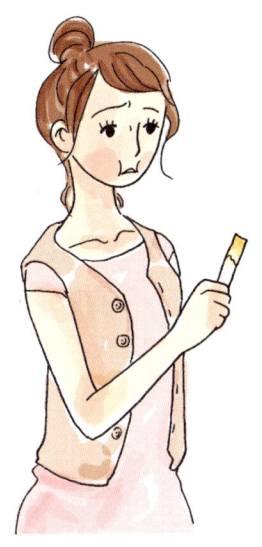

임신중독증은 출산하면 모든 증세가 사라져야 한다. 그러나 산후에도 부기가 가라앉지 않으면서 임신중독증이 계속되는 경우도 드물게 있다.

특히, 임신 초기부터 고혈압, 단백뇨, 부종 등의 증세가 나타나고 임신 후기까지 증세가 계속되던 사람은 산후까지 후유증이 나타난다. 아침부터 몸이 심하게 붓고 머리가 아프고 어지러운 증세가 있으면 임신중독증의 후유증이다. 산후 검진할 때 정확하게 검사받고 후유증이 있다면 치료를 해서 완전히 치유해야 한다.

4. 유방의 문제
1) 유선염

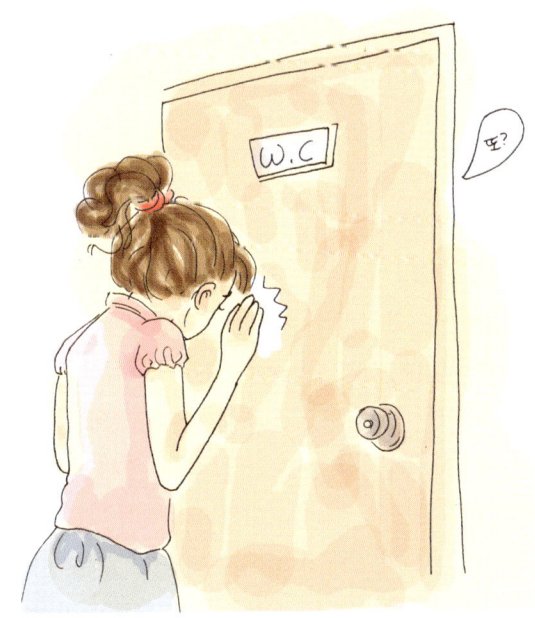

아기는 젖을 빠는 힘이 강한데 수유할 때 젖을 잘못 물리면 유두 부분이 갈라지고 피가 난다. 갈라진 부분으로 세균이 침입하면 유방이 벌겋게 부어오르고 만지면 몹시 아프다. 감기처럼 몸살과 두통이 있고 유방이 아프면 유선염을 의심한다.

유두에 상처가 있으면 의사의 처방을 받은 연고 등을 발라서 보호해주고 균열이 깊거나 통증이 심하면 직접 수유하지 말고 젖을 짜서 간접 수유를 하는 것이 좋다.

2) 유즙체류증

유관이 막혀 젖이 잘 나오지 않거나 아기가 잘 빨지 못하면, 유선 안에 유즙이 고여서 유방이 단단해진다. 유방이 부풀면서 가슴이 단단해져 통증이 있고 열이 나는 수도 있는데, 이것은 젖이 남아서 생기는 유즙체류증이다. 이것이 악화하면 유선염으로 이어지기도 한다. 유즙체류증을 예방하려면 아기에게 젖을 자주 먹여 젖이 유방에 고여 있지 않도록 하고 젖을 먹인 후 젖이 남아 있으면 짜내야 한다. 아기가 먹는 양보다 젖이 많다고 생각하면 젖을 조금 줄일 수 있는 음식을 먹는 것도 도움이 된다.

5. 산후 우울증

1) 산후 우울증의 원인

여성에게 임신과 출산은 신체적으로도 심리적으로도 급격한 변화이다. 이 때문에 불안하고 우울하며 신경질 적이기 쉽다. 임신과 출산으로 여성의 호르몬이 급격한 변화를 겪기 때문에 대부분 산모가 아이를 낳은 후 약간의 우울한 기분을 느낀다. 이런 호르몬 변화에 따른 우울증은 일시적이고 휴식과 안정을 취하면 금방 사라진다.

호르몬 변화에 따른 우울증 외에도 주변 상황이 복잡하거나 육아가 어려운 상황이 계속 될 때도 산후 우울증이 흔히 나타난다. 또한, 원하지 않았던 임신이었거나 임신 중에 우울증을 앓았던 경우, 임신 때문에 부부 간에 불화가 생겼을 때도 그 발생 빈도가 높고 증세도 심각해 질 수 있다.

(1) 호르몬의 변화

출산 직후에는 호르몬이 급격하게 바뀐다. 즉 임신을 유지하던 프로게스테론은 분만과 동시에 중단되고 대신 뇌하수체에서 모유 분비를 위한 호르몬이 나온다. 이러한 호르몬의 변화는 뇌 속의 호르몬 중추 옆에 있는 자율신경을 흐트러뜨리고 이 작용으로 정신 상태가 불안정해진다.

(2) 정신적인 불안

정신적인 쇼크나 아이 돌보기에 대한 두려움이 호르몬 중추에 영향을 미쳐서 호르몬 분비가 나빠지고, 이 때문에 모유가 제대로 나오지 않기도 한다. 따라서 불안이 쌓이고 심리적으로 불안정해지는 악순환이 되풀이되는 것이다.

2) 산후 우울증의 증상

산후의 가벼운 우울증은 출산한 여성의 대부분이 경험하는 흔한 증상이다. 대개 2주 이내의 단기간에 끝나지만 산모는 자신이 외톨이가 되었다는 느낌을 강하게 받거나 육아에 대한 자신감을 잃고 불안해한다.

전형적인 산후 우울증의 증세로는 감정 조절이 안 되고 혼자 소리 내어 울거나, 불면증 때문에 수면 부족이 되기도 한다. 아기에 대한 사랑이 없어서 그런가 하여 죄책감에 시달리기도 한다. 또한, 이유 없이 아기에게 이상이 생기거나 죽을 것 같은 불안이 반복적으로 계속되고, 아기 돌보기에 대한 두려움과 자신이 아기를 해칠 것 같은 두려움에 휩싸이기도 한다. 산후 우울증이 심하면 실제로 아기에게 해를 가하거나 산모가 자해를 하는 등 안 좋은 결과를 낳을 수도 있다.

3) 산후 우울증의 치료

우리나라에서는 우울증 문제를 개인의 의지력 부족 탓으로 돌리는 경우가 많아 병원에서 상담 받는 것을 꺼리는 사람이 많다. 산후 우울증도 증세가 아주 심한 사람을 제외하고는 병원을 찾는 환자가 거의 없어 우울증을 제때 치료하지 못하고 상태를 악화하는 일이 많다.

주변에서도 산모의 우울증보다는 아기에게 더 신경을 쓰기 때문에 산모의 상태가 쉽게 눈에 띄지 않는다. 그러나 산후 우울증은 단순히 아기를 낳고 기르는 과정에서 생기는 정서적인 혼란이 아니라 반드시 치료해야 하는 정신적 장애이므로 증세의 정도에 따라 알맞게 치료를 해 정신적으로도 성숙한 어머니 역할을 받아들일 수 있도록 도와주어야 한다.

가벼운 산후 우울증일 때는 약물이나 주사 등에 의존하기보다는 산모 스스로 우울증에서 빠져나오기 위해 노력해야 한다. 혼자 생각에 빠지지 말고 맛있는 음식을 먹고 좋은 사람들과 만나서 이야기하며 즐거운 시간을 보내도록 한다. 남편도 임신과 출산으로 심신이 지친 산모에게 관심을 보이고 육아와 가사일에 적극적으로 참여해야 한다.

산후 우울 상태가 심하면 정신과 의사와 지속적으로 면담하고 필요하면 약물이나 호르몬 치료를 해야 한다. 그러나 무엇보다도 산모의 스트레스를 줄이려면 남편과 가족의 따뜻한 위로와 격려가 필요하다. 정신과 의사의 역할은 환자의 심리적인 상황을 이해하고 갈등을 해결 하도록 도와주는 정도에서 그칠 뿐이다.

4) 산후 우울증의 예방과 극복법

임신 중일 때부터 자연스럽게 임신 사실을 받아들여 출산과 육아에 대한 심리적인 부담을 줄이도록 해야 한다. 또, 가족들은 임신 중이나 출산 후 산모의 기분을 잘 살펴서 우울증을 초기에 발견하고 치료하는 데 협조해야 한다.

(1) 남편이 도와주어야 한다.

남편은 아기의 아빠이고 삶을 함께하는 친구다. 남편이 옆에서 조금만 도와줘도 산모는 힘을 얻을 정도로 산후 우울증을 극복하는데 남편의 역할이 중요하다. 육아와 가사에 대한 중압감, 아기가 태어나서 완전히 달라진 생활에 제대로 적응하지 못해 우울해하고 짜증스러워진 아내의 모습에 당황하지 말고 어느 때보다 세심히 보살펴주어야 한다. 육아를 엄마에게만 전적으로 미루지 말고 남편이 아내를 돕겠다는 적극적인 마음이 있으면 산후 우울증을 빨리 극복할 수 있다.

(2) 아기에게 관심을 갖는다.

아기 때문에 아무것도 할 수 없다는 생각과 아기가 어려서 외출이 어려울 경우 우울증이 더 심해진다. 이럴 땐 아기가 인생의 걸림돌이라고 생각하지 말고 아기가 인생의 축복이라 생각하고 더 많이 사랑해 주도록 한다. 첫 아이를 낳은 엄마들의 절반 이상이 우울증을 경험하고 둘째 아이를 낳은 엄마들은 초산 때보다 우울증을 경험할 확률이 더 높다고 한다. 아기를 낳은 후 외로움과 쓸쓸함을 느끼고 신생아 돌보는 일이 어렵지만 나에게만 어려운 것이 아니라는 자신감을 느끼도록 하고 아이에 대한 애정을 놓치면 안 된다.

(3) 스트레스를 쌓아두지 말자.

집에서 혼자 아기와 씨름하지 말고 때로는 자기만의 방법으로 기분전환을 하도록 노력해 본다. 육아 스트레스가 심할 때는 하루 정도 아기를 다른 사람에게 맡기고 운동이나 쇼핑, 영화나 전시회를 보면서 해방감을 느껴본다. 그러는 동안 아기에 대한 소중함도 더 커질 것이다.

(4) 다른 사람에게 도움을 청해라.

적어도 산욕기 2주까지는 집안일을 하지 말고 몸조리에만 전념하는 것이 좋다. 분만 후 2주 정도는 산모도 충분히 쉬어야 한다. 아기가 잠들면 엄마도 함께 낮잠을 자도록 한다. 혼자서 집안일을 하려고 하지 말고 남편이 집안일과 아기 돌보기에 참여할 수 있도록 도움을 청하고 남편이 서툴더라도 믿고 맡겨야 한다.

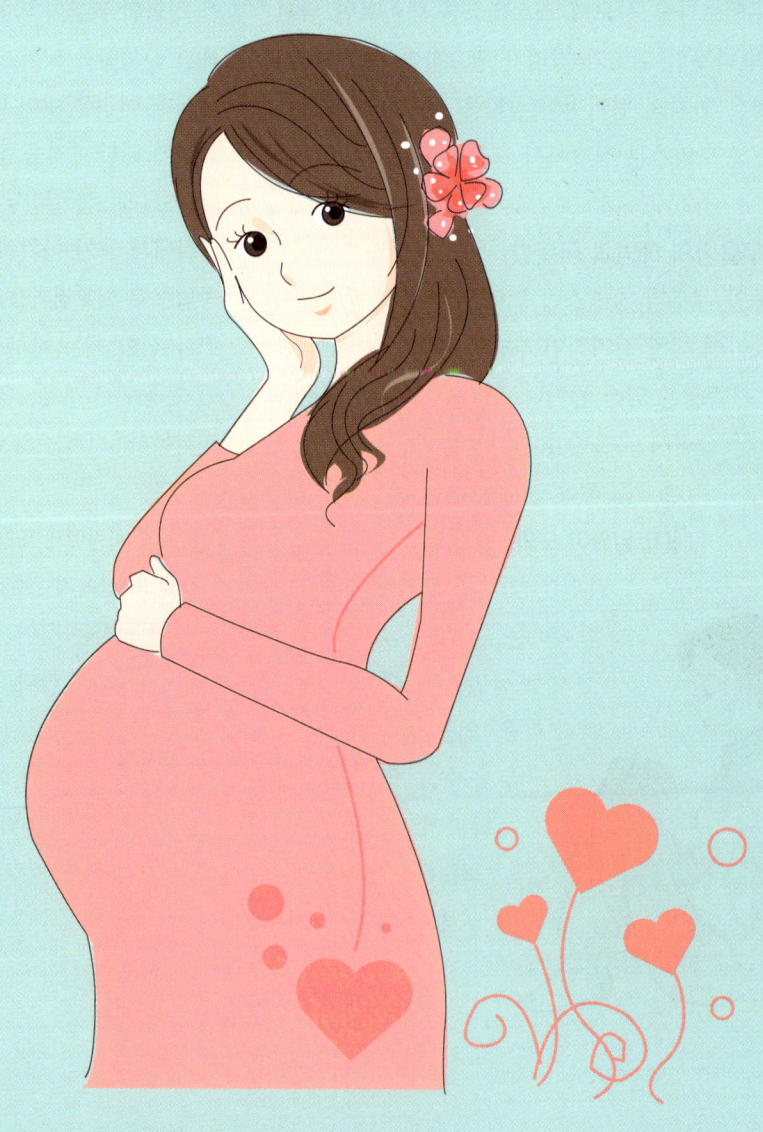

# Baby Bible
지후맘의 베이비 바이블

임신·출산 플러스

한방 태교와 태교 음식 / 아기의 미래를 엿볼 수 있는 태몽 이야기
쌍둥이 임신·출산 / 모유 수유 / 제대혈 / 태아보험 / 임산부를 위한 여행지

한방 태교와 태교 음식

1. 한방과 태교

"어진 스승의 10년 가르침이 어머니 열 달 가르침만 못하다."는 옛말이 있다. 태 속의 가르침은 생후 10년을 배우는 것보다 더 중요하다는 뜻이다. 우리나라의 태교에 관한 고서는 『태중훈녀』, 『태교신기』, 『규합총서』, 『계녀서』 등이며, 『동의보감』에도 임신 중의 음식과 약재에 관해 약간 언급하고 있는데, 태아의 성품을 바르게 하기 위해 부모가 지켜야 할 덕목과 자세에 관한 내용들로 구성되어 있다. 특히 『태교신기(胎敎新記)』는 동양에서는 물론 세계 최초로 태교에 관한 내용만으로 구성된 태교 전문서로 유명하다. 이러한 태교 문헌에서는 어머니의 자세를 바르게 하고 몸가짐을 신중하게 할 것을 강조하였으며, 이 외에도 정서적인 안정을 위한 언행의 금기, 건강과 의복, 약물, 피해야 할 장소 등을 언급하고 있는데, 예를 들면 『동의보감』에서는 "수태되는 그 순간의 상황과 장소가 중요한데, 보름에 태어난 사람은 성격이 거칠며, 너무 컴컴하거나 음침한 곳 또는 시장 바닥같이 아주 시끄러운 곳이나 좁은 방 등은 좋지 않다. 또 노새고기, 개고기, 토끼고기, 게, 오리고기, 자라, 새알, 마늘 등은 절대 금해야 한다." 그리고 "임신 중에 어머니가 화내면 태아의 피가 병들고, 어머니가 두려워하면 태아의 정신이 병들고, 근심하면 기운이 병들고, 크게 놀라면 간질을 앓게 된다."고 기록하고 있다.

이는 태내에 있을 때 엄마에게 어떤 영향을 받고 어떤 환경에서 어떤 방식으로 자랐느냐에 따라 아이의 선천적 능력이 달라진다는 뜻이며, 임신 열 달 동안의 태교가 태아의 능력을 키울 뿐 아니라 태아의 감성, 지성, 심신이 잘 발달되도록 도와준다는 의미이다.

실제로 태교의 시초는 중국이라고 할 수 있다. 중국은 이미 3,000년 전에 『열녀전』이나 『소학』을 통해, 일본은 애도 시대에 『증초』라는 한의서를 통해 태교의 중요성을 기록하고 있었고, 서양에서는 유대인들이 오래전부터 태교를 중요시해 왔다. 그러나 유대인을 제외한 서양에서는 근대에 들어서야 비로소 태교를 인식하기 시작했다. 그래서 서양에서 태어난 아기가 1살이 아니고 0살인 것은 태어나면서부터 인생이 시작한다는 의미이고, 동양에서 1살인 것은 태중 10개월 동안 인격과 품성에 대한 기본 교육을 받은 상태로 보기 때문이다.

태교는 임신을 준비하는 기간부터 출산 후 2년까지이다. 흔히 태교는 잉태된 순간부터 출산할 때까지라고 생각하지만, 진정한 태교는 잉태되기 전부터 출산 후 약 2년까지이다. 그래서 출산 후 적어도 24개월까지는 임신 중과 같은 순수한 마음으로 태교를 하는 것이 중요하다.

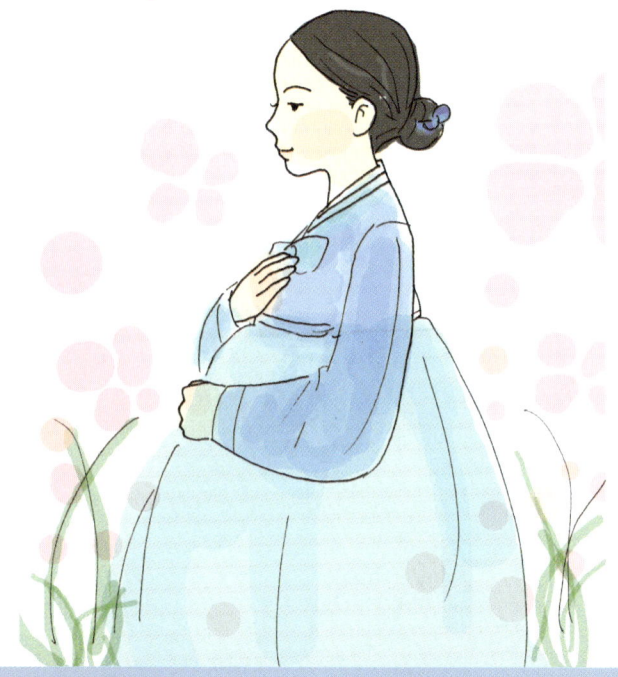

아빠의 태교도 엄마만큼이나 중요한데, 『태교신기』에서는 수태를 위해 부부관계를 피해야 하는 날로 기후가 극히 나쁠 때(큰비, 짙은 안개, 혹독한 추위, 지독한 더위, 천둥번개 등), 과음한 뒤 정신이 혼미할 때, 허기 또는 과식했을 때, 중병을 앓은 후 등이라고 했으며, 부부관계를 피해야 할 장소로는 해와 달 그리고 별빛 아래, 신을 모신 사당이나 절간, 부뚜막이나 뒷간, 묘지나 시체 곁 등을 언급하고 있고, 아기의 생김새는 모친의 태교에 달려 있지만 마음은 부친의 태교에서 비롯된다는 내용도 이야기하고 있다. 또한 아빠가 엄마에게 무관심해서 엄마가 섭섭한 마음을 가지고 있으면 엄마의 감정이 태아에게도 그대로 전달되어 섭섭해한다. 임신부의 마음이 흐트러지면 간, 뇌의 호르몬 분비에 변화가 일어나고, 이것은 임신부의 혈액을 타고 태반을 통과해서 태아의 간, 뇌에도 전달되어 태아의 움직임이 변하게 된다. 그래서 태교의 주체는 분명히 엄마이지만 아빠의 영향이 막대하기 때문에 임신한 순간부터 아기가 태어나는 순간까지 부부가 함께 태교한다는 마음으로 임해야 한다.

2. 한의학과 태교 음식

임산부가 먹으면 좋은 음식들은 대개 태교와 관계가 있다. 임산부가 먹는 음식은 태아의 뇌와 뼈를 형성하는 데 절대적인 영향을 미치기 때문이다. 임신 중에는 기름진 음식, 열이 많고 매운 음식은 피하는 것이 좋고, 대개 담백하고 가벼운 음식을 먹는 것이 좋다. 또한 지나치게 맵고 짜고 자극적인 음식이나 가공식품은 태아에게 좋지 않기 때문에 피해야 한다. 또 임신 막달이 되면 위나 장이 압박돼 조금만 먹어도 배가 부르기 때문에 한끼번에 많이 먹지 말고 조금씩 자주 먹도록 한다.

임신 중이 아니어도 좋지 않은 음식은 몸을 해치지만, 특히 임신 중에 먹는 좋지 않은 음식은 태아의 성격에 결정적인 악영향을 미친다. 간에 해로운 음식을 먹으면 고집이 세어지고, 담에 나쁜 음식을 먹으면 대담하지 못하고 쉽게 초조해하는 성격이 되며, 비장에 해로운 음식을 먹으면 생각을 잘 못하게 되고, 신장에 나쁜 음식을 먹으면 의지력이 약해지는 등 좋지 않은 음식은 건강을 해칠 뿐만 아니라 결함이 있는 성격과 정신을 만든다.

3. 임신 기간의 태교와 태교 음식

임신 10개월 동안 태아는 모든 경락이 형성되고 거기에 기운이 꽉 차야 완전한 아이가 된다. 수태되는 순간 제일 먼저 간(肝) 경락이 형성되고, 임신 2개월에는 담(膽) 경락이, 3개월에는 심포(心包) 경락이, 4개월에는 몸의 상초, 중초, 하초를 연결해 주는 원동력이 되는 삼초(三焦) 경락이 만들어지며, 5개월에는 아이의 근육과 고운 피부를 주관하는 비(脾) 경락이 형성되고, 6개월에는 위(胃) 경락, 7개월에는 폐(肺) 경락, 8개월에는 대장(大腸) 경락, 9개월에는 신(腎), 10개월에는 방광(膀胱) 경락이 형성된다.

임신 1~2개월 때 태아의 간 경락의 기운이 제대로 형성되지 못하면 시력이 나쁘다든지 성격이 고집스러운 아이가 된다. 조산으로 임신 9~10개월을 채우지 못해 신·방광 경락이 제대로 형성되지 못하고 태어나는 아이는 방광 조절 능력이 약해져서 오줌싸개가 되기 쉽고, 허약아가 되기 쉽다. 임신 중에 엄마가 태교를 제대로 하지 않아 태아에게 형성되어야 할 각 경락의 기운이 제대로 형성되지 못하면 여러 경락의 기운이 제대로 차지 못해 아이가 일생 동안 결함을 안고 살게 된다. 그래서 우리의 옛 선조들은 태중의 열 달을 한 살로 인정했던 것이다.

1) 임신 1~2개월

신맛(酸味) 나는 음식으로 기운과 에너지를 모아야 하는 시기이다. 한의학에서는 임신 1~2개월을 봄의 기운으로 보는데, 1개월은 약간 서늘한 바람이 부는 이른 봄, 2개월은 따뜻한 바람이 부는 늦은 봄으로 본다. 그래서 이때는 봄의 상큼한 기운들이 몸 안으로 수렴될 수 있도록 신맛의 음식을 많이 먹어주어야 하고, 신맛이 가장 많이 당기는 시기이기도 하다. 또한 태아의 간·담 경락의 기운이 형성되는 시기이기 때문에 임산부는 간 경락의 기운이 모자라 입덧을 하게 된다. 이럴 때일수록 신맛의 음식을 많이 먹어서 마음을 가라앉혀 조용히 명상하고 좋은 책을 읽어서 마음의 평안을 유지해야 한다.

이 시기에는 몸 안의 기운과 에너지를 안으로 모아야 수태된 태아를 안전하게 자궁 속에 잘 유지시킬 수 있을 뿐 아니라, 출산 전까지 지속적으로 기운을 보충할 수 있도록 돕는 음식을 먹어주어야 하는데, 바로 신맛 나는 음식이 그것이다.

(1) 임신 초기의 피로감

수태된 생명을 유지하기 위해 에너지 활용이 왕성해지기 때문에 피로가 쉽게 온다. 신맛의 음식, 예를 들면 사과, 매실 등을 먹으면 피로를 회복하는 데 빠르다.

(2) 신경이 날카로워지고 짜증나고 초조할 때

임신을 하면 새로운 생명을 키우기 위한 강한 에너지가 생기기 때문에 열이 위로 상승하게 된다. 그래서 조금만 자극을 받아도 화가 쉽게 나고 짜증이 생긴다. 이럴 때는 조용한 장소를 정해 천천히 깊은 호흡과 함께 명상을 하면 기운이 가라앉으면서 몸과 마음이 편안해진다. 초조한 마음이 생기면서 잠을 못 자는 경우도 흔한데, 이럴 때는 씨를 빼고 잘게 썬 대추 한 줌에 물을 붓고 끓여 내어 마시면 마음이 진정되어 깊은 잠을 잘 수 있다.

2) 임신 3~4개월

쓴맛(苦味) 나는 음식으로 더운 기운과 에너지를 차분히 가라앉혀야 하는 시기이다. 임신 3개월에는 마음을 담는 그릇인 심포(心包) 경락이 형성되는 시기여서 이 시기에 임산부가 흥분하거나 화를 내거나 충격을 받으면 아이가 말을 더듬거나 못하게 되는 수도 있다.

임신 4개월에는 행동하고 돌진하는 힘의 원천이 되는 삼초(三焦) 경락이 형성되므로 이 시기의 태교가 잘 된 아이는 원기가 튼튼해지고 힘찬 사람이 된다. 화(火)의 기운이 있는 심포와 삼초 경락이 형성되는 시기여서 임산부의 몸에서 열감이 쉽게 발생하므로 임산부는 가슴이 답답해지거나 두통이 생기기 쉽고, 이때 임산부의 태교가 좋지 못하면 아이는 안정적이지 못하고 매사에 충돌하는 성격을 가지게 된다.

이때는 쓴맛(苦味) 나는 씀바귀, 쑥 등의 음식을 먹어서 위로 치솟는 기운과 에너지를 차분히 아래로 가라앉혀야 한다. 또한 쓴맛 나는 음식은 정신적인 안정을 유지시키는 효과도 있어서 태반이 만들어지는 시점인 임신 4개월째에는 특히 많이 먹도록 한다.

(1) 입덧

임산부는 속이 비었을 때 메스꺼움이 심해지고 음식을 제대로 못 먹어 영양의 밸런스를 잃을 수 있으니 자주 조금씩 식사를 해서 속이 완전히 비지 않게 하되, 입덧이 너무 오래가면 치료를 받는 것이 좋다. 자꾸 구역질을 하고 토하다 보면 탈수 현상도 생기기 쉬우니 따뜻한 물을 자주 마셔 주어야 한다. 임신 초기에는 양방이든 한방이든 약성이 있는 음식은 피하는 것이 좋으나, 입덧이 심한 경우는 임산부에게 맞게 처방된 한약을 복용해서 치료하는 것이 임산부나 태아의 원기를 빠르게 회복시킬 수 있어 좋다. 혹은 이침(耳鍼 : 귀에 붙이는 테이프형 침)을 사용해서 어느 정도 입덧을 가라앉히는 방법도 있으므로 한의원을 방문해 보는 것이 현명하다.

입덧을 가라앉히는 음식 : 모둠 샐러드, 냉메밀국수, 굴초회, 닭고기 냉채, 비빔냉면, 생미역 냉채, 도라지 생채, 해초 문어초회 등과 같이 입맛을 돋우는 산뜻한 요리가 좋다.

(2) 피부 가려움증

임신하면 완전한 생명을 출산할 때까지 임산부의 몸은 자연 상태로 바뀐다. 임신 전에 몸속에 쌓였던 독소들이 임신과 동시에 땀구멍을 통해 밖으로 나가게 되고, 이로써 임산부는 스스로 몸을 정화하게 된다. 그러나 가려움증이 너무 심해서 잠을 못 잘 정도로 괴로우면 임산부나 태아가 모두 안정되지 못하기 때문에 죽염으로 가볍게 피부를 마사지해 주거나 시원한 녹차 티백으로 문질러주면 가려움증이 덜하고 성났던 피부도 가라앉는다.

3) 임신 5~6개월

단맛(甘味) 나는 음식으로 태아를 기르는 시기이다. 임신 5개월에는 태아의 토(土)의 기운을 나타내는 비(脾) 경락, 임신 6개월에는 위(胃) 경락이 형성되는 시기이므로 태아에게 영양을 공급하고 보호하는 양수가 충분히 생겨나서 성숙하게 되는 시기이다. 이 시기에 임산부가 근심 걱정이 많으면 태아의 소화기가 약하게 형성되어 늘 소화력이 부족한 사람으로 자라게 된다. 이때의 임산부는 임신 초기 때와는 달리 식욕이 다시 회복되므로 태아에게 필요한 영양을 충분히 공급하려면 단맛(甘味) 나는 음식으로 태아를 충분히 길러주어야 한다.

(1) 빈혈

한창 왕성하게 태아가 커 가는 시기인 임신 5~6개월째의 임산부는 가지고 있던 철분까지 태아에게 많이 뺏기게 되므로 빈혈이 생기기 쉽다. 빈혈이 있는 임산부는 태아에게 충분히 산소를 공급하는 데 지장이 생기기 때문에 태아에게 해롭다. 한방에서는 이럴 때 임산부의 기(氣)와 혈(血)을 보해서 태아와 임산부에게 이로운 작용을 하는 한약재를 사용하기도 하지만, 가벼운 빈혈의 경우는 철분이 많이 들어 있는 음식(두부, 양배추, 브로콜리, 샐러드, 멸치, 시금치 등)을 골고루 섭취하는 것도 좋다.

(2) 요통

자궁이 커지고 양수가 더 늘어나면서 골반은 벌어지고 허리 근육이 긴장되어 쉽게 피로해질 뿐 아니라 배가 불러 오면서 자궁을 지탱하는 인대가 당기고, 허리가 뒤로 젖혀지면서 요통이 생긴다. 임신 중의 요통에는 수영을 하는 것이 아주 좋으며, 임신 5~6개월째부터 외출할 때 복대를 사용하면 복대가 허리를 떠받쳐주기 때문에 한결 편안하다. 요통뿐 아니라 엉치가 빠질 듯이 아플 때도 있는데, 이는 자궁의 압박이 커지면서 골반에 과부하가 걸려 생기는 통증이다. 임신 중의 요통은 한의원에서 침 치료를 받으면 한결 편해지니, 참지만 말고 한의원에 가 볼 것을 권한다.

4) 임신 7~8개월

담백한 음식으로 기운을 맑게 한다. 임신 7개월에는 폐(肺) 경락이, 8개월에는 대장(大腸) 경락이 형성되는 시기여서 이 시기의 태교는 아이의 호흡기 건강, 피부 상태, 모발 상태까지 좌우하게 된다. 이때는 임산부도 적당한 운동을 꾸준히 함으로써 태아의 호흡기가 잘 발달될 수 있게 노력해야 한다. 이 시기에 임산부가 너무 많이 먹거나 과도한 스트레스를 받으면 습독(濕毒)이 생겨 임신중독증이 생길 수도 있고, 태아에게도 해롭다. 또한 이때 임산부의 마음이 불편하거나 자극성 있고 좋지 않은 음식을 먹으면 태아의 피부가 거칠어지고 아토피가 생길 수도 있다. 이를 예방하기 위해서는 소화가 잘 되는 음식을 조금씩 자주 먹도록 하고, 마음을 평안히 가지면서 담백하고 간이 진하지 않은 음식들(잣죽, 호두죽, 재첩국 등)을 섭취해서 기운을 맑게 하는 것이 좋다.

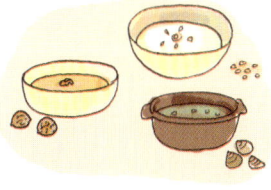

(1) 임신 중 고혈압

임신 중에는 임산부의 몸이 두 생명을 영위하기 위해 장기의 에너지를 과잉 생산시켜 기운이 위로 몰리기 쉽다. 작은 일에도 흥분하고 화가 나기 쉽고, 혈압이 올라가는 경우도 있다. 임신성 고혈압을 방지하기 위해서는 싱겁게 먹는 것은 물론이고, 복식호흡과 기도 그리고 명상 등을 통해 마음을 고요하게 하는 것이 무엇보다 중요하다. 매일 일정한 시간에 30~40분씩 산책을 하는 것도 한 가지 방법이다. 한방에서는 임산부에게 적합한 약재로 마음을 편안하게 해서 출산 때까지 혈압을 스스로 조절할 수 있도록 도와주는 처방을 하고 있으므로 한의사의 도움을 받는 것도 좋은 방법이다.

(2) 임신중독증

발등, 정강이, 얼굴, 손이 부으면서 체중이 급격하게 늘어나고, 소변 양과 횟수가 줄어들며, 두통이 생기고, 심장이 두근거리며, 눈이 흐릿해지면서 잘 안 보이는 등의 증상이 동시에 나타나는 증상이다. 대개 부종과 고혈압, 단백뇨의 증상이 함께 나타나면 임신중독증으로 진단한다. 이를 예방하려면 피로하지 않도록 짬짬이 누워서 쉬고, 싱겁게 먹어야 하며, 야채, 버섯, 오이, 미역국 등의 담백한 음식을 섭취해야 한다. 소금은 천일염을 사다가 집에서 몇 번 볶으면 손쉽게 독성을 제거할 수 있는데, 특히 임신부에게는 재래식으로 만든 잘 정제된 죽염이 아주 좋다.

5) 임신 9~10개월

부드러운 오곡을 중심으로 한 식사로 단전에 기운을 모은다. 임신 9개월에는 태아의 신(腎) 경락이, 10개월에는 방광(膀胱) 경락이 형성되는데, 이 시기에 신·방광 경락이 제대로 형성되지 못하면 아이의 신장 기능이 약해져서 심지가 흐리고 소극적인 성격이 되며, 특히 임신 10개월을 다 채우지 못하고 조산을 하게 되면 아이의 방광 조절 능력이 부족해져서 소변을 가리지 못하거나 뼈가 무르거나 의지력이 약할 수 있다. 이 시기가 되면 태아의 오장(간장, 심장, 비장, 폐장, 신장)과 육부(담, 심포, 삼초, 위, 대장, 방광)에는 기운이 꽉 차기 때문에 임산부는 부드러운 오곡을 위주로 한 식사로 단전의 기운을 모아 출산을 준비해야 한다.

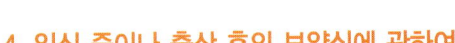

4. 임신 중이나 출산 후의 보양식에 관하여

1) 임신 중의 보양식

(1) 체질별

임산부의 보양식은 체질에 따라 달리 먹는 것이 좋다. 예를 들면 소음인 임산부는 삼계탕이 속을 데워주면서 소화·흡수도 잘 되고 영양 만점인 음식이며, 태음인 임산부는 밤, 잣, 은행을 넣고 지은 영양밥과 쇠고깃국이, 태양인 임산부는 해산물 요리가, 소양인 임산부는 돼지고기 요리가 좋다.

(2) 잉어

『본초강목』에서는 잉어가 임산부의 몸이 붓는 증세를 치료하고 태반을 튼튼하게 한다고 설명하고 있으며, 실제로 임신 전후나 임신 중에 잉어를 먹으면 체력 보강은 물론 부종과 임신중독을 예방하고 젖을 잘 돌게 하며 하혈을 방지하고 순산에 도움이 된다. 예부터 몸이 허약하거나 식욕이 부진하고 손발이 찬 사람은 잉어 찹쌀죽을 보양식으로 먹기도 했는데, 보신용으로 잉어탕을 조리할 때는 내장을 제거한 잉어에 대추를 넣고 소금으로 조미해 푹 삶아 즙을 낸다.

2) 출산 후의 보양식

(1) 미역

출산 직후에 너무 영양가 있는 것만 찾아서 먹다가 보면 산후 비만이 될 수 있다. 출산 직후에 먹는 음식은 기혈 순환에 목적을 두는 것이 좋다. 미역은 산후의 자궁 수축을 돕고, 피를 맑게 해 관절의 기능 회복을 도우며, 부종의 치료 및 예방에도 효과가 있다. 홍합, 새우, 쇠고기 등 다양한 재료를 가지고 만든 미역국은 영양 보충뿐 아니라 피도 맑게 해서 젖도 잘 돌게 하는 효과가 있어서 산후 보양식의 으뜸이라고 할 수 있다.

(2) 가물치

가물치는 기와 혈을 크게 보하고 심기, 심음, 비위를 보하는 작용이 있고, 질 좋은 단백질과 소화되기 쉬운 지방이 많이 들어 있어서 기력이 약해진 산모가 섭취하면 효과가 좋다. 그러나 가물치는 성질이 차가워서 소화장애를 유발시킬 수 있으며, 지방이 많아 회음부 손상과 제왕절개 부위의 염증을 악화시킬 수 있다. 가물치는 산후에 우울증과 불만으로 생기는 속열에 의해 발생하는 산후 부종에 적합하다. 그러나 몸에 찬바람이 느껴지고 젖이 묽으며 소화력이 떨어지는 등 기운이 약한 산모라면 성질이 냉한 가물치보다는 붕어나 미꾸라지 등이 산후 회복에 더 좋다. 또한 가물치는 호박에 비해 강력한 이뇨 효과가 있기 때문에 출산 직후에는 적합하지 않고, 출산 후 적어도 한 달 정도는 지난 다음에 먹는 것이 좋다.

(3) 호박

호박은 수분대사를 원활히 하고, 몸의 부종을 빼주는 이뇨 작용을 하며, 소화력을 높여주고 기운을 나게 하는 효과가 있고, 몸속의 독소를 제거하는 해독 작용이 있어서 산후 보양식으로 좋다. 그러나 『본초강목』에서는 기체(氣滯 : 우울증과 같은 증세), 습저(濕沮 : 몸속에 수분이 많은 것)에는 호박을 사용하지 말라고 하였는데, 이는 산후 우울증이 있고 출산 직후 체세포에 수분이 많은 상태인 산모가 호박을 먹으면 오히려 수분과 열을 발생시켜 산후 회복을 더디게 하거나 오로(惡露)의 배출을 저해하고 치명적 산후 후유증을 일으킬 가능성이 있기 때문에 바람직하지 않고, 산후 한 달이 지났는데도 부종이 남아 있는 경우 호박을 먹는 것이 좋겠다.

(4) 흑염소

흑염소는 허약한 체질이나 소모된 체력을 보강하는 데 좋기 때문에 산후 보양식으로 적합하다. 또한 비타민 E(토코페롤)가 많이 들어 있어 노화를 방지하고 불임을 막는 등 여성을 위한 보약으로 널리 알려져 있기는 하지만, 평소 몸이 차고 소화 기능이 약한 체질에는 좋아도 다른 체질에는 큰 의미가 없다. 특히 출산 직후 갑작스러운 출혈로 며칠 동안 미열이 있을 때나 감기로 열이 날 때 성질이 뜨거운 흑염소를 먹으면 몸의 열이 더 높아지는 부작용이 있을 수도 있으니 주의를 요한다.

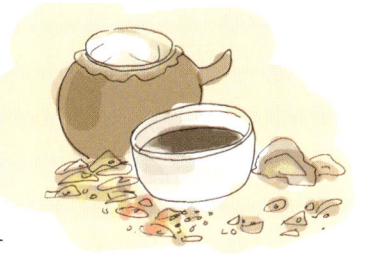

5. 태교 금기 식품

『동의보감』에서는 임신했을 때 금해야 할 음식으로 노새고기, 개고기, 토끼고기, 게, 오리고기, 자라, 새알, 마늘 등을 언급하고 있는데, 이는 임산부와 태아 모두에게 강한 자극을 주는 음식이기 때문이다.

율무, 마른 생강, 엿기름, 계피 등도 유산을 일으킬 위험이 있으므로 임신 중 먹지 않는 것이 좋은데, 특히 생강은 열이 많아서 습진이나 두드러기를 유발시킬 수 있어 태아에게 아토피를 유발시킬 수 있다. 태교 중에 돼지고기 등 기름진 음식을 즐겨 먹으면 임신 가려움증이나 부종이 생기기 쉽다. 또한 인삼은 몸을 덥게 하고, 참외는 몸을 차게 해서 설사를 일으킬 수 있으므로 임산부는 피해야 한다.

담배 피는 임산부의 태아는 산소 공급이 부족해지기 때문에 뇌 발달이 저해되고, 유산의 위험도 생길 수 있으며, 신생아 돌연사가 유발되기도 한다.

태아는 태반을 통해 엄마에게서 영양분을 걸러서 받아들이게 되는데, 알코올은 거의 걸러지지 않은 채로 태아에게 전달된다. 더구나 태아는 완전한 성인인 엄마와는 달리 간 기능이 아주 약해서 알코올을 분해하여 몸을 보호할 능력이 없기 때문에 독성이 몸속에 그대로 쌓여 태아의 뇌 발달에 엄청난 악영향을 미치게 되고, 태아 알코올 증후군이나 저능아 또는 기형아, 머리가 작아지는 소두증이 되기 쉽다. 알코올이 유산과 사산율을 높인다는 자료도 많이 발표되고 있으니 임산부는 절대로 술을 마셔서는 안 된다.

가공식품은 멀리하고 자연식품을 가까이 해야 한다. 햄, 소시지, 라면 등의 가공식품, 방부제 많은 음식과 패스트푸드를 자주 먹은 임산부의 아이는 집중력이 떨어지고 잘 흥분하는 성격을 가지게 된다. 반면에 자연식품을 먹은 임산부의 아이는 기가 충만하며, 건강하고 차분한 성격을 가지게 된다.

흰 설탕과 콜라를 멀리해야 한다. 흰 설탕은 임산부에게서 칼슘을 빼앗아 가는데, 태아에게서도 칼슘을 빼앗아 간다. 특히 콜라에는 칼슘을 녹이는 인산이 들어 있어 태아에게 해롭다. 다른 음료수도 마찬가지인데, 인공 착색 음료가 들어 있는 음료수는 멀리해야 한다.

입맛을 돋우기 위해 음식에 사용하는 인공 조미료는 태아의 뇌 발달을 저해한다. 임산부는 멸치나 마른 새우, 다시마, 볶은 참깨 등을 직접 갈아 넣어서 만든 천연 조미료를 사용하는 식습관으로 바꾸는 것이 좋다. 또한 여러 가지 식품첨가물에는 탈색제, 산화 방지제, 표백제, 살균제 등이 들어 있는데, 이런 것들이 독성을 유발하기 때문에 태아에게 악영향을 미친다. 임산부는 입에 맞는 음식보다는 몸에 좋은 음식을 먹는 식습관으로 바꾸도록 하자.

커피나 홍차에 들어 있는 카페인도 좋지 않다. 커피를 많이 마신 임산부는 저체중아를 출산할 확률이 높아지며, 유즙 분비가 제대로 되지 않을 수 있다.

생선 중에 비늘이 없는 홍어, 문어, 낙지, 오징어 등도 금기 식품으로 여겨졌는데, 이는 칼슘을 충분히 섭취해야 할 임신부가 뼈가 없는 생선을 많이 먹어서 칼슘 부족의 우려가 있기 때문이다.

알로에, 녹두, 붉은 팥은 성질이 아주 차가워서 기운을 아래로 끌어내리므로 유산의 우려가 있다.

6. 임산부가 금해야 할 한약재

부자, 사향, 율무, 칡, 계피 등은 일반인들에게는 기운을 강하게 보내주고 몸을 조화롭게 해주는 좋은 약재이지만, 임산부가 복용했을 때는 잘못하면 약물중독 현상을 일으킬 수 있으므로 아주 주의해야 한다. 어혈을 풀어주는 살구 씨(행인), 모란 껍질(목단피), 복숭아 씨(도인) 그리고 광물 성분이 든 우황청심환 등도 임산부의 금기 약물이다.

1) 임산부가 아플 때 응용할 수 있는 간단 처방

(1) 임산부 감기 : 배꿀찜

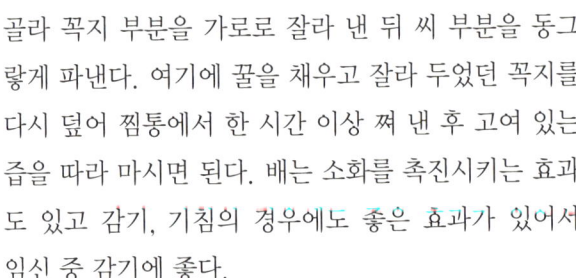

배에 꿀을 넣고 푹 쪄 내는 것인데, 감기를 예방하는 겨울철 음료로 적당하고 감기, 편도선 종통, 기침, 가래 증상을 완화시켜주는 효과도 기대할 수 있다. 크고 좋은 배를 골라 꼭지 부분을 가로로 잘라 낸 뒤 씨 부분을 동그랗게 파낸다. 여기에 꿀을 채우고 잘라 두었던 꼭지를 다시 덮어 찜통에서 한 시간 이상 쪄 낸 후 고여 있는 즙을 따라 마시면 된다. 배는 소화를 촉진시키는 효과도 있고 감기, 기침의 경우에도 좋은 효과가 있어서 임신 중 감기에 좋다.

(2) 임산부 기침 : 도라지감초탕

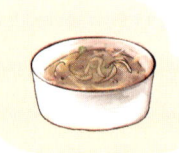

기침을 심하게 하고 인후와 편도가 부어서 아플 때 도라지 40g과 감초 80g에 1.5리터의 물을 넣고 끓여 낸 후 차처럼 수시로 마시면 좋다. 도라지는 기침을 가라앉히고 염증을 억제하는 효과가 있어서 목감기, 인후염, 급·만성 기관지염과 편도선염, 천식 등의 호흡기 질환에 광범위하게 사용할 수 있는 좋은 약재인 데다 독성도 없고 오래 먹어도 문제가 없기 때문에 임산부의 기침감기에 응용하면 좋다.

(3) 임산부 무좀 : 마늘 생즙(외용)

임산부는 무좀이 있을 때 무좀약을 먹을 수도 연고를 바를 수도 없다. 대신 마늘 생즙을 짜서 무좀이 있는 부위에 바르고 말린 후 씻어 내는 방법을 사용하면 출산할 때까지 무좀이 잘 가라앉는다. 마늘의 강력한 살균 효과를 이용하는 방법이다.

2) 임신, 유산, 출산, 산후의 한약 복용에 관하여

(1) 습관성 유산 후의 한약 복용

자연유산이 이유 없이 반복되는 여성이나 계류유산 경험이 있는 여성은 임신을 유지하는 데 가장 중요한 역할을 하는 임맥(任脈)을 돕고 유산을 방지하는 데 도움이 되는 약재로 처방된 가미온포종옥탕(加味溫胞種玉湯), 가미보허탕(補虛湯) 등의 한약을 적당 기간 복용한 뒤 임신을 하는 것이 좋다. 한의사의 진찰을 받은 뒤 개개인의 환경, 체질, 과거 병력에 따라 본인에게 맞게 처방된 한약을 일정 기간 복용하면 된다.

(2) 계류유산 후의 한약 복용

계류유산 후에는 음식으로 영양을 공급하는 것도 물론 좋지만, 한의원에서 계류유산 후에 몸을 회복하고 보하는 한약을 처방받아 복용할 것을 권한다. 계류유산의 원인은 알 수 없다고들 하시만, 한의학적인 관점으로 보면 산모의 몸 상태가 극히 좋지 않을 때 임신이 되었기 때문에 착상된 태아가 자라지 못하고 사망해 버리는 것이다. 유산 후 기운을 회복하는 한약으로 몸조리를 충분히 해주면 다음 번 임신 때 습관적으로 계류유산되는 일도 방지할 수 있다.

(3) 중절 수술 후의 한약 복용

중절 수술을 받은 여성은 다음 번 임신과 자신의 몸을 위하여 수술 후 적어도 3일은 가정에서 휴식과 안정을 취해야 하며, 출산 후와 마찬가지로 미역국과 영양식을 섭취해야 하고, 7일간은 무리한 신체적 노동을 삼가야 한다. 유산 후에는 최소 3개월은 지난 후에 임신을 하는 것이 산모와 아기의 건강에 좋다. 유산 후 조리하는 기간 동안 가미오적산(加味五積散) 등의 한약을 복용하는 것은 수술로 생긴 어혈을 풀어주고, 유산에 의한 후유증을 없애며, 다음 번 임신을 위해 자궁을 보(補)하기 위해서이다.

(4) 출산을 돕는 한약(자연분만을 쉽게) : 단녹용탕(單鹿茸湯) 혹은 녹용송자탕(鹿茸送子湯)

출산 직전에 한의원에 내원해서 한의사에게 진찰을 받은 후 약을 처방받으면 된다. 출산(자연분만) 때 산도가 빨리 열려 진통 시간이 단축될 뿐 아니라 진통이 올 때 허리에 힘을 강하게 줄 수 있으므로 무척 쉽게 출산할 수 있다. 자연분만으로만 출산을 했던 우리 조상들은 난산으로 산모가 위험할 것으로 예상될 때 이 방법을 사용했으나, 현대의 여성들은 옛날보다 출산 횟수도 적고 진통을 견디는 힘도 약하므로 굳이 난산이 아니더라도 이 방법으로 출산을 하게 되면 몸이 약한 초산 산모나 노산 산모라고 하더라도 쉽게 출산할 수 있다. 간혹 약을 복용하고도 출산 시 응급한 상황 때문에 제왕절개를 하게 되는 경우가 생길 수도 있으나, 제왕절개 수술 후 기력 회복이 빠르고 수술 자국이 빨리 아물게 되므로 출산을 앞둔 산모에게 여러모로 유용하다.

(5) 출산 직후 어혈을 푸는 약 : 생화탕(生化湯)

출산 직후에는 자궁과 골반 주위에 어혈이 형성되는데, 어혈은 '나쁜 피' 혹은 '썩은 피'라는 뜻으로 비생리적인 혈액을 말한다. 분만과정에서 형성된 어혈이 미처 나 세서뇌시 않고 몸 안에 축적되어 있으면 장차 산후 복통이나 산후 출혈, 사지 및 전신의 통증을 유발시키는 원인이 되니, 분만 후에는 반드시 어혈을 제거하고 난 후에라야 비로소 기혈을 보양하는 조치를 취하는 것이 마땅하다.

산모의 상태에 따라 다를 수 있으나 일반적으로는 분만 후 식사를 개시함과 동시에 생화탕(生化湯)을 1~2일 복용하면 어혈에 의한 후유증을 방지할 수 있다. 생화탕은 자궁 수축을 촉진하여 오로의 배출을 원활하게 하며, 어혈을 소산시켜 산후 복통을 치료하고, 산욕 자궁의 회복을 촉진시킨다.

(6) 출산 후 보약 : 가미보허탕(加味補虛湯)

산후 보약은 임신 기간 동안 태아를 양육해 냈고, 몇 시간에서 많게는 몇십 시간 동안에 걸친 진통을 견디어 내었으며, 출산을 겪어 내느라 허약해진 산모의 기혈을 충분히 보충시키고 산후 회복을 촉진시키며 면역력을 향상시켜 산후 감염을 예방 및 치료하는 효과가 있다. 그러나 산후 보약은 기운을 위로 끌어올리는 효능이 있으니 출산 직후 오로 배출을 돕고 어혈을 풀어주는 약(생화탕)을 먼저 먹은 후에 복용하는 것이 바람직하다.

(주의) 산후에 호박, 가물치 등에 한약재를 임의로 섞어 달여 먹는 경우가 있으나 산후 부종을 가라앉힌다는 호박이나 가물치가 산후풍을 예방해 주지는 못한다. 출산 후에 호박, 가물치를 달여 먹는 방법은 옛날에 보약을 지어 먹을 수 있었던 양반들과는 달리 하루 세 끼 밥 먹기도 힘들었던 평민들이 산모의 몸을 보하기에 적당하고 구하기도 쉬운 호박이나 가물치를 이용해서 산모에게 달여 먹였던 민간요법이다. 요즘처럼 한의학이 대중적인 시대에 굳이 민간요법을 사용할 필요는 없다. 그러나 부득이하게 호박 등을 복용하고자 할 때는 산후 보약을 복용한 후 출산 한 달 이상이 지난 후에 복용하되, 다른 한약재를 임의로 섞지 말고 순수한 호박이나 가물치만을 달여 먹는 것이 좋다.

(7) 산후 젖앓이(유선염) : 가미패독산(加味敗毒散)

유선이 잘 통하지 않은 상태에서 젖이 갑자기 불어나면 유방이 단단하게 굳고 불어나 팔을 들 수 없고 전신 고열, 오한과 극심한 유방통을 수반하는 유선염이 발생할 수 있다. 『방약합편』 등에는 몇 가지 한약재와 돼지족을 함께 달여 복용하는 처방이 알려져 있는데, 한의원에서는 가미패독산 등을 처방해서 유선의 염증을 가라앉히고 통증을 없애며 유방이 부드러워지게 한다.

(8) 산후풍

산후풍은 임신과 분만으로 나타날 수 있는 모든 후유 증상을 포괄한 병증인데 산후 어지럼증, 두통, 팔다리 저림증, 관절 동통, 전신 근육통, 전신 혹은 특정 부위의 시린감과 찬바람이 드는 감, 피부 가려움증이나 두드러기 증상 등이다. 이는 산후에 어혈이 풀리지 않았거나 또는 출혈을 많이 한 상태에서 바람이나 찬 기운과 접촉하면 풍한(風寒)의 나쁜 기운이 몸속에 들어가 전신의 관절, 근육, 혈관, 경락을 손상시켜 발생한다. 산후풍의 한방 치료는 출산 당시부터 시간이 많이 경과되지 않았을수록 예후가 좋아 회복이 빠르다. 치료약의 대부분은 관절의 찬바람을 없애주고 통증을 완화시켜주는 약재로 구성되며, 치료 기간은 개인의 체질과 병증에 따라 달라지므로 한방 전문의의 자세한 진찰이 필요하다.

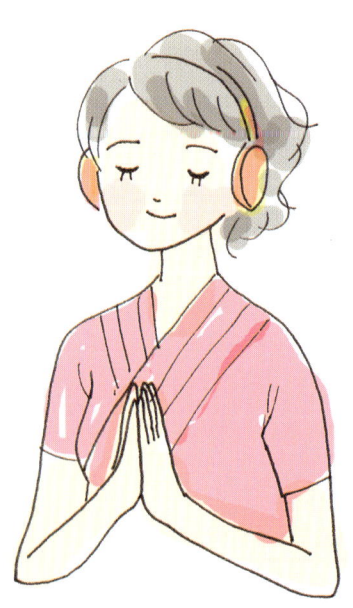

아기의 미래를 엿볼 수 있는 태몽 이야기

1. 태몽이란

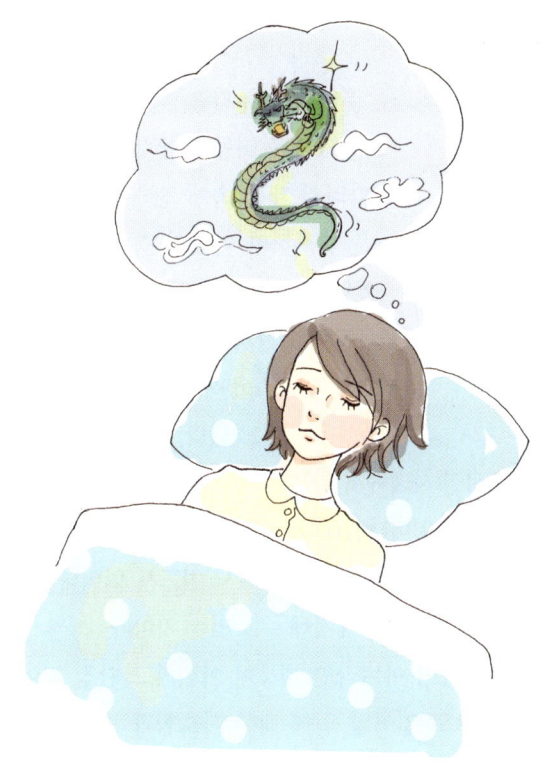

꿈은 인간의 영적 능력의 정신 활동으로서 자신 및 주변 인물, 나아가 사회적·국가적인 일에 이르기까지 주로 상징적인 표현으로 미래를 예지해 주고 있다. 이러한 꿈의 미래 예지적 기능 중 가장 대표적인 것으로는 태몽을 들 수 있다. 우리 인간의 신비한 영적 정신 능력은 장차 태어날 아이에 대한 관심과 미래사에 대한 궁금증을 꿈을 통해 보여 주고 있는 것이다.

이러한 태몽에 관한 인식은 예부터 절대적이라고 할 만큼 신비로움을 넘어 민속적인 신앙으로까지 받아들여지고 있다. 옛 위인들의 태몽을 보면 용과 관련된 내용이 많은데, 이는 용이 신비롭고 영화로운 존재로 여겨졌으므로 자라서 큰 인물이 될 것임을 예지해 주고 있다. 해, 별, 구슬 등의 경우도 밝게 빛나고 있는 표상이라는 점에서 이름을 빛낼 위인이 될 것임을 나타내주고 있으며, 그 밖에 산신, 신선, 미륵, 부처님이라든지 공자와 같은 성현이나, 호랑이 등 신성시하는 대상과 관련된 태몽을 통해 비범한 인물이 태어날 것임을 예지해 주고 있다.

이처럼 태몽은 민중들의 생활 속에서는 물론 문학 작품에까지 다양하게 형상화되어 나타나고 있다. 고전 소설에서도 주인공의 신비성을 강조하기 위해 출생 시에 신비로운 태몽이 있었음을 들고 있다. 용이 품 안에 뛰어든다든지, 옥황상제에게서 구슬이나 꽃을 받게 된다든지 하여 출생 시에 보통 사람과는 다른 신비한 태몽 이야기를 전개시킴으로써 장차 비범한 인물이 됨을 합리화시키고 있는 것을 볼 수 있다.

오늘날에도 태몽은 많은 사람들에게 관심의 대상이다. 유명 인사나 연예인의 태몽이 무엇이냐고 물어볼 정도로 태몽에 대한 일반인의 관심도 상당한 것을 알 수 있다. 꿈을 믿지 않는 사람까지도 자신이나 자녀의 태몽에 대해 관심을 가질 정도로 신비로운 태몽의 세계가 존재한다는 사실 자체를 부인하지 못하고 있다. 신비한 태몽에 대해서는 역사적 위인들이나 여러 사람들의 실증적인 사례를 살펴볼 수 있다.

사람들은 태몽이라고 하면 단순히 아들이냐 딸이냐, 좋으냐 나쁘냐에만 관심을 두려고 한다. 하지만 태몽이란 태어날 아이의 성격, 신체적 특성, 행동 특성, 직업운 등을 함축적으로 보여주고 있기에 '태몽이 어떠한 표상으로 전개되었느냐'에 관심을 가져야 한다. 중요한 것은, 태몽은 고도의 상징 기법으로 전개되어서 예지된 대로 장차 인생길이 펼쳐진다는 사실이다. 예를 들면 예쁜 새가 수풀 속에서 아름다운 소리로 지저귀는 태몽으로 태어난 여아에게 어떠한 인생길이 펼쳐질 것인가? 그녀의 인생길은 성악가나 가수 등 소리와 관련된 분야에서 두각을 나타내는 존재가 될 것임을 태몽은 예지해 주고 있다. 따라서 태몽 속에 전개된 꿈의 내용을 분석하여 아이의 적성에 맞는 길 안내를 해줄 수도 있을 것이다.

또한 인간의 인생길을 보여주는 태몽이야말로 또렷하고 생생하게 펼쳐지는 특성을 지니고 있다. 여러 사람들의 많은 실증적인 사례에서 알 수 있듯이, 이러한 꿈의 생생함 여부는 장차 일어날 일의 실현 여부와 비례한다. 즉 또렷하게 기억나는 꿈일수록 현실에서 반드시 일어나며, 중대한 일이라는 것을 예지해 주고 있는 것이다.

생생한 꿈이 아니라면 태몽이 아니라고 단정 지어도 좋다. 앞으로 일어날 일에 대한 사소함과 중요함에 따라 강약을 조절하여 희미한 꿈과 생생한 꿈으로 구분되어 전개되고 있는 것이다.

태몽은 그 표상 전개에 따라 그 꿈의 실현이 현실에서 한 치의 오차도 없이 펼쳐지고 있다. 따라서 태몽에 대한 해몽은 모든 해몽의 기본적인 전형이 되고 모태가 되고 있으며, 꿈 해몽의 열쇠를 풀어 나가는 단서가 되고, 출발점이 되기도 한다. 우리가 꿈 해몽을 할 때 가장 정확하게 예지할 수 있는 꿈의 표상이 바로 태몽인 것이다.

이러한 태몽은 임신한 여성만이 꿀 수 있는 것이 아니고, 태어날 아기에 대한 관심을 지니고 있는 일가친척이나 주변의 동료 등 다른 사람이 대신 꾸기도 한다. 이 경우 현실에서 꿈을 사고파는 매몽의 절차를 거치는 경우도 있는데, 꿈꾸는 능력이 뛰어난 사람이 대신 꿈을 꾸는 것이다. 이렇게 꿈을 잘 꾸는 사람은 꿈을 안 꾸는 다른 사람에 비해서 영적인 정신 능력이 뛰어나다고 할 수 있다.

많은 실증적인 사례를 살펴보면, 동·식물이나 상징물의 표상 전개에서 앞으로 두게 될 자녀의 수 및 개략적인 아들·딸의 구별(정확히 표현하면 남성적이냐 여성적이냐)은 물론, 신체 이상의 여부 및 직업 분야나 성공 여부를 보여주고 있다.

이처럼 태몽의 표상 전개에 따라서 장차 태어날 아기에게 닥쳐올 몇십 년 뒤의 운명까지도 예지되고 있으며, 신체상의 특징 및 성격 등 일생이 투영되고 있다는 점에서 신비로운 미래 예지 꿈의 세계를 단적으로 나타내주고 있다. 어찌 보면 태몽은 우리 인간의 손을 떠나서 한 인간의 일평생을 예지해 주는 신의 계시로까지 인식되기도 한다.

2. 태몽의 일반적인 상식

1) 태몽의 특징

몇 년, 몇 십년이 지나서도 태몽을 이야기할 정도로 생생함에 있다. 생생하지 않은 꿈은 태몽이 아니라고 여겨도 좋다. 예를 들어 가임 여건에서 돼지를 얻는 꿈이 태몽이 될 수도 있지만, 돼지로 상징된 재물이나 이권을 얻게 되거나, 직원이나 이성 친구 등을 얻게 되는 일로 이루어질 수도 있다.

2) 상징적인 미래 예지 꿈의 특성

구렁이가 몸에 감기거나 호랑이가 품에 뛰어드는 등의 현실에서는 불가능한 표상으로 전개되는 상징적인 미래 예지 꿈의 특성을 지니고 있다. 또한 이러한 황당한 전개의 상징적인 미래 예지 꿈인 태몽은 실현 기간에 따라 다소의 차이가 있을 뿐, 결국은 꿈의 상징 표상의 예지대로 실현되고 있다. 따라서 우리가 태몽에 대한 해몽 상담을 할 수 있는 것도 꿈의 표상 전개에 따라서 앞으로 일어날 일을 예지하는 것이 가능하며, 또한 이러한 꿈의 실현도 한 치의 오차도, 한 치의 거짓도 없이 실현된다는 데에 있다.

3) 아들일까, 딸일까

태몽으로 장차 태어날 아기가 '아들이냐, 딸이냐'를 개략적으로 추정할 수는 있지만, 이는 절대적인 것은 아니다.

예를 들어 호랑이 꿈이라고 할 경우 반드시 아들은 아니다. 호랑이도 암수가 있기에 딸인 경우 괄괄하고 활달한 성격임을 예지한다. 해의 태몽으로 태어난 경우 일반적으로 해는 음양에서 양이기에 아들일 가능성이 많지만, 이 역시 절대적인 것은 아니다. 딸인 경우 남성적이며 그릇이 크고 활달한 여장부가 된다. 그러나 꿈 속에서 숫사자의 갈기를 보는 꿈이라면 아들로 단정 지을 수 있다.

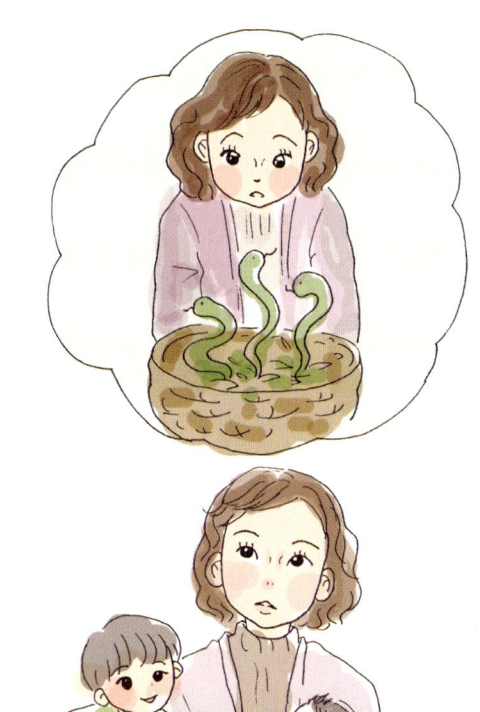

4) 태몽에서 중요한 것

태몽에서 중요한 것은 태어날 아이가 '아들이냐, 딸이냐'가 아니라, 태몽 표상의 이해 및 태몽 표상이 어떻게 전개되었느냐에 달려 있다. 예를 들어 유산이나 요절 등의 표상의 특징인 썩거나 사라지거나 온전치 못한 표상으로 전개되었느냐의 여부를 살피는 것이 더 중요하다. 밝고 아름다운 배경, 좋은 자연적 배경하에 전개된 태몽인 경우 장차 태어날 아이의 인생길이 풍요롭고 밝게 펼쳐질 것임을 예지해 주고 있다.

5) 여러 번의 태몽

태몽은 한 번이 아닌 여러 번을 꾸기도 하며, 부모나 친지, 동료 등 주변의 여러 사람들이 대신 꿔주기도 하는데, 모두 아이의 일생과 관련된 예지를 보여준다.

6) 태몽의 시기

임신 사실을 알기 전에 태몽을 꾸기도 하며, 임신을 알고 나서 꾸기도 한다. 예를 들어 태몽을 꾼 어머니의 전화를 받은 아들이 혹시나 하는 마음에 부인과 병원에 가 보니 임신인 경우도 있었다.

7) 태몽 표상의 특징

태몽에는 동·식물뿐만 아니라 해, 달, 별, 기타 무생물 등이 다양하게 나타나고 있다. 동·식물이나 어떠한 사물을 가져오거나 받거나 보는 꿈 등이 태몽 표상의 특징이다. 또한 동물이 뛰어들거나, 동물에게 물리거나, 물건을 훔쳐 오는 등의 경우에도 태몽으로 실현된다. 이 경우 태몽에 등장한 동·식물이나 대상의 특성이나 속성과 관련된 인생길이 전개된다.

① 사나워 보이는 동물의 태몽을 꾸면 용감하고 쾌활한 아이가 태어난다. 또 온순해 보이는 동물의 태몽을 꾸면 지극히 선량하거나 온순한 성격의 아이가 태어난다.

② 태몽의 표상대로 장래가 실현되고 있다. 예를 들어 가수 노사연의 태몽은 하마, 태권도 금메달리스트 문대성 선수의 태몽은 황소가 달려오다가 앞에 와서 멈추는

꿈, 가수 이효리의 태몽은 예쁜 공작새가 날개를 펼치며 뽐내는 태몽이었다고 한다.

8) 이런 태몽 표상이 좋다.

① 일반적인 사물이나 뱀, 꽃 등 동·식물의 태몽 표상의 경우 형체가 온전하고 탐스럽고 윤기 나며 크고 싱싱한 표상일수록 좋다. 부서지거나 상하지 않아야 하고, 너무 늙거나 너무 익어서도 안 된다. 태몽 표상이 크고 늠름하다는 것은 장차 체격이 클 수도 있지만, 사람 됨됨이의 그릇이 크거나 능력이 큰 인물이 됨을 예지한다.

② 태아 표상을 가까이에서 보거나, 몸에 접촉시키거나, 완전히 소유해야 한다. 죽이거나, 사라지거나, 잃어버리거나, 떼어 버리거나, 멀리 도망가는 표상의 경우 유산이나 요절로 이어진다. 또 과일의 일부분만을 깨물어 먹는 태몽은 좋지 않다.

③ 태아 표상을 끝까지 지켜볼 수 있어야 한다. 태아 표상이 숨거나, 찾을 수 없거나, 남에게 주는 경우는 유산이나 요절 등 얻었다가 잃게 되는 일로 실현된다.

④ 태몽 표상의 전개가 기쁘고, 귀엽고, 대견스럽고, 통쾌하고, 신비로울수록 좋은 꿈이다. 이런 꿈은 꿈을 꾼 당사자와 관계가 많다. 가령 꿈에 뱀이나 호랑이를 보고 무서워하지 않고 귀여워했다거나 포근함을 느꼈다면, 그 아이는 자라서 꿈속에서와 비슷한 느낌을 줄 것이다. 즉, 부모 말 잘 듣고 효도해서 귀엽고 대견스러운 아이가 될 것이다.

9) 첫 태몽에 자녀의 수가 예지되기도 한다.

이 경우 태몽에 등장하는 숫자나 횟수의 상징 표상대로 실현된다. 예를 들어 현재 두 아들을 둔 주부가 '꿈속에서 구렁이 세 마리를 가져오는 태몽'을 말한 경우가 있었다. 필자가 보기에 꿈이 생생하다면 태몽이 틀림없으며, 세 자녀를 두게 되는 일로 실현될 것이었다. 꿈속에 나타난 구렁이의 색깔이나 크기 및 모양이 같다면 모두 아들 아니면 딸일 것이다. 구렁이 꿈의 경우 아들일 확률이 높으며, 작고 앙증맞은 뱀의 경우 딸일 가능성이 높다. 이 경우 앞으로 늦둥이를 낳게 되거나, 아니면 한 아이를 유산하거나, 또는 요절의 표상인 것이다. 세 마리의 구렁이 꿈이었다면, 현실에서도 셋이란 숫자와 관련되어 태몽이 실현된다. 이상하게 생각되어서 다시 자세하게 꿈의 내용을 물어본 결과, 가져오던 구렁이 중 한 마리가 다른 데로 튀어나간 꿈이었다. 현실에서는 임신 사실을 알기 전에 아주 독한 약을 복용한 상태인지라, 기형아를 출산할지도 모른다는 불안감에 유산시키게 되는 일로 실현되었다. 이처럼 태몽의 경우에 첫 태몽에서 앞으로 두게 될 자녀의 수를 모두 예지하는 꿈을 꾸는 경우가 흔하다.

10) 태몽으로 본 아들, 딸의 개괄적인 통계 사례

일반적으로 곰이나 용, 구렁이 등과 같이 몸집이 비교적 큰 사물이 나올 경우 아들일 경우가 많고, 작고 귀엽고 아담하고 예쁜 것이 나올 경우 딸일 경우가 많다. 과일일 때는 익거나 성숙된 표상인 경우 아들, 미성숙의 표상인 경우 딸인 경우가 많다. 예를 들어 빨간 사과나 알밤의 경우 아들일 가능성이 높으며, 풋사과와 풋밤 등의 경우는 딸일 가능성이 높다. 또한 하나의 표상은 아들, 복수의 개념은 딸이 많다. 예를 들어 잉어 한 마리를 보는 꿈은 아들, 여러 마리를 보는 꿈은 딸로 실현된 사례가 많다. 하지만 이렇게 구분하는 모든 것이 절대적인 것은 아니다.

3. 태몽의 실증적 사례

1) 덜 익은 사과(과일)를 따 오는 태몽

"시골길을 걷다가 길가의 사과나무에서 사과를 따 맛있게 먹었습니다. 그런데 사과나무 주인이 나타나 아직 익지도 않은 사과를 왜 따 먹었냐며 야단을 치더라고요."

이 태몽은 팔삭동이 아들을 낳게 되는 일로 이루어졌다. 태몽 표상에서는 잘 익어 탐스럽고 윤기 나는 과일을 가져오거나 먹는 꿈이 좋다. 먹는 꿈의 경우 다 먹는 것이 좋으며, 먹다가 그치면 좋지 않다. 호리병 안에 뱀이 들어 있어 병을 깨고 꺼내는 꿈은 아기가 너무 크게 자라 제왕절개로 출산하는 일로 이루어진 사례도 있다.

2) 잉어 배에 상처가 있는 태몽

"커다란 잉어 두 마리가 대야에 담겨 있는 꿈이었는데, 한 마리는 건강했지만 다른 한 마리는 배에 상처가 있었습니다. 꿈속에서 물을 새것으로 갈아주면 배가 나을 것 같다는 생각이 들어 새 물로 갈아주었습니다. 비록 배에 상처가 있긴 했지만, 이 역시 나머지 한 마리 잉어처럼 건강하게 잘 움직였습니다."

잉어 등 커다란 물고기 태몽은 아들일 가능성이 높으며, 두 마리에서 알 수 있듯이 장차 두 자식을 두게 된다. 한 아이는 건강하게 자라지만, 한 아이는 장차 배에 이상이 생겨 한동안 어려움을 겪게 된다. 하지만 새 물로 갈아주자 잘 움직였듯이, 주변 여건을 잘 해주면 어려움이 없이 회복될 것임을 예지해 주고 있다. 결과는 아기가 다섯 살이 될 때까지 장이 나빠 무척 고생을 하게 되는 일로 실현되었다.

3) 숟가락이나 그릇을 받는 태몽

"맑은 날씨에 잔잔한 호숫가에 앉아 있는데 물속에 숟가락 두 개가 있는 겁니다. 하나는 작은 유아용 숟가락으로 볼품없는 것이었고, 다른 하나는 옛 어른들이 쓰시던 봉황이 새겨진 훌륭한 놋숟가락이었습니다. 저는 유아용 숟가락은 마음에 들지 않아서 버려야겠다고 생각하다 잠이 깨었습니다.

다음 날 밤 꿈에서는 언니가 그릇을 한 개 갖다주는데, 내 손에 쥐고 있는 그릇과 모양이며 색깔이 똑같았습니다. 그런데 내가 가진 그릇은 무거운 사기 그릇인데, 언니가 주는 것은 가벼운 플라스틱이었습니다. 저는 같은 모양의 그릇이 두 개씩 필요 없는 데다가 요즘 누가 플라스틱 그릇을 쓰냐며 받기를 거절하다가 꿈이 깨었습니다.

며칠 후 병원에 가니 임신은 확실한데 너무 일러서 초음파에 나타나지 않는다고 하더군요. 한 달 후 다시 병원에 가니 선생님 말씀이 쌍둥이인데 하나는 자연도태 되었다며, 검은색의 흔적을 보여주시더군요. 저는 비로소 꿈에서 예지되었던 것임을 깨달을 수 있었습니다."

임신 9개월의 임신부가 보내온 내용으로서 꿈속의 상징 표상대로 이루어지고 있음을 볼 때 태몽의 신비로움을 느끼게 된다.

4) 땅콩의 태몽

"어떤 쌍둥이 엄마는 태몽으로 땅콩 꿈을 꿨대요. 땅콩을 보면 껍질 안에 알맹이가 두 개 있잖아요. 참 신기하죠."

땅콩의 두 알과 쌍둥이의 상관관계는 일리가 있는 올바른 해몽이다. 꿈의 해몽은 오직 상징 표상의 이해에 있다.

5) 어미 개와 새끼 개의 태몽

"보통 산모들은 임신 초기나 전에 태몽을 꾼다던데 저는 임신 8개월째에 아주 생생한 꿈을 꾸었답니다. 그때까지 저는 쌍둥이가 배 속에서 자라는 것을 몰랐거든요. 유난히도 배가 빨리 불러 왔고, 추운 겨울인데도 늘 더웠답니다. 임신 8개월에 접어드는 날 밤, 꿈속에서 갑자기 방문을 박차고 어미 개와 새끼 개가 달려 들어왔습니다. 새끼 개는 머리밑에, 어미 개는 이불 속으로 들어오려고 하자 저는 발버둥을 치며 못 들어오게 했지만 결국 품에 안았답니다. 너무도 생생한 꿈이었기에 다음 날 병원에 가서 의사 선생님께 이야기했습니다. 의사 선생님은 저를 초음파실로 데려가더니 모니터를 가리키며 '쌍둥이네요.' 하잖아요. 그때의 놀라움과 당황함은 말로 표현이 안 됩니다."

6) 태몽 체험담

- 결혼 5개월째에 몸이 나른하고 한기도 느껴져서 테스트해 봤더니 임신이었어요. 바로 시어머니께 전화드렸는데, 고모가 호랑이에게 물리는 꿈을 꿨다더군요. 그 꿈 덕에 건강한 아들을 낳았답니다.
- 아주 큰 용이 나타나서 우리 부부를 태우고는 바닷가로 갔답니다. 색도 선명하고 어찌나 생생하던지 한 편의 영화를 보는 것 같았어요. 용꿈은 아들이라더니 정말로 아들이 태어났는데, 왠지 큰 인물이 될 것 같아 기분 좋았던 태몽입니다.
- 두 아이 모두 뱀 꿈이었는데요. 큰아이 때는 예쁜 꽃뱀이 방 안에 누워 있기에 잡았고, 작은아이 때는 굵은 구렁이가 또아리를 틀고 있었어요. 그래서인지 큰아이는 순종적인데, 작은아이는 공격적이고 고집이 세서 만만치 않답니다.
- 아주 커다란 검정 돼지인지 멧돼지가 저를 향해 달려왔어요. 무서워서 도망가는데 배낭을 멘 제 등 뒤로 와서 업혔답니다. 복권을 샀는데 500원짜리가 당첨되었더군요. 알고 보니 태몽이었지 뭐예요.
- 전쟁 중이었는데 하얗고 예쁜 말이 다가왔어요. 그때는 임신한 걸 몰랐는데, 무보님이 태몽이라고 하시더군요. 얼마 후 정말 임신이 되었답니다.
- 동서가 태몽을 꾸었는데, 고추밭에서 고추를 따서는 커다란 소쿠리에 정신없이 담았대요. 그리고 정말 건강한 사내아이를 낳았답니다.
- 두 아이의 태몽이 같았어요. 첫아이 때는 친정 엄마께서 황금 열쇠를 손에 쥐여주었고, 둘째 때는 친정 아버지가 금메달을 주셨어요. 금덩어리는 아들이고, 금으로 만든 액세서리는 딸이라고 하는 태몽풀이를 본 적이 있는데, 정말 큰아이는 아들, 둘째는 딸이랍니다.
- 꿈에 아이를 낳으러 병원에 가서 누워 있었어요. 한참 진통을 하다가 일어나 앉으니 누웠던 침대 위에 다이아몬드가 몇 개 있더라고요. 모두 큼직한데, 그 중 아이 머리만 한 걸 들어 안았어요. 그랬더니 우리 아들, 정말 건강해요.
- 친정 어머니와 남편이 태몽을 꾸었어요. 어머니가 사과를 따러 갔는데, 어떤 사람이 주는 사과를 받았더니 벌레 먹은 낙과였답니다. 남편은 용이 하늘로 올라가는데 점차 희미해지는 꿈이었어요. 그래서인지 임신 3개월이 안 되어 유산했습니다.
- 아주 넓은 바다를 건너는데 빨간 나비가 날아와 제 몸에 앉아 바다를 같이 건넜어요. 빨간 나비는 딸인 줄 알았는데 아들이 태어났답니다.

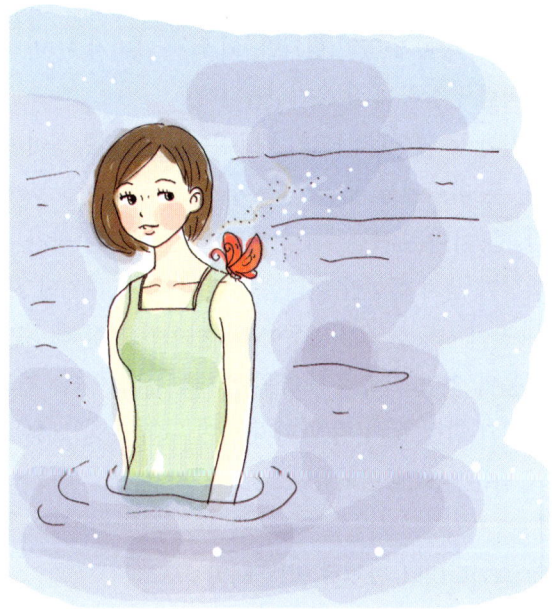

- 학 한 마리가 다리에 붕대를 감고 있고, 그 등에 제가 타고 있었어요. 그런데 아이가 태어날 때 양수가 터져 한쪽 다리가 질에 끼었답니다. 제왕절개를 해서 낳았는데 한쪽 다리가 시퍼렇게 멍이 들어 있었어요. 다행히 며칠 뒤에 없어졌답니다.
- 큰아이 때 시어머니가 태몽을 꾸었는데, 무밭에서 무를 뽑으려고 보니 너무나도 크고 실한 양배추 두 개가 있어서 그걸 뽑으셨다고 하더군요. 저는 지금 아들만 둘입니다.
- 배란일에 맞춰 거사를 치르고 임신 테스트를 했는

데 아니라고 나오는 겁니다. 그래서 감기약을 처방 받아 먹었는데 그날 밤 꿈에 돌아가신 외삼촌이 나타나서 책을 박스로 선물해 주시더군요. 꿈이 너무 이상해 다시 테스트를 하니 임신으로 나오더군요.

7) 유산, 요절, 사별의 실증적 꿈 사례

- 나무들이 늘어선 것이 보기 좋아 뽑았으나 작다고 느껴서 새로 뽑았더니 나무만 나오고 뿌리는 그대로 땅속에 있었다. 다시 충실하고 좋은 것을 골라 끝까지 다 뽑아내는 꿈—첫째는 아들을 낳고, 뿌리가 땅속에 그대로 있던 꿈의 예지대로 둘째는 7개월째에 유산했으며(아들이었음), 셋째는 꿈속에서 충실했던 것처럼 튼튼하고 영리한 딸을 낳았다.
- 코스모스 꽃을 뿌리째 캔 꿈—건강한 딸아이를 낳아 건강하게 자라게 된다. 이 경우 뿌리를 캐어 내지 못했다면 유산하는 일이 일어나게 된다. 또한 캐내는 과정에서 한 줄기를 상하게 하면 성장과정에서 팔다리 등을 다치게 되는 일이 일어난다.
- 꽃 한 송이가 피어 있는 옆에서 갈대를 꺾다가 잘못하여 그 꽃까지 꺾어 버린 꿈—첫딸을 낳은 후 다시 아들을 낳았으나, 첫딸이 죽는 일로 실현되었다.
- 두 마리의 물고기 중에서 한 마리는 내버리고, 한 마리는 연못에 넣은 꿈—한 아이는 유산되고, 한 아이는 순산하게 된다. 혹은 두 형제를 낳았으나 성장과정에서 한 아이가 죽게 된다.
- 여러 마리의 금붕어가 어항 속에서 놀고 있었다. 그 중 어쩐지 앞에 있던 금붕이는 보기가 싫어지고 뒤에 있던 눈이 까만 금붕어가 좋아진 꿈—첫애를 유산하고, 다시 가진 아이를 낳게 되었으며, 아이의 눈이 크고 까만 딸을 낳게 되었다.
- 집에서 키우던 큰 거북이가 아기 거북이 4~5마리를 낳았는데, 이상하게 아기 거북이들이 얇고 투명한 막에 쌓여 움직임 없이, 마치 죽은 것처럼 물위에 떠 있는 것을 본 꿈—며칠 후 가까운 친구에게서 이제 6개월에 접어든 아이가 유산되었다는 전화가 왔다. 그 유산된 아이는 남자, 여자 쌍둥이였다.
- 뱀을 입에 물고 질겅질겅 씹어 피가 묻어 나오는 꿈—그 후에 아내가 유산하게 되었다.
- 어느 날 무밭에 가서 아주 크고 흰 무를 하나 뽑았는데, 그 무가 갑자기 반으로 쪼개지는 꿈—얼마 후 유산으로 실현되었다.

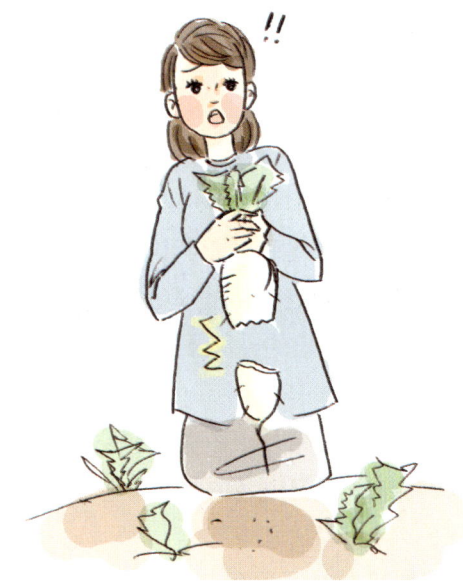

- 새가 하늘을 향해 날아오르다가 날개가 꺾여 추락하는 꿈—이후 똑같은 꿈을 수회 반복해서 꾸었다. 훗날 아들을 낳았으나 1주일 만에 죽게 되었다.
- 왼쪽 엄지손가락 손톱 밑에서 하늘 방향으로 조그마한 가시 같은 손톱이 나오더니 빠져 버리는 꿈—유산하게 되는 현실로 실현되었다.
- 3개의 뿔이 난 금 두꺼비가 방 안에 있는 것을 보고 문을 닫아 버린 꿈—특출하고 부귀로워질 아이가 태어났으나 세 살에 죽을 것을 예시한 것이었다.
- 늑대를 따라 산속으로 들어갔다. 하늘도 보이지 않고 너무나 캄캄하여 산속에서 헤매다가 깨는 꿈—그 후 아들을 낳았으나 1주일 만에 죽었다.
- 아랫니가 빠지는 꿈—동서가 아기를 유산했다는 소식을 들었다.

- 노인에게서 비단에 싸인 씨앗 5개를 받아 심어 꽃을 얻게 되었는데, 세 송이는 모두 싱싱한 붉은 꽃이었지만, 두 송이는 차례로 하얗게 말라 죽어 간 꿈—자식을 다섯 낳게 될 것이나, 그중 두 사람은 일찍 요절하게 될 것을 예지해 주고 있다. 실제로 다섯 명의 아들을 두게 되었고, 그중의 한 아들은 6.25 때 피살당했으며, 한 아들은 홀로 지내다가 26세의 나이로 요절했다.
- 학이 안겨들듯이 날아오더니 서 있는 다리 밑에 쭉 뻗은 채로 누워 숨도 쉬지 않고, 움직이지도 않고 누워 있는 꿈—꿈의 상징대로 결과가 안 좋게 될 것을 예지해 주고 있다. 현실에서는 임신을 했으나 유산하게 되는 일로 실현되었다. 이렇게 꿈으로 예지된 경우 결국은 꿈에서 보여준 상징의 의미대로 전개되고 있음을 수많은 꿈 사례는 보여주고 있다. 현실에서는 의사의 실수로 이루어졌지만, 상징적인 꿈의 의미로 보아서는 혹 출산을 하게 되더라도 단명하게 되거나, 신병(身病) 등으로 불행한 일생이 될 것을 예지해 주고 있다.
- 아이를 가졌을 때 꿈을 꾸었는데, 말이 달려오다가 갑자기 주저앉는 꿈을 꾼 후에 기분이 안 좋았는데 며칠 후 아이를 유산하는 일로 실현되었다.—태몽은 상징적인 미래 예지 꿈의 대표이다. 태몽처럼 분명하게 앞으로 일어날 일을 예지하는 꿈은 없다. 꿈은 반대가 아닌 상징의 이해에 있는바, 달려오는 말이 주저앉는 표상으로 유산의 불길한 실현을 예지해 주고 있다.

8) 미스코리아 태몽

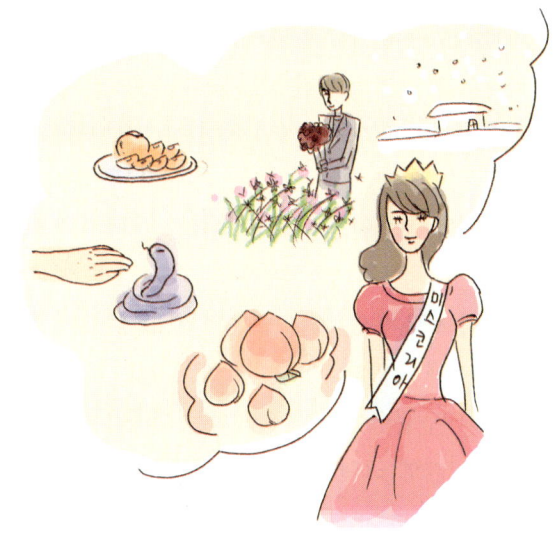

미스코리아 대회에 출전하는 후보들은 어떠한 태몽을 가지고 있을까? 또한 대회에 나가기 전에 어떠한 꿈을 꾸었을까? '껍질을 까 놓은 감이 그릇에 예쁘게 담겨 있다.' '복숭아를 한아름 안았다.' '코스모스 꽃길을 걷던 중 남자에게 흑장미 꽃다발을 받았다.' '함박눈이 펑펑 쏟아졌다.' '청사(푸른 뱀)를 만졌다.' 등이 본인 또는 주변에서 꾸어준 꿈의 내용들이다.

이처럼 꿈의 상징 표상으로 본다면 재물운이 아닌, 여성적 상징물에 가까운 내용들이다. 예쁘고 귀한 태몽일수록 장차 그 예지대로 이루어지고 있음을 알 수 있다.

9) 태몽을 사고팔 수가 있을까?

결혼 정보 회사 뉴오의 설문 조사 결과, 자녀를 갖고 싶어서 남의 태몽을 돈 또는 물건을 주고 산 경험이 있다는 응답자가 13.1%나 됐고, 이 중 76.8%가 태몽을 산 후 임신을 했거나, 3.6%가 태몽을 산 뒤 임신 사실을 알았다는 응답도 나와 눈길을 끌었다.

〈출처—한국아이닷컴〉

태몽은 가임 여건의 사람만이 꾸는 것이 아니라 주변 사람들이 대신 꾸기도 한다. 이는 시어머니가 태몽을 꾸었다고 해서 자신이 아기를 낳게 되는 것이 아니라 며느리의 태몽을 대신 꿔준 것임을 알 수 있다. 이처럼 현실에서는 좋은 꿈이나 태몽을 사고파는 매몽의 절차를 거치지만, 이는 원래 꿈을 꾼 사람이 꿈을 산 사람의 꿈을 대신 꿔준 것에 불과한 것이다. 사람마다 꿈을 꾸는 능력에 개인 차이가 있는바, 꿈을 못 꾸는 사람은 꿈을 잘 꾸는 사람의 도움을 얻어 살아가고 있다고 해야 할 것이다.

4. 아들, 딸의 통계적 사례 및 사례 모음

아들 꿈에는 감, 고추 등 씨 있는 열매가 나오고, 딸 꿈에는 비늘 많은 동물이 등장한다.

결혼 정보 회사 듀오가 출산 경험이 있는 기혼 여성 426명을 대상으로 '태몽과 자녀'에 대한 설문조사를 실시한 결과, 전체 응답자의 82.9%가 '태몽을 꾼 후 자녀를 얻었다.'고 말했다. 이 중 아들 태몽으로 가장 많이 꾼 꿈은 감, 복숭아, 고추 등 씨가 있는 열매(21.7%)였고, 호랑이, 사자, 돼지, 말 등 포유류(15.0%), 구렁이, 뱀, 용 등과 같은 비늘 동물(8.6%), 자라, 거북이(4.1%), 사내아이(3.2%) 순이었다. 딸은 구렁이, 뱀, 용 등 비늘 동물(23.4%)이 가장 많이 등장했고, 꽃(9.9%), 포유류(9.0%), 밤, 귤, 토마토 등 씨가 없는 열매(6.6%), 다이아몬드, 진주, 루비 등 보석류(5.1%) 등으로 집계됐다. 태몽을 꾼 사람은 본인(54.0%)이 가장 많았고, 친정 부모(15.4%), 시부모(13.6%), 남편(8.3%), 친인척(4.3%) 등의 순이었다.

〈출처 ― 한국아이닷컴〉

1) 남아 태몽 사례 모음

- 일반적으로 크고 남성적이며 활달한 표상인 경우 아들이 많다.
- 물고기가 한 마리만 헤엄쳐 가는 꿈

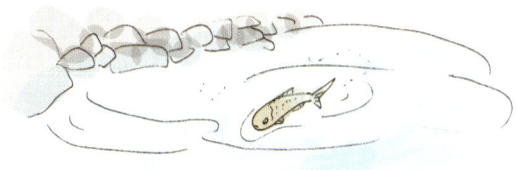

- 갇혀 있던 구렁이를 구해주는 꿈
- 큰아들이 호랑이를 잡고 데리고 오는 꿈(둘째 아들을 가질 때의 꿈이다.)
- 엄청 큰 사과가 언덕 위에 놓여 있어서 그것을 가지러 갔던 꿈
- 어떤 사람이 큰 지네를 타고 산으로 내려온 꿈
- 밤을 받은 꿈(친구랑 말을 타고 있는데 친구가 밤 두 개를 던져서 하나만 잡은 꿈)
- 빨래터에서 빨래를 하고 있는데, 우물 속에서 뱀이 올라와서는 치마 속으로 들어오려고 하기에 놀라서 비명을 지르며 방 안으로 들어갔더니 뱀이 거기까지 따라와 몸을 휘감아 벽을 타고 올라 천장에서 빙글빙글 도는 꿈
- 대추나무에 빨간 대추가 주렁주렁 열려 있는 꿈
- 화창한 날씨에 유혹되어 야외로 나가 탐스럽고 빛깔이 좋은 사과를 따서 가져오는 꿈
- 호랑이 한 마리가 날뛰는 꿈
- 백발이 성성한 노인이 반지를 끼워주는 꿈
- 누런 사슴이 안방으로 뛰어들어 잡는 꿈
- 파란 고추가 주렁주렁 열려 있는 밭에서 새빨간 고추를 따는 꿈
- 어머니가 흰 양이 되어 논둑길을 가고 있는데, 구렁이 한 마리가 나타나 길을 막아 비키라고 고함을 친 꿈
- 자라가 물에서 뭍으로 올라오는 꿈

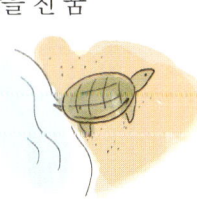

- 호박만 한 누런 감을 치마에 매일같이 가득 따 담는 꿈
- 커다란 용이 여의주를 물어다주는 꿈
- 어머니가 물가를 거니는데 물속에서 힘차게 뛰쳐나온 은색 비늘의 물고기가 품에 안기는 꿈
- 나무에 달린 잘 익은 감을 보는 꿈
- 팔뚝만 하고 밤색으로 수염도 나 있는 고기가 물이 맑고 깨끗한 상태에서 놀고 있는 것을 본 꿈

- 크지도 않은 검은 뱀이 겨드랑이를 자꾸 물려고 해서 피했는데, 결국은 물린 꿈
- 냉장고의 냉동칸에서 알이 큰 밤 두 개씩을 양손에 쥐고서 뒤로 감추는 꿈
- 강가의 큰 바위에서 놀고 있는데 큰 구렁이가 나타나 발뒤꿈치를 문 꿈
- 개울에서 빨래를 하고 있는데 시할머니가 도토리를 배낭에다 따 와 고르라고 해서 보니 밤도 몇 개 들어 있어서 그중 하나를 골랐던 꿈

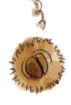

- 밤나무 밭에 밤이 하나도 없어서 쳐다보니 아람이 벌어진 것이 몇 개 있었으나 딸 수 없어서 집으로 돌아오다 보니 밤이 떨어져 있는 것을 집었던 꿈

2) 여아 태몽 사례 모음
- 일반적으로 예쁘고 귀엽고 앙증맞은 여성적인 표상인 경우 여아가 많다.
- 어느 날 잠을 자는데 토실토실하고 빛이 나는 집채만 한 하얀 돼지가 달려들어서 집은 부서지고, 엄마는 도망가는 꿈
- 밭일을 하고 집으로 돌아오다가 다른 집 자두나무에 자두 하나가 달려 있는 것을 보고 자두를 따서 호주머니에 넣어 가지고 온 꿈
- 시냇가에서 황금빛 사과가 내려온 꿈
- 외갓집에 있는 살구 꿈
- 비녀를 받는 꿈
- 물고기가 무리 지어 헤엄쳐 가는 꿈
- 할머니께서 반지를 줍는 꿈(손녀딸 태몽)
- 산에 걸쳐 있는 무지개를 보는 꿈
- 여러 가지 반지 중에서 하나를 고른 꿈
- 큰 돼지에 깔린 꿈

- 복숭아를 따 먹는 꿈
- 아주 탐스럽게 생긴 머루를 따서 한아름 안고 집으로 들어온 꿈
- 잉어를 잡은 꿈(조그만 도랑에 아주 큰 잉어가 있어서 그것을 잡아서 들고 있었다. 잉어는 대부분 남아를 뜻하지만, 태몽에서 남녀 성별의 예지는 절대적인 것이 아니다. 호랑이, 잉어 꿈을 꾼 후 딸을 낳은 사례도 상당수 있다.)
- 시어머니가 가마솥이 걸린 부엌에서 오이를 주었는데, 반을 뚝 잘라 먹은 꿈
- 노란 병아리 다섯 마리가 울고 있는 꿈

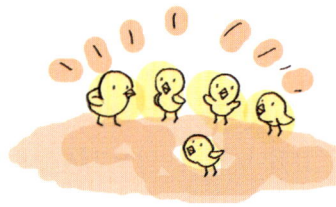

- 다른 집에 가서 호박을 많이 따 오는 꿈
- 어느 연못가에 갔는데 뱀이 엄청나게 많아서 껑충껑충 뛰면서 다니는 꿈
- 뱀이 굴에서 나와 다른 굴로 들어가는 꿈
- 가정부가 예쁜 꽃이 가득 담겨 있는 꽃병에서 몇 송이를 확 들어내 버렸는데 그 자리가 휑하니 비어 있는 꿈

5. 스포츠 선수 태몽 사례
1) 박지성(축구 선수)의 태몽
박지성을 임신했을 때 박지성의 어머니는 용과 큰 뱀이 자신의 몸을 칭칭 감고 하늘로 오르는 태몽을 꾸었다고 한다.

용은 부귀영화 및 권세·권위의 상징으로, 장차 커다란 권세를 누리거나 부귀영화 등 여러 사람에게 주목을 받게 될 것임을 예지하고 있다. 다만, 이 경우 하늘로 날아올라 기세를 떨치는 꿈일수록 좋다. 큰 뱀은 구렁이가 되는바 이 역시 남아일 가능성이 높으며, 크고 늠름한 태몽 표상에서 커다란 인물이 될 것임을 예지해 주고 있다. 수많은 뱀을 거느린 구렁이 태몽으로 태어난 사람이 장차 군 장성으로 실현된 사례가 있다.

2) 이승엽(야구 선수)의 태몽

바구니에 뱀이 가득 들어 있는데 어머니가 속을 들여다보니 예쁜 뱀 한 마리가 천 원짜리 지폐를 물고 품에 안기는 꿈이었다.

뱀도 암컷, 수컷이 있기에 뱀 꿈으로 아들·딸을 100% 구분해 낼 수는 없다. 일반적으로 큰 구렁이 꿈의 경우 아들인 경우가 많으며, 작고 앙증맞은 뱀의 경우 딸인 경우가 많지만, 이 역시 절대적인 것은 아니다. 이승엽 선수의 경우, 예쁜 뱀의 태몽이니 여아의 상징에 가깝지만 남자로 태어났다. 일반적으로 이렇게 예쁜 뱀의 태몽인 경우 미남자이든가 여성적인 성품의 사내가 될 가능성이 높다. 뱀이 천 원짜리 지폐를 물고 품에 안기는 꿈이었으니 재물운에서는 넉넉할 것으로 보인다.

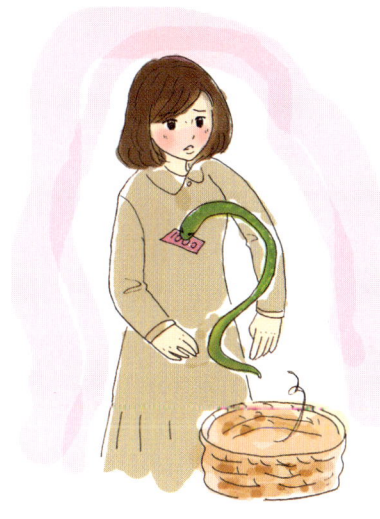

3) 박찬호(야구 선수)의 태몽

박찬호의 어머니는 박찬호를 가졌을 때 엄청 큰 호수에 백조가 노니는 꿈을 태몽으로 꾸었다고 한다.

백조의 태몽 표상으로 태어난 박찬호는 오늘날 넓은 호수로 상징된 세계 무대에서 야구 선수로서 능력을 마음껏 발휘하고 있다. 또한 박찬호의 어머니는 1998년 덴버에 살고 있는 친척 집을 찾았을 당시 로키 산맥의 해발 3,600m의 산에 올랐다가 3,200m 정도에 위치한 호수를 보고 '태몽에서 본 호수가 바로 이곳'이라고 밝

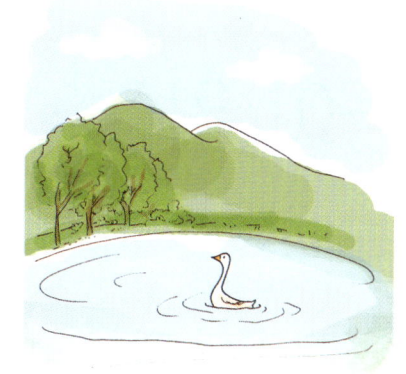

힌 바 있다. 이러한 태몽의 실현은 20~30년 뒤에, 아니 평생에 걸쳐서 실현되는 특징이 있다.

4) 이천수(축구 선수)의 태몽

이천수의 태몽은 밝게 빛나는 금반지이다. 밝게 빛나는 금반지 태몽 역시 태몽으로는 최상이라고 할 수 있다. 일반적으로 금반지는 신분, 명예, 능력, 귀한 일거리나 대상을 상징하며, 연분이나 인연 됨을 뜻하고 있다. 누구나 갖고 싶은 선망의 대상의 상징이기에, 자신의 능력이나 그릇 됨됨이가 다른 사람의 주목을 받는 인물이 되는 것을 예지해 주고 있다.

6. 홍순래 박사가 말하는 태몽이란

강렬하고 생생한 기억이 특징인 태몽은 태어날 아이의 미래를 암시하는 아주 중요한 단서가 되는 예지몽으로서, 태몽을 바탕으로 태어날 아이의 기질과 성격을 파악해 볼 수 있기에 예비 엄마들은 태몽풀이에 관심을 가져야 한다고 말한다.

예를 들어 지저귀는 새의 태몽으로 태어난 아이는 노래 등 음악에 천부적인 소질을 지니고 있을 수 있으며, 호랑이나 사자 태몽인 경우 늠름하고 활달하여 대인관계에서 뛰어난 능력을 발휘할 수 있다.

따라서 태몽에 따라 아이의 기질을 파악한 후 아이가 가지고 태어난 장점은 살려주고, 단점은 보완해 주는 방향으로 나아간다면 아이는 자신의 기량을 충분히 발휘하는 아이로 성장할 수 있다.

쌍둥이 임신·출산

최근 불임치료를 위해 과배란 유도제를 많이 사용하면서 쌍둥이 출산이 예전보다 많아지고 있다. 그러나 쌍둥이 임신에 대해서는 알고 있는 것이 별로 없다. 쌍둥이를 임신하면 몸이 더 힘들다거나, 자연분만이 어려워 제왕절개 수술을 해야 한다거나, 쌍둥이는 기질이 비슷하다는 정도가 고작이다. 쌍둥이 임신이 외둥이 임신과 어떻게 다른지 알아보고 산모의 건강을 유지하도록 하자.

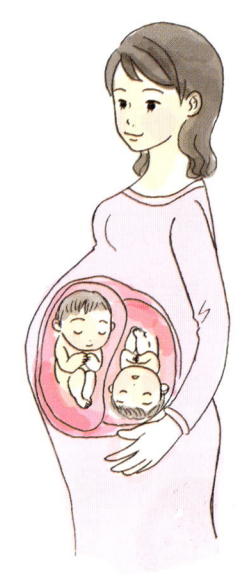

1. 쌍둥이란?

산모가 아기를 둘 이상 임신 했을 때 쌍둥이라고 하여, 쌍둥이의 99%는 두 쌍둥이다. 쌍둥이의 원인은 정확히 밝혀지지 않았지만 유전적인 영향도 있고 산모가 비만이거나 육류를 많이 섭취하면 쌍둥이 임신확률이 높다는 연구 결과도 있다. 한국은 유럽 여러 나라보다 쌍둥이 출산율이 훨씬 적은 편이다.

쌍둥이를 포함한 다둥이 임신은 외둥이 임신보다 임신부에게 부담이 많이 가므로 유산·조산·사산 등의 위 l 험이 있으니 임신 기간 내내 조심해야 한다.

쌍둥이에는 일란성(一卵性)과 이란성이 있다. 일란성은 수정란 한 개가 분할 도중 어떤 원인 때문에 두 개로 분리되어 두 명의 태아로 자라는 것이다. 따라서 두 사람은 반드시 동성(同性)이며 양친에게서 받은 유전형질(遺傳形質)이 똑같은 것으로 보고 있다. 이란성은 난자(卵子) 두 개가 동시에 별개의 정자와 수정되어 발육한 것이다. 따라서 성별도 다를 수 있고 유전학적으로도 같은 양친으로부터 태어난 형제자매 정도의 동질성이 있을 뿐이다. 일란성 쌍둥이는 생긴 모습도 많이 닮았으나, 이란성 쌍둥이는 성별이 다르기도 하고 얼굴 모습도 닮지 않은 경우도 있다.

서양은 이란성 쌍둥이가 더 많으나, 한국은 반대로 이란성이 훨씬 적다. 또한 이란성 쌍생아의 약 반수는 남자와 여자의 이성(異性) 쌍생아이다. 쌍둥이 임신은 임신 8~10주에 초음파검사를 하면 진단할 수 있다.

2. 쌍둥이 임신을 알았을 때

요즘엔 쌍둥이를 오히려 환영하는 분위기다. 의료 수준이 낮았던 예전과 달리 쌍둥이도 순산하는 비율이 높아졌고 미숙아로 태어나도 인큐베이터에서 잘 견디면 건강하게 자랄 확률이 높아졌기 때문이다. 게다가 한 번의 임신으로 두 자녀를 얻을 수 있다는 점도 쌍둥이의 장점이다.

일란성 쌍둥이의 진단은 수정 후 14일 정도가 지나서 즉, 수정란이 산모의 자궁내막에 착상 되어야 알 수 있다. 하지만 실제로 쌍둥이 임신을 알 수 있는 것은 8~10주는 되어야 초음파 검사를 통해 알 수 있다.

쌍둥이를 임신하면 특별한 산전 산후 관리를 받아야 한다. 보통 임신보다 초음파도 더 자주 보고 검사도 자세하게 한다. 쌍둥이가 제대로 잘 자라는지 확인하기 위해 4~6차례 초음파 검사를 받으며, 7~10개월 사이에는 아기의 움직임, 심장박동율, 호흡 등을 관찰하고 아기의 심장 소리를 들어보는 검사도 한다. 쌍둥이를 임신하면 임신성 당뇨와 고혈압에 걸릴 확률도 높아지므로 정기 검진 이외에도 갈증이 심하거나 몸이 자주 부으면 즉시 검사를 해 보도록 한다.

3. 배니싱 트윈(vanishing twins)

임신부가 쌍둥이를 임신했다가 자신도 모르게 한 아기를 자연 유산하는 것을 배니싱 트윈(vanishing twins)이라고 하여, 쌍둥이 임신부 30명 중에서 1명꼴로 경험한다고 한다. 처음에는 초음파로 보면 아기집이 2개, 심장이 2개 뛰는 것이 보이지만 임신 초기(14주 이전)에 두 아기 중 한 명의 심장이 멈추고 시간이 지날수록 아기집이 쪼그라들어 자연 소멸된다. 배니싱 트윈은 보통 '쌍둥이 소실 징후' 라고 하며 임신 초기에는 쌍둥이가 보이다가 어느 순간 한 명만이 제대로 성장하는 것을 말한다 사라진 아기는 임신부의 몸으로 재흡수 되거나 또는 경련과 하혈을 동반하는 일반적인 유산 징후도 없이 유산된다.

4. 쌍둥이 임산부의 산전관리

많은 사람들이 쌍둥이를 임신하면 먼저 위험을 걱정한다. 물론 한 명 이상을 임신했으므로 더 위험하기는 하지만 요즘은 관리만 잘 하면 발달된 의료 기술과 첨단 장비 등으로 쌍둥이를 임신한 대다수의 임신부들이 건강한 아기를 출산한다. 그러므로 지나친 걱정은 하지 않아도 된다.

쌍둥이를 임신하면 배가 남보다 크고 조산의 위험도 높기 때문에 몸을 움직이기가 여러모로 불편하다. 그러나 건강한 임신부라면 조금씩 움직여야 순산에 도움이 된다. 학교 운동장을 가볍게 걷거나 임신부 수영, 단거리 쇼핑 등은 불편하지만 않으면 해도 괜찮다. 하지만 임신 초기와 후기에는 조심하는 것이 좋다. 피곤하다고 느끼거나, 배가 단단히 뭉치고 땅기는 등 조금이라도 문제가 생기면 바로 쉬는 게 좋다.

5. 쌍둥이 임신 시 달라지는 점

1) 혈액 증가량

쌍둥이를 임신하면 임시 말기 혈액이 약 50~60% 증가하고 이를 혈액으로 계산하면 약 500ml에 해당된다. 출산 시 평균적으로 소실되는 출혈양도 1000ml로 보통 임신보다 훨씬 많다. 따라서 일반 임산부에 비해 순환하는 혈액량이 더 많고 출산 시에도 출혈이 더 많기 때문에 쌍둥이 임산부는 항상 빈혈에 대비해야 하고 철분과 엽산을 더 많이 복용해야 한다. 엽산이 함유된 종합비타민제를 복용하는 것도 도움이 된다. 쌍둥이 임신 중에는 엽산의 하루 필요량이 1mg 정도다. 출산 시 소실되는 혈액량이 많기 때문에 매일 60~100mg의 철분을 반드시 먹어야 한다.

2) 심장의 기능

임신이 되면 정상적으로 심장의 기능이 증가하는데 쌍눙이 임신의 경우 심장 기능이 더욱 증가한다. 심장에서 나오는 혈액양이 많아져야 하므로 그만큼 더 많은 일을 하게 되어 심장이 약한 사람이 쌍둥이나 다태아 임신을 하면 산보의 심상에 무리가 갈 수 있으므로 특히 주의해야 한다.

3) 영양 공급

쌍둥이를 임신하면 한 명을 가졌을 때보다 더 먹거나 다르게 먹어야 한다. 보통 임산부가 하루에 300kcal를 더 먹으면 쌍둥이 임신일 때는 하루에 600kcal를 더 먹어야 한다. 단백질, 칼슘, 탄수화물 등 영양분을 골고루 섭취해야 태아의 체중이 잘 늘어난다.

이 밖에 쌍둥이를 임신하면 수분을 많이 섭취해야 한다. 임신부에게 탈수 증세가 있으면 조기 진통 또는 조산 위험이 높아지기 때문이다. 하루에 최소한 2ℓ의 물을 마실 수 있게 항상 물병을 가지고 다니면서 수시로 마시도록 한다. 쌍둥이 산모는 영양과 수분 섭취를 특별히 신경 써야 한다.

4) 체중 증가

임신 중 체중 증가는 건강 태아와 산모의 건강을 위해 매우 중요하다. 일반적으로 임신 전에 과체중이었으면 임신 후에 체중은 적게 증가해야 한다. 쌍둥이를 임신한 여성은 15.9~20.4kg 정도의 체중이 증가하면 적당하다. 쌍둥이 임신이라고 체중이 너무 많이 증가하면 제왕절개를 해야 할 가능성이 더 높아진다.

그러나 체중이 충분히 증가해야 태아가 건강한 상태로 자랄 수 있으므로 적당히 체중을 관리하는 것이 중요하다.

5) 자궁 변화

쌍둥이를 임신하면 일반 임신 때보다 자궁이 더욱 커져서 변화가 좀 더 크다. 일반 임신보다 폐, 횡경막 등에 압박을 많이 받아 산모가 보통 경험하는 숨이 찬 증상이 좀 더 이른 시기에 심하게 나타난다.

6) 양수량 증가

일부 쌍둥이 임신에서는 양수량이 정상보다 훨씬 많아져서 양수 과다증이 생길 수 있다. 양수 과다증이 생기면 임신부의 신장 기능이 떨어질 수 있다. 소변의 양이 감소하고 혈액을 통한 신장 기능 검사에 이상이 있을 수 있지만 대부분 분만 후에는 정상으로 돌아온다.

6. 쌍둥이 임신 시 주의해야 할 부분

외둥이 임신도 힘들지만 쌍둥이 임신은 특히 산모에게 힘들다. 그러므로 병원에도 자주 다니고 산전검사도 충실히 받아야 한다. 특히 쌍둥이들은 저체중, 미숙아로 태어날 가능성이 높아서 소아과 전문의가 있는 산부인과 전문병원이나 종합병원에서 출산하는 것이 좋다.

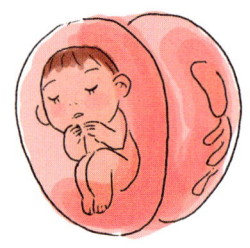

1) 유산

자궁 내 태아의 숫자가 많을수록 유산할 가능성이 더 증가한다. 융모막이 하나인 단융모막 다태아 임신이면 유산이 될 가능성이 더 높다.

2) 기형

태아의 수가 많을수록 선천성 기형의 빈도가 높아진다. 일반적 기형의 빈도도 높아지지만 다태아 임신 시에만 나타나는 고유의 기형도 발생한다. 대표적으로 샴쌍둥이는 다태아 임신 시에만 나타나는 고유의 기형이다.

고령 산모가 쌍둥이를 임신했을 때는 선천적 기형 확률이 더 증가한다. 따라서 쌍둥이 임신을 했다면 미리 유전자 검사를 받아두는 것이 좋다. 초음파 검사나 트리플 마커 테스트(Triple Marker Screen) 결과가 의심스러우면, 담당 의사와 상의하여 유전자 검사를 받는 것이 좋다.

3) 저체중

쌍둥이를 임신하면 자궁 내에서 발육을 잘 못하거나 출산 예정일보다 먼저 출산하는 조기분만의 빈도가 증가한다. 이 때문에 태아는 저체중아, 미숙아로 태어나기 쉽다. 태아의 수가 많으면 많을수록, 그리고 이란성보다 일란성일 때 발육 제한이 될 가능성이 더 높다. 쌍둥이는 일반적으로 임신 28~30주 까지는 단태아와 거의 비슷하게 자라지만 그 이후부터는 체중 증가율이 떨어진다. 이유는 임신 28~30주 시기를 지나면서 쌍둥이에게 필요한 영양을 공급하지 못해서 그런 것이 아닌가 짐작할 뿐이다.

4) 미숙아

쌍둥이는 조기 분만하는 경우가 많아 신생아 사망률과 신생아 유병률이 높다. 조기분만을 하게 되는 원인으로는 조기진통, 임신성 고혈압, 자궁 내 발육제한 그리고 태반 조기박리 등이 있다. 특히 단태아 임신보다 조기 진통을 할 확률이 많다.

쌍둥이 임신은 분만 시 난산을 겪을 수 있어 고 위험 임신에 해당된다. 임신 자체로 산모가 겪는 고통이 심하고 임신 시 발생하는 합병증도 더 많을 수 있다.

최근에는 산모에게 영양을 충분히 공급하고 의학이 발달하여 옛날보다 쌍둥이 임신에 대한 위험성이 많이 줄었지만 여전히 쌍둥이 산모는 주의를 해야 한다는 것이 전문의들의 의견이다. 만약 임신 전부터 이상이 있었다면 질병 자체에 관리뿐만이 아니라 임신 시에 나타나는 합병증에 대해서도 특별히 주의를 해야 한다.

5) 임신성 고혈압

임신한 태아의 수가 많을수록 임신성 고혈압이 생길 가능성이 높다. 따라서 임신성 고혈압 시에 동반되는 합병증의 빈도도 증가한다.

7. 쌍둥이 출산 전후에 생기기 쉬운 문제점

쌍둥이 임신부는 출산에 임박해서부터 분만이 완료되기까지 감수해야 할 위험이나 문제점도 보통 임신보다 많다. 그렇다고 너무 걱정할 일은 아니지만 그만큼 조심해야 한다.

1) 태반 조기 박리

태반이 아기가 나오기 전에 먼저 자궁벽에서 떨어지는 것을 태반 조기 박리라고 한다. 쌍둥이를 임신한 경우에 태반 조기 박리가 더 잘 나타난다. 태반 조기 박리는 조산을 일으키고, 임신 말기 또는 출산 후 한 달이 되기 전에 쌍둥이 중 한 명이 사망하는 원인이 되기도 한다. 태반 조기 박리를 예방하려면 임신 중 영양 섭취를

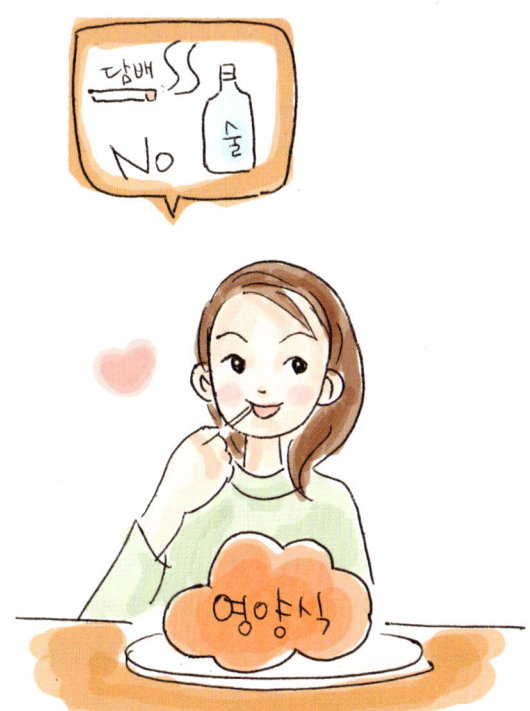

잘하고, 흡연이나 알코올 등은 절대 피해야 한다.

2) 조산

쌍둥이를 임신하면 조기 진통(일반적으로 37주 전)을 하게 될 확률은 거의 50%에 이른다. 이 수치는 쌍둥이를 임신하지 않은 경우와 비교해볼 때 훨씬 높은 수치이다. 대개 조기 진통을 하면 조기 분만으로 이어지는 경우가 많다. 바로 이런 이유 때문에 38주(쌍둥이는 38주를 정상 임신으로 본다)까지는 조산을 방지하도록 노력해야 한다. 일찍 세상에 나온 아기 일수록 몸무게가 적게 나가고, 건강상의 문제가 발생할 가능성도 커진다.

3) 쌍둥이 수혈 증후

쌍둥이 수혈 징후는 쌍둥이 한 명이 다른 한 명의 쌍둥이에게서 혈액을 공급받는 것을 말한다. 자주 생기는 일은 아니지만 일단 나타나면 심각한 상황을 초래한다. 한 아기가 혈액을 너무 많이 받고 다른 아기는 너무 적

게 받으면 아기가 죽을 수도 있기 때문이다. 그러나 최근에는 조기 발견으로 생존율이 높아졌다.

4) 당뇨

우리나라에서는 2~4%의 임신부들에게 임신성 당뇨병이 발생한다. 쌍둥이 임신은 임신성 당뇨의 발병률이 더 높다. 인슐린 호르몬이 부족해서 목이 마르고 소변을 많이 보며 물을 자꾸 마시게 된다. 태아는 태반을 통해서 모체에서 영양소를 공급받기 때문에 임신부의 혈당 증가는 태아에게 큰 영향을 미친다. 임신 초기에 혈당이 증가하면 선천성 기형이 생길 확률이 높고 임신 중반기에 혈당이 증가하면 태아의 체형과 당 대사에 이상을 초래할 수 있다.

임신성 당뇨는 검사를 통해 알 수 있고 초기 발견이 중요하다. 정기 검진에 빠지지 말고, 평소에 과다한 당분 섭취나 과다한 체중 증가가 되지 않도록 조심해야 한다.

5) 정맥류

정맥에 혈액이 뭉쳐 혹처럼 튀어나오는 것을 정맥류라고 한다. 쌍둥이를 임신하면 몸이 무겁기 때문에 정맥류가 생기기 쉽다. 힘줄이 가늘고 길게 부풀어 오르거나 어느 한 곳이 혹처럼 불룩하게 뭉친다. 임신해서 자궁이 커지면 하반신을 압박해 혈액순환이 잘 안 되어 정맥류가 생기기 쉽다. 대다수 임신부가 경험하는 증상이므로 크게 걱정할 일은 아니다.

정맥류를 예방하려면 오래 서 있지 말고 평소 다리를 높여주며 휴식을 취해야 한다.

8. 쌍둥이 출산 준비

쌍둥이 출산에서 가장 걱정되는 것은 조기 출산이다. 보통 일반 산모는 막달을 40주로 보는데 쌍둥이 산모의 막달은 38주로 생각한다.

쌍둥이의 조기 출산을 예방하려면 초음파로 자주 태아들의 건강을 확인하고 산모의 몸과 마음을 편안하게 해야 하며, 심한 운동은 당연히 피하는 것이 좋다.

1) 출산 준비물 구입하기

쌍둥이라고 뭐든 2배로 필요하지는 않다. 넉넉하게 준비하면 좋지만 경제적인 면을 고려하지 않을 수 없다. 쌍둥이라고 해서 특별히 준비해야 하는 출산 용품은 별로 많지 않고 보통의 한 아이를 위한 출산 용품의 1.5배 정도 구입하는 것이 경제적이다. 쌍둥이를 출산할 때 꼭 필요한 것으로는 유축기(동시 모유 수유가 어려울 때 사용한다.)를 꼽을 수 있고, 2배로 준비해야 하는 것은 쌍둥이를 위한 베개 2개 뿐이다.

2) 병원 고르기

쌍둥이 출산에서 가장 걱정되는 것은 조기 출산이며 보통 일반 산모의 막달을 40주로 보는 것에 비해 쌍둥이 산모의 막달은 38주로 생각한다.

쌍둥이일 경우에는 35주쯤에 입원하고 세 쌍둥이나 네 쌍둥이일 경우에는 더 일찍 입원해야 한다. 쌍둥이 임신은 고위험 임신군에 속하며 미숙아 혹은 저체중아의 출생률이 높고 분만 시 두 번 째로 나오는 아기는 다리가 먼저 나오는 경우가 많아 질식의 위험이 크다.

쌍둥이는 대부분 첫째 아기가 태어나고 나서 10~15분이 지난 후에 진통이 일어나 두 번째 아기가 태어나는데, 두 번째 아기는 첫 번째 아기가 미리 산도를 터주어 비교적 쉽게 태어난다. 그러나 태아가 역아이면 제왕절개가 필요할 때도 있고, 미숙아일 때도 인큐베이터에서 집중 치료가 필요하므로 만약의 경우를 대비하여 경험 많은 의료진과 최신 설비를 갖춘 병원을 선택하도록 한다.

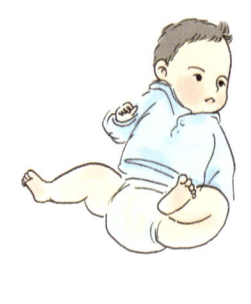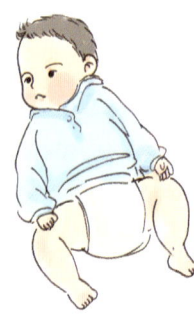

모유 수유

1. 모유의 영양학적 이점

1) 아기에게 가장 적합하다.

엄마 젖은 인간이 조제할 수 없는 자연의 선물로서 송아지에게 소젖(우유)이 성장에 가장 적합하듯이 아기에게는 엄마 젖이 가장 알맞다.

모유에는 아기의 발달에 알맞도록 특별하게 만들어진 영양분이 들어 있다.

- DHA(docosahexanoic acid) : 뇌 발달과 망막의 성장과 발달 그리고 신경조직의 발달을 촉진시킨다.
- 콜레스테롤 : 신경조직의 발달을 촉진시킨다.
- 타우린 : 뇌의 발달에 중요한 역할을 한다.
- 콜린과 비타민 B : 기억력을 증가시킨다.
- 100가지 이상의 효소 : 소화·흡수에 필수적이다.
- 시트레이트 : 철의 흡수를 증가시킨다.
- 락토페린 : 철의 흡수를 증가시킨다.
- 이노시톨 : 폐 조직에서 계면활성제 분비와 합성을 증가시켜 폐의 성숙을 돕는다. 특히 미숙아는 폐의 미성숙으로 호흡장애의 발생률이 높은데, 이 성분이 폐 성숙을 촉진시킨다.
- 다당류와 올리고당 : 점막 표면에 박테리아가 붙는 것을 방해한다.

분유는 근골격 성장에 이바지하지만 모유는 뇌와 중추신경계의 발달과 성장을 지지한다. 즉, 사람은 근골격계의 발달보다는 뇌와 중추신경계가 더 발달해야 하므로 아기에게는 엄마 젖을 꼭 먹여야 한다. 엄마 젖의 단백질과 지방이 아기에게 좋은 점은 다음과 같다.

(1) 모유 단백질의 좋은 점

- 아기의 성장이나 뇌의 발달에 완벽하다.
- 엄마의 음식 섭취에 영향을 받지 않는다.
- 우유는 소화가 잘 안 되는 카세인 타입이고, 모유는 양질의 훼이 타입이다.
- 우유 단백질은 적은 양만 소화·흡수되고, 나머지는 배설되어 장기에 무리를 준다.
- 모유의 락토페린은 장내의 대장균에 대한 저항력이 커 대장균의 과다 번식을 막아준다.
- 모유에는 면역물질인 라이소자임이나 글로불린이 포함되어 있으며, 중추신경계 발육에 필요한 타우린도 우유보다 많이 함유되어 있다.

(2) 모유의 지방

- 모유에 들어 있는 지방은 불포화지방산으로서 모유 열량의 50%를 차지하고, 아기 에너지의 주된 급원이며, 우유는 포화지방산으로서 성인병과 밀접히 관련되어 있다.
- 지방의 수준은 엄마의 음식 섭취에 영향을 받는다.
- 모유 내의 지방에는 뇌 성장·발달에 필요한 긴 고리 지방산이 포함되어 있다.
- 모유 안의 효소가 지방을 미리 소화시켜서 아기가 에너지로 쓸 수 있다.
- 조제 분유는 먹이는 동안 아무 변화가 없고 소화 효소가 없다.

2) 모유는 아기 신장에 무리를 주지 않는다.

아기의 신장은 다량의 수분을 처리하게 되어 있지 않고, 수분이 많으면 오히려 부담을 받는다. 만일 물이나 기타 가공식품을 주면 건강한 아기에게는 문제가 되지 않으나 부적절한 수분 손실(열, 과호흡, 설사), 신장 질환,

영양 결핍, 당뇨 등의 질환이 있을 때에는 신장에 무리가 될 수 있다.

모유의 신장 부하는 84mOsm/day인 반면, 분유는 186mOsm/day이므로 아기가 분유를 먹으면 신장을 불필요하게 혹사시키게 된다.

3) 영양 이용률

- 모유의 영양은 신체의 활용 가능성에 크게 영향을 미친다.
- 폴레이트(folate)는 분유 수유아보다 1/2밖에 필요하지 않다.
- 식품영양학계에서는 철과 구리를 포함한 미네랄이 0.4~0.6mg/day 필요하다고 하지만, 모유 수유 시에는 0.03~0.26mg/day만 필요하다.
- 모유 내의 철분은 아기의 장내에서 49% 정도가 흡수되지만, 분유인 경우는 4~10% 정도 밖에 흡수되지 않는다.
- 철분 부족으로 생기는 빈혈은 모유만 먹고 자라는 아기에게서는 생후 6~8개월 동안 거의 나타나지 않는다.

4) 최적의 열량 이용

모유 속에는 소화·흡수를 돕는 100여 가지의 효소가 포함되어 있어 체내에 빠르고 효과적으로 흡수된다. 같은 몸무게의 영아라면 모유 수유아는 분유 수유아보다 열량 소모가 더 적다.

2. 모유의 비영양학적 이점

- 엄마 젖 속에는 각종 면역체와 항염증물질, 영양분이 골고루 들어 있어 아기의 평생 건강을 결정하고 성장을 도와준다.
- 모유 수유아는 분유 수유아보다 위장염, 설사, 기관지 감염, 패혈증, 중이염, 요도기계 감염 수가 적고 심하지 않다.
- 모유 수유를 하면 첫 6개월 동안 영아 사망률은 25%, 5세에서는 8~9% 이상 감소된다.
- 모유에는 아기의 발달과 면역, 신경, 피부 등 여러 기관의 성장을 촉진하는 성장 요소가 포함되어 있고 2~3세가 될 때까지 몸 안에 남아 있어 질병을 막아주고 건강하게 자라게 해준다.
- 아기의 당뇨, 암 및 중이염의 빈도를 현저히 감소시킨다.
- 아기의 첫 6개월 동안 분유 수유아와 모유 수유아를 비교해 보면 세균성 수막염에서 12배의 차이를 보인다.
- 모유는 아기의 장에 PH 5.0을 유지하여 해로운 세균의 성장을 막으며, 변비가 없고 정상 균주를 유지하여 소화기장애가 훨씬 적다.
- 면역물질인 임파구, 대식세포, 살아 있는 세포들이 질병과 싸운다.
- 모유에는 항체가 들어 있어 엄마가 세균과 박테리아에 노출되었던 적이 있는 질병에서 아기를 보호해 준다.
- 수유를 계속할수록 병원체를 죽이거나 번식을 억제시키는 락토페린은 증가한다.
- 라이소자임은 분유보다 모유에 300배 더 많이 들어 있으며, 병원균의 번식을 억제시킨다.
- 소아 알레르기의 주 원인은 우유 속에 있는 베타 글로불린으로, 이 성분은 엄마 젖에는 들어 있지 않다.
- 두유를 포함한 모든 인공 영양은 알레르기의 위험을 가져온다.
- 아기의 장은 모유 수유를 하면 이물 단백질이 인체로 들어가는 것을 막도록 급속도로 발달한다.
- 이물 단백질에 적게 노출됨으로써 알레르기 반응을 일으키지 않고 내성을 키운다.

3. 아기 발달에 좋은 모유

- 모유는 아기의 면역 보호를 자극하고 위장관의 기능적 성숙을 자극하므로 어른이 된 이후에도 성인병에 걸릴 확률이 낮아진다.
- 모유 속의 DHA는 망막세포 발달에 중요하므로 모유 수유아는 시야 민첩성이 발달한다.
- 모유의 영양소에는 중추신경계 발달에 관계되는 DHA, 타우린, 유당이 풍부하여 분유 수유아보다 IQ가 평균적으로 8.3점이 높다고 보고되었다. 이러한 지능 차이는 미숙아들에게는 10점 이상이 되므로 미숙아일수록 모유를 먹여야 한다.
- 젖을 빨 때에는 분유 수유보다 60배의 힘이 더 들므로 안면근육 운동으로 턱과 치아가 발달하며, 뇌혈류량이 많아져 뇌 발달을 촉진시킨다.
- 모유를 수유할 때는 인간 대 인간의 접촉으로 모자관계가 형성되어 아기에 대한 학대와 무관심이 적어진다.
- 엄마 젖은 아기의 변화 요구에 맞춰 성분이 변한다.
  - 미숙아의 엄마 젖에는 단백질, 나트륨, 클로라이드, 마그네슘, 철이 더 많다.
  - 영아의 장은 모유를 잘 소화시킬 수 있게 되어 있다.
  - 젖은 수유 시마다 아기에게 적응하여 만들어지기 때문에 그때마다 성분이 다르다.
  - 모유 수유는 영아의 발달과정에서 신뢰와 자율성을 형성한다.
- 모유 수유 시 엄마의 뼈에서 칼슘이 빠져나가는 것처럼 보이지만 수유 후 곧 회복된다.

4. 성공적인 모유 수유를 위한 세 가지 요소

첫째, 낳자마자 아기에게 엄마 젖을 물린다. 그러면 아기가 유방을 자극한다. 이때의 아기는 빨기 반사가 가장 강하여 잘 빨 수 있고, 아기가 태어나면 2시간가량 깨어 있기 때문에 그때 젖을 물리기 좋다.

둘째, 젖을 자주 먹인다. 그러면 유방을 자주 비워주기 때문에 젖 분비가 촉진된다. 엄마의 유방은 아무리 퍼 마셔도 다시 채워지는 옹달샘 같다. 그래서 아기가 원할 때마다, 또는 하루에 최소한 8~12회 이상 젖을 직접 먹이면 젖량은 서서히 증가한다. 초유는 아주 적은 양의 진액이지만 모든 영양소와 면역물질이 농축되어 있다. 그리고 갓 태어난 아기의 위는 아주 작아서 많이 먹지 않아도 되므로 분유로 보충할 필요가 없다.

셋째, 젖병을 사용하면 안 된다. 젖병에 길이 든 아기는 엄마 젖을 거절하거나 유두 혼동을 일으켜서 엄마 젖이 입에 들어가면 젖병을 빠는 것처럼 빠는 경우가 대부분이다. 이러면 엄마는 유두 동통이나 열상이 생기기 때문에 젖 먹이기를 포기하는 경우가 많다. 서구에서는 엄마의 허락 없이 아기에게 젖병을 물리지 않는다.

이러한 세 요소가 만족되면 대부분의 아기들은 성공적으로 엄마 젖을 먹는다. 단, 미숙아 분만이나 아기의 신경학적인 문제 또는 산모의 건강상의 문제로 직접 젖을 먹일 수 없는 경우는 제외되지만 이런 예외의 경우는 극히 소수이다.

5. 잘못된 수유 관행

의료 요원들의 모유 수유에 대한 지식이나 정보가 상식 수준에 머물거나 제한되어 있을 때 모유 수유를 방해할 수 있다. 일반인들은 의료 요원이 모유 수유에 대해서는 전문가라고 생각하지만 모두 그런 것은 아니다. 오히려 일반인인 엄마들보다 모유 수유에 대한 지식이 짧고 정보도 부족한 사람이 있다.

유축기나 수유 보조 기구의 남용이나 악용이 오히려 모유 수유를 저해하고 있다. 유축기는 출산 용품

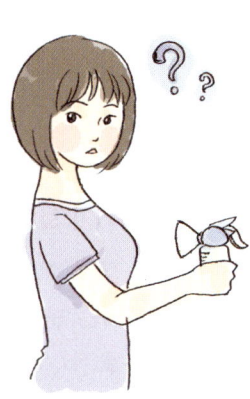

이 아니다. 엄마가 아기에게 젖을 잘 먹이려면 가장 안전한 엄마의 유방(만년 젖병)과 아기의 입(가장 강력하고 효율적인 유축기)만 있으면 된다.

우리나라처럼 모든 산모가 유축기를 사고, 조리원에서 유축기 사용을 권장하는 나라는 전 세계적으로 그 유례가 없다. 유축기 사용이 왜 필요한가? 유축기는 아기 입과 비교하여 그 기능이 훨씬 열등한 기구이다. 아기에게 직접 젖을 빨리는 행위 자체가 자연적인 유방 마사지이다. 그러므로 아기가 정상적으로 잘 빨면 유축기 사용이나 유방 마사지는 전혀 필요하지 않다.

정말 심각한 것은 젖을 먹인 다음 유축기로 젖을 꼭 비워주어야 한다는 잘못된 정보이다. 엄마의 유방은 적응력이 뛰어나서 스스로 적응한다. 젖을 먹인 후에 젖을 짜내게 되면 유방은 젖을 과잉 분비하게 되고, 나중에 젖 먹이는 행위가 결코 편하지 않고 정말 번거로운 수유방법이 된다. 또 유축기를 계속 사용했던 엄마가 젖을 계속 짜지 않으면 유방에 문제가 생긴다.

그렇다고 100% 유축기 사용을 부정하는 것은 아니다. 꼭 필요한 경우(미숙아를 분만해서 직접 젖을 먹이지 못할 경우, 직장에 복귀해야 하는 경우 등)에만 사용한다면 약이 되지만, 잘못 사용하면 독이 된다.

모유 수유에 관련된 문제는 조금만 손을 쓰면 간단하게 해결된다. 그러므로 제대로 된 전문가를 찾으면 간단하고 저렴하게 문제 해결이 되지만, 유축기 및 보조 기구 판매원을 만나면 그들은 유축기 판매와 보조 기구 판매를 통한 이익 창출이 일차적인 목적이므로 젖 먹이는 것을 오히려 복잡하고 어렵게 만들 수 있다. 엄마들의 현명한 선택과 의사 결정이 필요한 시점이다.

모유 수유 방법

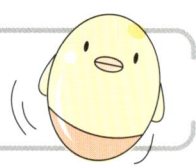

1. 젖 먹이기 전의 준비

① 엄마는 손을 깨끗이 씻는다. 그러나 유방은 매번 닦지 않아도 된다. 닦아야 할 때에도 비누 사용은 될 수 있으면 피하고 물로만 가볍게 닦아 낸다. 비누를 많이 사용하면 유두가 건조해지고 유륜에서 분비되는 항염증성 물질을 제거해 버리는 결과가 되므로 오히려 좋지 않다.

② 장시간 유지할 수 있는 편안한 자세를 취한다. 산모의 상황에 맞는 가장 편안한 상태로 수유를 시작한다.

2. 아기가 보내오는 수유의 신호

① 보통 신생아가 신체적 요구를 위한 수유를 원하는 경우에는 운다고 알고 있다. 그러나 신생아가 울어서 수유를 할 경우라면 모유 수유의 신호 중 가장 늦게 알아차리는 신호로, 아기를 달래주고 진정시킨 후 차츰 수유를 시작해야 한다.

② 수유의 가장 이른 신호는 아기가 눈을 뜨고 주위를 살필 때, 혹은 그냥 눈을 감고 자고 있는 것처럼 보여도 수유 시간이 다 되었을 경우 입 주위에 손을 대어 보아 아기의 입이 따라오면 수유를 하면 된다.

③ 다음으로는 아기가 입을 벌려 입 주위에 닿는 것은 무엇이든 빨려고 하고 주먹을 입에 밀어 넣거나 주변의 자극에 민감한 반응을 보일 때이다.

④ 이렇게 수유를 시작한다고 해서 매번 아기가 배불

리 먹지는 않는다. 출산 후 처음 며칠은 아기가 시간 간격을 일정하게 두지 않고 수시로 먹고 빨려고 한다. 이는 아기가 임신 기간 동안 함께 있었던 엄마와 떨어져 혼자임을 알고 외로움과 불안감 때문에 엄마의 젖을 빨면서 일정한 리듬의 엄마 심장 소리를 들으며 안정을 얻고 싶어 하기 때문이다.

3. 젖을 빠는 아기의 입 모양

제대로 젖을 빠는 아기는 양 입술이 아래위로 쫙 벌어져 볼과 함께 K자가 된다. 빠는 동안 혀는 유방과 유두를 감고 있고 아랫잇몸을 덮고 있어야 한다.

젖을 오래 물리면 유두가 헌다는 말도 있는데, 젖꼭지가 허는 것은 젖을 올바로 물리지 못했기 때문이지 오래 물리는 것과는 상관없다. 젖을 물릴 때는 유륜까지 듬뿍 물려 유륜 아래에 있는 유관동에 고여 있던 젖이 유두 밖으로 흘러나오게 한다. 따라서 아기의 잇몸이 유륜을 물 수 있게 해야 한다. 만일 유두만을 물게 되면 유두를 깨물려 헐고, 엄마 젖이 밖으로 잘 흘러나오지 않게 된다.

모유를 수유하는 동안에 유두가 헐지 않게 하는 가장 중요한 점은 유륜까지 듬뿍 물리는 것이다.

4. 젖 먹일 때의 엄마의 손 모양

아기를 안은 반대편 손으로 유방을 시지하되 손가락으로 유륜을 누르지 않는다. 엄지손가락은 유방의 위쪽에, 나머지 손가락들은 아래쪽에 둔다. 이때 엄지손가락으로 피부를 약간 집어당겨(누르는 것이 아니라) 유두가 약간 위로 향하게 한다(두 손가락으로 V자를 만들어 잡는 것은 피한다).

손으로 유방을 움직여 유두로 아기의 입술을 자극하거나 아기의 뺨을 가볍게 자극하여(포유 반사 유도) 입을 열게 한다. 아기가 입을 열 때 부드럽게 더 가까이 끌어 안고 혀 위로 젖을 물린다.

5. 편안한 수유 자세

1) 제왕절개 수술을 한 엄마의 모유 수유

마취 때문에 아기가 졸려 하거나 아기의 빠는 반사가 약할 수도 있어 효과적인 모유 수유가 이루어지지 않을 수도 있다. 그러나 수술해도 정상분만처럼 모유가 분비된다.

대부분은 가족들이 수술 후 엄마의 회복을 고려하여 움직이지 못하게 하고 있다. 이는 산모의 회복을 지연시키고 유방 울혈을 일으킬 수 있으므로 아기를 가까이에 두고 적극적으로 수유를 시도하는 것이 회복을 돕고 울혈을 예방하는 좋은 방법이다.

(1) 앉은 자세

침대나 편안한 의자에 똑바로 앉고 베개 등으로 등과 머리를 지지한다. 몸을 구부려 유방을 아기에게 가져가지 말고 아기를 유방 쪽으로 데려온다. 팔 밑에 수유 베개나 쿠션을 두어 팔을 지지한다. 아기 몸이 엄마의 몸과 마주 보게 하여 아기의 입이 유두를 정면으로 물게 한다. 이때 아기의 머리와 등, 엉덩이는 일직선이 되게 한다. 수유하는 동안 아기가 유륜을 최대한 많이 물 수 있게 밀착해서 가깝게 안는다.

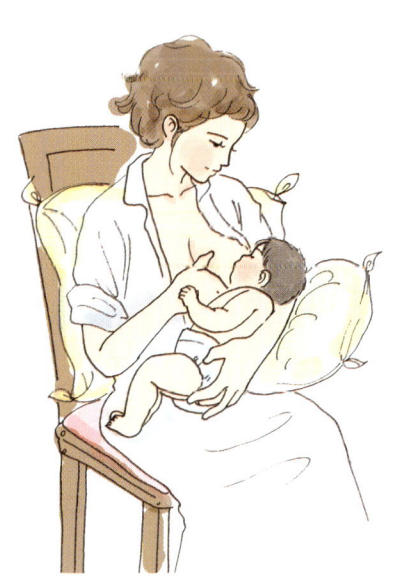

(2) 누운 자세

출산 후 처음 며칠 동안 혹은 제왕절개 후 불편감이 많을 때, 밤에 수유하는 경우에 주로 하게 된다. 엄마의 등을 지지하도록 베개를 등 뒤에 두고, 아기도 엄마를 향하게 옆으로 눕힌 후 담요 또는 수건을 말아 등 뒤를 지지한다. 바닥에 놓이는 엄마의 팔은 올려서 아기 머리 위에 두거나 팔베개를 해준다. 이때 아기와 엄마의 몸이 점점 멀어져 아기가 젖꼭지 끝만 물고 있지 않게 유의하여 유두가 헐거나 균열이 생기지 않도록 조심한다.

는 경우에 유용하다. 아기의 머리는 엄마의 무릎 위에 놓은 베개 위에 놓고 두 발은 등 뒤에 둔다. 엄마는 아기의 어깨를 받쳐주고 귀밑의 머리 쪽을 잡아준다.

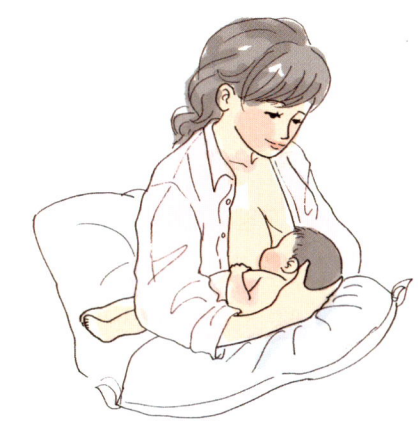

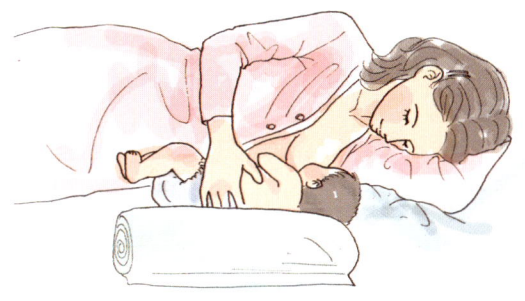

6. 수유를 끝낼 때

아기가 만족스러운 표정으로 스스로 유방에서 입을 뗄 때까지 먹인다. 만일 엄마가 수유를 끝마치기 원한다면 아기 입 사이로 손가락을 집어넣어(반드시 수유 전에 엄마의 손을 깨끗이 닦는다.) 아기의 입을 벌려 살짝 떼어 낸다.

(3) 미식 축구공 잡는 자세

배 주위에 압력을 주지 않아 편하며, 쌍둥이를 수유하

유두 동통 · 유방 울혈

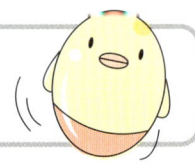

1. 유두 동통의 원인과 대처법

아기에게 젖을 배불리 주고픈 마음이지만, 유두에 생기는 문제 때문에 마음의 갈등이 생기기도 한다. 유두에 어떤 문제들이 있는지 해결방법과 함께 알아보도록 하겠다.

수유 초기의 유두 동통은 대부분의 엄마들이 상처 없이도 3~6일 사이에 통증을 경험하게 되지만, 서서히 줄어들게 된다. 모유 수유를 한 첫 2~4일 동안에 아기가 처음으로 입 안 깊숙이 유두와 유륜을 물어서 빨아들이면 젖꼭지가 약간 아프다.

이런 일시적인 동통은 엄마 젖이 잘 나오면 감소하게 되므로 아기가 젖꼭지만 물지 않고 유륜까지 잘 물게 되면 하루나 이틀 사이에 없어진다. 그러나 동통이 계속되거나 수유 시마다 또는 수유 후에도 유두가 화끈거리거나 아플 때에는 도움을 요청해서 유두를 아프게 하는 다른 이유가 있는지 확인하는 것이 필요하다.

1) 수유 초기에 생기는 동통 예방법

아기와 엄마의 배가 마주 향하게 하여 밀착시키고, 아기가 입을 크게 벌릴 때 유두를 물려준다. 이때 유륜(유

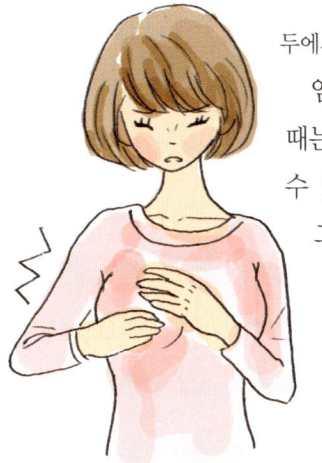

두에서 2.5cm 정도)까지 물린다.

엄마의 유두가 화끈거리고 가려울 때는 아구창에 의해서도 동통이 생길 수 있는데, 아기에게는 잇몸이나 혀 그리고 구강의 점막에 우유 찌꺼기 같은 흰 반점이 있는지 살펴보고, 엄마는 유두가 분홍색이 되거나 빨개지고 벗겨지면서 동통이 심할 때는 의사에게 보이도록 한다. 엄마와 아기는 서로 감염시킬 수 있기 때문에 함께 치료를 받아야 한다.

2) 유두 동통의 원인

유두 동통의 가장 흔한 원인은 수유 자세가 나쁘거나 젖을 잘못 물리기 때문이다. 앞에서 설명한 것처럼 바른 자세로 젖을 물리면 점차 좋아진다.

수유하는 동안 아기의 자세나 젖 무는 방법이 변하여 생기기도 한다. 시작할 때의 자세는 바르게 되었어도 그 자세가 유지되지 않거나 아기의 입에서 유두가 약간 빠져 있을 때 유두만 빨게 되어 동통이 생긴다. 이럴 때에는 젖 물리기를 다시 시도한다.

울혈 때문에 유방이 너무 단단하게 불어 있으면 젖 무는 것이 어려워 동통이 생긴다. 울혈이 되어 유륜이 단단하게 될 때에는 아기가 젖을 잘 물 수 있도록 엄마의 젖을 약간 짜서 유륜을 부드럽게 한 다음에 물리면 젖이 잘 나오는 것을 도와주므로 울혈도 감소하게 된다.

아기의 출생 후 첫 몇 주 동안에 인공 유두(젖병, 고무 젖꼭지, 유두 보호기)를 사용하면 아기의 빨기에 영향을 주어 유두 동통이 생길 수 있다. 젖병과 엄마 젖을 빠는 방법은 다른데, 인공 유두를 사용하면 아기는 엄마 젖을 빨 때 고무 젖꼭지처럼 빨기 때문에 유두가 아프다. 아기가 엄마 젖을 잘 빨 수 있을 때까지 컵이나 숟가락으로 모유를 짜서 주면서 젖을 잘 먹도록 가르쳐야 한다.

아기가 젖을 먹을 때 입술이 빨려 들어가도 유두 동통이 생길 수 있다. 유륜을 물었을 때 위아래 입술은 모두 밖으로 젖혀 있어야 한다. 엄마가 손으로 빨려 들어간 (안으로 말려진) 입술을 당겨 빼주면 된다.

아기가 젖을 먹을 때 혀의 위치가 적당하지 않거나 빠는 데 문제가 있을 때에도 유두 동통은 생길 수 있다. 모유 수유를 할 때 아기의 혀가 보이도록 아랫입술을 살짝 아래로 끌어당겨주면 혀가 젖꼭지를 감싸면서 빨게 된다.

아기가 빠는 것을 중단하지 않았는데 갑자기 엄마가 유방을 빼내면 유두가 늘어나면서 유두 동통이 생길 수 있다. 아기가 스스로 젖꼭지를 빼낼 때는 상관없지만 일부러 젖을 빼내려고 한다면 아기의 턱을 아래로 당겨서 빨기를 멈추었을 때 빼내거나, 아기의 입속에 있는 유두를 엄마가 손가락으로 감싸서 빼내어 유두와 유륜의 민감한 피부가 상하게 되어 오는 동통을 예방할 수 있다.

이 외에도 설소대나 혀가 짧은 아기는 젖을 무는 데 어려움이 있고 동통이 생기는데, 이유는 젖을 먹는 동안 아기는 입 안으로 젖을 충분히 물고 끌어당기지 못하게 되고 아기의 혀끝이나 설소대가 유두를 자극하기 때문이다. 짧은 설소대는 간단한 수술로 교정되기 때문에 의사에게 보이도록 하고, 혀가 짧은 아이는 혀를 잘 내밀 수 있도록 아기의 턱이 아래로 향하는 수유 자세를 선택한다.

엄마의 노력으로도 유두의 동통이 가라앉지 않을 때는 전문가에게 도움을 받는다. 위에서는 모유 수유를 하는 초기에 생길 수 있는 동통에 대해 도움이 되는 방법을 설명했지만, 여러 가지 이유에서의 동통이나 유두의 열상(갈라짐)이 있을 때 해 볼 수 있는 다른 방법들을 소개한다.

- 심호흡을 하거나 음악을 들어 수유 전후에 마음을 편안히 하고 긴장을 풀어준다.
- 수유 전에 먼저 약간의 젖을 짜주어 모유의 흐름을 좋게 하여 먹인다.
- 통증이 심한 쪽은 짧게 빨리고, 아기가 유두를 물고

잠들거나 더 활발하게 빨지 않으면 아기가 유두를 물고 있지 않게 한다.
- 아기는 배고픔을 채우려고 초기에는 강하게 빨기 때문에 덜 아픈 쪽을 먼저 먹인다.
- 수유 중에 모유의 흐름을 좋게 하기 위해서 유방을 가볍게 마사지한다.
- 수유가 끝난 후에는 약간의 모유를 엄마의 유두와 유륜 주위에 발라주고, 공기 중에서 말려준다. 눈의 결막염이 있을 때도 젖을 짜서 넣어주면 효과가 있듯이 유두에도 좋은 약이 된다. 아구창일 경우에는 습한 곳에서 잘 번식하기 때문에 예외이다. 일반적인 연고는 아기가 젖을 먹으면서 계속 약을 먹을 수 있어 위험하며, 수유 시마다 약의 성분을 염려하여 씻어 낼 때 오히려 유두를 자극하여 더 힘들어진다. 수유 초기의 어려움은 모유를 성공적으로 먹이겠다는 결심과는 반대로 엄마들을 포기하게 하기도 한다. 이러한 다양한 방법들과 원인을 일찍 발견하여 아기가 젖을 먹을 권리를 오랫동안 유지해야 한다. 엄마의 아낌없는 사랑을 모유로 전달하자.

2. 유방 울혈(젖몸살)의 예방과 관리

분만 후 첫 일주일 동안 초유에서 성숙유로 변하면서 유방에 젖이 차게 되는데, 이는 3~5일 내에 차츰 줄어든다. 이때 적당한 수유가 이루어지지 않으면 유방이 단단해지며 화끈거리는 통증을 수반하는 유방 울혈(젖몸살)로 발전하게 된다.

1) 유방 울혈을 예방하려면

① 수유를 자주 한다(1일 8~12회).
② 수분 보충이나 분유는 피한다(첫 3~4주 동안 특별히 의학적인 소견이 없는 한).
③ 젖 먹이는 기회를 놓쳤을 경우에는 모유를 짜낸다.
④ 이유식을 점차 시행한다.

2) 유방 울혈이 생기지 않도록 관리하려면

① 수유하기 전 2~5분 동안 더운물 찜질이나 더운물 샤워를 한다.
② 손으로 약간의 유즙을 짜내어 유륜을 부드럽게 만들어 아기가 빨기 쉽게 한다.
③ 수유 전이나 수유 중에는 손으로 부드럽게 유방 마사지를 한다.
④ 심호흡을 하거나 조용한 음악을 들어 수유 전이나 수유 중의 긴장을 풀고 마음을 편안히 갖는다.
⑤ 수유 후에는 시원한 얼음 팩을 대어 불편감을 없애고, 부기를 가라앉혀준다.
⑥ 만약 아기가 한쪽 젖만을 먹을 경우에는 유방 펌프기를 사용해서 유방 울혈이 있는 동안 다른 쪽 유방의 유즙을 짜낸다.
⑦ 아기가 빨기 쉬운 유방의 상태를 유지하려면 유축기 사용이나 손으로 짜내기 전에 더운물 찜질, 유방 마사지를 시행한다(5~10분 정도).
⑧ 수유모의 유두가 평평하거나 함몰 유두일 경우에는 수유 30분~1시간 전에 함몰 유두 교정기(Breast Sheild=Nipple Former)를 착용하여 유두가 돌출되게 한다.
⑨ 인공 젖꼭지의 사용을 피한다. 아기에게 엄마 젖꼭지와의 혼동을 가져올 수도 있기 때문이다.

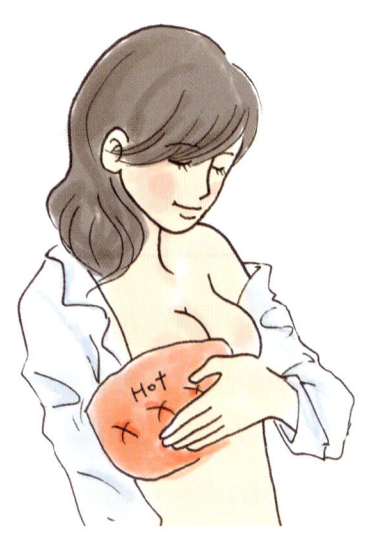

직장에 다니면서 모유 먹이기

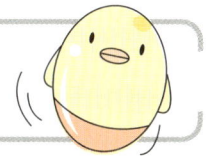

아직 우리나라에서는 직장 여성의 모유 수유가 편한 것은 아니다. 그런데도 많은 직장 여성들이 자신의 아기에게 직접 모유를 먹이려고 노력한다. 그럼 왜 모유 수유를 해야 할까?

첫째, 아기에게 주는 이익으로는 모유를 먹이면 아기가 태어나 4~6개월 동안 필요한 영양소와 정서적 안정을 모두 얻을 수 있다. 또한 아기가 젖을 많이 먹으면 좋은 점이 많은데 만 2세나 그 이후까지 아기의 영양 상태를 최적으로 해주고 정서적 발달과 감각 발달이 좋아진다.

둘째, 산모에게 주는 이익으로는 자신의 젖을 아기에게 직접 먹임으로써 바람직한 엄마라는 생각을 하게 되어 엄마로서의 자신감과 신뢰감을 갖게 된다. 또한 아기와 엄마와의 애착 형성이 강해져 부모-자녀관계 형성이 원만해진다. 유방암에 걸릴 확률 또한 감소하고, 골다공증에 걸릴 확률도 낮아진다. 요사이 여성들에게 가장 관심의 대상이 되는 흐트러진 몸매를 빨리 복귀시키는 데에도 젖 먹이기가 일익을 담당한다.

셋째, 모유를 먹이면 임신할 확률이 낮아져 자연히 터울 조절이 된다.

넷째, 모유를 먹고 자란 아기는 건강하여 질병에 잘 걸리지 않기 때문에 여성 직장인의 결근 횟수를 줄일 수 있다. 이를 위해 고용주가 수유실을 설치한다면 종업원 중심의 직장이라는 좋은 평판을 얻을 수 있을 것이다.

다섯째, 엄마 젖은 천연자원이다. 우리나라에서 나는 천연자원이 무엇인가? 젖을 먹임으로써 환경오염을 예방하고 쾌적한 자연을 유지하는 데 이바지할 것이다.

여섯째, 경제적으로 유익하다. 모유 대체 식품비와 그에 따른 기구를 구입하지 않아도 되고, 아기의 면역체계가 분유 수유아보다 훨씬 건강하게 확립되므로 질병에 자주 걸리지 않아 의료비가 절감되는 등 경제적인 이득 또한 무시할 수 없다.

국가적으로 볼 때 모유 대체 식품의 조제 성분을 다른 나라에서 수입하지 않아도 되므로 외화 절약에도 도움이 된다.

여성들이 일과 젖 먹이는 일을 병행하는 것이 여성 자신과 사랑하는 자녀, 더 나아가 사회적으로 유익하다는 사실을 널리 인식시키는 데 우리 모두 동참해야 한다.

1. 모유를 모으고 저장하는 법

1) 모유를 짜내는 순서

① 먼저 손을 씻는다.

② 직접 모유가 닿는 용기들은 깨끗이 씻은 다음 찬물

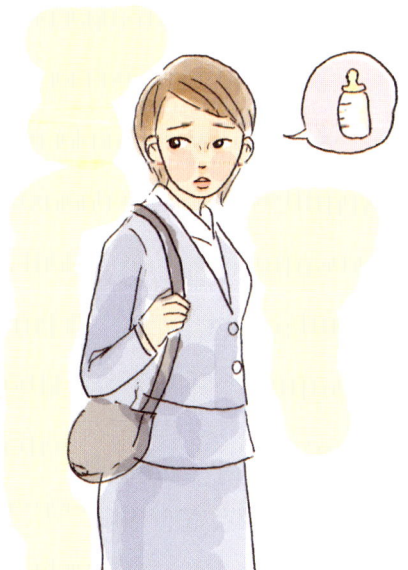

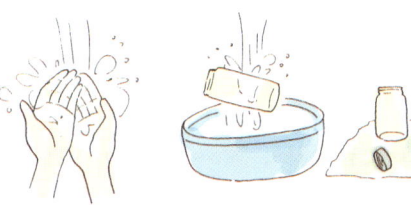

로 헹구어 낸 후 깨끗한 수건에 놓고 공기 중에 말린다.

③ 엄마와 아기에게 적절한, 젖 짜는 시간표를 계획한다.

④ 모유는 보통 아침 시간에 가장 많으므로 아침 시간이 유축기 사용을 위한 적절한 시간일 수 있다.

⑤ 혹시 수유 시기를 놓쳤을 경우, 평소보다 수유 시간이 짧았을 경우, 한쪽만 수유했을 경우에는 남은 모유를 유축기를 사용해 짜내어 냉장고에 보관한다.

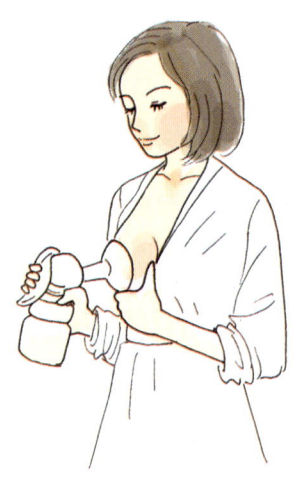

⑥ 유축기를 사용하기 전에는 먼저 편안하고 이완된 자세를 취하며, 유축기는 사용 설명서대로 사용한다.

2) 모유 저장법

젖을 보관하는 용기로는 비닐 팩, 병, 컵 등 여러 종류가 있다. 종류별로 나름대로 장점이 있다.

① 젖을 짜서 냉동시키려면 용기에 가득 채우지 말아야 한다. 이는 모유가 액체이므로 냉동될 때 부피가 늘어나기 때문이다.

② 모유 모음 비닐 팩을 사용할 때에는 저장하기 전에 윗부분을 여러 번 접은 후 테이프로 막아주거나 혹은 접착시켜준다. 용량이 큰 팩 속에 작은 용량의 모음 팩을 넣어 두는 것이 좋다. 각각의 팩에는 날짜와 양을 반드시 표시해 두어야 한다.

③ 모유는 60~120ml까지 냉동시킬 수 있으며 양이 적을수록 더 빨리 녹으므로, 엄마가 기대한 것보다 아기가 적게 먹을 경우에 모유의 낭비를 줄일 수 있다.

④ 한 개의 모유 모음 팩에 하루에 짠 젖을 계속해서 모을 수 있다. 저녁 시간까지는 냉장고에서 시원하게 보관한 후 적당량을 냉동시킨다.

⑤ 이미 냉동 상태에 있는 모유에다가 시원하게 냉장 보존된 모유를 합하여 냉동시켜도 된다. 새로 보탠 모유는 이미 냉동된 모유의 양보다 적어야 한다.

⑥ 유축기 사용 전 손이나 모음 용기들을 깨끗이 씻었다면 20℃ 정도의 실온에서 수시간 동안 보관할 수 있으나 즉시 냉장하는 것이 이상적이다.

⑦ 신선한 모유는 냉장고(4℃)에서 8일 동안 보관이 가능하다.

⑧ 모유를 냉동실 안쪽에 저장할 경우 6개월까지 저장이 가능하다.

⑨ 저온 냉동실(-28℃)에서는 12개월까지 저장할 수 있다.

⑩ 냉동 상태에 있다가 녹인 모유는 냉장고에서 24시간까지 보관할 수 있다. 그러나 절대로 다시 냉동 보관해서는 안 된다.

모유 저장법 안내

	실온	냉장실	냉동실	저온 냉동실 (-28℃)
모은 신선한 모유	6~10시간	72시간	6개월	12개월
냉동 상태에서 녹인 모유	보관 안 됨	24시간	다시 냉동하면 안 됨	다시 냉동하면 안 됨

3) 냉동된 모유를 녹이려면

① 아기에게 수유하기 전날 밤에 냉장실에 넣어 둔다. 얼었던 모유가 냉장실에서 녹는 데는 12시간 정도 걸린다. 또는 따뜻한 물을 붓거나 따뜻한 물이 담겨 있는 용기 속에 담가 둔다. 뜨거운 물은 절대로 사용해서는 안

된다. 이는 모유 속에 있는 면역 성분이 파괴될 수 있기 때문이다.

주의 사항 : 절대로 전자레인지를 사용해서는 안 된다. 전자파의 사용은 모유의 성분을 변화시킬 수 있으며, 아기의 입에 화상을 입힐 우려가 있다.

② 모유의 지방 성분은 분리되어 표면 위로 떠오르게 된다. 용기를 빙빙 돌려 분리되었던 지방 성분이 자연스럽게 섞이게 한다. 냉동 상태에서 녹인 모유는 절대로 반복 냉동시켜서는 안 된다.

③ 모유의 색깔과 농도, 냄새는 엄마가 섭취하는 음식에 따라서 달라질 수 있다.

④ 아기에게 먹이고 남은 젖은 버린다.

아기마다 수유량이 다르므로 다음의 도표를 참고한다.

체중과 비례한 1일 섭취량		
3.6kg	600ml	24시간/하루 동안
4.0kg	720ml	24시간/하루 동안
4.5kg	800ml	24시간/하루 동안
5.0kg	860ml	24시간/하루 동안
5.5kg	960ml	24시간/하루 동안
6.3kg	1,100ml	24시간/하루 동안
7.2kg	1,300ml	24시간/하루 동안

4) 모유 수유 계획표

연령별 수유량		
0~2개월	60~150ml	1회 수유량
2~4개월	120~180ml	1회 수유량
4~6개월	150~210ml	1회 수유량

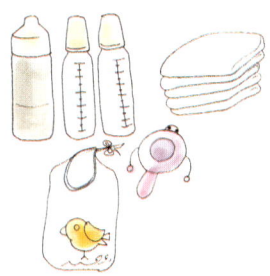

다이어트에 도움이 되는 모유 수유

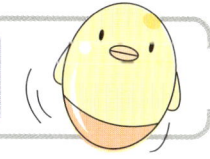

임신을 하면 엄마의 체중이 증가한다. 개인적인 차이는 있지만 평균 12~14kg 정도 늘어난다. 이는 아기를 낳고 나서 젖을 먹이기 위한 준비과정이다. 연구에 의하면 엄마가 아기에게 젖을 먹이면 먹이지 않는 경우보다 체중이 더 빨리 빠지고, 분만 때 늘어났던 엉덩이 둘레도 빨리 줄어들어 임신 전의 몸 상태로 더 빨리 돌아간다고 한다. 또

다른 연구 보고에서는 출산 뒤 4~6개월 동안 젖을 먹이는 엄마는 분유를 먹이는 엄마와 같은 양의 열량을 소비하는데도 젖을 먹이기 때문에 체중 감소가 더 빨랐다고 한다. 즉, 임신 중의 체중 증가는 젖을 먹이기 위한 현상이어서 젖을 먹이면 자연히 줄어드는 것이다. 이를 수치로 계산해 보면 더 확실해진다.

엄마 젖의 평균 열량은 75kcal/100ml이다. 아기에게 하루에 필요한 젖은 최고 750ml이므로, 엄마 몸에서 젖을 생산하려면 500kcal의 열량이 필요하다. 즉, 젖을

먹이는 데 동원되는 모체의 지방분이 그만큼인 셈이다. 따라서 젖을 먹이는 엄마는 일반 성인 여성의 필요 열량인 하루 2,000~2,200kcal보다 500kcal를 더 섭취해야 한다. 보통 한 끼 식사나 라면 한 그릇을 먹었을 때 얻을 수 있는 열량보다 약간 적은 양이다.

그러나 대부분의 산모는 2,400kcal보다 적은 양의 음식을 섭취하거나 임신 전과 같은 식사를 한다. 이렇게 되면 젖 때문에 필요한 500kcal의 열량은 엄마의 지방조직에서 공급될 수밖에 없다. 즉 임신 기간에 커진 지방세포의 크기가 줄어들고, 그 결과로 자연스럽게 체중이 줄어들게 되는 것이다.

일반적으로 출산 직후의 체중은 임신 전으로 내려가지 않고 6주의 산욕기가 지난 뒤에도 임신 전보다 2~3kg이 남아 있다. 이 정도라면 젖을 먹이면서 4~6개월이면 뺄 수 있다. 엄마가 느긋하게 아기에게 젖을 먹이면서 식욕이 당기는 대로 식사를 하면 모르는 사이에 살이 빠지는 것이다.

1년간 젖을 먹인 엄마의 80%가 오히려 평균 4.4kg 정도 체중이 감소했다는 보고도 있다. 몸매관리를 위해 애써 돈 들여 다이어트나 운동을 할 필요가 없으니 엄마 젖의 힘이 신기하지 않은가.

모유 수유 동안의 약물 복용

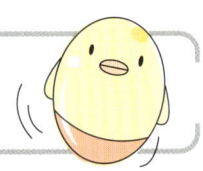

1. 모유 수유 동안에 약물을 복용해도 괜찮을까?

모유를 수유하는 엄마가 섭취한 약물은 모유를 통해 아기에게 전달되지만, 그 위험성은 매우 낮아 대부분의 의약품을 처방할 수 있다. 그러나 이때 면허가 있는 의료 전문 요원만이 모유를 수유하는 엄마를 위해 약을 처방하거나 추천할 수 있고, 엄마와 아기 개개인에게 안전한 약을 평가할 수 있다.

엄마가 모유 수유를 하는 동안 약을 먹을 수 있도록 도와주는 방법에는 여러 가지가 있다. 만약 엄마나 아기가 약을 복용해야 할 경우라면 반드시 의사와 상담을 한 후 먹어야 한다. 만일 의사가 엄마의 모유 수유 여부를 모른 채 약을 처방하고 판매 약을 추천한다면 엄마가 그것을 담당의나 소아과 의사에게 이야기하거나, 약에 관한 책을 통해 확인해 봐야 한다.

의사가 약을 선택할 때는 다음의 내용을 고려하여 처방한다.

- 사용한 예가 있어 검증된 약물, 아기에게 최소한의 영향을 미치는 것
- 작용 시간이 짧아 약이 엄마의 몸에서 빨리 배출되는 것
- 모유에 최소한으로 농축되는 것
- 가장 짧은 기간에 적정 효과로 복용할 수 있는 것

그 외에도 다른 요인들을 고려하는데, 예를 들어 약이 정맥주사로 투여되는 경우에는 혈액 속으로 직접 들어가 모유에 더 농축될 수 있다.

이처럼 약의 투여방법과 단백질과의 결합력도 영향을 미친다. 수유모의 체내 단백질과 결합하는 약은 분자 구조가 커져서 모유로 전달되는 양이 그만큼 적어지게 된다.

또한 약알카리성 약은 산성의 약보다 훨씬 모유로 잘 전달된다. 하지만 인슐린이나 헤파린처럼 큰 분자

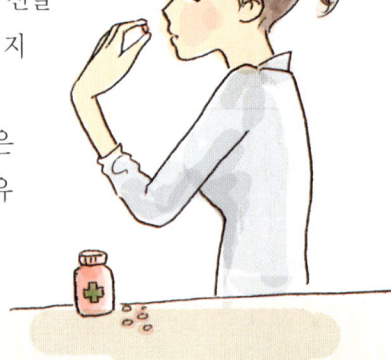

구조를 갖는 경우나 수유모의 위장관에서 혈액으로 흡수되지 않는 약들(비흡수되는 변비약)은 모유로 전혀 전달되지 못하는데, 오히려 전달된 약의 양보다 아기의 몸에서 약이 배출되는 정도가 더 문제 되는 일도 있다. 많은 양이 모유로 전달되더라도 아기의 몸에서 쉽게 배출되는 경우보다 적은 양이라도 축적되는 경우가 더욱 고려될 사항이다.

약을 몸에서 제거하는 능력은 아기의 월령에 따라 다른데, 미숙아보다는 만삭아가, 만삭아보다는 한 달 이상 된, 더 큰 아기가 훨씬 잘 대사시켜 몸 안으로 들어온 약물을 배출할 수 있다. 그 이유는 소화기관이 미숙하고 간의 약물 배출 능력이 약하기 때문이다.

특히 한 달 미만의 신생아에게 투약할 경우 큰 아기에게는 안전한 술파(sulfa) 제제를 잘 사용하지 않는다. 술파 제제는 신생아의 간에서 조직 내 빌리루빈을 파괴하여 황달을 촉진시킬 수 있기 때문이다. 한 달이 지난 아기의 대부분은 술파 제제 같은 일정한 약은 흡수할 수 있으나 빨리 대사시킬 수는 없다.

같은 나이라도 비만한 아기가 마른 아기보다 모유를 통해 전해진 약의 영향을 덜 받는다. 이는 아기의 약 용량이 몸무게에 따라 계산되기 때문이다.

아기에게 처방되는 아목사실린(amoxacilline) 같은 페니실린계의 약물들은 모유 수유를 하는 엄마에게 저방되는 항생제이다. 보통 아기에게 안전한 약물은 엄마에게도 안전하다. 하지만 페노바르비탈(phenobarbital)처럼 아기가 복용할 때 우려되는 약물은 엄마에게 처방할 때에도 모유를 통해 그 약의 상당량이 전달되기 때문에 유의해야 한다.

임신 기간 동안 안전하다고 생각되어 복용했던 약이 반드시 수유 중에도 안전한 것은 아니다. 임신 기간 동안의 간과 신장은 약이 태반을 통해 아기에게 가기 전에 해독시키거나 배출해 낼 수 있으나 모유 수유 중 먹는 약은 아기의 혈류 속에 저장된다.

반면에 자궁 내의 태아에게는 혈류를 통해 전달되기 때문에 모유 수유를 하는 아기보다 약 성분의 영향을 더 받을 수도 있으므로 임신 중 주의할 사항이 모유를 수유하는 동안에도 고려되어야 하는 것은 아니다.

약효가 짧은 약이 긴 약보다 아기에게 더 이롭다. 빠른 작용 시간의 약은 엄마와 아기의 몸에서 재빨리 배출되는 장점이 있고, 길게 작용하는 약은 산모의 몸이나 모유 속에서 오랜 시간 동안 머물러 아기의 몸에서는 더욱더 축적될 것이다.

아기에게 규칙적으로 모유를 수유하는 경우라면 아기가 받는 약 용량을 최소화하도록 약 먹는 시간을 수유 시간과 조절해야 할 필요가 있다. 그러나 모유 수유를 드물게 하거나 수유 시간을 예측할 수 없는 경우에는 이러한 조절이 실질적이지 못하다.

일반적으로 약을 먹는 가장 좋은 시간은 모유 수유를 한 직후로, 다음 수유 전까지 약이 엄마의 몸으로 완전히 흡수되어 아기에게 영향을 적게 준다. 만약 산모가 하루에 한 번 약을 먹어야 한다면, 아기가 오랜 잠을 자는 시간에 먹도록 권한다.

만일 산모가 모유를 수유하는 아기에게 부작용이 생길 것을 염려한다면 아기에게 나타날 수 있는 증세가 무엇인지 의사에게 알아본다. 수유 및 수면의 패턴이 변하는지, 혹은 보채거나 발진, 변비, 설사 등이 나타나는지 관찰한다. 간혹 아기에게 엄마의 병이 전이된 경우도 있다.

모유에 직접적으로 영향을 끼치는 약은 반드시 피해야 한다. 비록 아기에게 위험이 나타나는 것은 아닐지라도 모유의 양과 질, 혹은 프로락틴의 분비에 영향을 미치거나 모유의 사출 반사 및 산모의 감정을 억제하는 약은 반드시 피해야 한다.

약을 복용하는 동안의 계속적인 모유 수유가 갖는 위험성과 이익을 고려해 볼 때 젖을 떼는 일은 모유를 먹던 아기에게는 어느 정도의 위험 요인이 될 수 있다. 너무 어린 나이에 분유를 먹게 된다면 알레르기의 가족력이 있는 아기는 천식이 유발될 수 있다.

또한 젖을 떼면 아기는 병에서 자신을 보호해 주는 엄마의 항체와 면역력을 전달받지 못하게 된다. 만일 약이 처방되어 투약할 경우라면 엄마는 반드시 다음 사항들을 알아 두도록 한다.

- 약의 이름(산모가 약병에 쓰인 이름으로 약 이름을 말하도록 한다.)
- 약의 일반명(만일 산모가 알고 있다면)
- 투약 이유
- 처방 용량(일반 처방 용량과 산모에게 처방된 용량의 비교)
- 복용 예정 기간
- 아기의 나이와 체중, 이유식 여부와 건강 상태에 맞는 투약인지도 의사에게 확인받는다.

2. 모유 수유와 자극제

1) 술

모유 수유를 하는 엄마가 가끔 혹은 소량의 술을 마시는 것은 아기에게 해롭다는 보고는 없다. 알코올은 모유로 쉽게 흘러 들어가 술만 마셨을 경우 30~60분 후에, 음식물과 함께 섭취했을 경우에는 60~90분 후에 젖으로 분비된다.

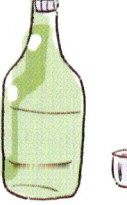

알코올의 아기에 대한 영향은 엄마의 섭취량과 직접 관련은 있지만, 보통 양으로 술을 마실 때(하루 0~2회 정도)는 아기에게 거의 영향이 없다고 본다. 몸무게 54kg 정도의 산모가 포도주나 맥주 한 잔을 배출하는 데 약 2~3시간이 걸리고, 다량의 알코올 섭취 시에는 13시간 정도의 시간이 걸린다고 한다. 심할 정도로 알코올을 섭취하는 경우는 사출 반사나 유즙 분비를 방해하고, 아기의 모유 섭취를 방해하며, 운동 발달에도 영향을 미친다. 또 아기의 체중 증가가 느려지고 다른 부작용들이 발생한다. 더 나아가 엄마가 심하게 술을 마시는 것은 엄마의 아기 돌보는 능력에도 영향을 끼친다.

2) 카페인

적절한 양의 카페인을 섭취하는 것은 대부분의 모유 수유를 하는 엄마와 아기에게 문제를 일으키지 않는다.

엄마나 아기가 다른 사람보다 더 민감하다고 할지라도 하루에 5잔 또는 그 이하의 카페인(750ml)을 마시는 것은 별 문제가 없다.

카페인 섭취량을 계산할 때는 커피, 콜라, 차거나 뜨거운 차, 카페인을 함유한 다른 부드러운 마실 것, 카페인을 함유한 약 등 모든 것을 포함시켜야 한다.

모유 수유를 하는 엄마의 과다한 카페인 섭취는 그 아기를 약하고 불안정하게 만들 수 있다. 만일 하루에 5잔 이상의 카페인을 섭취하는 엄마라면 모유 수유 시 카페인이 아기의 체내에 축적되어 카페인 자극 증상이 유발된다. 카페인에 의해 과다하게 자극받은 아기는 잠을 깊이 자지 않고 깨어서 눈을 뜨고 활동하며, 또한 유별나게 까다롭다.

이러한 증상이 카페인에 의한 것임을 발견하게 되면 엄마는 2~3주 정도 카페인 없이 지내거나 카페인이 없는 음료수를 대체하여 마셔야 한다. 이 경우 산모는 두통 등의 증상을 경험할 수 있다.

엄마가 카페인 섭취를 중단하고자 한다면 카페인을 함유한 모든 식품들을 피해야 한다. 만일 엄마가 많은 양의 커피와 차를 마신다면 1~2주 동안은 카페인이 제거된 커피와 차를 마셔야 하고, 그러면서 아기의 행동을 살핀다.

또한 카페인은 대부분 콜라와 다른 음료수에 함유되어 있으므로 엄마가 라벨을 확인한 다음 그러한 카페인 함유 음식들을 피해야 한다.

의사의 처방 없이 구입할 수 있는 다음 약들은 카페인을 함유하고 있다.

- Caffedrine, NoDoz, Vivarin 같은 자극제
- Anacin, Excedrine, Midol 같은 진통제

- Aqua-ban, Pre-mens Fore, Permathene H2Off 같은 이뇨제
- Coryban-D, Dristan, Triaminicin 같은 냉증 치료제
- Dexatrim, Dietac, Prolamine 같은 체중 조절제

만일 카페인 자극이 아기에게 수면장애를 일으켰을 경우 엄마가 음식에서 카페인을 제거한다면, 그 후 며칠에서 일주일 내에 아기는 정상적인 수면 양상을 가지면서 안정되기 시작한다.

초콜릿과 코코아에서 발견되는 테오브로민(theobromine)은 카페인과 유사하며, 아기와 엄마에게 비슷한 영향을 미칠 수 있다. 비록 이것이 일부의 엄마에게 유즙 분비를 촉진시키기는 하지만, 이는 카페인과 유사하고 그것과 같은 작용을 일으킨다는 것을 반드시 기억해야 한다.

3) 허브와 차

약처럼 허브도 부작용을 일으킬 수 있다. 어떤 것은 자극제처럼, 또 어떤 것은 진정제처럼 작용하며, 따라서 모유 수유에 영향을 미치는 것도 있다. 예를 들어 샘비어(Sage)는 많은 양을 복용했을 때 모유 분비를 감소시킬 수 있다.

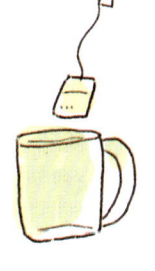

허브는 다른 대사과정에도 영향을 미치는데, 예를 들어 감초(licorice)는 혈압을 상승시킬 수 있다.

대량으로 상품화된 허브는 수유하는 엄마와 아기에게 거의 위험이 없으나, 사설로 상품화되거나 차처럼 만든 허브는 독성을 지닐 수 있으므로 주의하여 사용해야만 한다.

차의 농도는 이를 준비하기에 달렸으므로 우리는 시간을 줄임으로써 차의 약효를 줄일 수 있다. 모유 수유 중인 엄마는 어떤 음식이든 음료든 과량 복용을 피하도록 한다.

하루에 허브차 몇 잔을 마신다고 문제가 되지는 않지만 1,000ml 이상의 차나 허브의 경우라면 예상치 못한 문제가 발생할 수 있다. 여러 허브들[향료용 씨앗과 고수풀 씨, 카밀레 꽃, 레몬그래스(lemongrass), 보리지(borage) 잎, 블레스드 서스타일(blessed thirstile) 잎, 스타라나이즈(staranise), 컴프리(comfrey) 잎]의 혼합 상품명인 'mother's milk'는 수세대 동안 산모의 모유를 증가시킨다고 믿어져 왔지만 과량 복용 시 구토, 불면증, 불안 등이 나타나기도 한다.

4) 니코틴

엄마가 흡연을 하더라도 아기에게 여전히 모유 수유를 할 수 있다. 그러나 엄마가 담배를 피면 필수록 모유를 먹이든 분유를 먹이든 엄마와 아기 모두의 건강에 더 큰 위험을 일으킬 것이다. 엄마가 금연을 할 수 없거나 원치 않거든 줄일 것을 권한다.

엄마가 담배를 조금 필수록 아기와 엄마의 건강상의 위험은 더 낮아진다. 만약 엄마가 하루에 20개비 이하로 담배를 핀다면 모유에서의 니코틴 양(약 0.5mg/ℓ 정도)은 아기에게 문제를 일으키지 않는다. 니코틴은 장에서 쉽게 흡수되지 않고 빨리 대사된다. 모유를 수유하는 엄마가 하루에 20~30개비 이상으로 담배를 핀다면 위험은 커진다. 흡연은 모유 사출 반사장애, 이른 젖 떼기, 안절부절못함, 모유 생성장애와 연관이 있다. 동시에 아기에게 오심, 구토, 복부의 쥐어짜는 듯한 통증, 그리고 설사 같은 증상을 드물게 발생시킨다.

모유 생성 호르몬인 프로락틴은 모유가 잘 나오게 하고, 엄마에게 아기 간호가 즐겁게 느껴지게 하는 자연적인 안정제이며, 흡연하는 엄마일수록 젖을 떼는 시기가 더 빠른 원인이 된다. 모유를 먹이든지 분유를 먹든지 간에 간접 흡연은 아기의 건강에 해가 된다.

엄마가 담배를 끊을 수 없다면 담배를 서서히 줄이거나 아기가 있는 방에서 피는 것을 금해야 한다. 흡연은 신체적으로 의존성을 나타내기 때문에 엄마가 금연하

고자 하는 의지가 있어도 금연하기가 어렵다고들 한다. 따라서 엄마가 금연하고자 한다면 금연 클리닉을 방문하여 도움을 받아야 한다.

5) 아기의 비타민과 미네랄 보충

모유는 아기에게 완전한 음식이다. 따라서 아기가 모유만으로 잘 자란다면 초기 몇 개월 동안은 부가적으로 비타민, 불소, 철분 또는 다른 보충물이 필요하지 않다.

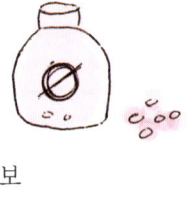

(1) 불소

불소 보충은 6개월 이하의 아기에게는 권하지 않는다. 엄마가 섭취하는 음수의 불소 함유가 0.3ppm 이하의 지역에서는 불소 보충제를 6개월부터 3세 사이의 아이들에게만 공급한다.

(2) 철분

만삭아, 건강한 모유 수유아는 철을 저장한 채 태어나므로 아기가 고형 음식을 먹을 수 있을 때까지 철분 보충은 필요하지 않다. 그리고 이유식 후의 음식들은 자연적으로 철분이 풍부한 것들이다. 모유에는 많은 양의 철이 들어 있지는 않지만 철의 흡수를 증진시키는 락토오스와 비타민 C가 포함되어 있어 모유 내의 철분 중 49% 정도가 흡수된다.

불필요한 철분 보충의 경우나 6개월 이전에 고형 음식을 제공하는 경우 등에서는 아기의 장내에서 해로운 박테리아가 자라지 못하게 하는 락토페린과 트랜스페린이 상대적으로 줄어들어 아기에게 소화기장애를 유발시킬 수 있으며, 동시에 빈혈을 유도할 수도 있다.

(3) 비타민

대다수의 모유 수유아에게는 비타민 보충식이 필요하지 않다. 모유는 아기를 위해 자연적으로 만들어진 최상의 음식으로서 생후 첫 6개월간 전적으로 이용될 수 있다. 모유는 아기의 요구에 맞는 이상적인 영양 배합이 되어 있으므로 보통 건강한 만삭아에게는 비타민과 미네랄 영양식이 필요하지 않지만, 매우 작은 미숙아들에게는 부가적으로 비타민과 미네랄이 필요하므로 모유를 줄 때 이를 첨가해 줄 수 있으며, 혈액검사로 보충 영양식의 효과를 확인한다.

미숙아를 가진 엄마의 모유에는 미숙아에게 부족한 영양분이 더 많이 첨가되어 있어 아기에게 자연적으로 제공된다고 한다. 이러한 부가적인 영양분이 함유된 모유는 출생 후 첫 2~4주 동안만 분비된다.

오늘날은 의학 기술의 발달로 3개월 정도 일찍 아기가 출생하더라도 생존율이 높아졌으므로, 이러한 경우에는 부가적인 비타민과 미네랄을 모유에 보충시켜 제공한다.

모유를 가끔 먹는 아기는 비타민 보충식이 도움이 될 수도 있다. 엄마가 영양 부족일 경우 엄마와 아기는 피부색이 짙어질 수 있으며, 충분한 햇빛을 받지 않으면서도 비타민 D가 강화된 우유를 섭취하지 않았을 경우 엄마와 아기는 구루병(rickets)에 걸릴 위험이 커진다. 이러한 이유로 비타민 D 보충식이가 요구될 때 하루에 몇 분 동안이라도 햇빛에 노출시키는 것은 아기에게 풍부한 양의 비타민 D를 얻게 하는 데 도움이 된다. 고기와 생선 및 유제품을 제외한 철저한 채소 위주의 식이를 섭취한 엄마의 아기는 비타민 B_{12} 보충식이 권장된다. 티아민 효소를 함유한 날생선(회)을 소비하는 아시아의 일부 여성들과 심한 영양 부족 상태의 아프리카 모유 수유아에게서는 티아민 부족증이 나타난다. 조리된 생선은 문제 되지 않으나, 이런 경우에는 엄마의 영양을 향상시키는 것이 비타민 보충식을 아기에게 주는 것보다 훨씬 이롭다.

엄마의 영양

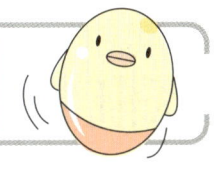

1. 모유 수유하는 엄마는 무엇을 먹어야 좋을까?

모유 수유하는 엄마는 영양에 대해 많은 걱정을 하지만, 엄마가 생각하는 것처럼 특별한 음식이 필요하지는 않다. 엄마 스스로 건강을 지키기 위한 식사에 보충하여 균형 잡힌 500kcal 열량을 보충해 주면 된다.

아기를 돌보는 엄마의 좋은 영양이란 균형 잡힌 식사를 하여 음식을 골고루 섭취하는 것이다. 모유 수유를 하는 엄마는 미역국이나 사골국으로만 식사하지 말고 신선한 채소와 과일, 곡물로 만든 빵, 곡식, 칼슘과 단백질이 풍부한 음식을 먹어야 한다.

만약 엄마가 잘 먹는 식성이라면 젖을 먹이는 동안 변화를 주거나 더 첨가하지 않아도 되며, 주의해야 할 음식도 없다. 그러나 음식 알레르기가 있는 가족이 있다면 엄마는 식사 중 어떤 음식이 아기에게 영향을 미치는지를 알아내어 피해야 한다. 주로 우유나 유제품, 달걀이나 감귤류가 원인이 되기도 한다.

잘 먹고 균형 잡힌 다양한 식사를 하는 엄마에게는 일반적으로 비타민과 미네랄 보충은 필요하지 않다. 비록 엄마의 식사가 이상적이지 못하더라도 엄마는 먼저 아기에게 필요한 영양소를 모유로 준비한다.

엄마의 영양이 빈약하다면 피로를 느끼고 병에 대한 저항력이 줄어들어 감염을 일으키기 쉽다. 그러므로 아기와 엄마가 건강을 유지하도록 적절한 영양 공급은 필수이다.

2. 갈증 해소를 위한 수분 공급

갈증을 해결하기 위한 수분은 수유하는 엄마가 마실 수 있는 만큼 마시도록 한다. 그 이상의 수분은 필요하지 않을 뿐더러 모유 생성을 도와주지 못한다.

수분 섭취의 가장 좋은 재료는 물, 국, 과일, 채소 주스, 우유, 수프 등이다. 여분의 수분은 엄마에게 도움이 되지 못하며, 모유 생성에도 도움이 되지 않는다. 반대로 엄마가 충분히 수분을 섭취하지 않는다면 소변 색이 진해지고 변비가 생기게 된다. 소변이 맑은 노란색이고 양과 횟수가 적당하다면 충분한 모유 수유를 의미한다.

수유하는 엄마는 모유를 만들려고 우유를 마실 필요는 없다. 우유는 칼슘 섭취의 한 방법으로서 엄마가 너무 우유만 마시거나 아기가 우유에 민감한 반응을 보일 때에는 가공식품인 요구르트나 치즈가 대용 식품이 될 수 있다.

위 내용은 한국모유수유협회인 모유수유클리닉 (http://www.momilk.co.kr) 김혜숙 칼럼에서 제공했습니다.

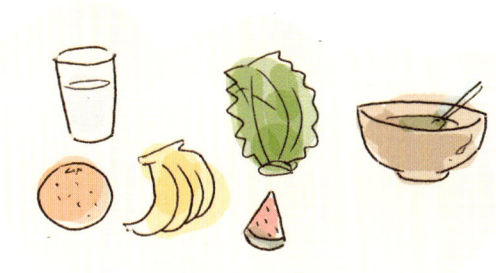

제대혈

1. 제대혈이란

태어날 아기의 탯줄혈액인 '제대혈'에는 적혈구, 백혈구, 혈소판 등 혈액세포를 생성하는 조혈모세포(hemopoietic stem cell)가 다량 함유되어 있어 골수 이식을 보완 혹은 대체하여 각종 난치성 혈액 질환은 물론, 유방암 및 각종 대사성 질환, 유전성 질환 등을 치료할 수 있는 소중한 생명의 자원이다.

흔히 골수 이식이라고 알려져 있는데, 실은 골수 조혈모세포 이식이며, 아기 탯줄혈액의 조혈모세포 또한 똑같이 사용할 수 있다. 오히려 골수보다 여러 가지 장점이 있다. 제대혈에 들어 있는 조혈모세포는 골수에 들어 있는 조혈모세포보다 미성숙하기 때문에 HLA 유전자 6개가 다 일치해야 이식할 수 있는 골수 조혈모세포보다 탯줄혈액(제대혈) 조혈모세포는 4개의 유전인자만 맞으면 실제 이식이 가능하고, 이식 수술 후 면역학적인 부작용이 훨씬 적다는 큰 장점이 있다. 또한 탯줄혈액은 골수보다 쉽게 채취할 수 있다. 아기가 태어나 탯줄을 자른 후 태반 쪽 탯줄에서 약 70~100ml 정도를 산모나 아기에게 전혀 부담을 주지 않고 채취한다. 그 속에 들어 있는 조혈모세포의 양과 기능은 골수의 약 500~1,000ml 속에 들어 있는 것과 비슷하다.

이렇듯 탯줄혈액 조혈모세포는 HLA 유전자가 완벽하게 일치하지 않는 이식에서도 합병증이 적고 골수 속 조혈모세포보다 그 채취방법이나 조혈 기능, 증폭 능력이 뛰어나 골수를 대체할 자원으로 각광받고 있으며, 백혈병과 각종 암의 치료뿐만 아니라 유전자요법 등 그 유용성이 다양하다.

즉 조혈모세포는 인간의 생존 유지에 절대적으로 필요한 것이며, 보통 골수나 아기의 태반과 탯줄에 존재한다. 또한 미래 의학의 핵심 축으로 부상하는 재생의학(Regenerative Medicine) 분야에서도 제대혈 내에 존재하는 줄기세포(mesenchymal stem cell)를 활용한 세포치료(cell therapy) 연구가 활발히 이루어지고 있어 제대혈의 의학적, 사회적 가치는 비약적으로 확산될 것으로 전망된다.

2. 제대혈을 보관하는 이유

많은 줄기세포 연구자들과 임상에서 직접 일하는 의사들은 왜 제대혈을 소중한 생명 자원이라고 할까? 바로 유용한 세포 자원들이 풍부하게 포함되어 있어 골수 이식을 보완 혹은 대체할 수 있고, 각종 난치성 혈액 질환은 물론 불치병, 희귀 난치성 질환 치료를 위한 소중한 생명 자원으로 사용할 수 있기 때문이다. 그러나 막연히 보관만 하면 나와 아기, 가족 모두에게 많은 도움이 될 것으로 생각하지만, 이 점에서는 좀 현실적인 부분을 생각하지 않을 수 없다. 아기에게 백혈병 같은 난치성 혈액 질환이 발병했을 때 가족 제대혈 보관을 한 사람들은 너무나도 다행이라고 가슴을 쓸어내리겠지만, 몇 가지를 확실하게 확인해야 한다.

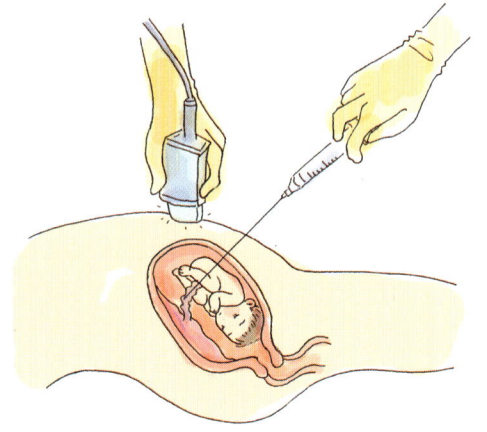

첫째, 환자와 제대혈의 조직 적합성 항원(HLA)이 일치하는지 확인해야 한다. 조혈모세포 이식 시에는 조직 적합성 항원의 일치율이 매우 중요하여 6개의 유전자형을 확인하게 된다. 아기는 엄마와 아빠에게서 각각 3개의 조직 적합성 항원인자를 받아 6개의 조직 적합성 항원 유전자형을 갖게 된다. 제대혈을 보관한 아기의 경우는 조직 적합성 항원이 본인의 것과 일치하겠지만, 아기의 형제 간에 조직 적합성 항원이 일치할 확률은 25%이다. 즉, 환자의 형제가 적어도 4명은 있어야 그 중 1명 이상과 조직 적합성 항원이 일치할 확률이 있다는 것이다. 최저 출산율이 사회 문제로 대두되듯이 핵가족화가 심한 상황에서 한두 명의 형제들 간의 조직 적합성 항원이 일치할 확률은 더욱더 어려운 상황이며, 형제 이외의 다른 가족들의 경우 제대혈을 보관한 아기와 조직 적합성 항원이 일치하지 않아 사용하지 못할 경우를 대비하여 대안을 숙고해야 할 것이다. 우리나라에서는 적어도 2만 개 이상의 공여 제대혈이 확보되어야 조직 적합성 항원인자가 일치하는 제대혈을 원활히 제공할 수 있으며, 공여 제대혈 풀(pool)을 확보해야 진정한 의미의 가족 제대혈 은행의 면모를 갖추게 되는 것이다.

또한 전문가들은 제대혈을 보관한 아기가 난치성 혈액 질환이 발병되어 본인의 제대혈을 사용하게 될 확률은 10만분의 1의 확률로 거의 사용 가능성이 없다고 보고 있으며, 매년 많은 난치성 질환자들이 발생하여 제대혈 이식이 필요한데도 10만분의 1의 사용 확률을 위해 소중한 생명 자원을 10년에서 15년 동안 사용할 수 없도록 보관·저장하는 것도 사회적으로, 국가적으로 큰 낭비가 아닐 수 없다.

둘째, 보관된 제대혈의 질적인 부분을 확인해야 한다. 산모의 출산 시 개인에 따라 채취되는 제대혈의 양에 많은 차이가 있다. 즉, 개인차로 제대혈의 양과 제대혈 내 세포 수가 적으면 보관 후 난치성 혈액 질환에 사용하고자 할 때 적절한 양을 공급하지 못할 수 있다. 공여 제대혈 은행은 타인에게 사용되는 것이므로 공여 신청 단계부터 채취·처리·보관·저장과정이 매우 엄격한 기준으로 관리되고 있으며, 안정성 여부도 매우 엄격하게 관리되고 있다. 그러나 가족 제대혈 보관은 가족 내 사용을 전제로 하므로 공여 제대혈 은행보다 보관 기준의 엄격성이 떨어지게 된다. 따라서 가족의 미래를 위해 보관한 제대혈을 후에 사용하게 되었을 때 적절히 공급되지 못할 수도 있다.

셋째, 생후 1년 이내에 질환 발생 시 가족 제대혈 은행에 보관된 자가 제대혈 이식은 바람직하지 않다는 것이 전문가들의 의견이다. 또한 유전적 요인에 의한 질환 발생 시 본인 및 가족 내 이식은 유전형질이 유사하므로 재발 확률이 높을 수 있다. 이러면 조직 적합성 항원이 일치하는 양질의 공여 제대혈을 이식하는 것이 더 바람직하다. 일본도 재발률 방지 등을 위해 되도록이면 타인의 제대혈 이식을 권하고 있으며, 현재 공여 제대혈 은행이 가족 제대혈 은행보다 훨씬 활성화되어 많은 난치성 환자들이 도움을 받고 있다. 이미 선진국에서는 엄격한 기준의 공여 제대혈 은행이 확립되어 양질의 제대혈을 난치성 질환자들에게 공급하고 있으며, 일본은 자원봉사자들과 민간 주도로 공여 제대혈의 필요성을 인식시키고 공여 제대혈 은행의 확립을 위해 많은 노력을 하여 현재 가족 제대혈 은행보다 공여 제대혈 은행이 훨씬 활성화되어 있다.

〈가족 제대혈 보관으로는〉

① 제대혈을 보관한 아기 이외의 가족들과는 조직 적합성 항원의 일치율이 낮아 사용할 가능성이 적다.

② 세포 수가 적어 평균적으로 환자의 몸무게가 30kg 이상일 경우 조혈모세포 이식에 사용되기 어려운 경우가 많다.

③ 질환이 발생했을 때 본인의 세포를 사용하여 치료를

하면 같은 질환이 재발할 확률이 높다는 한계에 부딪히게 된다. 이를 극복할 수 있는 것은 공여 제대혈뿐이다.

사회적으로 점점 핵가족화되어 가고 내 가족이라는 테두리로 한정 지어 살기는 어려운 세상이다. 따라서 우리 사회도 저장·보관만을 위한 제대혈 보관이 아닌, 나와 가족 그리고 우리 사회 전체가 좀 더 현실적으로 도움을 받을 수 있는 제대혈 공여가 활성화되어 타인과 더불어 서로 돕고 도움받는 시스템이 구축되어야 한다.

3. 공여 제대혈 은행과 기증 제대혈 은행의 차이점

1) 공여 제대혈 은행

제대혈의 사용이 타인을 위해서뿐만 아니라 본인과 가족까지 혜택을 누릴 수 있는 것으로서, 소유권은 없으나 사용권이 부여된다. 제대혈 이식이 필요한 경우 국내의 유일한 공여 제대혈 은행인 서울탯줄은행에서 8만 5,000Unit 공여 풀을 확보하고 있어 환자에게 전산 데이터화되어 있는 제대혈 중에 조직 적합성 항원이 맞는 유전자를 찾아 제공하고 있다.

2) 기증 제대혈 은행

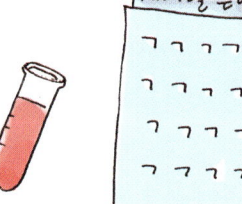

제대혈 기증은 기증자 본인의 사용을 목적으로 하지 않고 타인을 위하여 무상 제공하는 것으로서, 기증자 본인에게는 소유권 및 사용권이 부여되지 않는다. 따라서 기증자에게 이식이 필요한 경우에는 혜택을 받을 수 없다.

4. 공여 제대혈은 어떻게 사용되나

1960년대 말 위스콧-알드리치(Wiskott-Aldrich) 증후군에서 조혈모세포 이식이 성공한 후 조혈모세포 이식은 백혈병 같은 악성 혈액 질환의 치료방법으로 활성화되어 많은 환자에게 적용되었다. 그러나 타인 간 골수 유래 조혈모세포 이식은 데이터베이스를 검색하여 조직 적합성 항원이 일치하는 공여자를 찾고 공여자의 기증 여부를 최종적으로 확인해야 하므로, 실제로 조혈모세포를 기증받기까지 많은 어려움이 있다. 우리나라에서도 매년 3,500명 이상의 악성 혈액종양 환자가 발생하고 있으나 조직 적합성 항원이 일치하는 공여자에게 조혈모세포 기증을 요청했을 때 기증 거부율이 70%에 달하고 있어 타인 간 골수 유래 조혈모세포 이식은 현실적으로 점점 더 어려워지고 있다. 이러한 현실 속에서 골수 유래 조혈모세포 이식의 단점들을 보완할 수 있는 제대혈은 새로운 치료 수단으로 각광받고 있다. 1980년대 초 탯줄에 다량의 조혈모세포가 존재한다는 사실이 알려지고, 1988년 세계 최초로 프랑스에서 판코니 빈혈 소아 환자에게 제대혈 조혈모세포 이식이 성공한 후, 제대혈은 불치 또는 고셔씨 병 같은 대사장애 질환 치료에 매우 높은 효과가 있는 것으로 밝혀졌다. 또한 미국과 유럽 등 선진국에서는 제대혈 이식이 기존의 골수 이식을 보완·대체하는 새로운 의료 기술로 자리를 잡아 가고 있어 세계적으로 약 4,000여 건 이상의 제대혈 이식이 활발히 시행되고 있다. 지금까지 시행된 제대혈 조혈모세포 이식은 대부분이 혈연 간 또는 타인 간의 제대혈 이식이며, 제대혈을 보관한 아기에게 질환이 발생하여 본인의 제대혈을 사용하게 될 경우는 100만분의 1의 확률로 매우 희박하다. 또 본인의 제대혈을 사용하여 제대혈 조혈모세포를 이식한 사례도 현재까지 보고된 바 없다. 따라서 타인 간 제대혈 이식이나 난치병, 불치병 치료가 좀 더 활발히 진행되려면 공여 제대혈 보관이 좀 더 활성화되어야 할 것이다. 공여 제대혈은 채취 후 재빨리 처리되어 냉동 보관되며, 조직 적합성 항원 및 각종 검사를 하여 모든 정보를 관리하므로 제대혈 줄기세포 및 조혈모세포 이식이 필요한 환자에게 빠르게 공급할 수 있다. 제대혈 공여자도 출산 시에 제대혈을 채취하므로 다른 육체적, 정신적 부담이 전혀 가중되지 않는다. 제대혈 이식은 환자와 공여자에게 많은 장점이 있으며, 조직 적합성 항원의 일치율과 거부 반응의 문제점도 극복할 수 있는 장점이 있다.

5. 제대혈 이식과 골수 이식의 비교

1990년 초 제대혈 내 줄기세포의 존재가 알려지면서 제대혈의 세포 치료 유용성은 더욱 확대되었다. 현재 공여 제대혈은 제대혈 줄기세포의 연구와 임상 적용을 통하여 많은 난치병 및 불치병 치료에 새로운 희망이 되고 있다.

제대혈의 줄기세포는 많은 장점 때문에 미래의 생명 자원으로 각광받고 있다. 특히 제대혈은 채취가 쉬워 실제 난치병, 불치병 치료를 현실적으로 가능하게 해주는 부분이다. 아무리 뛰어난 줄기세포라도 환자와 조직 적합성 항원이 일치하지 않고 공급이 원활하지 않다면 과연 생사를 건 환자의 치료를 위한 생명 자원으로 적합할까? 이런 점에서 제대혈은 배아나 다른 성체 줄기세포와 비교할 수 없는 우수성이 있는 것이다.

		제대혈 조혈모세포 이식	골수 조혈모세포 이식
환자	비용	제대혈 공급 비용 지급	골수 공여자를 위한 비용 입원비, 장애 보상 보험료, 한국골수협회 등록 비용 등
	이식 시기	환자의 의학적 소견에 따라 즉시 이식 가능	골수 공여자 검색 및 연락 건강검진, 공여자의 최종 공여 여부 결정 시간
공여자	채취	신생아 출산 후 탯줄에서 채취하므로 채취 용이 공여자(산모)의 정신적 부담감 및 고통이 없음	전신 마취 후 골수 채취 4~5일 입원 필요 가족의 반대 등 정신적인 부담감 가중
	병원 방문 여부	추가적인 병원 방문의 필요 없음	공여 전 각종 검사에 따른 빈번한 병원 방문
임상적 의의	HLA 일치율	HLA 유전자 5개 중 4개 이상 일치 시 이식 가능	HLA 유전자 6개 중 5개 이상 일치 시 이식 가능
	거부 반응	이식편대숙주반응(GvHD) 등의 거부반응이 적음	이식편대숙주반응(GvHD) 등의 거부반응이 많이 발생

6. 제대혈 줄기세포란?

분만 시 탯줄의 정맥 안에 존재하는 혈액에서 획득하는 것으로서 탯줄혈액은 면역 거부반응을 완벽히 피할 수 있어 면역 억제제를 사용하지 않아도 된다. 생물학적으로는 배아에 가까우며, 높은 증식 및 분화 능력을 가지고 있음과 동시에 특정 세포로의 분화 능력도 뛰어나다.

공급원에 따른 줄기세포 비교

구분(공급원)	제대혈 줄기세포	성체 줄기세포	배아 줄기세포
암 발생 가능성	없음	없음	있음
이식 거부반응	해결	미해결	미해결
면역 억제제	사용 안 함	사용해야 함	사용해야 함
환자 적용 유무	많음	많음	없음
사람 임상 치료 사례	있음	있음	없음
획득의 용이성	쉬움	어려움	어려움
대량 생산의 가능성	있음	어려움	어려움
분화 능력	뛰어남	노쇠자 세포 분화력 떨어짐	매우 뛰어남
윤리적 문제	없음	없음	있음

자료 제공 : 서울탯줄은행

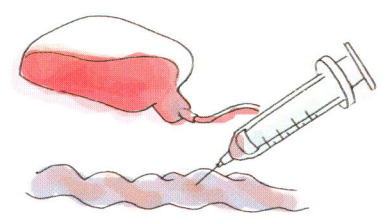

제대혈 Q&A

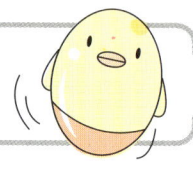

01 제대혈이란 무엇인가?

엄마와 아기의 연결선인 탯줄 속의 혈액을 제대혈(코드블러드, Cord-Blood)이라고 한다. 쉽게 말하면 탯줄에서 뽑아낸 혈액이다. 그 혈액(탯줄혈액) 안에는 우리 몸의 뼛속에 있는 피를 만드는 조혈모세포와 인체를 구성하는 다양한 세포 및 조직 장기로 분화되는 모체가 되는 줄기세포가 풍부하게 들어 있어 소위 '제2의 생명 자원'이라고 불리고 있다.

〈제대혈을 치료에 사용하기 시작한 역사(국내외)〉

골수 이식 대신 제대혈의 조혈모세포 이식을 처음 치료에 사용하기 시작한 것은 1988년 프랑스에서 판코니(Fanconi) 빈혈 치료 때부터였다. 이후 2006년까지 세계적으로 약 9,000여 건의 이식이 이루어지고 있으며, 국내에서는 1996년 7월 중증 재생불량성 빈혈의 7세 남아에게 동생의 제대혈 조혈모세포를 이식하였고, 이후 300여 건이 시술되었다.

02 제대혈 은행 보관은 얼마 정도 하는지?

본격적인 제대혈 보관사업의 시작과 더불어 현재까지 약 15만여 개가 보관되어 있으며, 출산 수 대비 10% 정도의 수준으로, 평균적으로 15년 보관에 99~145만 원 정도 한다. 공여 제대혈의 경우 약 1만 5,000여 개가 보관 중이다.

03 제대혈로 치료할 수 있는 질병과 앞으로 치료할 수 있다고 예상되는 질병은?

줄기세포 중 혈액을 만드는 '조혈모세포'를 이식하면 백혈병, 폐암, 유방암 및 소아암, 재생불량성 빈혈, 선천성 면역결핍증, 류머티즘 등을 치료할 수 있다. 관절, 뼈, 각종 장기, 신경, 근육을 만들어 내는 '간엽 줄기세포'로는 당뇨병, 뇌졸중 등 신경계 질환, 심근경색증, 간 질환 등의 세포 치료제를 개발 중이다.

제대혈 이식 및 골수 이식 비교표

	제대혈 이식	골수 이식
채취	분만 후 태반 만출이 이루어진 후 탯줄의 정맥에서 채취되므로 위험성 및 고통이 전혀 없음	여러 번의 채취과정으로 고통스러움
조직 적합성 항원(HLA)의 일치율	조직 적합성항원 6개 중 3개만 일치해도 이식 가능	조직 적합성 항원 6개 모두 일치해야 이식 가능
조혈모세포 공여자 검색 소요 기간	1개월 미만 소요	2~6개월 소요
이식 시기	의료진의 소견에 따라 즉시 이식 가능	골수 공여자 검색에 따른 시간 소요로 이식 시기 지연
부작용 발생률	이식편대숙주반응(GVHD)과 같은 거부반응 발생률이 낮음	거부반응(이식편대숙주반응)과 같은 부작용 발생률이 높음
이식 시 검사	제대혈 보관 시 필요한 모든 검사가 완료되므로 추가적인 검사가 필요 없음	이식을 위한 다양한 검사가 필요하므로 번거로움
세균 감염 확률	세균 및 바이러스에 감염될 확률이 낮음	세균 및 바이러스에 감염될 확률이 높음
비용	보관 시 소요되는 비용만 필요	골수 공여자 검색 및 검사비, 입원비 등의 비용 필요

〈제대혈 치료의 연구 상황〉

현재까지는 혈액, 면역학 중심으로 이식되고 있으며, 줄기세포를 활용한 이식 사례도 계속 보고되고 있다. 지금도 미래의 어떠한 질병을 치료할 지속적인 연구, 개발, 임상 시험을 진행하는 상황이다.

04 제대혈 채취방법은?

산모 주치의의 주도로 이루어진다. 탯줄에 채혈(bag)의 바늘(needle)을 꽂아 중력의 힘을 이용하여 밑으로 향하게 하면 자연스럽게 탯줄에서 혈액이 채혈 백에 모이며, 채취된 제대혈은 상온에 두어 보관하고 있다가 36시간 내에 연구소로 이동된다(가이드라인). 이는 회사마다 다르지만 24시간 내 배송 규칙을 준수한다.

과거에는 제대혈 채취를 경험하지 않았던 의사들이 많았으나 요즘은 거의 모든 의사들이 채취할 수 있으며, 어렵지 않게 채취할 수 있다. 채취한 제대혈은 외부의 오염물질 차단을 위해 특별 배송된다.

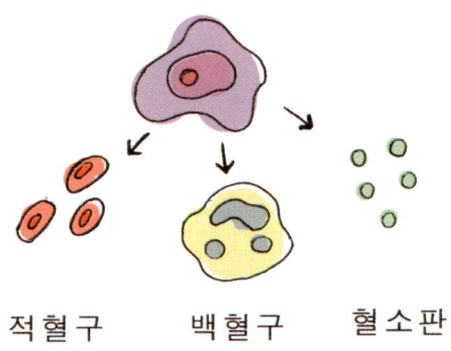

적혈구　　백혈구　　혈소판

05 제대혈의 실효성 논란과 관련하여 연구실 자체 내 보관방식과 제대혈 업체의 보관방식의 차이점은?

최근 논란이 되었던 냉동 제대혈의 효과 논쟁 부분은 연구실 자체 보관방식과 제대혈 업체 보관방식의 차이 때문이 아니라 다만 학술적 가능성을 미세하게 제시한 것으로, 실제 제대혈의 치료 성과와는 직접적인 관련이 없다. 이는 관련 학회(대한소아혈액종양학회, 대한조혈모이식학회 등)에서도 과장 보도되어 곤욕을 치른 상태이며, 현재 제대혈 이식을 기다리는 환우들에게도 커다란 반향을 일으킨 부분이었다. 해당 논문의 실험에 사용된 제대혈은 대학 연구실에 보관된 소수의 제대혈로, 전문 제대혈 은행의 제대혈과는 차이가 있다. 또한 실제 80%가 넘는 이식 성공률로 볼 때 단순한 학술적 가능성을 제시한 수준에 머물고 있다고 볼 수 있다. 전에 언급한 학술기관에서도 논란이 된 논문만으로 현재까지의 임상적 치료 성과와 결과가 '초기 세포 사멸' 비율의 관계를 단정 지을 수 없으며, 해당 논문이 제대혈 이식의 효과가 없음을 뜻하는 것이 아닌 단순한 연구의 한 결과라는 것을 거듭 강조하고 있다.

해당 실효성 논란에 대해 주장했던 교수도 인터뷰를 통해 민간 가족 제대혈 은행의 제대혈 보관 수준은 아무런 문제가 없으며, 국제규격을 철저히 준수하여 잘하고 있다고 강조했다. 이는 전 세계적으로 보편화된 시스템으로서 선진국의 규정과 방법을 바탕으로 보건복지부 표준 가이드라인을 성실하게 준수하면서 엄격하게 제대혈을 보관·관리하고 있다는 말이다.

06 보통 계약 기간을 15년으로 정한 이유가 있는지? 그 이후에도 보관은 가능하다는데, 세포가 살아서 실효성이 있는지?

제대혈의 보관 기간이 최대 몇 년으로 정해져 있는 것은 아니다. 보통 15년을 보관 기간으로 하는 이유는 본인의 제대혈을 이용할 때 15세까지는 조혈모세포 증식이나 혼합 이식 없이도 단지 제대혈만으로 치료가 가능하기 때문이다. 현재 전 세계 어느 곳에서나 가족 제대혈 은행은 기본 보관 기간을 15년 또는 10년으로 하고 있다. 그러나 이미 외국에서는 15년 된 냉동 제대혈을 녹여도 세포에 아무런 손상이 없음이 증명된 바 있다(아직 제대혈 이식의 역사는 15년[1988년 시작]밖에 안 되었고 미국, 유럽 등에서 제대혈 은행이 설립된 지 이제 10년이 넘었다. 제대혈 이식의 역사가 거듭될수록 제대혈 보관 기간은 점차 연장될 것으로 보인다).

07 15년이 지난 후에 보관비를 안 내면 그 제대혈은 어떻게 될까?

폐기될까? 아니면 공여병원으로 넘어갈까? 만기 이후에 환급되는 비용은 있을까?

계약 만료(15년) 1개월 전에 고객에게 개별 연락을 한다. 고객이 추가 비용을 부담하면 연장 보관이 가능하다. 연장을 원하지 않으면 소유권은 제대혈 보관 회사에 있으며, 이 경우 연구의 목적으로 쓰이거나 공공 제대혈 은행에 기증된다. 제대혈 보관 비용에는 보관 탱크 및 여러 가지 검사 비용 등 보관에 필요한 제반 비용이 포함되어 있으므로 보험과 달리 환급되는 비용은 없다.

08 제대혈 은행을 고를 때 확인해야 할 사항은?

첫 번째로 고려해야 할 사항은 보관하고자 하는 회사의 영속성 여부이다. 제대혈 보관은 그 기간이 15년인 만큼, 운영하는 회사의 재무 구조 등의 영속성 여부가 안정적이고 믿을 수 있는지 반드시 확인해야 한다.

두 번째는 어떤 시설에 어떻게 보관되고 있는지 확인해야 한다. 제대혈 전용 냉동 보관 시스템을 갖춘 전용 연구소 건물에서 보관되고 있는지를 확인해야 한다. 또한 전국적인 운송망을 갖추고 정확한 시간에 운반·보관할 수 있는지도 알아 두어야 한다. 또 공공 제대혈 은행과의 제휴 여부도 고려 대상이며, 그 외에 기술 수준이나 전문 인력의 유무 등은 회사마다 서로 비슷한 수준이므로 이 세 가지 정도가 가장 중요한 점검 사항이다.

09 제대혈 보관 신청을 했는데 보관이 불가능할 수도 있는지? 그렇다면 그 이유는 무엇일까?

① 주치의의 판단으로 제대혈 채취가 불가능한 경우 (산모 및 태아가 위험 수준)

② 채취된 제대혈의 양이 부족한 경우는 보관을 해도 현재의 이식 수준에서는 불가능하므로 보관하지 않는다 (회사마다 기준 채혈량이 정해져 있다).

③ 채취과정에서 오염된 경우

④ 세균검사 결과 양성인 경우와 B·C형 간염, 에이즈, 성병, 거대세포 바이러스에 양성인 경우는 제대혈 보관 중 다른 제대혈에 오염을 일으킬 위험이 있으므로 보관하지 않는다.

10 제대혈 비용이 비싸다고 생각하는 사람들이 많은데 왜 그렇게 비싼지? 업체마다 금액이 다른 이유도 궁금하다. 또한 외국은 더 비싸다고 하는데, 그렇다면 우리나라의 가격이 외국보다 싼 이유는?

제대혈 보관 비용에는 제대혈 전용 보관 탱크의 비용, 검사비, 등록비, 보관비 및 기타 보관에 필요한 제반 비용이 포함되어 있다.

업체별 탱크 종류에 따라 원가의 차이가 크게는 10배 정도 나며, 시설에 따라 그 운영 비용의 차이도 상당하다. 이러한 이유로 업체별 보관 비용에 차이가 발생한다.

현재 일본의 가족 제대혈 비용은 30만 엔, 미국은 1만 5,000달러이다. 아직 우리나라에는 가족 제대혈에 대한 인식이 낮아서 많은 제대혈 보관 회사에서 저변 확대를 위해 저렴한 가격으로 보관하는 것이다.

11 제대혈 보관 기준과 공여 기준, 가족 은행의 차이점은?

가족 제대혈 은행이 처음 생겼을 당시 우리나라에는 제대혈 은행에 관한 어떠한 기준도 마련되어 있지 않았다. 따라서 정부에서 기준으로 한 공공 제대혈 은행 시침을 준수하고 있으며, 일부 항목에 대해서는 가족과 공여 제대혈 기준에 맞게 적용하여 진행하고 있다.

예를 들면 공공 제대혈 은행은 2006년 1월 1일부터 시행된 보건복지부 지침에 따라 유핵세포 수가 5.0×10^8 이상의 제대혈만 보관하고 있다.

그러나 보령아이맘셀은 COBLT(미국 제대혈이식연구회)의 지침을 따르고 있어 6.0×10^8 이상이면 보관을 하고 있다. 또한 회사마다 차이를 두고 진행하고 있다.

보관 지침을 정리해 보면, 제대혈의 채취부터 이식까지의 전 과정을 총 8개의 분야로 나누어 일반 지침과 세부 지침을 제시하고 있다.

가장 눈에 띄는 대목은 공여 제대혈의 품질 향상을 위해 기증 자격을 명확하게 했다는 것이다. 지금까지는 원하는 사람이면 누구나 기증할 수 있었지만, 이번에는 임신 37~42주째에 출산한 20~34세의 임산부로 제한했으며, 또 각종 만성 질환을 앓고 있거나 병력이 있는 경우, 외국에서 귀국한 지 3주가 지나지 않은 경우도 기증 자격에서 제외했다.

이식과정에서 '부적격'이 발견되는 것을 피하고자 제대혈을 채취한 직후 검사를 강화한 내용과 총 유핵세포 수, 세포 생존율, 조직 적합성 항원검사 등 필수적인 검사는 반드시 하게 하였고, 지침에 따르면 모든 처리를 끝낸 후 냉동 보관할 때도 다시 검사를 해야 한다. 채취부터 냉동 보관까지 총 36시간을 넘기지 말아야 하는 것이 주요 내용이다.

12 아이의 제대혈로 할아버지의 병도 고칠 수 있나?

가족 제대혈이라고 함은 제대혈을 채취한 아이뿐만 아니라 아이의 가족을 위한 목적이기 때문에 할아버지와 보관된 아이의 HLA(조직 적합성 항원) 타입이 50% 이상 일치하면 치료의 목적으로 사용 가능하다.

이러한 경우 보관된 제대혈은 60kg의 사람까지 사용 가능한 양이므로 할아버지의 몸무게가 그 이상일 경우에는 2명의 제대혈을 합쳐서 사용해야 한다(현재 성인에게도 제대혈 이식이 계속 되고 있으며, 이는 세포를 증폭시키거나 같은 타입의 HLA가 맞는 세포를 혼합하여 이식하기도 한다).

단, 할아버지가 유전적인 질환을 앓고 있으면 아이의 제대혈에도 그 유전인자가 있으므로 사용할 수 없다.

13 제대혈 이식 사례와 현재의 제대혈 시술 통계는?

세계적으로 보면 1만 건 이상의 제대혈 이식 사례가 있으며, 국내에는 300건의 제대혈 이식 성공 사례가 있다.

14 제대혈 관련 의학 및 산업이 넘어야 할 과제는?

출산 시 채취할 수 있는 제대혈의 양이 한정되어 있으므로 현재의 의학 기술로는 60kg까지의 사람이 사용할 수 있다. 세포 배양 기술의 개발이 성공한다면 좀 더 많은 성인이 제대혈의 혜택을 받을 수 있게 될 것이다.

또 제대혈 보관과 이식에는 건강보험이 적용되지 않고 있다. 일본과 같이 제대혈 이식에 건강보험 수가가 적용된다면 좀 더 많은 사람이 혜택을 받을 수 있을 것이라고 생각된다.

현재 국내에는 15개 정도의 제대혈 보관 업체가 있다. 업체의 과열 경쟁 때문에 재무 구조가 악화된 곳이 많다. 제 살 깎아 먹기의 경쟁보다는 좀 더 좋은 기술 개발과 시설 투자에 노력해야 한다.

또한 정부 개입이 시급한 실정이다. 일본 및 미국을 비롯한 선진국에서는 가족 제대혈 및 공공 제대혈에 대해 법례화되어 있다. 작년에 한 가족 제대혈 벤처기업의 도산 때문에 그곳과 보관 계약을 했던 약 1,300여 명의 고객이 어려움에 처했던 적이 있었다. 이때 정부에서 그러한 영세 업체의 도산 등으로 말미암은 부분을 보장해 주는 다양한 정책이 필요한데, 아직은 그런 정책이 조례화되거나 법례화되지 않고 있다. 물론 앞서 언급한 가족 제대혈 기준도 보강하여 규제해야 할 사항이다.

자료 제공 : 보령아이맘셀

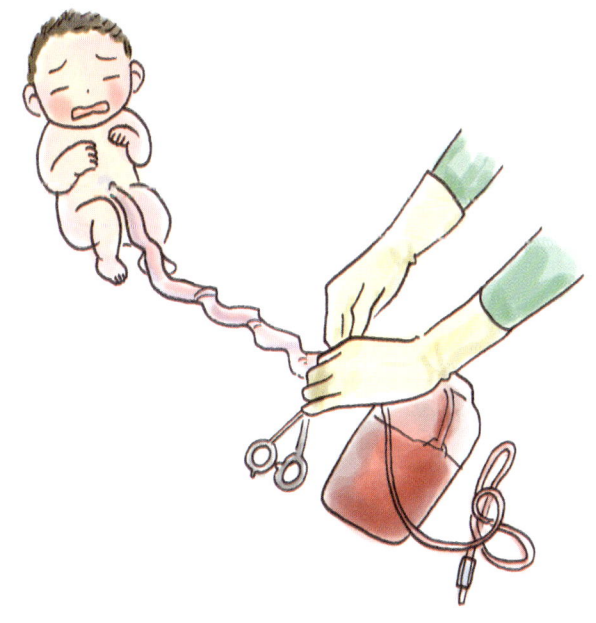

태아보험

1. 보험이란?

비슷한 위험에 놓여 있는 다수의 결제 주체가 우연한 사고에 대비해 재산상의 수요를 충족하고자 미리 일정 비율의 금액(보험료)을 출연하여 공동 준비 재산을 마련하고, 현실적으로 재해를 입은 사람에게 일정한 금액 또는 기타의 지급을 제공함으로써 경제 생활상의 불안을 제거 또는 경감시키려는 제도이다.

이것은 보험의 사전적 정의이며, 쉽게 말해 보험은 불확실한 미래의 위험에 대한 실질적, 정신적 대비와 위안이 되는 무형의 상품이라고 할 수 있다.

2. 생명보험과 화재보험의 장단점

보험사는 국내사, 외국 계열 회사를 포함해 수십 개가 있지만 크게 보면 생명보험사와 화재보험사로 나뉜다. 생명보험과 화재보험의 장단점은 무엇일까?

1) 생명보험의 장단점

(1) 장점
① 보장 기간이 길며, 보험료 납부 기간을 자유롭게 선택할 수 있다.
② 가격이 저렴하다(물론 보장 대비 저렴하다).
③ 암과 질병에 대한 보장이 상당히 잘 되어 있다. 특히 고액 치료비(암, 백혈병, 중대한 화상) 보장이 잘 되어 있다.
④ 보험금 지급이 쉽다.
⑤ 보험금이 정해져 있어서 실제 들어간 비용보다 더 많은 금액을 받을 수도, 적게 받을 수도 있다.
⑥ 고액의 보험금 지급에 유리하다.

(2) 단점
① 입원비는 3일 초과 시점부터 발생한다(일부 보험사는 첫날부터 입원비가 지급되지만 특정 질병으로 한정한다).
② 보험금을 지급할 때 약관에 명기된 어느 정도의 부상이나 질병에 부합해야 한다.

2) 화재보험의 장단점

(1) 장점
① 입원비가 당일 지급된다. 당일 입원금이 많이 나오는 회사를 선택하는 것이 좋다.
② 자녀 배상 책임 비용이 지급된다. 대부분의 화재보험사는 1억 원이 나온다(최근에는 위험률 급증으로 축소되고 있는 경향이다).
③ 재해, 상해에 대한 보장이 잘 되어 있다.
④ 저액의 보험금 청구에 유리하다.
⑤ 실비 개념이기 때문에 실제로 들어간 금액에 비례해서 가격이 책정된다. 생명보험사의 정액에 비해서 장점이 될 수도, 단점이 될 수도 있다.
⑥ 최저 가입 금액만 충당시키면 보험료 설계가 자유롭다.

(2) 단점
① 보장 기간과 납부 기간이 같다(최근에는 생명보험처럼 짧은 납부 기간에 긴 보장 기간으로 설계할 수 있는 보험사가 늘어나고 있다).
② 납부 기간 조정이 불가능하다(이 부분도 생명보험처럼 납부 기간을 조정할 수 있게 바뀌고 있다).
③ 정해진 보험금을 지급받는 것이 아니라 한도 내에서 실비를 계산해서 지급받는 부분이 많다(실비와 별도로 정해진 일당 입원비를 지급하는 보험사가 늘고 있다).

3. 태아보험과 어린이보험의 차이점과 가입할 때 유념해야 할 보장 내용

태아보험이란 고액의 치료비가 소요되는 암과 각종 질병 그리고 재해에 대한 보장을 해주는 어린이보험에 태아에 관련된 보장들(선천성 이상 보장, 신체 마비 보장, 저체중아를 위한 인큐베이터 보장 등)을 추가한 보험 상품이다. 따라서 태아보험 가입으로 아기가 성인이 될 때까지 각종 질병과 암, 선천성 이상, 신체 마비, 각종 재해에 대한 보장을 받을 수 있다. 태아보험을 선택할 때 보장적 측면과 보험료적 측면을 고려하여 접근하면 선택에 도움이 된다.

〈보장적 측면에서의 접근〉(생명보험과 화재보험의 선택 문제))

어린이보험의 보장과 태아보험적 측면의 신생아 관련 부분의 보장을 꼼꼼히 확인해야 한다.

1) 신생아 관련 부분의 보장 체크

① 관련된 부분의 보장(외형적 기형, 내형적 기형, 염색체 이상, 신경 계통의 선천 이상, 다운 증후군, 에드워즈 증후군, 파타우 증후군, 터너 증후군 등)
② 인큐베이터 비용에 관련된 보장
③ 신체 미비(소아마비, 뇌성마비, 기타 마비성 승후군 등). 최근 대부분의 보험사에서는 보장에서 제외하고 있다.
④ 주산기 질병에 관련된 보장

2) 암, 상해 등의 고액의 치료비가 소요되는 부분의 보장 체크

① 암 진단비로 1억 원의 진단비를 일반적으로 책정
② 장해 시 일반적으로 최고 2억 원 보장

3) 질병과 재해의 보장 한도 체크

① 주산기(질병 코드 P) 질병에 관한 보장 여부 확인 (예) 신생아 황달, 신생아 장염, 폐렴 등에 관련된 보장의 여부
② 청소년 특정 질환, 다발성 질환, 생활 질환 외의 질병에 관한 보장 여부 확인
③ 재해 시 교통재해, 학교 생활 중 재해 이외의 생활 재해에 관한 보장 여부 확인
④ 식중독, 골절 진단 시, 깁스 치료비, 특정 전염병 등의 입원을 동반하지 않고 보장받을 수 있는 응급 치료비 확인

이러한 보장들을 유념하여 필요에 따라 적당한 상품을 선택하면 된다.

4. 어디에서 가입해야 하나?

보험사와의 계약관계를 통해 직영 영업소인지 아니면 대리점인지로 나누어진다. 보험사와 개별적으로 계약관계를 체결한 경우 해당 보험사의 설계사라고 부르는데 한 보험사의 상품만을 판매 가능하며, 어떤 형태로 관리하느냐에 따라 특수영업본부(흔히들 본사 직속이라고 함.) 또는 지역명을 딴 영업소로 부른다. 법인을 설립하여 회사 대 회사로 계약한 경우 대리점이라고 하며, 해당 보험사의 상품만을 판매하는지에 따라 전속 또는 비전속이라고 부른다. 결국에는 판매를 대행하는 채널이 다를 뿐이지 모든 계약은 가입하는 보험사에서 관리하므로 본사 지속이라고 할 수 있다.

가입할 때 중점을 두고 따져 보아야 할 부분은 판내 채널이 아닌 가입 후의 사후 관리를 얼마나 잘 받을 수 있는지의 여부이다.

가입 채널을 선택할 때 유념할 사항은 다음과 같다.

1) 태아 등재를 대행해 주는 업체 선정

태아보험은 태아가 주민번호와 성명이 없는 상태로 가입되기 때문에 출생 후 태아 등재의 절차를 거쳐야 한다. 태아 등재는 앞으로 보험금 청구 등의 보험 혜택을 받으려면 반드시 필요한 절차이며, 생명보험의 경우 여아 출산 시 보험료의 할인 혜택을 받으려면 반드시 필요한 절차이다.

2) 보험사고 처리 전담 센터의 유무 확인

태아보험은 일반적인 성인의 보험과 다르게 보험금 청구가 빈번하게 발생하는 보험이다. 이런 이유로 보험금 청구 때 직접 자신이 해당 영업 창구를 방문하지 않고 보험사고 처리 전담반에 의한 신속한 보험금 청구 서비스를 받을 수 있어야 한다. 개인 설계사에 의한 보험관리는 소수의 몇몇을 제외하고는 일반적으로 시간이 흐른 후 지속적인 서비스를 받을 수 없는 경우가 발생한다. 현재 보험 가입의 추세는 조직적 관리를 받을 수 있는 단체 영업조직을 통해 가입한 후 조직적인 관리를 받는 것이 더 장기적으로 보험관리를 받을 수 있다.

5. 요즘 인기를 끄는 패키지식 방법으로 가입할 때의 유의 사항

패키지식 가입이란 기본적으로 생명보험 하나, 화재보험 하나를 따로따로 가입하는 것이다. 이때 유의할 점은 과다 중복이 될 만한 특약은 배제하고, 너무 과하지 않은 금액 내에서 함께 가입하는 것이다. 간혹 패키지 상품이라고 알고 있는데 설계의 한 방식이며, 한 보험사에 가입하는 것이 아니므로 특정 보험사에 문의한 후 패키지 상품을 원한다고 하면 해당 업체의 직원은 모를 수밖에 없다.

1) 장점
(1) 중복 보상의 가능

화재보험의 자잘한 부분에 대한 실손 보상과 생명보험의 정액 보장을 통한 중복 보장이 가능하다.

최근에는 출산 시 신생아 황달, 태변 흡입, 빈호흡증 등의 증상으로 보험금 청구가 많이 발생한다. 이러한 경우 우선 화재보험사에서 실제 사용한 병원 치료비가 보장되며, 생명보험사에서는 입원비가 보장된다. 보통 4만 원씩 10일 정도 입원하므로 화재보험에서 병원비를 보상받았다면, 생명보험에서는 4만 원씩 4일째부터 병원비 이상의 보장을 받을 수 있다.

(2) 보완 및 강화

중복 보장으로 보장을 강화하면 생명보험으로 수술과 선천성 이상 관련 보장을 받을 수 있는 장점이 있고, 단순 통원이나 검사료, 처방료, 식대 등의 입원 제 비용에 대해서는 화재보험에서 보장을 받을 수 있다. 화재보험의 경우 치질, 치루 같은 항문 관련 질환과 일부 비뇨기계 질환 등에 대해 보상하지 않으므로, 이러한 경우는 생명보험에서 보장을 받을 수 있다.

6. 태아보험은 언제 가입하는 것이 유리한가?

보험 가입 시기는 생명보험인가, 손해보험인가에 따라 다르다. 생명보험은 기본적으로 16주 이후부터 가입할 수 있고, 손해보험은 기본적으로 임신한 사실을 알게 된 순간부터 가입할 수 있다. 단, 생명보험 가입 후 태아에 관한 보장을 받으려면 23주 이내에 가입하는 것이 좋으며, 손해보험은 22주 전에 가입하는 것이 좋다.

그 이후 가입 시에는 특정 보험사를 제외하고는 태아에 관한 보장(선천성 이상, 신체 마비, 저체중아 보장 등)을 빼고 가입해야 하는 단점이 있다.

또한 각종 검사과정에서 태아에 대한 이상 소견이 있을 시에도 태아보험 가입은 불가능할 수 있기 때문에 검사받기 전에 가입하는 것도 중요하다.

7. 어떠한 특약을 넣는 것이 유리한가?

이 부분은 사실 상품마다 다르기는 하지만 생명보험사에서 주로 하는 사항이며, 기본적인 선택 기준은 주계약이라는 기본 보장 내용에서 완전히 배제된 보장은 반드시 선택해야 하고, 보장액보다 금액이 저렴한 특약은 넣으면 좋다. 또 입원비 부분은 될 수 있으면 추가하는 것이 좋은데, 그 이유는 보험금 청구 중 상해든 질병이든 입원비 부분을 가장 많이 청구하기 때문이다.

8. 태아 등재에 대해서

태아 때 가입한 다음 아이가 태어나면 보험증권에 태

아로 기재되어 있는 부분을 다시 아이의 이름으로 바꾸는 것을 태아 등재라 한다.

태아 때의 가입 기준은 남아로 되어 있기 때문에 여아로 출산하면 생명보험에 한해 보험료를 환급받을 수 있다. 예를 들어 6월이 4개월째(16주)인 산모가 보험에 가입한 다음에 다음 해 1월에 태아 등재를 한다면 6개월치에 대한 환급을 받는 것이다. 상품별로 환급 금액은 차이가 난다.

태아 등재는 보통 전화로는 안 되고, 기본적으로 주민등록등본과 여아일 경우에는 계약자의 통장 사본이 필요하다. 회사에 따라 신분증 사본을 요구할 수도 있으며, 화재보험사는 등본 첨부만 해도 되는 곳이 있다.

9. 등재가 안 되면 보장을 못 받나?

대부분 눈코 뜰 새 없이 바쁜 생활을 하고 있기 때문에 간혹 태아 등재를 잊을 수도 있다. 2~3년 정도 되었는데도 등재가 안 되어 있는 일도 있는데, 가장 걱정하는 부분이 바로 납부는 하고 있는데 혹시나 보험금 청구를 할 일이 생겼을 때 지급받지 못하나 하는 것이다. 그것은 잘못된 생각이며, 기본적으로 청구와 등재는 동시에 이루어지므로 걱정할 필요는 없다. 하지만 될 수 있으면 등재는 바로 해주는 것이 좋다. 왜냐하면 시고 발생 시 함께 하면 일 처리가 차례대로 이루어지므로 보험금 지급이 늦어질 수 있기 때문이다.

10. 화재보험사의 담보 중 많은 사람이 고려하는 자녀 배상 책임이란?

자녀가 우연한 사고로 남의 신체나 재물에 피해를 주었을 경우 보장되는 부분이다. 여기서 유의할 점은 우연한 사고로 타인에게 해를 입혔을 때라는 점이다.

이 부분은 매우 중요한데, 모든 보험의 보장이 그렇지만 아무리 보장이 좋아도 과장된 설명을 들었거나 듣는 사람이 잘못 받아들였다면 추후 청구 사유 발생 시 실망할 수도 있다.

11. 태아보험이란?

태아보험은 단기적으로는 출산 직후 자녀에게 발병할 수 있는 선천성 이상 질병, 신생아 관련 질병, 인큐베이터 비용 및 저체중아 등의 위험에 대한 대비를 목적으로 가입하고, 장기적으로는 자녀의 성장과정 중 발생할 수 있는 암, 질병 및 재해·사고 등의 위험에 대한 대비를 목적으로 가입하는 보험이다.

12. 왜 태아 때 가입해야 하는가?

회사마다 조금씩 차이는 있지만 어차피 보험료에는 납부 횟수가 있으며, 보장범위를 크게 보면 선천적 원인의 질병부터 성장기 동안 고루 보장되므로 태아 때부터 가입하는 사람들이 많은 편이다.

출산 직후 황달이나 태변 흡입 증후군 같은 질환에라도 노출되면 당장 보장을 받고 안 받고를 떠나 수개월씩 보험 가입 제한을 받으므로 아이가 선천적 원인의 질환을 동반하고 태어나면 성장기 동안 계속 가입을 못 할 수도 있기 때문이다.

13. 올바른 보험 가입 시기를 결정하는 법

태아보험은 보험회사별로 임신 주수에 따라 보험 가입을 제한한다. 혹시 보험 가입을 미루다가 임신 주수 가입 제한 때문에 좋은 상품에 가입하지 못하고 다른 상품에 가입해야 하는 경우도 발생할 수 있으므로 보험 가입은 상품을 결정하고 바로 하는 것이 좋다(임신 주수가 늘어나면 상품 선택의 폭이 좁아진다). 일반적으로 화재보험사에는 임신 21~22주 전, 생명보험사에는 23~24주 전에 가입해야 한다.

태아보험은 선천성 이상, 신생아 관련 질병, 인큐베이터 비용, 저체중아 등에 대한 위험의 보장을 받아야 하기 때문에 출산 후 가입한다는 생각은 큰 위험을 불러올 수 있다. 출산 후에 가입하는 보험은 위에 관련된 위험을 보장해 주는 상품이 전혀 없기 때문이다. 그러므로 최소한 보험 가입 시기는 출산 전으로 정해야 한다.

또한 출산 직후 자녀에게 질병 등의 문제가 발생하여 병력이 남게 되면 추후에도 보험 가입에 영향을 미쳐 제한을 받거나 출산 후 보험 가입을 할 수 없는 경우도 발생하기 때문에 이러한 위험을 방지하기 위해서라도 출산 전에 가입하는 것이 좋다(발병 질병 완치 후 최대 5년간 보험 가입이 불가능하다).

14. 보험금 청구 시 필요한 서류

사실 사례별로 조금씩 다르므로 이런 상황이 발생할 때에는 보험사를 통해 서류 확인은 필수적으로 하는 것이 좋다.

〈공통 서류〉

① 보험금 청구서 작성은 각 회사 홈페이지 등에서 다운로드가 가능하다.

재해 · 사고 시에는 청구서 상에 사고 내용(경위)을 반드시 기재해야 한다.

② 진단서 또는 입 · 퇴원 확인서

필수 기재 확인 사항 : 진단명, 질병 분류번호, 입 · 퇴원 일자, 의사명, 의사면허번호 및 수술 시 수술명은 반드시 기재되어 있어야 함.

단, 진단 자금 청구 시 최종(확정) 진단서가 반드시 필요하다.

예 : 암, 골절, 화상(심재성 2도 이상), 식중독 등

③ 수익자 신분증 및 통장 사본—화재보험 가입자

④ 병원 진료비 계산서 또는 약제비 영수증

⑤ 수익자가(보험금 수령인) 피보험자 자신이 아닌 경우(배우자 및 자녀관계 등) 건강보험증 사본 또는 주민등록등본과 같은 관계 확인 서류를 첨부한다.

보장 내용별 추가 서류 : 청구 내용에 따라 산모의 산전 기록지 및 기타 초진 차트 등의 서류는 추가로 요구할 수 있다.

15. 누가 가입해야 하나?

임산부는 가입하는 것이 좋다. 옛날과 달리 유해 환경에 많이 노출된 관계로 기형아 출산율이 높아지고 있다. 전체 출산율 90만 명 중 3만 5,000명이 선천성 기형 또는 출산 후 질병으로 입원하고 있다. 단, 태아보험은 출산 직후부터의 선천적 위험까지 보장해 주므로 산모의 건강 상태에 따라 가입이 제한될 여지도 있다.

16. 어느 회사를 선택해야 하나?

기본적으로 정리해 보면 생명보험사는

① 고액의 진단비가 다양하면서 그 보장액이 높은 상품으로 택해야 한다.

② 보장범위가 넓어야 하므로 1~5종 수술비가 보장되고, 기타 질병이나 재해 입원비 보장액이 높은 상품으로 택해야 한다.

③ 소아 다발 질환에 대해 보장액이 강화되어 있어야 한다(폐렴, 천식, 장염 등).

④ 선천성 이상 보장에 대해 반드시 수술비, 입원비가 추가 보장되어야 한다.

화재보험사의 손해보험의 장점은 크게 세 가지 정도로 분류해 볼 수 있다.

의료 실비 보장과 각종 정액 진단비나 입원비에 대한 보장, 배상책임으로 나누어진다.

① 이 중 의료 실비 보장과 배상책임에 대한 보장은 손해보험만의 장점이다.

② 기본적으로 의료 실비 부분은 100%까지는 보장액이 높아야 하며, 통원비까지 보장이 책정되는 상품이 보장범위가 넓을 수 있다.

③ 그 외로 화재보험사 역시 정액 보장이 주어지는데, 고액진단비 항목은 생명보험사보다 보장액은 적지만 보장 항목은 좀 더 다양할 수 있으므로 보장액이 상대적으로 높은 상품을 택해야 한다. 가장 중요한 부분은 바로 일당 입원비인데, 추가로 보장되는 일당 입원비가

높아야 실질적 만족도가 높을 수 있다.
　④ 선천성 이상에 대한 보장과 미숙아에 대한 추가 보장이 가능해야 한다.

태아보험에 가입할 때는 위에 적은 보장 정도는 확인해야 한다.

17. 인터넷보험이란?

인터넷보험에서는 주로 일시 납부 소멸성 보험을 많이 판매하고 있다. 가격이 저렴하여 앞으로 인터넷 시대에 걸맞게 많이 쏟아질 계획이다. 하지만 국내 보험의 현실은 제대혈 상품과 연계해 만들어 놓은 상품이 대부분이다. 단점은 15년 이상 보장되는 상품을 찾기가 어렵다. 그래도 앞으로는 인터넷보험이 활성화될 것이 분명하다. 다시 말하자면 기존에 방문 판매방식을 인터넷 문화에 걸맞게 더욱 편리한 인터넷으로 판매하는 방식이다.

18. 만기 환급형이란?

만기 시에 돈을 찾을 수 있는 상품이 만기 환급형 상품이다. 다만 보험료에 따라 환급 비율은 달라질 수 있다.

19. 고액 치료비 관련 암과 치료과정

백혈병, 뇌암, 임파선암, 골수암 등(회사마다 조금씩 다름)의 태아보험에 가입 시 암 진단금이 많이 나오는 회사에 가입하는 것이 좋다.

현재 소아 암 중 0세에서 18세까지 40%가 백혈병 악성 림프종이다. 성인은 14%밖에 안 되지만 소아 암에서는 많은 비중을 차지하고 있으며, 치료 자금 또한 최소 8천만 원에서 1억 5천만 원까지 든다. 치료 기간은 2년에서 3년이다. 초기에 두 달에서 세 달 입원을 하며, 골수 이식이나 제대혈을 통한 이식, 말초신경을 자극하여 수술하는 세 가지 방법으로 치료를 한 후 항암 치료를 받아야 한다. 치료 시 80% 완치율을 보이고 있다. 치료 시 암 수술비나 암 입원비, 항암 치료 1회 한도보다는 암 진단금이 많이 나오는 것이 도움이 된다고 사람들은 입을 모아 말한다. 그 이유는 나이가 어린 사람일수록 암세포가 빨리 퍼지고 빨리 억제될 수 있으므로 입원을 장기간 할 필요가 없다는 것이다. 입원을 하는 것은 골수 이식, 탯줄혈액 이식, 말초신경 자극 이식 수술을 하기 전에 항암 치료를 해야 하기 때문이다.

20. 소아 다발 질환

폐렴이나 천식, 장염, 헤르니아(탈장), 중이염 등을 보장하는 상품이 만족도가 높다.

21. 태아의 위험은 보통 세 가지

첫째, 인큐베이터 입원의 위험
둘째, 선천성 이상에 대한 위험
셋째, 주산기 질환에 대한 위험

22. 인큐베이터 입원의 위험

조산으로 말미암은 인큐베이터 입원(미숙아 및 저체중아)과 정상적으로 분만은 했지만 내·외부적 요인에 따른 바이러스 감염에 의한 인큐베이터 입원이 있다.
　① 내부적인 요인은 출산과정에서의 황달 및 패혈증
　② 외부적인 요인은 출산 후 헤르페스 바이러스 감염, 세기관지염, 감염성 설사와 장염, 로타 바이러스 감염, 선천성 이상으로 외부와 일시적으로 단절시키기 위한 인큐베이터 입원

23. 선천성 이상에 대한 위험

선천성은 일반 질병과 달리 분리되는 질병이기 때문에 선천성에 대한 보장이 없는 회사의 상품을 선택한다면 보장을 받지 못할 수도 있다.

선천성 이상은 태아 출산 후 검사하는 과정에서 발견되는데, 임신 중일 때(16~22주)의 양수검사와 기형아검사는 확률적으로 30~60% 정도만 정확하기 때문에 보

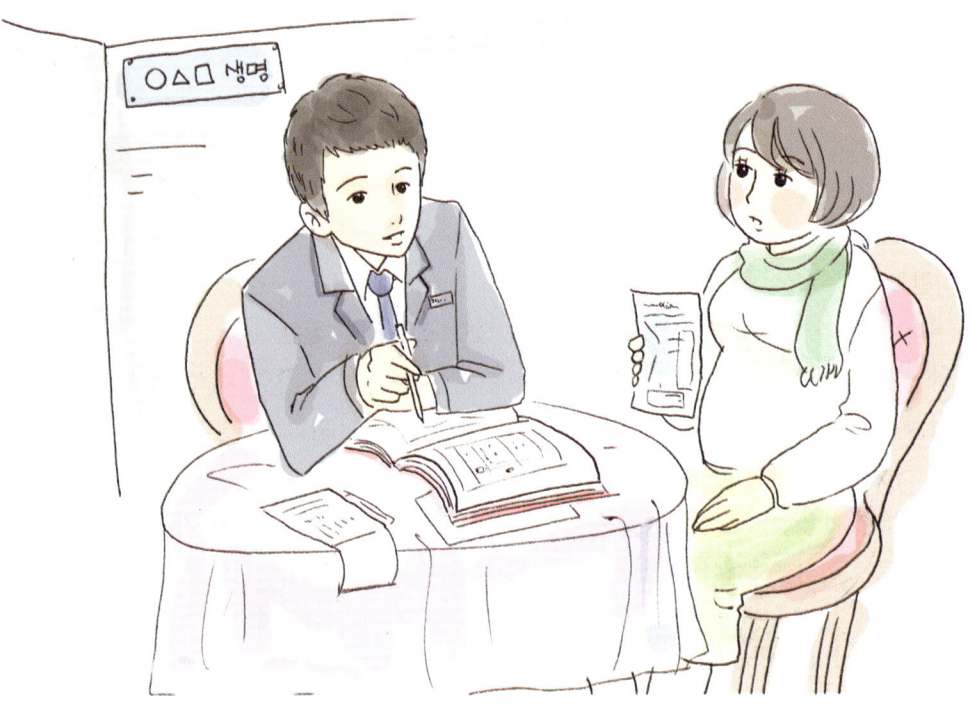

통은 출산 후의 2차 검사에서 많이 발견되고 있다.

대표적으로 많이 발견되는 선천성 이상은 심장판막증, 심장중격결손증, 항문폐쇄, 질폐쇄, 유문협착, 달리 분리되지 않는 선천성 이상 등이다.

24. 주산기 질환에 대한 위험

출생 후 호흡곤란증 또는 무호흡증, 폐혈증 등이 이에 속한다. 이런 질병을 동반하여 입원 시 3일 초과 1일당 입원비가 추가로 지급된다.

25. 특약에 대한 분석은 필수

일단 태아보험에서 출산 직후에 발생할 수 있는 선천성 이상 징후나 조산으로 말미암은 합병증 등 태아 보장 특약에는 꼭 가입하는 것이 좋다. 선천성 이상은 성장과정에서 나타나는 것이 태반이기 때문에 보장 기간을 길게 할수록 좋다. 주산기 질환은 1년간 의무납입이며, 출생 후 1년간 보장된다. 입원비는 만기가 되는 시점까지 하는 것이 좋고, 통원 특약을 선택 시 유의할 점이 있다(생명보험). 보통 입원보다 통원을 많이 하니까 가입하려는 사람이 많은데, 단서 조항을 자세히 보면 암 혹은 특정 질병에만 지급되고 일반 질병이나 상해는 제외되는 경우가 많다.

26. 생명보험을 중복 가입하면 보험사고가 발생했을 때 모든 보험에서 보상을 받을 수 있나?

손해보험은 피보험자가 보험사고에 의해 실제 입은 손해를 보상하는 보험으로서(개인연금, 장기 보험 등 제외) 가입한도를 초과하거나 중복으로 보험에 가입한 때에는 피보험자가 실제 입은 손해액만을 보상받게 된다.

예를 들어 한 아이에 대해서 중복으로 화재보험을 두

곳에 가입했다면 두 곳 중 한 곳에서만 보상받거나 실제 보험금에 대해서 반반씩 지급된다.

생명보험은 손해보험과 달리 보험사고가 발생하면 보험회사와 계약자가 정한 금액을 지급하는 보험이므로 가입자가 비록 다수의 보험에 가입하였다 하더라도 가입한 모든 보험계약에서 약관으로 정한 보험금을 받을 수 있다. 생명보험과 화재보험에 가입했다면 물론 두 곳 다 지급된다. 두 상품의 보험 성격이 다르고 보험 지급 절차가 다르기 때문이다.

27. 보장 내용을 잘 살펴본다.

암, 질병, 재해, 상해 등 보장 내용을 잘 살펴봐야 하며, 약관도 읽어 보고 확인해 보는 것이 좋다.

28. 보험료가 저렴한 것이 좋다.

물론 무턱대고 저렴한 것이 좋다는 것은 아니다. 일단 보험료를 볼 때는 보장 기간이 몇 년인지, 납부 기간이 몇 년인지, 환급률은 얼마인지 그리고 보장에 대비해서 보험료가 저렴한지를 잘 살펴봐야 한다.

보험료가 유난히 저렴하다면 분명히 저렴한 이유가 있으니 왜 그런지도 잘 살펴봐야 한다.

29. 보험의 구성이 좋아야 한다.

즉, 한쪽에 치우친 보장은 좋지 않다. 보험은 말 그대로 미래에 일어날 수 있는 일들에 대한 보장을 받는 것이다. 그런데 미래에 어떤 일이 일어날지는 아무도 알 수 없다. 따라서 될 수 있는 한 두루두루 보장되는 것이 좋다. 물론 그렇다고 크게 필요 없거나 효율성이 많이 떨어지는 보장이 있는 것도 좋지 않다.

즉, 필요한 부분은 많고 필요 없는 부분은 제외하여 보험을 구성하면 좋다.

30. 보험금 지급 시스템도 확인한다.

보험에 가입해 놓고 보험금 지급이 잘 안 되는 경우를 종종 볼 수 있다. 보험금 지급이 까다롭고 절차가 복잡한지, 어떤 절차를 밟아야 하고 어떤 변수가 있는지를 꼼꼼히 따져 봐야 한다.

31. 비싸다고 무조건 좋은 것은 아니다.

좋은 보험이란 보험료 대비 보장 내용이 좋은 상품을 말한다. 따라서 가격이 비싸다고 무조건 좋은 것은 아니다. 가격이 비싸면서 지급이 잘 안 되거나 불필요한 보장에 추가로 가입하게 된다면 보험의 효율성이 많이 떨어진다.

비싼 보험료를 아끼고 그 돈으로 적금을 하는 것이 훨씬 더 이익이 될 수도 있으므로 보험의 효율성을 극대화하는 것이 가장 좋은 설계이다.

32. 사고 처리 담당자가 필요한 이유

아이가 아프면 부모는 당연히 당황하고 정신이 없다. 이때 명료하게 청구방법을 안내해 줄 수 있는 관리자가 있다면 아마 좀 더 편하게 청구할 수 있을 것이다. 이는 보험사에서 해주는 사항이 아니며, 판매자가 임의로 부여하는 서비스이므로 이런 부분에서 책임감이 있는 판매자를 통해 가입해야 한다.

33. 보험증권은 언제 받나?

보험증권은 보험사마다 다소 시간적 차이가 있을 수 있기 때문에 기본적으로 10일 내지는 15일 정도면 가입 시 주소로 발송된다. 보험증권을 잃어버렸으면 언제든지 재발행 신청을 하고 재발급받을 수 있으며, 산후 증권이 없으면 보장을 못 받는다고 생각하는 사람도 있는데 요즘의 보험증권은 유가증권으로서의 의미는 없다.

34. 만기 환급 상품과 순수 보장형 상품

이 부분에 대한 선택은 모든 보험사에서 이루어질 수 있는 부분은 아니며, 특정 보험사에서만 선택이 가능하므로 상품을 결정할 때에는 이 부분부터 미리 결정하기 보다는 보장 위주로 정한 후 차차 결정하는 것이 좋다.

간혹 보장은 환급형 상품이 마음에 드는데 납입 금액 때문에 고민을 하는 사람들은 환급형 상품이라고 해도 환급 비율이나 납부 기간에 따라 얼마든지 소멸형 정도의 금액으로 설계가 가능하므로 이 부분은 나중에 결정하는 것이 좋다.

35. 아이가 태어나면 보험 가입이 어렵다?

태아 때처럼 가입하고 싶다고 바로 가입할 수 있는 것이 아니다. 출생신고 뒤 주민번호가 나와야 가입 가능하다. 만약 무시하고 태아보험처럼 가입하면 차후에 보험 해지 사유가 될 수 있으므로 주의해야 한다.

태어난 어린아이는 보통 작은 질병에 많이 걸린다. 쉬운 예로 아이가 감기에 걸린 상태에서 보험에 가입하려면 완치되고 최소 1~3개월은 기다려야만 보험사에서 가입을 허용한다. 보험사는 아이의 감기가 폐렴으로 발전할 것을 우려하여 아기가 태어난 후 기간을 두고 아무 이상이 없을 때에만 보험 가입을 허용한다. 경우에 따라 1년이 지난 후에 가입되기도 하므로 아무 증상이 없는 시기인 태아 때 가입하는 것이 좋다. 이때 아이가 조산으로 인큐베이터에 입원한 경력이 있으면 보험 가입은 3년까지 제한을 받고 있다.

36. 쌍둥이(다태아)보험은 어떤 것이 좋을까?(인공/자연임신)

다태아의 경우 단태아보다 조산할 위험이 많아서 조산 시 인큐베이터 입원비가 많이 지급되는 회사의 상품을 고르는 것이 좋다. 그렇지만 현재 생명보험의 경우 다태아에 대한 보험을 인수하는 회사는 1개 회사 정도이며, 보험사에서는 다태아의 위험률이 단태아보다 높아서 먼저 출생한 아이에 대해서만 보장해 주거나, 먼저 나온 아이가 보험에 가입하더라도 특약 사항에 제약을 하고 있다. 특히 인공수정이냐 자연임신이냐도 인수에 영향을 미치므로 이 부분 역시 정확히 확인해야 한다.

37. 산모에게 지병이 있는 경우 또는 유산 방지 주사를 맞았다면?

태아보험의 보장은 주 피보험자로 설정되는 아기를 위주로 이루어지기는 하지만, 산모와 아이가 함께 있다는 특수성상 산모에 대한 고지가 철저히 이루어지는 편이다. 그러므로 임신 중 있었던 사항은 아무리 사소한 부분이라도 보험사에 알리고 심사를 받아야 불이익이 없으며, 임신 전이라면 진단을 받았거나 장기 치료, 수술, 입원 등을 상세하게 알릴 필요가 있다. 본인 보험에 가입할 때와 같다고 생각하면 되며, 입덧으로 말미암은 수액 투여나 유산 방지 주사 부분도 알릴 의무가 있다.

38. 산모는 어떤 보험에 가입해야 할까?

임신 중인 산모라도 건강보험에 가입할 수 있다. 그렇지만 출산 시점에 대한 위험성에 대해서는 보장에서 제외된다. 제왕절개 및 산후 후유증에 대한 보장은 임신 중에 가입한 보험은 1년이나 3년 동안은 부담보가 설정된다.

물론 임신 전에 생명보험사의 건강보험 및 종신보험에 가입했다면 제왕절개 및 산후 후유증에 대한 보장을 받을 수 있다.

부담보란 보험 기간 중 특정 부위 및 특정 질환에 대해서 보장을 해주지 않는 것을 말한다.

39. 남자 아이와 여자 아이의 보험료가 왜 다른가?

보험료는 사고 발생률(위험률)에 따라 책정된다. 여아보다 남아가 다치는 확률이 높고 보험은 사고에 대해서 보장해 주는 것이기 때문에 사고 확률이 높은 남아는 위험률만큼 보험료가 높게 책정되어 있다. 태아는 성별을 알 수가 없고, 안다고 해도 우선 남자 아이의 보험료로 납부했다가 아이가 태어난 후 여자 아이이면 이미 낸 남아 보험료와 여아 보험료의 차액은 태아 등재 시 환급받을 수 있다. 간혹 회사마다 납부를 차액만큼 안 하는 경우도 있는데, 주로 생명보험사에 국한되는 사항이다.

40. 역선택이란?

보험계약 이전에 발생할 수 있는 상황에 대해서 계약자가 이를 알리지 않고 보험 가입을 하는 경우를 말한다. 그러면 보장을 안 해주는 권한과 계약 해지 권한까지도 보험사에 있는데, 당장의 문제보다도 추후 보험 가입에 제한이 있으므로 고지의무는 철저히 지켜주는 것이 좋다. 간혹 설계사가 괜찮다고 이야기했다는 경우도 있는데, 이때에는 반드시 보험심사부에 물어본 후 진행을 해야 추후 불이익이 없다.

41. 가입 후 유지가 안 되었는데 출산 후 보험사고가 발생한다면?

태아보험, 어린이보험 가입도 중요하지만 계약자의 부주의로 2개월간 보험료를 내지 못했다면 실효가 된다. 실효 시에 혹시 사고가 나면 보장이 안 되고, 신규 가입이나 부활도 어려워지므로 항상 이체 상황은 주의 깊게 조회해야 한다.

42. 집 주소가 바뀌면 회사에 알린다.

집 주소가 바뀌거나 전화번호가 바뀐다면 회사에 알려야 한다. 보험 실효 전 가입한 보험사에서는 전화 연락도 하고 우편으로도 실효를 알린다. 이때 계약자가 이사를 하였거나 전화번호가 바뀌었다고 회사에 알려주지 않았다면 회사는 회사의 의무를 다했으므로 계약자의 과실이다.

43. 보험은 보장을 안 받을 때가 가장 좋은 것이다.

보험은 사고에 대비한 것이다. 그러므로 보장을 안 받을수록 좋은 일이다.

자료 제공 : 태아보험 전문 기업 인슈랩

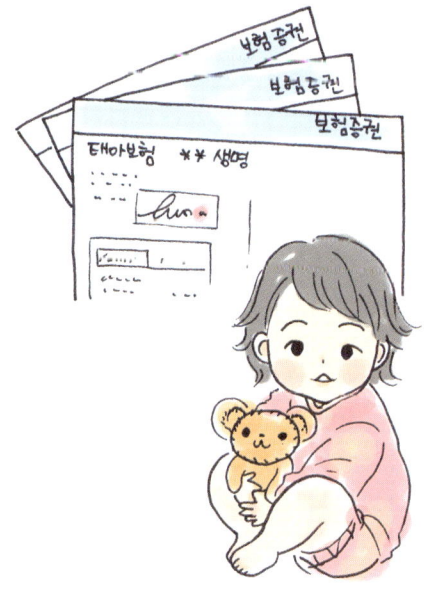

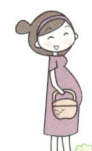

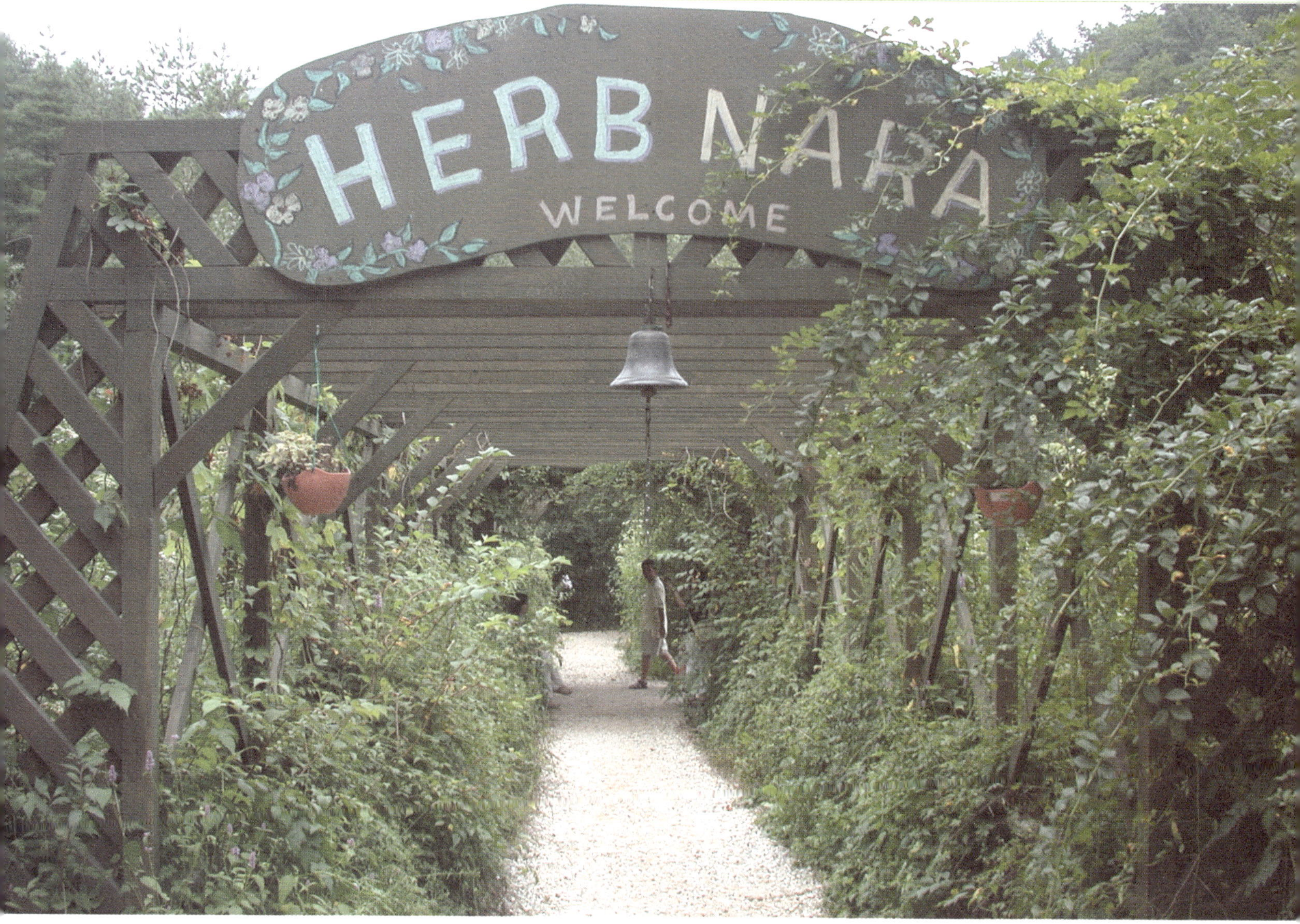

[기분 UP 향기 여행]

1. 허브나라

MINI DATA

위치 : 강원도 평창군 봉평면 흥정리 303
문의 : 033-335-2902
홈페이지 : http://www.herbnara.com
관람 시간 : 08:30~18:00(17시까지 입장)
입장료 : 어른 5,000원
숙박 시설 : 있음
음식점 : 있음
주차 : 가능
계절 : 사계절

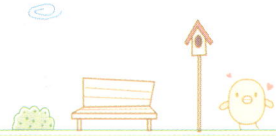

찾아가는 길

승용차 : 영동고속도로 → 장평 I.C.(6km) → 봉평면(6km) → 홍정계곡 입구(3km) → 허브나라

대중교통 : 동서울 시외버스터미널, 대전, 대구, 부산, 광주 버스터미널에서 장평터미널까지 → 장평터미널에서 허브나라까지 택시를 이용하거나 봉평까지 시내버스 이용 후 봉평에서 택시 이용

개요

요리 정원, 향기 정원, 셰익스피어 정원, 약용 정원, 차 정원, 미용 정원, 명상 정원 등 14개의 테마를 가진 국내 최고의 허브 여행지이다. 유리 온실이 있어 겨울에도 허브 여행을 할 수 있으며, 허브 요리와 허브차, 각종 허브 상품 등도 준비되어 있고, 고급 펜션 스타일의 숙소도 있다.

포인트 여행지

허브나라 한터울 : '한국과 터키가 하나되는 울타리'라는 의미의 터키 문화 소개 갤러리. 터키의 목공예 작품, 화려한 문양의 도자기, 전통 의상, 옛 주방 소품 등이 아기자기하게 전시되어 있으며, 작은 핸드페인팅 제품들이나 찻잔 등의 터키 기념품을 살 수 있는 코너도 있다.

홍정계곡 : 허브나라는 홍정계곡 안에 있어 더욱 빛나는 여행지가 된다. 맑은 물이 굽이치는 홍정계곡은 허브나라가 없었다고 해도 그 자체만으로도 훌륭한 여행지가 되었을 곳이다.

계곡 입장료 : 여름철인 7~8월에만 마을관리 휴양지로 어른 2,000원, 어린이 1,000원의 입장료 받음. 허브나라 탐방객은 계곡 입구에서 입장료 내고 들어가 허브나라 매표소에서 계곡 입장료 공제받고 허브나라 입장권 구입함.

무이예술관 : 조각가, 화가, 서예가, 도예가 네 명이 모여 옛 무이초등학교를 예술 터전으로 바꿔 놓았다. 다양한 작품 감상과 더불어 도예 체험, 판화 체험, 서예 체험도 예약하면 가능

연락처 : 033-335-6700

입장료 : 어른 2,000원, 어린이 1,000원(각종 체험료는 별도)

입장 시간 : 3~10월 09:00~19:00, 11~2월 10:00~17:00

휴관일 : 매월 첫째, 셋째 월요일

홈페이지 : http://www.mooee.co.kr

좋은 숙박지

허브나라 농원 : 허브나라의 숲 속에는 11개의 시설 좋은 펜션이 있다. 천장에 창이 있어 객실에서 하늘을 볼 수 있는 방들과 월풀욕조가 있어 허브 목욕재를 넣고 아로마 목욕을 할 수 있는 방들이 있어 이색적이다. 모든 객실에서 취사 가능하며 취사 도구는 모두 준비되어 있다.

숙박비 : 인원과 크기에 따라 일반실은 8~26만 원, 특실은 20~30만 원 / 비수기(10월 중순~4월 말), 평일(일~목요일)에는 20% 할인 / 자세한 시설과 사진은 허브나라 홈페이지 참조

문의 및 예약 : 033-335-2902(전화 예약 필수)

추천 맛집

허브나라 자작나무집 : 허브를 넣어 요리한 다양한 메뉴가 준비된 허브나라 안에 있는 식당. 자작나무집 2층에는 허브차, 허브 아이스크림, 허브 떡, 허브 잼과 토스트 등을 차려 내는 찻집도 있다. 허브토스트정식과 허브비빔밥정식은 7,000원, 허브그린샐러드와 허브함박스테이크 정식, 허브제육볶음정식은 1만 원. 정식에는 허브차가 포함되며, 양정식에는 샐러드도 포함

문의 및 예약 : 033-335-2902

이 지역에서 임산부에게 적당한 기타 탐방지

봉평 메밀꽃밭(8~9월), 가산 이효석 문학관, 팔석정, 유씨어터

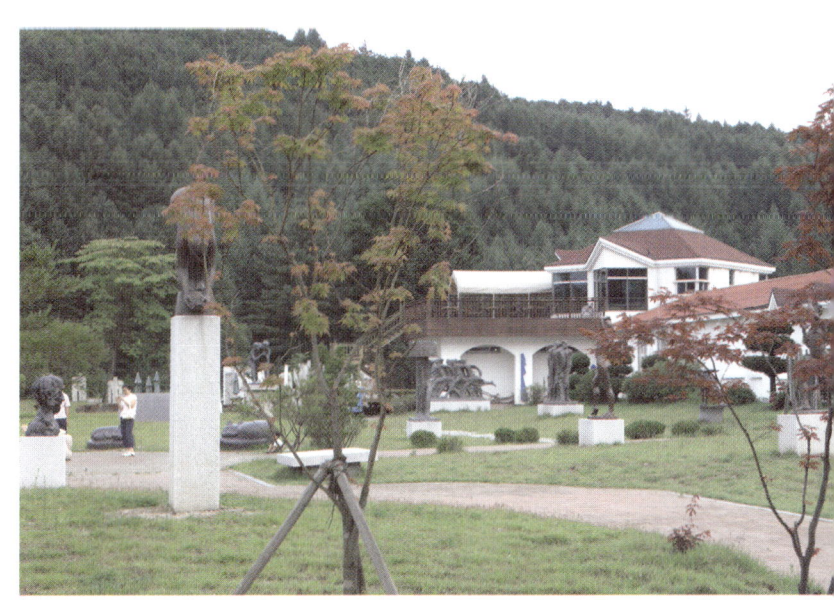

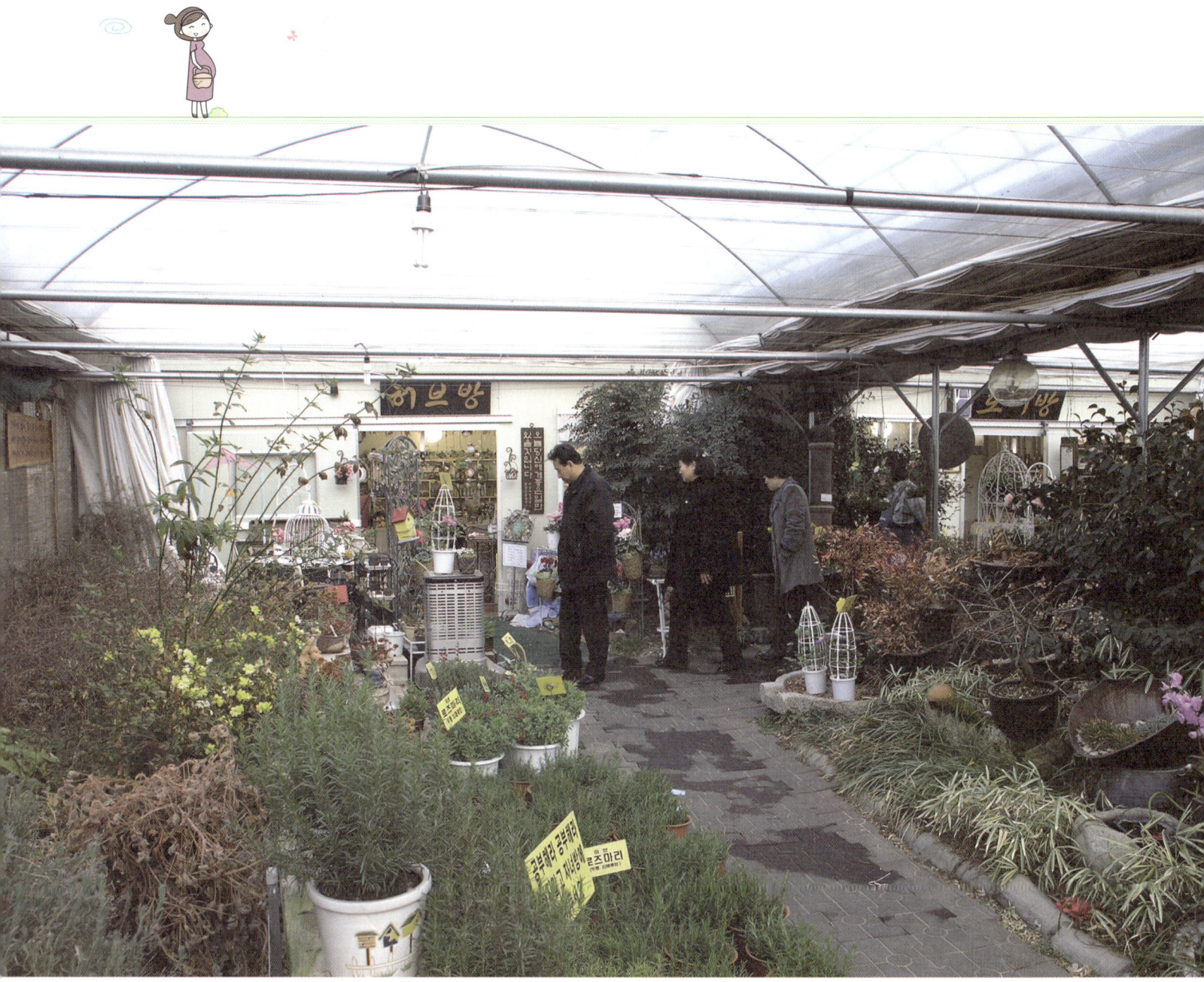

[기분 UP 향기 여행]

2. 풀향기 허브나라

MINI DATA

위치 : 경기도 양평군 용문면 덕촌리 14-1
문의 : 031-771-1809
홈페이지 : http://pulpul.co.kr
관람 시간 : 09:00~18:00
입장료 : 없음
숙박 시설 : 주변 이용
음식점 : 주변 이용
주차 : 가능
계절 : 사계절

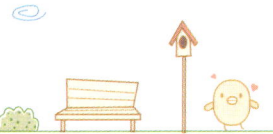

찾아가는 길
승용차 : 6번 국도 서울에서 홍천 방향 → 용문터널 → 용문휴게소 → 용문사 이정표 보고 빠져나옴 → 용문사 방향으로 5분 진행하면 우측에 풀향기 허브나라 입간판 나옴

대중교통 : 동서울터미널이나 상봉터미널에서 양평 또는 용문행 시외버스 이용(또는 청량리역에서 매 시간 있는 기차 이용하여 용문역까지 와도 됨) → 양평 출발하여 용문 경유해 용문사까지 오는 시내버스 이용(풀향기 허브나라에서 내려 달라고 할 것)

개요
서울에서 1시간 거리의 1,000년 넘은 은행나무로 유명한 양평 용문사 입구에 위치한, 허브 식물과 아로마 제품들을 볼 수 있는 곳이다. 다른 허브 농원보다 규모는 작지만 30여 종의 허브와 더불어 130여 종의 야생화를 볼 수 있고, 다양한 체험을 할 수 있다는 최고의 장점을 가진 곳이다. 또한 차로 5분 거리에 용문산 입구에서 용문사까지 이르는 울창한 산책길이 있어 더욱 좋다.

포인트 여행지
풀향기 허브나라의 다양한 체험 : 허브 비누 만들기, 허브 심기, 허브 점토 양초 만들기, 허브 치약 만들기, 허브 베갯속 만들기, 허브 방향제 만들기 등 10여 가지의 허브 관련 체험을 할 수 있다. 체험 소요 시간은 한 가지에 20~40분 정도 걸리며, 체험 비용은 4,000~1만 원

용문사 : 1,000년이 더 된 오랜 내력을 가진 명찰. 입구에 수령 1,100여 년으로 추정되는 우리나라에서 가장 키가 큰(62m) 은행나무(천연기념물 제30호)가 있어 더욱 유명하다. 입구 주차장에서 용문사까지 오르는 완만한 산책길이 숲과 계곡으로 아름다워 임산부들에게 더욱 좋은 여행지가 된다.

연락처 : 031-773-0088
입장료 : 어른 1,800원, 어린이 800원
주차료 : 승용차 2,000원
홈페이지 : http://www.yongmunsa.org

민물고기 생태학습관 : 경기도 민물고기 연구소에서 운영하는 민물고기의 생태에 대해 종합적으로 배울 수 있는 곳이다. 아름다운 민물고기들을 볼 수 있는 생태수족관이 58개나 있으며, 야외에 터치풀과 생태연못도 있다.

연락처 : 031-772-3480

입장료 : 무료
관람 시간 : 10:00~17:00
휴관일 : 매주 월요일과 설날, 추석 당일
홈페이지 : http://fish.gg.go.kr

좋은 숙박지
양평 하늘호수 펜션 : 풀향기 허브나라 인근에 있는 주변 정서 만점의 호숫가 펜션이다.

숙박비 : 커플 룸(10~14평) 6~8만 원, 단체 룸(28~45평) 18~30만 원
문의 및 예약 : 031-771-6009
홈페이지 : http://www.tpension.net

추천 맛집
용문산식당 : 용문사 인근 식당들은 경기도에서 가장 산채를 잘 차려내기로 유명한 지역이다. 용문사 입구 상가단지의 가장 안쪽에 위치한 용문식당은 갖가지 제철 산나물을 비롯하여 도토리묵, 된장찌개 등 20여 가지의 찬으로 담백하고 맛깔스러운 산채정식을 차려 낸다.

음식값 : 산채정식 8,000원
문의 및 예약 : 031-773-3433

이 지역에서 임산부에게 적당한 기타 탐방지
설매재자연휴양림, 양평 산수유마을(4월 꽃, 10월 열매)

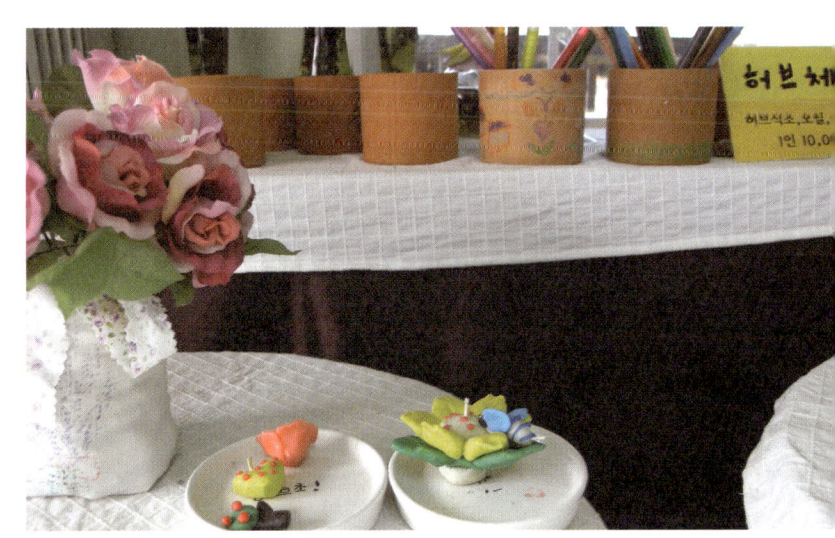

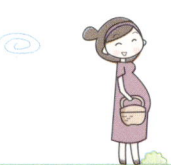

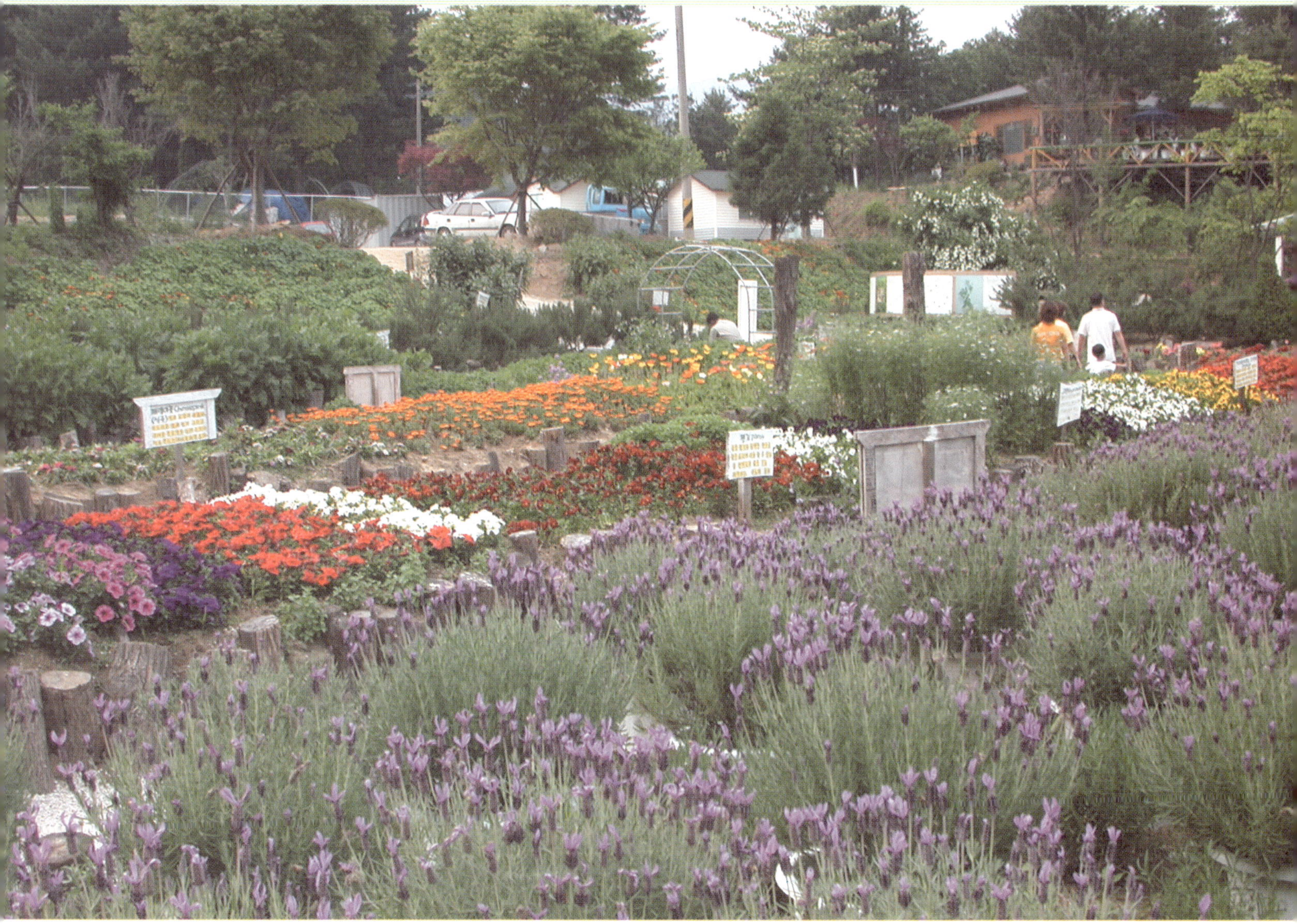

[기분 UP 향기 여행]

3. 허브아일랜드

MINI DATA

위치 : 경기도 포천시 신북면 삼정리 517-2
문의 : 031-535-6494
홈페이지 : http://www.herbisland.co.kr
관람 시간 : 10:00~18:30(연중 무휴)
입장료 : 없음
숙박 시설 : 있음
음식점 : 있음
주차 : 가능
계절 : 사계절

찾아가는 길

승용차 : 서울 동부간선도로 → 의정부 지나 포천 방향으로(43번 국도) → 송우리 → 대진대 → 포천 시청 → 신북 면사무소 사거리에서 경복대학교 입구 쪽으로 좌회전(368번 지방도) → 12km 진행하여 우측에 나오는 삼정초등학교 쪽으로 진입하면 허브아일랜드

대중교통 : 지하철 1호선 이용하여 마지막 역인 소요산역 하차 → 소요산역 앞 버스정류장에서 신북온천행 버스(길 건너 농협 앞에서 57번 버스, 매 시간 50분에서 정각 사이 도착) 이용 → 신북 온천 지나 삼정리에서 하차하면 허브아일랜드

개요

1만여 평의 대지에 꾸며진 허브 농장. 봄부터 가을까지 싱그러운 허브가 자라고 있는 허브 가든, 한겨울에도 허브를 볼 수 있는 허브 하우스, 허브 카페, 허브 베이커리, 허브 식당, 허브 매장 등 허브에 관한 모든 것을 즐길 수 있다. 150여 종의 허브 향을 맡으며 스트레스를 풀 수 있으며, 허브 제품을 구입할 수도 있다.

포인트 여행지

허브 선물 가게와 향기 가게 : 향긋한 허브차는 물론 허브 사탕, 허브 잼, 허브 비누 등을 다양하게 전시·판매하고 있다. 한두 가지 소품으로 허브 농원에서의 기억을 오래오래 간직할 수 있다. 허브 사탕 4,000원, 수제 허브 비누 1만 원

신북온천 환타지움 : 중탄산나트륨 성분의 온천으로 수질이 매끄럽고 노화 방지, 피부 미용에 효과가 있는 것으로 알려져 있다. 불 한증막은 물론 노천탕, 바데 풀, 유수 풀 등이 갖춰져 있다.

개장 시간 : 평일 06:30~19:00, 주말 및 공휴일 06:00~20:00(바데 풀, 파도 풀, 불 한증막은 1~2시간 늦게 시작하고 일찍 끝남)

입장료 : 대온천탕 – 어른 6,000원, 어린이 4,500원 / 주말 및 공휴일 자유이용권(대온천탕+바데 풀+파도 풀) – 어른 1만 5,000~2만 5,000원, 어린이 1만~2만 원

문의 : 1577-5009

홈페이지 : http://www.shinbukspa.co.kr

좋은 숙박지

허브아일랜드의 아로마테라피 체험실 : 허브에 둘러싸인 채 향긋한 하룻밤을 보낼 수 있다. 허브 에센셜 오일을 넣은 월풀 욕조에서 허브 스파 목욕을 즐기고, 허브 매트와 허브 베개, 향기 치료 음악으로 숙면을 취할 수 있다. 라벤더 방은 마음의 안정에, 오렌지 방은 피로 회복과 호흡기에, 페퍼민트 방은 스트레스와 긴장 완화에, 장미 방은 여성의 기능성 증상에 도움이 된다. 세 종류의 허브차와 허브 커피도 준비되어 있으나 취사 도구는 없으며, 취사 자체가 금지되어 있으므로 참고할 것

숙박비 : 2인실 15만 원, 6인실 20만 원

문의 및 예약 : 031-535-6498

추천 맛집

허브 레스토랑과 허브 갈비 : 허브아일랜드 안에 허브 레스토랑과 허브 갈비 요리집이 있어 허브 향 가득한 별미 음식을 맛보기에 좋다.

음식값 : 허브 레스토랑 – 허브비빔밥 5,000원, 허브돈가스, 허브생선까스, 허브날치알밥, 허브스파게티 9,000원 / 허브 갈비 – 허브이동갈비 1인분 2만 원, 허브갈비탕 6,000원, 허브불고기정식 9,000원

문의 및 예약 : 031-535-6497

이 지역에서 임산부에게 적당한 기타 탐방지
전곡리 선사시대 유적지, 신라 마지막 경순왕릉

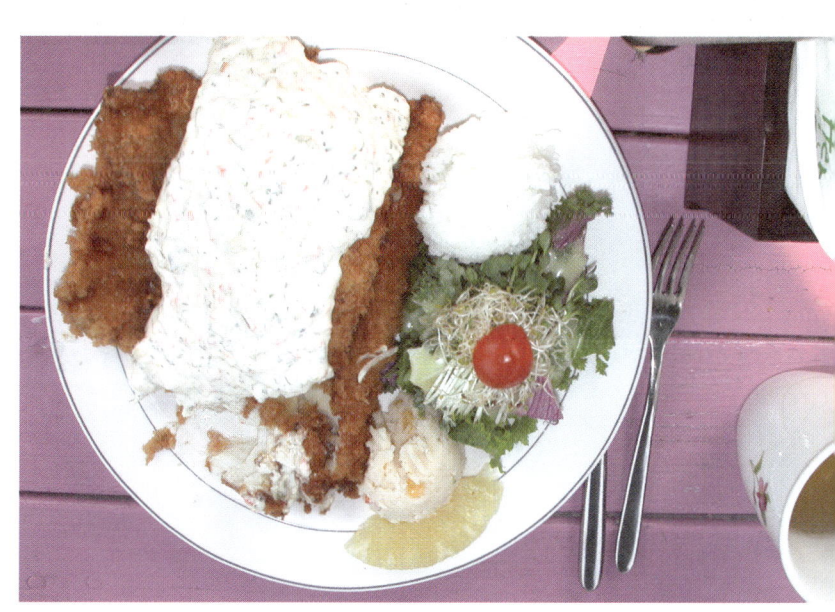

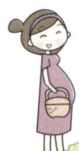

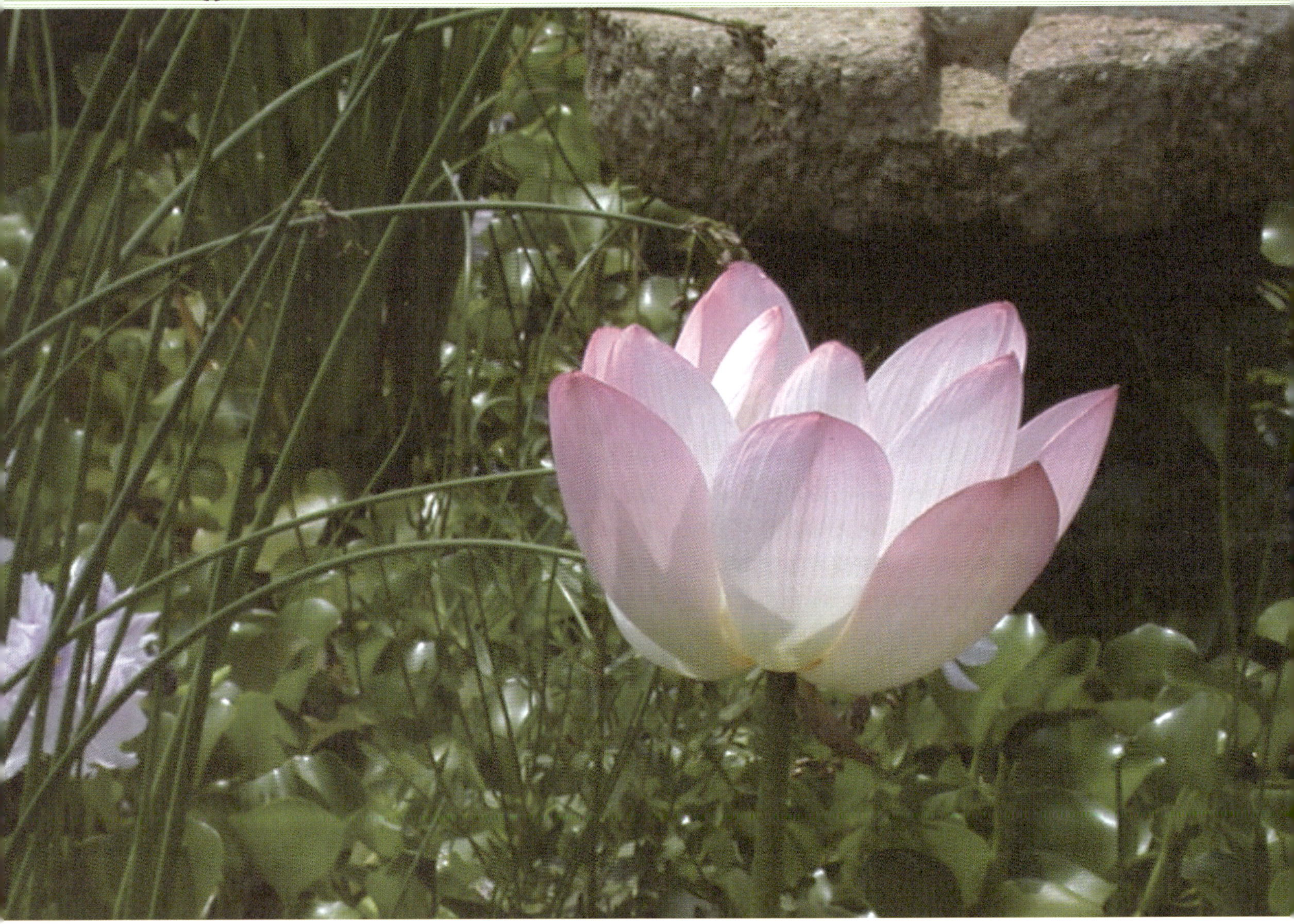

[기분 UP 향기 여행]

4. 회산 백련지

MINI DATA

위치 : 전라남도 무안군 일로읍 복용리 회산 백련지
문의 : 061-450-5319(무안군청 문화관광과)
홈페이지 : http://tour.muan.go.kr
관람 시간 : 제한 없음
입장료 : 없음
숙박 시설 : 주변 이용
음식점 : 주변 이용
주차 : 가능
계절 : 여름

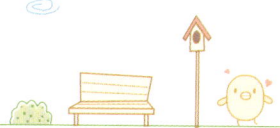

찾아가는 길

승용차 : 서해안 고속도로 무안 I.C. → 1번 국도 무안 방향 → 무안병원 앞 삼거리에서 좌회전 → 몽탄면 → 일로농공단지 앞 삼거리에서 좌회전 → 회산 백련지

대중교통 : KTX 서울 - 목포 간 1일 8회 운행(3시간 20분 소요), 항공 서울 - 목포 간 1일 1회 운행(50분 소요) / 목포 - 무안 간 버스 5분 간격 수시 운행(20분 소요)

개요

무안의 일로읍에 있는 10만 평 규모의 동양 최대 백련 서식지. 일제 시대 때 조성되었던 저수지에 인근 주민들이 백련 12주를 심은 것을 시작으로 점점 번식하였고, 지자체의 관광지 조성 열가 더해져 국내 최고의 연꽃 단지가 되었다. 연꽃 핀 연못 사이로 산책로가 설치되어 있고, 연못 가장자리에는 각종 수생식물들을 관찰할 수 있는 식물원도 있다.

포인트 여행지

연꽃 핀 백련지 산책 : 뿌리는 지저분한 흙탕물 속에 두어도 물 위에 드러나 있는 꽃은 가장 맑고 깨끗한 모습으로 피는 연은 그 특성 때문에 불교를 상징하며, 세상을 정화하는 모습에 흔히 비유된다. 연꽃은 여름 한철 여기저기서 계속 피고 지는데, 한낮의 뜨거운 햇살에는 봉우리를 다물고, 이른 아침과 저녁녘 해가 없을 때 피어난다. 특히 해 뜨기 전 이른 새벽에 활짝 핀 연꽃을 보며 은은한 연 향이 풍기는 연못을 산책하노라면 세상의 근심 걱정과 더러움을 모두 떨쳐 버릴 수 있을 것 같다. 매년 8월 중순경 무안 백련대축제 개최

'주몽' 촬영지 삼한지 테마파크 : 2007년 상반기까지 가장 큰 인기를 끌었던 드라마 '주몽'의 촬영지인 나주 삼한지 테마파크가 백련지에서 차로 20여 분 거리에 있다. 드라마를 감명 깊게 본 사람들에게는 장면 장면이 생생하게 기억될 드라마 속 촬영지를 보는 재미가 있으며, 드라마와 관계없이도 영산강이 휘돌아 나가고 나주평야가 펼쳐지는 모습이 한눈에 내려다보이는 삼한지 테마파크 산책은 좋은 여행거리가 된다.

연락처 : 061-335-7008
입장료 : 어른 3,000원, 어린이 800원
주차료 : 승용차 1,000원
홈페이지 : http://joomong.olive9.com

좋은 숙박지

무안 톱 관광펜션 : 무안의 서쪽 망운면에 있는 톱머리해수욕장 안쪽에 자리한 쾌적한 펜션단지. 넓은 정원에 골프연습장, 세미나실, 바비큐장 등이 갖추어져 있으며, 12평부터 38평까지 여덟 종류의 다양한 평형대에 총 25개의 객실이 준비되어 있다.

숙박비 : 12평형(4인 기준) 6~12만 원, 20평형(8인 기준) 14~20만 원
문의 및 예약 : 061-454-7878
홈페이지 : http://www.topmeori.com

추천 맛집

두암식당 : 짚에 불을 붙여 석쇠에 담긴 삼겹살을 순식간에 구워 내는 짚불구이의 원조집이다. 짚 향이 배어들고 기름이 빠져 담백하고 고소한 삼겹살을 맛볼 수 있다. 무안 특유의 양파 김치와 갈치속젓을 고기에 얹어 두암식당에서 직접 기른 야채에 싸 먹는 맛이 일품이다.

음식값 : 짚불구이 1인분(석쇠 1판) 8,000원
문의 및 예약 : 061-452-3775

이 지역에서 임산부에게 적당한 기타 탐방지

무안 홀통해변, 함평 자연생태공원, 함평 해수찜

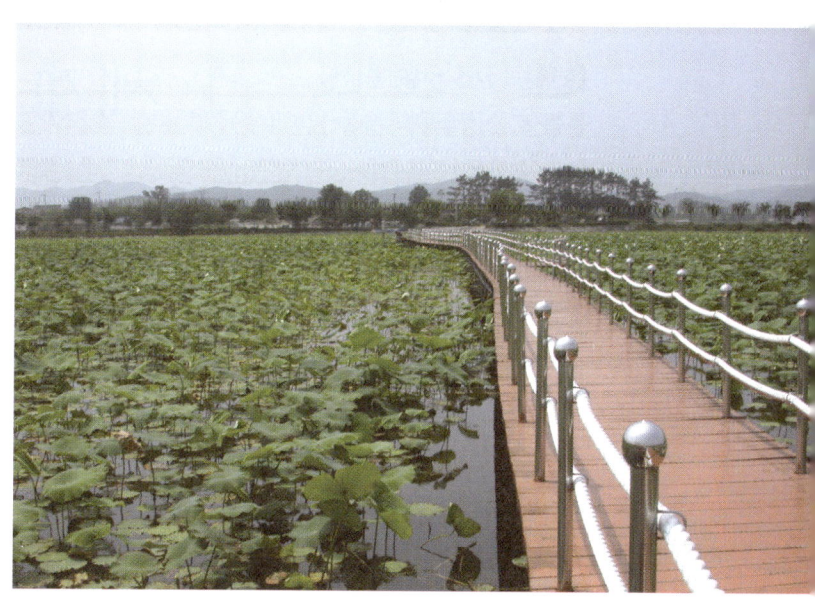

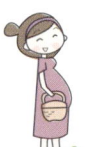

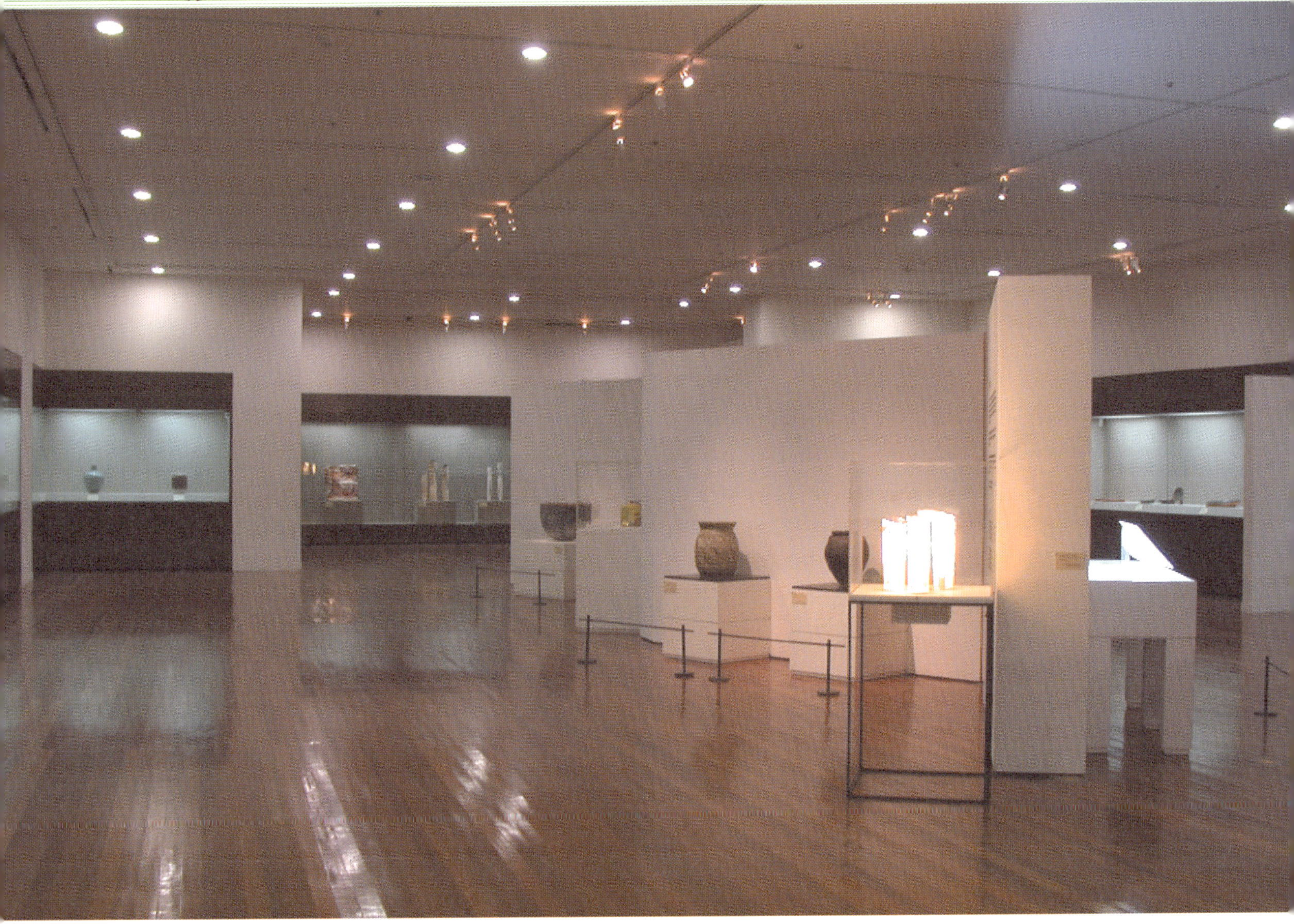

[영양 만점 보양 여행]

1. 세계도자센터와 이천 쌀밥

MINI DATA

위치 : 경기도 이천시 관고동 산69-1
문의 : 031-631-6501
홈페이지 : http://www.wocef.com/museum/icheon
관람 시간 : 09:00~18:00(매주 월요일 휴관)
입장료 : 어른 2,000원
숙박 시설 : 주변 이용
음식점 : 주변 이용
주차 : 가능
계절 : 사계절

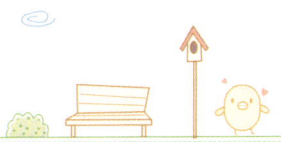

찾아가는 길
승용차 : 영동고속도로 이천 I.C. → 3번 국도 이천, 광주 방향 → 우측에 미란다호텔 지난 후 계속 직진하면 설봉공원, 세계도자센터 좌회전 입간판 나옴

대중교통 : 강남고속터미널, 동서울터미널, 인천 시외버스터미널, 성남 시외버스터미널, 수원 시외버스터미널 등에서 이천터미널까지 버스 수시 운행 → 이천터미널에서 택시 이용

개요
이제는 세계적 도자예술제가 된 '경기도세계도자비엔날레'의 주행사장이었던 이천의 설봉공원과 세계도자센터에서 문화의 향기를 듬뿍 머금고 이천 쌀밥으로 영양 만점 여행을 즐긴다. 설봉공원은 경기도에서 몇 안 되는 잘 정비된 호수공원이다. 기분 좋은 호숫가 산책길 위에 위치한 세계도자센터에서는 세계 정상급의 도자 예술 작품들을 감상할 수 있다. 한편 경기도에서 가장 좋은 쌀을 생산하기로 유명했던 이천 지역. 요즘 이천 지역에는 '이천 쌀밥'이라는 독특한 상차림으로 인기를 끄는 밥집들이 많이 있다. 질 좋은 이천 쌀로 금방 밥을 짓고(보통 돌솥밥), 약간 생략된 한정식 정도로 상차림을 해 내는데 값은 1인당 1만 원을 넘지 않아 가격 대비 근사한 차림을 받을 수 있는 곳이 많이 있다.

포인트 여행지
이천 쌀밥 '청목' : 이천 지역 수십 곳의 쌀밥집 중 대중적으로 무난한 음식점. 상차림의 가짓수나 맛, 식당의 쾌적함 등에서 모두 무난하게 상위에 랭크될 만한 집이다.

연락처 : 031-634-5414
음식값 : 쌀밥 9,000원, 소불고기 1만 2,000원, 홍어찜 1만 5,000원
위치 : 시음동

한정식 '동강' : 반찬의 가짓수가 그리 많지는 않지만 모두 손이 가게 만드는 맛깔스러운 솜씨를 가진 집이다. 기본정식 상차림에 간장게장 등 특식을 추가하는 상차림의 구성이다.

연락처 : 031-631-8833
음식값 : 기본정식 9,000원, 갈치조림정식 2만 3,000원, 간장게장정식 2만 4,000원
위치 : 관고동 위치

한정식 '고미정' : 8,000~9,000원의 쌀밥 상차림에서 탈피하여 1만 원, 2만 원, 3만 원으로 이어지는 고급스러운 한정식 상차림을 잘 차려 낸다. 마당이 있는 한옥집이라 운치와 격조가 있다.

연락처 : 031-634-4811
음식값 : 정식 1만 원, 2만 원, 3만 원, 홍어회 3만 원
위치 : 수광리

좋은 숙박지
미란다호텔 : 시설 좋은 테마 온천과 특급호텔을 겸하는 경기도 최고의 시설. 온천 시설인 스파플러스에는 실내외 온천과 온천수영장, 찜질방 등이 있고, 호텔에는 넓은 월풀 욕조가 있는 호텔 객실을 3시간 동안 대여하는 웰빙하우스가 있어 가족만의 온천욕도 가능하다.

숙박비 : 정요금 20만 원이지만 숙박과 스파, 조식을 묶은 패키지 상품이 11~17만 원 정도에 나오는 경우가 많아 이용할 만함
연락처 : 호텔 객실 031-639-5120, 스파플러스 031-639-5223
홈페이지 : http://www.mirandahotel.com

이 지역에서 임산부에게 적당한 기타 탐방지
해강도자기박물관, 반룡송, 이천 산수유마을(4월 꽃, 10월 열매)

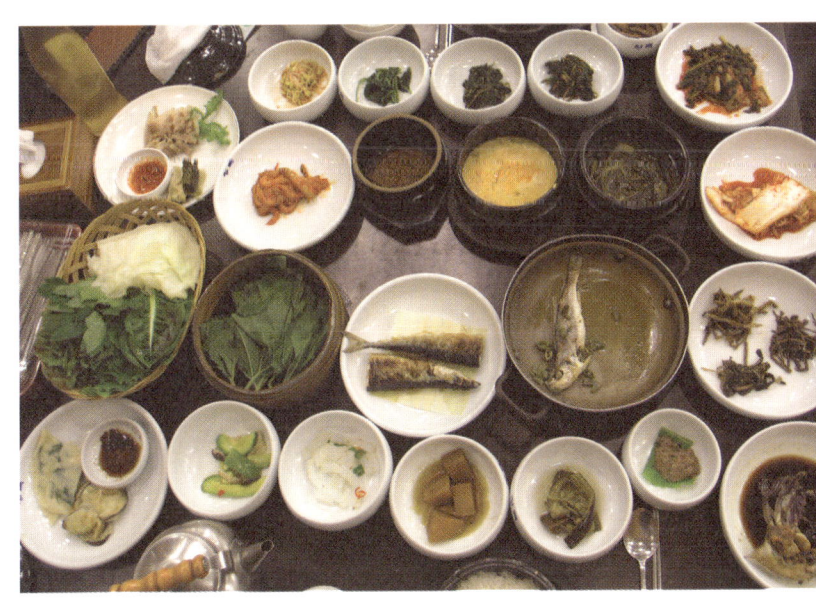

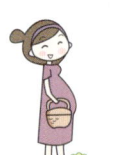

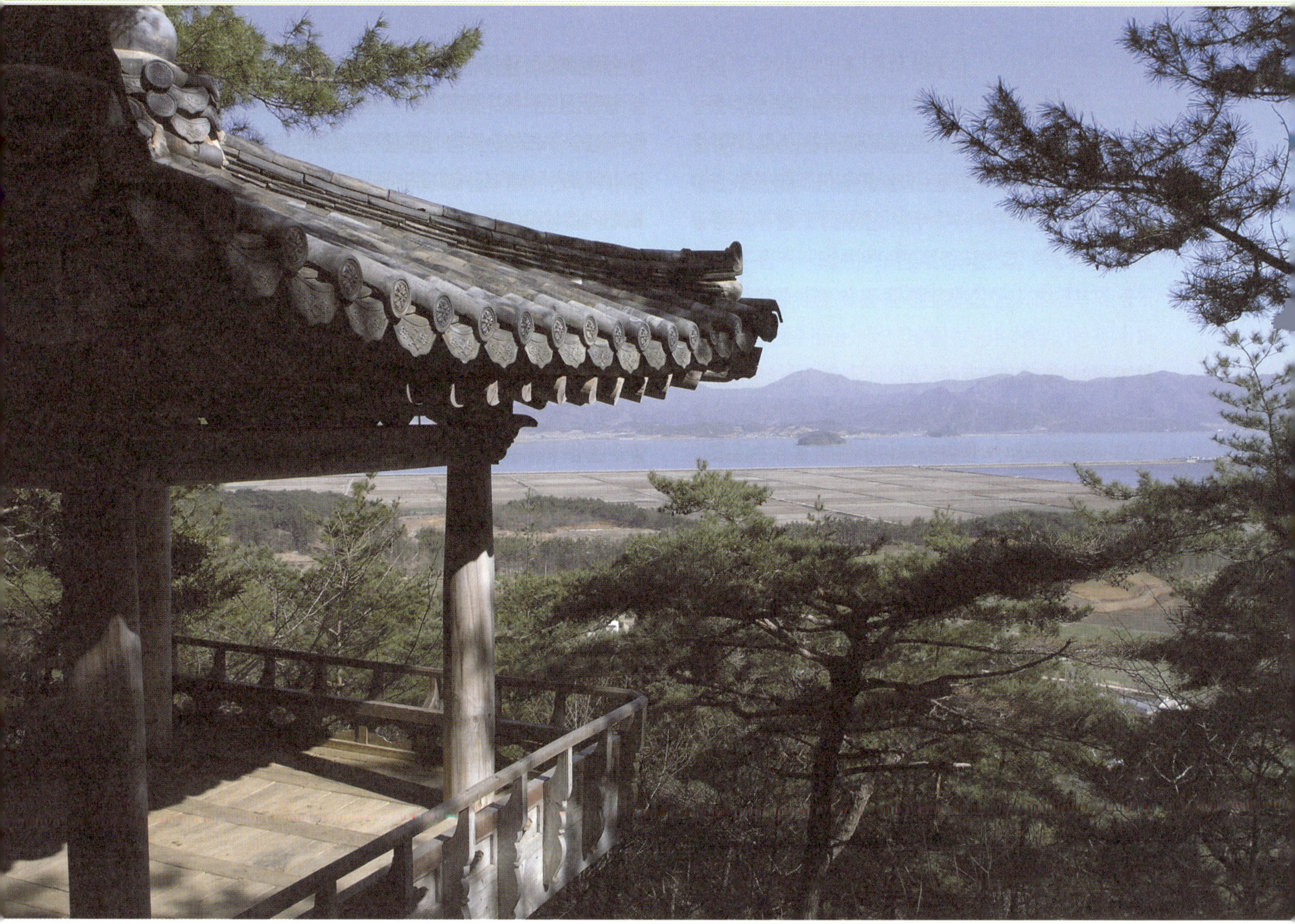

[영양 만점 보양 여행]

2. 다산초당과 강진 한정식

MINI DATA

위치 : 전남 강진군 도암면 만덕리 귤동
문의 : 061-430-3345(강진군 다산사업소)
홈페이지 : http://www.gangjin.go.kr(강진군청)
관람 시간 : 09:00~18:00(다산유물전시관)
입장료 : 무료
숙박 시설 : 주변 이용
음식점 : 주변 이용
주차 : 가능
계절 : 사계절

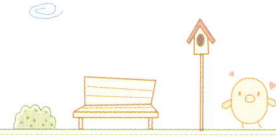

찾아가는 길

승용차 : 서해안고속도로 목포 I.C. → 2번 국도 강진 방향 → 강진 읍내 진입 직전 18번 국도 나오면 해남 방향으로 우회전 → 호산 삼거리에서 좌회전(다산유적지 입간판 나옴)

대중교통 : 서울, 부산, 광주, 마산, 성남, 여수, 완도 등지에서 강진 터미널까지 고속버스와 시외버스 운행 → 강진터미널에서 다산 유적지까지 군내버스 이용(하루 10여 회) 또는 택시 이용

개요

다산초당은 우리 역사상 가장 위대한 실학자인 다산 정약용 선생이 강진 유배 18여 년 중 10여 년을 거처하며 학문 연구와 교육에 몰두했던 곳이다. 의미 깊은 곳임과 더불어 대숲 울창한 초당 가는 길과 초당마루나 천일각에 앉아 구강포를 바라보는 서정은 복잡한 여행 일정을 배제한 몸과 마음을 쉬는 여행에 더없이 좋다. 게다가 강진은 대한민국 최고인 남도의 손맛을 제대로 볼 수 있는 한정식집들이 많이 있어 더욱 알짜배기 여행이 된다.

포인트 여행지

명동식당 한정식 : 40여 가지가 넘는 찬이 하얀 종이를 깐 상 위에 가득 놓여져 아주머니 둘이 방으로 들고 들어오는 모습을 보고 있노라면 그야말로 입이 떡 벌어질 만하다. 생선회, 전복회, 장어구이, 조기구이 등을 비롯한 해산물에서 떡갈비, 육회, 홍어삼합 등 빠지는 음식이 없다. 맛을 보면? 구색 맞추기용 반찬 하나 없는, 그야밀로 어느 찬 하나 빠질 데 없이 모두 밋낄스립다.

연락처 : 061-433-2147
음식값 : 4인상 10만 원, 3인상 8만 원, 2인상 6만 원
위치 : 강진 읍내 터미널 옆 골목

해태식당 한정식 : 명동한정식 맞은편 골목 안에 위치한 집으로 강진 지역 한정식집 중에서 도회지 사람들에게 가장 많이 알려진 집이다. 다른 집에 비해 해산물을 집중적으로 차려 낸다.

연락처 : 061-434-2486
음식값 : 4인상 8만 원, 2~3인상 6만 원
위치 : 강진읍 내 터미널 옆 골목

화경식당 백반 : 남도에서만 누릴 수 있는 음식 호사가 있으니 가장 저렴한 비용으로 최고의 밥상을 받는 것이다. 화경식당의 백반은 1인 5,000원이라는 저렴한 가격인데도 조기구이, 돼지불고기, 생굴, 낙지데침, 된장찌개, 기타 나물류와 젓갈류 등 열댓 가지의 찬이 차려진다. 둘이 먹고 1만 원 내고 나가려면 미안할 정도다. 남는 게 있을까?

연락처 : 061-434-5323
음식값 : 백반 5,000원
위치 : 강진읍 내 터미널 옆 골목(명동식당 맞은편)

좋은 숙박지

허브정원펜션 : 강진에는 금릉경포대라는 계곡이 있다. 경포대라고 하면 강원도 강릉의 경포대가 떠오르겠지만, 남도의 최고 명산 월출산의 남쪽 자락에도 경포대가 있다. 금릉경포대 입구의 마을인 성전면 월남마을에 있는 허브정원펜션은 침구며 커튼 등을 직접 황토로 천연 염색하여 건강한 이미지를 더하고, 인근에 대단위 차밭이 있어 푸르른 건강 산책에도 좋은 곳이다.

연락처 : 010-9885-4587, 061-433-0606
숙박비 : 8평(2인) 7만 원, 12평(4인) 12만 원, 18평(6인) 17만 원
홈페이지 : http://www.herbjune.co.kr

이 지역에서 임산부에게 적당한 기타 탐방지
대구면 청자도요지, 강진 태평양 차밭, 무위사, 백련사, 영랑 생가

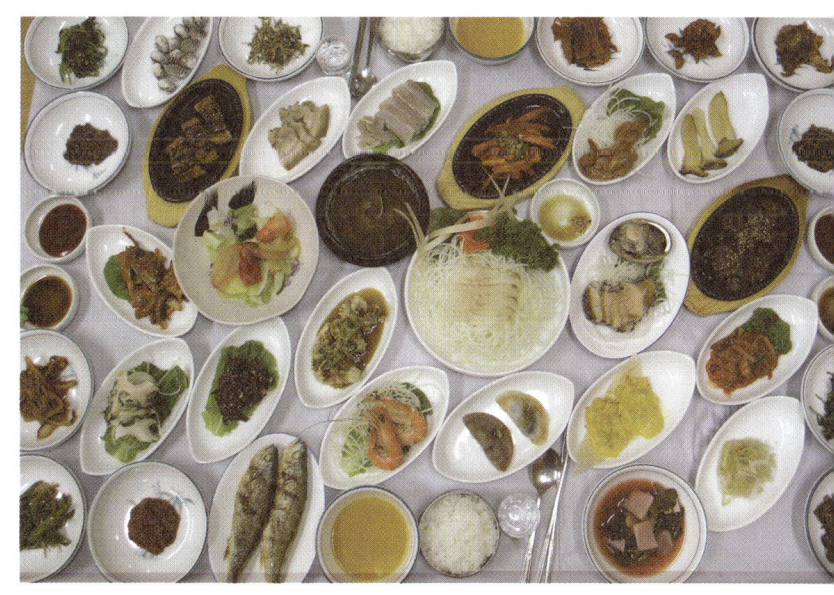

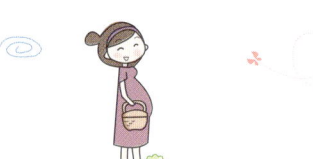

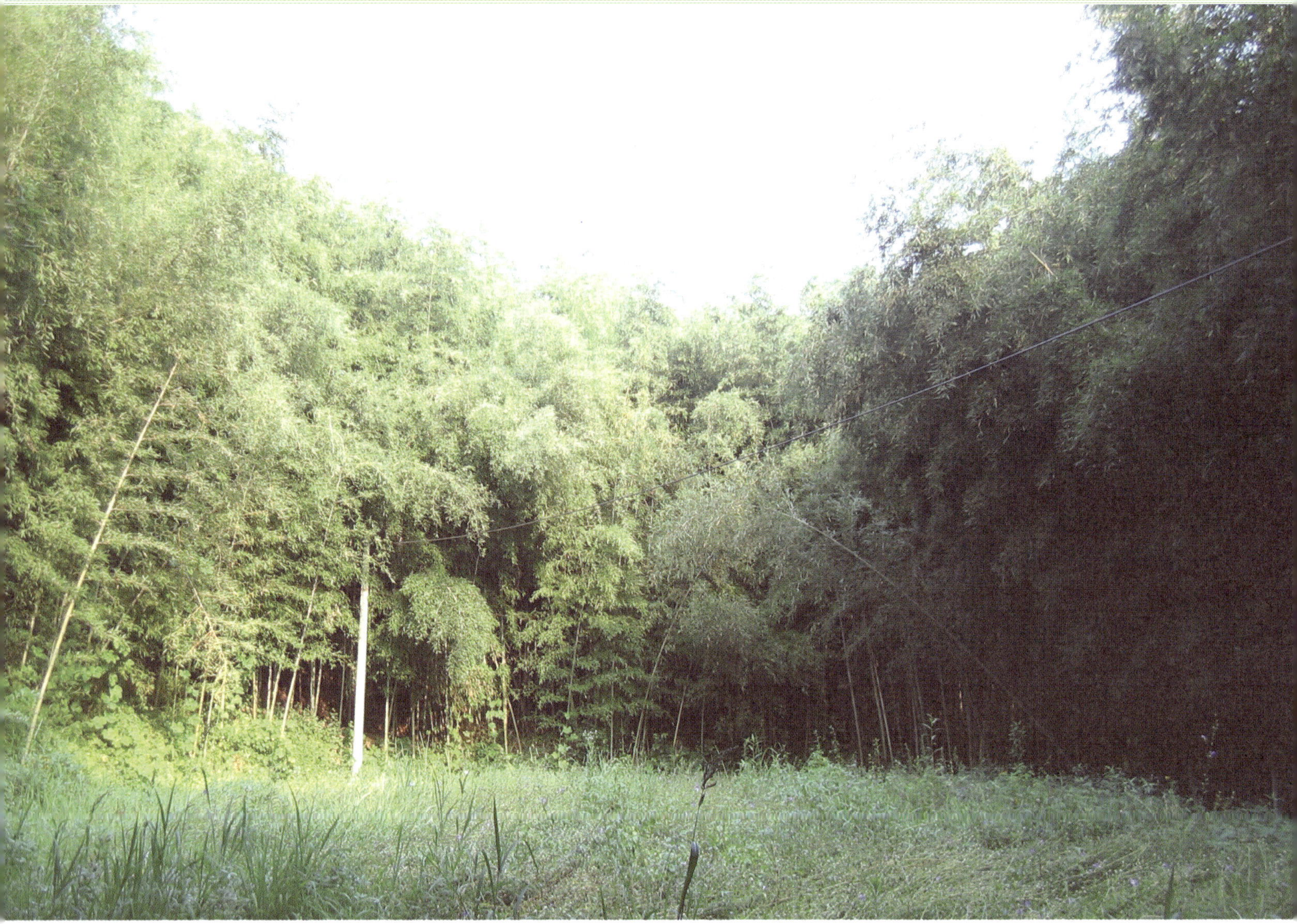

[영양 만점 보양 여행] 3. 대나무골 테마공원과 담양 죽순 요리

MINI DATA

위치 : 전남 담양군 금성면 봉서리 산51
문의 : 061-383-9291
홈페이지 : http://www.bamboopark.co.kr
관람 시간 : 09:00~19:00
입장료 : 어른 2,000원
숙박 시설 : 주변 이용
음식점 : 주변 이용
주차 : 가능
계절 : 사계절

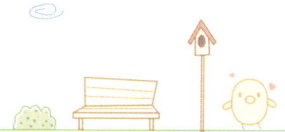

찾아가는 길

승용차 : 88고속도로 담양 I.C. → 24번 국도 순창 방향으로 5km 진행 → 석현교 건너 바로 우회전 → 마을 길로 2km 진행하면 대나무골 테마공원

대중교통 : 서울 – 담양 간 고속버스 이용(4시간 소요), 각 지역에서 광주까지 버스나 철도 이용 후 광주 – 담양 간 시외버스 이용(30분 소요), 담양터미널-대나무골 테마공원 간 시내버스 또는 택시 이용(5~10분)

개요

죽물시장 때문에 개성 다음으로 세금이 많이 걷힐 정도였다던 전남 담양. 대나무는 곧고 늘 푸른 모습으로 예부터 지조의 상징으로 칭송받았던 나무이다. 3만 평 너른 대지를 온통 대나무와 소나무로 채운 담양의 별천지 대나무골 테마공원을 여유롭게 산책하고 건강 음식으로 꼽히는 대나무의 어린순, 죽순 요리를 맛보는 건강 여행이다.

포인트 여행지

민속식당 죽순 요리 : 죽순회무침, 죽순장아찌, 죽순나물, 죽순튀김 등 갖가지 죽순을 이용한 찬을 일반 반찬들과 함께 내는 내력 있는 밥집이다. 상차림에 비해 가격도 저렴하다.

연락처 : 061-381-2515

음식값 : 백반 5,000원, 정식 1만 원

위치 : 남양읍 내 군청 인근

한상근 대나무통밥 : 커다란 대나무 마디를 하나 잘라 내어 그 안에다 쌀을 넣고 쪄 내면 대나무 진액과 향이 그윽하게 배어든 대나무통밥이 된다. 열댓 가지 찬을 내는 대통밥 상차림에서 죽순된장국 맛이 압권! 도회지의 대통밥집은 대나무 통을 재활용하기에 가짜대통밥이라 해도 과언이 아니다.

연락처 : 061-383-9779

음식값 : 대통밥 1인분 8,000원

위치 : 담양읍에서 백양사 가는 길가

신식당 떡갈비 : 몇 해 전부터인가 냉동 만두 같은 인스턴트식품으로 떡갈비가 등장하고 TV 광고도 많이 하는 통에 우리에게 익숙한 음식이 되어 버린 떡갈비. 일일이 쇠고기를 져며 내서 다지고 뼈에 붙여 양념 발라 구워 낸 최고의 정성이 담긴 떡갈비를 먹어 보라. 인스턴트 떡갈비는 진짜 떡갈비 맛하고 비슷하지조차 않다는 것을 알 수 있다.

연락처 : 061-382-9901

음식값 : 떡갈비 1인분 1만 5,000원, 장터국수 1,000원

위치 : 담양 읍사무소 옆

좋은 숙박지

담양리조트호텔 : 담양을 포함한 인근 고장에서 가장 고급스러운 숙박지. 리조트 뒤로는 금성산성이 있는 산이 감싸고 있으며, 리조트 앞은 드넓고 푸른 잔디밭이 펼쳐진다. 객실에 온천수가 공급되고, 숙박객에게는 대온천탕 무료 입장권도 주어진다.

연락처 : 061-380-5000

음식값 : 스탠더드 객실은 시기에 따라 12~16만 원

위치 : 금성면 원율리

이 지역에서 임산부에게 적당한 기타 탐방지

한국대나무박물관, 죽물시장, 죽녹원, 담양천변 관방제림

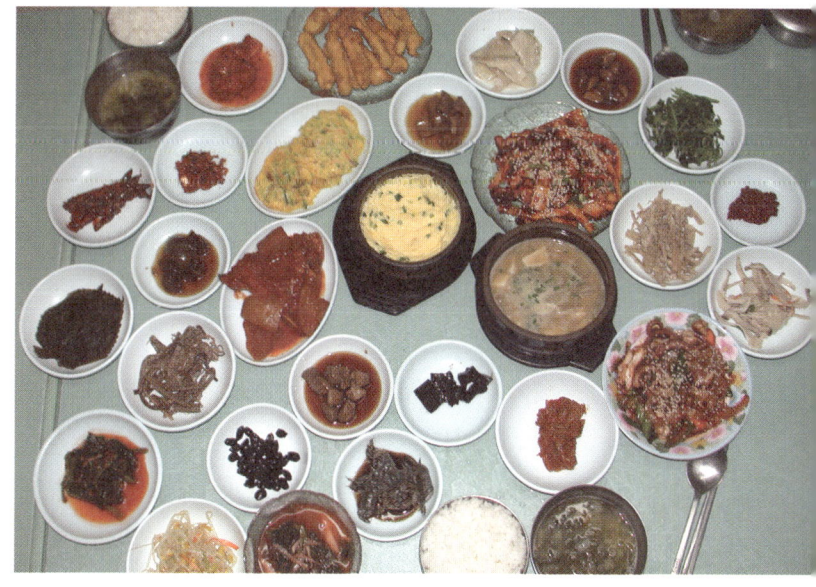

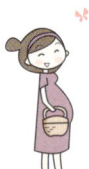

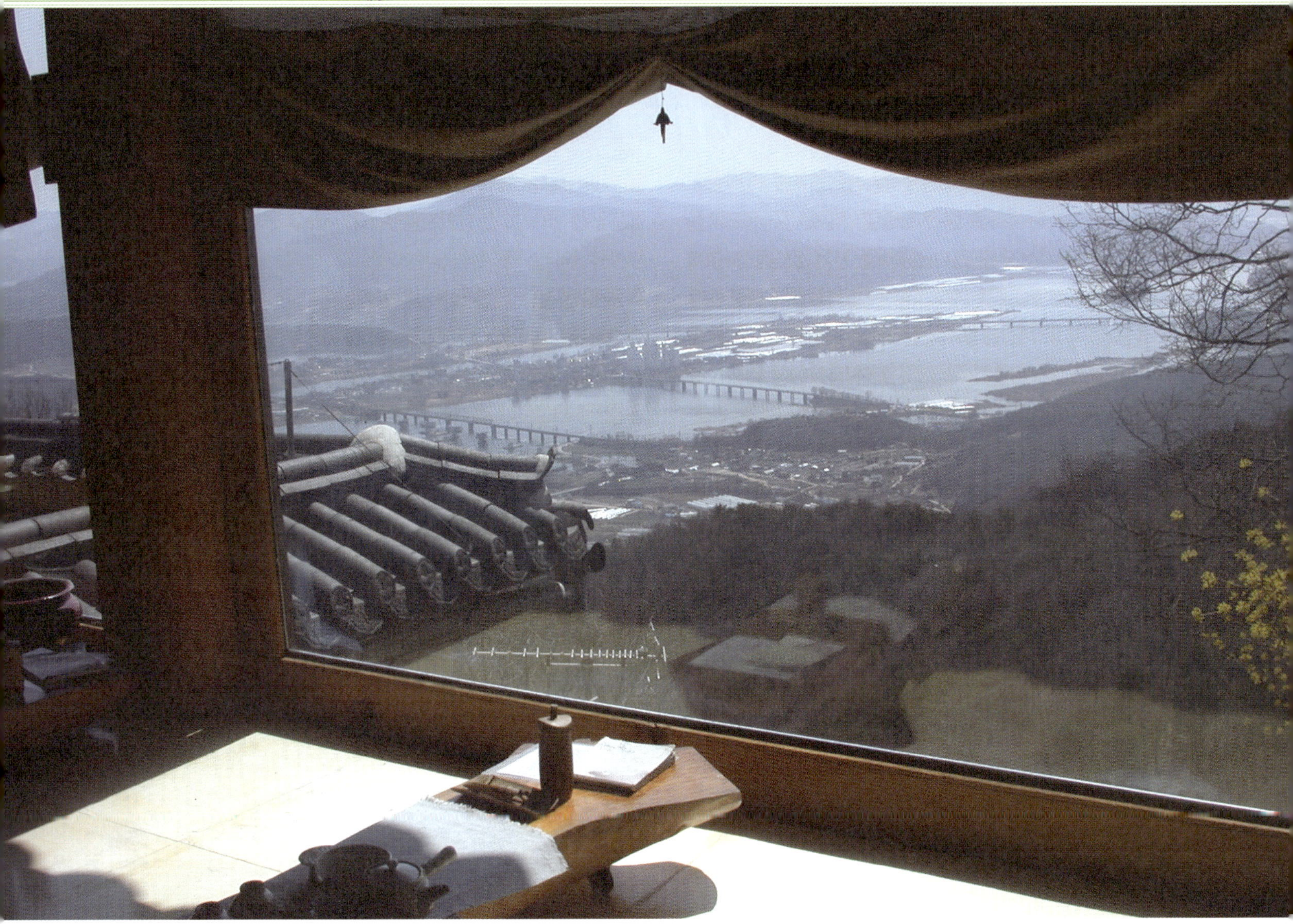

[영양 만점 보양 여행] **4. 두물머리 산책(다산 생가)과 장어구이**

MINI DATA

위치 : 경기도 남양주시 조안면 능내리 산75
문의 : 031-590-2481(다산유적지)
홈페이지 : http://www.nyj.go.kr/dasan
관람 시간 : 09:00~19:00(18시까지입장, 동 절기 1시간 단축, 매주 월요일 휴관)
입장료 : 무료
숙박 시설 : 주변 이용
음식점 : 주변 이용
주차 : 가능
계절 : 사계절

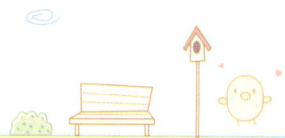

찾아가는 길
승용차 : 서울 → 6번 국도 양평 방향 → 팔당터널 지나고 다산유적지 이정표 보고 양평 옛길로 내려와 이정표 따라 마현마을로 진입

대중교통 : 청량리에서 2228번이나 8번 버스 이용, 강변역에서 2000-1번 버스 이용 → 구리, 덕소 지나 다산유적지 입구에서 하차 → 도보 15분

개요
북한강과 남한강이 합쳐지는 남양주의 마현마을에 가면 경기도에서는 다시 없는 호반의 도시다운 정취를 느낄 수 있다. 팔당댐이 생겨 팔당호가 된 이곳은 예전 댐이 없을 때는 더 아름다웠다고 하는데, 이곳이 바로 다산 정약용의 생가인 여유당이 있는 곳이다. 다산이 고안한 과학 유물들과 저술한 책 가운데 명 구절들을 보며 기념관과 여유당을 한 바퀴 돌고, 두물머리 강가를 한 바퀴 산책한 후, 최고의 서정적 풍경을 보며 임산부에게 더없이 좋은 영양 만점 장어구이를 먹을 수 있는 맛집을 찾는다.

포인트 여행지
감나무집 장어구이 : 다산 생가와 더불어 감나무집이 있는 동네에 계속 살아온 토박이 주인장이 댐이 생겨 농경지가 수몰되며 차린 음식점이다. 수십 년 내력만큼 맛깔스러운 장어 요리 맛도 좋지만, 일대에서 두물머리 호수 경관이 가장 좋은 곳이 바로 이 음식점의 야외 평상이라는 점이 강하게 유혹한다. 따뜻한 햇살이 강물이 반짝이는 모습과 산들바람을 즐기며 장어 맛을 천천히 여유롭게 즐기시라.

연락처 : 031-576-8263

음식값 : 장어구이 1kg(2인분) 3만 5,000원, 각종 매운탕 2만 5,000~5만 원

위치 : 다산 생가 안쪽

기와집 순두부 : 지방의 두부 명소와 비교하면 몰라도 서울과 수도권 일대에서는 손가락으로 꼽을 수 있을 만큼 담백하고도 고소한 두부를 만들어 상차림하는 집이다. ㅁ자 형태의 근사한 한옥 건물도 볼 만하다.

연락처 : 031-576-9009

음식값 : 순두부백반 5,000원, 콩비지백반 6,000원

위치 : 다산 생가에서 양수대교 가는 길가

운길산 수종사 : 새터, 대성리, 청평, 가평, 강촌, 춘천 등 북한강변을 따라 많은 경관지들이 있지만, 북한강 제일의 풍경은 단연 운길산 수종사에서 보는 경치이다. 수종사 마당에는 강 쪽 벽이 전면 유리로 된 삼정헌이라는 전통찻집이 있어 다선을 하며 속세의 절경에 빠져들 수 있다.

연락처 : 031-576-8411 / 사찰

입장료 : 무료 / 삼정헌 찻집 - 무료(문 옆에 시주함이 있으므로 정성 되는 대로 시주)

위치 : 다산 생가에서 45번 국도 청평 방향으로 가는 길 왼쪽에 진입로 나옴

남양주 종합촬영소 : 영화의 시작과 발전, 다양한 원리와 기법에 대해 자세히 알 수 있는 곳이다. 박물관이 아닌 실제 영화 제작에 필요한 소품들과 기자재들, 세트장들을 지원하는 곳이므로 생동감 있게 영화에 대해 배울 수 있다. 야외에 영화 '공동경비구역JSA'의 판문점 세트장과 '취화선' 세트장 등이 있으며, 매월 선정된 좋은 우리 영화도 무료로 상영한다.

연락처 : 031-579-0605

입장료 : 어른 3,000원, 어린이 2,000원(일부 시설 별도 이용료 있음)

이 지역에서 임산부에게 적당한 기타 탐방지
미사리 조정경기장, 양평 세미원

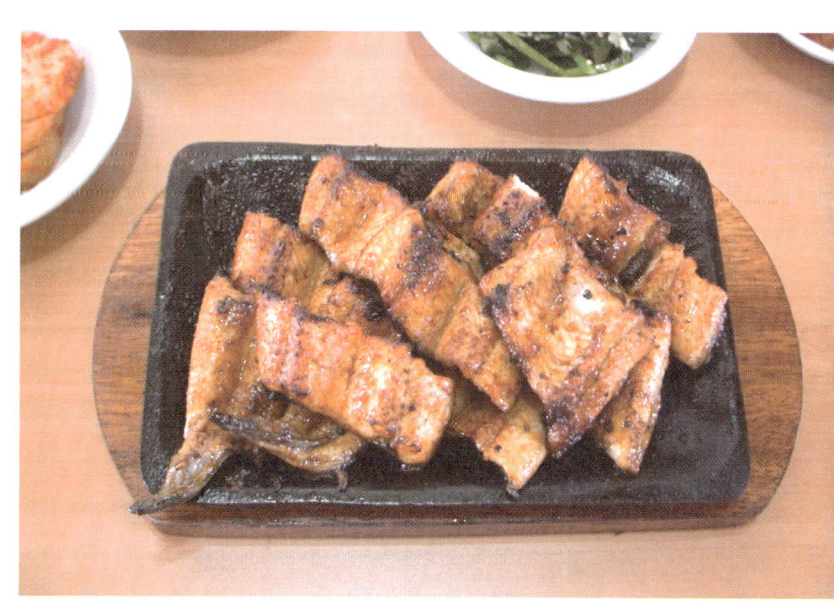

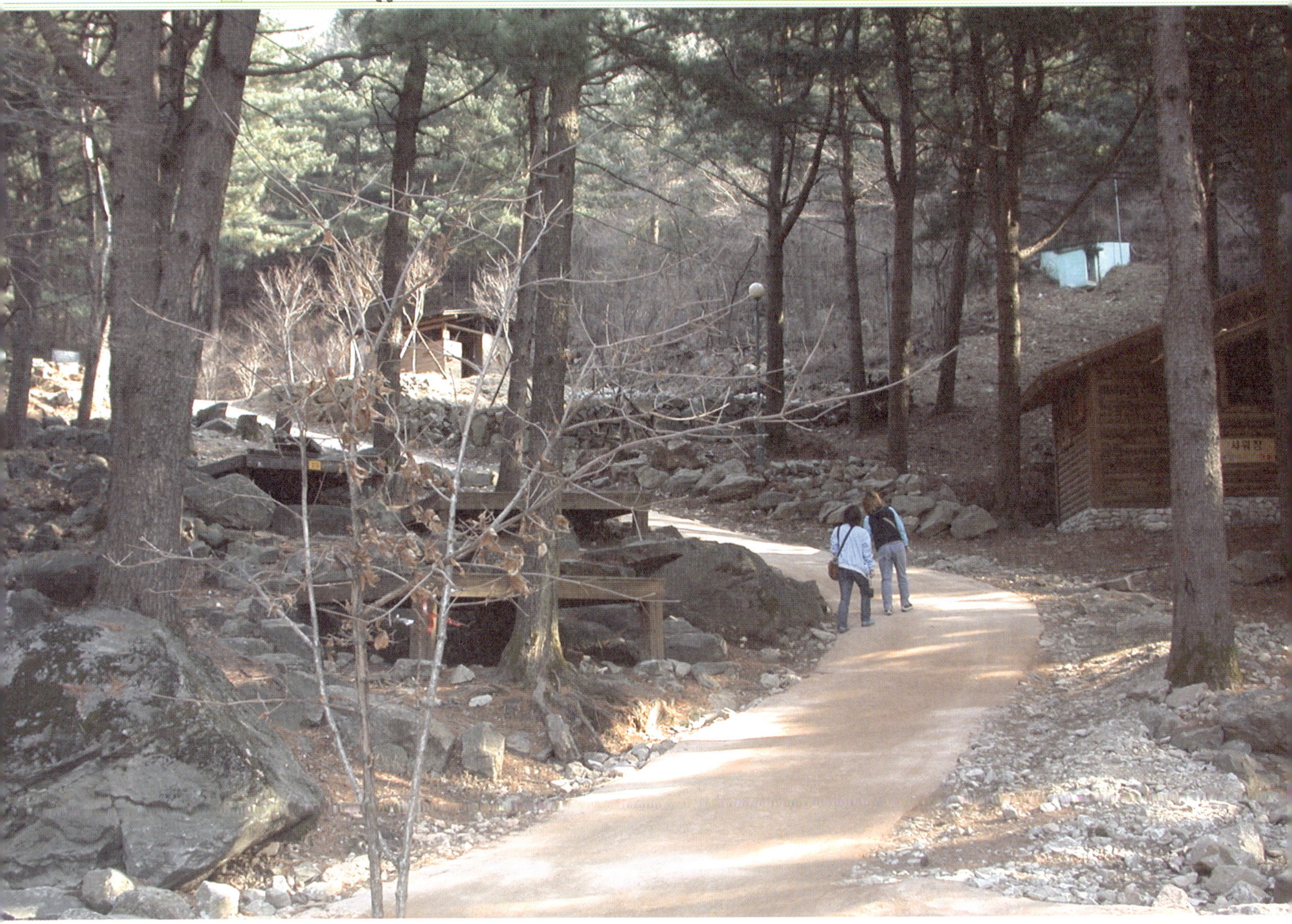

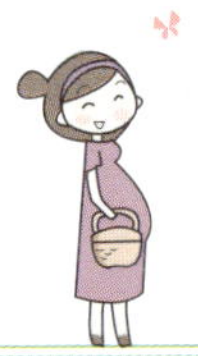

[무거운 몸 편히 쉬는 휴양 여행]

1. 축령산 자연휴양림

MINI DATA

위치 : 경기도 남양주시 수동면 외방2리 산28
문의 : 031-592-0681
홈페이지 : http://www.chukryong.net
입장 시간 : 일출~일몰
입장료 : 어른 1,000원
숙박 시설 : 있음
음식점 : 주변 이용
주차 : 가능
계절 : 사계절

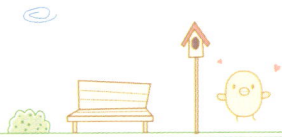

찾아가는 길

승용차 : 서울외곽순환고속도로 남양주 I.C. → 46번 국도 춘천 방향 → 362번 지방도 축령산 자연휴양림, 몽골문화촌 방향으로 좌회전 → 축령산 자연휴양림 입간판 따라 우회전

대중교통 : 서울 강변역에서 1115-2번, 길동사거리에서 1-4번, 잠실에서 9202번, 1115번, 청량리에서 30번, 65번, 765번 버스 이용하여 마석까지 이동 → 마석에서 축령산까지 버스 이용(하루 10여 회 운행)

개요

서울에서 가장 가까운 자연휴양림이다. 수도권 자연휴양림 중 산림청에서 운영하는 가평의 유명산 휴양림과 양평의 중미산 휴양림은 유명해진 데 반해 경기도에서 운영하는 축령산 휴양림은 덜 알려져 예약이 조금 더 용이하다. 휴양림 가운데로 맑은 계곡이 흘러내리고, 계곡 양쪽으로 산책길이 조성되어 있으며, 축령산 등산로도 어느 정도까지는 완만한 임도로 되어 있어 임산부들의 삼림욕에 무리가 없다.

포인트 여행지

축령산 자연휴양림 숲 속의 집 : 자연휴양림 숲 속의 집과 산림휴양관은 고급 펜션 같은 훌륭한 시설은 아니지만, 이름 그대로 '숲 속' 최적의 환경으로는 따라갈 숙소가 없다. 취사 도구도 모두 준비되어 있으며, 개별 욕실도 딸려 있다. 비용도 적당한 수준이고, 주말 예약은 어렵지만 주중 예약은 한여름 성수기를 제외하고는 쉽다. 간단하게 밥해 먹고, 숲을 따라 천천히 산책한 후 숙소 앞 나무 평상에 가만히 누워 있자면 이것이 정말 '휴양 여행'의 진수임을 느낄 것이다.

예약 : 031-592-0681

숙박비 : 7평형 산림휴양관 3~4만 원, 8평형 숲 속의 집 3만 5,000~5만 원, 10평형 숲 속의 집 4만 2,000~6만 원

몽골문화촌 : 몽골을 생각하면 떠오르는 이동식 천막집 '게르.' 남양주 수동계곡 깊숙이 들어가면 게르 여러 동이 언덕 여기저기에 자리 잡은 몽골문화촌이 있다. 몽골의 민속 유물들을 모아놓은 전시관도 볼 만하지만, 그보다 몽골공화국에서 손에 꼽히는 전통 민요 가수와 전통 악기 연주자 등 예인들을 1년 단위로 초빙해서 매일 한 시간씩 펼쳐지는 공연이 압권이다. 마두금 등 몽골 전통 악기 합주, 몽골 전통 노래, 기예, 샤먼 춤 등으로 구성되어 잠시도 눈을 뗄 수 없게 만드는 값진 공연이다.

연락처 : 031-592-0088 / 몽골문화촌

입장료 : 어른 1,000원, 어린이 300원 / 몽골문화공연 입장료— 어른 2,000원, 어린이 1,000원

공연 시간 : 평일 11:30, 14:30(2회 공연), 주말 및 공휴일은 16:30 1회 더

위치 : 수동면 내방리

남양주 고로쇠마을 : 남양주 축령산 일대에서 고로쇠 물이 많이 난다는 사실을 알고 있었는가? 축령산 일대의 고로쇠 수액은 가히 경기도 최고라 할 만큼 좋은 질을 자랑한다. 예전엔 이곳저곳에서 각자 팔았던 축령산 고로쇠 수액을 고로쇠마을 한 곳에서 모두 모아 관리하며 판매한다. 2월 중순부터 4월 사이에 남양주로 여행 간다면 우리 몸에 아주 좋은 고로쇠 수액을 한 통 사서 마셔 보자.

연락처 : 031-592-6795 / 고로쇠 수액

가격 : 9리터 2만 5,000원

홈페이지 : http://wellbeing.invil.org

위치 : 수동면 내방리(몽골문화촌 인근)

추천 맛집

어랑손만두 : 음식점 주인 부모님의 고향인 북한 함경도의 '어랑'이라는 지역명을 딴 이북식 만두 요리를 내는 집이다. 적당히 간이 된 맑은 간장 육수에 막 쪄 낸 만두를 금방 담가서 나오는 만둣국도 이색적이고, 만두를 풀어 헤쳐 소를 많이 넣고 전골로 얼큰하게 끓여 낸 만두뚝배기도 좋다.

연락처 : 031-592-2959

음식값 : 만둣국 5,000원, 만두뚝배기 5,500원

위치 : 46번 국도변

이 지역에서 임산부에게 적당한 기타 탐방지

비금계곡, 비금들꽃식물원

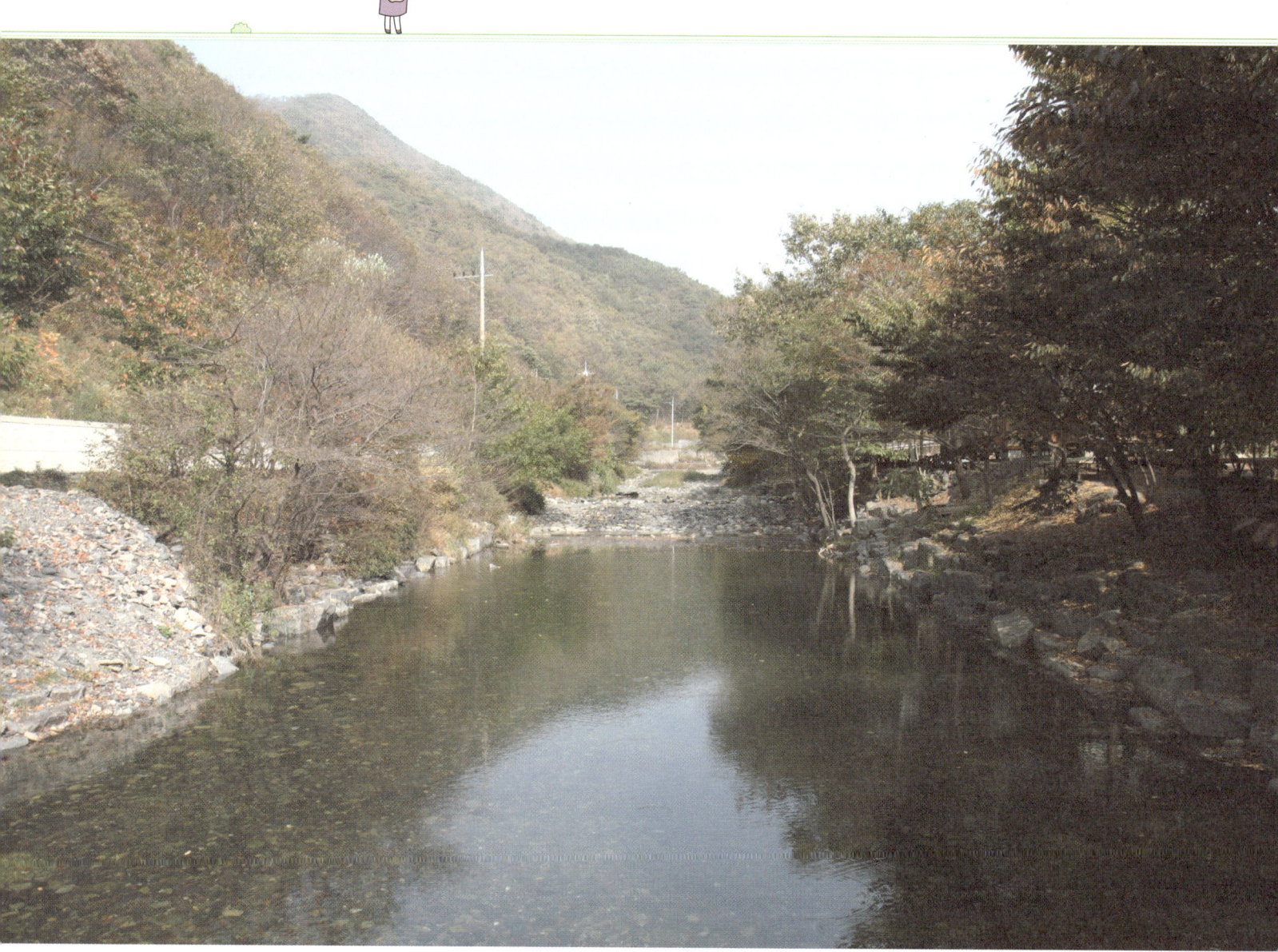

[무거운 몸 편히 쉬는 휴양 여행]

2. 성주산 자연휴양림

MINI DATA

위치 : 충남 보령시 성주면 성주리 산39
문의 : 041-930-3529
홈페이지 : http://www.boryeong.chungnam.kr/reser
입장 시간 : 09:00~18:00
입장료 : 어른 1,000원
숙박 시설 : 있음
음식점 : 주변 이용
주차 : 가능
계절 : 사계절

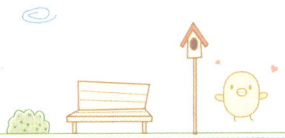

찾아가는 길
승용차 : 서해안고속도로 → 대천 I.C. → 보령 시내 → 40번 국도 부여 방향 → 성주터널 → 성주산 자연휴양림
대중교통 : 서울-보령 간, 대전-보령 간 시외버스 운행 또는 장항선 철도 대천역 하차 → 대천(보령) 시내에서 성주 가는 시내버스 수시 운행 → 성주면에서 하차하여 도보 20분

개요
수십 년 전 석탄산업이 활황일 때는 한참 동안 석탄 채굴로 주가를 올리던 지역이 지금의 성주산 일대이다. 석탄산업이 양화된 지금 그 깊고 깨끗한 계곡이 관광지로 각광받고 있다. 성주산 자연휴양림은 대부분의 나무들이 활엽수인지라 여름부터 가을까지는 숲이 울창하여 햇빛이 가려질 정도로 녹음이 짙푸르며, 작은 계곡 상류가 흘러내려 휴양림으로서의 가치를 더한다.

포인트 여행지
성주산 자연휴양림 숲 속의 집 : 계곡 물소리가 들리고 옆으로는 숲 속의 쉼터가 있는 빌라형 숙소(휴양관)와 좀 더 숲으로 들어간 곳에 위치한 독채형 숲 속의 집이 있다. 숲 속의 집이 좀 더 독립적이고 운치가 있지만 내부 구조와 시설 면에서는 별 차이가 없다. 가장 깨끗한 공기, 그리고 피톤치드와 함께하는 자연휴양림 숙박의 매력을 흠뻑 느끼기에는 어느 숙소도 괜찮다.
예약 : 041-930-3529
홈페이지 : http://www.boryeong.chungnam.kr/reser
숙박비 : 8평 휴양관, 9평 숲 속의 집 5만 원, 15평 숲 속의 집 7만 원
보령석탄박물관 · 성주산 일대의 채탄이 활발하던 석탄산업 활황기의 모습을 되돌아볼 수 있는 박물관이 성주산 입구에 있다. 지금의 어른들이 어렸을 적 연탄과 갈탄을 난방의 수단으로 썼던 시절을 잔잔하게 되살리는 탐방 시간이 될 것이다.
연락처 : 041-934-1902
입장료 : 어른 1,000원, 어린이 500원
위치 : 성주면 개화리
성주사지 : 신라 9산 선문 중 하나였던 성주사가 있던 곳이다. 일대 모든 사찰을 휘하에 두던 대찰이 있었을 것이다. 현재 문화재로 지정된 석탑과 석등, 석계단들과 국보 제8호로 지정된 최치원의 낭혜화상백월보광탑비가 그 당당한 모습을 보여주고 있다. 폐사지를 거닐며 옛것들과 대화하노라면 마음이 차분히 정돈되는 성찰의 시간이 된다.
연락처 : 041-930-3541(보령시청 문화공보과)
입장료 : 무료
위치 : 성주면 성주리

추천 맛집
황해원 : 성주산 자연휴양림 입구에 지역민들에게 이름난 중국 음식점이 있다. 점심 시간에 가면 지역민들이 길가에 줄을 서서 기다릴 정도로 사람이 밀리며, 점심 시간이 지나면 영업도 끝내 버린다. 시골 마을에서는 좀처럼 볼 수 없는 모습인 것이다. 손님들이 찾는 음식도 거의 하나다. 바로 짬뽕! 고기와 해물이 같이 들어간 짬뽕인데, 얼마나 맛있는지 성주산 여행 때 꼭 맛보시라.
연락처 : 041-933-5051
위치 : 성주 면사무소 앞

이 지역에서 임산부에게 적당한 기타 탐방지
보령냉풍욕장(여름만 개방), 냉풍욕장 양송이버섯 재배사,
보령머드체험관(저렴한 비용에 전신 머드 가능)

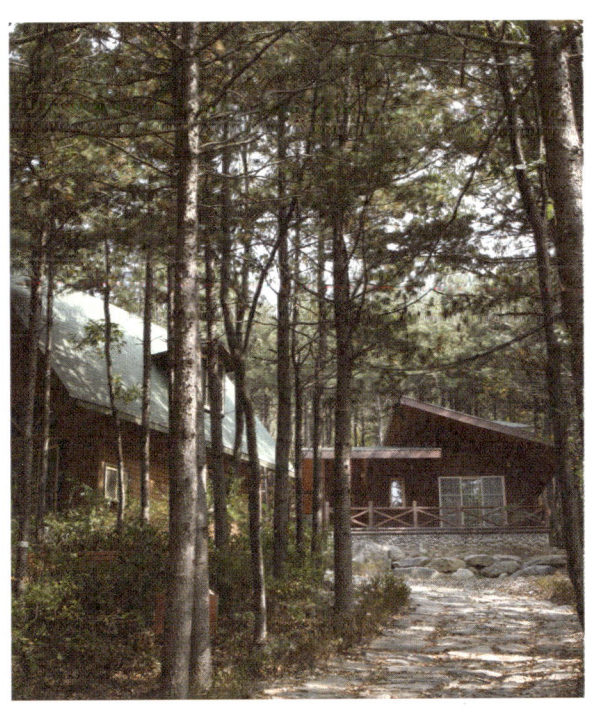

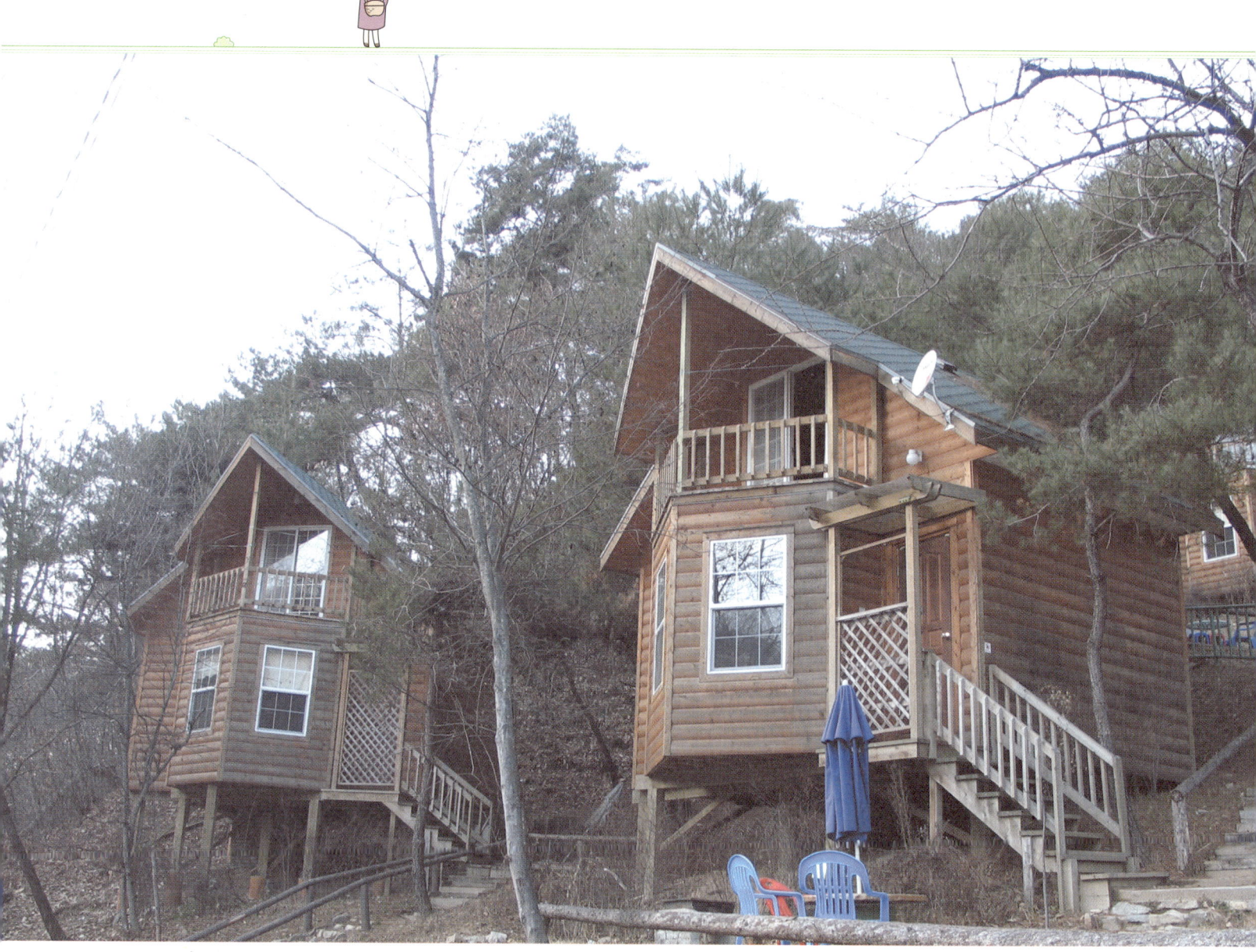

[무거운 몸 편히 쉬는 휴양 여행]

3. 횡성 자연휴양림

MINI DATA

위치 : 강원도 횡성군 갑천면 포동리 산31
문의 : 033-344-3391
홈페이지 : http://www.hengseong-rf.co.kr
입장 시간 : 일출~일몰
입장료 : 어른 2,000원
숙박 시설 : 있음
음식점 : 주변 이용
주차 : 가능
계절 : 사계절

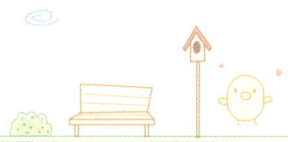

찾아가는 길
승용차 : 영동고속도로 새말 I.C. 나와서 횡성 방향으로 좌회전 → 1.7km 진행 후 우회전 → 3.3km 진행 후 우회전 → 정금문화마을 → 갑천 방향으로 좌회전 → 강원참숯 → 포동교 직전에서 우회전 → 횡성 자연휴양림

대중교통 : 서울 상봉터미널 – 횡성터미널 간 시외버스 수시 운행 → 횡성터미널에서 택시 이용하여 휴양림까지

개요
강원도라고는 하지만 서울에서 그리 멀지 않은 2시간 거리. 산림청이나 지자체의 설립이 아닌 사설 자연휴양림인 횡성 자연휴양림이 있다. 산 쪽으로 올라가는 완만한 경사의 산책로가 좋고, 크지도 작지도 않은 계곡의 물 흐르는 소리가 아름다운 곳이다. 가장 짧은 시간에 가장 빨리 스트레스를 날려 버리기에는 대자연 그득한 나무에 묻힌 휴양림 산책이 가장 좋지 않나 싶다.

포인트 여행지
횡성 자연휴양림 숲 속의 집 : 국유나 지자체 소유의 자연휴양림과 달리 여러 객실들이 한 건물에 모여 있는 산림휴양관 건물이 아직 없어 객실의 수가 많지는 않지만 통나무집, 황토집 등 독립적인 구조의 숲 속의 집이 마치 별장처럼 잘 되어 있다. 특히 복층 형태로 된 숲 속의 집이 다른 휴양림에 비해 독특한 구조로 멋스럽게 지어져 있다.

예약 : 033-344-3391

숙박비 : 5평형 4~5만 원, 10평형 6~7만 원, 14평형(복층) 10~12만 원, 18평형(복층, 황토) 11~14만 원

강원참숯(참숯가마찜질) : 몇 해 전부터 전국의 숯가마 찜질을 활성화시킨, 그 첫 시발이 되었던 곳이 바로 이곳이다. 숯을 만드는 숯가마에서 5일 정도 숯을 구워 내고 빼낸 후 남아 있는 열로 하루이틀 찜질을 하는 곳이다. 숯가마가 여러 개이기에 매일 숯을 빼서 찜질을 할 수 있는 가마가 바뀐다. 숯의 강력한 제독 작용과 황토의 원적외선 방출 등으로 확실한 노폐물 제거 찜질을 할 수 있다.

연락처 : 033-342-4508(강원참숯)

입장료 : 5,000원(찜질복 대여료 2,000원 별도)

위치 : 갑천면 포동리 위치

횡성온천 : 횡성 자연휴양림에서 차로 10여 분 거리인 어답산 등산로 입구에 중탄산 온천인 횡성온천이 있다. 인파가 북적이는 초대형 온천이 아니기에 더욱 좋은 이곳은, 주위 산과 나무들을 볼 수 있는 노천탕과 천연 아로마탕에서 잠깐 휴식을 취하면 좋겠다.

연락처 : 033-344-4200(횡성온천 실크로드)

홈페이지 : http://www.silkroadspa.co.kr

입장료 : 어른 6,500원, 어린이(7세 이하) 4,000원

이용 시간 : 07:00~21:00

추천 맛집
강원참숯에서 먹는 즉석 참숯구이 : 강원참숯에 숯가마 찜질을 하러 온 많은 사람들이 돼지고기나 쇠고기 등 고기와 마늘, 쌈장, 상추 등을 준비해 온다. 숯가마 인근 마당 바비큐 통에 항상 숯가마에서 만들어진 참숯을 피워 놓고 철망을 얹어 놓기 때문에 고기만 챙겨 가면 찜질 도중(찜질 손님이 아니더라도 살짝!) 맛있는 즉석 참숯구이를 해 먹을 수 있다. 미리 준비하지 않았다면 강원참숯에서 함께 운영하는 식당에서나 인근 갑천 면소재지의 정육점과 가게에서 고기와 기타 재료들을 구입할 수 있다.

이 지역에서 임산부에게 적당한 기타 탐방지
횡성 호수 산책, 안흥 찐빵마을, 둔내자연휴양림

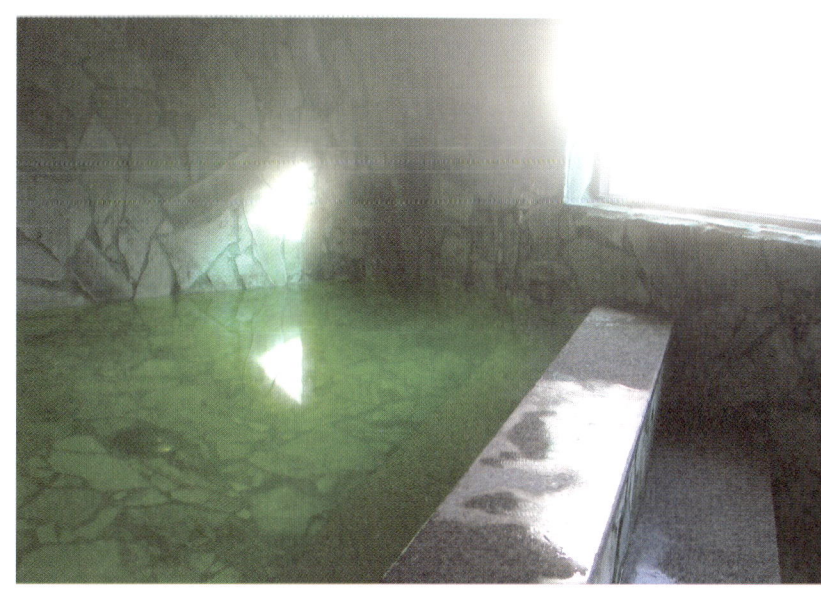

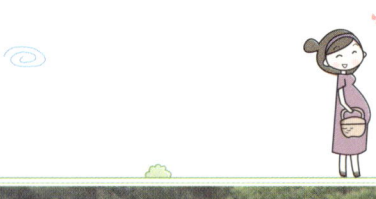

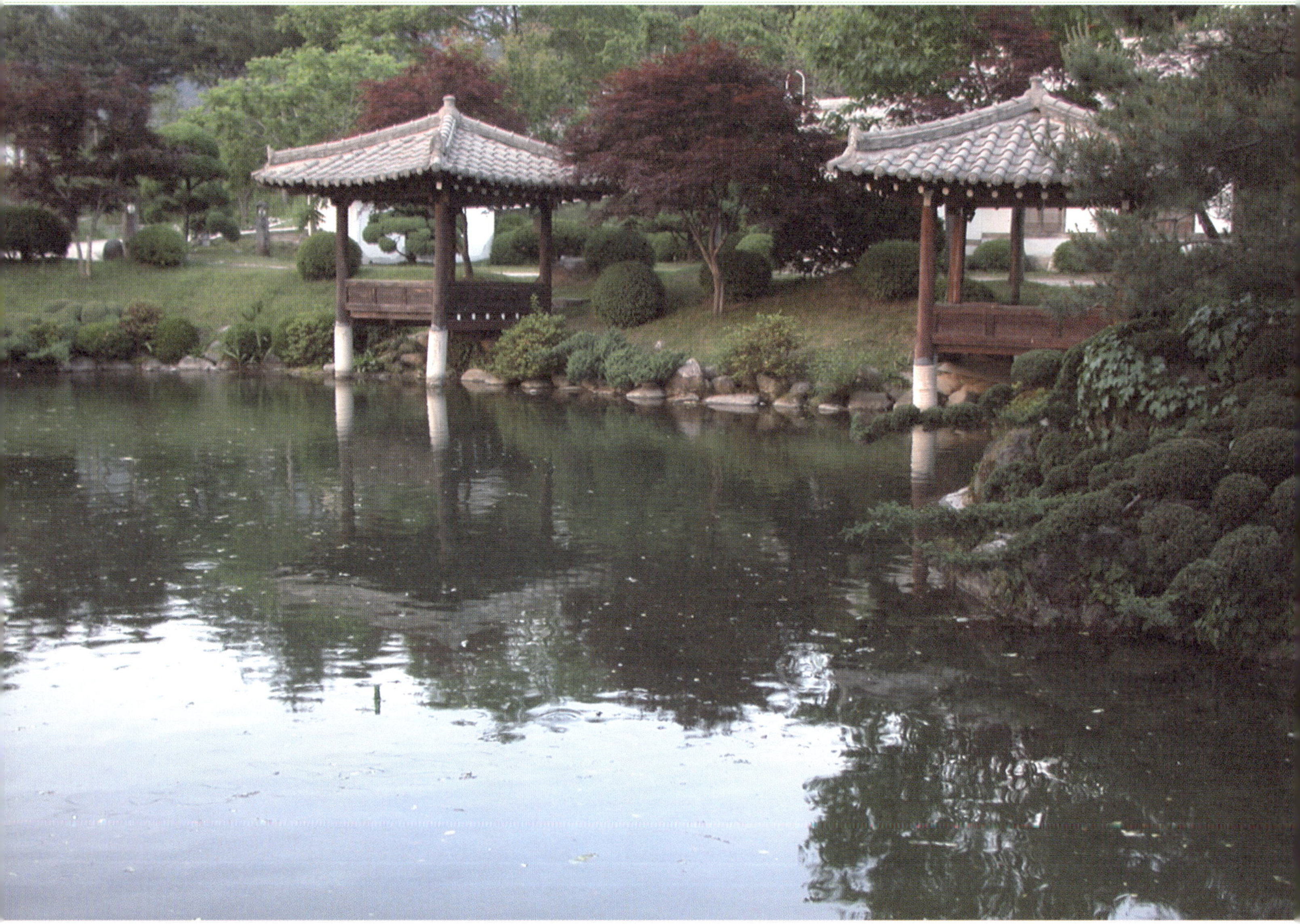

[무거운 몸 편히 쉬는 휴양 여행]

4. 모둘자리 관광농원

MINI DATA

위치 : 강원도 홍천군 서석면 검산리 209
문의 : 033-346-6113
홈페이지 : http://www.moduljari.co.kr
입장 시간 : 제한 없음
입장료 : 없음
숙박 시설 : 있음
음식점 : 있음
주차 : 가능
계절 : 사계절

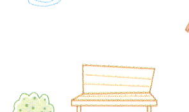
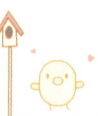

찾아가는 길

승용차 : 서울 → 6번 국도 → 용문 지나 → 44번 국도 → 홍천 입구 검문소 → 인제, 속초 방향 → 서석 이정표 따라 빠짐 → 곧바로 좌회전하여 56번 국도 양양, 서석 방향 → 솔치터널 → 서석 면소재지 → 4km 진행하면 모둘자리 관광농원 좌회전 입간판 → 좌회전하여 1.7km 진행하면 왼쪽에 모둘자리 관광농원

대중교통 : 서울 상봉터미널, 구의터미널 – 홍천터미널 간 시외버스 수시 운행 / 춘천, 원주, 속초 – 홍천터미널 간 운행 → 홍천터미널 – 서석 면소재지 간 농촌버스 하루 15회 운행 → 서석 면소재지에서 택시 이용

개요

'모두 올 자리'라는 뜻의 국내 최고 관광 농원. 산세 깊은 홍천에서도 구석지인 서석의 산골짜기 서봉사 계곡에 숨어 있는 쉼터. 모둘자리 안에서 모든 휴식이 해결된다. 전통 한옥 형식, 펜션 형식, 벽난로 있는 방, 단체 숙소 등등의 총 300명 규모 숙소. 식사만 하려고도 찾아올 정도의 맛깔스러운 한식당, 호수, 산책로, 천연 계곡물수영장, 눈썰매장, 전통 한옥 찜질방, 등산 코스, 작은 휴양림, 산악자전거, 전통찻집, 모닥불, 노래방, 매점, 강당, 족구장, 운동장 등 많은 시설들이 있어도 결코 답답하지 않다. 농원이 워낙 넓은 대지에 들어서 있고 계곡과 언덕, 산 등 주변 자연을 연계하여 잘 이용하고 있기 때문이다.

포인트 여행지

모둘자리농원 숙소 : 연인이나 가족부터 30여 명 단체에 이르기까지 쓸 수 있는 숙소가 다양하게 준비되어 있으며, 스타일도 한식과 양식이 모두 있다. 임산부를 포함한 인원 적은 가족의 경우 시설이 낡기는 했지만 통유리 창밖의 연못 풍경이 평화로운 연못 옆 숙소인 E동이나, 쾌적하고 전망 좋으며 방 안에 벽난로가 들어 있는 원룸 숙소 D동을 가격 대비 추천할 만하다.

예약 : 033-336-6113

숙박비 : E동(연못 옆 숙소) 5만 원, D동(벽난로 있는 원룸 숙소) 10만 원(성·비수기에는 가격 변동 없음), 단체 숙소(독채) 20~30만 원(여름 성수기에는 5만 원 상승)

모둘자리농원 전통찜질방 : 왜 찜질방 앞에 '전통'이란 수식어를 붙였을까? 모둘자리농원 주인의 증조부 때부터 살던 100여 년 넘은 옛집의 골격을 그대로 이용하여 황토와 나무로 찜질방을 만들고 장작을 때서 덥히는 곳이기 때문이다. 도시의 사우나에서 땀을 내는 것과는 차원이 다르다. 땀을 낸 후에는 쾌적한 거실에서 쉴 수 있다. 단, 비수기에는 주말에만 운영한다.

찜질방 비용 : 농원 숙박객이 아니면 8,000원, 숙박객은 찜질복 세탁비조로 2,000원을 양심적으로 무인 징수

모둘자리농원 전통찻집 : 찜질방과 같이 '전통'이란 수식어를 붙일 만한 건물이다. 찻집 외부에서 보면 그리 멋있다는 생각이 들지 않더라도 안에 들어가 보면 생각이 달라진다. 낮에는 호수 쪽으로 난 창문에서 빛과 바람이 들어와 찻집의 분위기를 나른하게 만들고, 밤에는 벽난로에서 새어 나오는 빠알간 빛이 찻집 내부를 물들인다. 커피도 있지만 전통찻집에 걸맞게 영지차, 십전대보탕, 대추차 등의 한방차와 녹차가 더 어울린다. 단, 모든 차를 갖추지는 않고 시기에 맞게 추천하는 한방차를 마시면 된다.

찻값 : 모든 차 5,000원

추천 맛집

모둘자리농원 한식당의 코스 요리들 : 약밥 백숙, 버섯 불고기, 송어회, 바비큐훈제 등 단품 메뉴들로 모두 있지만, 모둘자리농원의 만찬은 여러 가지 요리를 한 번에 맛보는 코스 요리가 제격이다. 몇 가지 요리들을 조합하여 4인 한 상 기준으로 모아서 낸다. 어느 것 하나 빠질 데 없이 훌륭한 맛이다. 간단한 아침 식사로는 해장국과 비빔밥이 준비된다..

음식값 : A코스(4인 상) – 송어회 + 횡성 한우 버섯생불고기 + 식사 5만 9,000원, B코스(4인 상) – 송어회 대신 바비큐훈제모듬 5만 5,000원, C코스(4인 상) – 송어회 대신 오리바비큐훈제 6만 원, D코스(4인 상) – 송어회 + 오리바비큐훈제 + 횡성 한우 버섯생불고기 + 식사 7만 원 / 연인을 위한 특별코스(2인 상) – 바비큐훈제모듬 + 횡성 한우 버섯생불고기 + 동동주 1병 + 식사 4만 원 / 단체 행사 시 식사 – 어른 5,000원, 어린이 4,000원

이 지역에서 임산부에게 적당한 기타 탐방지

수타사, 수타사계곡, 삼봉자연휴양림

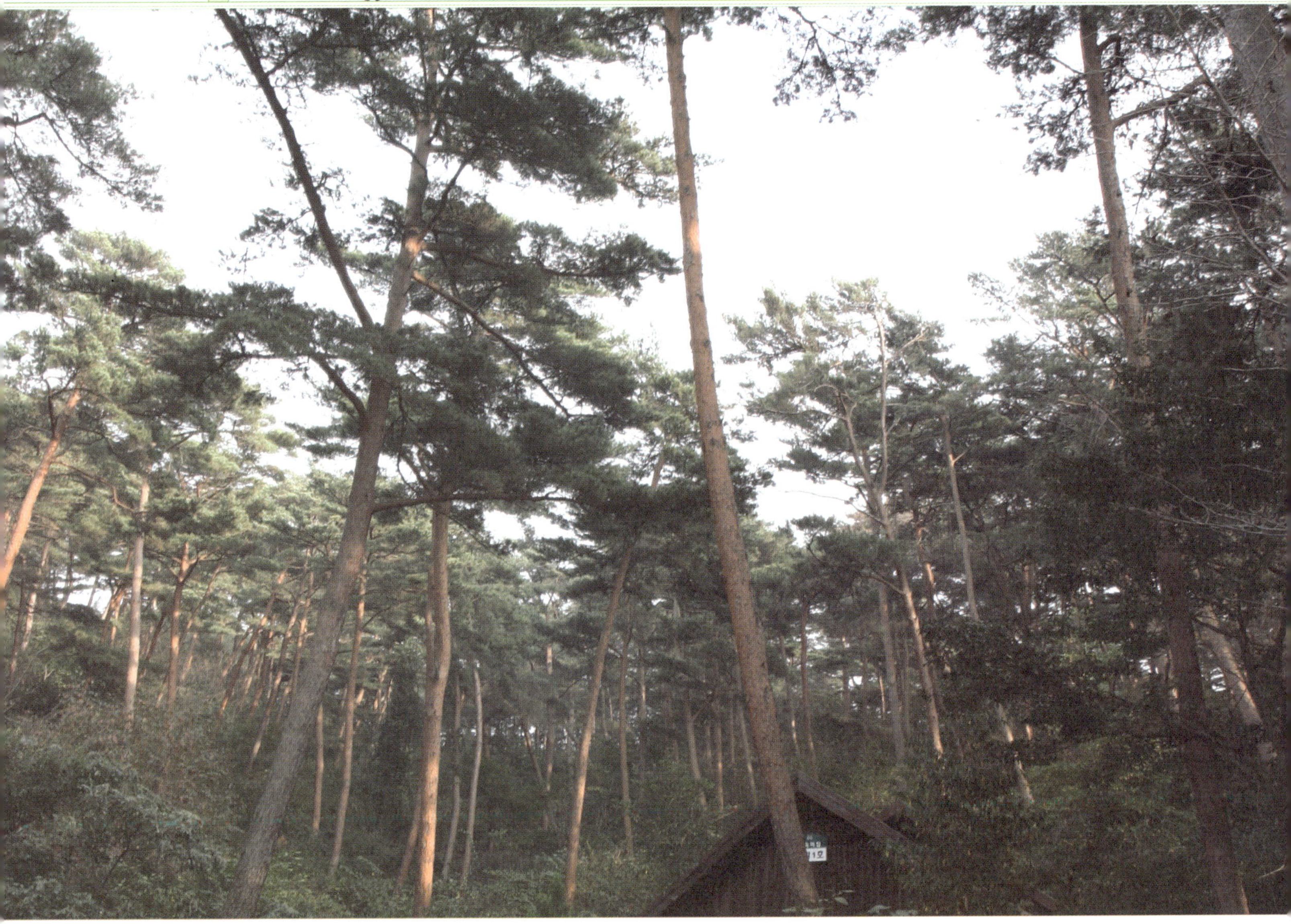

[무거운 몸 편히 쉬는 휴양 여행]

5. 안면도 자연휴양림

MINI DATA
위치 : 충남 태안군 안면읍 승언리 60-31
문의 : 041-674-5017
홈페이지 : http://www.anmyonhuyang.go.kr
입장 시간 : 09:00~18:00(동절기는 17시까지)
입장료 : 어른 2,000원
숙박 시설 : 있음
음식점 : 주변 이용
주차 : 가능
계절 : 사계절

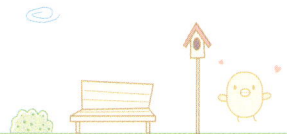

찾아가는 길

승용차 : 서해안고속도로 홍성 I.C. → 갈산 → 서산 A, B지구 방조제 → 원청 → 안면도 → 안면도 자연휴양림

대중교통 : 서울 남부터미널 – 안면도 간 시외버스 하루 10회 운행 / 서울 남부, 대전, 인천, 부천, 성남 터미널 – 태안터미널 간 시외버스 이용 → 태안터미널 – 안면도 간 시외버스 이용(수시 운행)

개요

조선 시대부터 왕실에서만 쓰는 목재로 지정하여 일반인의 접근을 금하던 황장봉산으로 지정되었던 곳이다. 현대에 들어서야 육지와 안면도가 다리로 연결되었지만, 예전에는 섬이라는 특성 때문에도 다른 소나무와 교잡이 일어나지 않고 순수한 안면송의 혈통이 보존되었을 것이라고 추측된다. 바로 인근이 바다인지라 바다 구경과 함께 쭉쭉 뻗은 해송의 향연 속에 빠져 보자.

포인트 여행지

안면도 자연휴양림 숲 속의 집 : 각 자연휴양림마다 숲 속의 집이 조금씩 다른데, 안면도 자연휴양림은 많이 다른 모양의 숙소가 통나무집에 섞여 있다. 바로 한옥으로 된 숙소이다. 자연휴양림같이 잘 가꿔진 숲 깊은 곳에는 서양식 별장 같은 집이나 통나무로 된 숙소들만이 어울릴 것 같은데, 한옥도 잘 어울리는 것을 볼 수 있다. 안면도 자연휴양림의 한옥 숙소는 3동이며, 나머지 건물들도 2층 다락방이 있는 형태가 많아 쓸모 있다.

안면도 자연휴양림 수목원 지구 : 안면도 진제를 남북으로 가로지르는 77번 국도를 가운데에 두고 동쪽과 서쪽으로 안면도 자연휴양림의 구역이 나뉜다. 동쪽 휴양림 지구는 매표소, 산림전시관, 숲 속의 집, 등산로, 주차장 등이 있는 구역이고 서쪽은 목련원, 철쭉원, 식용수원, 야생화원, 약용수원, 생태습지원 등이 있는 수목원 지구이다. 휴양림 지구처럼 수목원 지구도 산책하기에 좋은 곳인데, 이곳에는 특별히 가 볼 만한 시설이 둘 있다. 하나는 우리의 전통 정원을 되살린 한국 정원이고, 또 한 곳은 휴양림에 이어 서해 바다까지 모두 바라다보이는 전망대이다.

안면암 : 안면암 사찰에서 인근의 작은 쌍둥이섬까지 물이 빠지면(썰물) 갯벌이 되고, 물이 차 있을 때는(밀물) 부교, 즉 뜬다리로 섬까지 걸어 들어가 보는 이색 재미가 있는 곳이다. 물론 물이 빠졌을 때도 갯벌 위에 놓인 이 다리로 건너 다니지만, 아무래도 물에 떠 있을 때같이 재미있지는 않다.

연락처 : 041-673-1888
입장료 : 없음
위치 : 안면읍 정당리

추천 맛집

영양굴밥집 맛동산 : 굴을 밥에 넣고 함께 쪄 내는 굴밥. 잘못 만들면 밥이 비려지기 일쑤고, 밥을 한 다음에 찐 굴을 그냥 섞어 넣어서 양념장에 비벼 먹기도 하는데, 그러면 굴밥이라고 할 수 없다. 여하튼 쉬운 음식은 아니다. 여기 서산 A, B방조제에서 간월도로 들어가는 길에 있는 맛동산 음식점은 돌솥밥에 여러 견과류와 굴을 듬뿍 넣고 밥을 하는데, 그 맛이 전혀 비리지 않고 굴의 향취를 잘 살려 굴밥집으로는 첫손 꼽을 수 있는 집이다. 영양굴밥에 함께 나오는 이 집만의 비법으로 만든 청국장도 인기이다.

연락처 : 041-699-1910
음식값 : 영양굴밥 8,000원
위치 : 간월도

이 지역에서 임산부에게 적당한 기타 탐방지

꽃지해변, 개심사, 간월암, 천상병 시인 생가

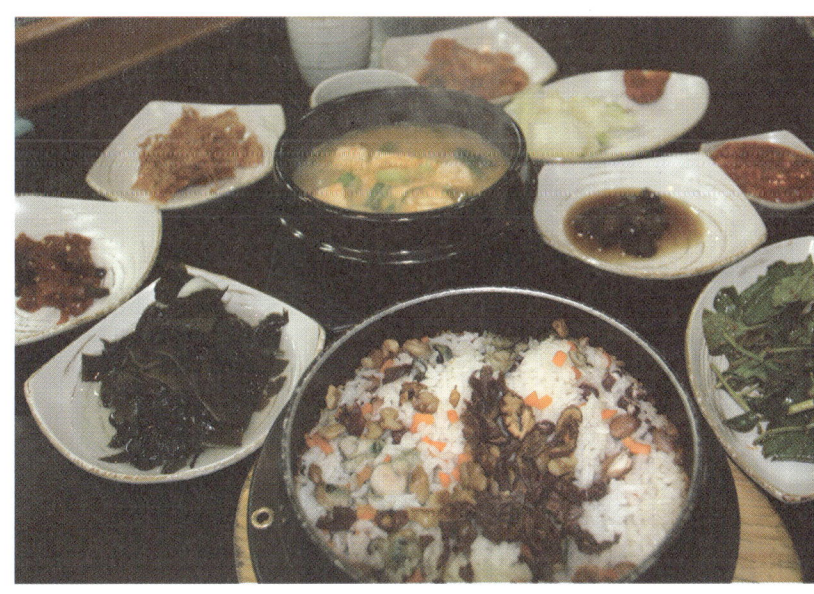

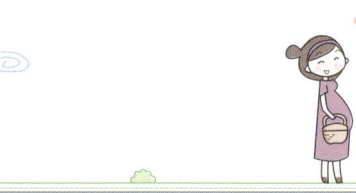

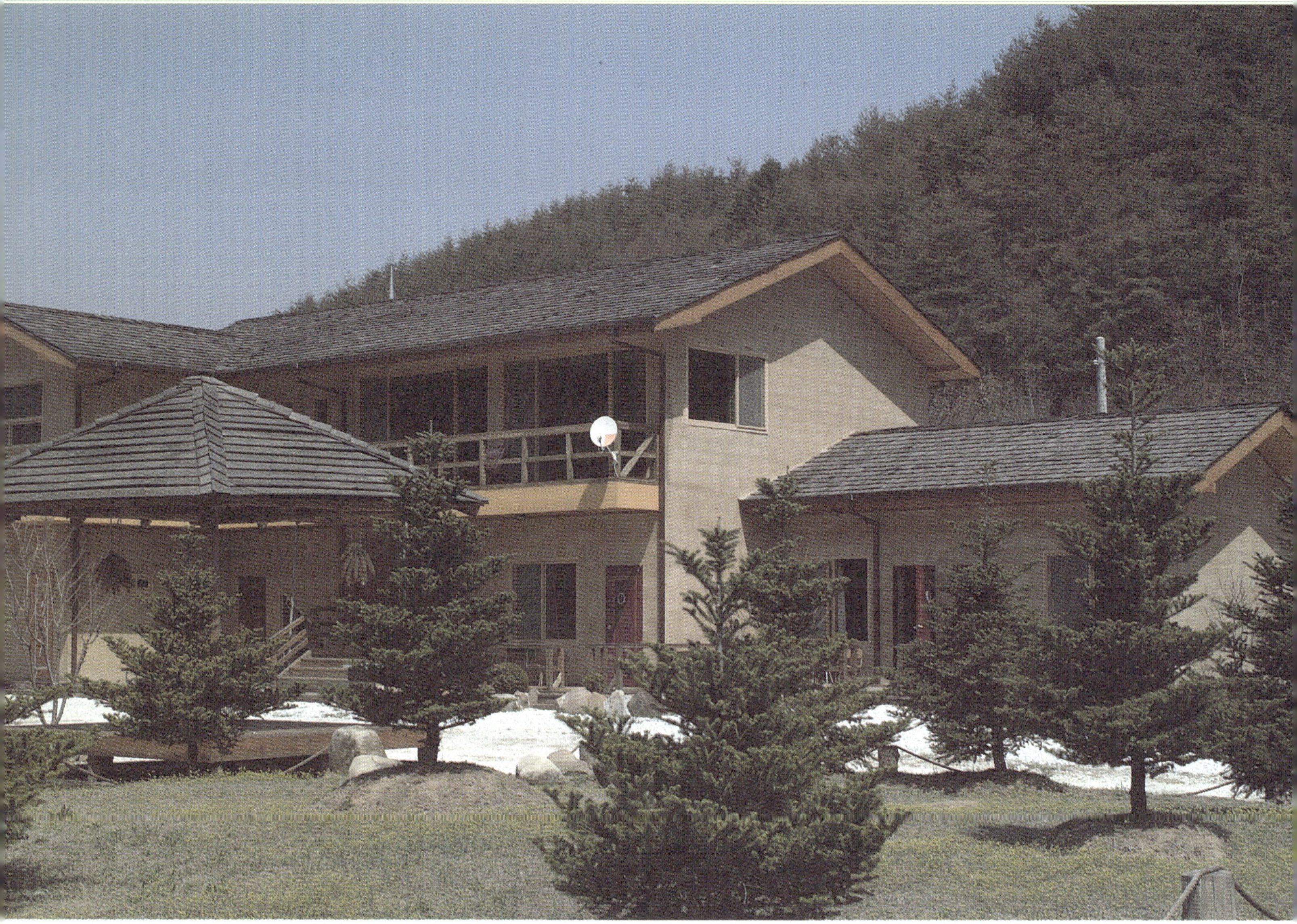

[무거운 몸 편히 쉬는 휴양 여행]

6. 임씨네 농장

MINI DATA

위치 : 강원도 정선군 정선읍 용탄1리 2반 노미마을
문의 : 033-562-4346
홈페이지 : http://www.deerfarm.co.kr
입장 시간 : 제한 없음
입장료 : 없음
숙박 시설 : 있음
음식점 : 있음
주차 : 가능
계절 : 사계절

찾아가는 길

승용차 : 영동고속도로 진부 I.C. → 59번 국도 정선 방향 → 42번 국도와 만나는 나전교 지나며 우회전 → 정선 읍내 → 정선 1교에서 42번 국도 평창 방향으로 → 424번 지방도 가리왕산 자연휴양림 이정표 나오면 우회전하여 2km → 용탄교 건너기 전 좌회전 → 노미마을 길 끝나는 곳에 임씨네 농장

대중교통 : 서울 동서울터미널-정선 버스터미널 간 하루 11회 시외버스 운행 → 정선 버스터미널에서 회동 가는 군내버스 타고 노미에서 하차(하루 6회 운행) 또는 택시 이용

개요

농장이라니? 무엇을 하는 농장이기에 임산부를 위한 휴식처가 될까? 수도권에서 좀 멀긴 하지만 첫손 꼽을 수 있는 좋은 휴식처로 강력 추천한다. 펜션처럼 고급스럽지는 않지만 펜션보다 더 깔끔하고 주인장의 배려가 느껴지는 저렴한 민박 숙소가 있고, 녹각삼계탕이나 곤드레밥 같은 음식을 내는 정갈한 한식당이 있으며, 농장에서 직접 기르는 허브차와 녹용을 이용한 보약, 청국장, 누름꽃장식 등도 팔고 있다. 날씨 따뜻한 계절이면 농장 마당에서 나는 갖가지 채소들도 각자 뜯어다 먹으면 된다. 농장의 앞으로는 영월로 흘러가 곧 동강이라고 불릴 강이 흐르고 있다.

포인트 여행지

임씨네 농장 숙소 : 펜션 같은 민박이 맞는 말이겠다. 연인이나 부부에게 맞는 작은 객실부터 누세 가족이 함께 머물 수 있는 넓은 숙소까지 준비되어 있다. 단체 숙박 또는 세미나를 위한 30명 이상의 대형 공간도 있다. 모든 숙소에는 취사 시설이 완벽하게 되어 있으며(심지어 소금, 고춧가루, 식용유 등 기본 양념까지), 이 집에서 직접 생산하는 허브차도 준비되어 있다. 언제나 쓸 수 있게 바비큐 통도 집집마다 깨끗하게 준비되어 있다.

예약 : 033-562-4346

숙박비 : 1가족용(7평) 3만 원, 2가족용(15평) 6만 원, 3가족용(28평) 10만 원

임씨네 농장 동물들, 정원, 동강 : 농장을 한 바퀴 돌고 정자에 앉아 쉬고 있자면 세상 근심이 다 사라질 것 같은 평온한 분위기의 농장이다. 사슴과 타조, 개를 만날 수 있으며, 정원에는 꽃과 더불어 여러 채소가 자라는데 먹을 만큼 뽑아 먹어도 된다. 정원의 끝으로 바로 이어지는 동강 가를 거닐면 또한 별세계에 온 듯한 느낌이 든다. 농장 안주인장이 아마추어를 넘어선 화가이니 농장을 둘러보며 그림을 찾아볼 것!

정선 5일장 : 임씨네 농장에 여행 간 날짜가 정선 5일장 날에 맞는다면 장터에 나가 볼 일이다. 시골 장터의 수수한 모습을 볼 수 있으며, 도시에서 못 보던 이색적인 것들을 많이 볼 수 있다. 김치부꾸미, 메밀전병 등 강원도 토속 음식을 좌판에서 지져 대는 것도 맛볼 수 있고, 지역의 특성상 황기 등 질 좋은 약초를 저렴한 값에 구할 수도 있다. 5일장 날마다 문화예술회관에서 무료로 시행되는 정선아리랑 창극 공연도 잊지 말아야겠다.

날짜 : 끝자리가 2일과 7일로 끝나는 날
문의 : 033-560-2561(정선군청 문화관광과)

추천 맛집

정선 명물 곤드레밥 : 강원도 깊은 산골에서만 난다는 곤드레나물을 밥할 때 넣어 곤드레 향취가 그득 밴 밥을 된장찌개나 간장 양념장에 비벼 먹는 것이다. 곤드레나물의 쌉싸름하면서도 고소한 맛과 향취가 한 번 맛본 이들은 잊지 못하게 만든다.

연락처 : 정선회관 033-563-0073
음식값 : 곤드레밥 1인분 5,000원
위치 : 정선읍 내 시장 옆

이 지역에서 임산부에게 적당한 기타 탐방지

화암약수, 천포금광촌, 정암사, 아우라지, 꼬마열차

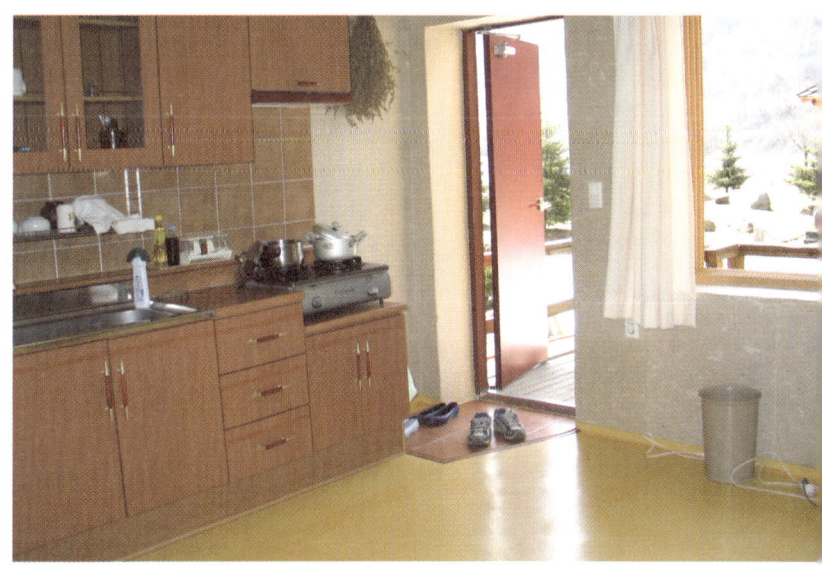

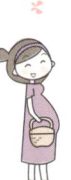

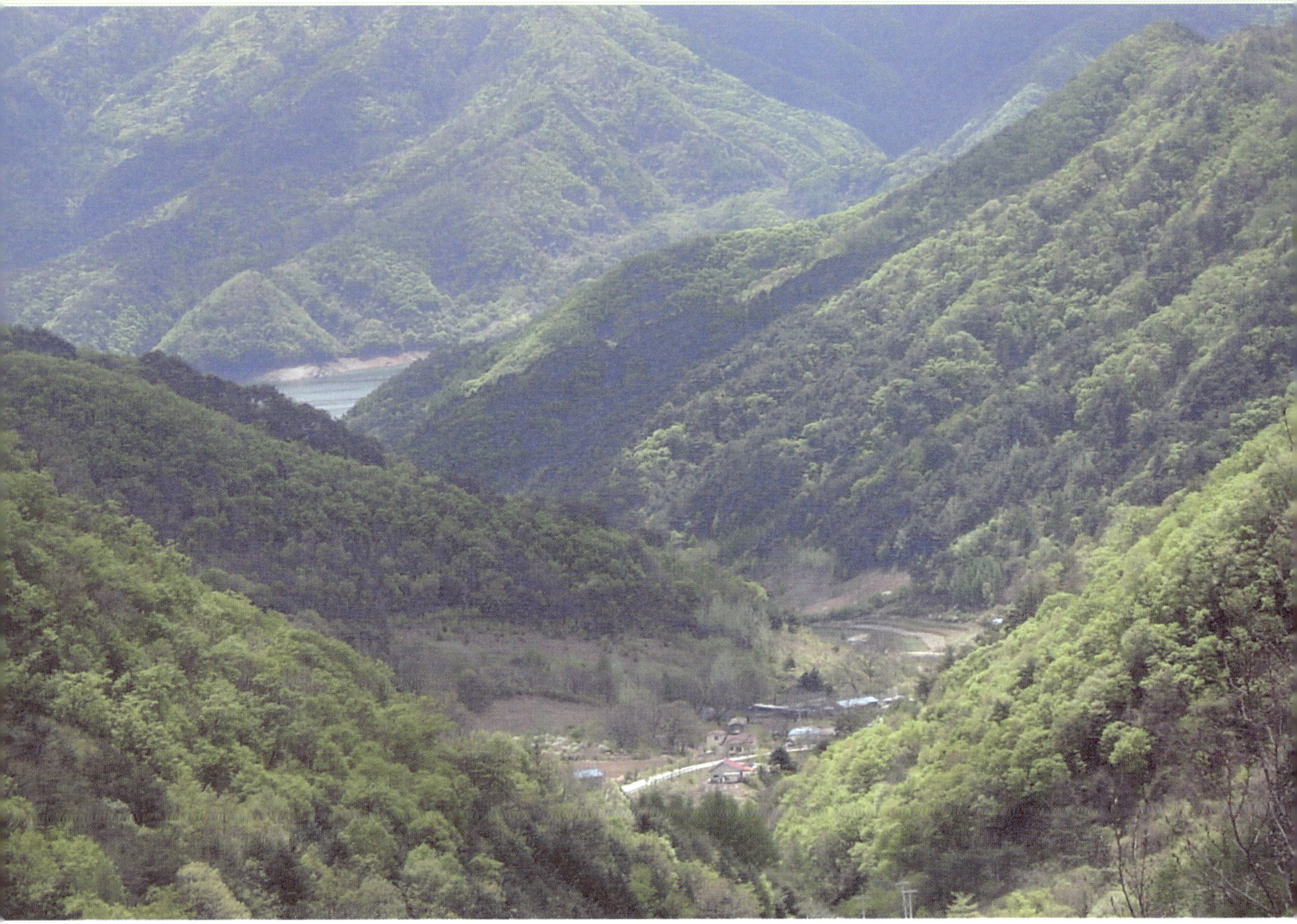

[무거운 몸 편히 쉬는 휴양 여행]

7. 산속호수마을

MINI DATA

위치 : 강원도 화천군 화천읍 동촌리
문의 : 033-442-7460
홈페이지 : http://www.e-dongchon.com
입장 시간 : 제한 없음
입장료 : 없음
숙박 시설 : 있음
음식점 : 있음
주차 : 가능
계절 : 사계절

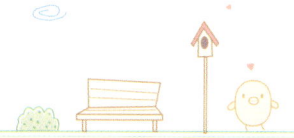

찾아가는 길

승용차 : 중앙고속도로 춘천 I.C. → 46번 국도 화천, 양구 방향으로 26km → 461번 지방도 간동 방향으로 좌회전 → 구만대교 나오면 건넌 후 460번 지방도 평화의댐 방향으로 우회전하여 4.9km → 오른쪽 길로 빠져 호음교 건너고 호음고개 넘어 7.9km 진행하면 동촌1리 산속호수마을

대중교통 : 화천 시외버스터미널 → 시내버스터미널로 이동(3분 거리) → 동촌리행 시내버스 이용(30분 소요)

개요

청정 지역 화천의 파로호를 끼고 있는 아름다운 마을이다. 마을로 처음 들어가다 보면 이렇게 깊은 골에 마을이 있을까 싶은데, 막상 들어가 보면 마을에서 운영하는 펜션형 숙소도 근사하고 민박집들도 수준 높다. 마을 안쪽에는 파로호 호반이 펼쳐져 산속에서 보는 별천지에 빠져든다. 산속호수마을은 사계절 농촌 체험 마을로도 유명하므로 임산부들도 무리하지 않고 가볍게 참여해 볼 만한 체험거리가 있다면 체험객들과 어울려 한두 가지 참여하는 것도 좋겠다.

포인트 여행지

산속호수마을 호반 산책 : 깊은 산속에서 맑은 호수 주변을 거니는 것만큼 기분 좋은 산책이 또 있을까? 휴양림 등지에서 삼림욕만 해도 좋았는데, 이곳에는 청정한 산악 지형에 호수의 묽까지 더해지니 휴양지로는 최고라 할 만하다.

산속호수마을 농산촌 체험 : 산책하고 쉬기만 하는 휴양이 다소 지겹다면 힘들지 않은 농촌 체험을 시도해 보시라. 참여 인원이 여러 명 필요한 체험들은 주로 주말에만 이루어지겠지만, 수수의 인원으로 신청 가능한 체험들도 있다. 무공해 재료로 직접 만들어 먹는 음식 체험이나 생태 숲 해설 듣기, 마을 트렉터 열차 타고 한 바퀴 돌기 같은 쉬운 프로그램들은 어떨까?

문의 및 예약 : 033-442-7460(김명웅 사무장)
체험비 : 보통 한 가지당 3,000~5,000원 정도

좋은 숙박지

산속호수마을 녹색농촌체험관과 민박집들 : 녹색농촌체험관은 펜션 스타일의 목조 건물로 빌라 형식으로 되어 있다. 취사 시설과 욕실이 완비되어 있고, 방과 거실이 따로 있다. 두세 가족이 숙박해도 될 정도로 넓지만 가격은 일반 펜션 정도밖에 받지 않는다. 이 밖에 산속호수마을에는 그림같이 예쁜 민박집(녹색농촌체험관 앞 민박집)들이 있으므로 문의해 보자.

문의 및 예약 : 033-442-7460
숙박비 : 15평형 10만 원, 20평형 15만 원, 농가 민박 3~4만 원

추천 맛집

산속호수마을의 청정 음식 : 주말의 경우 마을에 체험객들이 거의 매주 있으므로 산속호수마을의 체험 센터인 해산농촌체험연수원 단체 식당에서 마을의 청정 재료로 정성껏 준비하는 식사를 손쉽게 사 먹을 수 있다. 평일이라 마을 식당의 운영이 없다면 민박집에서 농가 백반을 먹을 수도 있고, 마을 안쪽 호숫가 끝에 있는 전망 최고의 마을 음식점을 이용할 수도 있다.

음식값 : 마을 단체 식당 백반과 농가 백반 5,000원 균일, 마을 음식점은 매운탕, 백숙 등 메뉴 다양

이 지역에서 임산부에게 적당한 기타 탐방지

파로호전망대, 평화의댐, 화천 산천어축제(1월), 화천 쪽배축제(7~8월)

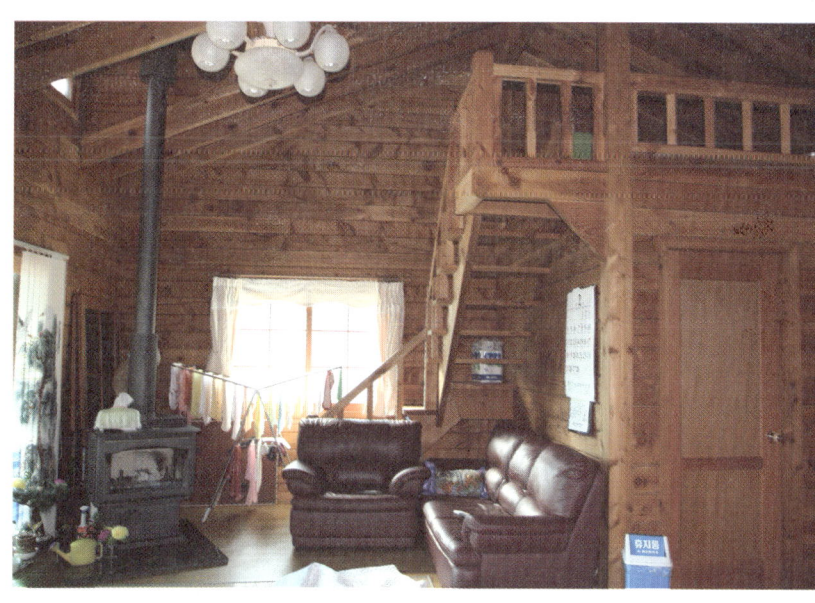

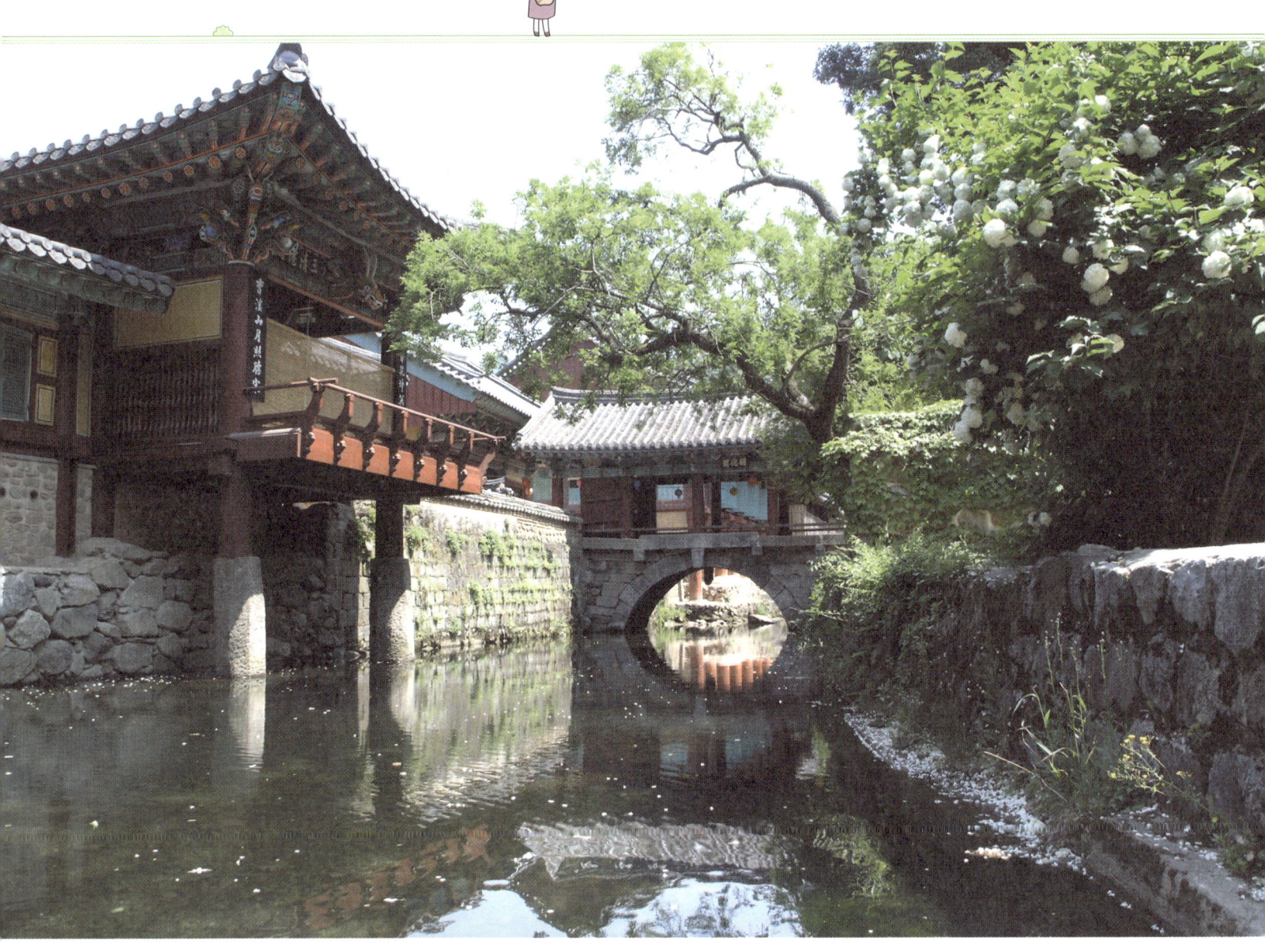

[산모·태아 모두 건강 기원 여행]

1. 승보종찰 송광사

MINI DATA

위치 : 전남 순천시 송광면 신평리 12
문의 : 061-755-0108
홈페이지 : http://www.songgwangsa.org
관람 시간 : 일출~일몰
입장료 : 어른 2,500원
숙박 시설 : 주변 이용
음식점 : 주변 이용
주차 : 가능
계절 : 사계절

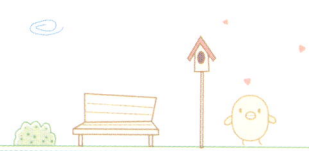

찾아가는 길

승용차 : 호남고속도로 송광사(주암) I.C. → 27번 국도 보성 방향 → 주암호반도로 → 좌회전 송광사 입간판

대중교통 : 광주 종합터미널에서 송광사행 직행버스 이용(하루 9회, 1시간 30분 소요) 또는 순천 시내에서 송광사행 좌석버스 이용(하루 16회, 1시간 10분 소요)

개요

우리나라 3보 사찰 중 승보종찰로 일컬어지는 명사찰이다. 고려 때 이 절에서 국사가 열여섯 분이나 배출되었고, 그 이후에도 당대 최고의 승려들이 송광사에서 수학하였기에 불, 법, 승 중 승려가 보물인 사찰이 된 것이다. 일주문에서 사찰의 입구인 우화각까지 숲 따라 물 따라 걷는 15분 정도의 산책길은 전국적으로 가장 운치 있는 사찰 진입로 중 하나이다. 천천히 쉬엄쉬엄 걸어 들어가자.

포인트 여행지

송광사 종고루 사물 연주 : 송광사에서는 저녁 예불 전에 종고루에서 사물 연주 의식을 갖는다. 사물이란 범종, 목어, 법고, 운판 네 가지 소리를 내는 도구인데, 각각 지하세계와 수중세계, 지상세계, 공중세계의 모든 것들을 구제하여 극락으로 인도하려는 마음을 담아 연주하는 장엄한 의식이다. 저녁 예불 시간이 절기마다 바뀌는데, 보통 해지기 전 시간쯤에 맞춰 찾아가면 된다. 하절기는 오후 6시 30분이 저녁 예불 시간이므로 6시까지 사찰에 들어가면 사물 연주를 들을 수 있다.

대원사 티베트박물관 : 송광사 인근에 있는 말사 대원사에 티베트박물관이 있다. 티베트인들은 삶 자체가 티베트불교라고 해도 과언이 아닐 정도로 그들의 삶에 중요한데, 그에 관계된 여러 가지 유물들을 모아 놓은 이색 박물관이다. 십수 년 동안 티베트불교와 교류를 해 온 대원사 주지스님의 노력이 결실을 맺어 갖춰진 곳이다.

입장료 : 어른 2,000원, 어린이 1,000원
개관 시간 : 10:00~18:00(동절기는 17:00까지)
홈페이지 : http://www.tibetan-museum.org

좋은 숙박지

보성 차밭 봇재다원의 콘도식 민박 : 인근의 보성 차밭 봇재고개의 정상인 봇재다원에 기존에 있었던 숙소를 크게 증축하여 2층짜리 한옥 스타일의 근사한 숙소가 생겼다. 차밭 가운데에 있는고로 최고의 싱그러움을 품을 수 있음은 물론이거니와, 봇재다원은 재의 정상에 있는 차밭이기에 전망 또한 어느 절경지 부럽지 않을 정도이다.

연락처 : 061-853-1117
숙박비 : 3~8만 원
위치 : 보성군 회천면 영천리

추천 맛집

벌교우렁 : 논우렁과 죽순을 이용하여 된장탕을 끓여 내는 남도 별미집이다. 새콤달콤 빨갛게 회무침을 해서 내기도 하는데, 우렁탕이든 초무침이든 같이 먹다 누가 없어져도 모를 만한 맛이다.

연락처 : 061-857-7613
음식값 : 우렁탕 1인 6,000원, 우렁회무침 1접시 1만 5,000원
위치 : 보성군 벌교읍 벌교홍교 앞

이 지역에서 임산부에게 적당한 기타 탐방지
율포해변, 보성 차밭, 순천만

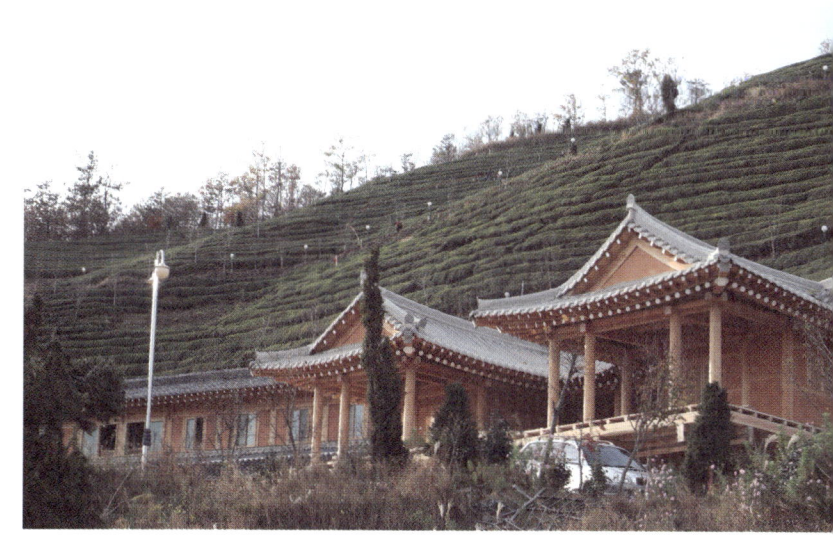

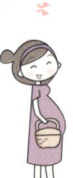

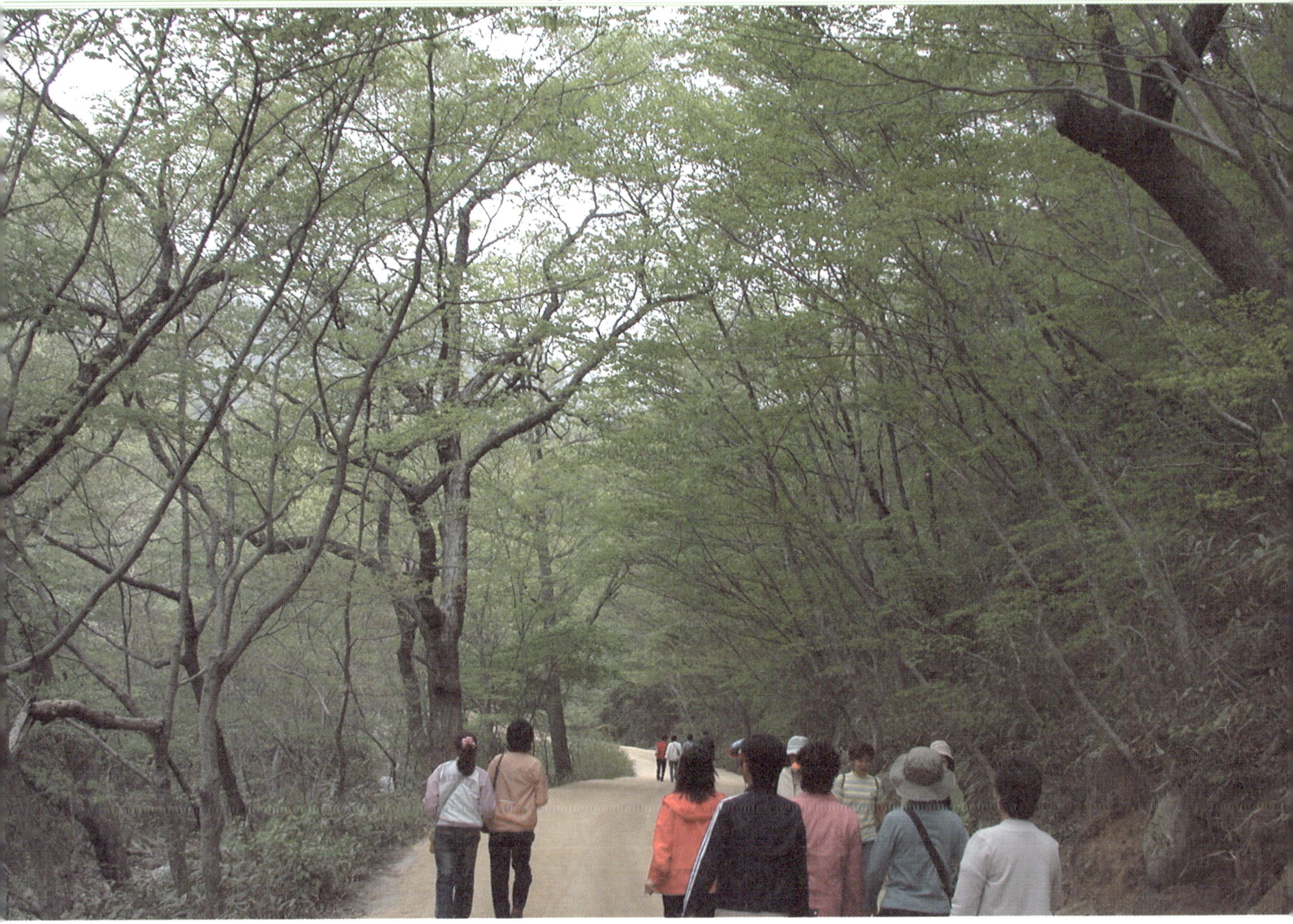

[산모·태아 모두 건강 기원 여행]

2. 태고총림 선암사

MINI DATA

위치 : 전남 순천시 승주읍 죽학리
문의 : 061-754-5247
홈페이지 : http://www.seonamsa.co.kr
관람 시간 : 일출~일몰
입장료 : 어른 1,500원
숙박 시설 : 주변 이용
음식점 : 주변 이용
주차 : 가능
계절 : 사계절

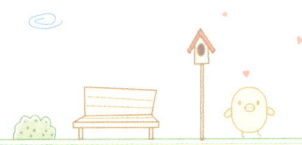

찾아가는 길
승용차 : 호남고속도로 승주 I.C. → 857번 지방도 벌교, 낙안 방향 → 선암사 우회전 입간판 나옴
대중교통 : 순천역 → 선암사 시내버스 운행 / 순천 시외버스터미널 → 승주읍 버스 운행 → 승주읍에서 선암사까지 택시 이용

개요
조계산을 사이에 두고 산자락 양쪽에 조계종과 태고종의 명찰이 나란히 자리 잡았다. 조계산 서쪽에는 승보종찰 송광사요, 동쪽으로는 태고종의 종찰이자 총림인 선암사이다. 선암사 역시 사찰로 들어가는 산책길만 다녀간다 하더라도 멀리 간 보람이 있을 정도로 수려한 곳이다. 계곡을 계속 따라가며 녹음이 우거지다. 선암사 경내는 특히 봄에 아름다운데, 4월과 5월에는 갖가지 꽃나무들이 이곳이 선계가 아닐까 싶을 정도로 화사한 꽃동산을 만든다.

포인트 여행지
선암사 성보박물관 : 1,500여 년 역사를 가진 선암사에 전해 내려오는 갖가지 소중한 유물들을 모아 놓은 박물관이다. 따로 관람료는 받지 않고 있으며, 독특한 불교 예술 작품들을 볼 수 있으니 꼭 들러 보자.
관람 문의 : 061-754-6062
개관 시간 : 09:00~17:00(매주 월요일, 추석, 설날 휴관)
낙안읍성 민속마을 : 민속촌 같은 느낌의 옛 초가집들이 있는 마을이지만 이곳은 예전부터 살던 주민들이 그대로 살고 있기에 더욱 정겨운 마을이며 살아 있는 마을이다. 읍성의 성벽 위로 올라가 한 바퀴 돌며 마을의 안팎을 보면 가장 아름답다. 마을 장터 골목에서는 국밥이나 파전 같은 먹거리들을 판다.
연락처 : 061-749-3837
입장료 : 어른 2,000원, 어린이 1,000원

좋은 숙박지
낙안 민속 자연휴양림 : 낙안 읍성 민속마을에서 차로 3분 거리에 자연휴양림이 있다. 건립된 지 오래되지 않았고(2004년), 그래서인지 아직 모르는 사람들이 많은 자연휴양림이다. 산림휴양관과 독채로 된 숲 속의 집이 있는데, 다른 휴양림과 다른 아주 특색 있는 숲 속의 집이 있으니 바로 '스틸하우스'이다. 휴양림과 스틸하우스가 안 어울린다고 하는 이들도 있으나 고급스러워 보이고 별장처럼 운치 있는 것은 사실이다.
연락 및 예약 : 061-754-4400
숙박비 : 4인실 3만 2,000~5만 5,000원, 6인실 4~7만 원, 7인실 5~8만 5,000원

추천 맛집
국일식당 : 낙안읍성에서 차로 10여 분 거리의 벌교 읍내에 있는 내력 있는 남도 백반집이다. 1인 5,000원 백반상을 시켜도 상 가득히 찬이 담겨 나오는데 도시 사람들은 놀라기 일쑤다. 꼬막, 젓갈, 전, 생선구이, 굴무침, 홍어회, 매운탕, 여러 김치와 나물류 등등의 20여 가지 찬이 국일식당 5,000원 상차림이다. 기본 5,000원에서 가격이 올라가면 회, 낙지, 육회, 생선찜 등 별식이 추가된다.
연락 및 예약 : 061-857-0588
음식값 : 백반 5,000원, 1만 원, 1만 5,000원
위치 : 보성군 벌교읍 내

이 지역에서 임산부에게 적당한 기타 탐방지
금둔사, 낙안온천, 순천 '사랑과 야망' 촬영장

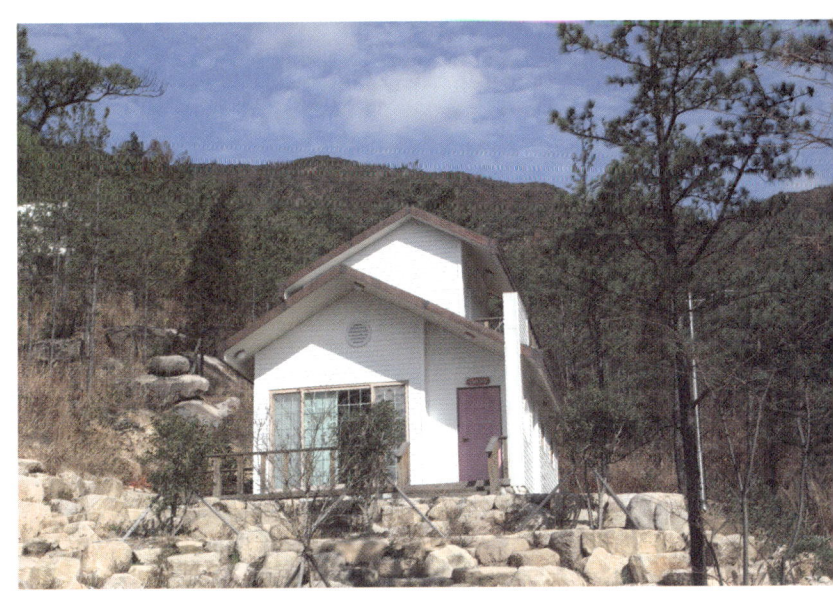

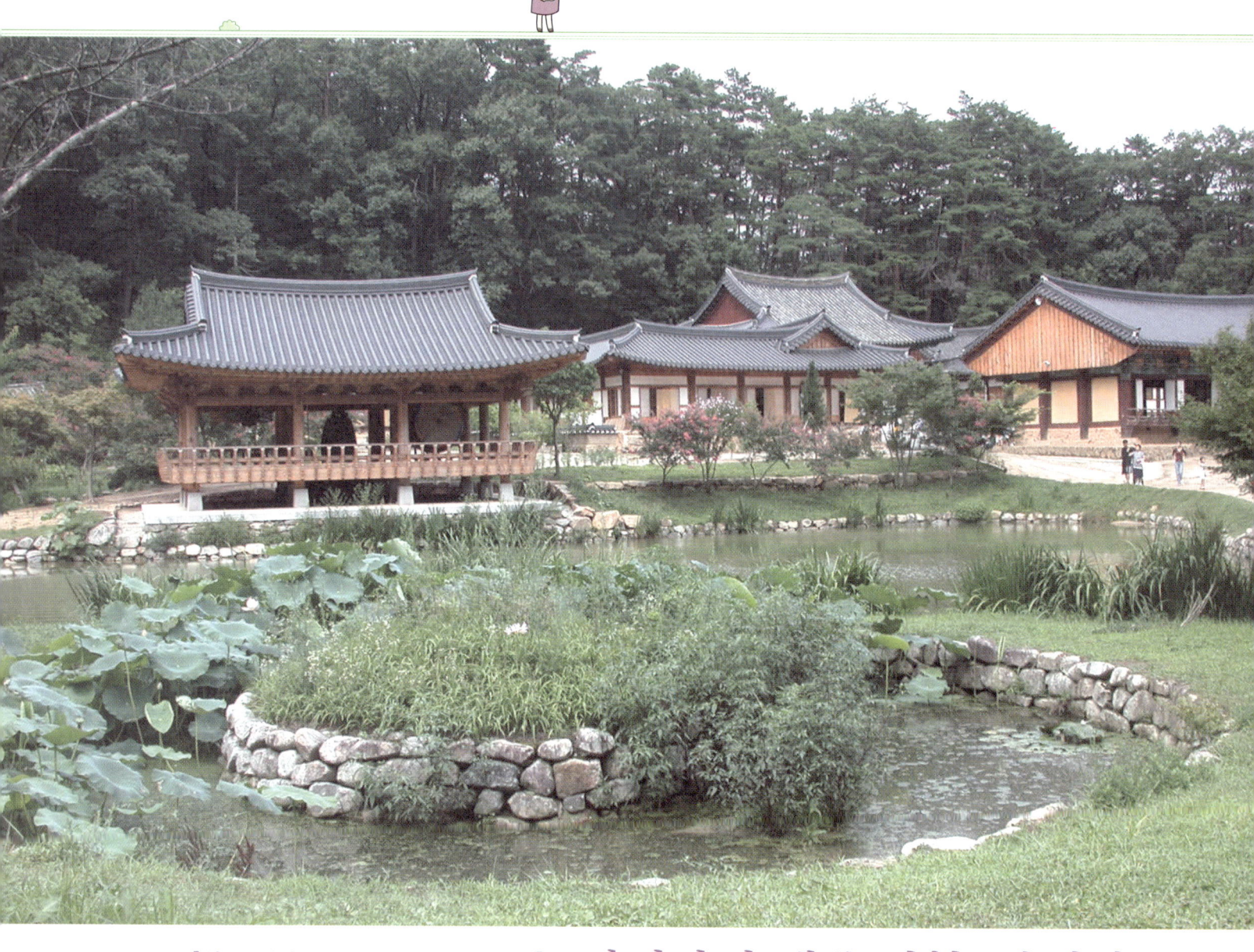

[산모·태아 모두 건강 기원 여행] **3. 아기자기 예쁜 사찰, 불영사**

MINI DATA
위치 : 경북 울진군 서면 하원리
문의 : 054-783-5004
홈페이지 : 없음
관람 시간 : 일출~일몰
입장료 : 어른 2,000원
숙박 시설 : 주변 이용
음식점 : 주변 이용
주차 : 가능
계절 : 사계절

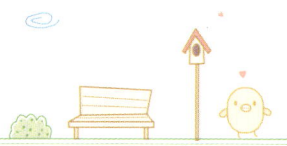

찾아가는 길
승용차 : 동해안 7번 국도 이용 울진까지 → 수산교 앞에서 36번 국도 봉화 방향으로 → 불영계곡 → 왼쪽으로 불영사 진입로 나옴
대중교통 : 서울 동서울터미널 - 울진터미널 간 고속버스 하루 14회 운행 또는 대구, 부산, 울산, 영주, 강릉 터미널 - 울진터미널 간 버스 운행 → 울진터미널 - 불영사 간 시내버스 운행

개요
천천히 걸어 들어가는 20분 정도 걸리는 길도 예쁘고, 깊은 계곡으로 들어갈수록 자연과 닮은 사찰의 터전도 예쁘고, 그 터전을 아기자기하게 가꾸고 있는 스님들의 마음도 예쁘다. 비구니, 그러니까 여자 스님들이 있는 사찰이다. 절의 배경이 되는 산에 있는 바위가 절의 연못에 비친 모습이 부처님 모습인지라 불영사라고 이름 붙였다고 한다.

포인트 여행지
불영계곡 : 한국의 그랜드캐니언이라 불리는 깊고 깊은 계곡이다. 실제 깊이나 길이가 미국의 그랜드캐니언과 비교되지는 않겠지만, 아기자기한 우리나라 지형에는 이렇게 험한 V자형 협곡이 있었다는 것이 놀라울 정도이다. 계곡 중간에 전망을 볼 수 있는 정자가 두 개 있으므로 잠깐 차를 세우고 보면 좋다. 참고로 불영계곡이 있는 36번 국도는 우리나라 도로 공사 중 최대의 난공사의 하나로 꼽혔던 곳이다.
망양해변과 망양정 : 답답한 가슴을 시원하게 해줄 탁 트인 동해안의 느낌을 제대로 받을 수 있는 곳이다. 여름 성수기에도 그렇게 붐비지 않는 여유로운 해변이다. 망양정은 관동팔경의 하나로서 원래 지금 위치는 아니었지만, 동해 바다가 한눈에 내려다보이는 멋진 위치에 있는 명승 정자이다. 또한 망양해변 앞 920번 지방도로는 최고의 해안 드라이브 코스이기도 하다.

좋은 숙박지
망양해변 앞 파도 소리 들리는 깔끔한 민박집들 : 망양해수욕장 앞의 민박집들은 새로 지어 깔끔한 집들이 많다. 대부분의 집에서 2층만 올라가더라도 망양 앞바다가 바로 앞에 펼쳐지고, 파도 소리가 계속 들리는 방들이 있다. 물론 3층이면 더 좋겠다. 가격도 한여름 성수기의 아주 잠깐 동안만을 제외하고는 저렴하다.
연락 및 예약 : 054-782-1418(민박 13호), 054-782-4778(산포별장), 054-782-4111(민박 11호)
숙박비 : 3~5만 원(7월 말~8월 초 성수기에는 웃돈 받음)

추천 맛집
거구초밥 : 울진읍 내에 있는 20년 넘은 일식집이다. 이름에서 보듯이 주 메뉴는 초밥이지만, 임산부들 중 날음식을 꺼리는 사람들은 생선구이나 탕 요리를 시켜도 되겠다. 초밥, 회, 탕, 구이 등 메뉴 전반이 도회지의 전문 일식집에 전혀 뒤지지 않는 뛰어난 솜씨이다.
연락 및 예약 : 054-783-2933
음식값 : 초밥 1인분 7,000원, 생선구이정식, 대구탕정식 1인분 8,000원
위치 : 울진읍 내 시장 안

이 지역에서 임산부에게 적당한 기타 탐방지
민물고기생태체험관, 죽변항 울진대게, 행곡2리 내앞마을 산책, 드라마 '폭풍속으로' 세트장

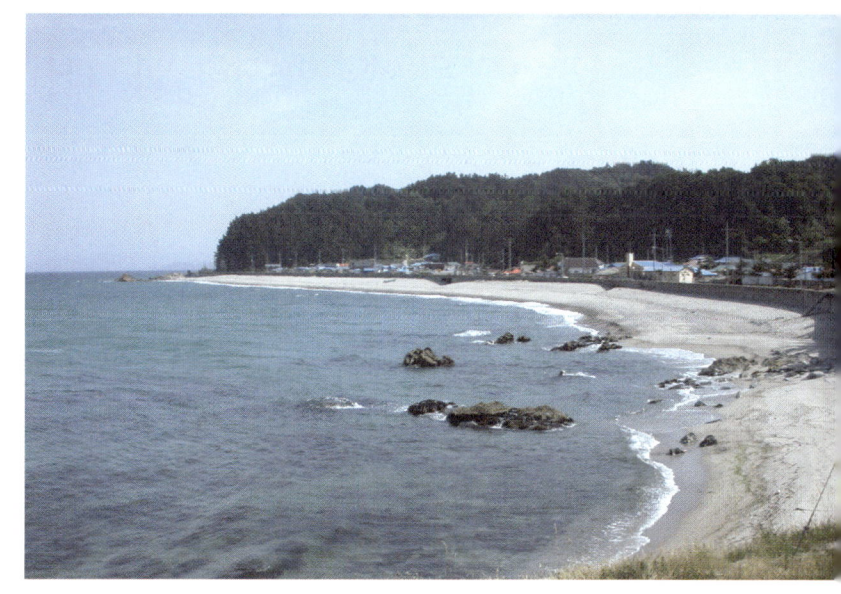

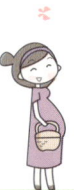

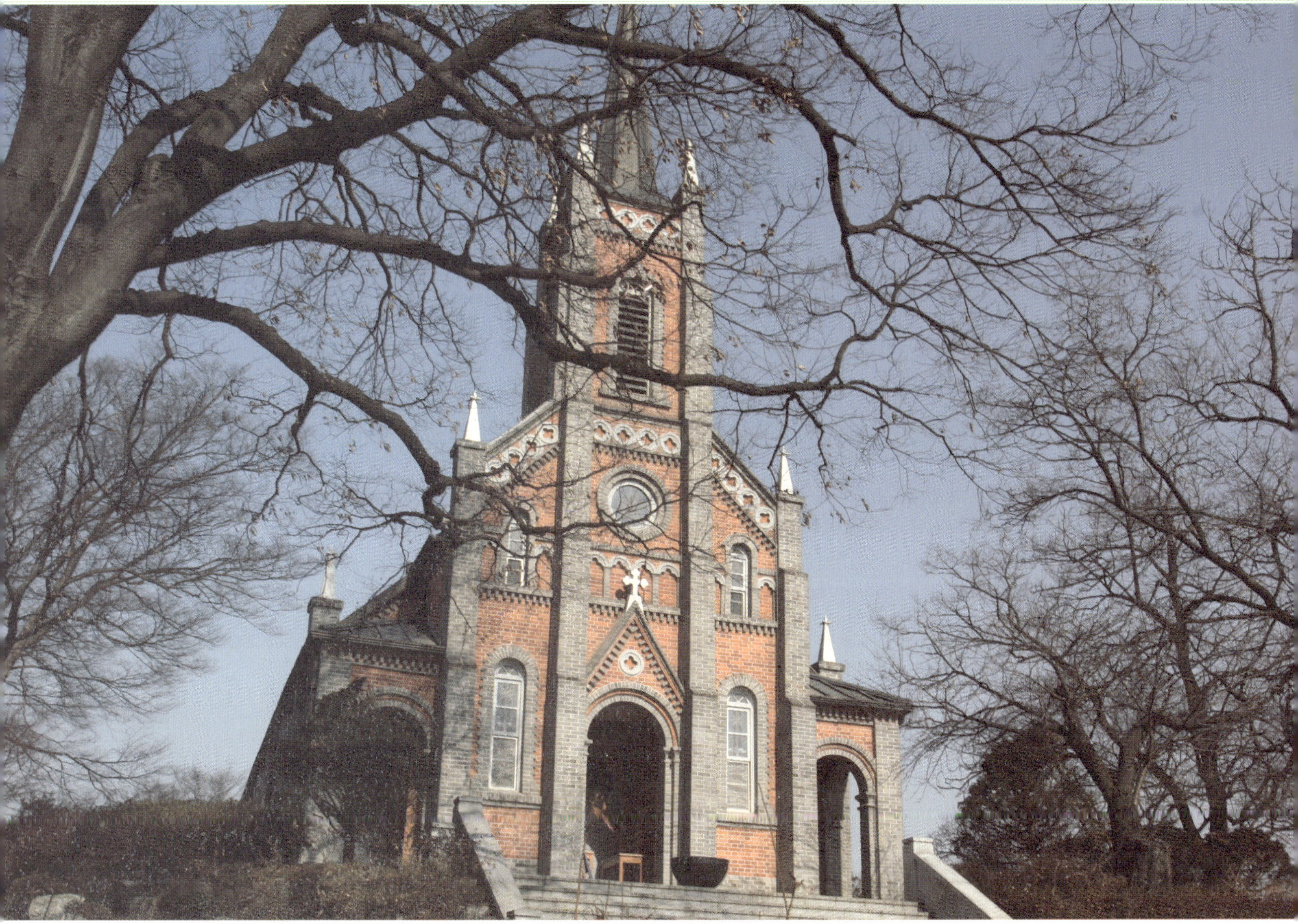

[산모·태아 모두 건강 기원 여행] **4. 머물고 싶은 곳, 공세리성당**

MINI DATA
위치 : 충남 아산시 인주면 공세리
문의 : 041-540-2468(아산시청 문화관광과)
홈페이지 : http://gongseri.yesumam.org
관람 시간 : 일출~일몰
입장료 : 없음
숙박 시설 : 주변 이용
음식점 : 주변 이용
주차 : 가능
계절 : 사계절

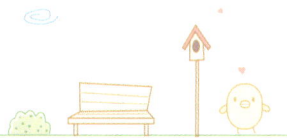

찾아가는 길
승용차 : 서해안고속도로 서평택 I.C. → 아산만 방조제 → 인주 I.C. → 인주면 공세리 소재지 → 공세리성당

대중교통 : 서울 강남고속터미널, 동서울터미널 - 아산터미널 간 고속버스와 시외버스 수시 운행 또는 철도 온양온천역 하차 → 아산터미널 또는 온양온천역에서 삽교, 대음 방향 시내버스 타고 공세리 하차

개요
1894년에 초창기 천주교 포교를 시작한 곳으로서 처음에는 민가를 이용하였으나 1897년에 사제관이 건립되었고, 1922년에 본당이 완공되어 충청남도 최초의 천주교 본당이 되었다. 현존하는 건물이 그때 지어진 건물들이다. 당시에는 아산만을 통해 삽교천까지 배가 들어왔을 것이므로 서해로 들어온 선교사들이 삽교천을 통해 내륙까지 올라온 다음 하선한 곳에서부터 포교를 하고 성당을 세웠던 것이다. 지금의 공세리성당은 오래된 성당 건물과 더불어 수백 년 된 노거수들이 우거져 고풍스럽고 경건한 분위기의 압권을 보여준다. 공세리성당은 드라마와 영화 촬영지로도 계속 등장하는데 '모래시계', '불새', '태극기 휘날리며' 등 많은 유명 드라마와 영화의 성당 배경이 되었다.

포인트 여행지
공세리성당 산책 : 고풍스러운 성당 건물과 주위의 우거진 나무들 사이로 성당 지역 전체를 한 바퀴 돌 수 있도록 '십자가의 길'이 조성되어 있다. 예수님이 사형선고를 받아 십자가를 지고 죽기까지의 장면들을 첫 장면부터 열네 번째 장면까지 보여주는 조각상과 그에 관련된 신부, 수녀님들의 시를 모아 놓았다. 신자가 아니더라도 천천히 시들을 읽으며 싱딩을 한 바퀴 돌아볼 만하다.

외암민속마을 : 예안 이씨들의 집성촌으로 초가와 돌담길의 옛 모습을 그대로 보존하고 있는 민속마을이다. 다양한 농촌 체험을 시행하는 체험 마을로 탈바꿈해 예전의 고즈넉한 마을 분위기는 없어졌지만, 그래도 주말 한낮만 피한다면 임산부들의 한적한 마을 산책에는 더없이 좋은 곳이다.

체험 문의 : 041-541-0848
마을 입장료 : 어른 2,000원, 어린이 1,000원
홈페이지 : http://oeammaul.co.kr

좋은 숙박지
외암민속마을 전통 가옥 민박 : 전통 가옥이라고 하면 일단 재래식 화장실이 겁이 나고, 욕실이 없을까봐 겁이 나는 사람들이 많을 텐데 걱정 마시라. 아무리 민속마을이라도 욕실과 화장실은 모두 개량이 된 지 오래다. 단, 실내에 있을 수도 있고 실외에 따로 있을 수도 있다. 콘도나 펜션 같은 숙소보다 불편하기는 하겠지만 황토와 나무를 이용해 지은 우리네 전통 가옥이 건강 면에서는 다른 어디보다도 더 좋으리라.

문의 : 041-541-0848
숙박비 : 1가족 4만 원

추천 맛집
외암민속마을 밥집 : 마을의 민박집마다 손님들에게 백반을 차려주기도 하고, 마을 부녀회에서 먹거리 장터를 운영하기도 하지만, 마을 안쪽으로 들어가면 볼 수 있는 '마을밥집'에 한번 찾아가 보기를 권한다. 아무래도 시골 밥상을 전문적으로 내는 밥집을 표방했으니 음식 솜씨가 남다르다. 거의 마을에서 나는 싱싱한 농산물들로 찬을 만든다.

연락 및 예약 : 041-543-3928
음식값 : 백반 5,000원

이 지역에서 임산부에게 적당한 기타 탐방지
영인산 자연휴양림, 온양 민속박물관, 아산 스파비스, 현충사

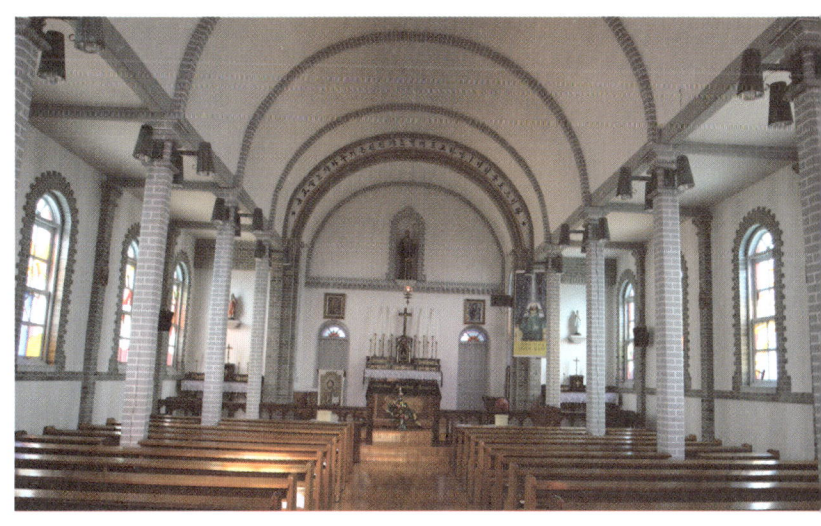

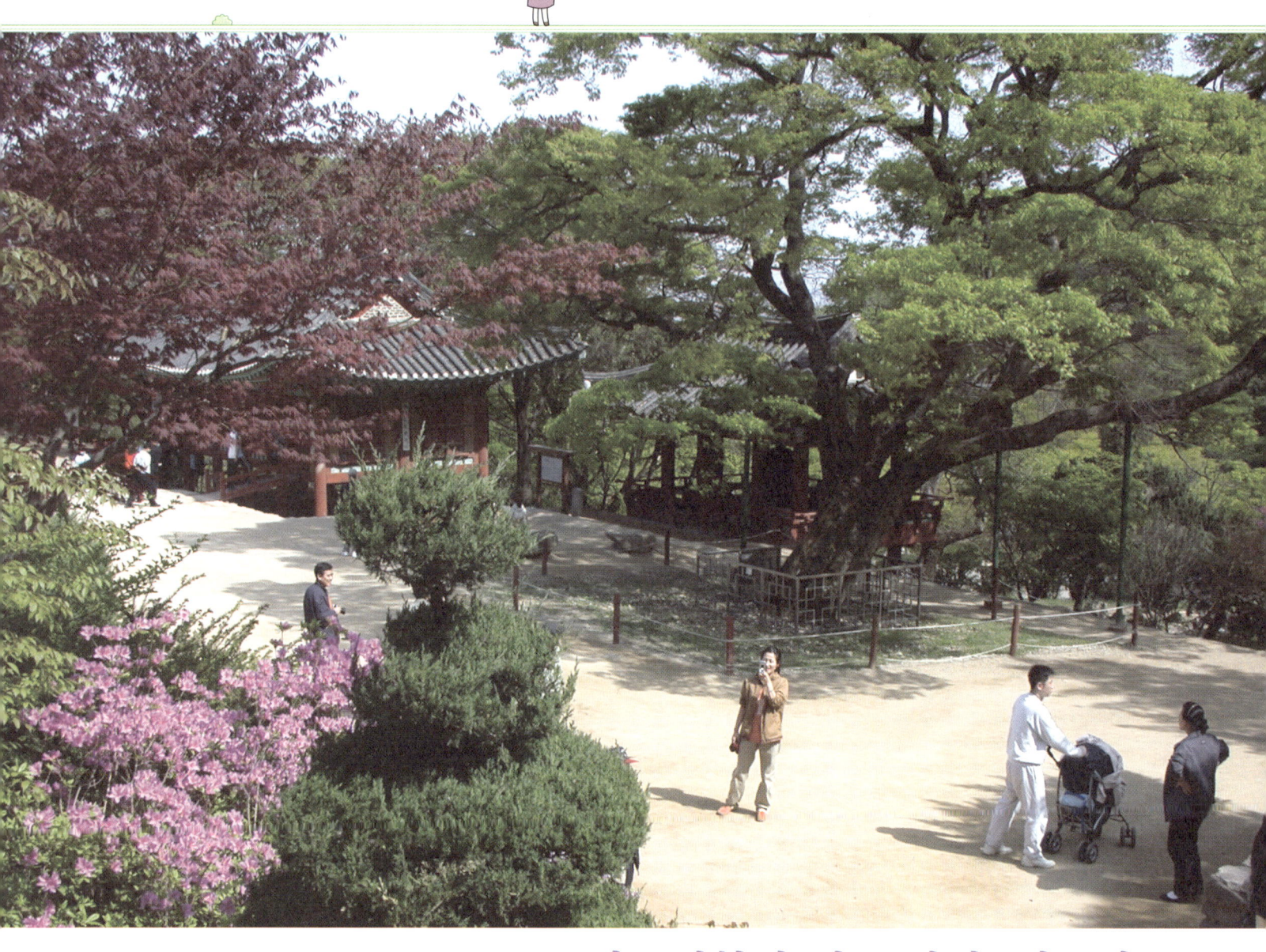

[산모·태아 모두 건강 기원 여행] **5. 단군신화가 깃든 산사, 전등사**

MINI DATA
위치 : 인천광역시 강화군 길상면 온수리
문의 : 032-937-0125
홈페이지 : http://www.jeondeungsa.org
관람 시간 : 일출~일몰
입장료 : 어른 2,000원
숙박 시설 : 주변 이용
음식점 : 주변 이용
주차 : 가능
계절 : 사계절

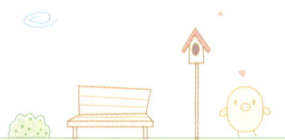

찾아가는 길
승용차 : 서울 → 48번 국도 이용 김포 시내 통과 → 장기동에서 양촌(양곡) 방향으로 좌회전 → 양촌사거리 → 초지대교 건너 우회전 → 초지삼거리에서 좌회전 → 전등사 사거리에서 좌회전 → 전등사 주차장

대중교통 : 신촌, 영등포, 안양, 부천, 인천 - 강화 간 시외버스 수시 운행 → 강화 버스터미널 - 온수리(전등사 입구) 간 시내버스 운행

개요
단군의 세 아들이 쌓았다고 전해지는 삼랑성(정족산성)이 있는 유서 깊은 사찰이다. 고구려 소수림왕 때 진나라의 아도 화상이 신라에 불교를 전하려고 강화로 처음 들어와 머물며 개창한 사찰이라는 이야기도 전해진다. 여하튼 이 땅에 불교가 전해지던 초창기부터 그 맥을 이어 온 사찰임에는 틀림없는 것 같다. 조선 시대에는 왕조실록을 보관하던 사고 중 하나로 정족산 사고가 쓰였으며, 구한말에는 서구 열강 세력들의 침탈을 막아 내기 위한 기지로도 쓰였다.

포인트 여행지
전등사 산책은 바로 이때! : 오늘날 전등사를 많이 찾는 것은 역사적 배경 말고도 서울에서 가장 가까우면서도 산사다운 분위기를 가지고 있다는 이유가 크다. 전등사에 가려면 저녁 예불 한 시간 전쯤 가 보시라. 낮에 시끌시끌하게 몰려들었던 관광객들이 언제 다 빠져나갔는지 정족산성의 동문을 지나 보물 대웅보전에 이르기까지의 산길이 너무나 한적하며, 저녁 예불 전에 울리는 범종 소리를 전등사 마당 귀퉁이에 가만히 앉아서 듣고 있노라면 세상 모든 걱정 근심, 스트레스가 사라진 것 같은 기분이 된다. 이것이 비로 명상이고 참선이겠지?

강화 풍물시장 : 순무, 젓갈, 굴, 새우, 망둥어, 밴댕이 등등 강화를 대표하는 특산물들이 그득한 곳이 읍내의 풍물시장이다. 같은 물건이라도 도시에서 살 때보다 훨씬 저렴하며 싱싱하기까지 하다. 강화도를 들어올 때나 나갈 때 꼭 들러서 한 바퀴 돌아 보자. 풍물시장 옆에는 인삼시장도 있는데, 인삼 역시 다른 곳보다 저렴한 도매가에 구입할 수 있다.

좋은 숙박지
약암홍염천 관광호텔 : 강화도를 찾는 인구에 비해 비교적 고급 숙소가 적은 것이 현실이다. 약암홍염천 관광호텔은 제2강화대교인 초지대교가 개통되기 이전에는 김포의 끄트머리에 있는 호텔일 뿐 강화하고는 관계가 없었으나, 초지대교가 개통되고는 전등사까지 10분, 강화 읍내까지 20분밖에 걸리지 않아 강화를 찾는 이들에게 좋은 여건의 숙소가 되고 있다. 호텔의 지하에는 온천보다 효과가 좋다는 붉은 홍염천이 솟는 약암홍염천 목욕탕이 영업을 하고 있다.

문의 및 예약 : 031-989-7000
숙박비(트윈) : 주중 5만 원, 주말 7만 원
홈페이지 : http://www.yakam.co.kr

추천 맛집
가마솥 밥집 우리옥 : 반백 년 동안 아궁이에 장작을 때서 가마솥에 밥을 해 내는 밥집이 강화 시장통에 있다. 찬도 우리네 집에서 어머니가 해주시듯 소박하지만 정성스럽게 차려 낸다. 순두부, 생선조림, 굴무침, 표고버섯, 해초무침, 나물, 김치 등 열서너 가지 반찬과 함께 가마솥에서 한 따끈한 밥이 차려져 아직 4,000원을 받고 있다. 역시 저렴한 대구탕이나 병어회, 생굴 등을 추가해서 먹으면 더 푸짐한 밥상이 된다.

문의 및 예약 : 032-932-2427
음식값 : 백반 4,000원 / 대구탕 1냄비 - 소 3,000원, 대 5,000원 / 병어회, 생굴 1만 원선

이 지역에서 임산부에게 적당한 기타 탐방지
광성보와 용두돈대 산책, 강화역사관, 성공회 강화성당, 고려궁지, 덕포진 교육박물관

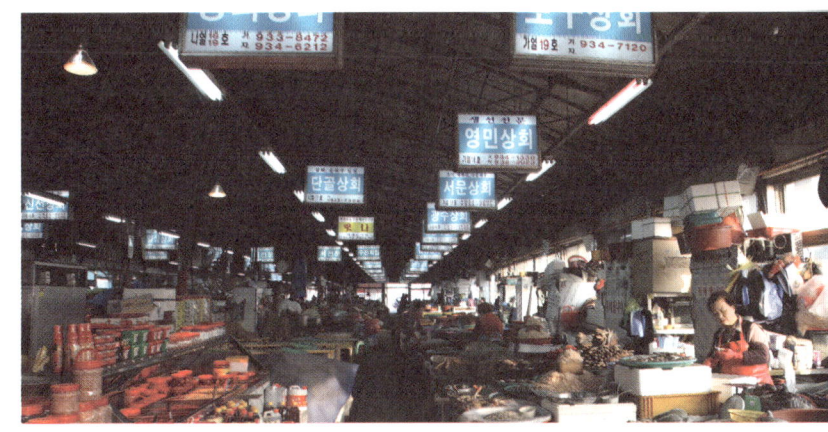

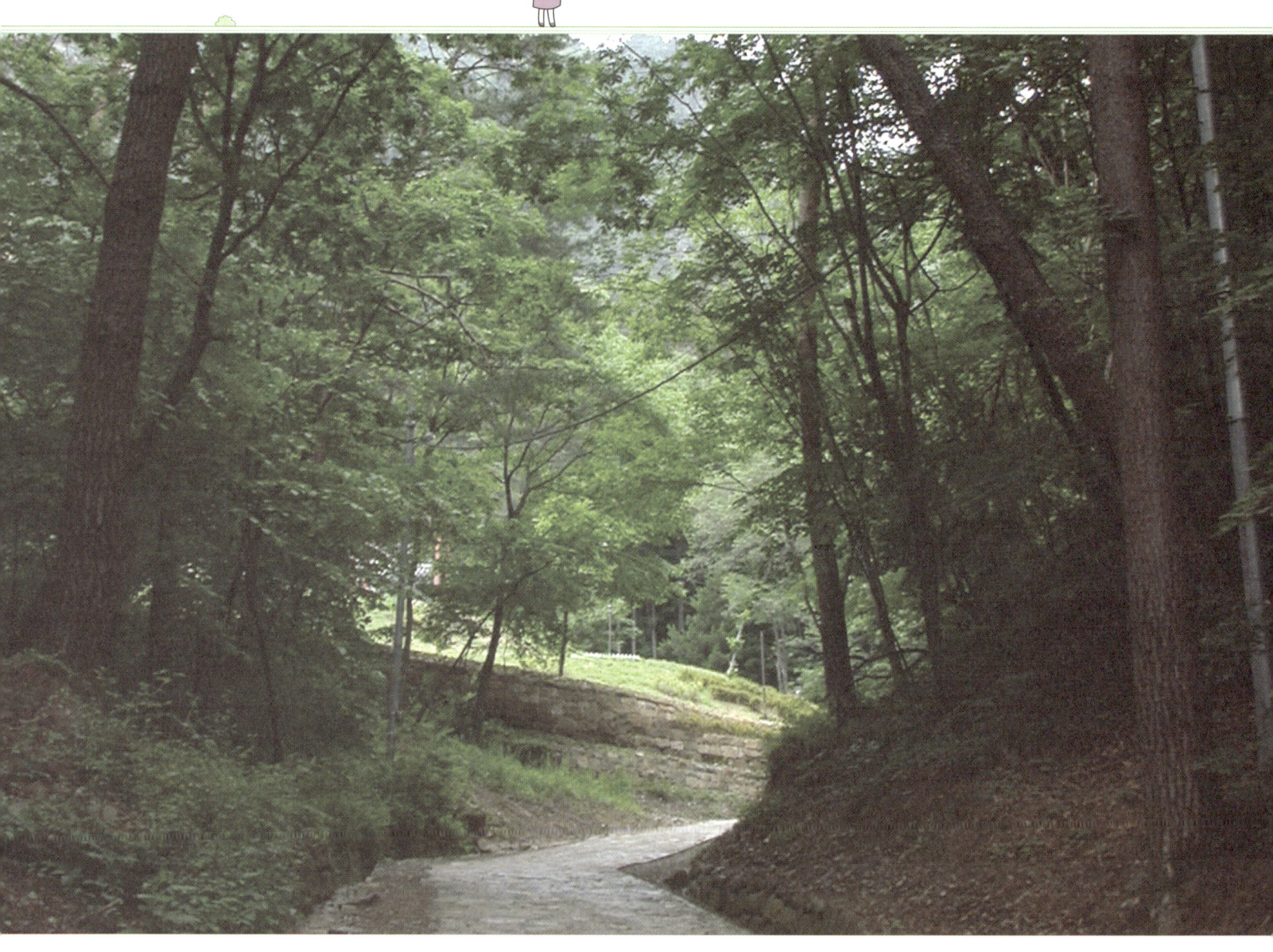

[산모·태아 모두 건강 기원 여행] **6. 자연휴양림보다 더 깊은 산사, 법흥사**

MINI DATA
위치 : 강원도 영월군 수주면 법흥2리
문의 : 033-374-9177
홈페이지 : http://www.bubheungsa.or.kr
관람 시간 : 일출~일몰
입장료 : 없음
숙박 시설 : 주변 이용
음식점 : 주변 이용
주차 : 가능
계절 : 사계절

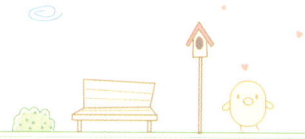

찾아가는 길

승용차 : 중앙고속도로 신림 I.C. → 88번 국지도 영월, 주천 방향 → 솔치터널 → 주천 입구 삼거리에서 법흥 방향으로 좌회전 → 다리 건너 우회전 후 계곡 따라 계속 올라가면 법흥사 진입 좌회전 입간판

대중교통 : 서울 강남터미널, 동서울터미널 - 원주터미널, 영월터미널, 제천터미널 시외버스 수시 운행 → 원주터미널, 영월터미널, 제천터미널 - 주천터미널 간 시외버스 수시 운행 → 주천터미널 - 법흥사 간 시내버스 하루 4회 운행 또는 택시 이용

개요

신라 시대 교종에 상대하여 발전하게 된 9산 선문 중 하나인 사자산문의 중심 도량이었던 내력 깊은 곳이다. 원래 자장율사 창건 당시의 이름은 흥녕사였으나, 몇 차례의 화재로 1천 년간을 작은 절로 명맥만 간신히 유지하다가 1900년대에 들어와 법흥사로 개칭하고 재건하여 오늘에 이르고 있다.

포인트 여행지

법흥사 주차장에서 적멸보궁까지의 산책 숲 : 우리나라에 다섯 군데밖에 없는 적멸보궁은 부처님의 진신사리를 안치한 성스러운 곳이다. 자장율사가 중국에서 부처님의 진신사리와 가사, 발우를 가져와 사자산에 봉안하고 흥녕사를 창건했다고 전해진 지 1,400여 년. 이런 법흥사의 내력을 보자면 적멸보궁까지 오르는 길의 소나무 숲 운치가 대단한 것이 하나도 이상할 게 없겠다. 며칠 머물렀다 가고 싶은 자연휴양림보다 더 깊은 숲이다.

요선정 : 마애불과 5층석탑이 있는 것으로 보아 원래는 법흥사에 딸린 암자였을 것으로 추성되는 법흥계곡의 명승 정자이다. 조선 중기의 관리이자 문필가였던 양사언이 신선이 노니는 암자라는 뜻으로 '요선암'이라고 바위에 새긴 것에서 기인하여 1913년에 지은 정자에 요선정이라고 이름 붙였다. 요선정은 법흥계곡 아래에서 보면 까마득히 높은 데 올라 있는 것 같지만 뒤로 돌아가 미륵암 쪽으로 들어가는 산길은 완만한 경사의 산책로를 조금만 들어가면 되므로 임산부들에게도 전혀 부담되지 않는다. 정자에서 쉬며 내려다보는 법흥계곡의 경치는 그야말로 절경이다.

입장료 : 없음

위치 : 법흥사에서 주천면으로 나오는 길 도중에 요선정 들어가는 입간판 나옴(미륵암 옆)

좋은 숙박지

숲속의아침 펜션 : 법흥계곡에 위치한, 지은 지 오래되지 않은 펜션. 푸른 잔디가 깔려 있는 넓은 정원이 인상적인 집이다.

문의 및 예약 : 033-374-0051

숙박비 : 15평형(2인) 8만 원부터, 40평 독채(10인) 25만 원

추천 맛집

주천묵집 : 메밀묵과 도토리묵을 굵게 채썰어 멸치와 야채로 우려낸 국물에 밥과 함께 말아 먹는 묵밥의 진수를 보여주는 집이다. 음식점 안에는 옛날에 쓰던 다양한 생활사 물품들을 수집해 전시하여서 마치 작은 생활사 박물관을 보는 듯하다. 인심도 넘쳐 원래 많은 양의 묵을 내 오지만 부족하다고 하면 충분히 더 준다.

문의 및 예약 : 033-372-3800

음식값 : 메밀묵밥, 도토리묵밥 5,000원

위치 : 주천 면소재지에서 제천 가는 방향

이 지역에서 임산부에게 적당한 기타 탐방지

별마로천문대, 청령포, 선돌, 황둔 찐빵마을

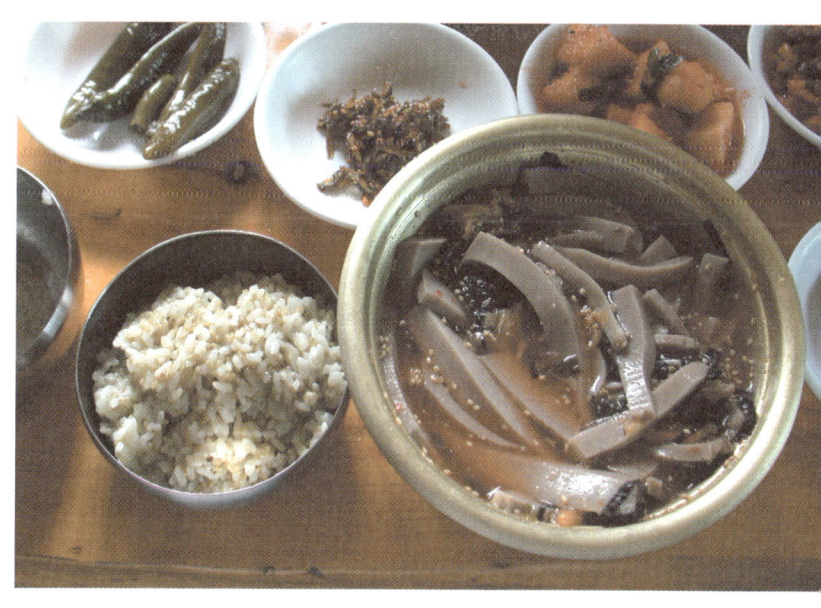

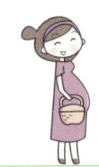

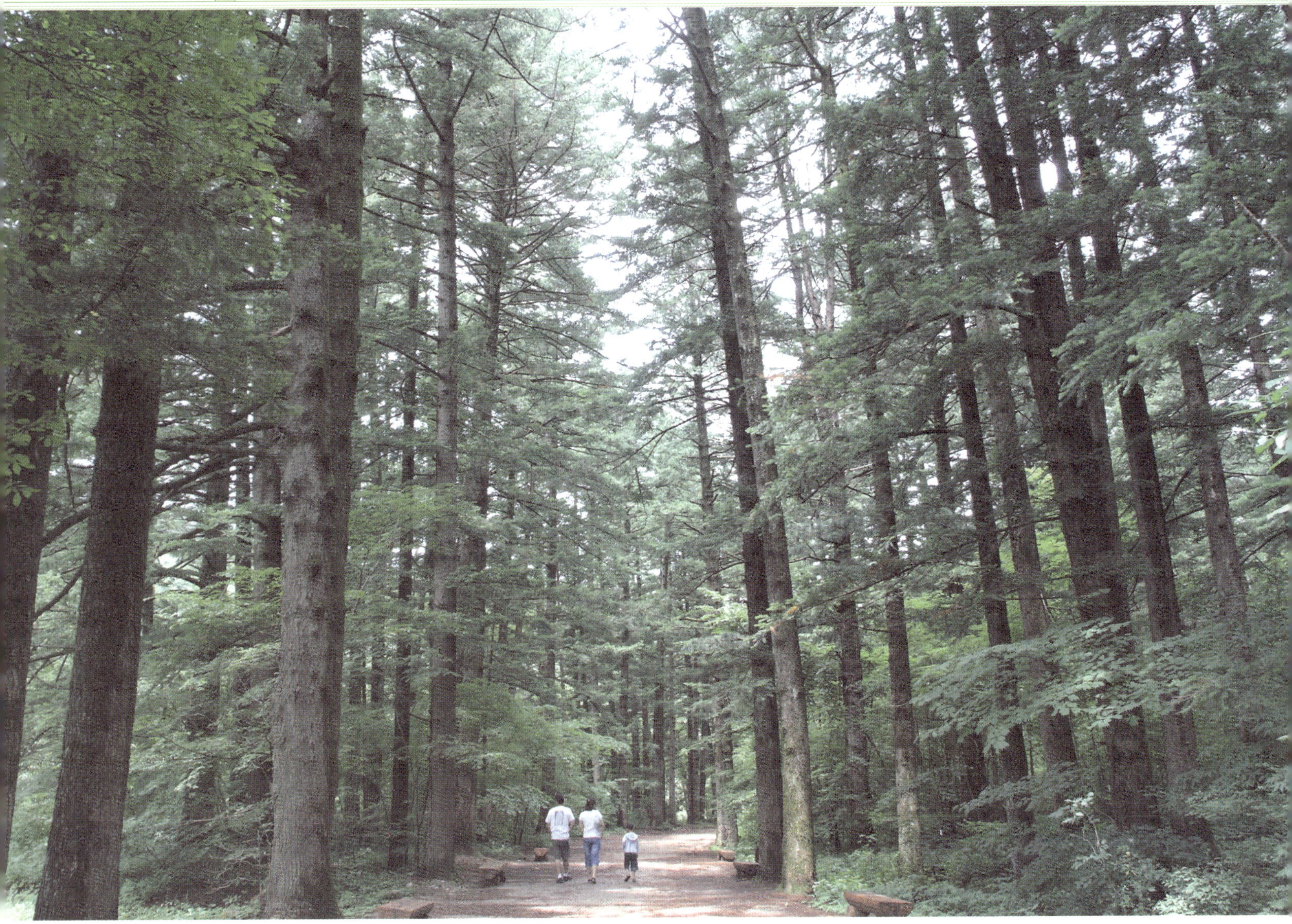

[자연에 묻히는 산책 여행] **1. 오대산 월정사 전나무 숲길**

MINI DATA

위치 : 강원도 평창군 진부면 동산리 산1
문의 : 033-332-6417(오대산 국립공원)
홈페이지 : http://odae.knps.or.kr
관람 시간 : 일출~일몰
입장료 : 어른 2,500원
숙박 시설 : 주변 이용
음식점 : 주변 이용
주차 : 가능
계절 : 사계절

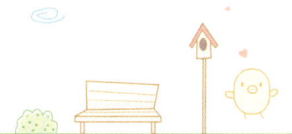

찾아가는 길

승용차 : 영동고속도로 진부 I.C. → 오대산, 월정사 방향으로 좌회전 → 오대산호텔 → 민박마을 → 월정사 입구 매표소 → 월정사 일주문부터 전나무 숲 시작

대중교통 : 서울 동서울터미널 – 진부터미널 간 고속버스 수시 운행 → 진부터미널 – 월정사 간 시내버스 하루 12회 운행

개요

하늘을 찌를 듯한 높은 전나무들이 수십 년에서 수백 년의 수령을 자랑하며 길에서 길을 이어 나간다. 월정사 입구의 전나무숲 길은 국립공원관리공단에서 자연관찰로를 조성해 놓아 살아 숨쉬는 숲의 생태를 공부하기에도 좋다.

포인트 여행지

월정사 : 1,400여 년 역사를 가진 이쪽 지역(4교구)의 조계종 본사 대찰이다. 경내의 8각9층석탑은 국보로 지정되어 있으며, 그 외에 월정사를 비롯한 이쪽 교구의 많은 유물들이 성보박물관에 전시되어 있다.

연락처 : 033-332-6661

입장료(문화재 관람료) : 어른 2,500원, 어린이 400원

한국자생식물원 : 토종 식물과 야생화가 가장 많이 피어나는 곳이다. 실내외 식물원을 돌아다니며 자생식물의 향연을 볼 수 있다.

연락처 : 033-332-7069

입장료 : 어른 5,000원, 어린이 2,000원

개원 시간 : 09:00~18:00

홈페이지 : http://www.kbotanic.co.kr

좋은 숙박지

호텔 오대산 : 300객실이 넘는 큰 규모로, 강원도에서 가장 큰 특급 호텔이다. 오대산국립공원 입구, 그러니까 월정사 전나무 숲 들어가는 길목의 수려한 자연 속에 위치하며, 인체의 생체 리듬이 활성화되는 해발 700m 정도 되는 지점에 건설된 호텔이기에 눈도 즐겁고 건강도 돕는 숙소이다.

연락처 : 033-330-50000

숙박비 : 스탠더드 10만 원 정도(할인가. 정상가는 18만 원)

위치 : 진부면 간평리

홈페이지 : http://www.hotelodaesan.co.kr

추천 맛집

부일식당 : 오대산으로 들어가는 길목인 하진부 읍내에서 30여 년이 넘도록 토속 산채로 밥상을 차려 내는 집이다. 직접 담근 장만을 사용하며, 제철에 난 수많은 나물들을 쪄서 말려 놓고 1년 내내 쓰는 것이다. 함께 내 오는 구수한 누룽지 숭늉도 산채백반과 잘 어울린다.

연락처 : 033-335-7232

음식값 : 산채백반 7,000원

이 지역에서 임산부에게 적당한 기타 탐방지

오대산 방아다리약수, 상원사

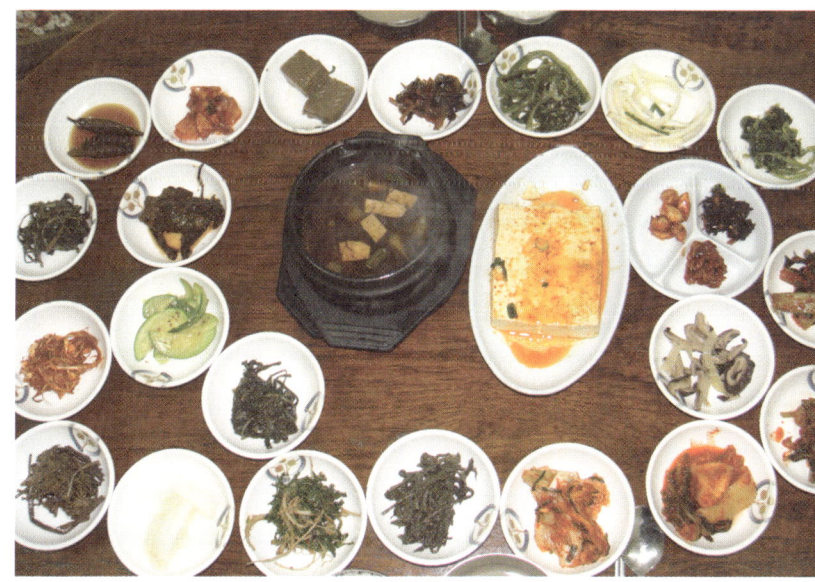

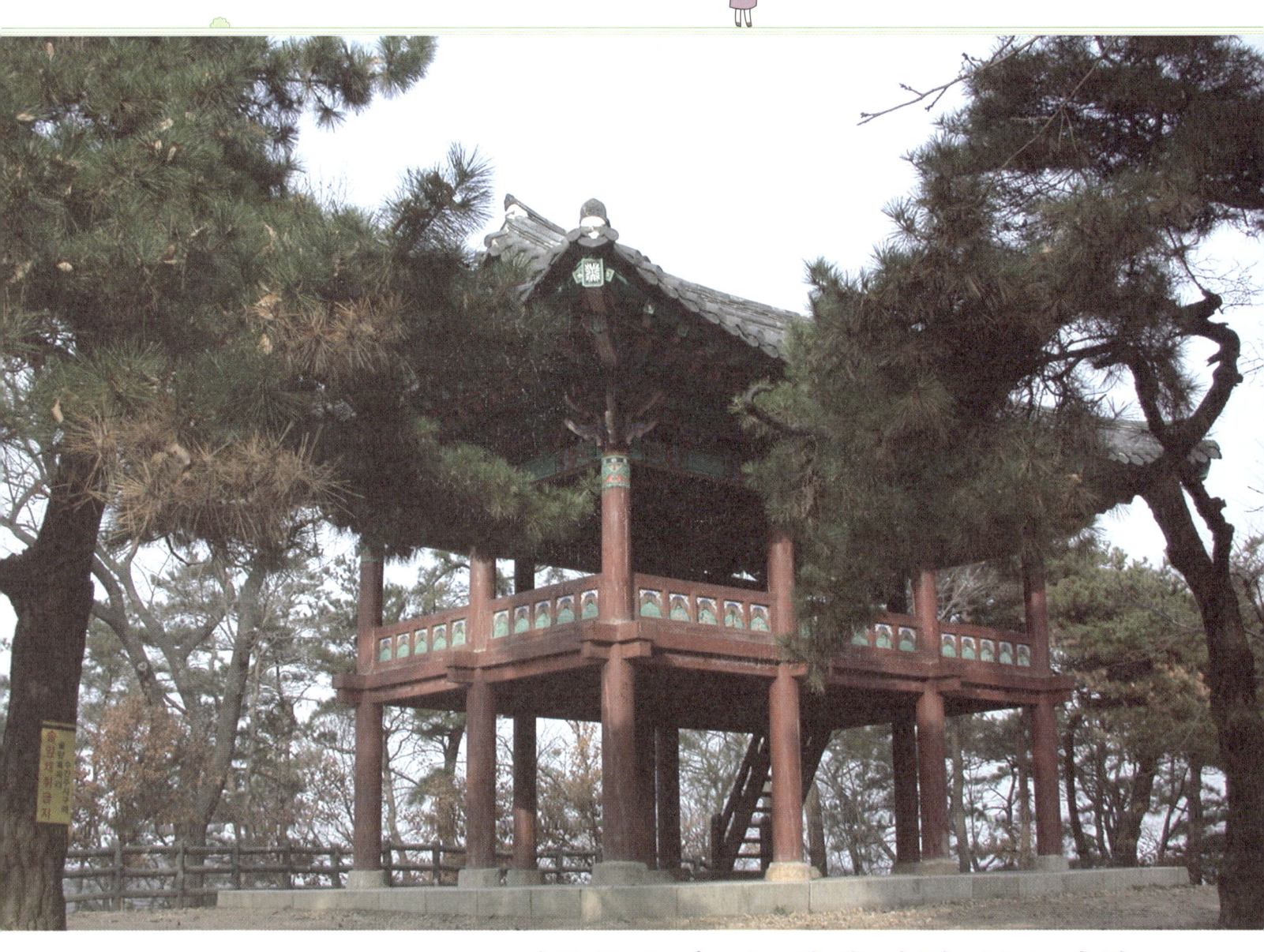

[자연에 묻히는 산책 여행] 2. 짙푸른 녹음 속 백제 산책, 부소산성

MINI DATA

위치 : 충남 부여군 부여읍 관북리 산1
문의 : 041-830-2512
홈페이지 : http://www.buyeotour.net
관람 시간 : 제한 없음
입장료 : 어른 2,000원
숙박 시설 : 주변 이용
음식점 : 주변 이용
주차 : 가능
계절 : 사계절

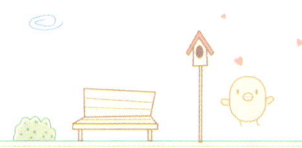

찾아가는 길

승용차 : 서울 → 경부고속도로 → 천안 – 논산 간 고속도로 → 공주 I.C. → 40번 국도 부여 방향 → 부여 읍내 → 부소산성

대중교통 : 서울 남부터미널 – 부여터미널 간 버스 30분 간격 수시 운행 또는 대전 서부터미널 – 부여터미널 버스 20분 간격 수시 운행 → 부여터미널에서 부소산성까지 도보 10분 소요

개요

백제의 마지막 수도였던 사비(부여)를 지켰던 성이다. 뒤로는 백마강을 휘두르고 있고 앞으로는 부여 땅을 모두 굽어 보고 있는 천혜의 방어 요지인데, 드물게 남은 백제의 유적들이 그 당시 문화를 유추해 볼 수 있게 한다.

포인트 여행지

부소산성 트레킹 : 부소산성은 오랜 역사만큼 녹음이 짙푸른, 더없이 좋은 트레킹 코스이다. 천천히 돌아보자. 삼충사, 영일루, 군창터, 백제 움집터, 반월루, 사자루, 백화정, 낙화암, 고란사 등을 돌아볼 수 있으며, 나올 때는 고란사 선착장에서 구드레나루터로 유람선을 타고 나오면 된다. 부소산성으로 들어가는 입구의 관광안내소에서는 백제8문양 탁본 체험을 무료로 하고 있으므로 잠시 들러서 예쁜 백제 문양을 탁본해 보자.

연락처 : 041-830-2527

입장료 : 어른 2,000원, 어린이 1,000원

유람선 승선료(고란사 선착장 → 구드레나루터) : 어른 2,500원, 어린이 1,400원

궁남지 산책 : 백제 시대에 만들어진 우리나라 최초의 인공 정원이자 서동의 이야기가 전해지는 곳이다. 넓고 시원한 연못 가운데에 방장선산을 형상화한 섬이 있어 운치 있는 다리를 통해 들어가 볼 수 있다.

연락처 : 041-830-2523(부여관광안내소)

입장료 : 없음

좋은 숙박지

백제관광호텔 : 부여 지역의 유일한 호텔. 오래되지 않은 깔끔하고 정돈된 분위기의 호텔이다.

연락처 : 041-835-0870

숙박비 : 디럭스 트윈 7~8만 원

추천 맛집

대명회관 : 남도 정식이 부럽지 않은 상차림을 하는 집이다. 조기구이, 홍어무침, 전, 젓갈, 장아찌, 나물류 등 30여 가지의 찬이 돌솥밥과 함께 오른다.

연락처 : 041-835-5297

음식값 : 정식 8,000원, 1만 원

이 지역에서 임산부에게 적당한 기타 탐방지

정림사지, 국립부여박물관, 드라마 '서동요' 촬영세트장

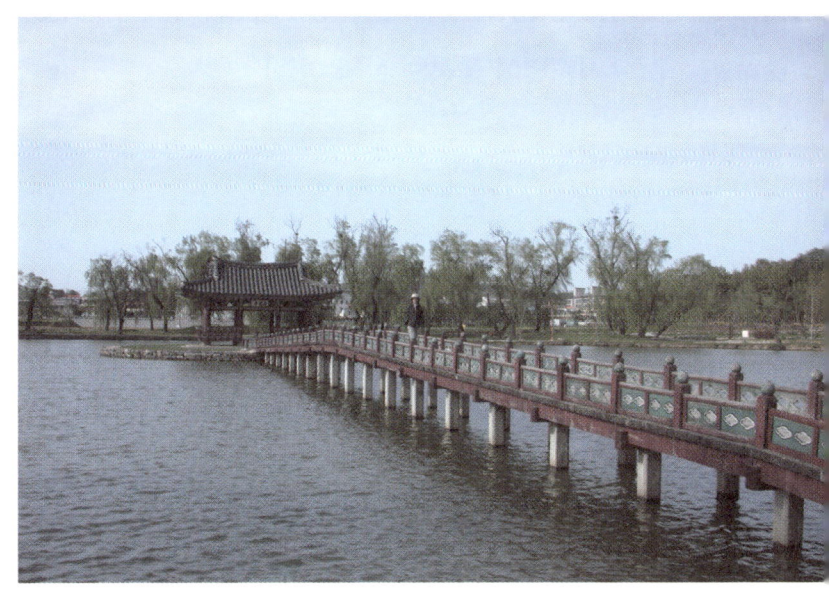

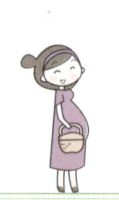

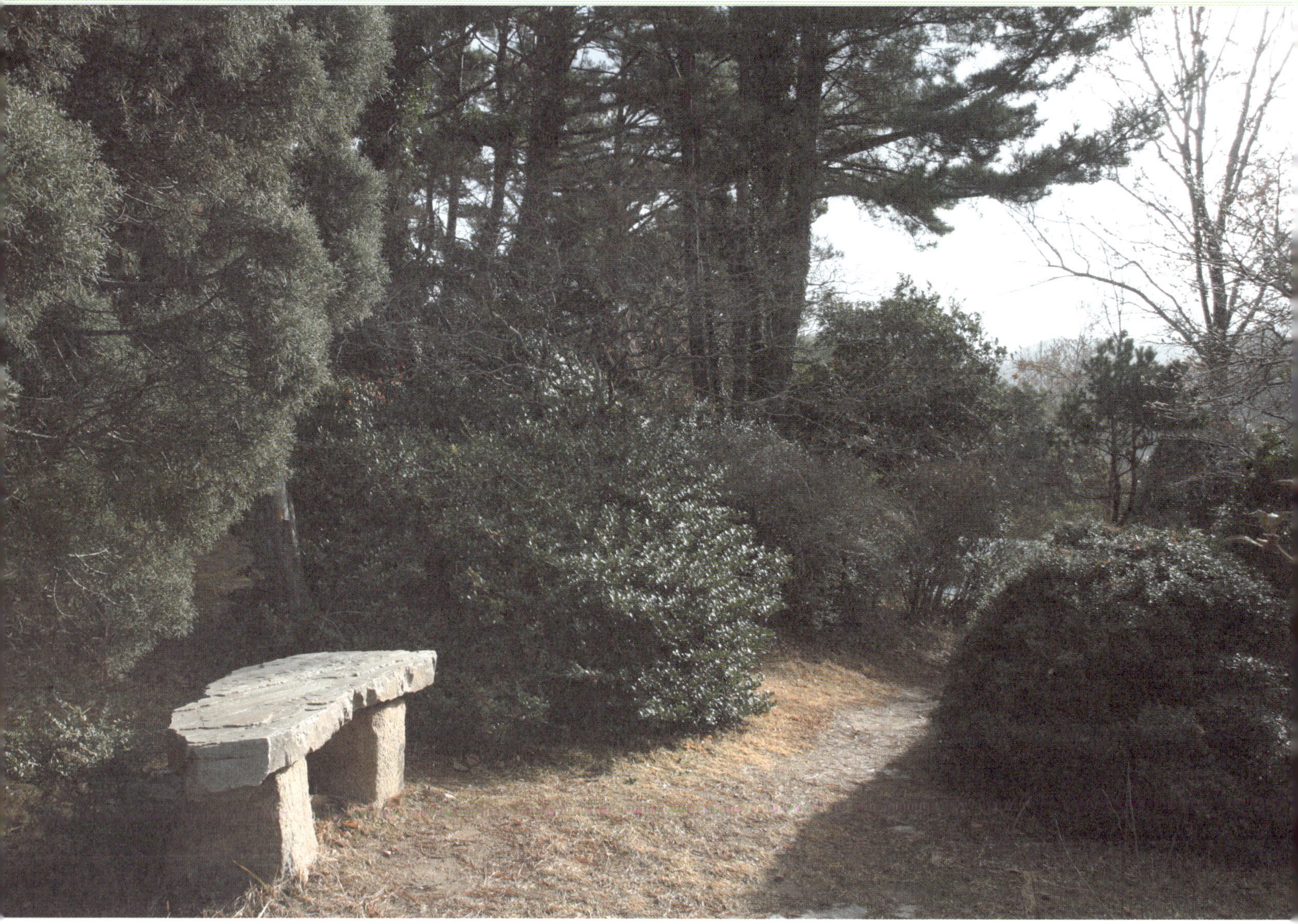

[자연에 묻히는 산책 여행]

3. 천리포수목원

MINI DATA
위치 : 충남 태안군 소원면 의항리 산185
문의 : 041-672-9982
홈페이지 : http://www.chollipo.org
관람 시간 : 주말 특정 시간 한시적 개방
입장료 : 없음
숙박 시설 : 있음
음식점 : 주변 이용
주차 : 가능
계절 : 사계절

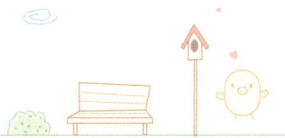

찾아가는 길

승용차 : 서울 → 서해안고속도로 → 서산 I.C. → 32번 국도 서산, 태안 방향 → 서산 → 태안 → 만리포 입구 → 천리포수목원

대중교통 : 서울 남부터미널 - 서산, 태안터미널 간 고속버스 운행 → 태안터미널 - 천리포수목원 간 시내버스 운행

개요

미국에서 귀화한 민병갈 씨가 천리포해안 언덕에서 30여 년간 수천 종에 달하는 식물들을 식재하며 가꾸어 온 국내 최초의 민간 수목원이다. 현재는 1만여 종이 넘는 식물들이 자라고 있으며, 특히 목련과 호랑가시나무는 그와 관련된 세계학술대회가 이곳에서 개최되었을 정도로 세계적으로 인정받고 있다.

포인트 여행지

천리포수목원 탐방 : 수목원의 다양한 식물 보호를 위하여 일반 관광객의 출입을 금하였다. 학술 연구를 목적으로 하는 학과나 전문기관의 탐방과 후원회원들에게만 개방하였는데, 최근 주말을 이용하여 시간을 정하고 그 시간에 맞춰서 온 일반 탐방객들을 모아서 수목원 직원이 직접 생태 해설을 하며 수목원을 한 바퀴 도는 프로그램을 시험 삼아 운영해 보고 있다. 사전에 문의하여 생태 해설 시간에 맞춰서 가 보면 된다. 아니면 가족회원이나 일반 회원에 가입하여 아무 때나 자유롭게 수목원 탐방을 하는 것은 어떨는지.

연락처 : 041-672-9982

주말 생태 해설 프로그램 참가비(한시적) : 1만 원

후원회비 : 일반 후원회원 연회비 - 6만 원(본인 포함 3인까지 상시 탐방 가능), 가족 후원회원 연회비 - 10만 원(본인 포함 직계가족 5인까지 상시 탐방 가능)

태안 마애삼존불 탐방 : 태안 읍내에서 산을 오르면 바위에 부처와 보살을 새긴 태안 마애삼존불이 있다. 마애삼존불 앞까지 차가 올라갈 수 있는 포장도로이기에 오르기가 어렵지는 않다. 국보 문화재를 보는 것도 목적이지만, 마애삼존불이 있는 지대에서는 태안과 멀리 서해 바다가 한눈에 잡히는 장관이 연출된다. 한적하게 앉아서 경치 감상을 하고 국보급 문화재도 보자.

입장료 : 없음

좋은 숙박지

천리포수목원 숙소 : 이름도 없고 아무 데에도 소개되지 않은 숙소이다. 일반인들의 출입조차 통제되던 천리포수목원의 귀한 자연 속 한가운데에 묻혀 있는 숙소들이니 얼마나 가치가 높을까. 한옥을 옮겨다 지은 것이 몇 동 있어 수목원과 바다의 정취에 어울려 한옥의 멋까지 곁들여진다. 더할 나위 없는 국내 최고의 숙소인데, 후원회원들 중 사전 예약을 받아서만 이용 가능하다.

연락처 : 041-672-9982

숙박비 : 10만 원대

추천 맛집

토담집 : 이 지역의 독특한 음식으로는 우럭젓국이 있다. 자연산 우럭을 꾸덕꾸덕하게 말려서 냉동시켜 놓고 요리할 때마다 찢어 넣어 맑은 젓국과 청양고추로 끓여 내는 탕이다. 그 감칠맛, 담백한 맛, 칼칼한 맛이 어울리는 느낌이란……. 매운탕과도 다르고 북엇국이나 황탯국과도 다른 오묘한 느낌을 주는 별미이다.

연락처 : 041-674-4561

음식값 : 우럭젓국 1인분 8,000원, 꽃게장 1마리 2만 원

이 지역에서 임산부에게 적당한 기타 탐방지

신두리 해안사구, 서산 마애삼존불, 보원사지

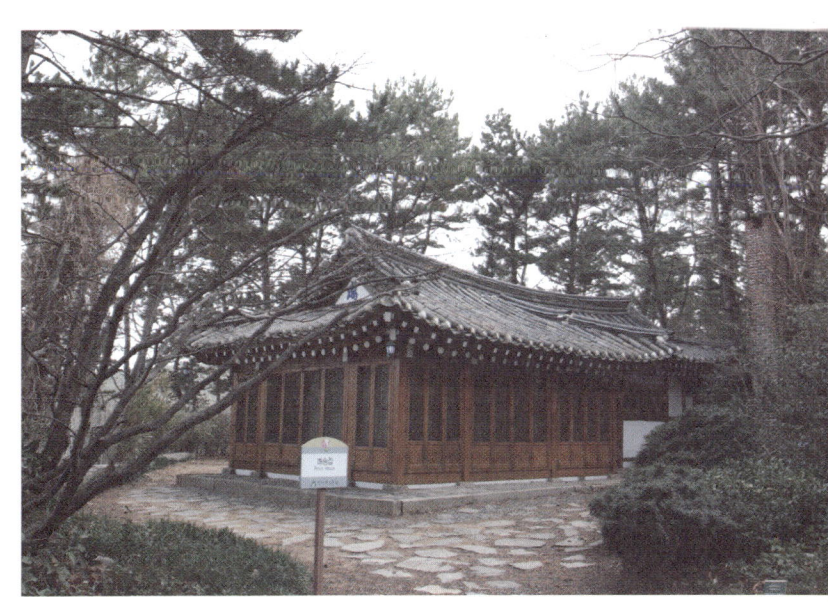

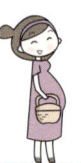

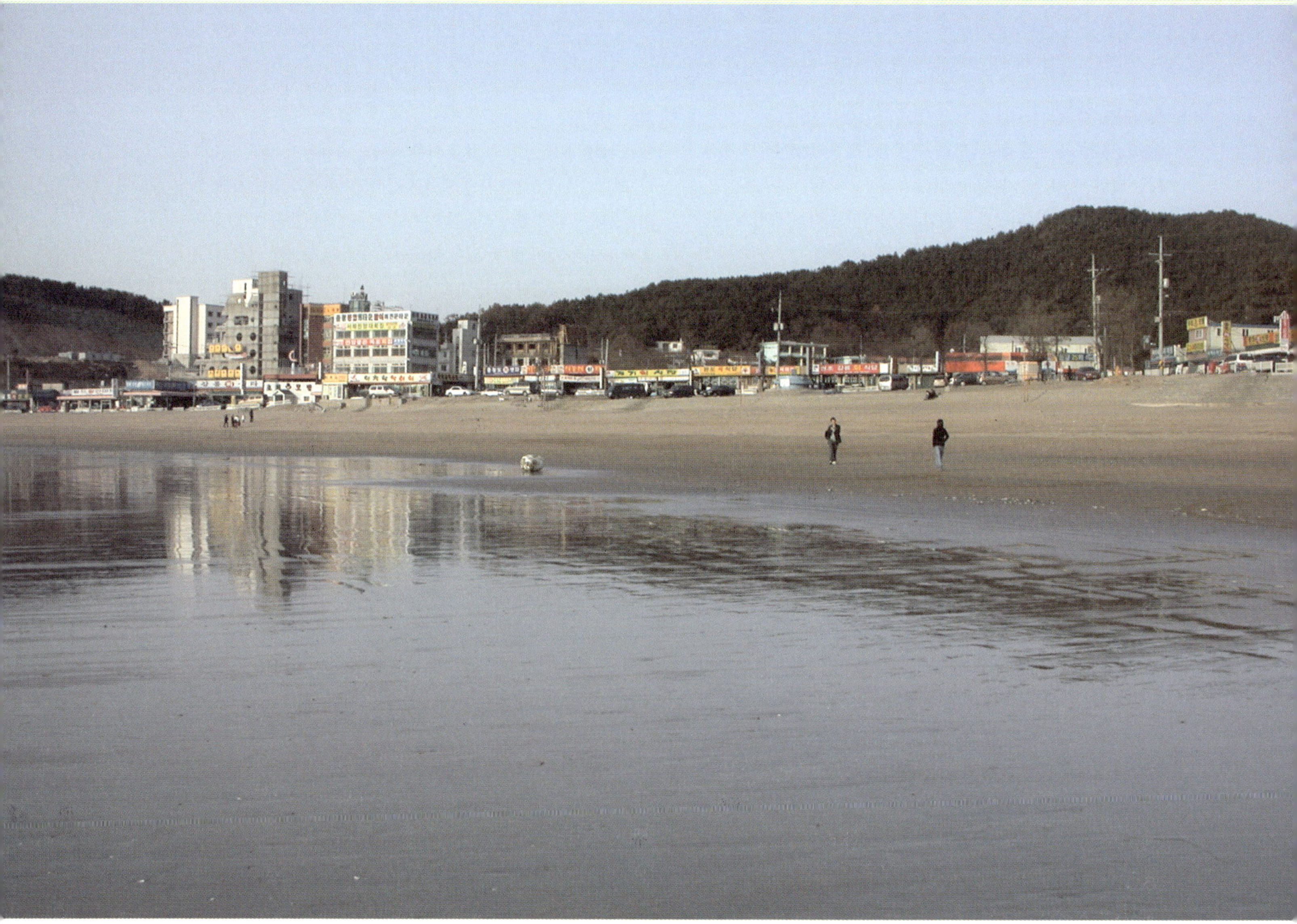

[자연에 묻히는 산책 여행]

4. 영종도 을왕리해변

MINI DATA

위치 : 인천시 중구 을왕동
문의 : 032-760-7550(중구청 관광진흥팀)
홈페이지 : http://www.icjg.go.kr/tour
관람 시간 : 제한 없음
입장료 : 없음
숙박 시설 : 주변 이용
음식점 : 주변 이용
주차 : 가능
계절 : 사계절

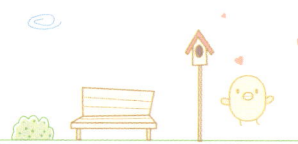

찾아가는 길
승용차 : 인천 신공항고속도로 이용(또는 월미도 선착장에서 배 이용)하여 영종도 진입 → 신불 I.C.에서 용유, 무의 방향으로 진행

대중교통 : 인천역 → 버스 이용(2, 15, 23, 45, 51, 101, 550)하여 월미도로 이동 → 월미도 선착장에서 영종도 여객선 이용하여 영종도로 이동 → 하선하여 여객선 운항 시간에 맞춰 운행하는 용유행 버스로 갈아탐

개요
서울에서 가장 가까운 거리에 있는 해수욕장이다. 예전에는 이곳도 가까운 거리가 아니었겠지만 신공항 건설에 의한 영종도 개발로 지근 거리가 되었다. 모래사장 해안선 길이가 700m 정도 되고 물이 빠지면 백사장 폭이 200여 m가 되어 해수욕과 해안 산책에 전혀 부족함이 없다.

포인트 여행지
을왕리해변 산책 : 임산부들은 여름이라도 해수욕은 다소 무리가 있을 것이고, 몸과 마음이 힘들고 답답할 때 탁 트인 공간을 찾아 시원한 바다 산책을 하면 어떨까 싶다. 탐방 시간이 맞아떨어져 해넘이를 보게 된다면 평생 몇 번 못 보는 멋진 장관을 볼 수도 있으니, 오후 늦게 와서 산책하고 해넘이를 보는 것도 좋은 시간 선택일 것이다.

차이나타운 탐방 : 인천역 앞 화려한 패루로 한눈에 알아볼 수 있는 차이나타운에 들러 보자. 화교들이 100년 이상을 터 잡고 살아온 곳이다. 중국 학교와 중국의 다양한 물품을 파는 가게들, 내력 깊은 중국 음식점들, 일제 시대의 옛 건물들 등 볼거리 많고, 살거리도 많고, 먹을거리도 많은 동네이다.

입장료 : 없음

홈페이지 : http://www.ichinatown.or.kr

좋은 숙박지
인천비치관광호텔 : 을왕리해변에 있는 깔끔한 호텔이다. 해변 산책을 즐기고 편히 쉬기에 안락한 분위기이며, 특히 호텔에서 보는 일몰이 환상적이다. 인천공항과 20분 거리이므로 이른 아침의 출국을 앞둔 여행객들도 많이 이용하는 곳이다.

연락처 : 032-751-1177

숙박비 : 스탠더드 11~12만 원(세금과 봉사료 별도, 사전에 문의하면 20~30%할인 가능한 때도 있음)

홈페이지 : http://www.hotelib.co.kr

추천 맛집
자금성 : 차이나타운에서 가장 내력 있는 음식점 중 하나이다. 채소 탕수육 등 각종 채식 요리로 유명한 음식점이기도 하다. 이 집에서 꼭 맛볼 음식은 향토자장면. 각종 재료를 채 썰어 자금성에서 직접 만든 춘장으로 볶아 내어 토속적인 자장면 맛을 되살렸다는 평가를 받는 음식이다. 실제 일반 자장면보다 맛있다. 값비싼 요리들도 비교적 저렴한 가격에 제대로 된 중국 요리를 먹을 수 있는 곳이 차이나타운이다.

연락처 : 032-761-1688

음식값 : 향토자장면 4,000원, 누룽지탕 3만 5,000원, 부추잡채 2만 원 등

이 지역에서 임산부에게 적당한 기타 탐방지
월미도 - 영종도 간 여객선 타기, 자유공원, 수도국산 달동네박물관

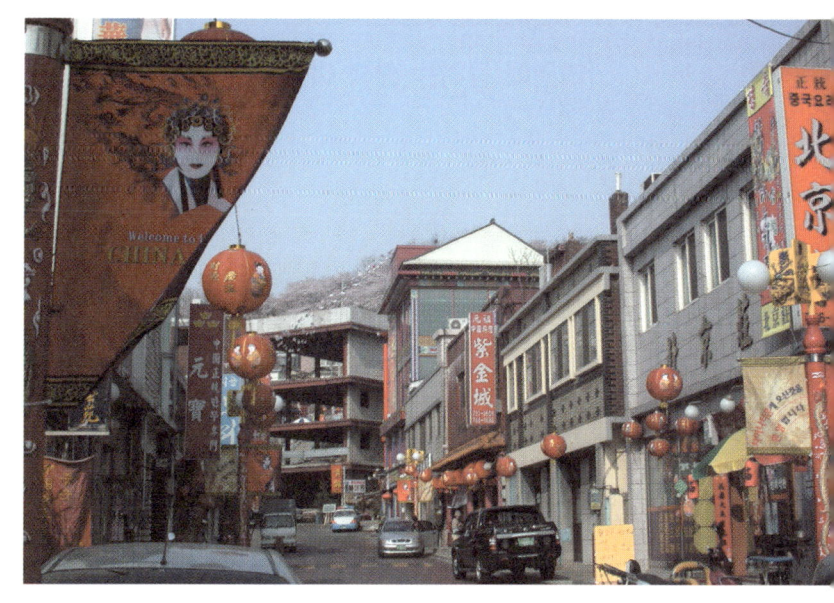

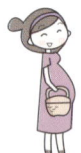

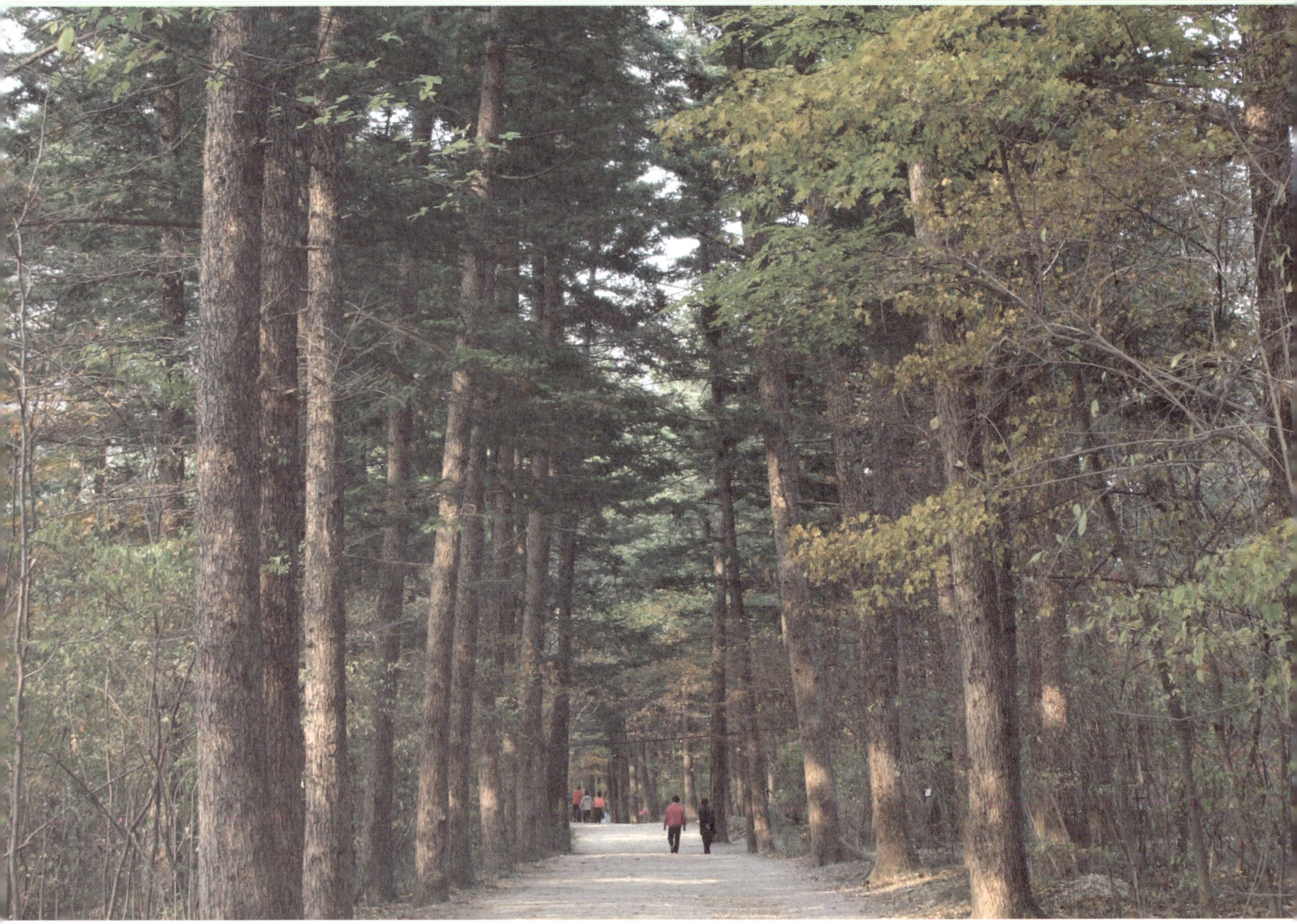

[자연에 묻히는 산책 여행]

5. 내소사 전나무 숲

MINI DATA

위치 : 전북 부안군 진서면 석포리 내소사 입구
문의 : 063-581-3082(변산반도 국립공원)
홈페이지 : http://www.byeonsan.knps.or.kr
관람 시간 : 일출~일몰
입장료 : 어른 1,600원
숙박 시설 : 주변 이용
음식점 : 주변 이용
주차 : 가능
계절 : 사계절

찾아가는 길

승용차 : 서해안고속도로 → 줄포 I.C. → 보안사거리(영전검문소)에서 좌회전 → 곰소 → 내소사 주차장

대중교통 : 서울 강남고속터미널 호남선 - 부안 버스터미널 간 고속버스 수시 운행 → 부안 - 내소사 간 군내버스 수시운행

개요

월정사 전나무 숲과 함께 국내 제일가는 사찰 진입로 숲이다. 내소사 매표소에서 1km 정도 걸어 들어가야 내소사 경내가 나오는데, 그중 600m 정도가 울창한 전나무 숲이다.

포인트 여행지

전나무숲 산책 : 천천히 몇 번을 왔다 갔다 다시 거닐어도 기분 좋아지는 길이며, 그 길 끝에는 문화의 향기 가득한 1,000년 고찰 내소사가 있어 더욱 좋은 길이다. 전나무 숲 끄트머리는 봄이면 꽃으로, 가을이면 빨간 단풍으로 장식되는 길이기도 하다. 예전에 한 번쯤 거의 모두들 들러 보았겠지만, 항상 바쁜 여행 일정으로 잠시 스치며 걸어 들어갔다 나오지 않았는가? 이번에는 임산부임을 핑계 삼아 이후 바쁜 일정을 잡지 말고 여유 있게 완보해서 들어가 보라. 전나무의 높이와 나이도 짐작되고, 내소사 대웅전의 꽃창살도 더욱 예쁘게 감동으로 다가오리라.

입장료(사찰 관람료) : 어른 1,600원, 어린이 400원

내소사 홈페이지 : http://www.naesosa.org

곰소항 쇼핑 : 내소사 전나무 숲 인근, 차로 5분 거리에는 아직도 바닷가 옛날 좌판 어시장의 모습을 가지고 있는 곰소항이 있다. 곰소항은 일제 시대 때 곡물 반출을 위해 만들어진 아픈 역사를 가진 항구인데, 요즘은 젓갈단지로 유명해져 많은 사람들이 찾는다. 임산부에게 필요한 영양분을 공급해 준 갖가지 신선한 해산물과 건어물, 젓갈들이 그득하면서도 모두 저렴하다. 곰소항 입구에는 가장 좋은 소금인 천일염을 만드는 염전이 있어 자가용으로 간다면 한 포대 사서(이곳은 포대가 최소 단위이다.) 이웃과 조금씩 나누면 어떨까?

문의 : 063-580-4224(부안군청 문화관광과)

좋은 숙박지

썬리치랜드 : 부안에서 가장 고급스러운 숙소이다. 일단 작은 골프 필드를 연상시킬 정도로 넓은 잔디밭이 언덕 가득 펼쳐지는 숙소의 앞마당이 눈을 시원하게 한다. 실제 연습용 작은 필드로도 쓰인다. 숙소 뒤 언덕으로 올라가면 근사한 서해 일몰을 감상할 수 있는 전망 좋은 곳도 금방 나온다. 무엇보다 넓은 대지에 비해 객실이 많지 않아 쾌적한 분위기가 압권인 곳이다.

문의 및 예약 : 063-584-8030

숙박비 : 2~7인 객실(객실 크기, 성수기, 비수기에 따라) 4~12만 원

홈페이지 : http://www.sun-rich.co.kr

위치 : 변산면 도청리

추천 맛집

당산마루 : 부안의 특색 있는 요리 스타일을 볼 수 있는 한정식 상이 나오는 집이다. 부안을 대표하는 부안 특유의 상차림이라고 하면 될까? 같은 음식이라도 지역에 따라 재료가 약간씩 바뀌고 조리법이 조금씩 달라지는데, 그런 변화에 대한 부안의 특색을 유지하고 있는 집이다. 이 음식점은 건물 자체가 130여 년 된 기와집이라 밖에서나 안에서나 고풍스럽고 편안한 분위기를 느낄 수 있으며, 식사 전에 집 구경을 하며 뒷마당의 항아리 가득한 장독대를 보면 이 집의 음식 솜씨를 짐작하게 된다.

문의 및 예약 : 063-581-3040

음식값 : 한정식 1인 1만 5,000원(2인 이상 가능)

위치 : 부안읍 내 군청 옆

이 지역에서 임산부에게 적당한 기타 탐방지

내변산 직소폭포 코스의 가벼운 트레킹, 채석강, 솔섬 낙조 감상

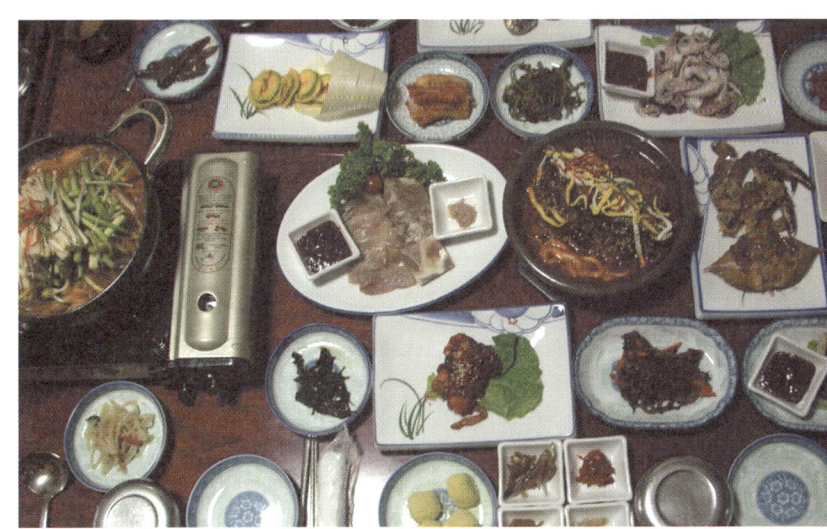

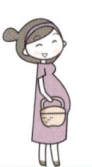

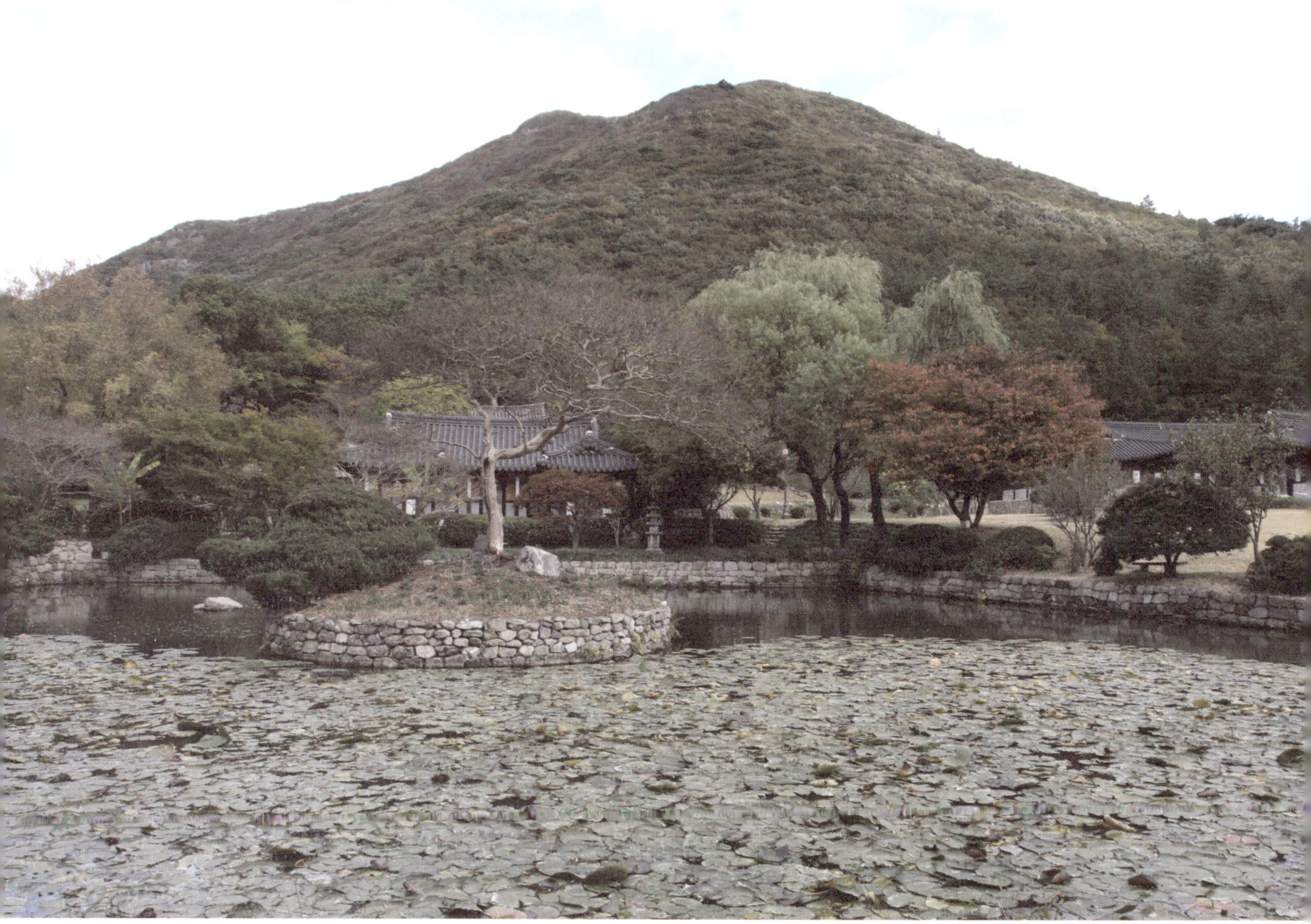

[마음 풍요 문화 여행] **1. 남종화 그림 여행, 운림산방**

MINI DATA
위치 : 전남 진도군 의신면 사천리 50
문의 : 061-543-0088
홈페이지 : http://tour.jindo.go.kr
관람 시간 : 09:00~18:00(농절기는 17:00)
입장료 : 어른 2,000원
숙박 시설 : 주변 이용
음식점 : 주변 이용
주차 : 가능
계절 : 사계절

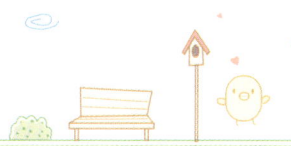

찾아가는 길

승용차 : 서울 → 서해안고속도로 목포 I.C. → 영암방조제 → 금호방조제 → 77번 국도 진도 방향 → 18번 국도 진도 방향 → 진도대교 → 진도 읍내 초입에서 왼쪽 길 3번 군도 의신 방향 2.3km → 왼쪽 길 4번 군도 온왕묘 가는 방향 3.3km → 운림산방

대중교통 : 서울 용산역 - 목포역 간 KTX 이용 → 목포 - 진도 간 시외버스 수시 운행 또는 서울 - 진도 고속버스 하루 5회 운행 → 진도-운림산방 간 군내버스 하루 5회 운행

개요

조선 후기 남화의 대가인 소치 허유가 말년에 낙향하여 정원을 조성하고 그림에 몰두하던 곳이다. 이곳에서 소치의 남화가 그의 아들인 미산 허형과 손자인 남농 허건에게 이어졌으며, 친척인 의제 허백련도 이곳에서 미산 허형에게 그림을 배웠다. 그야말로 한국 남화의 맥이 전수된 곳이자 성지인 것이다.

포인트 여행지

운림산방 산책과 소치기념관 탐방 : 운림산방은 남종화의 맥을 이은 그림의 성지라는 의미가 없더라도 탐방해 볼 만한 곳이다. 첨찰산이 병풍처럼 둘러선 아늑한 터전이자 연못과 조경이 어우러진 아름다운 정원이 있기 때문이다. 거기에 남종화의 성지로서 소치기념관을 탐방하며 예술의 향기가 더해지니 최고의 문화 여행이 될 수 밖에. 소치기념관에는 운림산방을 근거지로 했던 허씨 일가들의 그림이 전시되어 있다. 우리나라 남화의 최고봉을 보는 것이다.

연락처 : 061-543-0088

운림산방 입장료 : 어른 2,000원, 어린이 800원(매주 월요일 휴관. 운림산방에는 들어갈 수 있으나 소치기념관, 진도역사관 등 건물 입장 불가)

쌍계사 : 운림산방 바로 옆에 있는 사찰로서 비록 작지만 신라 때 창건되었다고 전해지는 유서 깊은 사찰이다. 현재의 대웅전 절집도 1697년에 지어졌다는 상량문이 발견된 내력 있는 건물이다. 쌍계사는 무엇보다도 그 고즈넉한 분위기가 마음에 드는 사찰이다. 운림산방을 산책하며 다 돌아본 후 쌍계사로 옮겨와 천천히 경내에 들어가 걸어다니면 마음이 더욱더 차분해진다.

연락처 : 061-542-1165

입장료 : 없음

좋은 숙박지

나절로민박 : 화가 이상은 선생이 폐교를 개조해 작업장 겸 미술전시관으로 쓰는 곳이다. 평범한 민박집이 아닌 것이다. 폐교에 딸린 관사 건물들을 이상은 선생이 직접 개조해서 찾아오는 이들에게 민박으로 내주고 있다. 넓고 편안한 곳에서 민박하며 미술관에서 작품 감상을 실컷 하고 예술가의 손길로 아름답게 꾸민 학교 마당과 화단 등 정원도 거닐고, 자유롭게 쓸 수 있는 장작불을 피우는 카페에서 차도 마실 수 있다.

문의 및 예약 : 061-543-8841

숙박비 : 4~5만 원(가족), 독채는 10만 원선(10명 이상 단체)

추천 맛집

돌담한정식 : 진도 읍내 골목에 있는 제대로 된 남도 밥집이다. 6,000원짜리 쌈밥만 시켜도 스무 가지가 넘는 맛깔스러운 찬이 차려져 나온다. 한정식은 가격에 따라 기본 상차림에 별미 음식이 추가된다.

문의 및 예약 : 061-544-1170

음식값 : 보리쌈밥 6,000원, 한정식 1만 원, 우럭정식 1만 원

이 지역에서 임산부에게 적당한 기타 탐방지

진도대교 앞 녹진전망대, 우수영 국민관광지(울돌목), 진도 향토문화회관 토요 공연

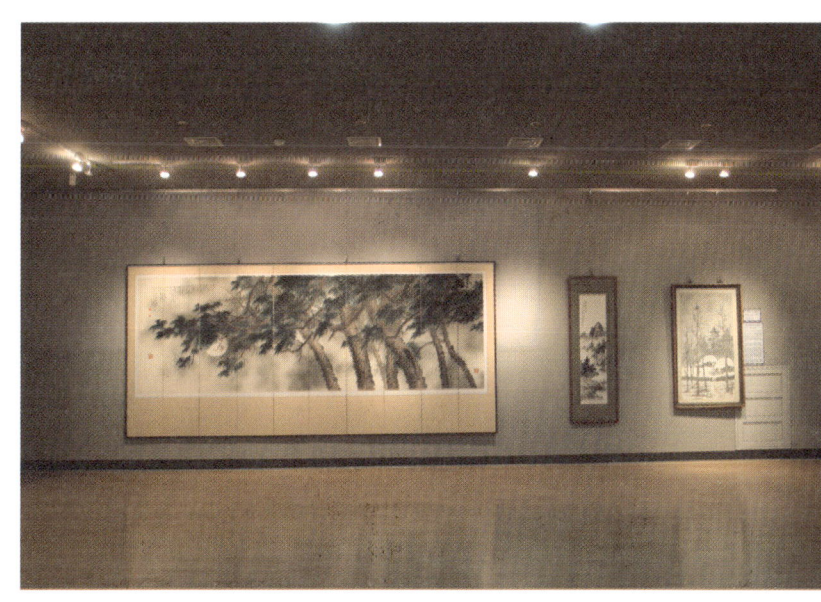

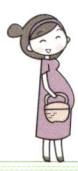

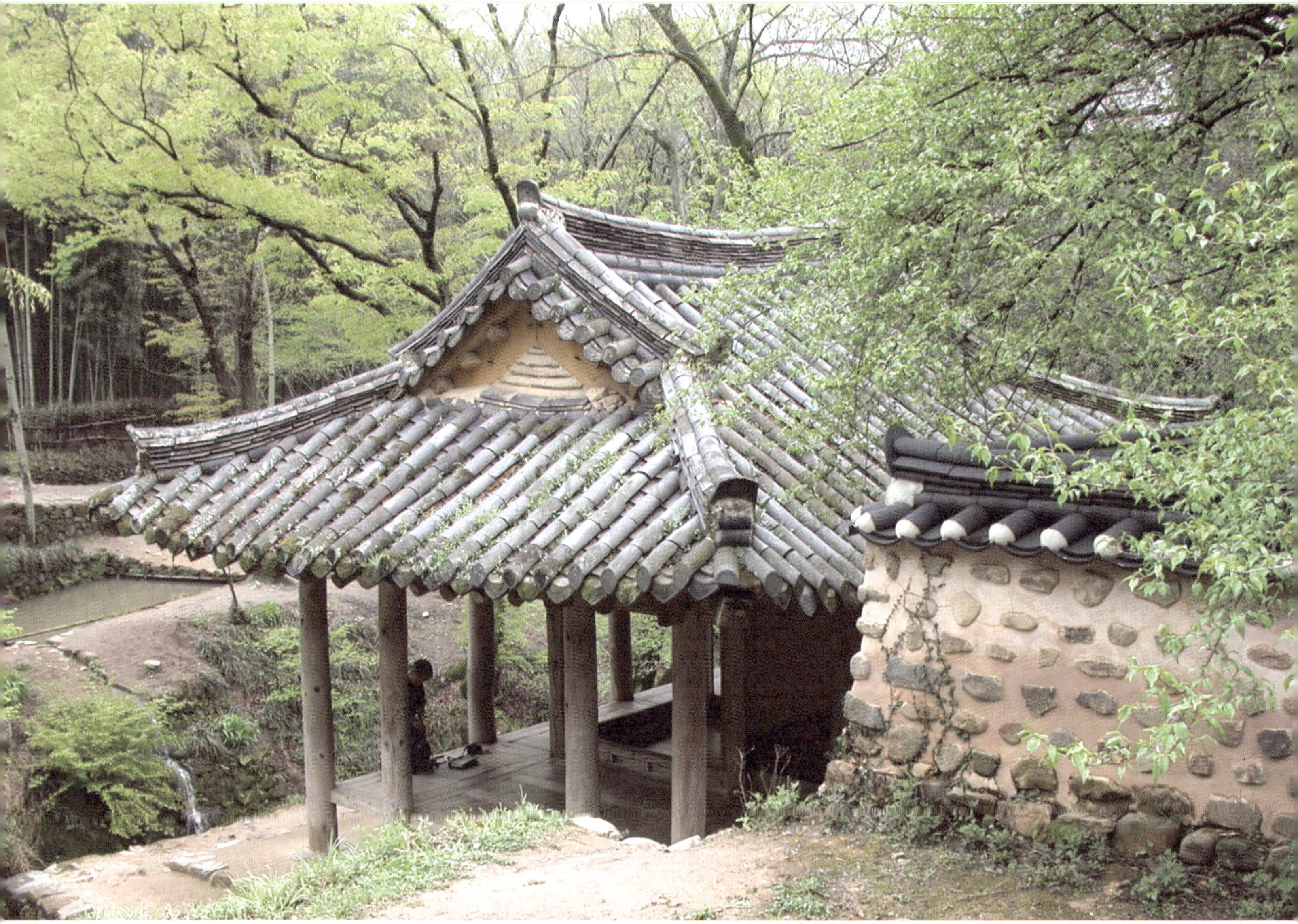

[마음 풍요 문화 여행] **2. 전통 정원을 찾아서, 소쇄원**

MINI DATA
위치 : 전남 담양군 남면 지곡리 123
문의 : 061-382-1071
홈페이지 : http://www.soswaewon.org
관람 시간 : 일출~일몰
입장료 : 어른 1,000원
숙박 시설 : 주변 이용
음식점 : 주변 이용
주차 : 가능
계절 : 사계절

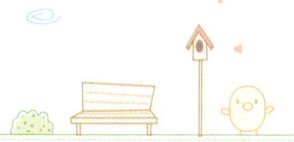

찾아가는 길
승용차 : 호남고속도로 → 동광주 I.C에서 광주로 진입 → 300m 진행하다 왼쪽(광주교도소 방향) 887번 지방도 5.3km 남하하면 식영정 앞 → 1.2km 진행하면 소쇄원 주차장

대중교통 : 서울 강남터미널 - 광주터미널 간 고속버스 수시 운행 → 광주터미널에서 1000번 공항버스 타고 장원초등학교 앞 하차 → 내린 곳에서 187번 버스 타고 소쇄원 앞 하차

개요
조선 시대의 개혁가였던 정암 조광조가 화순 능주 땅에 유배당하고 죽임을 당하자 그를 따르던 제자들 중 양산보가 담양에 낙향하여 조성한 별서정원이다. 대숲 울창한 입구부터 시작하여 산에서 내려오는 계곡까지 모든 자연을 정원 삼아 인공을 살짝 더한 우리나라 전통 정원의 백미로 꼽히는 집이다.

포인트 여행지
소쇄원 산책과 휴식 : 유럽의 꽃잔디밭으로 꾸며 놓은 정원만이 아름다운가? 중국의 초대형 정원만이 아름다운가? 일본의 자그마하고 아기자기하게 꾸며 놓은 정원만이 아름다운가? 우리네 전통 정원에는 자연 속에 묻혀, 자연을 거스르지 않고 함께 어우러지는 참된 마음의 멋이 있다. 이곳에 가서 외국의 정원과 비교해 보며 광풍각에 앉아 한두 시간 몸과 마음을 쉬어 보자.

연락처 : 061-382-1071

입장료 : 어른 1,000원, 어린이 300원

한국가사문학관 : 담양은 대나무와 정자원림의 고장이면서 학문적으로는 가사문학의 본고장이기도 하다. 면앙정 송순, 송강 정철 등 우리나라 가사문학의 대가들이 담양의 정자원림을 터전으로 활동하였기 때문이다. 소쇄원에서 3분 거리에 있는 한국가사문학관에는 가사문학의 역사와 내용에 대해 상세히 전시되어 있다.

연락처 : 061-383-3253

입장료 : 어른 1,000원, 어린이 500원

좋은 숙박지
화순 금호리조트 : 담양, 화순 일대에서 유일한 콘도미니엄 숙소이다. 온천수가 나오는 지역이어서 화순 대온천탕과 실내외 온천 물놀이 시설도 금호리조트에서 함께 운영하며, 각 객실에도 온천수가 공급되는 숙소이다. 화순과 담양 양쪽에서 모두 외떨어진 한적한 곳에 위치하여 대형 규모임인데도 비교적 조용한 콘도이다.

문의 및 예약 : 061-372-8000

숙박비(콘도 할인 업체 가격) : 17평(방 1+거실) 7~9만 원, 27평(방 2+거실) 8~13만 원

위치 : 화순군 북면 옥리

추천 맛집
전통식당 : 소쇄원에서 5분 거리에 있는 소문난 한정식집. 호남 지방의 전통 한정식을 차려 낸다.

문의 및 예약 : 061-382-3111

음식값 : 한정식 1인 2만 원, 2만 5,000원

위치 : 명옥헌원림 입구

명지원 : 운동장만큼 넓은 초대형 잔디밭에 근사한 한옥 가옥과 조각 작품, 조경이 어우러진 갤러리 겸 찻집이다. 음악가가 운영하는 집인데 호남, 광주 지역의 국악, 미술, 사진, 음악, 시 등 각종 예술 행사의 터전으로도 자주 쓰이는 문화 예술 사랑방이다. 정원 산책과 예술 산책을 겸하여 전통차 한 잔 마시고 가면 좋겠다.

문의 및 예약 : 061-383-2577

찻값 : 전통차 5,000원

위치 : 명옥헌원림 인근

이 지역에서 임산부에게 적당한 기타 탐방지
명옥헌원림, 식영정, 한국대나무박물관

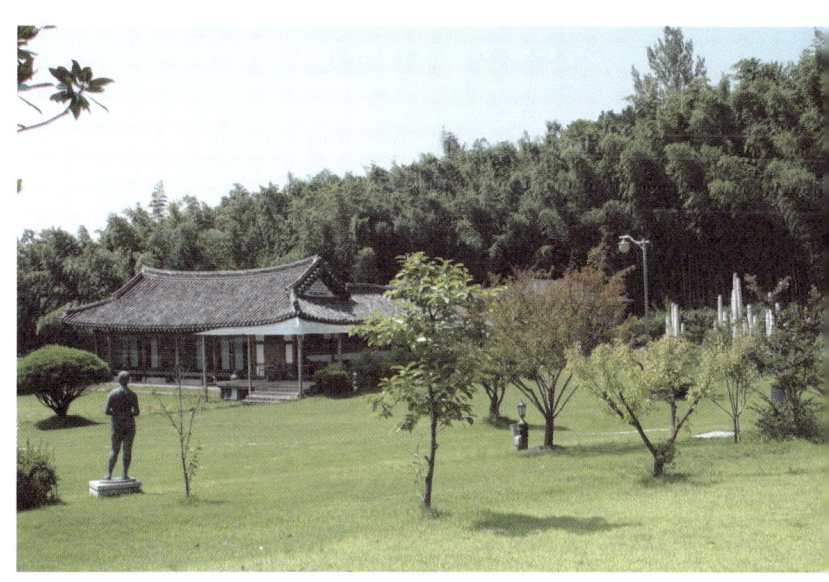

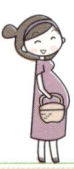

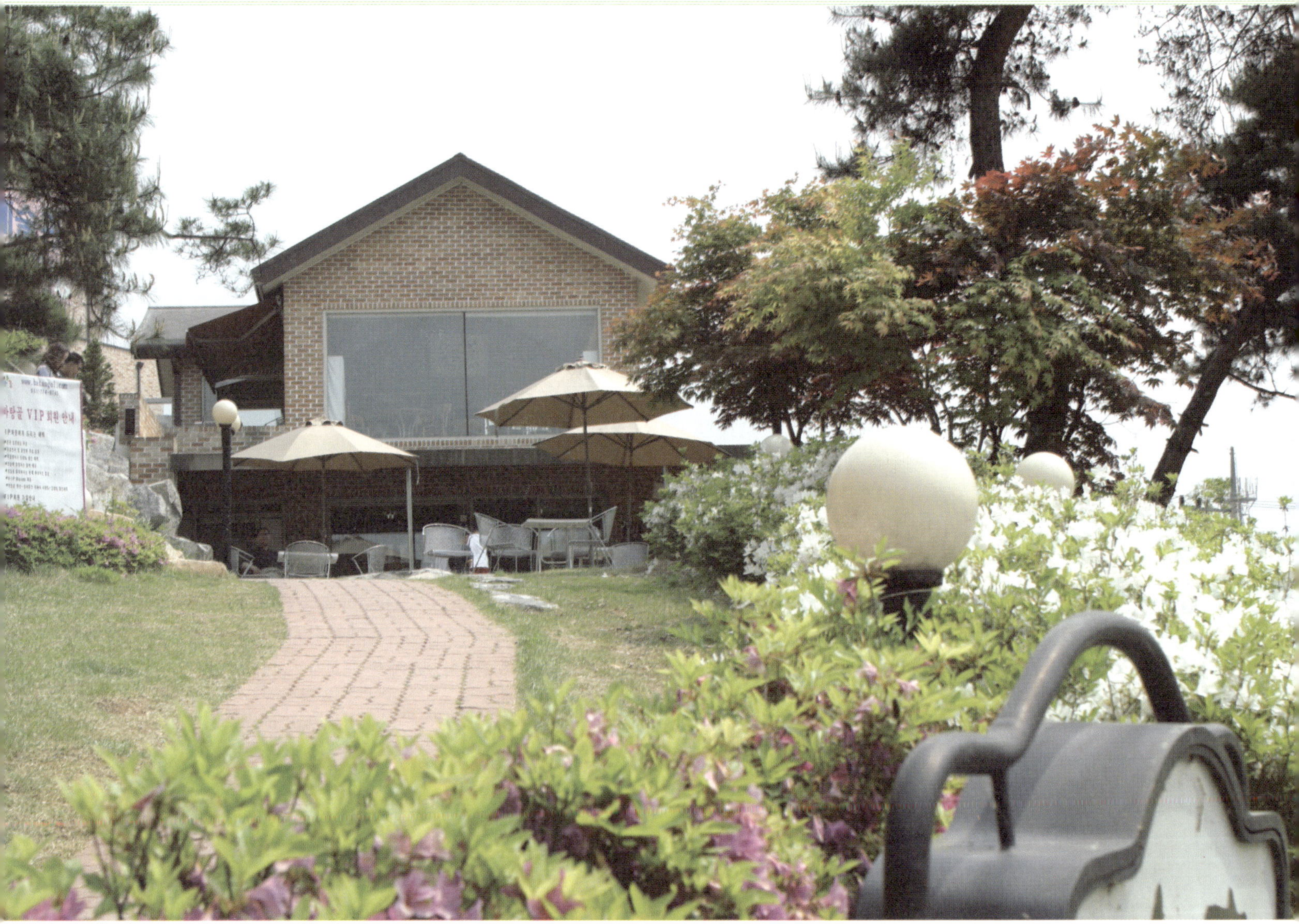

[마음 풍요 문화 여행] 3. 서울 근교에서의 작은 예술 체험, 바탕골예술관

MINI DATA
위치 : 경기도 양평군 강하면 운심리 368-2
문의 : 031-774-0745
홈페이지 : http://www.batangol.com
관람 시간 : 11:00~17:00(평일)
입장료 : 어른 3,000원
숙박 시설 : 주변 이용
음식점 : 주변 이용
주차 : 가능
계절 : 사계절

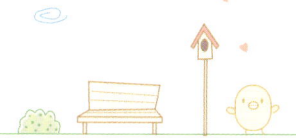

찾아가는 길

승용차 : 서울 → 구리, 남양주 → 6번 국도 양평 방향 → 양근대교 쪽으로 우회전 → 양근대교 건너서 88번 국지도 서울, 광주 방향으로 우회전하여 9km → 왼쪽에 바탕골예술관

대중교통 : 강변역에서 13-2번 버스 타고 퇴촌농협 앞 하차 → 퇴촌농협 앞에서 항금리까지 버스 이동 → 항금리에서 12-9번 버스 타고 바탕골까지 이동

개요

서울 대학로의 바탕골예술관에 이어 양평에 세워진 종합 예술 터전이다. 1년 내내 각종 전시와 공연이 끊이지 않으며, 예술 체험과 휴식을 통해 재충전할 수 있는 기회를 얻는 곳이다. 전시와 공연을 즐기지 않더라도 양평 바탕골의 아기자기한 아름다움 속을 천천히 거닐며 한나절 쉬기만 하더라도 숨이 탁 트일 것이다.

개관 시간 : 11:00

폐관 시간 : 17:00(수, 목), 19:00(토), 18:00(금, 일) / 매주 월요일, 화요일 휴관 /

입장료 : 어른 3,000원, 어린이 2,000원

포인트 여행지

바탕골예술관의 다양한 공연과 전시 즐기기 : 연중 거의 전시와 공연이 끊이지 않고 이어진다. 전시의 경우는 기간이 길기에 관람하기 용이하지만 발레, 음악, 춤 등의 공연을 즐기고자 하는 경우에는 공연 날짜와 시간이 있으니 사전에 홈페이지를 확인하여 그 날짜에 맞춰 바탕골예술관을 찾는 것이 좋겠다. 대부분의 공연이 무료 또는 저렴한 비용으로 관람 가능하다.

바탕골예술관의 다양한 미술 체험거리 즐기기 : 손바닥 찍기, 코일링, 판 싱형 등 다양한 도자기 체험과 옷이니 친 기방에 염색히기나 판화를 찍는 체험, 금속공예 체험, 비누공예 체험, 한지공예 체험 등 수십 가지의 다양한 미술 체험거리들이 준비되어 있다. 재미있고도 예쁜 미술 작품들을 직접 만들어 볼 수 있다.

체험료 : 5,000~1만 5,000원

좋은 숙박지

바탕골예술관 펜션 봄네동산 : 지난 2002년 바탕골예술관 인근에 들어선 펜션이다. 바탕골예술관의 느낌처럼 심플하면서도 예술적 느낌이 드는 정갈한 펜션이다. 가족형과 연인형, 단체형 그리고 한옥형의 네 가지 타입이 있다.

문의 및 예약 : 031-774-0745(11시부터 17시 사이 예약받음)

숙박비 : 연인형 9만 원, 가족형 17만 원, 단체형 33만 원, 한옥형 19만 원 / 바탕골 VIP회원(회비 납부하는 회원)은 할인

추천 맛집

전주관 : 바탕골예술관 바로 인근에 있는 한정식을 내는 한옥집. 이름에서 보듯이 전라도의 다양한 찬을 갖춘 전라도식 한정식 상을 내는 집이다.

문의 및 예약 : 031-772-9006

음식값 : 한정식 1인 1만 3,000원

위치 : 양평군 강하면 운심리

옥천냉면 : 50여 년 내력을 자랑하는 양평의 냉면 명소. 메밀 면발을 사용하는 평양냉면의 담백하고 시원한 맛을 볼 수 있는 곳이다. 이 집의 냉면과 함께 두툼한 완자도 인기가 좋다.

문의 및 예약 : 031-772-9693

음식값 : 냉면 5,000원, 완자 9,000원

위치 : 양평군 옥천면 옥천2리

이 지역에서 임산부에게 적당한 기타 탐방지

천진암 성지, 조선관요박물관, 영은미술관

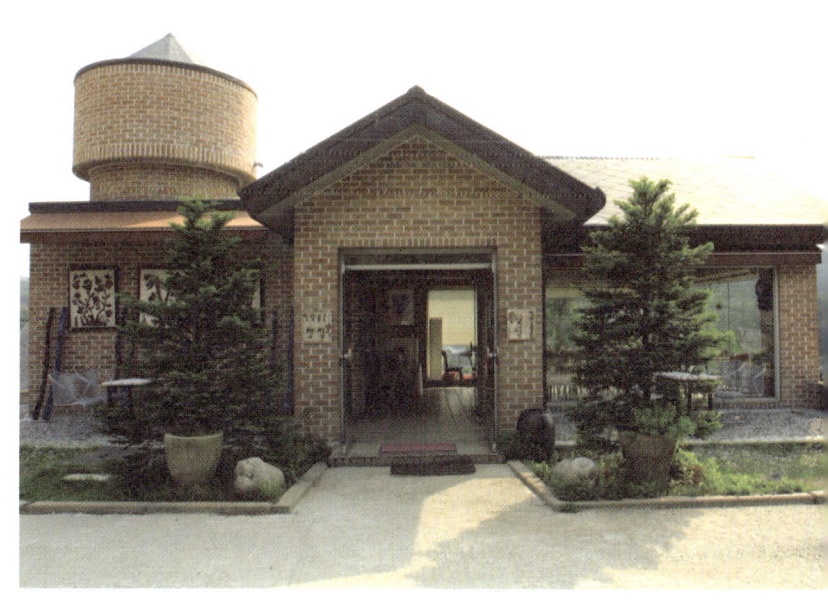

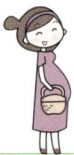

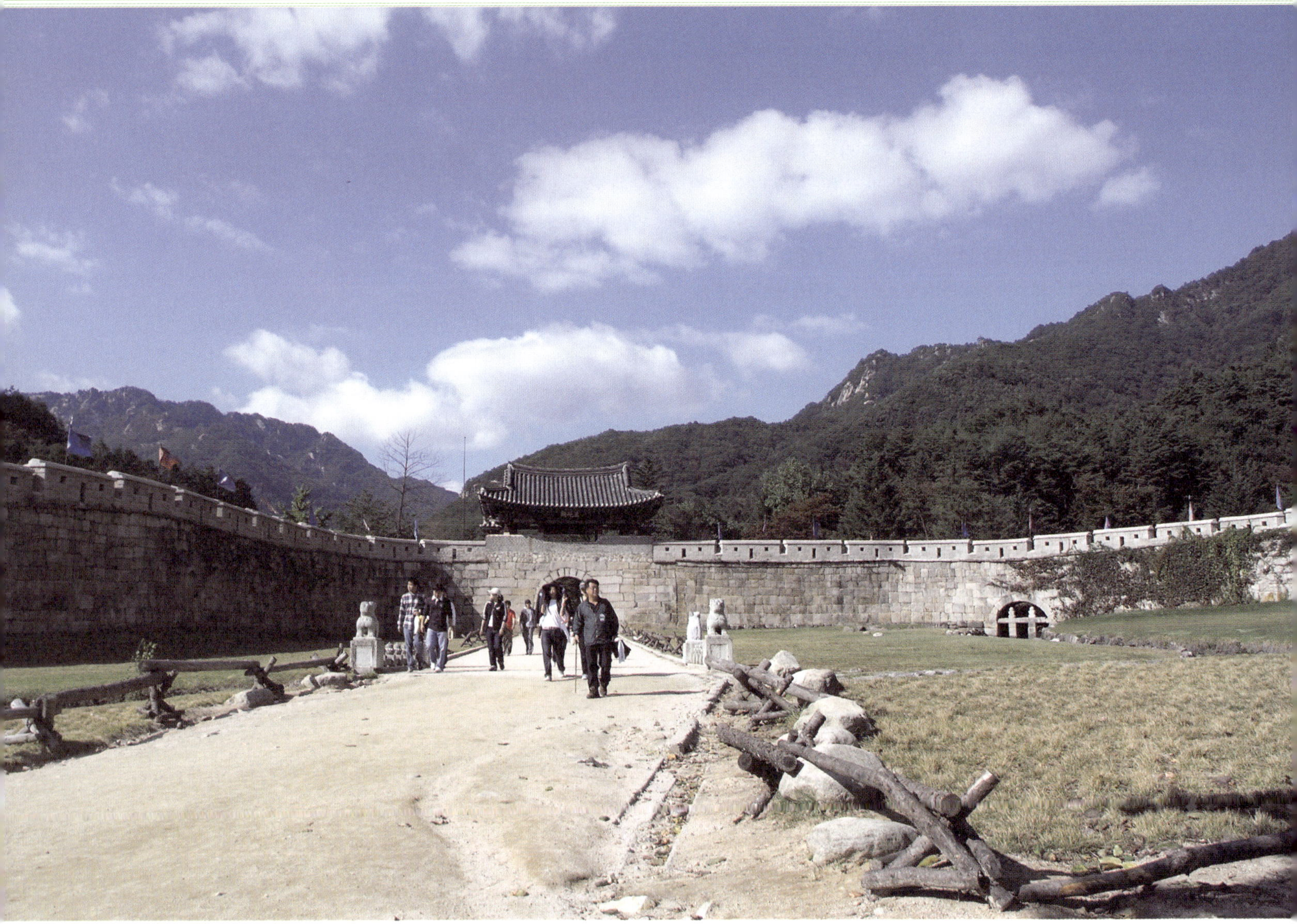

[마음 풍요 문화 여행]

4. 옛길의 문화, 문경새재

MINI DATA

위치 : 강원 영월군 영월읍 영흥1리 봉래산 정상
문의 : 033-374-7460(천문대 관리소)
홈페이지 : http://www.yao.or.kr
관람 시간 : 하절기 15:00~23:00(21:30까지 입장)
동절기 14:00~22:00(20:30까지 입장)
월요일 휴관
입장료 : 어른 5,000원, 어린이 4,000원
숙박 시설 : 주변 이용
음식점 : 주변 이용
주차 : 가능
계절 : 사계절

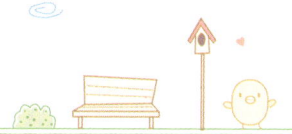

찾아가는 길

승용차 : 서울 → 영동고속도로 → 여주분기점에서 중부내륙고속도로 대구 방향으로 → 문경새재 I.C. → 문경새재

대중교통 : 서울 동서울터미널 – 문경터미널 간 고속버스 운행 → 문경읍 – 문경새재 입구 간 시내버스 운행 또는 택시 이용

개요

그 옛날 영남에서 한양 가는 길로 무수히 많은 사람들이 오갔을 옛길, 문경새재. 새로운 길이 계속 나고 기존의 도로가 포장되면서 그 옛길도 거의 없어진 오늘날 예전 그대로의 새재 길이 남아 있다는 것은 큰 축복일지 모른다.

포인트 여행지

문경새재 산책 : 문경새재 길은 산을 넘어가는 길이기에 임산부들이 계속 걷기에는 무리가 따른다. 하지만 제1관문 주흘관까지 가는 길은 경사가 거의 없는 산책길과 넓은 잔디밭 길이고, 주흘관 옆으로는 맑은 계곡물이 흘러 멋진 풍경을 만들고, 주흘관 안으로 들어가면 KBS 사극 '태조왕건', '무인시대' 등을 촬영한 세트장이 있어 새재가 있는 자연을 충분히 느끼면서 지루하지 않은 산책을 할 수 있다. 한편 문경새재의 입구에는 문경새재박물관(054-572-4000)이 있어 미리 둘러 보면 문경새재의 역사와 의미에 대해서도 알 수 있겠다.

문경새재 도립공원 입장료 : 어른 2,100원, 어린이 750원

진남역 철로자전거 : 지금은 폐선이 된 옛 탄광 철로를 이용해 진남역 인근의 한두 정거장을 철로자전거로 달려 보는 레포츠이다. 임산부가 타기에 힘들지 않겠느냐고? 자전거 안장이 아닌 플라스틱 의자로 되어 있어 무리가 되지 않고, 함께 간 남편이나 친구가 페달을 구르고 임산부는 가만히 앉아만 있어도 된다는 사실! 보기만 해도 기분 좋아지는 산과 강변 길을 시원한 바람 맞으며 달리는 맛이란……. 속도 조절도 스스로 할 수 있으니 걱정 없다. 단, 휴일은 30여 분의 철로자전거 체험을 하고 몇 시간씩 기다리는 사람이 많을 정도로 인파가 몰리는 게 흠이다. 평일은 여유 있음.

문의 : 054-550-6478(전화 예약 불가. 당일 현장 예약만 가능)

체험료 : 철로자전거 1대당 3,000원(1대에는 어른 2명과 어린이 2명이 함께 탈 수 있음)

좋은 숙박지

충주호 리조트 : 지어진 지 꽤 오래되어 낡은 숙소이다. 인근 수안보 지역에 더 깔끔한 콘도나 호텔들이 있는데 왜 낡은 콘도를 추천할까? 시설이 낡아 오래된 숙소이기는 하지만 수채화 같은 충주호의 아침 느낌을 생생하게 느낄 수 있는 곳이고, 그런 풍경과 감상을 선물로 얻을 수 있는 숙소라면 다소 낡아도 괜찮다는 생각이다.

문의 : 043-851-3411

숙박비 : 23평형 15만 원(콘도 할인 업체를 이용하면 6~8만 원)

위치 : 충북 충주시 동량면 하천리

추천 맛집

지영옥청국장 : 임산부들은 냄새에 예민해져 청국장 같은 음식은 꺼릴 것으로 생각할 수도 있겠으나 이 집은 경우가 다를 것이다. 청국장의 참맛이 제대로 나는데도 청국장 특유의 냄새가 거의 없다. 유전자 조작된 수입 콩은 절대 쓰지 않고 우리 콩만 이용해서 이 집만의 특이한 비법으로 띄우기에 역한 냄새가 없다고 한다. 에피타이저인 누룽지 한 사발도 구수하고, 청국장정식에 나오는 불고기와 쌈, 갈치구이까지 반찬도 맛있다.

문의 및 예약 : 043-843-7683

음식값 : 청국장백반 5,000원, 청국장정식 8,000원

위치 : 충주시 내 위치

이 지역에서 임산부에게 적당한 기타 탐방지

문경 석탄박물관, 충주 중앙탑과 충주박물관, 박물관 주위 남한강변 잔디공원

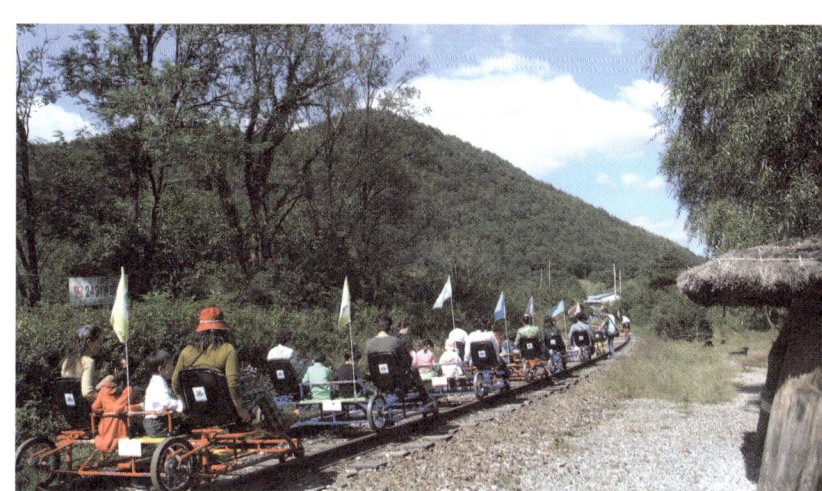

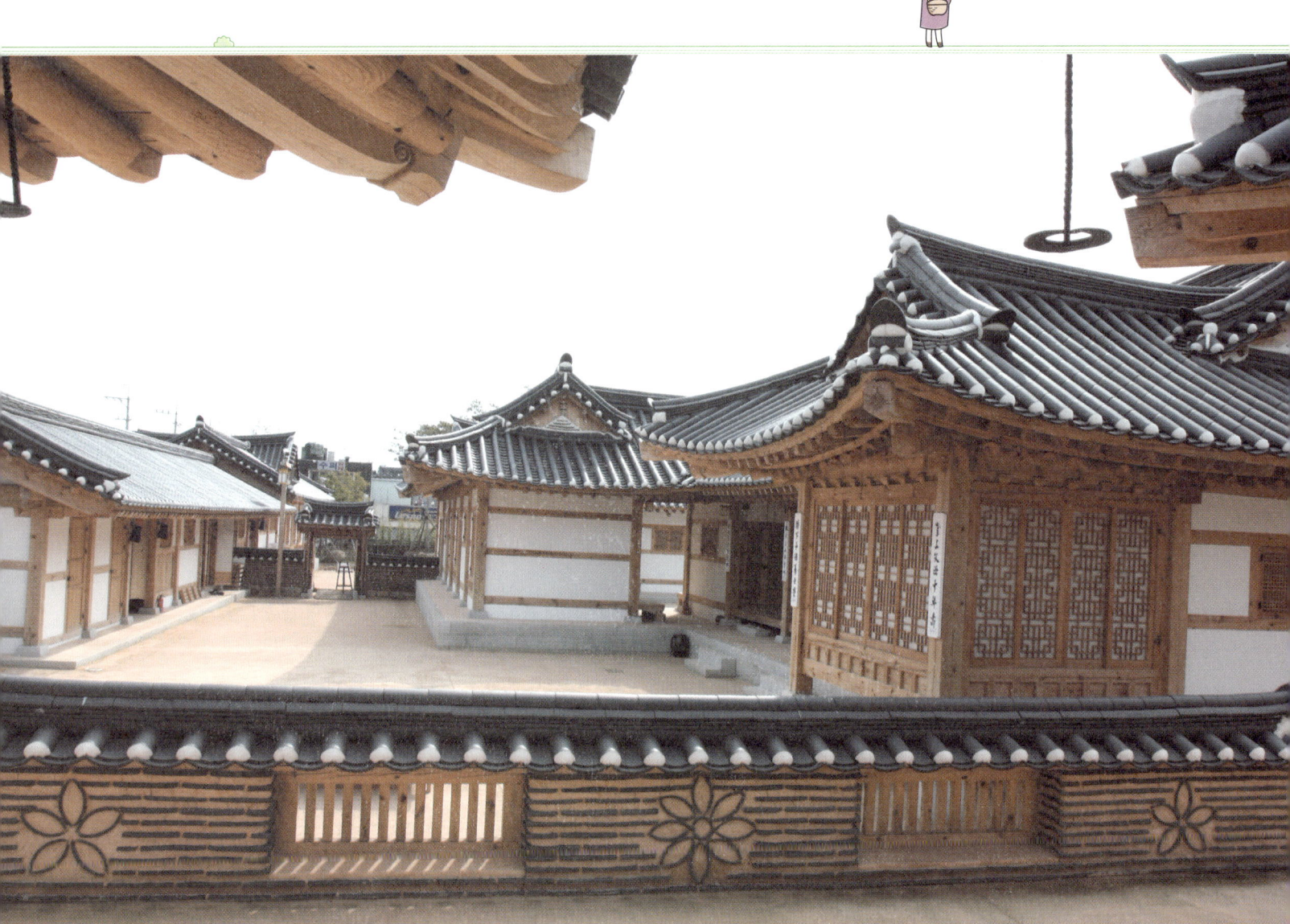

[정서 듬뿍 한옥집 여행]

1. 김해 한옥체험관

MINI DATA

위치 : 경남 김해시 봉황동 425-13
문의 : 055-322-4735
홈페이지 : http://www.ghhanok.co.kr
운영 시간 : 연중 무휴
입장료 : 없음
숙박 시설 : 있음
음식점 : 있음
주차 : 가능
계절 : 사계절

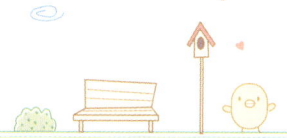

찾아가는 길
승용차 : 서울 → 경부고속도로 → 대전분기점 → 대전·통영 고속도로 → 진주분기점 → 남해안고속도로 → 동김해 I.C. → 시내 수로왕릉 찾을 것(수로왕릉 옆에 한옥체험관 위치)
대중교통 : 김포공항 – 부산(김해)공항 간 항공편 이용 → 공항버스 이용하여 김해터미널까지 / 강남고속터미널 – 김해터미널 간 고속버스 이용 → 김해터미널에서 시내버스 또는 택시 이용

개요
가야 왕국의 숨결이 곳곳에 살아 있는 김해. 가락국의 시조인 수로왕의 능과 여러 고분들이 있는 고대의 문화 도시 김해에 가야 유적 복원사업의 일환으로 전통 한옥을 건립하였다. 전통 한옥이라고는 하지만 현대식 편의성은 모두 갖춘 곳으로, 단순한 하루 숙박이 아닌 품격 있는 우리 문화로서의 한옥을 체험하며 몸과 마음을 가다듬기에 좋은 기회를 제공하고 있다.

포인트 여행지
한옥체험관 숙박 : 안채와 사랑채 그리고 별채로 구성된 격식 있는 한옥집에 품위 있는 내부 인테리어를 하고, 전통 한옥의 불편한 점으로 꼽히는 내부 욕실과 화장실을 넣어 특급호텔의 객실과도 비교할 수 있는 우리 전통의 주거 생활 공간이 새로 탄생하였다. 숙박비가 호텔 수준이지만 선조들의 건강한 주거 생활을 하루 따라해 보며 몸과 마음을 쉬고 정돈하기에 아깝지 않을 것 같다.
문의 및 예약 : 055-322-4735
숙박비 : 8~12만 원(2~4인실)
수로왕릉 : 김수로왕은 알에서 깨어났다는 난생 신화가 있는 가야국의 시조왕으로 김해를 가야의 으뜸이자 문화 본거로 만드는 상징적 유적이 바로 이곳이다.
연락처 : 055-338-1330
입장료 : 어른 700원, 어린이 300원
국립김해박물관과 가야누리 어린이체험학습실 : 철기 국가였던 가야국에 관련된 모든 유물·유적이 모여 있다. 김해박물관 옆 건물의 가야누리는 어린이들 눈높이에 맞게 전시 시설을 만화 캐릭터화하고 체험화하여 어린이들에게 가야 문화의 이해를 높여주는 모범적인 전시 시설이다. 김해박물관의 뒷마당 언덕을 올라가면 수로왕비능으로 곧장 이동할 수 있는데, 주위를 바라보는 전망이 좋고 나무가 우거져 산책하기 좋은 길이다.

문의 및 예약 : 055-325-9332
입장료 : 어른 1,000원, 어린이 500원 / 매주 월요일 휴관

추천 맛집
왕릉밀양돼지국밥 : 부산과 경남 일대에서만 인기가 있고, 또 이 지역에 와서 먹어야 제 맛이 나는 대표적 음식이 돼지국밥이다. 돼지사골과 머릿고기 등을 푹 우려낸 육수에 살코기와 특수 부위 등 삶은 돼지고기를 넣고 칼칼하게 무친 부추를 듬뿍 넣어 먹는 음식. 느끼하고 비릴 것 같은가? 물론 어리버리한 음식점에 가면 그렇겠지만, 잘하는 곳에 가면 전혀 느끼하지 않고 담백하고 맛있다.
문의 및 예약 : 055-325-3678
음식값 : 돼지국밥 4,000원

이 지역에서 임산부에게 적당한 기타 탐방지
가야의 거리, 봉황동 유적, 연지공원

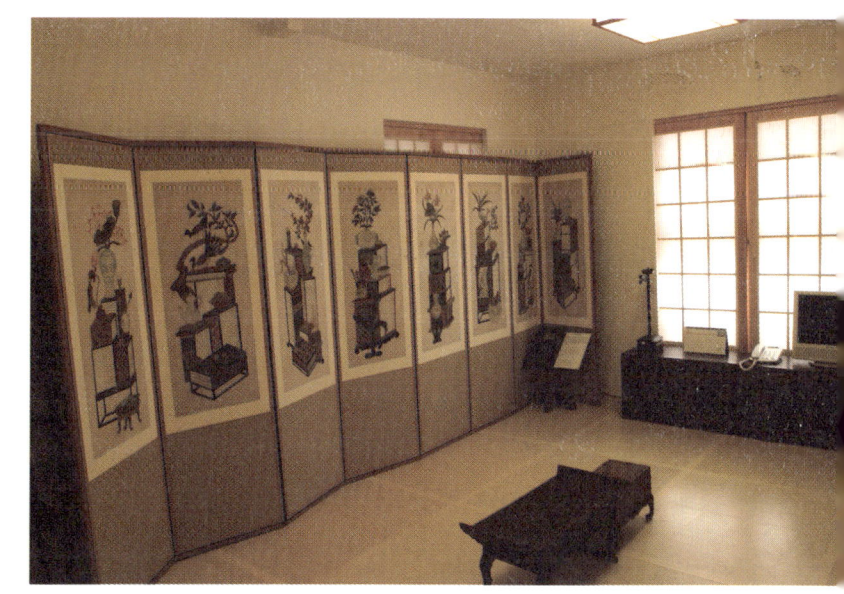

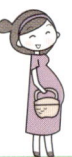

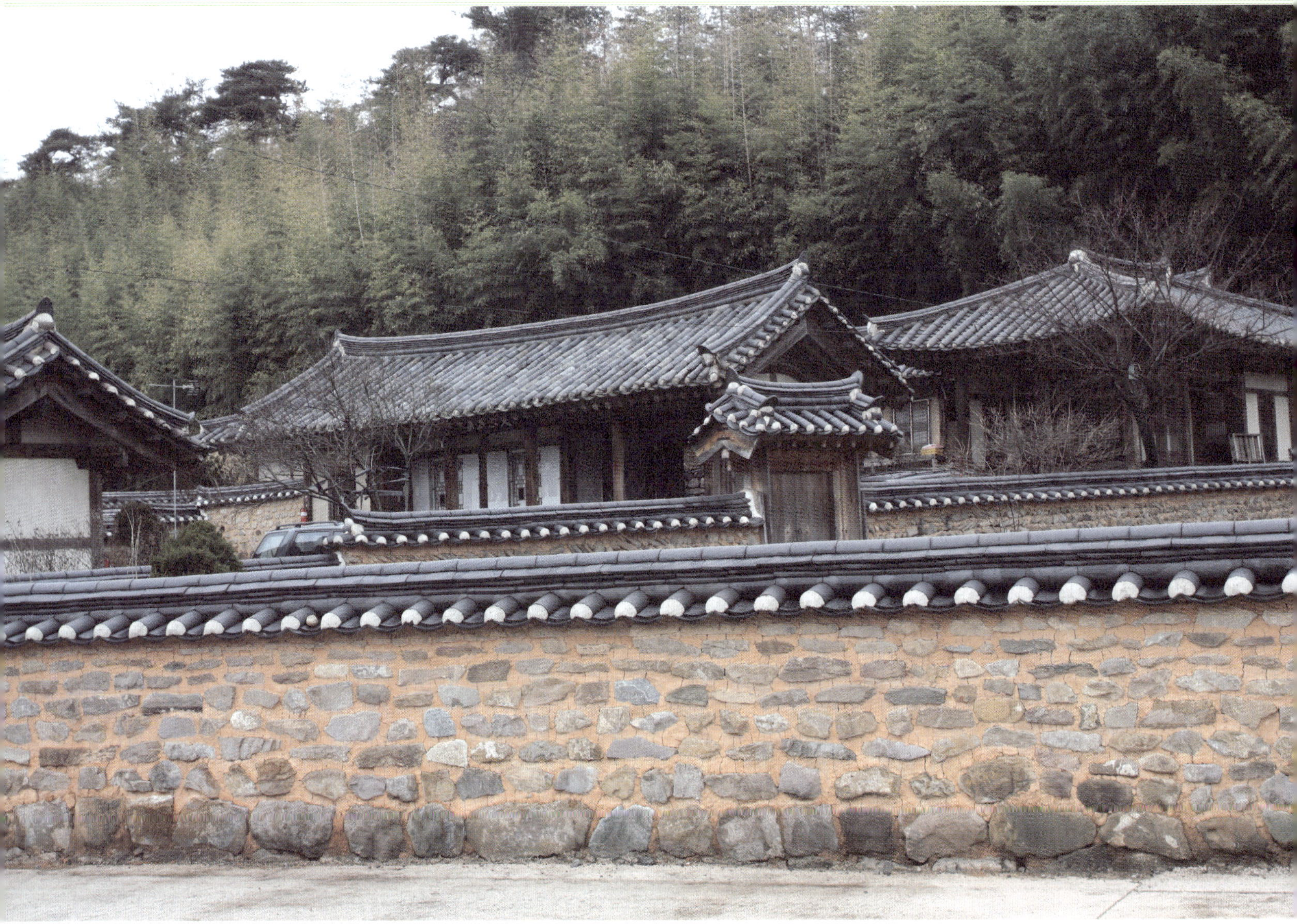

[정서 듬뿍 한옥집 여행]

2. 고령 개실마을

MINI DATA

위치 : 경북 고령군 쌍림면 합가1리
문의 : 054-955-0220
홈페이지 : http://www.gaesil.net
운영 시간 : 연중 무휴
입장료 : 없음
숙박 시설 : 있음
음식점 : 있음
주차 : 가능
계절 : 사계절

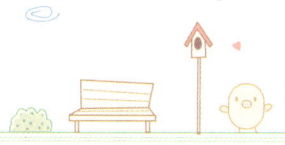

찾아가는 길
승용차 : 88고속도로 고령 I.C. → 좌회전 고령읍 방향 1km 진행 → 고곡삼거리에서 합천 방향으로 좌회전하여 3km → 귀원삼거리에서 합천 방향으로 직진하여 다리 건너기 → 합가1리 개실마을 도착

대중교통 : 서울 - 동대구 간 새마을호 이용 또는 서울 남부터미널, 동서울터미널 - 대구 간 고속버스 이용 → 대구 서부정류장에서 고령까지 시외버스 수시 운행 → 고령에서 개실마을까지 택시 이용

개요
영남 사림학파의 종조인 점필재 김종직 선생의 후손들이 350여 년간 집성촌을 이루어 살아온 마을이다. 꽃이 피는 아름다운 골이라고 하여 '개애실'이라고 불리다가 음이 점차 변하여 오늘날 '개실'로 줄었다고 한다. 점필재 종택, 도연재 등 다수의 문화재급 건물들이 있으며, 마을의 80% 정도가 아직 한옥을 유지하고 있어 마을 뒷산의 푸르름과 기와 지붕의 고운 선들이 어우러져 전통 마을로서의 면모를 보여주고 있는 곳이다.

포인트 여행지
개실마을 한옥 숙박 : 마을의 농가들에서 민박을 하고 있는데 한옥과 양옥을 합쳐 10여 가구가 넘는다. 그런데 2007년 중반기부터 새로운 형태의 민박이 개실마을에 등장한다. 문화관광부의 고택 자원화사업으로 지정받은 한옥들이 개·보수를 거쳐 정통 한옥의 형태를 그대로 유지한 채 욕실을 설비하는 등 깔끔한 모습으로 리모델링되는 것이다. 이미 한 채가 완성되었는데 집의 외부와 골격, 마당이 그대로 있는 상태에서 깔끔함과 편의성이 높아져 다른 지역의 새로 지은 한옥 숙박 시설과는 격이 다른, 예스럽게 그 모습을 갖추고 있으면서도 편안한 주거 공간을 만들었다. 전문 숙박 체험하는 곳과는 일단 마을의 분위기와 주변 자연환경이 다르지 않은가.

문의 및 예약 : 054-955-0220
숙박비 : 5~10만 원 정도

대가야박물관과 왕릉전시관 : 후기 가야 연맹의 중심에 있던 나라가 오늘날의 고령 지역을 근거지로 했던 대가야인데, 대가야의 왕릉급 무덤들이 산 능선을 따라 줄지어 선 산기슭에 대가야에 대한 모든 것을 알 수 있는 대가야박물관과 가야고분군의 발굴 모습을 그대로 재현한 왕릉박물관이 있어 가야에 대한 이해를 넓힐 수 있는 계기가 된다.

연락처 : 054-950-6071
입장료 : 어른 2,000원, 어린이 1,500원

양전동 암각화 : 고령의 양전동에는 울주의 천전리 암각화와 더불어 가장 많이 알려지고 연구되고 있는 선사 시대의 암각화, 즉 바위에 그린 그림이 있다. 정확히 말하자면 바위에 새긴 그림이다. 학술적인 의미를 떠나 선사 시대 사람들이 그린 그림을 박물관도 아닌 야외 현장에서 직접 눈으로 확인할 수 있다는 사실만으로도 탐방의 가치가 있는 곳이다.

문의 및 예약 : 054-950-6105(고령군청 문화재관리 담당)
입장료 : 없음

추천 맛집
산막골 : 고령에서 해인사 가는 길가에 위치한 한식집. 바닷가 음식점보다 더 잘 끓여 내는 해물칼국수와 대나무밥이 저렴하면서도 훌륭한 맛으로 사랑받는 곳이다.

문의 및 예약 : 054-955-0900
음식값 : 해물칼국수 5,000원, 대나무밥 1만 원

이 지역에서 임산부에게 적당한 기타 탐방지
합천 해인사

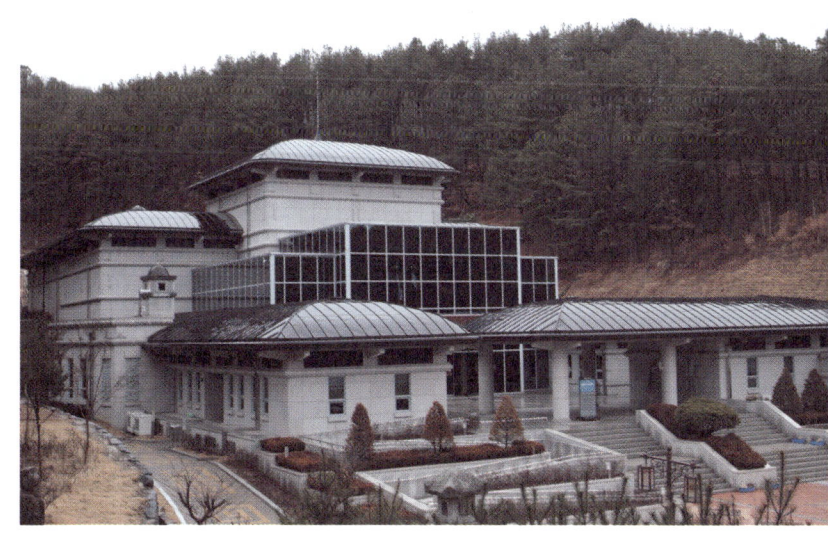

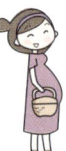

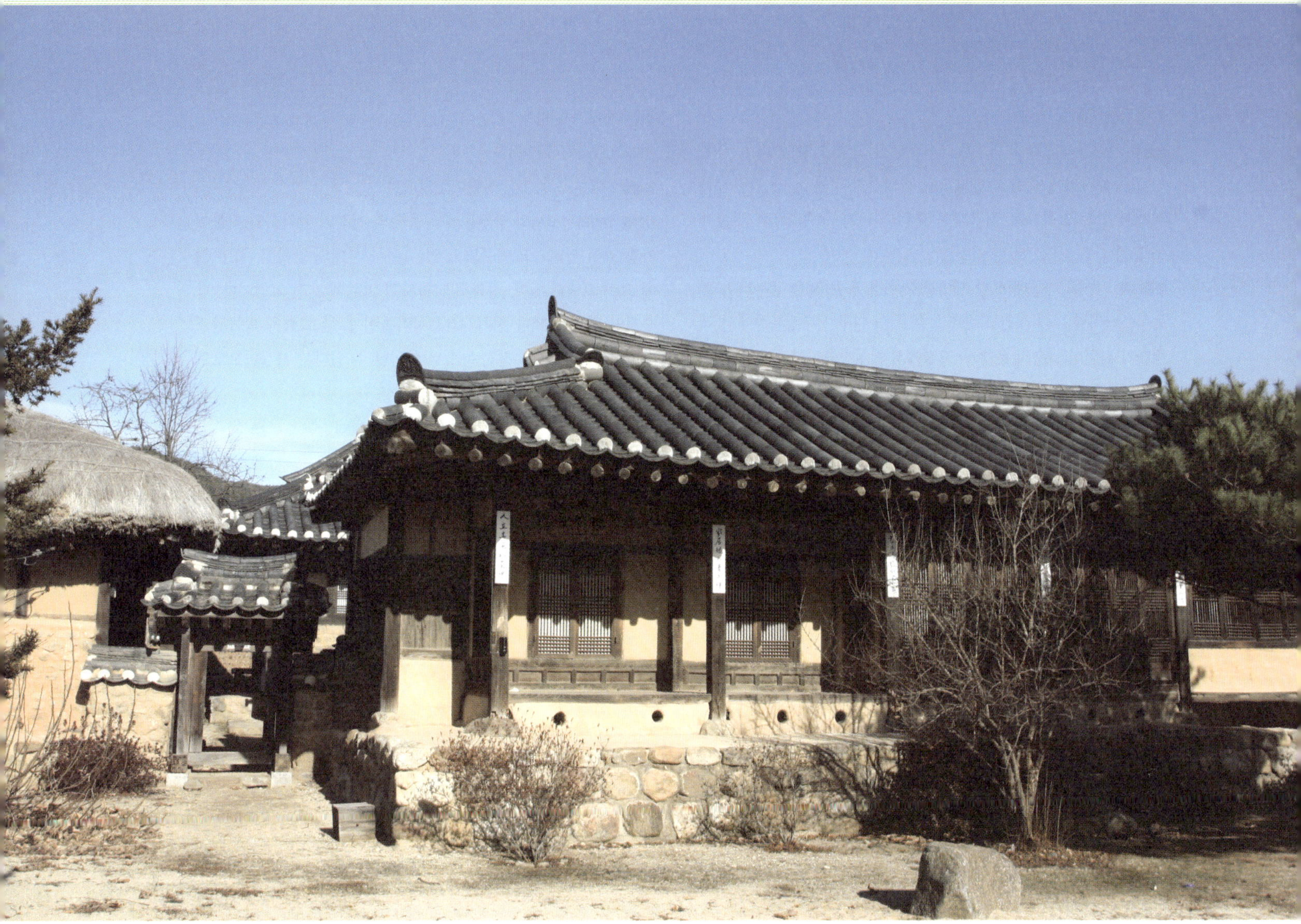

[정서 듬뿍 한옥집 여행]

3. 예천 금당실마을

MINI DATA

위치 : 경북 예천군 용문면 상금곡리
문의 : 054-655-2222
홈페이지 : http://geumdangsil.invil.org
운영 시간 : 연중 무휴
입장료 : 없음
숙박 시설 : 있음
음식점 : 있음
주차 : 가능
계절 : 사계절

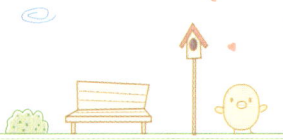

찾아가는 길

승용차 : 영동고속도로 → 만종분기점 → 중앙고속도로 영주, 안동 방향 → 예천 I.C. → 928번 지방도 → 금당실마을

대중교통 : 서울, 대구, 대전, 수원, 안동, 영주에서 예천까지 고속버스 및 시외버스 운행 → 예천에서 금당실마을까지 시내버스 수시 운행

개요

『정감록』에 전란을 피할 수 있는 십승지지 중 한 곳으로 등장한 마을이다. 마을에 들어서면 골목으로 계속 이어지는 돌담길에 놀라고, 돌담길 사이로 가득한 한옥에 놀란다. 마을에 고택으로 불리는 집들이 많이 있고, 마을 안과 마을 주위로 여러 문화재 건물들이 있어 전통 풍경이 살아 있는 곳이다.

포인트 여행지

금당실마을 한옥 체험과 양반 체험 : 전통 있는 고택에서 하룻밤 묵어 볼 수 있다. 화장실과 욕실 사용이 불편하지만 그것을 큰 불편으로 느끼지만 않는다면 더 큰 만족을 얻을 수 있는 것이 한옥 숙박 체험이다. 문화재 자료로 지정되어 있는 반송재 고택 같은 곳에서 하룻밤 쉴 수 있다는 것이 어디 쉬운 일인가? 숙박비도 아주 저렴하다. 또한 금당실마을의 한옥도 있는 형태 그대로 유지하면서 사용에 편리하도록 개·보수를 하고 있으니, 2007년 하반기면 내력 있는 집이면서도 보기에도 좋고 쓰기에도 좋은 한옥집들이 탄생한다.

문의 및 예약 : 054-655-2222

숙박비 : 1인당 1만 원 정도

식사 : 농가백반 한 끼 5,000원 정도

회룡포 : 비룡산 장인사의 벼랑 위 전망대에 가면 산 아래로 말의 발굽처럼 확연한 물돌이가 눈앞에 펼쳐진다. 안동의 하회마을보다 훨씬 제대로 보이는 물돌이이다. 물돌이를 감싸는 고운 모래 사상도 아늑하게 보인다.

연락처 : 054-650-6395(예천군청 문화관광과)

입장료 : 없음

용문사 : 고즈넉한 산사의 느낌을 그대로 전해주는 용문사는 한 번 돌릴 때마다 부처님 법이 사방에 퍼진다는 윤장대(보물 684호)가 우리나라 사찰 중 유일하게 있어 이색적이다. 대장전에 있는 원래의 것은 못 돌려 보더라도 사찰 내 박물관에 전시해 놓은 모조 윤장대는 한번 돌려 보자.

문의 : 054-655-8695

입장료 : 없음

추천 맛집

금당실의 자연산 먹거리와 맛집들 : 금당실마을에서 숙박한다면 농가백반이나 기타 인근 마을의 음식점들에서 슬로우푸드를 맛볼 수 있다. 시골 어르신들이 밥 차려 드시는 그대로에다가 도시에서 자식들이 왔을 때 찬을 하나라도 더 내시려는 정성이 더해져 찬이 많지는 않지만 근사한 밥상이 된다. 또한 금당실마을에서는 7첩 반상, 9첩 반상 체험도 하고 있다.

문의 및 예약 : 054-655-2222

음식값 : 농가백반 5,000원

이 지역에서 임산부에게 적당한 기타 탐방지

예천 권씨 종택, 선몽대, 석송령

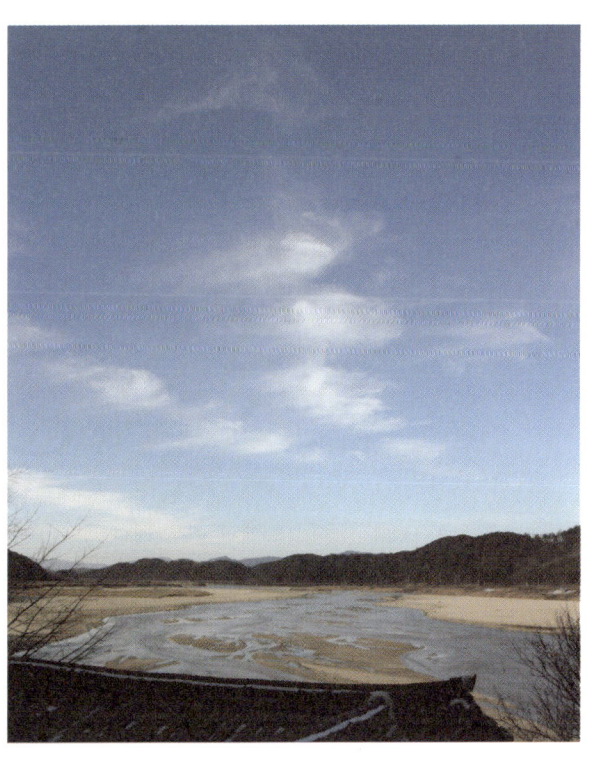

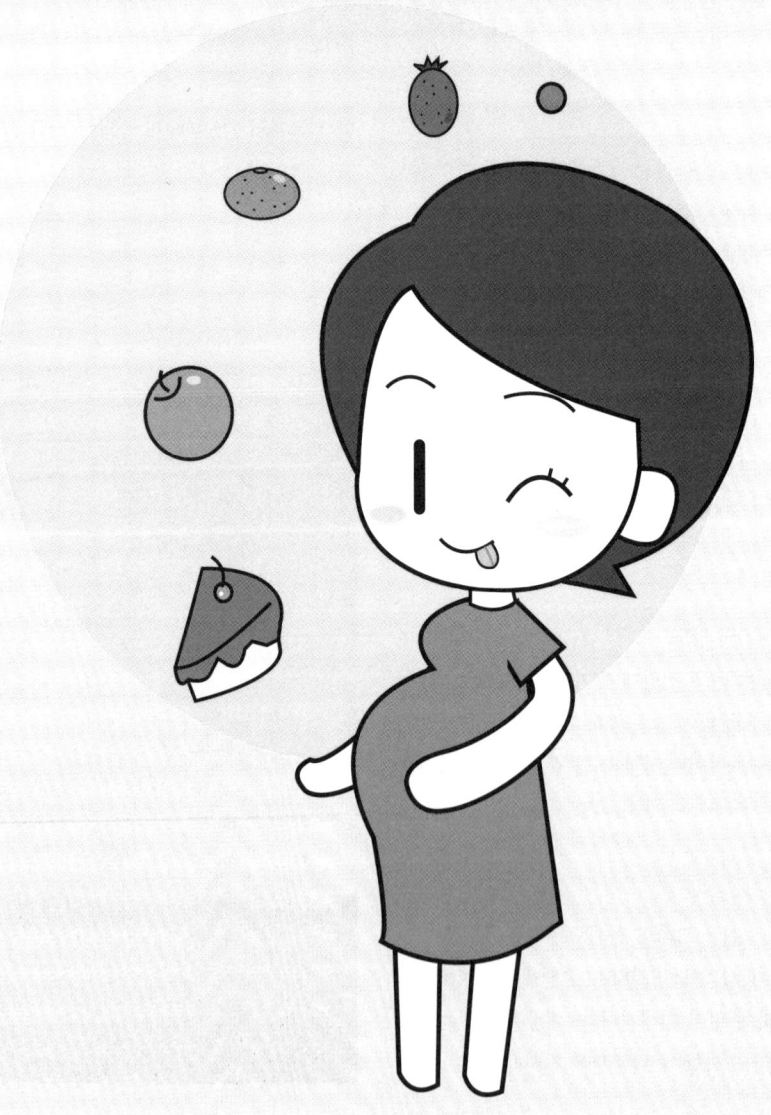

지후맘의 베이비 바이블

키워드로 알아보는
임신·출산 Q&A

가래
가래 없애는 방법을 알고 싶어요.

keyword **001**

중요도
●●●○○

질문 / 200건
조회 / 31,100명
댓글 / 1,150개
체크 / 특정시기 없음

임신 초기에 면역기능이 많이 떨어지므로 주의를 기울이지 않으면 태아 건강에 심각한 영향을 미칠 수 있습니다. 임신 중에 목에 가래가 껴서 답답하고 메스꺼울 수 있는데 이것은 감기에 걸렸을 때 증상이기도 하지만 더 심하면 결핵을 의심하기도 합니다. 보통, 임산부는 결핵 감염 여부를 알고자 객담 검사(가래침 검사)와 가슴 X-ray 사진을 찍습니다.

Q1 입덧 중인데 가래가 많이 나와요. 괜찮을까요?

댓글1 전 지금 16주인데 지난주까지 늘 가래가 목에 걸려 있는 기분이었어요. 입덧이 조금씩 나아지니까 그런 기분도 사라지더군요. 힘들겠지만 조금만 참아보세요.

댓글2 저도 입덧 엄청나게 심하고 가래도 계속 끓었어요. 그래도 뱉을 줄 몰라서 내내 구역질만 했고요. 가래 삭이려면 도라지가 좋아요. 임신 전에는 약도라지 사다가 끓인 물을 수시로 마셨고 임신 후에는 도라지 사다가 나물로 먹었어요. 나물로만 먹어도 금방 좋아진답니다. 도라지 반찬 많이 드세요. 사포닌이라는 성분이 가래를 삭여주는데 도라지뿐만 아니라 더덕이나 인삼도 효과가 있다고 해요.

댓글3 저도 가래가 많이 나왔어요. 임신 중에 그런 사람들 제법 있다고 해요. 따뜻한 물 많이 마시면 가래 뱉기가 한결 수월해요.

Q2 기침, 가래가 너무 심한데 약도 못 먹어요. 좋은 방법 알려주세요.

댓글1 생강 넣지 말고 도라지랑 배를 끓여 드세요. 생강은 임신 중에는 금기 식품 중의 하나입니다. 생강을 많이 먹으면 태아에게 해롭게 작용해요. 몸이 찬 사람은 꿀을 넣어 드셔도 좋아요.

댓글2 약도라지가 기침 감기에 좋대요. 배를 중탕해서 먹는 것도 좋아요. 전 약도라지 사다가 푹 달여서 미지근하게 자주 마셔요. 약보다는 민간요법이 더 좋을 것 같아요. 임산부 감기엔 약도라지가 좋다고 하더라고요.

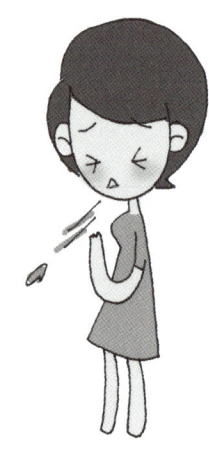

가래가 많이 나오는 것은 우선 임신과 상관없이 감기나 폐렴과 같은 기도의 질환을 의심할 수 있습니다. 물론 주위 환경이 건조하여 생길 수도 있지만 병원에 방문하셔서 전문의와 상의하시는 것이 좋습니다.

가려움증
배가 너무 가려워요.

keyword 002

|중|요|도|

질문 / 896건
조회 / 152,750명
댓글 / 13,565개
체크 / 특정시기 없음

왜 피부가 이렇게 가려울까? "나만 그런가?"하고 말하는 임신부가 많습니다. 그러나 약 20% 가량의 임신부가 피부의 가려움을 호소하고 있습니다. 호르몬의 작용과 피부 팽창이 이러한 가려움증을 가져오는데 출산 후에는 자연스럽게 사라집니다. 가려움증이 생긴다고 해서 긁어서는 안 됩니다. 가렵다고 긁으면 염증이나 습진 등 다른 피부 트러블을 유발할 수 있기 때문입니다.

잦은 목욕도 수분과 유분을 모두 빼앗아가기 때문에 때를 밀거나 하는 행동은 삼가는 것이 좋습니다. 샤워는 미지근한 물에 가볍게 하는 것을 원칙으로 합니다. 샤워 후에는 피부가 건조해지지 않도록 물기가 마르기 전에 검증된 보습제를 발라주도록 합니다. 너무 꽉 끼는 옷은 피하고 되도록 면으로 만든 옷을 입도록 합니다. 여름철이거나 겨울철이라고 해도 난방이 잘 된 곳에 있으면 임신 중에는 땀이 많이 나기 때문에 되도록 시원하게 해주도록 합니다. 스트레스와 자극적인 음식은 가려움증을 더하게 만드는 주범이니 주의해야 합니다. 또 적절한 습도를 유지하면 피부가 건조해지는 것을 막을 수 있습니다.

Q1 임신 중인데 배가 너무 가려워요. 어떡하죠?

 배가 간지러운 건 트려고 하는 거예요. 간지럽다고 막 긁으면 안 되고 최대한 참아야 해요. 긁으면 바로 살이 트니까 로션이나 오일 바르고 절대 긁지 마세요.

 음식 중에 방부제, 기름이나 설탕이 많이 든 과자, 빵 등 식품첨가물이 든 것은 일절 먹지 말아야 그나마 덜 간지러울 거예요. 그런 음식이 피를 탁하게 해서 가려운 증상을 심하게 하거든요. 집에서 만든 음식 외에는 먹지 않는 게 좋아요.

 저도 음식을 가려 먹었더니 좀 나아졌어요. 밀가루, 매운 음식은 줄이고 비누로만 가볍게 미지근한 물로 간단히 샤워해도 도움이 돼요.

Q2 튼 배가 너무 가려워서 고통이 심해요. 해결책은 없을까요?

 가려운 고통이 심하다 못해 아프고 진물까지 났어요. 너무 심해서 병원도 가고 찬 수건이나 얼음 수건으로 마사지를 해줬어요. 마사지 후에는 보습을 잘 해줘야 해요. 그렇지 않으면 더 건조해지기 쉬워요.

 너무 뜨거운 물로 씻거나 뜨겁게 자면 더 심해진대요. 이불도 얇으면서 포근하게 덮을 수 있는 것으로 하고, 지저분해도 살이 튼 부분은 씻지 말고 오일 같은 걸 수시로 발라주세요.

 임신성 소양증이라고 하던대요. 호르몬 때문에 가려움증이 나타난대요. 많이 가려울 땐 미지근한 물로 목욕을 하고 물기를 닦은 후에 튼 살 크림이나 튼 살 로션을 발라주세요. 잘 모르고서 오일이나 바디 로션을 발랐다가 튼 사람들이 많으니까 처음부터 관리를 잘하세요. 피부 상태에 맞는 걸 선택하는 게 중요한 것 같아요.

> **Tip**
> **임신성 소양증** : 소양증은 몸 안에 열이 많거나 피가 부족하여서 피부가 가려운 것으로 임신을 하면 자궁이 커져 간이나 담 부위를 압박하여서 담즙 분비가 원활하지 않아 소양증을 유발하게 됩니다. 스트레스나 자궁의 압박에 의해 생기는 경우가 대부분입니다. 마음을 편히 하고, 기름진 음식을 피해야 합니다.

Q3 임신 중 산모의 몸이 가려우면 태아한테도 영향을 미치나요?

 임신하면 호르몬 때문에 배가 가렵다고 알고 있어요. 그렇다고 태아한테 영향이 가진 않아요.

 임신 중에 몸이 가려운 것은 임신성 소양증이라고 합니다. 호르몬 때문에 가려움이 나타나는 것입니다. 많이 가려울 땐 미지근한 물로 목욕을 하고 물기를 닦은 후에 크림이나 로션을 바르면 도움이 됩니다. 그러나 몸에 반점이 나타나거나 물집이 잡히면 임신 소양성 두드러기성 구진과 반점(PUPPP) 일 수 있으므로 전문의와 상의해야 합니다 대개 저농도의 스테로이드 로션을 바르는 것이 도움을 줄 수 있습니다. 대부분 태아에 영향을 미치지 않으나 경우에 따라서는 신생아 이환률이 증가할 수 있습니다.

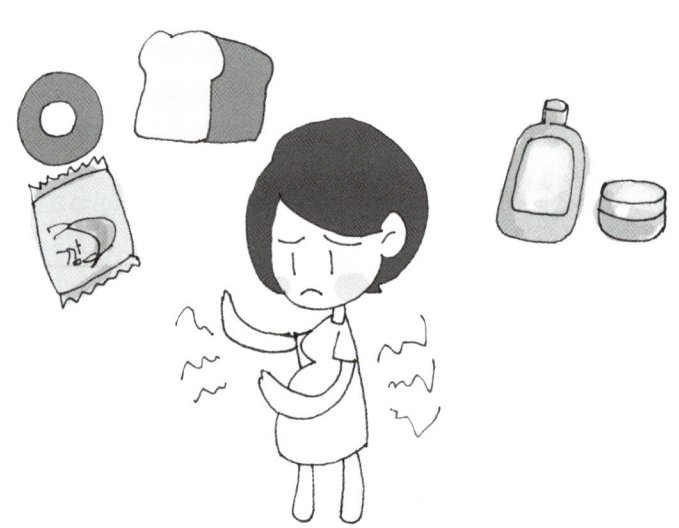

가물치
가물치가 좋은가요?

keyword 003

질문 / 150건
조회 / 20,500명
댓글 / 1,100개
체크 / 출산 후

|중|요|도|

옛말에 출산 후 가물치를 먹으면 백 가지 병을 고칠 수 있다고 합니다. 단백질 함량이 많고 다른 물고기와 달리 칼슘의 함량이 월등히 많아 산모가 보양식으로 먹었습니다. 위장 기능을 활발하게 해주고 이뇨 효과도 뛰어나 부종이나 배뇨 장애에 약효가 있습니다.

Q1 임신 중 가물치나 잉어 먹어도 괜찮나요?

댓글1 잉어는 임신 3개월쯤 먹으면 좋아요. 아기가 눈이 생길 시기쯤에요. 그럼 아기 눈도 예뻐지고 피부도 좋아진대요.

댓글2 전 시댁에서 자연산 붕어를 잉어처럼 고아서 먹으라고 하셨는데 먹을 때마다 고역이었습니다. 그런데 고소하다는 분도 있으니 사람마다 다른가 봐요. 잉어 좋다니까 드세요. 산모 영양에 좋다네요.

댓글3 저도 먹었어요. 6개월 전에 먹어두면 좋다고 해서 억지로 먹었는데 징말 두번 다시 먹고 싶지 않아요.

Q2 출산 직후에 호박이나 가물치 먹으면 부기가 빠지나요?

댓글1 호박은 방광 기관이 좋지 않아서 부을 때 먹는 게 효과 있어요. 호박이 몸의 수분을 빼주니까요. 임신 후 부기는 방광이 약해서라기보다 피부 밑에 있던 수분이 안 빠져서 그런 거라 출산 후 호박을 먹는 건 적절하지 못하다 들었어요.

댓글2 어혈 한약을 지어 드세요. 그게 부기가 더 잘 빠진대요. 가물치나 호박은 한 달 지나고 먹어야 한대요. 그전에 먹으면 붓기가 안 빠지고 더 붓는다고 해요.

댓글3 호박은 아무나 먹으면 안 된다고 하네요. 한 달 후에 봐서 부기가 안 빠지면 그때 먹는 게 좋다고 해요. 호박 먹기 전에 병원에 물어봐야 한대요.

Q3 임신 중에 가물치탕 먹어도 되나요?

 먹어도 된다고 들었어요. 가물치에 포함된 여러 가지 영양 성분들 중에 태아에게 영향을 미칠 만한 성분은 전혀 없대요. 혹여 있다고 해도 무시해도 될 만큼 미량일 것이라서 임신 초기에 먹어도 상관없다는군요.

 먹어도 된다고는 하지만 평소 안 먹던 음식이라 먹기에 부담이 가는 음식들을 굳이 찾아서 먹을 필요는 없을 것 같은데요.

Q4 출산 후 산후조리에는 어떤가요?

 가물치에 철이 많이 들어있어서 산후조리에 좋다고 들었어요. 대신에 몸이 찬 산모들은 자제하는 게 좋고요. 한방에서도 가물치는 산모 보혈에 좋다고 하잖아요.

 임신 중 가물치나 잉어를 먹는 것이 도움이 된다는 학문적인 근거는 없으며 골고루 영양분을 섭취하는 것이 중요합니다. 산후 부종을 줄이기 위해 음식을 싱겁게 먹고, 단백질을 섭취하는 것이 좋으며, 흰살 생선에는 단백질이 풍부하므로 많이 먹으면 단백질을 보충할 수 있습니다. 부기가 빠지지 않고 지속된다면 전문의에게 상담을 받으시고, 특히 신장이 나쁜 경우 한약 복용은 한의사 선생님과 꼭 상의하셔야 합니다.

 잉어는 한방에서도 임신 중 보양식으로 권하는 음식입니다. 본초강목에서는 잉어가 임신부의 몸이 붓는 증세를 치료하고 태반을 튼튼하게 한다고 설명하고 있으며, 민간에서도 임신 전후나 임신 중에 잉어를 먹으면 체력보강은 물론 부종과 임신중독을 예방하고 젖을 잘 돌게 하며 하혈을 방지하고, 순산에 도움이 된다고 알려져 있습니다. 영양 면에서도 잉어의 주요 성분은 단백질, 지방, 칼륨, 철 등의 미네랄과 비타민 B_1, B_2와 히스티딘, 글리신, 아미노산도 풍부해서 임신 중에 보양식으로 적합합니다.

가물치는 임신 중에 먹기보다는 출산 후에 산후 보양식으로 먹는 것이 좋습니다. 가물치는 질이 좋은 단백질과 소화하기 쉬운 지방이 많이 들어 있는 대표적인 알칼리성 식품이며, 칼슘 또한 많이 들어 있어서 기력이 약해진 산모가 섭취하면 효과가 좋습니다. 단, 가물치는 성질이 차갑기 때문에 출산 직후에는 적합하지 않고, 출산 후 적어도 한 달이 지난 후에 먹는 것이 좋습니다.

출산 후의 부기는 신장이 나빠서 오는 부종과는 달라서 몸 속의 수분을 배출하는 음식을 먹는 것은 몸을 더욱 약하게 만들 수 있기 때문에 출산 후에 부기를 빼기 위해 호박이나 가물치를 먹는 것은 좋지 않습니다. 출산 직후부터 삼칠일 산후조리까지는 산후 어혈을 풀어주는 한약을 2~3일 먹은 다음 산후 보약을 보름 정도 먹는 것이 순서이며, 이 기간 동안 호박이나 가물치를 먹어버린다면 산후조리에 오히려 방해가 될 수도 있습니다.

가습기
가습기를 사용하면 좋나요?

keyword 004

질문 / 800건
조회 / 194,440명
댓글 / 800개
체크 / 특정시기 없음

|중요도|
●●●●●

임신 중 감기나 다른 기관지 질병을 앓지 않으려면 개인위생뿐만 아니라 습도 조절도 중요합니다. 그러려면 방안을 청결하게 하고 환기를 잘 시킨 후 깨끗한 가습기로 습도를 맞추십시오. 가습기는 하루에 한 번씩 씻어서 말리고 손과 입안을 청결하게 합니다.

Q1 가습기 대신 습도를 조절할 수 있는 방법 좀 알려주세요.

댓글1 베란다에 있던 화초를 안으로 들이고 항아리 수반에 분수 만들어 놓았더니 좋아요.

댓글2 작은 빨래 건조대를 사서 거기다가 빨래나 젖은 큰 수건을 널어놓고 자면 괜찮아요.

댓글3 커텐이 면 소재라 분무기로 물을 뿌렸더니 습도 조절에 도움이 되었어요.

Q2 집이 너무 건조해서 가습기나 공기정화기를 사려고 하는데 어떤 게 좋을까요?

댓글1 가습기랑 공기정화기의 기능은 약간 달라요. 저도 공기정화기로 충분할 것으로 생각했는데 집이 건조하다 보니 가습기의 역할은 안 되더라고요. 그래서 가습기를 별도로 구매했답니다. 공기정화기는 말 그대로 공기를 깨끗하게 하는 거고 가습기는 습도를 조절해 주는 거예요. 전 퇴근하고 집에 들어오면 공기정화기부터 틀고 잘 때는 침실에 가습기를 틀어놓고 잔답니다. 그래야, 아침에 일어나면 코도 안 막히고 목도 덜 아픈 것 같아요.

댓글2 가습기부터 사세요. 집이 건조할 땐 가습기가 우선이죠. 공기정화기에 가습 역할 있는 제품은 사지 마세요. 별로 안 좋은 것 같아요.

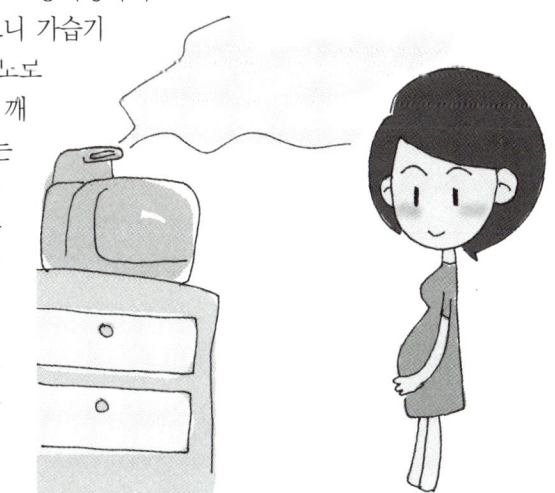

가습기를 사세요. 고온 가습이 되는 게 좋아요. 찬 가습이 나오는 건 자칫 감기에 걸릴 수 있어요.

 보통 산후에는 방을 덥게 유지하므로 겨울철에는 건조해지기 쉬우며 적당한 정도의 습도 조절을 위해 가습기를 사용하는 것이 좋습니다. 가습기는 곰팡이가 자라기 쉬우므로 자주 세척해야 하며, 큰 수건을 말리는 방법이 도움이 될 수 있으나 먼지를 일으킬 수 있으므로 조심해야 합니다.

가진통
가진통과 진진통의 차이가 무엇인가요?

keyword 005

질문 / 8,825건
조회 / 1,759,580명
댓글 / 36,270개
체크 / 임신 중기 이후

가진통은 임신 중기쯤에 자궁이 약 30~60초 정도 조이는 것을 말합니다. 임신한 모든 여성이 반드시 겪는 것은 아니지만 산모는 분만진통으로 오인하여 당황하기도 합니다. 분만진통은 가진통보다 훨씬 길고 심합니다. 분만진통은 긴 시간 동안 일정하면서도 간격은 점점 짧아지고 심해지며 등 통증, 몸 떨림, 설사, 출혈을 동반합니다. 가진통은 진통이 점차 약해지다가 사라집니다. 많은 여성이 차에 타고 내리는 등이 아주 가벼운 움직임에도 이 통증을 느낍니다. 누워있거나 그와 반대로 가볍게 움직이거나, 물을 자주 마시면 통증을 덜 수 있습니다. 그러나 만일 이러한 진통 때문에 질에서 피나 물이 흘러나오면 반드시 전문의와 상의하시기 바랍니다.

Q1 가진통과 진진통의 차이점은 무엇인가요?

 저는 가진통 때 생리통처럼 아팠어요. 잠깐씩 아프다 말아요. 진진통 때는 규칙적으로 많이 아파요.

 가진통은 싸한 생리통, 진진통은 생리통 오는 부위에 배가 쪼그라들고 뒤틀리는 느낌이에요. 아니면 허리 통증이 온대요. 진진통은 규칙적이고 강도가 세면서 항문에 자꾸 힘이 들어가요.

Q2 보통 가진통이 언제쯤 오나요?

 저는 30주쯤부터 가진통을 했어요. 36주가 지나서도 가끔 가진통을 느꼈지요. 가진통과 출산은 별 상관이 없대요. 가진통 일찍 와도 예정일 지나서 아기 낳은 사람들 많아요.

댓글2 사람마다 다른 게 아닐까요? 아기 나오는 것도 어떤 사람들은 예정일 넘어서 나오고 어떤 사람들은 35주 좀 넘어서 나오는 사람들도 있으니까요. 제 경험상 보면 무리해서 집안일하고 운동하고 그러면 갑자기 가진통 온답니다. 가진통 일찍 와도 예정일 넘어서 낳기도 하고 가진통이 안 느껴져도 갑자기 진통 와서 아기 낳으러 가고 그러더군요.

댓글3 가진통은 아기가 나올 준비를 하는 거래요. 보통 막달에 많이 와요. 가진통은 자궁수축으로 통증이 가끔 오는 거예요.

Q3 가진통 증상은 어떤가요?

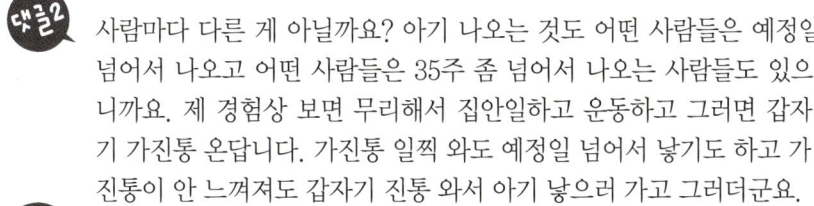

댓글1 저는 37주인데, 간혹 밑이 빠질 듯한 통증과 배가 뭉치는 통증이 있어요. 이게 가진통 아닐까요. 태동도 심한 편이고 태동 할 때마다 아프기도 해요.

댓글2 생리통같이 아픈 게 가진통이래요. 가진통 빨리 온다고 아기 일찍 낳는 건 아닌 것 같아요. 진통이란 게 사람마다 다 다르고 정석이 없으니까요. 가진통 없이도 아기 빨리 낳는 사람들이 있어요.

Q4 가진통과 태동이 동시에 있을 수도 있나요?

댓글1 저도 가진통 일주일 넘게 하고 있는데, 태동은 여전해요.

댓글2 가진통 때도 태동하기는 합니다. 진진통 때도 한다고 해요.

댓글3 저도 막달인데 태동도 아직 심해요. 배도 심하게 땅겨요. 태동하고 동시에 올 수 있는 것 같아요. 지극히 정상이에요.

댓글4 전 가진통 있을 때 정확히 5분 간격으로 오더라고요. 정말 진통인 줄 알았어요.

Q5 가진통이 빠르면 출산도 빠른가요?

댓글1 사람마다 다 달라요. 저는 35주부터 가진통 오고 자궁이 열리기 시작해서 38주 때는 진진통이 체크된다고 병원 가서 유도분만 잡았는데 그냥 진통 5분 간격일 때까지 버텨서 예정일 일주일 후에 낳았어요. 저도 일찍 낳을 것 같았는데 오히려 늦게 낳았어요. 아기 나오는 건 정말 하늘만 아는 것 같아요.

댓글2 가진통과 출산일과는 거의 상관이 없다고 해요. 또 조산기가 있었다고 해서 무조건 예정일보다 일찍 출산하지도 않는대요.

Q6 가진통이 전혀 없어도 괜찮나요?

 가진통 없이도 자궁 문 열리는 분들 많아요. 저도 가진통이 없어서 걱정이긴 한데 그것도 복이려니 생각해요.

 저도 가진통 없었어요. 새벽 한 시경에 깨서 계속 화장실만 다녔어요. 이슬 없이 계속 아프기에 목욕하고 죽 먹고, 4시 30분경에 병원 가서 9시 30분에 낳았습니다.

 전 이슬 본지 일주일째인데 저도 가진통이 없었답니다. 얼른 아기 보고 싶은 마음에 이슬 보고 열심히 운동하고 그랬는데도 일주일 전과 별 차이가 없대요. 너무 무리하지 마세요.

 임신 전 자궁은 약 70g의 무게와 10ml 정도의 용량을 보이나, 임신 말기가 되면, 무게는 약 1,100g, 용량은 약 520,000ml 정도로 증가하게 됩니다. 즉, 임신 전보다 약 500~1,000배로 용량이 증가하는 것입니다. 이러한 자궁의 확장은 세포가 비대해지기 때문에 가능한 것입니다.

자궁 수축은 임신 13주까지는 불규칙적이며 통증이 없고, 그 후 28주까지는 불규칙적이면서 다소 강도가 강한 수축을 느낄 수 있게 됩니다. 임신 말기 수개월 동안에는 이러한 수축이 더욱 자주 오게 되며 이러한 수축에 의해 불편함을 느낄 수 있습니다. 이렇게 임신 말기에 불편함을 느낄 정도의 수축을 가진통이라 합니다. 한편, 규칙적이며 자궁경부의 변화를 가져와서 분만에 이르게 하는 수축을 진진통이라 합니다.

keyword 006
간염
임신 중 간염에 걸리면 어떻게 하나요?

질문 / 542건
조회 / 85,410명
댓글 / 1,328개
체크 / 임신 기간 내

B형 간염은 성적인 접촉 때문에 감염되기도 하고, 혈액을 통해서도 감염되기도 하는 바이러스성 간염입니다. 산모가 B형 간염 보균자면 출산할 때 아기가 전염될 가능성이 있습니다. 임신 초기에 검사를 통해 간염 보균자인지를 확인하고 만약 보균자라면, 아기는 태어나자마자 B형 간염 면역 글로불린(HBIG)과 B형 간염 백신(HBV vaccine)을 1차 접종하고 생후 1개월에 2차, 생후 6개월에 3차 주사를 맞혀야 합니다.

Q1 임신 중 간염 주사 맞아도 되나요?

 저도 항체가 없는데 의사 선생님이 아기 낳고 맞으라고 했어요.

 전 어렸을 때 3차까지 다 맞았는데 임신하고 난 후 산전검사 하니 항체가 없다고 했어요. 의사 선생님한테 물어보니 임신 중에 맞아도 되고 출산 후에 맞아도 된대요. 그런데 주사 맞아도 항체가 계속해서 안 생기는 사람이 있으니까 꼭 맞아야 하는 건 아니라고 하더군요.

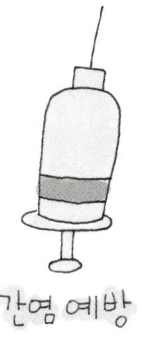
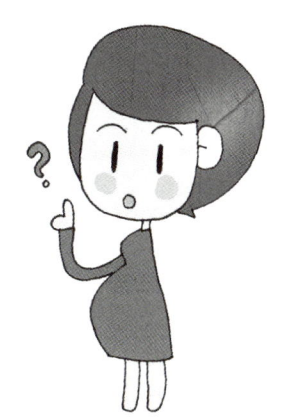

간염 예방

Q2 간염 보균자인데 임신이 가능한가요?

 간염 보균자면 아기에게 유전될 확률이 높다고 하더군요. 엄마가 보균자면 거의 유전되고 아빠가 보균자면 반 정도 유전될 확률이 있대요. 확실한 건 병원에 가서 물어보세요.

 간염이 활동성이냐 비활동성이냐에 따라 다릅니다. 이걸 구분하는 혈액 검사가 있고요. 활동성이건 비활동성이건 임신인 것만으로 옮겨지진 않습니다.
비활동성인 경우에는 모유 수유를 해도 옮기지 않고요. 태어날 때 예방조치를 취하는 것(일반적인 경우보다 주사 한 대 더 맞습니다.) 이외에는 정상과 전혀 차이가 없습니다. 활동성인 경우에는 옮길 가능성이 있어서 모유 수유를 하지 않는 것이 원칙입니다.

 B형 간염은 대부분 엄마 배 속에서 감염이 되는 것이 아니라 출산시 태반을 통해 감염되긴 하는데 확률이 아주 낮아요. 그래서 병원에서 분만 시 아기가 태어나자마자 면역 글로불린 주사를 맞게 해서 항체를 만들어주면 감염이 안 돼요. 우리 집 식구들은 엄마 때문에 B형 간염이 있지만 언니 아기는 간염이 없어요. 그리고 신랑에게 항체 주사를 맞게 하면 무리가 없을 거예요. 우리 신랑은 항체 주사를 10번이 넘게 맞았지만 항체가 안 생기네요. 다행이 주사를 많이 맞아도 항체가 안 생기면 바이러스에 노출이 되어도 전염이 될 확률이 낮답니다. 제가 병원에 근무하기 때문에 잘 알아요. 걱정하지 마시고 행복한 맘으로 임신하고 건강한 아기 만나세요.

Q3 간염이 활동성이라 임신 중 치료를 받고 있는데 괜찮을까요?

 e항원 검사가 양성이 나온 건가요? 간 기능 검사 시 수치가 약간 높아도 e항원 검사를 해봐서 비활동, 활동 검사를 합니다. 안타깝게도 임신 중 간염 치료는 안 된다고 해요.

 활동성이어도 모유 수유 가능하다는 글을 읽었어요. 그래서 저도 하려고 생각 중인데, 그전에 저절로 항체가 생긴다면 더 바랄 게 없을 것 같아요.

Q4 임신하기 전에 간염 주사 맞아야 하나요?

 저는 임신하고 병원에 가니까 항체가 없다고 아기 낳고 꼭 잊지 말고 맞으라고 했어요. 임신 중에 맞으면 안 좋아서 나중에 맞으라는 거 아닐까요? 저는 미리 알지 못하고 아기 가진 게 후회돼요. 간혹 사람들 많은데 갔다 오면 걱정이죠. 임신할 거면 간염 주사 맞고 임신하는 게 좋을 것 같아요.

댓글2 저도 임신 준비하면서 간염 주사 맞았어요. 임신 전에 일부러 맞는 이유는 혹시 있을지 모를 태아 감염을 막기 위해서니까 맞으세요. 간염 주사와 임신은 관계 없다고 해요.

Q5 B형 간염 주사와 임신 관계에 대해 가르쳐주세요.

댓글1 저는 13주인데 항체가 없으니 맞으라고 했어요. 아기한테는 전혀 해가 없는 거라고 해서 맞았어요. 절대 걱정하지 말라더군요.

댓글2 치료한 후에 임신하는 것도 좋지만 아기 나오면 바로 아기한테 예방주사 놓는다고 하더군요. 보균자인데도 그냥 아기 낳아서 모유 수유까지 하고 아기 잘 자라는 사람도 있어요.

Q6 아빠가 B형 간염 보균자인데 괜찮을까요?

댓글1 자세한 건 의사 선생님께 여쭤보는 게 제일 좋을 것 같아요. 산모가 B형 간염이라고 하더라도 병원에 그 사실을 알리면 아기가 태어나자마자 예방주사 맞힌다는데 아빠가 간염일 때는 모르겠어요.

댓글2 저도 신랑이 B형 간염 보균자예요. 저는 산전검사할 때 아무 이상 없었어요. 걱정 마세요. 보균자들은 정기적으로 간 기능 검사를 해봐야 한다는군요.

댓글3 아빠가 보균자면 유전될 확률은 반반이에요. 나머지 반이 아니길 바라야죠.

Q7 엄마가 B형 간염 보균자일 경우에는 어떡하죠?

댓글1 제가 알기에는 보통 엄마가 보균자면, 아기가 감염될 확률이 100%, 아빠가 보균자면 50%라고 알고 있어요. 우리 신랑도 모태 감염이어서 임신 초에 의사 선생님에게 여쭤보니 아빠가 보균자면 괜찮고 엄마가 보균자면 아기가 태어나자마자 주사를 맞힌대요. 요즘은 약도 좋아졌으니까 너무 걱정하지 말고 의사 선생님에게 정확히 여쭤보는 것이 나을 것 같아요.

Q8 임신을 계획 중인데 간염 주사 맞는 기간에 임신해도 괜찮을까요?

댓글1 B형 간염 예방주사는 임신이나 태아에 영향을 끼치지 않습니다. 단지 습관적으로 임신 초기 3개월 정도는 예방접종을 피하는 거죠. 항체가 없으면 맞는 게 좋을 것 같아요.

댓글2 저는 임신 훨씬 전에 B형 간염 주사 3차까지 맞았는데 임신하고 나서 피검사하더니 항체가 없다고 했어요. 그런데 의사가 걱정할 것 없다고 아기 낳고 나서 B형 간염 주사를 다시 맞으라고 했어요. 임신했을 때 항체가 없어도 크게 상관이 없나 봐요. 그래도 항체가 있으면 안전할 테니 맞는 중이라면 3차까지 다 맞으세요.

Q9 간염 보균자인데 모유 수유가 가능한가요?

 병원에서 물어보니 수유 가능하다고 하더군요.

 엄마가 된 지 일주일 됐는데. 제가 보균자거든요. 전 초기에 검사했는데 가능하다고 했어요. 피검사해도 별말 없기에 수유하고 있답니다. 의사 선생님이 알아서 말씀해 주실 거예요. 먼저 의사 선생님께 물어보셔요.

 웬만하면 하지 마세요. 저의 시어머님이 보균자였는데 제 남편을 비롯한 형제가 모두 간이 안 좋아요. 남편도 보균자예요. 나중에 간암이나 간경화로 가기 쉬워서 병원도 자주 가야 하고 안 좋은 것 같아요.

 우리나라는 B형 간염의 유병률이 높은 나라입니다. 임신 초기 검사 중 B형 간염 항체 검사를 시행합니다. 임신 중 B형 간염 예방접종은 금기사항이 아닙니다. 주치의와 상의하세요. 만약 산모가 간염 보균자면 반드시 신생아에게 면역 글로불린을 주사하여 신생아의 수직 감염을 예방하여야 합니다. 산모가 간염 보균자라도 모유 수유를 할 수 있습니다. 간염 보균자인 산모에서 태어난 신생아에게 간염 예방접종 및 면역 글로불린을 투약하면 간염 전염이 증가하지 않는다는 보고가 있습니다. 단, 산모가 특정 약 복용, 알코올 복용, 활동성 결핵 등일 경우에는 모유 수유를 금하고 있습니다.

감기
임신 중인데 감기에 걸렸어요.

keyword 007

질문 / 3,750건
조회 / 577,500명
댓글 / 23,150개
체크 / 임신 기간 내
중요도

감기는 가장 사소하게 느껴지는 병이면서 자칫 관리를 소홀히 하면 심하게 앓게 되는 골치 아픈 병입니다. 임신 때문에 특히 감기에 잘 걸리는 것은 아니나, 임신부는 임신 초기에 입덧이나 임신으로 말미암은 스트레스가 쌓여 감기에 잘 걸리게 되며 특히 입덧이 심하면 영양 섭취가 제대로 되지 않아 감기에 잘 걸리는 허약 체질로 바뀌기 쉽습니다. 임신 중에는 감기에 걸리지 않는 것이 최선입니다. 약도, 주사도 쓸 수 없으니 더 힘들지요. 감기를 예방하려면 푹 쉬고 물을 많이 마시며 손과 입을 자주 씻어 개인 위생을 철저히 해야 합니다.

Q1. 임신 중 감기에 걸렸는데 빨리 낫는 방법 없나요?

댓글1 따뜻한 물이나 차 많이 드세요. 카페인 없는 차로 드세요. 그리고 푹 쉬세요. 어차피 감기란 떨어지려면 시간이 걸리니까 그때까지 잘 먹고 잘 쉬세요.

댓글2 저는 일주일 넘게 고생하고 많이 나았어요. 무, 껍질 안 깐 도라지, 머리 뗀 콩나물 푹 끓여서 먹고 있어요. 임신 중이니 약을 먹기 겁나요.

댓글3 저도 감기로 고생한 지 2주가 다 돼 가요. 코감기에 가래까지 고생스러웠는데 지금은 많이 나아졌어요. 배즙이랑 생강차 끓여 먹었어요. 무 채를 썰어서 꿀에 재웠다가 뜨거운 물 조금 타서 하루 두 번씩 마셨는데 좋은 것 같아요.

댓글4 유자차를 아주 진하게 해서 마셔요. 정말 찌개같이 건더기를 많이 넣고 진하게 해서 종일 마셨더니 괜찮아지더라고요. 그리고 무조건 편하게 쉬어야 빨리 나아요. 열감기가 있으면 병원에 가서 처방을 받으셔야 해요. 열이 태아에게 안 좋다고 합니다.

Q2. 감기에 좋은 민간요법을 가르쳐주세요.

댓글1 배를 중탕해서 먹으면 좋다고 하는데 좀 번거로워요. 그냥 생강차에다 꿀 타서 자주 먹으면 목이 시원해요. 기침, 가래에는 도라지 물이 좋아요. 그렇게 일주일 먹었더니 나았어요. 일단 푹 쉬는 게 최고예요.

댓글2 집에 배, 도라지 즙이 있어서 따끈하게 데워서 꿀을 많이 넣어 마시고 푹 잤더니 많이 좋아졌습니다. 한번 해보세요. 배즙 없으면 배 하나 사서 안을 파고 꿀 넣어서 중탕해서 나오는 즙 먹으면 돼요.

Q3. 임신 중인데 감기가 너무 심해요. 태아는 괜찮을까요?

댓글1 중증이면 영향을 미친대요. 오래가지 않게 조심하세요. 일단은 엄마가 힘들면 마찬가지로 힘들지 않을까요? 얼른 민간요법으로 이겨내세요.

댓글2 감기 걸려도 아기한테는 지장이 없는데 기침을 많이 하면 자궁이 수축해서 아기한테 해롭다고 해요.

댓글3 열 많이 나면 아기한테 해롭다고 병원에서 바로 오라고 그러던데요. 열이 올라가면 아기 심장도 더 빨리 뛴대요.

Q4. 감기몸살 어떻게 극복해야 하죠?

댓글1 저도 감기 걸린 내내 약도 못 먹고 고생했는데 친정엄마가 도라지 말린 거라고 끓여 주셔서 먹었더니 신기하게 낫더라고요. 약도라지라고 파는데 그거 끓여서 드세요. 저는 효과 정말 좋았어요.

저도 이것저것 다 해 봤는데 배숙을 먹으니 떨어지던데요. 배숙은 배에 꿀 넣어 중탕해서 만드는 거예요.

 산부인과에서 약을 처방 받으세요. 저도 몇 주 아팠는데 약으로 안 되니까 나중에 수액 맞았어요. 수액 맞으면 한결 나아요.

Q5 목감기가 심하게 걸렸어요. 안전하게 낫는 방법 가르쳐주세요.

 약도라지에 대추, 생강 조금, 배 한 개 넣고 푹 달여서 수시로 마시는 게 효과 있더라고요. 아니면 파뿌리에 귤 몇 개 넣고 끓여 먹는 것도 좋아요. 수건을 따뜻한 물에 적셔서 목에 감고 있는 것도 도움 돼요. 수시로 달인 물을 따뜻하게 해서 드세요.

 저는 감기 걸렸을 때 배, 생강, 대추, 흑설탕 넣고 푹 끓여서 먹어요. 그리고 목감기 심할 때는 큰 숟가락으로 식초 한 숟가락, 소금 반 숟가락을 물 200ml에 타서 입안을 헹구세요. 그리고 마지막에 남은 거 조금 마셔요. 감기 바이러스를 제거하는 효과가 있다고 하네요. 저는 이렇게 해서 3일 만에 좋아졌어요. 한번 해보세요.

 저도 얼마 전 목감기에 걸려서 고생했어요. 기침이 심하니까 배도 많이 뭉치더라고요. 그래서 병원 가서 약 처방 받아서 하루 먹었더니 괜찮아졌어요. 너무 힘들면 참지 말고 병원 가보세요. 그냥 참다가 아기한테 더 안 좋을 수 있잖아요.

 모과차 많이 드세요. 저도 지금 감기 걸렸는데 모과차 마시니 목이 훨씬 부드러워졌어요.

 저는 지금 33주째인데 목감기 때문에 기침하면 폐 쪽이 아파서 잠도 못 자요. 약도 없다네요. 꿀에 도라지 재서 드셔보세요. 효과 좋다네요.

 저도 목감기로 아주 고생했습니다. 산부인과에서는 요새 약 먹어도 된다고 3일치 처방해 주셨어요. 그래도 진전이 없어 다시 산부인과 갔더니 이비인후과로 가라고 했어요. 이비인후과에서는 약은 되도록 안 먹는 게 좋다고 처방전은 안 주고 코에다 치료를 해줬어요. 배에 도라지, 대추, 생강 넣고 차도 끓여 마시고, 모과차도 마셨지만 전혀 효과 없었어요. 한 달 정도 지나니까 괜찮아지더라고요. 시간이 약인 것 같습니다.

Q6 감기 미리 예방하는 법 알려주세요.

 콧속이 시큰해지고, 목이 조금 아프다 싶으면 소금으로 양치하고 따뜻한 소금물로 목 헹구고 남은 소금물로 콧속을 청소해 주세요. 감기 기운 있을 때마다 콧속을 자주 소금물로 스프레이 해주면 좋대요.

 물로 입만 자주 헹궈도 감기에 안 걸리거나 걸려도 금방 낫는다고 합니다. 그리고 매일 모과차나 유자차를 한 잔씩 먹는 습관도 필요하겠죠. 전 매일 실천하고 있어요. 제가 폐가 안 좋아서 기침 한번 시작하면 너무 심하거든요. 임신 20주인데 아직까진 감기 안 걸렸어요.

Q7 곧 출산인데 감기에 걸렸어요. 감기 걸린 상태로 출산하신 분들 괜찮으셨나요?

 제가 감기가 심할 때 낳았는데 순산했어요. 너무 걱정 마세요. 정 걱정되면 한약 한번 드셔보세요. 힘내시고, 순산하세요.

 막달 감기는 정말 조심해야 할 것 같아요. 제가 38주 5일에 전치태반으로 수술을 했는데 그때 감기 기운이 있어서 기침하고 가래도 좀 있었어요. 자연분만은 괜찮은데 수술을 해야 하면 감기가 문제 된다네요. 부분마취는 그래도 덜 한데 만약의 경우 전신마취를 하게 되면 호흡기 꽂아야 하잖아요. 그때 가래가 기도를 막을 수 있어서 위험하대요. 꼭 자연분만하세요.

 제 친구도 전에 감기 걸려서 출산했는데 코가 막혀서 숨쉬기 힘들다고 산소마스크 썼대요.

 자연분만은 괜찮은데 혹시 수술이라도 하게 되면 수술 안 해 줄지도 몰라요.

Q8 감기인데 고열이 심해요. 어떡해야 하죠?

 전 25주 때 감기 걸려서 너무 힘들었어요. 병원에서 약한 항생제를 처방하고 물을 많이 먹고 화장실을 자주 가라고 했어요. 감기도 어차피 바이러스니까 나쁜 걸 몸 밖으로 빼내고 얼른 몸을 순환시키라고 하더군요. 병원에서 수액부터 맞고 안 좋은 바이러스 빨리 몸 밖으로 배출시키고 푹 쉬는 게 좋을 듯하네요. 약 먹는 거 좀 찜찜하잖아요. 제가 다니는 병원에서는 수액 맞고 순환을 빨리 시키는 게 제일 좋다고 하더라고요.

 미지근한 물로 샤워하세요. 그럼 체온이 좀 떨어집니다. 일단은 열을 떨어뜨려야 합니다. 저도 거의 39℃까지 올랐는데 그 방법이 제일 좋더라고요. 그리고 미지근한 물 많이 드세요.

 임신 8주 무렵에 고열을 동반한 감기에 시달렸어요. 약 먹는 것보다 그냥 방치하는 게 더 위험하다고 하며 약을 처방해 줬어요. 병원에 가는 게 좋을 듯합니다.

 열은 태아에게 안 좋대요. 병원에 가서 처방을 받는 게 더 안전하고 임부나 태아에게 더 좋아요.

Q9 감기에 좋은 음식과 차 조리법 가르쳐주세요.

 대추 생강차 드세요. 대추 한 움큼, 감초 2쪽, 생강 2쪽을 물을 많이 넣고 끓여서 물색이 대추색만큼 진해지면 따뜻하게 해서 물 대신 종일 드세요. 3일 먹으면 감기가 뚝 떨어져요.

 제 경험상으로는 배즙이 최고인 거 같아요. 오미자차도 먹어 봤고 생강차도 먹어봤는데 소용이 없어요. 큰 배 사서 속 파내고, 콩나물 몸통하고, 꿀하고 넣어서 푹 찌세요. 찌면 물이 나오거든요. 그거 마시면 2~3일 내로 감기 그냥 도망갑니다.

콩나물+꿀

배즙

저 아기 가졌을 때 감기 때문에 힘들면 친정엄마가 도라지, 배, 파뿌리, 생강, 대추를 넣고 끓여주셨는데 효과 괜찮았어요. 특히 기침엔 파뿌리랑 배 넣고 끓이면 효과 좋아요.

 일반적으로 감기는 자연 회복되는 질환입니다. 하지만 심한 상기도의 감염은 폐렴으로 진행할 수 있으므로 주의를 요합니다. 임신 중 감기가 특별히 태아에 미치는 영향이 있다고 보고된 것은 없습니다. 기침을 심하게 하는 것과 조기 진통을 유발하는 것은 관련성이 없다고 알려져 있습니다. 하지만 산모의 전신 상태를 좋게 유지하려면 증상에 따른 치료를 게을리하면 안 됩니다. 임신 중이라고 약이 태아에게 무조건 나쁜 영향으로 미치지 않으므로 담당 주치의와 상의하여 치료하세요.

감기약
임신 중 감기약을 먹어도 괜찮을까요?

keyword 008

질문 / 675건
조회 / 105,100명
댓글 / 4,450개
체크 / 임신 기간 내

임신 초기에 임신인 줄 모르고 약을 먹은 후에 노심초사하는 경우가 많습니다. 임신 초기 세포가 분열하는 단계에는 아직 모체의 영향을 받지 않기 때문에 큰 걱정을 하지 않아도 되지만 임신 가능성이 있는 여성이라면 늘 주의해야 합니다. 하지만 약 먹은 것이 계속 걱정되고 마음에 걸리면 산부인과 의사와 상의하세요.

Q1 임신 중 감기약 복용해도 괜찮을까요?

 산부인과에 다니는 친구 말로는 사실 감기약은 그다지 문제 없다고 해요. 문제는 피임약과 피부과 약이라는군요. 감기약 등급이 C등급이라는데 비타민 C도 C등급의 약에 속한다고 해요. 장기 복용한 거 아니면 너무 신경 쓰지 마세요.

 제 친구도 외국에서 임신했는데 모르고 종합감기약 먹고 소화 안 된다고 소화제 먹고 그랬답니다. 그래도 지금 생후 9개월이에요. 아기 잘 자라고 있답니다. 아주 건강하고요. 불안해 하는 게 아기한테 더 안 좋을 듯싶어요. 우선 병원 가서 여쭤보세요. 임신 8주까지는 위험한 약물이 아니고선 괜찮다고 들었어요. 걱정 마세요. 아기 건강할 거예요.

병원에서 임신 4주 전 그러니까 마지막 생리 첫날부터 한 달 내에 먹은 건 특별히 영향을 안 준 대요. 일단 병원 가서 상담해 보세요.

 저도 임신인 줄 모르고 초기에 감기 증상이 있어서 약을 먹었는데 의사 선생님이 초기에 먹은 약은 괜찮다고 했어요.

 12주까지는 엄마랑 탯줄로 연결되지 않는대요. 그렇다고 그동안 약을 다 먹어도 괜찮다는 건 아니고요. 초기에 먹은 건 다 괜찮게 넘어가더라고요. 약에도 등급이 있다니까 잘 알아보세요.

 저도 6개월 때 감기 걸려서 일주일 동안 꾹 참다가 도저히 못 견뎌서 산부인과 갔더니 약 처방해 주더라고요. 약 이틀치 먹고 나았습니다. 임신을 고려한 처방약이라면 괜찮을 듯합니다.

Q2 감기가 심한데 임신해서 약 먹기가 좀 찜찜해요. 감기약 대신 먹을 수 있는 것을 알려주세요.

 배 중탕해서 먹어보세요. 저도 13주 때 심하게 감기 걸렸는데 배 중탕 먹고 바로 나았어요. 잘 때 목에 수건 꼭 두르고 양말 꼭 신고 주무세요.

 산부인과 가서 선생님께 말씀드리세요. 처방해 주실 거예요. 감기약 안 먹고 오래 끌면 엄마의 염증으로 아기 심장박동이 빨라진대요. 처방 받아서 약 먹고 빨리 낫는 게 훨씬 나아요.

 저는 기침도 심하고 정말 참기 어려웠는데 그냥 견뎠어요. 보리차같이 따뜻한 거 많이 먹고 충분히 쉬면 금방 낫는 것 같아요.

Q3 배란 기간인데 감기약 복용 중이면 임신 안 되나요?

 제가 알기에는 5주까지는 모체와 아기가 연결이 안 된 시점이라 5주 전까지는 술, 담배, 약물 모두 괜찮대요. 그런데 그 이상 주기가 넘어가면 아기 몸이 생겨나는 시기라 절대 금물이라고 해요.

 이번 배란기에 나오는 난자는 3개월 전에 만들어진 애들이래요. 상관없을 듯합니다.

 임신 중 복용하는 약은 복용 시기에 따라 미약할지라도 태아에게 영향을 미칠 수 있습니다. 일반적으로 시판되는 약은 임신 중 태아에게 미치는 독성에 따라 분류되어 있습니다. 따라서 약을 복용할 때에는 반드시 산부인과 전문의와 상의하셔야 합니다.

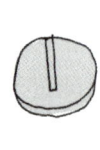
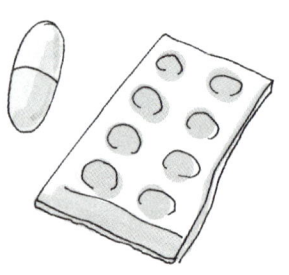

갑상선
갑상선이 무엇인가요?

keyword 009

질문 / 800건
조회 / 138,500명
댓글 / 4,600개
체크 / 특정시기 없음

갑상선에서 분비되는 호르몬은 호흡과 신진대사에 관여하고 단백질의 분해와 합성을 촉진하며 여성의 생리와도 관계가 있어 호르몬 분비가 원활하지 않으면 월경 이상이 나타나기도 합니다. 갑상선 질환 중에 젊은 여성에게 많이 나타나는 것이 갑상선 기능 항진증과 갑상선 기능 저하증입니다. 이 질환은 치료가 쉬운 편이지만 증세가 심할 때 임신하면 임신중독증을 일으킬 위험이 크고 치료 약물 때문에 태아에 이상이 생길 수 있으므로 임신을 하기 전에 의사와 반드시 상의하세요. 뒤늦게 임신 사실을 알았더라도 갑상선 기능을 점검하여 정상을 유지하도록 노력해야 합니다. 치료만 잘 받으면 건강한 아기를 출산할 수 있지만 항갑상선제를 복용할 경우 약물성분이 모두 모유에 녹아나오므로 먹여서는 안 됩니다.

Q1 갑상선 기능 항진증이 정확히 어떤 건가요?

댓글1 갑상선은 원래 스트레스가 주원인이고 호르몬계 병이라 모계 쪽 가족력이 중요하다고 해요. 전 외할머니도 갑상선 치료를 하셨고 저희 엄마는 둘째 낳고 수술까지 하신지라 처녀 때부터 조심해야 한다고 얘길 들었습니다. 임신 전에도 건강검진을 하면 평균 수치보다 조금 높긴 했지만 문제가 될 정도는 아니었고, 여자들은 평소 이상이 전혀 없다가도 임신을 하게 되면 수치가 높아질 수 있다는군요. 저도 문제 될 정도로 높진 않았으나 가족 병력이 꽤 컸던지라 6개월에 혈액 검사 했더니 수치가 좀 높게 나와서 8개월에 다시 검사를 했어요. 결국, 정상으로 나와서 안심하고 있습니다. 의사 말이 아이를 낳고 2~3개월에 발병률이 가장 높다고 하더군요. 너무 걱정하지 마세요. 가장 정확한 건 혈액 검사를 하고 내과 전문의에게 진료 받는 것입니다. 혈액 검사에서 이상이 발견되면 초음파나 다른 검사도 한다고 합니다. 저도 산부인과 의사의 권유로 내과 쪽에서 두 번 진료를 받았습니다.

댓글2 갑상선은 임신과 관련이 많은 기관입니다. 항진이나 저하, 염증 등 갑상선 기능이나 호르몬 양에 따라 엄마 상태도 달라지는 만큼 아기 성장과도 연관된다고 하니까요. 대신에 치료가 어려운 질환은 아닙니다. 병원에 가서 정확한 수치를 알아보고, 호르몬 치료가 필요하면 좀 더 받을 수도 있을 겁니다. 너무 걱정하지 마세요. 갑상선 질환은 마음이 힘들면 더 안 좋아져요.

입덧 때문에 생길 수도 있는 것 같아요. 저는 입덧이 무척 심했고 배가 아파서 병원에 갔는데 피검사를 해보자고 했어요. 그 결과 갑상선 기능 항진증이라고 입원하라고 했어요. 입덧 때문일 수도 있고 원래 갑상선이 질환이 있을 수도 있다고 링거 맞고 안정을 취하라고 했어요. 퇴원할 땐 정상 수치로 돌아오고 입덧도 많이 나았어요. 결론은 입덧 때문에 항진증이 생긴 것이더군요.

Q2 갑상선 기능 항진증인데 모유 수유 가능한가요?

 꼭 먹이고 싶으면 초유만 먹이세요. 저도 항진증이라 산부인과 의사는 절대 먹이지 말라고 하고 내과 의사는 소량이니 관계 없다고 했어요. 전 임신하면 약을 계속 먹어야 하기 때문에 아기가 태어나면 초유까지만 먹이려고요. 모유 수유하고 싶은 욕심은 있지만 그냥 아기 생각해서 포기합니다. 초유는 웬만하면 먹이는 게 좋을 거예요. 면역성분이 들어 있으니까 아기한테 꼭 필요하고요. 그 정도는 아기에게 큰 무리 없을 거예요.

 엄마가 갑상선 기능 항진증으로 약을 먹고 있다면 모유를 먹이지 않는 게 좋대요. 자칫하면 약 때문에 아기에게 갑상선 기능 저하증이 일어날 수 있다고 해요. 의사 선생님께 물어보세요.

 신지로이드는 4알 이상 먹는 사람 아니면 모유 수유가 가능하다는대요.

 저는 벌써 2년이나 약 먹고 있는데. 의사가 모유 수유 가능하다고 했어요. 걱정하지 마세요. 갑상선 검사 결과지 갖고 다른 산부인과에 가보세요.

저는 갑상선 기능 항진증 진단받고 그날로 모유 끊었어요. 다행히 16개월 먹이고 말았지만 아이한테 많이 미안해요. 의사 선생님은 먹어도 된다고 하셨지만 약사가 먹는 양이 너무 많다고 했어요. 그래서 많이 먹였다 싶어서 끊었어요. 둘째는 어떻게 초유만이라도 꼭 먹이고 싶은데 안타까워요.

Q3 갑상선 기능 항진증인데 임신이나 출산해도 괜찮은가요?

 우선 항진증과 저하증이 달라요. 제가 알기로는 항진증은 약을 끊어야 하고 저처럼 저하증은 약을 늘려야 한다고 알고 있습니다. 실제로 저는 임신했다고 했더니 바로 피 뽑아 수치보고 아직 초기니까 다음 달에는 약을 늘리겠다고 했어요. 병원에서 상담해 보세요.

 갑상선 이상 있는데 임신했다고 갑상선 약을 안 먹으면 오히려 위험하다고 하던데요. 의사가 정해준 약 용량을 지켜서 꼬박꼬박 먹어야 할 것 같아요.

 갑상선 약 끊으면 안 된대요. 친구가 갑상선 수술했거든요. 지금 철분제랑 갑상선 약이랑 같이 먹어요. 한 달에 한 번은 산부인과, 한 번은 갑상선 병원 가서 채혈하고 수치 봐서 약의 양을 계속 조절하고 있어요.

 제가 갑상선 기능 항진증인데 저는 임신하면서 목에 볼록하게 튀어나왔던 혹 같은 것도 사라졌어요. 따로 치료도 안 받고 그냥 산부인과만 꾸준히 다녔어요. 지금은 아기 태어났는데 아기한테는 전혀 문제 없다네요.

저도 첫 아이 낳고 갑상선 기능 항진증이 와서 약 먹으면서 둘째 임신했어요. 막달까지 약 용량은 줄였지만 복용은 계속 했어요. 아기 낳기 전까지 얼마나 조마조마했는지 몰라요. 아기가 잘못되지는 않을까 하는 생각에 뜬눈으로 밤 샌 적도 많아요. 하지만, 건강하게 잘 낳아서 잘 크고 있답니다. 아기도 검사했는데 아무 이상 없었어요.

Q4 갑상선 때문에 출산 후 미역국 먹지 말라고 하던데 맞나요?

 갑상선 저하증에는 미역과 김 같은 식품을 많이 권하는데 항진증에는 상극이랍니다. 그래서 못 먹게 해요. 그래서 저는 몸조리 기간에 곰국 먹으려고 준비해 놨어요. 지금 미역 종류 먹으면 수치가 확 올라가니 절대 금물이에요. 아기 생기고 난 후 약 복용을 중단하면 아기에게 안 좋대요.

 저도 항진증인데 의사가 그냥 일상적으로 먹는 미역국이나 김 몇 장은 괜찮다고 했어요. 그래서 밥 먹을 때 김 몇 장씩 먹어요. 지금 안티로이드를 아침, 저녁으로 두 알씩 먹고 있습니다.

Q5 출산 후 갑상선에 걸렸어요. 괜찮을까요?

 제 친구도 아기 낳고 갑상선 저하증이 생겼다고 해요. 살이 하도 안 빠져서 병원 가서 검사해보니 갑상선이라고 했대요. 여자들한테 많이 생기는 병인데 아기 낳고 육아도 힘들고 스트레스 받으면 생기기도 한대요.

 미역에 요오드가 많아서 미역국을 너무 많이 먹으면 생길 수도 있대요. 그래서 미역국 너무 많이 먹지 말라고 했던 글을 봤어요.

 출산 후 많이 생겨요. 대신에 처음부터 잘 치료하면 좋아져요. 갑상선 질환도 증상은 같지만 병 이름은 여러 가지예요.

 미역이나 요오드가 많이 들어간 식품만 먹으면 생길 수 있다고 하는데 콩이랑 같이 먹으면 괜찮다고 하네요. 꾸준히 약 먹고 병원에서 하라는 대로 하면 아무런 문제없습니다. 열심히 치료 받으세요.

 갑상선 질환은 일반 여성의 2~5%, 가임기 여성의 1~2%에서 발견됩니다. 갑상선 기능 저하증은 임신 기간에도 이전부터 복용 중인 갑상선 호르몬제를 지속적으로 복용해야 하며 간혹 임신 전보다 더 많은 양의 호르몬 보충이 필요한 일도 있습니다. 이것은 임마에게 심한 갑상선 기능 저하증이 있는 경우 태아의 가사나 저체중, 기형 등이 발생할 수 있기 때문입니다. 따라서 임신 중에도 엄마의 갑상선 호르몬의 보충 및 치료가 필요합니다. 임신 중에 치료받지 않은 심한 갑상선 기능 항진증은 태아의 성장지연, 심지어는 사망 등의 위해가 올 수 있습니다. 따라서 임신 중에도 갑상선 기능 항진증은 반드시 치료해야 하는 질병으로 일반적으로 방사선 치료를 제외한 약제 치료로서 가능합니다. 이때 약제는 보통 PTU를 쓰게 되고 이것은 태반을 통해 아기에게 전달되지 않는다고 알려져 있습니다. 약제를 이용한 치료가 어려운 산모의 경우(약제 알레르기 등의 이유로)임신 중기 이후 수술을 고려해 볼 수 있습니다.

태아는 엄마가 갑상선 기능 항진증이 있을 때 모체의 항체가 아기에게 전달되어 갑상선 저하증을 앓을 수도 있습니다. 또한, 갑상선 기능 항진증을 앓는 산모가 복용 중인 약제 역시 종류에 따라서 태아에게 전달될 수 있습니다. 태아의 갑상선 기능 항진증은 보통 태아의 심박 수가 분당 160

회 이상으로 정상보다 잦은 경우 의심해 볼 수 있고 엄마에게 갑상선 관련 항체가 증가한 때도 고려해 볼 수 있습니다. 따라서 갑상선 질환을 앓는 여성은 임신 시 산부인과 의사와 지속적인 상담이 필요합니다.

갑상선 질환 시 모유 수유해도 무방합니다.

출산 후 갑상선 이상은 분만 후 1년 이내에 일시적 갑상선 기능 항진증, 갑상선 기능 저하증 또는 두 가지가 순차적으로 나타나는 병입니다. 분만 산모의 5~10%에서 발생하는 흔한 병이지만 실제로 증상이 모호하고 비특이적이므로 산모가 병에 걸린 것을 모르고 넘어가는 경우가 많습니다. 그러나 이들 중 4명에서 1명이 영구적인 갑상선 기능 저하증이 발생합니다.

겨울 산후조리
겨울에 산후조리를 하려면 어떻게 해야 하나요?

keyword 010

질문 / 15건
조회 / 4,150명
댓글 / 100개
체크 / 출산 후

겨울에는 온도와 습도 조절에 특히 신경을 써야 합니다. 실내온도는 24℃ 이하로 떨어지지 않도록 주의하고, 난방을 지나치게 하면 건조해지기 쉬우므로 가습기를 틀거나 젖은 빨래를 방안에 널어 60~65% 이상의 습도를 유지해 주세요. 옷은 두껍게 한 벌 입는 것보다 얇은 옷을 여러 벌 입으세요. 내복과 양말은 반드시 입고 하의는 여러 벌 껴입어 하복부가 차가워지지 않도록 합니다. 또한, 방안 공기는 하루에 한 번 정도 환기를 해주어야 하는데, 이때 찬바람이 직접 산모에게 닿지 않도록 자리를 옮기거나 이불을 푹 덮고 있어야 합니다.

Q1 겨울에 출산하게 되는데 산후조리 방법 좀 가르쳐주세요.

 실내온도가 너무 높으면 산모나 신생아에게 별로 안 좋아요. 실내 적정 온도는 20~22℃ 정도인데 이 정도면 낮에는 보일러 안 틀어도 유지됩니다. 집이 너무 더워도 몸조리에 방해된다고 해요. 옷 껴입고 있는데 방이 너무 더워서 창문 열고 소매 걷고 있다 보면 오히려 산후풍이 더 심해진대요. 적정 온도와 습도를 맞춰 생활하는 게 좋을 듯하네요.

 편하게 산후조리원을 이용하는 것도 좋아요. 조리원에서 잉어즙 같은 것도 매일 주고 산후 요가, 전신마사지, 아기 모빌 만들기 등 여러 가지 프로그램도 많아요. 부모님들 힘들게 하는 것보다 조리원이 나은 것 같아요.

 저는 겨울에 출산했는데 아기랑 온도가 안 맞아서 좀 난감했습니다. 아기는 22℃ 정도가 적당하니 온도는 아기한테 맞추고 산모는 옷을 겹겹이 입고 양말 신고 장판을 깔고 지냈어요. 아기는 너무 더우면 땀띠나 태열이 올라오니 조심해야 해요.

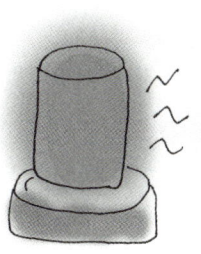

Q2 여름철과 겨울철 산후조리 차이점을 알려주세요.

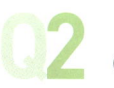 여름철에 산후조리 하려면 바람을 조심하세요. 덥다고 반소매, 반바지 입지 말고 선풍기나 에어컨 바람도 직접 쐬지 마세요. 또 맨발로 찬 곳 디디지 마세요. 여름일수록 산후풍을 조심해야 해요. 땀 흡수 잘 되는 옷 입으세요.

 겨울에도 당연히 찬바람 조심하세요. 체온을 유지하려면 얇은 옷을 여러 벌 겹쳐 입으세요. 발이 따뜻해야 온몸이 따뜻해지니까 양말 꼭 신으시고요.

 예전과 달리 요즘은 난방 시설이 잘 되어 특별히 겨울 산후조리가 문제가 되지 않습니다. 산모나 신생아 모두 찬 바람을 주의해야 하므로 외풍이 없도록 하고, 너무 덥게 하면 실내가 건조해질 수 있으므로 가습기를 이용하여 습도를 유지하는 것이 좋으며 충분한 시간 동안 환기를 하여 쾌적한 환경을 유지하도록 하세요.

결핵
결핵에 걸렸을 때 임신하면 어떻게 하나요?

keyword 011

|풍|유|두|

질문 / 50건
조회 / 8,650명
댓글 / 375개
체크 / 임신 기간 내

결핵은 태아에게 전염될 수 있기 때문에 임신 전에 반드시 완치하여야 합니다. 임신부의 결핵 유무를 알고자 흉부 엑스레이(x-ray) 촬영을 합니다. 임신부가 결핵에 걸려있을 경우 신생아도 결핵에 걸릴 확률이 높습니다.

Q1 기침하면 가슴과 어깨에 통증이 있어요. 결핵일까요?

댓글1 결핵일 때 아주 드물게 어깨 통증 있어요. 결핵의 증상은 보통 약간의 미열과 감기 증세가 있어요. 심하면 피도 토해요. 어깨 통증은 결핵이 아니라 기흉(허파에 바람이 드는 경우)에도 그래요. 그건 가만히 있으면 나아요. 결핵은 가래 검사에서 나와요.

댓글2 가래에 피가 나오면 폐결핵이 깊어진 거예요. 기침을 하면 가슴이 아프고 감기 기운이 계속 있으면 초기예요.

댓글3 염증에 결핵균이 발견되면 결핵성 염증이라고 진단하더군요. 장기 어디에서든 생길 수 있고 대부분 폐나 기관지에 생기고 늑막이나 림프선에도 잘 생겨요. 그냥 염증이면 다행인데 결핵은 치료할 때 정말 힘들어요. 결핵약이 엄청 독하거든요.

댓글4 혹시 가래에 피가 섞여 나오나요? 결핵은 가슴 사진 찍으면 나오는 데 폐결핵 있으면 늑막 결핵이 같이 있을 수 있어요.

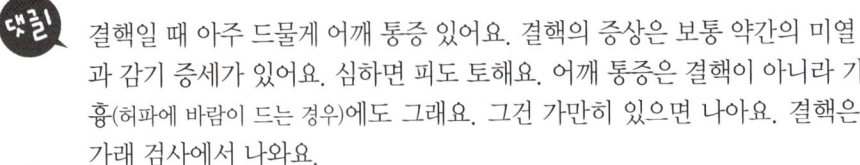

Q2 직장 동료가 감기가 잘 낫지 않는다더니 2주간 병가를 냈어요. 알고 봤더니 결핵 때문이라는군요. 저도 전염됐을까 봐 걱정이에요. 결핵은 전염되기 쉬운가요?

댓글1 활동성 결핵은 전염됩니다. 약물 치료를 받아야 활동성이 비활동성으로 바뀌는 걸로 알고 있어요.

댓글2 결핵은 호흡기 감염입니다. 결핵에 걸리면 살이 빠지고 힘들죠. 요즘 젊은 사람들한테 결핵이 다시 발병하고 있어요. 치료도 6개월에서 1년 정도 꾸준히 치료받아야 하고 무조건 잘 먹어야 하는 병이에요. 걱정되면 검사받아 보세요.

댓글3 결핵은 활동성과 비활동성이 있는데 회사 동료분의 검사 결과가 어느 쪽인지 알아야 대책을 세울 수 있을 거예요. 비활동성이라면 안심해도 되고 활동성이었다면 병원에 가보세요. 참고로 결핵 환자가 결핵약을 복용하면 전염 안 돼요.

Q3 임신 중 결핵 X-ray 찍어도 될까요?

댓글1 막달 되면 **결핵** X-ray 찍던데요. 병원에 물어보세요. 저는 얼마 전에 산부인과에서 막달검사로 X-ray를 찍었어요.

댓글2 우리 엄마도 저 가졌을 때 결핵 증상이 있어서 X-ray 찍었대요. 배 부분만 노출 안 되면 상관없다는데요.

댓글3 저도 결핵인 것 같은 의심에 보건소에 전화를 걸었습니다. 임산부가 X-ray 찍어도 괜찮으냐고 하니까 안 된다고 하더라고요. 방사선과 가면 배를 가리고 찍는 게 있다며 방사선과 가서 찍어보라고 하더군요.

> **Tip**
>
> **결핵** : 결핵은 인체의 어느 곳에나 발생할 수 있는 전염성이며 감염성인 급성 또는 만성질환입니다. 결핵은 혈류나 림프관을 따라 몸의 어느 기관에나 전파될 수가 있는데 폐가 가장 침범을 잘 받습니다. 결핵을 일으키는 원인균은 mycobacterium tuberculosis 이며 이 균은 몸에 들어오면 그대로 남아 있다가 인체의 면역력이 약해지면 즉시 번식을 시작하여 병이 나게 합니다. 만일 환자가 이 질환에서 회복되면 균은 다시 정지 상태로 몸에 남아 있게 됩니다.

전 임신 전에 결핵이 있었어요. 보건소 가면 약을 거의 공짜로 줘요. 약 종류도 아주 많고 약도 독해요. 전 초기여서 기침 같은 거 전혀 없었거든요. 물론 완치됐고 임신도 했지만 결핵은 흔적이 남는다고 하더군요. 전 그때 임신했을 가능성이 있다고 하니 X-ray 검사할 때 배에다 뭐 대고 그냥 찍던걸요.

Q4 엄마가 폐결핵인데 아기는 괜찮을까요?

 폐결핵이 호흡기를 통해서 전염되는 거라서 안심할 수는 없을 것 같아요. 아기한테 바로 이상은 없더라도 엄마가 전염됐으면 문제죠.

 요즘은 임신 중에도 먹는 결핵약이 있다고 들었어요. 내과나 산부인과 의사한테 물어보세요. 우리 언니도 결핵 판정을 받았지만 아기 잘 낳아서 건강하게 크고 있어요.

 결핵의 일반적인 병론은 내과 전문의와 상의하십시오. 특히 임신 중 결핵은 조산, 자궁 내 성장지연, 저체중아와 관련이 있는 것으로 알려져 있습니다. 임신 중 흉부 방사선 촬영은 태아에게 크게 영향을 끼치지 않는다고 알려져 있습니다. 하지만 임신 중 검사가 필요하면 반드시 주치의에게 임신 사실을 알리고 상의하시기 바랍니다.

고관절(넓적다리관절)
고관절(넓적다리관절)이 아파요.

keyword 012

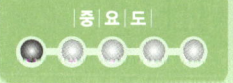

질문	50건
조회	6,750명
댓글	200개
체크	임신 기간 내

중요도

임신 기간에는 신체의 호르몬이 변화를 겪게 되는데, 특히 릴락신이란 호르몬은 관질과 관절을 둘러싼 연골조직을 느슨하게 만듭니다. 그 결과로 임신 기간뿐만 아니라 출산 직후에도 관절 손상의 위험성이 증가하게 됩니다. 그래서 반드시 출산 이후에는 관절과 관절 주변의 연골조직을 강화시킬 수 있는 운동요법을 통해 연골조직의 지지력을 높여 관절을 보호하는 것이 무엇보다 중요합니다.

Q1 고관절(넓적다리관절)이 너무 아파요. 괜찮을까요?

 저도 그랬어요. 한번 아프기 시작하면 걷지도 못하죠. 정형외과에 가봐도 병원에서 해줄 게 없다네요. 따뜻한 수건으로 찜질하면서 버텼어요. 어느 날 조금씩 괜찮아져요.

골반이 늘어나는 것 때문에 아프대요. 그냥 참는 수밖에 없어요.

 아기가 커지면서 골반도 늘어나고 그 부분 신경도 눌려서 나타나는 증상이래요. 병원서도 뚜렷한 처방은 없고 그냥 아기 낳으면 없어진다고 하네요. 그냥 견딜 수 밖에요. 전 너무 아플 땐 잠깐 엎드려서 고양이 자세하거나 합장합족 자세하면 낫더군요.

 저도 그때쯤에 엉덩이뼈, 꼬리뼈, 왼쪽 엉덩이가 너무 아파서 잘 걷지도, 일어나지도 못해서 힘들었답니다. 어떨 땐 너무 아파서 울기도 했고요. 그런데 좀 지나면 괜찮아져요. 저는 잘 때 허리에 차는 옥돌매트 같은 거 하고 잤더니 좀 낫는가 했는데 잠시뿐이에요. 아플 때 다니지 마세요. 저는 걷는 게 힘들어서 다닐 수도 없었어요. 지금도 꼬리뼈 쪽은 아프지만 이제 걷거나 생활하는 데 불편함은 없어요. 조금 기다려 보세요. 조금만 참으면 괜찮을 거예요.

임신으로 인하여 자궁 크기가 커짐에 따라 척추 및 골반에 압박이 가해질 수 있습니다. 산모용 복대 착용이나 전용 속옷을 착용함으로써 증상을 완화시킬 수 있습니다.

골반
골반이 아파요.

keyword 013

|중|요|도|

질문 / 3,600건
조회 / 739,850명
댓글 / 18,150개
체크 / 임신 기간 내

태아가 자라면서 골반이 점점 무겁고 결리고 심하게 통증이 느낍니다. 이는 특별히 골반 쪽에 이상이 있어서라기보다는 임산부가 느낄 수 있는 일반적인 증상일 수 있습니다. 또 검사를 하고자 엑스레이는 권장하지 않기 때문에 초음파 등 정기검진을 받으면서 추가 검사를 받는 것이 좋습니다. 엄마가 되기 위해 피할 수 없는 통증입니다.

Q1 골반 통증이 너무 심해요. 어떡해야 하죠?

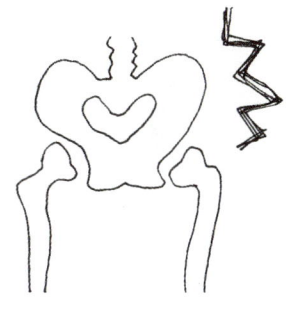

댓글1 저도 많이 아팠어요. 어떤 때는 우두둑 소리도 났어요. 아기가 조금씩 넓혀서 나갈 준비를 하는 거라고 하더군요. 운동을 하면 조금 나아지긴 해요. 골반 운동을 하거든요. 그럼 조금 유연해지면서 괜찮아진답니다.

댓글2 운동으로 풀어주는 방법밖에 없대요. 스트레칭 열심히 하세요.

댓글3 의사도 어쩔 수 없다고 하던데요. 자기 전에 임산부 기체조나 요가 30분 정도 하고 나면 조금 나아져요.

댓글4 임산부 체조나 라마즈 호흡에서 고관절(넓적다리관절) 운동 한번 찾아보세요. 그 운동하면 조금 나아져요. 저도 아팠는데 지금은 많이 좋아졌거든요.

댓글5 골반통 방지 운동이란 걸 해 보세요. 임신 중 약화되는 복부근육 및 배부근육의 강화와 요실금을 방지할 수 있는 골반저(골반 바닥)근육의 강화 운동이 이건데요 6가지 운동이 있다고 하네요. 인터넷에서 골반통 방지운동이라고 치면 그림과 설명이 상세하게 나와요. 꼭 한번 해보세요.

Q2 골반이 작으면 꼭 수술해야 하나요?

댓글1 골반이 작아도 다 수술하는 건 아니래요. 골반이 작아도 잘 벌어지는 사람 많고 골반이 커도 전혀 안 벌어지는 사람도 있어서 사람마다 다르다네요.

댓글2 저는 내진하고 골반이 작다고 했어요. 그런데도 자연분만 성공했답니다. 18시간 진통하고 있는데 의사가 아기 안 나오면 수술하자는 걸 제가 자연분만 하고 싶다고 했어요. 의지가 있으면 돼요.

댓글3 골반이 작아도 자연분만 성공하는 분들 있지만 정말 죽도록 진통하고 결국 응급수술 하는 일도 있더군요.

댓글4 의사가 하자는 대로 하는 것이 가장 좋다고 해요. 아기는 거의 자연분만할 수 있다고 하지만 그만큼 엄마가 힘들다고 해요.

댓글5 저도 골반이 작다고 했는데 임신 기간 중에 꾸준히 운동을 해서 그런지 6시간 만에 낳았어요. 아기의 크기와 임신 중 엄마가 얼마나 노력했는지가 중요한 것 같아요.

Q3 골반 커지게 하는 방법이나 운동 좀 알려주세요.

댓글1 발바닥을 합치고 허리 펴고 앉으세요. 그러면서 복식호흡(숨 마실 때 배를 내밀고 뱉을 때 배 넣고) 하면서 상체를 내리세요.

댓글2 발바닥 마주 대고 앉아서 무릎으로 파닥파닥 위아래 흔드는 자세가 있어요. 요가로 말하자면 나비자세인데 그 자세가 임산부한테 좋은 자세랍니다.

누워서 다리를 최대한 당기고 다리를 옆으로 벌리세요. 이게 자연분만 할 때 자세라서 매일 하면 좋다고 해요. 골반 벌리기 자세예요.

 다리 벌리고 쪼그려 앉는 게 좋다던데요.

골반이 작다고 해서 무조건 제왕절개를 해야 하는 것은 아니고 태아와 산모 골반의 상관관계가 중요합니다. 분만 방법에 대하여는 산모의 임신 상황과 태아를 각각 고려해야 하므로 단정지어 답할 수는 없습니다. 담당 주치의와 상의하십시오. 임신이 진행되면서 골반의 통증을 호소하는 산모들이 많은데 대부분 임신과 연관된 자연적인 현상입니다. 하지만, 가끔 조기 진통을 골반통 혹은 허리 통증으로 호소할 수가 있으니 간과하지 말고 담당 주치의와 상의하세요.

골반교정
골반근육운동이 무슨 운동인가요?

keyword **014**

질문 / 365건
조회 / 80,220명
댓글 / 1,670개
체크 / 출산 후

항문과 질 주위, 요도 주위를 꼭 조였다 풀면 됩니다. 조이고 푸는 동작을 반복합니다. 오전, 오후로 나누어 시행하고 50번씩 꼭 시행합니다. 2주 동안 집에서 혼자 해보고 항문과 질 주위, 요도 주위가 잘 조여지지 않는다거나 증상이 개선되지 않으면 담당 의사와 상의하는 것이 좋습니다.

Q1
임신 중에 체중이 12kg 늘었는데 지금 총 8kg 빠졌고 이제 4kg 더 빼야 해요. 살도 살이지만 골반이 늘어난 것 같아요. 출산 후 골반은 언제쯤 줄어드나요?

 저도 80일 됐는데 골반에서 소리도 나고 아파요. 안 그런 사람들이 더 많다고 하던데요. 길게는 1년 정도 걸려야 넓어진 골반이 어느 정도 들어간다고 하니 기다려보세요.

 골반이 출산 전으로 완전히 돌아가기까진 3년 걸린다고 해요. 적당한 운동을 병행한다면 절반 정도의 기간이면 되지 않을까요? 운동은 출산 후 100일쯤부터 시작하는 게 좋아요. 100일 안에 안 빼면 살 안 빠진다고 겁먹는 분들도 많은데 살 빼기를 너무 일찍 시작하면 골병듭니다.

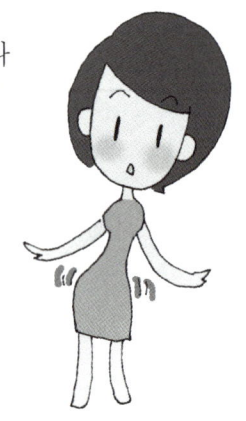

저는 20kg 정도 쪘는데 5개월 정도 지나니까 임신 전 입던 바지가 다 들어갑니다. 워낙에 꼭 맞게 입어서 못 입을까 걱정했는데 잘 맞더군요.

Q2 골반교정기 효과 있나요? 운동 어떻게 하죠?

 저도 대여해서 쓰고 있어요. 확 조여주는 느낌이 좋더군요.

 저는 아침저녁으로 15분 이상 2주 동안 했더니 청바지가 들어가더군요. 저는 꼭 쓰라고 권해드리고 싶어요.

 특별히 교정기 없이 정형외과에서 교정받고 있어요.

 양반 다리로 앉되 두 무릎을 겹쳐서 일자가 되게 놓은 다음 발목을 잡고 상체를 숙여서 가슴이 무릎에 닿게 해 보세요. 골반 교정하는 체조랍니다.

 저도 골반 늘어날까 봐 걱정했어요. 꼭 거들 입으세요. 전 아기 낳고 열흘 정도 있다가 입었어요. 80일 좀 넘으니까 예전 옷이 다 맞아요. 뱃살은 여전하지만 골반은 다 줄어들었어요.

 전 조리원에 있을 때 골반교정기 써봤는데 다리에 쥐가 나더라고요. 기계 사용한다고 골반 교정되는 거 아니래요. 전 결혼 전에 골반이 틀어져서 한의원에서 추나요법 병행하면서 자세교정 받았는데 괜찮아요. 나중에 아기 맡겨놓고 다시 골반교정 받을 거예요.

 저도 다리에 쥐났어요. 골반보다는 허리가 안 좋아서 그런 거라고 하던데 우선 정형외과나 한의원가서 어디가 어떻게 안 좋은지 알아보고 사세요.

 저는 허리랑 골반이랑 너무 아파서 정형외과 가서 X-ray 찍고 치료받고 있어요. 허리뼈도 휘었고, 골반이 완전히 틀어졌더군요. 아기 낳느라 너무 고생을 했나 봐요. 추나요법이라고 있는데 그거 받고 있어요. 뼈 맞추는 치료인데 1주일에 세 번 해요. 한 번에 3만 원이라 좀 비싸긴 한데 그거 받으니까 뼈가 제자리로 들어가면서 벌어졌던 골반도 들어가네요.

Q3 골반근육운동 다들 하시나요? 어떻게 하는지 알려주세요.

 자연분만을 위해서 근육 운동을 해주는 게 좋아요. 임신 중 약화되는 복부근육 및 배부근육의 강화 및 전장관질의 인대를 대신 할 수 있는 엉덩이 근육을 강화하면 요실금을 방지할 수 있죠.

 제가 아는 것만 말씀드리면 윗몸 일으키기나, 무릎 당기기, 다리 좌우 옆으로 들기 등이 있어요. 주의할 점이라면 운동을 한 후 긴장을 풀어주는 게 좋겠죠.

 바로 누워서 무릎 구부린 자세에서 엉덩이 들었다 놨다가를 반복해 보세요. 엉덩이 근육을 강화하는 운동이에요. 엉덩이 아플 때, 자기 전 20회~30회 했더니 좋아요. 마지막 5번은 아주 천천히 하고 엉덩이 올리고 10초 정도 버텨보는 것도 좋아요. 전 물리치료사인데 몸 관리 잘 하니까 지금 36주 다 되가는 동안 아픈 데가 하나도 없었어요. 직장생활하면서 틈틈이 하는 운동이 효과가 있었어요.

골반염
골반염은 어떤 증상인가요?

keyword 015

|중|요|도|

질문 / 2,250건
조회 / 380,250명
댓글 / 14,600개
체크 / 특정시기 없음

골반염은 여성의 골반 내에 있는 자궁·난관·난소 등의 부속 장기에 염증이 생기는 질환입니다. 자궁의 경부는 외부에서 세균이 자궁으로 침입하지 못하도록 방어하고 있습니다. 그러나 자궁경부가 임질·클라미디아균과 같은 성병을 일으키는 세균에 감염되면 복강 안에 있는 자궁과 난관에까지 염증이 번질 수 있습니다. 이러한 감염이 자궁 이상의 부위까지 퍼진 상태를 골반염이라고 합니다. 특히 여성의 생식기가 감염되기 쉬운 시기인 유산·분만·생리 후에 발생하기 쉬우며, 자궁 안에 피임장치를 했을 때도 그 발생 빈도가 높습니다. 10대 후반부터 20~30대 여성에게 많이 생기는 질환입니다.

Q1 골반염 증상은 정확히 어떤가요?

 저는 오른쪽과 왼쪽 배가 아프고 열이 갑자기 오르내려서 병원을 찾았더니 급성 골반염이라더군요.

 골반염은 감기처럼 오열과 설사, 구토 증상이 따를 수 있답니다. 장염 증상 같아요.

 허리가 아프고 아랫배도 통증이 있습니다. 생리통하고 비슷한 것 같아요.

 골반염의 대표적인 증상은 발열을 동반한 아랫배의 통증입니다. 발열로 인해 오한을 느끼기도 하고, 그 외에 냉이 심해지기도 합니다. 하지만 아랫배 통증의 원인은 여러 가지이며, 증상도 다양해서 골반염을 진단하는 것은 어려우며, 급작스런 아랫배의 통증은 **맹장염** 등 수술이 필요할 수 있으므로 병원에서 정확한 진단을 받는 것이 좋겠습니다.

> **Tip**
> 맹장염 : 정확히 충수염이라고 합니다. 대장의 일부인 맹장(cecum) 끝에 붙어 있는 약 10cm 길이의 충수 돌기에 염증이 생기는 질환으로 흔히 맹장염 또는 충수돌기염이라고도 합니다.

과일
임신 중 어떤 과일이 좋은가요?

keyword 016

|중|요|도|
●●●●●

질문 / 2,325건
조회 / 800,350명
댓글 / 23,200개
체크 / 임신 기간 내

임신 중 과일을 많이 먹는 것이 문제 되지는 않습니다. 오히려 수분과 비타민, 무기질 보충을 위해서 신선한 과일이나 채소를 많이 섭취하는 것이 좋습니다. 그러나 과식하면 위장이 차지거나 수분 과다 현상이 있으므로 적당히 먹습니다.

Q1 과일 많이 먹어도 괜찮나요? 먹어서 안 좋은 과일도 있나요?

댓글1 어떤 사람은 당뇨가 생길 수 있다고 하는데, 과일로 당뇨가 생기지는 않는다는군요. 다만, 아기가 좀 커진대요. 저는 과일 많이 먹고 살이 너무 많이 쪄서 의사가 과일 그만 먹으라고 했어요.

댓글2 전 가리지 않아요. 그런데 임신 전에는 키위를 많이 먹었는데 임신하고부터는 키위가 싫더라고요. 그냥 사과, 포도, 귤, 바나나, 오렌지 같은 걸 조금씩 먹어요.

댓글3 배는 차가운 과일이라서 안 좋대요. 제가 처음 임신했을 때 배를 자주 먹었는데 결국 유산됐어요. 그 이후로 배는 쳐다보지도 않는답니다.

댓글4 저도 한의사가 쓴 책에서 봤는데 배와 참외가 차가운 성질이 있대요. 그래서 요즘 참외도 못 먹고 수박이랑 배는 조금만 먹어요. 웬만하면 약품 처리가 심한 외국산 과일은 먹지 않아요.

댓글5 전 복숭아랑 배를 안 먹었어요. 복숭아는 혈을 풀어주는 성질이 있어 유산하기 쉽대요. 배는 찬 과일이라서 안 먹고 정 먹고 싶으면 한 조각만 먹어요.

댓글6 뭐든지 적당히 먹으면 괜찮은 것 같아요.

Q2 과일 먹으면 입덧이 더 심해진다는데 맞나요?

댓글1 저는 더 심해졌어요. 특히 귤, 딸기 먹으면 바로 토했죠. 요즘 과일 못 먹어서 그런지 피부가 너무 푸석해요.

댓글2 저도 입덧 심할 때는 과일 먹으면 다 토했어요.

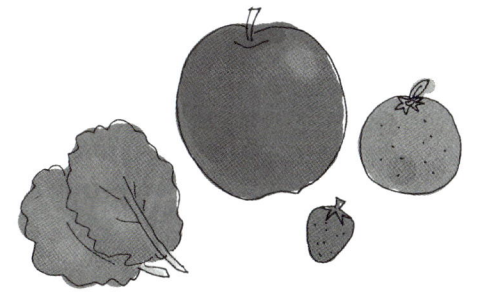

과일의 신맛 때문에 그럴지도 몰라요. 저도 키위 처음에 샀다가 먹고 다 토해냈어요. 그나마 골드키위는 좀 낫더군요. 사과도 신맛 때문에 신물이 막 넘어왔어요. 바나나 같은 달콤한 과일을 드세요.

Q3 과일 많이 먹으면 임신성 당뇨가 오나요?

 과일 많이 먹는다고 임신성 당뇨가 오지는 않는답니다.

 과일 많이 먹는다고 당뇨 오는 건 아닌 듯해요. 저는 지금 입덧을 하는 터라 오렌지주스, 우유 이렇게 먹고 가끔 과일 먹어요.

 당뇨 검사 할 때 검사 전날 과일이나 단것 많이 먹으면 1차에서 걸릴 수 있어요. 병원에서 그러던데요. 저도 그래서 2차 정밀검사 받았는데 정상으로 나왔어요.

저도 과일 많이 먹는데 당뇨 검사 수치가 높아서 재검했더니 모두 정상으로 나왔답니다.

Q4 임신 중 피해야 할 과일 알려주세요.

 배가 몸을 차게 하는 과일이라고 많이 먹지 말라 하던데요. 참외랑 파인애플도 안 좋아요.

 전 토마토 너무 많이 먹었더니 배가 아프고 그 다음 날 갈색 혈도 계속 나왔어요. 그러다 저녁에 뜨끈한 우동 한 그릇 먹었더니 언제 아팠느냐는 듯이 아픈 증상이 점점 사라지더군요. 자기 몸이 차다고 생각되는 분들은 토마토, 참외, 수박, 배 이런 과일 절대 먹지 마세요. 오히려 생강차나 뜨끈한 국물 같이 몸에 열을 내주는 것이 더 몸에 맞는 것 같아요. 그리고 파인애플은 동남아에서 유산시키는 과일이라고 임산부들은 절대 안 먹는데요.

석류가 안 좋다고 들었어요. 임신 전에는 여성 호르몬이 많이 나와 아주 좋은 과일인데 임신하면 피해야 하는 과일이래요.

파인애플은 임산부들이 피하는 과일이에요. 게다가 수입농산물 농약까지 생각하면 몸에 더 안 좋겠지요. 배, 복숭아 등 안 좋다는 과일이 많은데 너무 조심하는 것도 스트레스예요. 먹고 싶으면 드세요. 병원에서도 음식 주의하란 말 특별히 안 하고 골고루 먹으라고 하니까요.

Q5 입덧할 때 신맛 나는 과일(사과, 포도) 먹으면 토하나요?

 저는 그랬어요. 입덧 때문에 아침에 속이 울렁거려서 시원한 사과 한 쪽 먹었는데 이상하게 먹기만 하면 더 울렁거리고 속이 쓰리고 더 배고프고 그랬어요. 신 과일은 이른 아침에 먹으면 공복에 입덧을 더 하게 되니 먹지 말고 아침을 먹고 나서 먹어야 할 것 같아요. 제 경험으로는 바나나가 공복에 괜찮은 것 같아요. 간단하게 먹을 수 있고, 울렁거릴 때 먹으면 배도 든든하면서 좋아요. 아무튼, 공복엔 산성 과일 더 역효과예요.

 사람마다 다르지만 저도 멋모르고 신 과일을 먹었더니 더 안 좋았어요. 우선 두유나 따뜻한 보리차로 속을 달래고 잘 익은 바나나, 토마토 위주로 바꿨답니다. 훨씬 나아요. 평소에 위 안 좋앉던 산모는 산 많이 들어간 과일이나 주스가 안 좋대요.

 저도 포도, 사과 먹으면 너무 심하게 토했어요. 전 방울토마토 먹고 입덧 이겨냈어요.

 특정 과일이 입덧을 더 악화시킨다고 알려진 것도 없습니다. 입덧은 개인차가 크기 때문에 산모가 각자 관리해야 합니다.

구강관리
구강관리는 어떻게 하죠?

keyword 017

|중요도|

질문 / 20건
조회 / 6,350명
댓글 / 135개
체크 / 임신 기간 내

임신을 하면 호르몬의 영향으로 잇몸이 붓고 염증이 나기 때문에 이를 닦거나 잇몸을 자극하면 피가 납니다. 칫솔질을 규칙적으로 하되 부드럽게 하세요. 피가 많이 나고 아프다면 치과에 가보는 것이 좋습니다. 충치는 태아에게 좋지 않은 영향을 줄 수 있으므로 되도록 빨리 치료하세요. 임신 초기에는 입덧 때문에 약 냄새를 견디기가 어렵고 후기에는 진료대에 눕기가 힘들므로 치과 치료 시기는 임신 4~8개월 사이가 적당합니다.

Q1 원래 임신하면 구취가 심한가요?

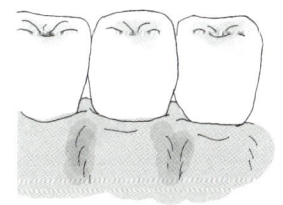

 아마 잇몸에 염증이 있어서 그럴 거예요. 스케일링 정도는 해도 되니까 가까운 치과 가서 임신 사실을 알리고 스케일링 받으면 피 나고 냄새 나는 거 많이 좋아집니다.

산부인과에서 치과 치료받아도 된다고 하면 치과 가서 꼭 스케일링 받으세요. 저도 입 냄새가 심했는데 치과 갔다 와서 좋아졌어요. 그리고 잇몸에서 피나면 피나는 데로 피를 다 뽑아내래요. 그게 고여서 냄새가 나는 거라고 해요. 나쁜 피라고 양치질을 더 세게 오래하라더군요.

 저도 초기에 입 냄새가 나더니 점점 괜찮아지던데요.

 자기 전 양치할 때 좀 더 신경 쓰면 괜찮아질지도 몰라요. 저는 자기 전에 양치할 때 치실 꼭 사용하고, 양치 후엔 칫솔에 치약 조금 더 묻혀서 잇몸 벽이랑 혀랑 꼼꼼하게 닦아주고 자요. 그럼 아침에 일어나서도 구취가 심하지 않더라고요.

치과의사의 상담이 필요한 부분입니다. 일반적으로 잇몸 질환은 조기 진통과 관련이 있다는 보고가 있습니다. 따라서 잇몸 질환이 의심되면 임신 중이라도 치과 전문의와 상담하여 치료가 필요합니다.

구내염
구내염이 생겼어요.

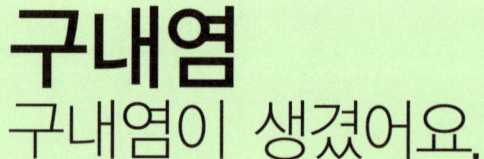

keyword 018

|중|요|도|

질문 / 20건
조회 / 3,900명
댓글 / 80개
체크 / 임신 기간 내

구내염은 구강점막에 생기는 염증입니다. 임신 중에는 임신 때문에 저항력이 약해져서 생기기 쉽습니다. 푹쉬고 잘 먹으면 약을 바르지 않아도 저절로 낫지만 힘들면 의사 선생님과 상의해 보세요.

Q1 임신 중에 구내염에 걸렸는데 괜찮을까요?

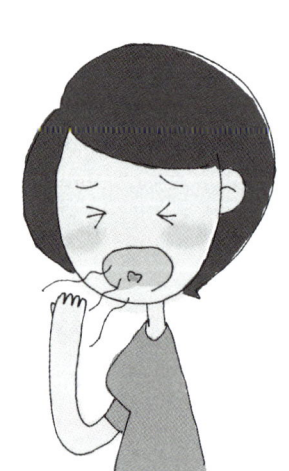

 저도 구내염에 걸렸는데 병원에서 약을 바르지 말라고 해서 참았습니다. 일단 물 많이 먹고 꿀을 상처 부위에 바르세요. 혹시 잇몸이 붓고 피가 나는 분들은 칫솔질 살살하지 말고 평소대로 해서 피를 다 짜내라고 하더군요.

 가글약 같은 걸로 입안 자주 헹궈주고 비타민 C 과일 많이 드세요. 보통은 일주일 정도 심하게 아프다가 2주 정도면 저절로 좋아지는데 피곤하거나 몸에 열이 많은 사람은 더 잘 생기고 오래가기도 한답니다.

 구내염이나 잇몸 질환은 치과에서 지지거나 약 발라봐야 침으로 쓸려가서 별 효과가 없다고 하네요. 임신 중이니 철분제 드세요. 저도 임신 중이라 영양제 먹긴 그렇고 계속 먹던 철분제 먹습니다.

 입 병 나면 병원에 물어보고 약 바르세요. 약 바르면 금방 나아요.

 구내염은 시간이 지나면 자연 치료되는 질환으로 경과를 관찰하는 것이 가장 좋은 방법입니다. 가장 중요한 것은 구내염이 생기지 않도록 하는 것이겠지요. 평소 안정하고 임신 중에는 무리한 일이나 운동을 삼가는 것이 좋습니다.

귤
임신 중에 귤을 많이 먹어도 되나요?

keyword 019

질문 / 700건
조회 / 180,500명
댓글 / 4,850개
체크 / 임신 기간 내

중요도 ●●●●●

귤에는 카로틴이라는 성분이 들어있는데 많이 먹으면 각질층에 쌓여 손이나 발바닥이 노래지기도 합니다. 카로틴 섭취를 줄이면 착색 현상은 금방 사라집니다.

Q1 임신 중에 귤을 많이 먹으면 안 좋은가요? 아기가 황달이 된다던데 정말인가요?

 귤 많이 먹으면 손바닥이나 몸이 좀 노래지긴 하지만 그건 황달이 아녜요. 딸기 먹으면 빨개지고 키위 먹으면 파래지는 거 아니잖아요.

 황달하고는 관련 없어요. 귤 때문에 황달이라는 건 말도 안 되죠.

 전 겨울만 되면 손이 정말 노래져요. 다른 계절에는 심하지 않은데, 겨울에 귤을 자꾸 먹다 보니 노래지긴 합니다. 3년 전까진 진짜 온몸이 노랬는데, 병원에서 적당히 먹으면 된다고 했어요. 황달은 아닙니다.

 그냥 제철 과일 적당히 먹으면 되지 않을까요? 뭐든 과하지만 않으면 해 될 건 없다고 봐요. 이 사람 저 사람 먹지 말라는 거 다 따지면 막상 먹을 게 없어요.

 감귤류같이 카로틴이 함유된 음식을 과다섭취하면 그럴 수도 있대요. 그것도 체질마다 다르고요. 뭐든 좋다는 것도 너무 많이 먹는 건 좋지 않죠.

 귤은 임산부가 하루에 2개씩 먹으면 비타민 섭취하는 데 아주 좋아요. 다만, 아기 낳아서 아기한테 먹이면 아토피가 온다고 8개월까지는 오렌지나 귤 안 먹이는 게 좋아요.

Q2 귤 하루 섭취 적당량은 어느 정도일까요? 너무 많이 먹어서 걱정이에요.

 복숭아나 사과는 너무 많이 먹으면 안 좋다는 이야기 들었는데 귤은 많이 먹어서 안 좋다는 이야기 못 들어 봤어요. 냉장고에 시원하게 해서 먹으면 음료수 먹는 것보다 낫지 않겠어요?

 귤 많이 드세요. 귤 많이 먹는 임산부는 피부도 좋아요. 아토피 예방도 되고요.

저도 귤 무척 좋아해서 그런지 유즙이 귤색이에요. 우리 아기 낳고도 귤색 모유 나올까요? 귤 많이 먹으면 비타민 많고 좋겠죠. 어차피 비타민 C는 하루 수용량만 빼고 나머진 소변으로 배출되니 걱정 않고 먹어도 될 듯싶은데요.

Q3 귤이나 오렌지가 젖을 말리는 작용을 하나요?

 인삼과 엿기름(식혜)은 젖 말릴 때 도움이 될 수 있지만 귤은 아닌 것 같아요. 오히려 몸에 더 좋지 않나요.

 식혜가 젖 말린다고 하는 이야기는 들었어요. 일부러 젖 뗄 때 예전부터 쓰던 방법이래요. 그런데 귤이 젖 말린다는 말은 못 들어 봤어요.

Q4 철분제와 귤을 같이 먹어도 괜찮은 건가요?

 철분제는 오렌지주스 같은 **비타민 C**랑 먹는 게 흡수 잘 되고 좋아요.

 위장장애만 없다면 주스랑 철분제 같이 마시면 더욱 좋대요.

 전 일부러 철분제 먹고 귤 먹어요.

일반적인 과일 섭취와 임신은 아무런 상관이 없습니다.

비타민 C : 바이러스나 세균성 염증질환에 탁월한 효능을 발휘하고, 골절의 치료에 도움을 주며, 잇몸을 튼튼히 하고, 부신 기능을 좋게 하며, 철분의 흡수를 도와줍니다. 항산화 작용이 있어 인체 내의 산화형 물질을 환원형으로 되돌려 산화를 방지하며, 콜레스테롤 수치를 떨어뜨려, 동맥경화를 예방하며 고혈압을 내려주는 것으로 알려졌습니다.

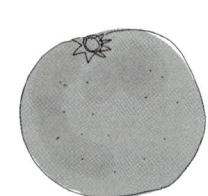

기관지염
기관지염이 생겼어요.

keyword 020

|중|요|도|

질문 / 10건
조회 / 1,200명
댓글 / 85개
체크 / 임신 기간 내

기관지계의 염증으로 발생하는 호흡기의 질환으로 태아에게 전염되는 것은 아닙니다. 임신부도 기관지염이 의심될 때에는 반드시 치료를 받아야 합니다. 기침은 심하게 하면 약을 복용하여 기침을 줄이는 것이 좋습니다.

Q1 임신 중인데 기관지염으로 고생 중이에요. 해결 방법 있나요?

 기관지염의 치료는 다른 것보다도 잘 쉬게 하고 물을 많이 먹고 습도 조절을 해줘야죠. 특히 환기를 자주 해서 공기를 청결하게 하고 쾌적한 분위기에서 충분히 쉬는 게 중요해요.

 기관지염에 도라지 끓인 물, 귤 껍질 차 드셔보세요. 전 효과 있더라고요.

 따뜻한 물 많이 마시고 습도 조절 잘 해주고 무엇보다도 병원에 내원하셔서 진찰을 받아보는 게 좋을 듯해요. 임부들이 먹을 수 있는 약이 있다고 들었거든요. 뭐든 약이 안 좋은 건 아니에요.

 임신 중이라도 증상이 심한 **비염**, 기관지염 등은 치료하는 것이 좋습니다. 반드시 내과 전문의와 상담하시기 바랍니다.

> **TiP**
> 비염 : 점막이 특정 물질에 대하여 과민 반응을 나타내는 것으로 연속적인 재채기 발작, 계속 흘러내리는 맑은 콧물(수양성 비루), 코막힘(비폐색) 등이 나타나는 알레르기성 질환입니다. 그 외에도, 눈이나 인후두의 가려움증, 냄새 감지 능력의 감퇴, 두통, 눈부심, 과도한 눈물, 피로 등의 증상이 같이 생기기도 합니다.

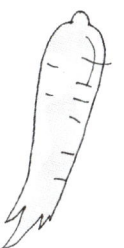
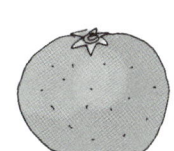

기침
자꾸 기침을 하는데 태아에게 괜찮을까요?

keyword 021

질문 / 750건
조회 / 129,000명
댓글 / 4,750개
체크 / 임신 기간 내

심한 기침, 고열, 다량의 가래 등 폐렴의 기운이 느껴질 때는 빠른 시일 안에 전문적인 치료를 받아야 합니다. 폐렴에 걸리면 폐의 호흡 적정 용량이 줄어들어 저산소증이 생길 수 있는데, 이때 잘 견디지 못하면 임신 중기임에도 불구하고 조기 진통을 유발할 수 있습니다.

Q1 임신 중인데 기침이 너무 심해요. 아기한테 안 좋겠죠?

댓글1 저도 32주 정도에 감기에 심하게 걸려서 기침만 2주 정도 계속하고 있네요. 병원 가서 기침이 아기한테 안 좋은 것이냐고 물었더니 큰 영향을 미치지 않는다고 했어요. 다만, 엄마가 힘드니까 배즙이나 대추, 도라지 우린 물 같은 거 많이 마시래요.

댓글2 기침이 심하면 자궁 문이 열릴 수 있다고 들었어요. 심하면 안 좋다는데요.

댓글3 제가 알기로는 만삭 때 기침은 좋지 않대요. 기침이 진통을 유발할 수 있기 때문이래요. 그래서 임신 3기 산모는 독감 예방주사 대상이라고 하는군요. 감기 안 걸리게 조심하세요.

Q2 기침 감기가 심해요. 대처법 좀 알려주세요.

댓글1 병원 가세요. 저 지난주에 응급실 실려가서 입원했습니다. 기침 너무 많이 하면 배가 울려서 조기 진통이 올 수 있대요. 병원 입원해서 수액 맞고 쉬면서 좀 좋아졌어요. 우선 병원 가서 확인이라도 받아보세요.

댓글2 기침 감기가 너무 심해서 정말이지 고통 그 자체였어요. 기침을 너무 해서 가슴이 아플 정도니까요. 직장에 다녀서 그런지 온갖 민간요법 다 써도 호전되지도 않았고요. 결국 병가 내고 2주 정도 쉬고 나서 나은 것 같아요. 가습기로 습도 조절 잘하고, 배숙도 해먹고, 파뿌리 다린 것도 먹고, 도라지도 껍질째 감초 넣어서 달여서 먹고, 무 갈아서 엿이랑 같이 끓여 먹기도 했어요. 따뜻한 환경에서 푹 쉬는 것이 제일 좋은 것 같아요. 그리고 너무 심하면 참지 말고 산부인과 병원에 가세요.

댓글3 감초 넣고 끓인 생강차도 좋아요. 물론 임신부는 하루 한 잔 이상은 마시면 안 된다네요.

댓글4 생강 먹으면 안 돼요. 저도 감기 걸려서 배랑 생강이랑 넣고 다린 거 먹어도 괜찮으냐고 물어보니까 배는 괜찮은데 생강은 안 된대요. 많이 먹으면 안 된다고 하더라고요.

Q3 기침할 때 소변인지 양수인지 찔끔 나와요. 괜찮을까요?

댓글1 늘어난 자궁이 방광을 누르기 때문에 기침을 하면 순간적으로 아랫배에 힘이 들어가서 방광이 눌려서 오줌이 조금 나오는 거예요.

댓글2 감기 심하면 병원 가세요. 저도 감기 걸려 죽다 살아난 것 같아요. 기침이 심해 배가 터질 것 같이 아파서 결국 응급실까지 갔다 왔습니다. 검사 결과 양수는 아니라고 하더라고요.

댓글3 아기 때문에 자궁이 늘어나서 그런 거라고 들었어요. 요실금 같은 거라고 생각하면 돼요. 5개월부터 재채기하면 그랬어요.

Q4 기침을 완화하는 민간요법 알려주세요.

댓글1 도라지, 파뿌리, 배, 대추를 넣고 푹 끓여서 먹으면 좋대요. 저도 지금 목감기라서 고생하고 있는데 시어머니께서 달여주셔서 먹고 있어요.

댓글2 따뜻한 물 많이 드세요. 위에 분이 추천한 차도 많이 드시고 목 따뜻하게 하고 마스크 꼭 하고 다니세요.

댓글3 배즙이 좋죠. 배를 통째로 가운데 파고 그 속에 꿀을 넣은 후에 데워 먹어도 좋아요. 전자레인지에 돌리든지 중탕으로 끓여서 드세요.

> 임신 중 기침이 심하면 우선 전문의에게 진료를 받아 원인을 찾아야 합니다. 기침 때문에 조기진통이 유발된다는 보고는 없습니다. 하지만 기침을 할 때 아래로 소변과 같은 맑은 물이 흐르는 것은 양수가 흐르는 것일 수 있으므로 반드시 산부인과에서 진찰을 받아야 합니다.

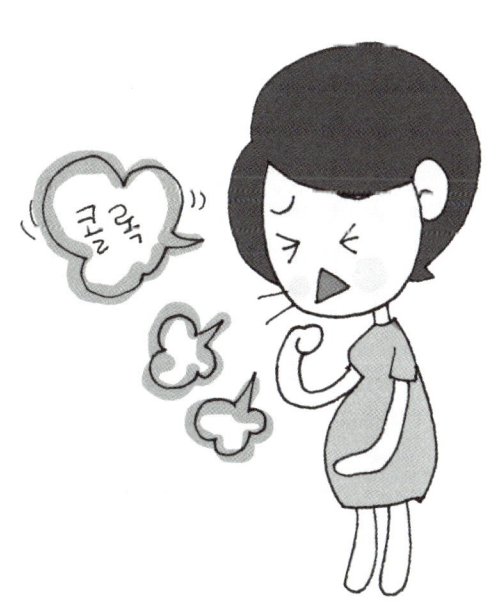

꿀
임신 중에 꿀을 먹어도 되나요?

keyword 022

중요도 ●●●●○○

질문 / 325건
조회 / 78,500명
댓글 / 2,350개
체크 / 임신 기간 내

임신 중에는 골고루 먹는 것이 가장 좋고 특히 섬유소가 많은 음식, 당분이 많은 채소류를 충분히 섭취하는 것이 좋습니다. 꿀이나 사탕과 같은 단순당질은 쉽게 혈당을 올리기 때문에 임신성 당뇨를 앓고 있으면 특히 주의해야 합니다.

Q1 임신 중에 꿀 먹으면 아기가 아토피 피부 될 가능성이 더 크나요?

 아기가 꿀 먹으면 말이 늦어질 수 있다는 얘긴 들었어요. 꿀은 아기에게 돌 전에 먹이면 절대 안 된다고 들었는데 임신 중에 태아에게 안 좋다는 말은 못 들었어요.

 임신 때 꿀 먹는 건 괜찮은 것 같아요. 아기는 돌 전까진 먹이지 말라고 들었는데 임신부 역시 말라는 소린 못 들었어요.

 임신부는 상관없어요. 오히려 임신부에게 꿀은 좋은 음식이라 나와있어요. 단, 신생아는 돌 지날 때까진 먹이면 안 돼요.

 꿀은 임신부가 먹으면 변비에 좋다고 해요. 꿀은 돌 전 아기한테 먹이지 말아야 하지 임신 중 꿀 먹는 것과 아토피는 상관없는 것 같은데요.

Q2 임신 중 꿀 먹으면 안 좋은 건가요?

 임신 중에는 괜찮아요. 입덧 심할 때는 오히려 꿀물 타 먹으면 속도 진정되고 당분도 섭취할 수 있어서 괜찮아요. 단지 신생아는 돌까지 꿀을 먹이면 안 된답니다. 보툴리눔이라는 독소 때문에 그렇거든요. 면역력이 약한 아기들이 먹으면 식중독 같은 것을 유발할 수 있어요.

 의사 선생님에게 들기로는 임신 중에는 꿀 먹어도 아무 상관없는데 아기는 면역이 없어서 돌 되기 전까지는 먹이지 말래요.

 꿀은 열을 올려서 아기가 먹으면 안 좋고 임신 중에도 먹지 말라고 했어요. 그래서 감기 걸렸는데도 꿀물 못 타 먹고 그냥 참았답니다.

임신 중에 꿀을 먹으면 안 된다는 의학적인 보고는 없습니다.

임신 중에 꿀을 먹는 것은 괜찮습니다. 임신 중에 꿀을 먹으면 아이가 아토피가 생긴다는 말은 근거가 없는 이야기입니다. 돌 지나지 않은 아이에게는 꿀을 먹이는 것이 좋지 않습니다.

남편 우울증
남편이 우울증에 걸린 것 같아요.

keyword 023

|중|요|도|

질문 / 10건
조회 / 1,750명
댓글 / 75개
체크 / 출산 후

임신은 아내의 몫만은 아닙니다. 남편도 함께 공유하며 감수해야 하는 부분이 있습니다. 임신을 한 아내의 마음, 임신을 지켜보는 남편의 마음을 서로 헤아려야 합니다. 남편은 임신한 아내를 걱정하고, 성관계에 대해 심리적으로 위축되는 마음이 생기면서 걱정이 늘게 마련입니다. 의사소통과 이해가 없다면 남편 또한 임신 우울증, 산후 우울증에 못지않게 남편 우울증을 겪을 수가 있습니다.

Q1 아이 낳고 남편에게 좀 소홀 했더니 우울해 하는 것 같아요. 어떡하죠?

 아빠들도 산후 우울증에 시달려서 도박, 게임중독, 술 이런 데 빠진다고 해요. 아기만 예뻐하면 안 돼요.

 신랑의 우울증은 마누라 사랑이 최고예요. 남편에게 사랑을 듬뿍 주세요.

 시간이 날 때마다 대화를 많이 나눠보세요. 대화만큼 좋은 건 없는 것 같아요.

 아내가 아기에게만 관심을 보이거나, 잠자리를 피하는 등 여러 가지 이유로 남편도 산후 우울증을 경험한다고 합니다. 남편을 잘 챙겨주시고, 가끔은 둘만의 시간을 가지세요.

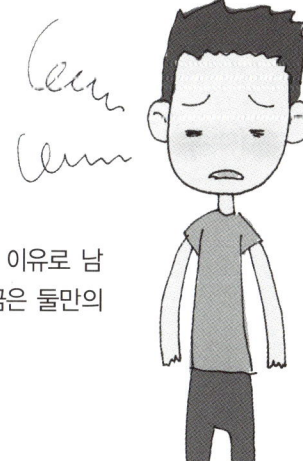

냉찜질
냉찜질을 해도 되나요?

keyword 024

중요도

질문 / 10건
조회 / 1,750명
댓글 / 50개
체크 / 임신 기간 내

냉찜질이나 온찜질의 목적은 혈액순환을 활발하게 하려는 것입니다. 냉찜질은 저온으로 세포 내의 대사 작용을 늦춰서 손상으로 생긴 염증과 부종을 감소시키고, 손상 부위의 혈관을 수축시켜 내부의 출혈을 줄일 수 있습니다. 또 국소적인 마취 효과가 있어서 손상 부위의 통증을 없애주는 진통 효과와 근육 경련을 풀어주는 효과도 있습니다.

Q1 발이 부었는데 냉찜질과 온찜질 중 어떤 걸 해야 하나요?

댓글1 찜질보다는 다리를 심장보다 약간 올리는 게 더 효과적이지요. 너무 높게 하면 심장에 부담 있으니 쿠션 하나 더 올리는 정도로 해서 30분씩 다리를 높이는 게 더 좋습니다.

댓글2 책에서 냉찜질은 잠깐은 좋은데 지속적이지 못하다고 온찜질이 더 효과적이라고 했어요. 그보다는 족욕이 부기를 빠지게 하는데 더 좋아요.

댓글3 다리를 심장보다 더 높이 올리는 게 더 좋긴 한데 굳이 찜질을 하려면 냉찜질이랑 온찜질을 번갈아 하는 교대욕이 가장 효과가 좋아요. 교대욕은 냉찜질에서 시작해서 교대로 왔다갔다하고 마지막에도 냉찜질로 마무리하세요.

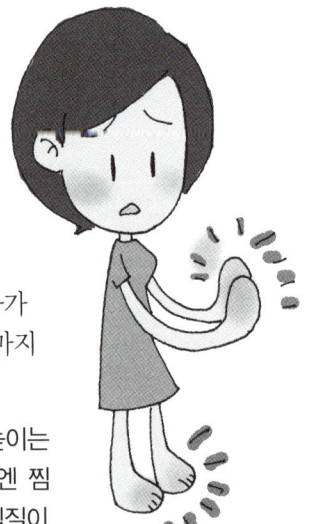

🚨 발이 붓는 것은 산모에 있어서 자주 나타나는 증상이며, 다리를 높이는 것이 도움이 됩니다. 발목이 삐끗하여 통증을 동반하여 붓는 경우엔 찜질이 도움이 될 수 있으며 급성기에는 냉찜질이, 만성 통증은 온찜질이 도움이 됩니다.

녹용
녹용 먹어도 될까요?

keyword 025

|중|요|도|
● ○ ○ ○ ○

질문 / 75건
조회 / 9,200명
댓글 / 500개
체크 / 임신 기간 내

임신 중에는 어떠한 약물복용도 조심해야 합니다. 임신 중반기를 넘어서고 후반에 접어들면서는 몸보신을 위해 한약을 찾는 임신부가 많지만 한약복용도 한의사 선생님과 상담 후에 복용해야 합니다. 또 하나 약을 장기복용하는 것은 좋지 않습니다. 특히 녹용을 장기복용 할 시에는 자칫 태아가 비만해 질 위험이 있습니다.

Q1 임신 중에 녹용을 먹어도 되나요?

댓글1 한약은 맥을 짚어보고 짓는 게 좋아요. 저도 진맥 안 하고 어머님이 지어다 주신 한약을 먹었더니 소화도 안 되고 몸에 안 맞아 먹지 못했어요. 그런데 진찰받고 지은 녹용 한약은 제 몸에 잘 맞아서 먹었답니다.

댓글2 녹용은 임신하고도 먹어요. 아기를 잘 낳게 한다고 해서 녹용 달여서 먹었어요.

댓글3 전 임신인지 모르고 초기에 한 2주 정도 먹었는데 임신이 돼서 병원 가니 초기에 먹지 말라고 했어요. 한약이든 양약이든 초기에 먹지 말래요.

댓글4 임신하면 먹지 말라던데요. 전 몸이 차서 녹용 먹으니까 좀 좋아졌어요.

댓글5 녹용엔 비타민, 무기질 및 면역성분이 듬뿍 들어 있어요. 아기한테 좋으면 좋았지 해가 되진 않아요.

댓글6 녹용 넣은 한약 지금 먹고 있는데 한의사 선생님이 약 복용 중에는 임신을 피하고 약을 다 먹은 후에 임신 시도하라고 했어요.

Q2 산후조리 중 녹용을 복용해도 되는지요?

댓글1 한의사가 산전, 산후에 먹는 건 좋다고 하던데요. 전 현재 28주인데 임신하기 전에 보약 두 재 먹었어요. 산후에도 녹용 먹는 거 좋다던데요.

녹용 가지고 한의원 갔더니 녹용은 별로 좋지 않다고 녹각을 넣는 거라고 했어요. 그래서 녹용은 넣지 못했어요.

 모유 수유 중이면 녹용 먹으면 안 돼요. 녹용은 원래 아기 때 안 먹이잖아요. 그리고 산후에 먹는 약은 한의사에게 진맥 받아보고 지으세요.

Q3 녹용이 진통은 줄이고 아기를 빨리 낳게 해준다는데 맞나요?

 한의원에 가서 물어보세요. 한약도 함부로 먹으면 안 되니까요.

 가끔 임신 중 한약 복용 때문에 간염 등이 생길 수 있습니다. 가급적 성분이 알려져 있지 않은 약의 복용은 피해야 합니다. 부득이한 경우는 반드시 임신 사실을 알리고 한의사와 상담하시기 바랍니다.

 임신 중 녹용복용 :

임신 중에 녹용을 복용하는 것은 아무런 문제가 없습니다. 녹용은 조혈, 면역증강, 자양강장 등의 효과가 있어서 임산부의 기력을 보하는 데 좋은 약재입니다. 단, 녹용과 함께 처방한 약재 중에 임산부가 먹으면 안 되는 약재가 들어가 있을 수 있어서, 혹시 녹용이 들어간 한약을 복용 중에 임신된 사실을 알았으면 약을 처방해 주신 한의사 선생님께 문의하면 약을 계속 먹어도 되는지 아닌지 판단해 주실 겁니다.

산후 녹용복용 :

산후에 녹용 들어간 약은 회복을 빨리 하는 데 도움이 되며, 일반적으로 산전, 산후에는 녹용을 많이 처방합니다. 왜냐하면, 녹용의 조혈 성분이 자궁의 회복을 촉진시켜주는 효과가 있기 때문입니다. 단, 반드시 한의사의 진찰을 받은 후 처방받은 한약을 복용하는 것이 좋습니다. 산모의 체질과 산후의 상태에 따라 한약 처방이 달라지기 때문입니다.

출산 때 녹용복용 :

옛날에 출산하는 산모가 난산의 징조를 보일 때 녹용이 들어간 한약을 몇 첩 지어서 산모에게 먹여 순조로운 출산을 도왔습니다만, 요즘은 난산이 아니어도 출산 직전에 녹용 넣은 약을 먹어 출산을 돕는 경향이 있습니다. 예전에 비해 여성들의 체력이 떨어지고 아이도 많이 낳지 않는 풍토여서 그렇게 변화했는지도 모릅니다. 출산 전에 한의원에서 진찰을 받은 후 4~5첩의 녹용이 들어간 한약을 처방받아 달여 먹으면 출산을 쉽게 할 수 있습니다.

녹차
임신 중에 녹차 마셔도 될까요?

keyword 026

|중|요|도|

질문 / 241건
조회 / 48,993명
댓글 / 1,520개
체크 / 임신 기간 내

임신 중에는 녹차를 마시지 않는 것이 좋다, 아니다. 녹차는 괜찮고 홍차가 위험하다. 아무 상관없다 등등의 말이 많습니다. 그러나 원칙적으로 녹차에도 카페인이 함유되어 있습니다.

카페인은 태반의 혈류량을 감소시켜 태아에게 가는 혈액량의 감소를 가져옵니다. 커피와 같은 종류의 카페인이다, 아니다를 떠나서 어떤 종류의 카페인인지가 중요한 것이 아니라 아기에게 미치는 영향이 반드시 좋은 것이 아니라고 하면 되도록 임신 중에는 드시지 않는 것이 좋겠습니다. 녹차에 들어있는 화학물질 EGCG가 암세포의 증식에 절대적으로 필요한 효소와 결합해 효소의 활동을 억제한다는 사실이 밝혀졌기에 암에는 좋다는 말을 할 수 있으나 임신할 즈음과 임신 초기에 녹차를 많이 마시면 EGCG가 신경관 결함을 막아주는 엽산의 효과를 떨어뜨리기 때문에 기형아를 출산할 위험이 높아질 수 있다는 것도 최근 연구 결과입니다.

Q1 임신 중 녹차 마시면 정말 안 좋은가요?

댓글1 제가 임신·육아교실 가서 들은 건데 보통 하루에 커피 한 잔 정도는 괜찮다고 하잖아요. 그런데 녹차는 두 잔 정도가 커피 한 잔의 양과 같은 카페인을 함유하고 있다고 해요. 저도 이 얘기 듣고 놀랐어요. 대개 한 티백으로 여러 번 우려먹잖아요. 그럼 거기서 나오는 카페인량이 상당하다는 거죠.

댓글2 녹차의 카페인은 몸 밖으로 배출되는 카페인이고, 커피처럼 유해하진 않다고 들었어요. 다만, 건강한 사람도 하루 10잔 이상의 녹차는 안 좋다고 합니다. 특히 몸이 차갑거나 소화가 잘 안 되는 사람은 녹차가 안 좋아요. 또 녹차나 홍차에는 타닌이 들어 있어서 철분 흡수를 방해하기 때문에 식후나 철분제 복용 전후엔 피해야 해요.

댓글3 저는 녹차의 타닌이 철분 흡수를 방해하기 때문에 안 좋다고 들었습니다. 물론 녹차만이 아니라 커피, 홍차 등 타닌이 들은 차 종류는 다 좋지 않고 우유와 같은 칼슘도 철분 흡수를 방해합니다. 아시다시피 흡수 안 된 나머지 철은 변을 검고 딱딱하게 만들어 변비를 악화시키지요.

더불어 녹차는 위가 약한 분에게 안 좋습니다. 저같이 임신 중이 아니라도 위가 약했던 사람에겐 녹차와 토마토가 속을 쓰리게 하는 식품인데 임신 중엔 좋던 위가 임신하면 약해질 수 있으니 피하라는 거지요.

Q2 하루에 녹차 얼마나 마시면 적정량인가요?

 카페인은 커피에 제일 많은데 녹차는 카페인이 커피에 비하면 적은 양입니다. 안 되는 건 아니지만 커피를 하루 한 잔이나 두 잔 정도로 제한하니까 녹차도 그 정도는 무리 없을 거예요.

 녹차나 커피가 문제가 될 정도로 마시려면 커피 하루 5잔 이상, 녹차 하루 8잔 이상 마셔야 한대요. 녹차 너무 많이 마시지만 않으면 마셔도 괜찮은 것 같아요. 아기 위하는 예비 맘들 마음에서는 안 먹고 싶은 거겠죠.

 녹차의 성분이 태아 기형을 유발한다는 보고는 없습니다. 하지만 동물 실험 결과 녹차 성분이 태아에게서 검출되었다는 연구가 있으며 또한 커피보다 적은 양이지만 카페인을 함유하고 있어 장기들이 만들어지는 임신 초기에는 가능하면 삼가고, 그 이후에도 과량의 섭취는 삼가는 것이 좋겠습니다.

놀람
깜짝깜짝 놀라는데 태아에게 괜찮을까요?

keyword 027

|중|요|도|

질문 / 300건
조회 / 82,000명
댓글 / 1,700개
체크 / 임신 기간 내

태아는 산모의 영향을 많이 받습니다. 산모가 놀라면 태아도 그대로 느끼게 되어 자칫 위험할 수도 있습니다. 특히 출산이 가까워올수록 태아는 청각이 발달한 상태라 주위 소리에 반응을 하게 되니 특히 조심해야 합니다. 평소에는 그렇지 않았는데 임신하면서 대수롭지 않은 소리에도 놀라는 경우가 종종 있습니다.

Q1 자주 깜짝깜짝 놀라는데 괜찮을까요?

 저도 초기에는 별별 소리에 다 놀라더라고요. 그게 놀라면 안 된다는 생각과 임신 초기니까 조심한다는 생각이 많아서 그런 것 같아요. 전 휴대전화 소리에도 놀라서 소리 제일 작게 하고 있었어요. 자꾸 놀라면 안 좋겠지만 조금 지나면 괜찮아질 거예요.

저도 잘 놀라는 편이었는데 아기는 정상으로 아주 튼튼하게 잘 지낸답니다.

 저도 정말 잘 놀라는 편이라서 조심하고 있어요. 전 임신 초기에 쓰레기 버리러 갔다가 고양이가 튀어나와서 기절할 뻔했어요. 친정엄마가 그러시는데 엄마가 놀라면 아기는 그 몇 배로 놀란다고 하더라고요.

Q2 엄마가 깜짝 놀라면 태아도 놀라나요?

 우리 아기는 뱃속에 있을 때 제가 설거지하는 소리에 아기가 깜짝깜짝 놀라곤 했어요. 신기한 건 태어나서도 가끔 싱크대 가서 유리그릇 부딪치는 소리 들으면 깜짝깜짝 놀라더라고요.

 27주 이후부터는 청각이 거의 다 발달해서 주위 소리에 반응을 한다고 해요. 그러니 엄마가 놀라 소리를 지르면 아기도 알 거 같아요.

 아기가 놀라면 아기가 양수를 마시고 내뱉지 못한다고 들었어요.

 엄마가 깜짝 놀라면 아기는 100배 놀란대요. 그래서 깜짝 놀라면 애 떨어진다는 말이 맞으니까 소소한 것에 깜짝깜짝 놀라지 말라고 하던데요.

 병원에 물어보니 너무 신경 쓰는 게 더 안 좋다네요.

 자주 놀라는 것은 사람마다 다르고 특히 임신과의 상관 여부는 알려진 바 없습니다. 사람마다 놀라는 증상은 모두 다릅니다. 엄마가 놀라는 것과 아기가 놀라는 것의 상관성에 대한 학문적인 자료는 없으며, 아기가 놀라는 것은 실제로 놀랐을 경우보다는 신경계의 미숙으로 인한 반응일 가능성이 높습니다. 너무 걱정하지 않는 것이 좋겠습니다.

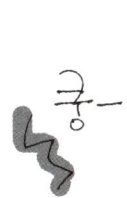
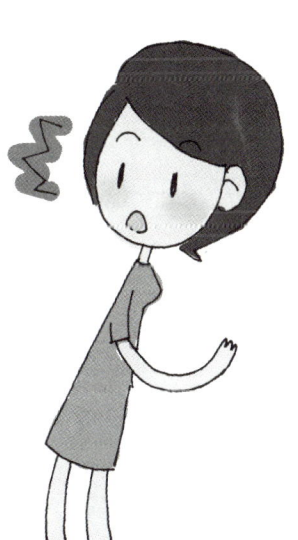

다리
다리가 아파요.

keyword 028

|중|요|도|

질문 / 300건
조회 / 49,250명
댓글 / 1,725개
체크 / 임신 기간 내

임신 중기가 되면 몸이 서서히 무겁고 힘들어집니다. 태아의 체중이 증가하면서 산모가 느끼는 다리 통증은 더욱 심해지는데 통증을 조금이나마 줄이려면 앉아서 발목을 돌리거나 주물러서 발바닥의 혈행을 좋게 하고 발바닥 때리기나 가벼운 스트레칭으로 하체의 피로를 풀어주는 것이 좋습니다.

Q1. 엉덩이에서부터 다리까지 아파서 걷지도 못하겠어요. 어떡하죠?

댓글1 저는 지금 21주인데 갑자기 몸이 붙고 골반이 커져서 다리가 아픈 거라고 하더군요.

댓글2 그게 임신 증상인가 봐요. 아파서 꼼짝 못하던 사람도 아기를 낳으면 멀쩡해지더군요. 다리 많이 쓰지 말고 편안히 계세요.

댓글3 저도 6개월부터 많이 아팠어요. 그래서 임신 7개월부터 임산부 요가를 했더니 많이 좋아졌어요. 보는 산보가 나 아픈 서래요. 성노의 자이는 있시만 돌아누울 때 천천히 조심하세요. 요가를 한번 해보세요. 양발을 붙이고 자리에 바로 앉아서 양팔을 점점 앞으로 숙이는 자세도 좋고 누워서 양다리를 접어서 들어올려 산도와 골반을 넓게 벌려주는 자세도 좋아요.

Q2. 원래 마지막 달로 갈수록 다리가 많이 붓는 건가요?

댓글1 막달이 될수록 다리가 찌릿찌릿하고 다리 한쪽 움직이기도 힘들고 그래요.

댓글2 다리뿐만 아니라 손까지 저리죠. 주무르느라 정신이 없네요. 그렇다고 파스 붙이지 마시고요. 자외선인가 그것도 하지 말고 찜질하세요. 저린 거는 원래 다 그러니까 주물러서 푸는 게 좋을 것 같네요.

Q3. 다리가 심하게 붓고 손발이 저려요. 해결책은 없을까요?

댓글1 임신 중에는 누구나 가벼운 부종을 경험해요. 태반에서 나오는 여성 호르몬의 영향으로 체내에 수분이 많아져서 혈액과 세포 중에 수분이 늘기 때문이라고 들었어요. 이때에는 미나리

5kg에 물 10l를 넣고 달여서 그 물을 하루에 세 번 씩 식전에 마시면 5일 후면 부기가 빠진대요.

 저는 질경이와 옥수수 수염을 1:2 비율로 섞어 푹 삶아서 한 번에 한 숟가락씩 먹는 것도 방법이라고 들었는데 한번 해보세요.

 임신으로 자궁이 복강 내에서 커지면 많은 변화가 생깁니다. 대표적으로 커진 자궁 때문에 여러 기관이 눌리면서 증상이 나타나는데 사타구니가 저리거나 소화가 잘 되지 않을 수 있고 소변이 자주 보고 싶기도 합니다. 정상적인 과정입니다.

다이어트
임신 중 다이어트를 해도 되나요?

keyword 029

|중|요|도|

질문 / 45건
조회 / 21,055명
댓글 / 175개
체크 / 임신 기간 내

임신 중 다이어트는 엄마나 태아에게 좋지 않다는 것이 의료계의 중론입니다. 그 이유는 2.5kg 미만의 저체중아를 출산할 가능성이 커지고 출산 후 수유가 어려워질 수 있기 때문입니다. 또한, 산모에게 골다공증이 생길 가능성이 커집니다. 임신 첫 3개월 중 다이어트나 거식증 등 식사 관련 장애가 있는 여성은 그렇지 않은 여성보다 무뇌아 또는 척추결함 등 신경계에 이상이 있는 아이를 출산할 확률이 두 배 높다는 연구 결과도 있습니다. 즉, 임신 중 지나친 다이어트는 득보다 실이 많습니다. 그러나 임신부의 체중이 적게 늘어 난다고 조산이나 유산의 위험이 높아지는 것은 아니라고 합니다.

Q1 임신 중 다이어트 하면 아이에게 안 좋은 거죠?

 임신 중에 다이어트는 아기한테 안 좋다고 하던데 차라리 걷기 운동을 해보세요.

 당연히 안 좋죠. 탯줄이 연결되면 엄마 영양분이 고스란히 아기한테 가잖아요. 아기 낳고 다이어트 하세요.

 영양상태 조절 잘하면서 적당한 요가 정도는 괜찮을 듯해요. 너무 무리하지 마세요. 이제 점점 몸무게도 늘 텐데 스트레스 받으면 아기한테 안 좋으니까요. 요가를 조금씩 하는 게 좋아요.

댓글4 안 먹고 빼서는 안 돼요. 초기에 아기가 엄마 영양분을 많이 먹고 무럭무럭 자라는 터라 엄마가 안 먹으면 엄마도 안 되고 아기도 안 돼요. 그리고 초기에는 4개월 정도까지 아기가 자리 잡는 때라서 무리한 운동도 안 돼요.

Q2 다이어트 약 먹고 임신했는데 괜찮은가요?

댓글1 제 친구가 그렇게 임신이 되었는데 혹시 몰라서 **유산 방지 주사** 맞았어요. 그런데 아기는 아무 이상 없이 잘 크고 있어요. 기형 위험이 있긴 하지만요.

댓글2 약 먹고 3개월 후까지는 임신하지 말라고 했어요.

댓글3 저도 먹어본 적 있는데 병원에서 6개월 안에 임신하지 말라고 해서 피임했어요.

> **Tip**
> **유산 방지 주사** : 유산 방지 주사라는 것은 프로게스테론 성분을 말합니다. 자궁 내의 구조를 안정화시키고 임신을 유지하기 위한 호르몬입니다. 유산의 징후가 있을 때 의사의 처방에 따라 주사를 맞습니다.

댓글4 일단은 몸 관리를 잘하고 다음에 기형아 검사할 때 큰 탈이 없기를 바랄 수밖에 없답니다. 산모가 다이어트 약 때문에 너무 스트레스를 받으면 오히려 아기한테 더 안 좋은 영향이 가니까 일단은 안정을 취하는 게 좋을 것 같아요.

Q3 비만 주사나 살 빼는 약이 아기한테 영향이 있을까요?

댓글1 저도 결혼 전에 그 주사하고 약 먹었어요. 최소 3개월은 임신하면 안 된다고 했어요.

댓글2 의사 선생님들 말로는 임신 아주 초기에는 그런 약물에 영향을 받으면 기형이 아니라 착상이 안 되고 유산된대요. 기형은 7~8주에 먹는 약물로 생기고요.

댓글3 주사도 주사지만 먹는 약이 오래 간대요. 그래서 저도 비만 클리닉 다닐 때 그곳에서 6개월 이내에 임신 계획이 있으면 약은 복용하지 말라고 하더군요. 한 달 정도만 복용해도 그 몸에 잔류하고 있는 약이 6개월은 간대요. 절대 임신하면 안 된다고 하던데요.

임신 전 정상 체중이면 임신 기간을 거치면서 보통 11~16kg의 체중이 증가합니다. 임신 중 무리한 다이어트는 당연히 산모와 태아에게 악영향을 미칠 수 있습니다. 임신 중이라도 걷기 등의 가벼운 운동은 전혀 무리가 되지 않습니다. 출산 후 체중 조절을 위해서 열량을 적절히 조절하여야 하는데 모유 수유를 하는 여성은 하루 약 2,700kcal, 그렇지 않은 여성은 1,800~2,000kcal가 적당합니다.

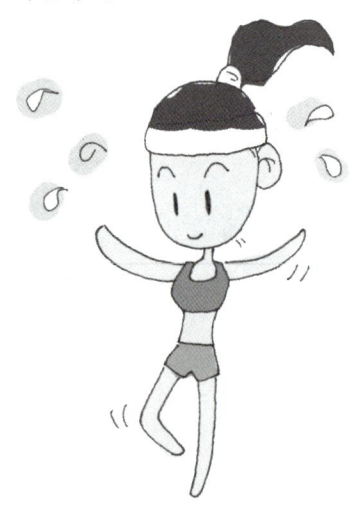

달걀
임신 중 달걀 먹어도 되나요?

keyword **030**

|중|요|도|

질문 / 850건
조회 / 261,000명
댓글 / 7,500개
체크 / 임신 기간 내

임신 중이나 수유 중에 단백질을 섭취하려면 콩, 두부 등의 식물성 단백질뿐만 아니라 육류, 우유, 달걀, 치즈, 닭고기 및 생선 등의 동물성 단백질도 적절히 골고루 먹는 것이 바람직합니다. 달걀이나 우유가 아토피를 일으킨다고 알려졌기 때문에 임신 중 섭취에 대한 찬반 의견이 많습니다.

Q1 임신 중 달걀과 우유 먹으면 아기가 아토피 피부가 되나요?

댓글1 아토피를 유발할 수도 있다고 하는데 먹는다고 아기가 다 아토피 걸린다고 볼 순 없어요. 먹어도 이상 없는 사람들이 많거든요. 하지만 가능성을 높인다니까 조심스러우면 안 먹으면 되죠. 저는 피부에 별 이상이 없는 편이라 먹어요. 그런데 우리 조카들은 달걀이나 설탕, 우유를 먹으면 알레르기 반응이 생겨서 안 먹어요. 피부 상태 봐 가면서 먹어야 할 것 같아요.

댓글2 어떤 책을 보더라도 우유는 권장 음식으로 나와있어요. 열심히 마셔야 해요. 모유 수유할 때도 우유 마시면 아주 좋다던데요.

댓글3 아토피가 생기는 원인이 확실히 밝혀진 게 아니라서 과하게 먹지 않으면 돼요. 평소에 우유 선혀 안 먹나가 임신 후 많이 먹는 건 안 좋대요.

댓글4 전혀 상관없어요. 전 임신 중에 달걀과 우유를 많이 먹었는데도 울 아기 피부 너무 좋아요. 아토피는 유전적인 영향이 큰 것 같습니다.

Q2 달걀 안 좋은가요? 언제쯤 먹어도 될까요?

댓글1 달걀은 빈혈에 좋아서 먹는 게 좋아요. 아기한테도 엄마한테도 좋은 식품입니다.

댓글2 방송에서 들었는데 일반인들은 하루 두 개 정도면 좋고 임신 중에는 콜레스테롤 때문에 한 개가 좋대요.

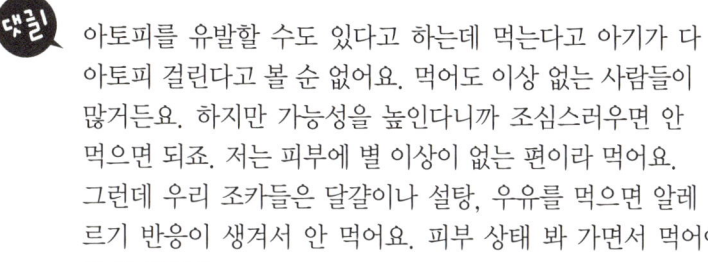
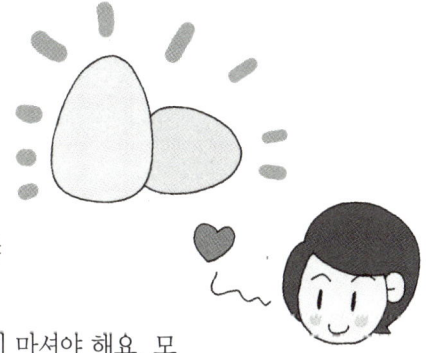

달걀이 알레르기 유발 음식 군으로 분류 돼 있는데 100%는 아닌 것 같아요. 또 임신 중에는 먹어도 되고 나중에 아기한테는 먹이면 안 된다는 말도 있어요. 좋은 음식이지만 아토피 때문에 먹지 말라는 것 같아요. 전 하루에 세 개씩 먹기도 하는데 저와 아기 모두 건강하답니다.

댓글4 달걀이 산모들한테 좋대요. 그리고 임신 중 먹는 건 상관없고요. 아기들한테도 안 좋은 건 아니라고 하네요. 단, 노른자는 완숙으로 익혀서 먹어요.

Q3 임신 초기 삶은 달걀 먹어도 괜찮은가요?

 달걀 때문에 아토피가 되지는 않아요. 달걀에는 아기의 두뇌에 관여하는 레시틴이 들어 있어서 먹으면 좋다고 했어요.

 음식 때문에 생기는 아토피는 임신 중에 먹는 것보다 수유할 때 영향이 크다고 해요. 수유할 때는 우유랑 달걀 먹지 말래요.

 친정엄마는 임신해서 달걀 한판 삶아서 하루에 다 드신 적도 있대요. 그래도 저와 우리 형제는 아토피도 없고 멀쩡하답니다.

 임신 중 달걀 섭취와 아기의 아토피와의 관련성은 알려진 바 없습니다.

 임산부가 달걀이나 우유를 먹는다고 해서 아이가 아토피에 걸리는 것은 아닙니다. 오히려 임신 중에 부족해질 수 있는 철분이나 단백질을 보충하기 위해서는 달걀이나 우유를 더 먹어주는 것이 좋다는 의견도 있을 정도입니다. 단, 임산부가 아토피로 심하게 고생하고 있는 경우라면 달걀이나 우유를 먹지 않는 것이 좋습니다.

두드러기
두드러기가 나요.

keyword 031

|중요도|

질문 / 625건
조회 / 99,650명
댓글 / 3,000개
체크 / 임신 기간 내

임신 중에는 호르몬 변화 때문에 두드러기나 피부 트러블이 생기기 쉽습니다. 완치한다기보다는 덜 가렵게 하려고 보습제와 연고를 발라야 합니다. 또한, 임신부의 식생활 습관도 두드러기를 유발할 수 있습니다. 갑작스런 두드러기가 났을 때에는 반드시 그 원인이 무엇인 줄 알아야 하므로 병원에 가서 진단을 한 후 치료를 하는 것이 좋습니다.

Q1 임신 증상 중에 두드러기도 있나요?

댓글1 임신성 두드러기가 있다고 하던데요. 초기에 나는 사람도 있고 말에 나는 사람도 있고 그렇대요. 약을 못 먹으니까 한의원 가서 침 맞으세요. 저는 임신성 두드러기는 아니고 그냥 알레르기성이었는데 침 맞고 많이 좋아졌어요.

댓글2 첫 아기 임신했을 때 두드러기 나서 모르고 피부과 갔다 왔는데 알고 보니 임신이었어요. 약 먹기 싫어해서 다행히 약은 안 먹었어요. 음식 두드러기가 아니라면 임신을 의심해 보세요.

Q2 온몸에 두드러기가 났는데 어떡해야 하죠?

댓글1 샤워는 미지근한 물로 하세요. 가려운 부위는 절대 긁지 마세요. 더 심해지거든요. 심한 부위는 얼음 찜질하는 것도 좋아요. 두드러기는 몸에 열이 나면 더 심해지거든요. 보리차나 물을 좀 많이 먹는 것도 괜찮아요.

댓글2 저도 한 3주 고생했어요. 증상은 좁쌀만 한 것들이 온몸에 퍼졌어요. 참다가 산부인과에 갔더니 20주가 넘으면 바르는 약을 발라도 된다고 해서 발랐어요. 너무 참지 마세요. 저도 2주 참다가 상처는 상처대로 나고 고생만 했어요. 약 발라도 괜찮다고 산부인과랑 피부과에서 말하니 안심하고 발랐어요.

Q3 배 주위에만 두드러기가 났어요. 왜 그런 걸가요?

댓글1 병원에 가서 물어봤는데 호르몬 분비 때문에 그렇다고 연고 바르면 된다고 했어요. 전 수박 마사지, 쌀겨 마사지 등등 이것저것 하며 고통스러웠는데 의사 선생님이 안전하다고 처방한 연고 바르니까 괜찮아지네요.

댓글2 저도 그랬어요. 임신하면 체질이 바뀌는 것 같아요. 통풍을 잘하면 금방 나아지던데요.

댓글3 저도 처음에 그랬어요. 붉은 반점 같은 게 생겼는데 아마 호르몬 때문이지 않을까 싶어요.

임신과 연관된 피부병으로 임신성 두드러기라는 질환이 있습니다. 주로 임신 후반기에 나타나며 초산부에 흔합니다. 다음 임신 때 재발은 드문 것으로 알려져 있습니다. 배에서 증상이 나타나기 시작하여 엉덩이, 허벅지 그리고 사지로 번지게 됩니다. 증상이 심하면 저농도의 스테로이드 크림 등을 바를 수 있습니다. 치료는 피부과 전문의와 상담하세요.

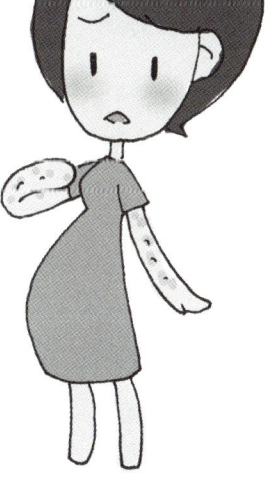

딸꾹질
태아가 딸꾹질을 해요.

keyword **032**

중요도

질문 / 1,850건
조회 / 422,000명
댓글 / 14,000개
체크 / 임신 기간 내

간혹 30주가 넘은 임산부 중에는 언제부터인가 배꼽주위에서 태아가 규칙적으로 똑똑 차는 것을 느끼기도 합니다. 이것은 태아가 딸꾹질을 하는 것이므로 아무 이상없는 정상적인 것입니다. 성인들도 어떤 질병에 걸렸거나 질병과는 관계 없이 음식물이라든지 운동, 흡연, 그리고 신경질 등으로 딸꾹질을 하기도 합니다. 또는, 아무 이유 없이 생기기도 합니다. 어느 때고 누구에게나 일어날 수 있는 것이기에 당연히 자궁 속의 태아까지도 딸꾹질을 합니다. 일반 태동과 달리 딸꾹질은 규칙적인 간격이 느껴집니다. 그리고 출산이 가까워 올수록 딸꾹질을 할 확률이 높습니다.

Q1 아기가 뱃속에서 자주 딸꾹질을 하는 것 같아요. 괜찮나요?

댓글1 자연스러운 현상이래요. 엄마의 심장박동에 변화가 생기면 아기가 그런다고 들은 것 같아요.

댓글2 태아가 딸꾹질을 한답니다. 저는 32주인데 하루에 여섯 번 정도 해요. 좋은 거래요. 폐로 숨쉬기 연습하는 거라고 괜찮다던데요.

댓글3 아기가 폐로 숨쉬기 연습하는 거라며 별로 걱정 안 해도 된다고 해요.

Q2 딸꾹질이 느껴지는 부위가 머리 쪽이 맞나요?

댓글1 우리 아기도 딸꾹질을 많이 하는 편인데요. 얼굴과 가슴 쪽이 맞고 위치는 배꼽 아랫부분이지요. 저는 처음에 거기가 엉덩이인 줄 알았는데, 그새 자리를 잡아서 머리가 아래로 가 있더라고요.

댓글2 저는 아기가 딸꾹질 할 때면 제 방광 쪽이 쿵쿵 거리는 것 같아요. 병원 가니까 골반에 머리를 집어넣고 자리 잡았다네요. 그래서 치골이 그렇게 아픈 거라고 해요.

댓글3 지금 38주 되었어요. 우리 아기는 역아예요. 결국 돌아오지 않아서 수술 날짜 기다리고 있어요. 우리 아기는 하루에도 수차례 딸꾹질하는데 누워있을 때 딸꾹질이 아래쪽에서 느껴지는 거 같아 혹시나 하는 마음에 일어나서 잘 느껴보면 아래에서도 느껴지지만 위쪽에서도 같이 느껴져요.

Q3 태아 딸꾹질은 왜 하는 건가요? 언제쯤 느껴지나요?

 딸꾹질 그렇게 빨리 못 느낀다던데요. 막달 전에나 느낄 수 있대요.

 딸꾹질은 규칙적으로 움직임이 느껴지는 거예요. 우리 아기는 배 안에서 딸꾹질 참 많이 했는데 나와서도 많이 하네요. 딸꾹질하는 이유는 엄마 배 속에서 양수 먹으면서 나중에 폐로 호흡하는 걸 연습하는 거래요.

 그게 어디가 아파서가 아니라 아기들이 양수 먹고, 뱉고 하면서 폐 운동하는 거래요. 자주 하면 건강하다는 증거라고 걱정할 것도 없다고 합니다.

 아기 딸꾹질하는 거 엄마 배가 차서 그렇다던데 배 따뜻하게 해주세요.

 저는 28주 때부터 2~3번 느낀 것 같아요. 그냥 태동이랑은 정말 달라요. 딸꾹질까지 귀여운 거 있죠.

 전 30주 넘어서 느꼈어요. 너무 자주 하는 거 아닌가 싶게 딸꾹질을 했어요.

 딸꾹질은 보통 7개월 정도부터 시작하는 걸로 알아요. 아기가 폐호흡 연습하는 시기부터 딸꾹질도 그와 비슷하게 시작하거든요.

 딸꾹질하는 이유는 아기가 나와서 숨 쉬는 거 연습하는 거라고 딸꾹질한다고 배 때리거나 치지 말래요.

Q4 태아 딸꾹질과 태동을 어떻게 구분하죠?

 딸꾹질은 매우 규칙적입니다. 어른하고 똑같아요. 태동은 꿈지럭거리는 느낌이고 딸꾹질은 그야말로 딸꾹! 딸꾹! 하는 느낌이죠. 어른처럼 몇 초 간격으로 지속적으로 있어요. 10분에서 길면 30분까지도 합니다.

 딸꾹질은 규칙적이에요. 태동은 불규칙적이고 어디서 움직일지도 모르고요. 막달이라 그런지 딸꾹질하면서 자기도 힘든지 발로 막 걷어차면서 딸꾹질을 하네요. 그리고 느껴지는 강도도 점점 세져요.

 지도 처음엔 태동인지 딸꾹질인지 몰랐는데 시간이 조금씩 지나다 보면 구분하겠는걸요.

 딸꾹질은 맥박보다 조금 느리게 규칙적으로 하고 태동은 배 아랫부분이 뭐가 스멀스멀 기어가는 느낌이 느껴져요.

 저도 하루에 세 번 정도 하는 것 같아요.

 하루에 2~3번 정도 10분 넘게 해요. 안쓰러워요.

 우리 아기도 요즘 들어 거의 매일 아침저녁으로 하는 것 같아요. 신기해요. 딸꾹질이 느껴지면 배를 쓰다듬으면서 "우리 아기 숨쉬기 연습하는구나!" 하면서 격려해 줘요.

태아가 딸꾹질을 하면 임신부는 복부에서 규칙적이고 율동적인 움직임을 느낄 수 있습니다. 태아의 딸꾹질은 자연스러운 현상이며 오래가지 않고 멈춥니다. 태아도 딸꾹질을 할 수 있으며 특별한 문제를 일으키지 않습니다.

땀
땀이 많이 나요.

keyword **033**

|중요도| ●●●●○

질문 / 700건
조회 / 131,500명
댓글 / 6,500개
체크 / 임신 기간 내

임신 중에 단순히 땀이 많이 난다고 해서 이상이 있는 것은 아닙니다. 땀이 많고 적은 것은 사람마다 다르겠지만 임신 중에 땀량이 늘어나는 것은 피부 혈류량이 증가하여 그럴 수 있습니다.

Q1 앉았다가 일어나면 어지럽고 식은땀이 너무 많이 나요. 괜찮은가요?

댓글1 저도 30주 됐는데 증상이 거의 같네요. 지난주 금요일부터 허리 통증도 심하고 식은땀에 기운도 없고 설거지 하다가 손에 기운 없어서 자꾸 떨어뜨리고 그래요. 아기 낳은 친구들 얘기 들어보니까 진통인 것 같다고 하던데요.

댓글2 저도 임신 초 그맘때쯤 그런 증상이 한 번 있었고 24주 정도에 같은 증상이 있어서 그 순간에 침대에 누우니 좀 낫더라고요. 병원 가서 증상을 얘기하니까 맥박을 재더니 정상이라고 하면서 혈압이 갑자기 높아지면 그럴 수 있다고 하더라고요. 병원 진료 갈 때 증상을 얘기해 보세요.

댓글3 임신 증상이래요. 저도 초기 때 두세 번 그랬는데 병원 가서 얘기했더니 임신 증상이라고만 하더군요.

댓글4 빈혈 때문에 그런 것 같아요. 입덧이 너무 심해서 빈혈약 못 먹다가 입덧이 끝나서 빈혈약 먹기 시작했어요. 기운이 없어서 더 그런 것 같기도 해요.

Q2 잘 때 식은땀이 심해요. 괜찮겠죠?

댓글1 저는 자기 몇 시간 전에 수건을 냉동실에 얼렸다가 덮고 자요. 얼굴과 가슴 쪽에서 집중적으로 열이 나거든요.

댓글2 저도 아기 가졌을 때 땀을 엄청나게 많이 흘렸습니다. 임신 중 체온이 올라가는데 잘 때는 약간 더 올라가는 것뿐이래요.

Q3 임신하면 체질이 바뀌나요? 많이 덥고 땀이 너무 많이 나서 이상해요.

댓글1 임신하면 땀 분비가 엄청납니다. 저도 모자 쓰고 시장 한 번 나갔다 오면 모자가 다 젖을 정도예요.

댓글2 운동을 아무리 많이 해도 땀을 잘 안 흘렸는데 임신하고 나서 땀을 많이 흘립니다. 임신하면 체온을 유지하려고 36.7~37.2℃ 정도의 미열이 지속된다네요.

댓글3 임신하면 더위 많이 타고 땀도 많이 나나 봐요. 저는 이제까지 더위도 더운지 모르고 살았는데 임신하고 나서 진짜 사경을 헤매고 있어요. 에어컨 없었으면 진짜 어쩔뻔했는지 모르겠어요.

댓글4 저도 굉장히 빨리 증상이 나타났던 거 같은데 꼭 감기 걸린 것처럼 몸에서 열나고 식은땀 나고 어지럽고 그랬어요. 시간이 좀 지나니까 아랫배가 많이 아팠어요.

댓글5 임신하면 열이 더 많아진다 하더라고요. 회사 다니고 있는데 지하철까지 걸어가는 도중에 땀을 비 오듯 흘려서 남 보기에 민망할 정도예요.

Q4 임신 중 땀 억제제 뿌리면 안 좋다는데 왜 그런가요?

댓글1 땀 억제제가 암을 유발한다는 기사가 났던 것 같아요.

댓글2 아기에게 무슨 영향이 있다기보다 일반 화학 미용제품에 들어 있는 성분이 유방암을 유발할 수 있다고 하네요.

댓글3 환경호르몬이 검출됐다고 해요.

Q5 어지럼증에 식은땀이 너무 심해요. 어떡하죠?

댓글1 산전검사하면 빈혈 수치가 나오는데 그 수치 보면 빈혈이 있는지 없는지 알 수 있어요. 저는 빈혈 수치가 무척 낮아서 임신 전부터 철분제 복용 중이에요.

댓글2 혈압이 낮아져서 그럴 수도 있어요. 저도 첫 아기 갖고 직장 다닐 때 지하철에서 어지럼증으로 쓰러진 적도 있어요. 그때 눈앞이 깜깜해지고 식은땀이 쫙 나더라고요. 하지만, 누워서 쉬면 곧 괜찮아졌어요. 그것도 임신 증상 중의 하나라고 보면 될 거예요.

댓글3 저도 그래서 영양제 맞고 왔어요. 입덧해서 5kg 빠졌는데 그것 때문에 어지러운 거 같아요. 영양제 맞으니까 훨씬 나아요.

Q6 겨드랑이 땀구멍이 보라색으로 멍든 것처럼 되었어요. 왜 그런 거죠?

 갑상선하고 관련이 있다고 들었어요.

저도 지금 현재 멍든 것처럼 가슴 쪽까지 많이 번졌어요. 원래 몸에 땀도 없는데 갑자기 땀도 많이 나기 시작했어요. 전 처음에 가슴이 갑자기 커져서 그런 거라 생각했는데 의사 선생님이 임신하면 그런 증상이 생기는 사람들이 있다고 아기 낳고 나면 자연적으로 없어질 거라고 하더군요. 너무 신경 쓰지 마세요.

 저는 겨드랑이털, 배털, 사타구니 털이 두 배로 많아졌어요. 그리고 피부착색은 원래 생기는 증상이고 나중에 정상으로 돌아온대요.

갑상선 : "갑상선에 걸렸다."라는 말을 하는 사람들이 있는데 갑상선은 병의 이름이 아니고 우리 몸의 한 부분으로 목의 앞쪽에 있는 튀어나온 물렁뼈의 아래에 있습니다. 갑상선은 요오드를 원료로 갑상선 호르몬을 만들어 내는 내분비 기관입니다. 갑상선 호르몬은 우리 몸의 신진대사의 속도를 조절하는 역할을 합니다.

 임신중에는 체온이 높아져 조금만 움직여도 땀이 날 수 있습니다. 땀이 너무 많이 나면 피부과 선생님과 상담해 보세요.

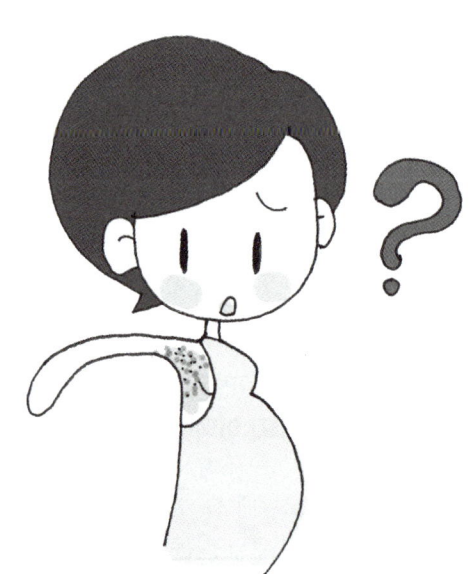

땀띠

땀띠가 났어요.

keyword 034

|중|요|도|

질문 / 450건
조회 / 77,600명
댓글 / 1,900개
체크 / 출산 후

여름은 임부나 산모에게 모두 두려운 계절입니다. 임신하면 체온이 약간 오르면서 땀도 평소보다 많이 납니다. 땀띠를 예방하려면 깨끗이 씻고 통풍이 잘 되도록 해주세요. 심하게 가려우면 의사의 처방을 받아 연고를 바를 수도 있습니다. 덥고 후덥지근한 날씨에 제대로 씻지도 못하고 긴소매 옷과 양말로 겹겹이 싸고 지내야 하는 산모의 고생은 이루 말할 수 없지요. 여름이지만 얇은 이불 한 장 정도는 덮도록 하되 방안을 지나치게 덥게 하면 땀띠 등이 생길 수 있으므로 선풍기나 에어컨을 사용하세요. 단, 바람을 직접 쐬면 안 됩니다.

Q1 땀띠 해결 방법 알려주세요.

댓글1 오이를 썰어서 붙이면 가려움이 가라앉아요. 1일 5~6회 가량 일주일간 계속하면 좋아져요.

댓글2 전 너무 심하게 고생해서 담당 의사한테 물어봤는데 호르몬 분비 때문에 그렇대요. 아기한테 영향 안 주는 연고를 처방해 줬어요. 연고 바르니까 간지럽지 않아요.

댓글3 땀띠 날 때 찬물로 샤워하면 안 돼요. 약간 따뜻한 물로 샤워하세요. 집에서는 통풍이 잘 되는 옷을 입고 시원하게 해주세요.

Q2 대상포진과 땀띠의 차이점 가르쳐주세요.

댓글1 대상포진은 말 그대로 대상 행렬의 모양처럼 기다랗게 띠를 이뤄 물집이 번진답니다. 아주 심한 통증이 동반됩니다. 땀띠는 그냥 가렵지만 대상포진은 정말 통증이 심하다고 하네요.

댓글2 대상포진은 스트레스 관련 질병이라고 하더라고요. 스트레스를 받게 되면 면역이 약해져서 생기는 질병이라고 들었어요. 땀 흘려 나는 땀띠와는 전혀 달라요.

댓글3 대상포진은 면역력이 약해졌을 때 생기는 병이고 허리 위쪽으로 나타나요. 신경을 건드려서 엄청 아프답니다.

Q3 배 주변에 땀띠가 나요. 어떡하죠?

 저도 그러는데 찬 수건으로 대놓고 있으면 좀 나아지던데요. 전 배부터 얼굴 빼고는 다 그랬어요. 찬 물수건이나 얼음주머니 만들어서 대놓으면 가렵지도 않고 한결 좋답니다.

 저는 배에 땀띠가 너무 많이 났어요. 배 아래쪽에서 땀띠처럼 생긴 것이 오래가면 살이 터지는 거래요.

 임부복 팬티만 입으면 땀띠가 나요. 그래서 땀띠 난 날은 샤워하고 오일이나 로션 안 바르고 배 덮지 않은 채로 시원하게 해놓고 있어요. 그러면 그 다음날 다시 들어가요. 그러다가 또 땀 내면서 돌아다니면 여지없이 땀띠가 올라오더라고요. 임신해서 배에도 땀이 많이 나나 봐요.

 땀띠는 잘 닦아주고 보송보송하게 잘 유지시켜 주면 안나요. 임신했을수록 더욱 청결에 신경을 써야 할 것 같아요.

Q4 땀띠에 연고 발라도 되나요?

 임신 중에 연고는 될 수 있으면 안 바르는 게 좋아요. 바른다 해도 임신부가 사용해도 되는지 확인하고 바르세요. 땀띠가 심하면 녹차나 **루이보스** 티백을 시원하게 해서 붙여보세요. 땀띠 나면 통풍 잘 되는 옷을 입으세요.

 저도 땀띠가 배 전체에 많이 났는데 의사 선생님이 연고를 처방해 줘서 발랐더니 괜찮아졌어요. 꼭 상담하고 바르세요.

루이보스 : 루이보스는 남아공 세다버그 산맥에서만 생육하는 콩과의 침엽수로서 희귀 식물에 속한답니다. 사막의 척박한 땅에서 자라기 때문에 뿌리가 약 7~8미터 내려가고, 침엽수이고, 3년 재배하고 5년 휴작하는 형식으로 윤작을 하여 재배한답니다. 정신 안정 작용을 하고, 여러 가지 피부염과 피부미용에 좋습니다.

 전 임신하고 습진 때문에 거의 다섯 달을 연고 바르고 지냈어요. 바르는 건 아무 상관 없다고 하니 피부과에서 처방을 받아 바르세요.

임신 중이라고 해서 땀띠에 대한 치료는 크게 다를 것이 없습니다. 피부과 전문의와 상담해 보세요.

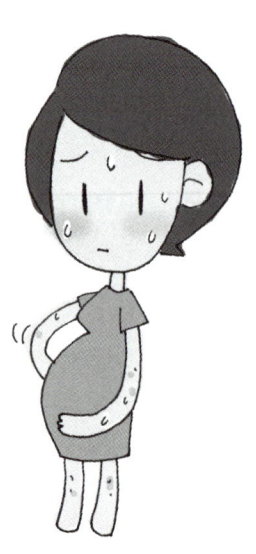

로션
로션을 발라도 되나요?

keyword **035**

|중|요|도|

질문 / 1,250건
조회 / 274,500명
댓글 / 8,150개
체크 / 임신 기간 내

임신 중에는 갑작스런 신체적 변화 때문에 피부에도 변화가 생깁니다. 살 트임이나, 건조함을 예방하고 피부 수분을 유지하려면 로션이 필요합니다. 인체에 해가 없는 제품을 사용하세요. 목욕 후에는 오일이나 바디로션을 꾸준히 발라주는 것도 좋습니다.

Q1 여름에도 로션을 발라야 하나요?

 전 끈적이는 게 싫어서 안 발라요. 특별히 건조하다고 느끼지 않으면 더욱 안 바르죠.

 여름철이라도 살이 부쩍 많이 찌거나 자기 몸이 건조하다면 끈적거려도 바르는 게 좋아요. 살 트고 나서 나중에 후회하는 것 보다는 조금 끈적거리는 게 낫지 않을까요.

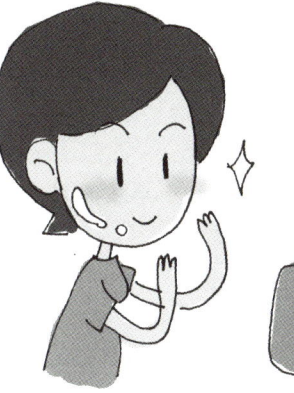

Q2 임신부 로션 사용법 가르쳐주세요.

 저는 워낙 건조해서 그냥 물기 있는 상태에서 오일을 바르고 물기를 닦은 후 로션 발라요.

 물기 있는 상태에서 마사지하면서 발라주래요. 물기 없는 상태에서 바르는 것보다 물기 있는 상태에서 바르는 게 흡수도 더 잘 되고 좋대요. 전 샤워 후 오일 바르고 살짝 물기를 닦고 그 다음 로션 발라요.

 튼 살과 건조한 피부에는 로션을 사용해도 됩니다.

루프
루프를 이용한 피임법은 무엇인가요?

keyword 036

질문 / 550건
조회 / 115,500명
댓글 / 4,100개
체크 / 출산 후

중요도

루프 피임법은 구리가 감긴 작은 기구를 여성의 자궁 안에 넣어서 수정란이 착상되는 것을 막는 피임 방법입니다. 자궁 안에 설치해야 하는 부담 때문에 보통 아기를 낳은 경험이 있는 여성들이 주로 사용합니다. 보통 생리가 끝난 직후에 산부인과에서 루프를 시술받는 것이 좋으며 시술 후에는 6개월에 한 번 정도 검사를 받는 것이 바람직합니다. 부작용으로는 복통과 출혈이 있을 수 있는데 삽입 직후에 생길 수도 있고, 월경 시 생리통이 생기기도 합니다. 월경량이 많아질 수 있고 허리 통증을 호소하기도 합니다. 루프를 낀 상태에서 임신하면 초기에 제거해야 합니다.

Q1 루프 제거 수술 후 바로 임신이 가능한가요?

 저도 생리 예정일 일주일 전에 뺐는데 바로 임신이 됐어요. 아마 수정이 된 상태였나 봐요.

 전 루프가 빠진 줄도 모르고 있다가 임신했어요. 낀 채로 임신 된 줄 알고 당황했는데 몸 안에는 없더라고요. 의사 선생님 말이 모르게 빠져도 눈에는 보인다는데 저는 전혀 빠진 거 못 봤거든요. 사람마다 달라서 바로 임신하는 사람도 있고 못 하는 사람도 있대요.

 전 루프 빼고 다음 달에 바로 임신했어요. 그런데 자연유산이 되어 버렸어요.

 루프 끼고도 임신하는 사람들 있어요.

 루프 끼고도 임신할 수 있는데 병원에서 착상만 잘 되었다면 괜찮아요. 루프도 100% 완전 피임법이 아니므로 임신이 가능해요. 약으로 하는 피임이 아니라서 기형 발생은 없대요. 제가 루프 빼고 바로 임신해서 병원 가서 물어봤어요.

Q2 루프 낄 때 많이 아픈가요?

 좀 아파요. 기분도 영 찜찜해요. 전 그거 끼우고 첫 생리 때 양이 평소의 3배 정도여서 병원 갔더니 루프 끼우면 그럴 수 있다면서 계속 양이 많으면 빼야 한다고 하더군요.

댓글2 전 이번에 출산하고 끼웠습니다. 시간은 30초 정도 걸렸고 아픈 건 거의 모르겠어요. 한 5~6개월 정도 됐는데 생리는 아주 조금씩 비치네요. 몸에 안 좋다 그런 소리는 근거 없다고 해요. 전혀 문제 되지 않는대요.

댓글3 저도 루프 끼고 나서 피도 많이 나고 아팠어요. 저는 생리량이 좀 많아졌어요.

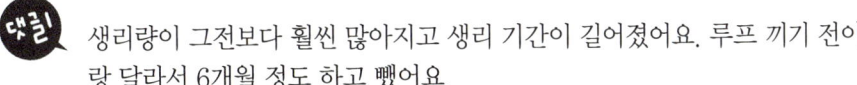

Q3 루프하면 부작용은 없나요?

댓글1 생리량이 그전보다 훨씬 많아지고 생리 기간이 길어졌어요. 루프 끼기 전이랑 달라서 6개월 정도 하고 뺐어요.

댓글2 저도 예전에 루프 사용한 적 있는데 배도 아프고 하혈을 한 달 내내 해서 뺐어요. 특히 생리할 때 더 아픈 것 같아요. 혹시 모르니 생리할 때까지 넣어 보고 저랑 비슷하면 빼세요.

댓글3 루프 끼면 분비물 많이 나오고 생리기간과 양이 늘어나게 됩니다. 사람마다 다르지만 금방 괜찮아지는 사람도 있고 한 일 년 정도 지나야 생리량이 줄어드는 사람도 있어요. 배 아프거나 허리 아픈 부작용이 있으면 빼야 하는데 가끔 조금 아프고 분비물 정도라면 좀 참아보세요.

댓글4 저도 루프 3년 정도 했어요. 어느 날 갑자기 허리 통증이 와서 병원 갔는데 루프 때문에 골반염이 생겨서 그런 거래요. 그래서 루프 뺐어요.

댓글5 사람마다 부작용이 다르다고 하네요. 지금 루프 한 지 일주일이 넘었습니다. 출혈은 한 일주일 하고 지금은 안 하는 데 한 삼일 전부터 얼굴에 여드름 같은 게 많이 났어요. 오늘은 자고 일어나니 더욱 심하군요. 밖에도 못 나가겠어요.

댓글6 며칠은 뻐근했던 기억이 나요. 출혈도 약간 있을 테니 가만히 누워 계세요.

댓글7 루프가 안 아프고 비용도 저렴한데 사람마다 다른가 봐요. 부작용 있으니 잘 알아보고 하세요. 친구는 루프 끼웠다가 한 달 만에 뺐어요. 부작용으로 자궁에 피가 고였대요.

Q4 정관수술과 루프의 장단점을 알려주세요.

댓글1 피임은 무조건 남자가 해야 해요. 산부인과 의사도 남자가 피임하는 게 훨씬 좋다고 했어요. 여자가 피임하면 몸이 상해요.

댓글2 루프 2년 했어도 몸에 이상 없어요. 부작용이 많다는 얘기는 사람에 따라 다른 것 같아요. 정관수술은 2년 내에 복원 안 하면 다시 못 쓸 확률이 높다고 하니 아예 아기를 안 가질 생각이면 정관수술이 나을지도 모르죠.

댓글3 정관수술은 늦둥이를 갖고 싶어도 임신을 할 수 없어요. 수술 후 약 4주가 지나야 진정한 피임 효과가 있고요. 루프가 안 맞는 사람은 허리나 배가 아프고, 골반 쪽으로 염증이 생기기 쉬워요. 간혹 자리 이동을 하면 배가 아프고, 생리량이 많아지는 사람도 있으며, 정기적인 검진이 필요하답니다.

여러 가지의 피임 방법 중 하나로 자궁 내 장치인 루프가 있습니다. 시술은 외래에서 간단히 삽입할 수 있습니다. 한 번 시술하면 종류에 따라 5년에서 10년까지 사용할 수 있고 최근에는 골반염의 가능성도 작아지는 등 여러 가지 장점이 있습니다. 하지만 경우에 따라 출혈이나 감염의 가능성도 있으므로 산부인과 전문의와 상의하여 피임 방법을 선택해야 합니다.

맹장
임신 중 맹장(충수염)에 걸리면 수술할 수 있나요?

keyword 037

질문 / 250건
조회 / 43,100명
댓글 / 1,500개
체크 / 임신 기간 내

맹장염으로 확실히 진단이 되면 수술을 해야 합니다. 물론 마취제나 수술 후 사용하는 항생제는 태아에게 해가 없는 약으로 사용합니다. 우선 초음파검사(태아에게 무해함)로 정확한 진단을 받는 것이 좋습니다.

Q1. 임신 중인데도 맹장 수술 가능한가요?

댓글1 후기에도 맹장 수술만 하고 아이는 자연분만으로 낳을 수 있어요. 아이 때문에 전신마취 안 하고, 하체만 마취하죠. 걱정하지 마세요.

댓글2 며칠 전 새벽에 오른쪽 배가 너무 아파서 맹장인가 했습니다. 혼자 별 상상을 다 했는데 자궁 쪽이 확대되고 있어서 생긴 통증이라네요. 의사 선생님이 맹장이 터지면 큰일이라고 했습니다. 그리고 맹장은 가슴 바로 위쪽으로 올라왔다고 했어요.

댓글3 친구 중 한 명이 맹장이 터져서 병원에 갔는데 거기서 임신인 걸 알았어요. 그래도 맹장 수술 했어요.

Q2. 맹장염(충수염)이면 어떡하죠?

 혹시 맹장염이라고 해도 수술할 수는 있어요. 임신 중에도 가끔 맹장 수술하는 분들이 있답니다. 물론 하반신만 마취하고요.

 제가 20주 때 충수염으로 수술했답니다. 현재 34주예요. 밤에 응급실 가서 확인받고 다음날 아침까지 금식하고 나서 9시쯤 수술했어요. 전신마취 가능했고 아기도 괜찮은 것 같아요. 문제는 수술 후 진통제를 안 놔줘요. 그래서 다른 환자보다 좀 더 많이 아팠답니다. 그래도 4일 만에 퇴원하고 일주일 고생하고는 견딜만 했어요. 혹시나 충수염이라도 너무 걱정하지 말고 잘 이겨내세요. 아기는 건강할 거예요.

 저도 임신 중에 맹장 수술 받았어요. 밤에 허리가 끊길 듯 제대로 못 펴고 아프더라고요. 그래서 새벽에 응급실 갔더니 맹장이라고 해서 수술 받았어요. 증상은 허리를 못 펼 정도로 배에 통증 있다가 시간이 지나면 아랫배 쪽으로 통증이 내려와서 아랫배를 꾹 눌렀다가 뗄 때 아파요.

 임신 중 충수돌기염으로 진단되면 반드시 수술 치료가 필요합니다. 임신을 하면 커진 자궁에 의해 충수돌기의 위치가 변하게 됩니다. 일반적인 충수돌기염의 증상인 우측 하복부 통증의 위치가 변할 수 있고 비특이적인 증상이 유발될 수도 있습니다. 충수돌기염과 자궁 외 임신은 무관합니다.

멀미
멀미가 심해졌어요.

keyword **038**

질문 / 50건
조회 / 8,800명
댓글 / 450개
체크 / 임신 기간 내

|중|요|도|

임신 초기에는 입덧 때문에 멀미가 심해질 수 있습니다. 입덧과 멀미는 증상이 비슷해서 구별하기도 어렵습니다. 멀미는 자동차로 이동할 때 자주 발생하기 때문에 차를 탔을 때는 자주 창문을 열어 신선한 공기를 마시고 시선은 멀리 두어 멀미 현상을 줄이도록 해야 합니다.

Q1 임신 중에 멀미 증상이 심해요. 어떡하죠?

 귤 껍질 향이 멀미를 진정시키는데 좋대요. 차 타고 다닐 때 귤을 먹었더니 좀 가라앉는 듯했어요.

 입덧 때문에 멀미가 나는 거라서 입덧을 진정시키는 귤이나 주스 같은 거 먹으면 괜찮아요. 환기 자주 하고 휴게실에서 자주 쉬어 주세요. 입덧 끝나니까 괜찮아지더라고요. 빈속에 더 울렁거리는 것 같으니 간식 자주 챙겨드세요.

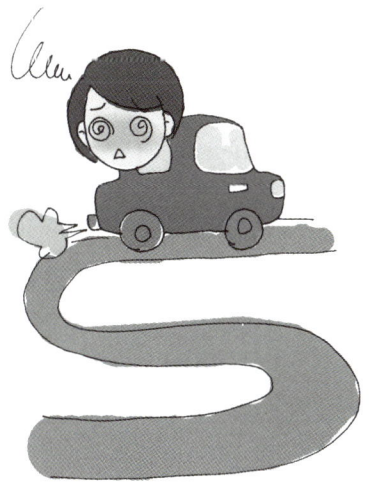

멀미를 줄이는 민간요법은 정확히 밝혀진 바 없습니다. 멀미란 자동차, 배, 항공기 등 진동에 의한 가속도 자극이 내이(內耳)의 진정, 반고리관에 작용하여 일어나는 일과성의 병적 반응으로, 구토나 메스꺼움을 일으킵니다. 되도록 흔들림이 적은 자리를 잡고, 창문을 열고 환기를 시키며 먼 곳 경치를 바라보는 것이 도움이 됩니다. 식사는 출발 두 시간 전에 가급적 소화가 잘 되는 것으로 하세요. 이동 중 담소를 나누는 것 또한 도움이 됩니다.

멍울
가슴에 멍울이 잡혀요.

keyword **039**

중요도

질문 / 75건
조회 / 13,000명
댓글 / 325개
체크 / 임신 기간 내

가슴에 멍울이 잡히는 것은 여러 가지 이유가 있습니다. 모유 수유 중 풀리지 않는 멍울은 유방 초음파 검사를 해보는 것이 좋습니다. 염증이 있는지, 멍울의 종류가 어떤 것인지 정확하게 알고 난 후 조치가 필요하므로 의사 선생님과 상담해 보세요.

Q1 가슴에 멍울이 잡히는데 괜찮을까요?

 저도 가슴에 몽우리가 만져져서 걱정했는데 유방암 검사하니 정상이라더군요. 걱정되면 검사 받아보세요.

 원래 여자들은 큰 덩어리가 만져집니다. 걱정하지 마세요. 많이 걱정되면 초음파 찍으러 가보세요. 그럼 괜찮을 거예요.

Q2 겨드랑이에 멍울이 잡혀요. 어떻게 해야 하죠?

 저도 얼마 전에 멍울처럼 만져져서 갑자기 공포에 질렸는데 임신하면 유선이 발달해서 그럴 수도 있대요. 별일 없을 거예요.

 임신하면 생기는데 아기 낳으면 없어져요. 너무 걱정하지 마세요. 임신 증상 중의 하나예요.

 전 양쪽 모두 생겼는데 유선이 발달하느라 생기는 거예요. 사람에 따라 부위가 조금씩 다르지만 겨드랑이가 때 낀 것처럼 까매지기도 해요.

Q3 제왕절개 후 멍울이 생겼는데 괜찮을까요?

 저도 그랬어요. 지금 6개월 정도 지났는데 지금은 잘 만져지지 않아요. 저도 처음에 살이 뭉친 것인지 내심 걱정 많이 했는데 그다지 아프지 않아서 그냥 지냈더니 지금은 괜찮아요.

 병원에 가보세요. 젖몸살 때문에 그럴 수도 있겠지만 혹시 사람 일은 모르는 거잖아요. 병원에 가서 검사를 받아보는 게 좋을 것 같네요.

임신 중 가슴 멍울은 유선 발달 때문인 경우가 많으나 가슴에 멍울이 잡힌다면 반드시 원인을 찾아야 하며 겨드랑이의 멍울은 유방암과 연관이 있을 수 있습니다. 따라서 반드시 유방 외과 전문의의 진찰이 필요합니다.

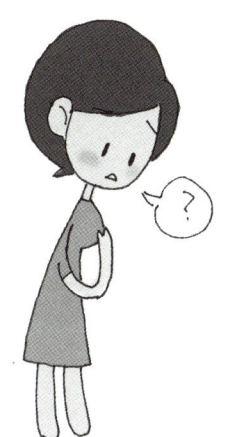

면역요법
습관성 유산 치료법인 면역요법은 무엇인가요?

keyword **040**

질문 / 125건
조회 / 23,500명
댓글 / 600개
체크 / 특정시기 없음

임신이 정상적이면 모체는 태아를 포용하여 임신하게 되지만 면역학적으로 모체의 항체가 태아를 공격하는 경우, 또는 모체와 태아의 항체가 서로 거부 반응을 일으키면 태아가 자궁 안에서 살 수 없어 습관성 유산이 되기도 합니다. 이러면 검사 결과에 따라 헤파린과 베이비 아스피린, 면역 글로불린, 고농도 프로제스테론등을 투여해서 유산을 방지합니다.

Q1 유산을 두 번 하고 나서 이번에 다시 임신하니 면역 글로불린 주사를 맞으라고 합니다. 꼭 맞아야 할까요?

 저도 두 번 유산하고 아기 가졌어요. 임신 전부터 아스피린 처방받았고 따로 한방 치료도 받았어요. 임신하고 나서는 유산방지 주사 맞고 임신 초기에는 무조건 누워 있었어요.

 저도 두 번 유산하고 남편과 염색체 검사까지 받았는데 아무 이상이 없다고 나왔어요. 저도 아기 생겼을 때 주사 맞을지 고민하다가 맞았어요. 비용이 좀 비싸더라도 정성을 쏟고 싶어서요.

그래서 지금 임신 잘 유지하고 있습니다.

 저도 두 번 유산하고 나서 임신 다시 한 후에 면역 글로불린 주사 맞았어요. 저는 28주까지 맞았어요. 지금 36주인데 건강하게 잘 크고 있답니다.

 저도 면역 글로불린 주사 맞았어요. 지금은 건강한 아기 낳아서 잘 키우고 있어요. 너무 걱정 말고 마음 편하게 먹으세요.

 저 역시 태아 살해 세포 수치가 높아서 면역 글로불린 치료를 받고 있어요. 저는 임신 4주부터 주사 맞고 그 후에 아기집을 확인했어요. 주사 맞고 부작용 없어요. 성공 확률도 90% 이상이에요. 태아 살해 세포는 글로불린만이 치료 방법입니다. 힘내세요. 저도 늘 5주를 못 넘겼는데 벌써 32주가 넘어간답니다.

 저도 두 번 유산 끝에 병원에서 정밀검진하고 면역주사 처방받았습니다. 5개월까지 맞아야 한다고 해요. 얼마 전 마지막 주사 맞고 지금은 24주째 접어듭니다.

Q2 계류유산 원인이 면역학적 요인이라고 하던데 맞나요?

 저도 면역이상(난소, 갑상선)이 있는 상태라 검사를 했는데 다행히 태아 살해를 일으킨다는 면역이상은 아니더군요.

 저도 계류유산과 **포상기태**라서 소파 수술을 해요. 조직 검사도 해야 하고요. 계류유산의 원인이 다양해서 한마디로 말할 수는 없지만, 배아와 태아의 발생학적 이상, 염색체의 수, 구조적 이상, 감염, 만성 질환, 내분비 질환, 영양상태 불량, 약물과 환경적 원인, 담배, 술, 카페인, 독성물질의 노출, 면역학적 요인, 여성 생식기계의 구조적, 해부학적 이상, 자궁기형, 혹, 기타 남성 측 인자 등이 있는데, 이중에 하나겠죠.

포상기태 : 태반의 이상 변화로 태반이 포도송이 또는 개구리 알처럼 변하는 것을 말합니다. 포상기태의 10~15%가량이 융모상피암으로 진행됩니다. 포상기태가 한 번 생겼던 사람은 그렇지 않은 사람에 비해 재발할 확률이 2~4배 정도 높습니다. 그러나 사후 관리만 잘한다면 암의 공포에서 벗어나 얼마든지 정상적인 임신을 할 수 있습니다. 단, 포상기태를 앓은 뒤에는 1년 동안, 융모상피암은 2년 동안 피임을 해야 합니다.

 습관성 유산은 그 원인이 정확히 밝혀져 있지 않습니다만, 아주 많은 원인이 있는 것으로 알려져 있습니다. 따라서, 치료 방법도 다양합니다. 그중에 습관성 유산이 자가 면역과 연관되어 있다고 보고되고 있는데, 이러한 경우에는 면역 글로불린이 사용되기도 합니다. 3회 이상의 자연유산의 과거력이 있는 분은 전문가의 진료가 필요합니다.

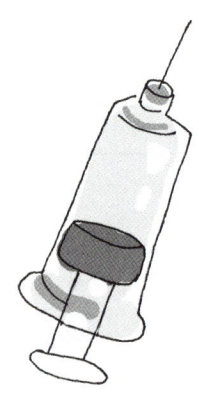

모기
모기향이나 모기약 사용해도 되나요?

keyword 041

질문 / 770건
조회 / 178,325명
댓글 / 4,400개
체크 / 임신 기간 내

중요도 ●●●●●

산모에게는 여름철 모기에 시달리는 것도 곤욕스러운 일입니다. 모기향을 밀폐된 공간에서 자욱하게 피우는 것은 산모나 태아에게 좋지 않습니다. 부득이하게 모기향을 사용할 때에는 창문을 열어 자주 환기를 해야 합니다. 모기향 피우기가 꺼려지면 모기장을 쓰는 것도 좋은 방법입니다. 모기 물린 데가 심하게 가려우면 약을 발라도 상관없습니다.

Q1. 모기향을 피우거나 약을 발라도 되나요?

댓글1 전 걱정돼서 약도 안 바르고 아무것도 안 피워요.

댓글2 임산부에게 모기향이 안 좋대요. 모기장 치고 주무세요.

댓글3 모기향에 해로운 성분이 많이 들어 있어서 안 좋대요. 저도 모기장 씁니다.

댓글4 저는 전자모기향 항상 옆에 틀어 두고 자는데 괜찮아요.

댓글5 다들 모기장이 좋다고 하는데 저는 전자모기향 켜 놓습니다. 대신 환기 잘 되게 문 열어 놓고 자요.

> 모기약 보다는 모기장

Q2. 모기약 발라도 되나요?

댓글1 조금 바른 거면 괜찮을 거예요.

댓글2 약사한테 물어보니 괜찮다고 해서 바릅니다.

🚨 가벼운 피부병변에 사용하는 연고는 스테로이드나 항생제가 포함된 연고입니다. 물론 피부 일부분에 국소적으로 사용하더라도 흡수된 후 혈관을 통하여 전신에 약물이 분포할 수 있지만 그 양이 아주 적습니다.

모유
모유량을 늘리는 방법을 알려주세요.

keyword **042**

|중|요|도|

질문 / 10,685건
조회 / 2,320,280명
댓글 / 57,705개
체크 / 출산 후

모유는 갓난아기에게 최고의 영양식입니다. 엄마의 젖은 아기가 성장하는 데 꼭 필요한 영양성분과 면역 성분을 공급하기 때문이죠. 그런데 출산 직후 젖이 잘 안 나와서 모유 수유를 포기하는 산모들을 자주 봅니다. 갓 태어난 아기는 빠는 힘이 약해서 젖 먹이기가 더욱 쉽지 않은데 끈기를 갖고 유방 마사지를 하면 대개 출산 후 3일경에는 모유가 잘 나오므로 조급하게 마음먹지 말고 꾸준히 유방 마사지를 하는 것이 좋습니다. 특히 수유하기 전에 유방을 마사지해 주면 젖이 원활하게 분비되어 아기가 젖을 빠는 데 도움이 됩니다. 그리고 한 가지, 신생아는 빠는 힘이 부족하기 때문에 충분한 양을 먹을 수가 없습니다. 이것을 보고 젖이 부족하다고 생각해서 모유 수유를 포기하는 경우가 많은데, 아기가 빨면 빨수록 모유의 양이 점차 늘어나게 되므로 시간을 두고 천천히 계속 시도해야 합니다. 그러므로 아기가 빠는 힘이 좋아져 충분히 모유 수유를 할 수 있을 때까지는 아기가 먹고 싶어할 때 언제든 젖을 물려 먹을 양만큼 먹이는 것이 좋습니다.

Q1 젖이 별로 안 나와서 안타까워요. 모유 늘리는 방법이나 음식은 가르쳐주세요.

댓글1 호박이 여자 몸에 좋대요. 산후 부기 빼주는데도 좋지만 호박씨를 갈아서 우유에 타 먹으니까 모유량이 다섯 배 정도 늘어난다고 해요. 돼지 족을 푹 삶아 그 물을 먹어도 젖량이 는다는데 먹어보니 그건 개인적으로 비위에 좀 안 맞더군요. 우유 한 잔에 호박씨 한 숟가락 넣어서 먹는게 아이들한테도 좋대요.

댓글2 캐모마일차를 마셔도 모유량이 는다고 하더군요. 전 미역국만 열심히 먹어도 모유가 잘 나와서 걱정은 안 해요.

댓글3 기름기 많은 음식은 유선을 막아서 모유를 줄어들게 한다니 조심하세요. 인삼 같은 것도 모유 줄일 때 먹는 거라니 조심하세요. 3~4개월쯤에 아기가 갑자기 젖먹는 양이 늘면 일시적으로 젖이 모자라는 느낌이 들 수도 있는데 그때는 열심히 먹으면서 아기한테 자주 젖 빨리면 젖량이 저절로 늘어나요.

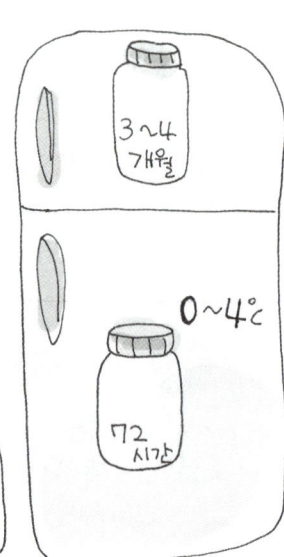

댓글4 족발 고아서 먹는 건 냄새가 너무 안 좋다고 해요. 저도 감기 앓고 나서 입맛이 떨어지면서 갑자기 젖량이 줄어든 거 같은데 요즘은 매일 팥죽 한 그릇씩 간식으로 먹으니 다시 늘어났어요. 원래 팥죽을 좋아하니까 먹는 게 그리 힘들지도 않아요. 팥죽도 모유량 증가에 도움이 된다고 해요. 우유에 호박씨 타서 먹으면 모유량이 는다고 하던데 아직 안 해봐서 잘 모르겠어요.

Q2 모유 보관법 좀 알려주세요.

댓글1 실온(19~22℃)에서 6~10시간, 냉장실(0~4℃)에서 72시간 보관이 가능하고, 냉동실에서는 3~4개월까지 보관해도 된다고 해요. 해동한 모유는 보관이 안 되고 한 번에 다 먹이고 남으면 버려야 합니다.

댓글2 전 지금 12개월째 짜서 먹이고 있어요. 냉장 보관 3일, 상온 보관 8시간 가능해요. 냉동 보관은 6개월까지 가능하다고 합니다. 제가 젖량이 너무 많아 매일 짜서 우리 조카에게도 같이 먹여서 키웠어요. 조카나 우리 아들이나 모두 냉장 보관한 모유 먹였어요.

댓글3 모유는 바로 짜서 먹이든 보관했다가 먹이든 별 차이가 없다고 그래요.

Q3 가슴 크기와 모유 수유량 관계 있나요?

댓글1 없는 거 같아요. 제 친구는 가슴 크기가 친구들 중에서 가장 컸는데 모유가 나오질 않아서 모유 수유 못 했거든요.

댓글2 제 친구는 아기 낳고 모유 수유해서 가슴이 더 예뻐졌대요.

댓글3 모유 수유한다고 가슴 쳐지는 거 아닙니다. 임신했을 때보다 아기 낳고 2~3일 후에 가슴이 커집니다. 저는 아기 낳고 분유 먹였는데 가슴 쳐졌어요. 젖 말린다고 약 먹었더니 임신 전보다 가슴 더 작아졌어요.

댓글4 전혀 상관없어요. 저는 가슴 작은데도 모유 잘 나와요.

Q4 모유 끊는 방법 가르쳐주세요.

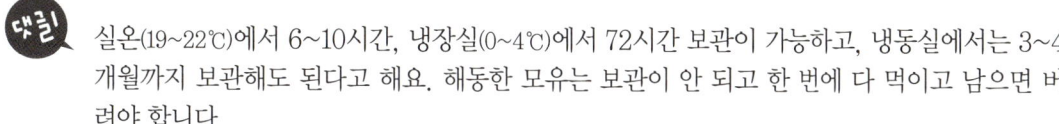

댓글1 저는 아주 쉽게 끊었어요. 혹시 빨리 끊고 직장 나가야 하는 상황이 아니면 천천히 끊으세요. 약 먹고, 꽁꽁 싸매면서 아파하지 않아도 그냥 아기 젖 안 물리고, 젖이 돌면 조금씩 짜내고 그러니까 저절로 끊어지던데요. 왜 굳이 꽁꽁 싸매면서 그 고통을 감내하는지 모르겠어요. 시간 되면 그냥 천천히 말리세요. 되도록 국물 음식 안 먹고, 식혜 먹고 그렇게 해서 끊었어요.

댓글2 맥아를 갈아서 차처럼 마시면 줄어들어요. 사람들이 식혜 먹으라는 것도 그 안에 엿기름이 들어가 있기 때문이에요. 약은 안 먹어도 돼요.

Q5 모유 수유할 때 먹으면 안 되는 음식 알려주세요.

댓글1 달거나 기름진 음식을 먹으면 모유가 달아지거나 끈적끈적해져서 모유의 질이 떨어진다고 합니다. 아기에게 맛있는 젖을 먹이려면 담백하게 먹어야 한대요.

댓글2 임산부 교육 갔을 때 들었는데 땅콩, 매운 음식, 기름진 음식 등을 너무 많이 먹지 말라고 했어요. 인삼이랑 식혜도 안 된다고 하더군요.

Q6 모유 수유 중에도 임신이 되나요?

댓글1 가능하대요. 주위에 그런 사람 많이 봤습니다. 생리 안 해도 배란은 한다고 해요. 저도 모유 수유 중인데 생리해요.

댓글2 당연히 임신 가능합니다. 생리 안 해도 가능합니다. 그래서 다들 그때 조심해야 한다고 해요.

댓글3 임신이 가능하답니다. 완전한 피임법은 아닌 것 같아요.

Q7 임신 전 유즙 분비가 출산 후 모유량에 영향을 주나요?

댓글1 전 29주인데 가슴은 커졌지만 유즙 같은 건 전혀 안 보여요. 유즙의 유무와 출산 후 모유 수유 때 젖량은 관계가 없다고 하던데요.

댓글2 유즙이 안 나온다고 해서 모유 수유를 못하는 건 아닌 것 같아요. 저는 유즙이 안 나와도 모유 수유했어요.

Q8 제왕절개 후 모유 수유 성공하는 법 가르쳐주세요.

댓글1 모유 수유 가능해요. 수술하면 모유 수유 못한다고 굳이 자연 분만을 고집하면 산모가 힘들 수도 있어요.

댓글2 저는 제왕절개 했는데 모유 수유하고 모유 뗀 지 얼마 안 돼요. 마취제 같은 게 걱정된다면 일주일 정도는 모유 짜 버리고 그 후에 먹여도 돼요.

댓글3 저도 진통하다가 결국 제왕절개 수술을 했는데 지금은 모유 수유하고 있어요. 모유는 제왕절개나 자연분만이나 다 상관없이 나오는데 모유량이 개인차가 많더군요. 저는 출산 후 이틀 지나니까 조금 나오고 그 뒤 젖을 자주 빨리고 남은 젖은 바로비로 짜냈더니 늘어났어요.

Q9 모유에서 분유로 쉽게 바꾸는 방법 알려주세요.

댓글1 모유실감 젖꼭지가 있어요. 육아용품 파는데 가서 엄마 젖이랑 모양이 비슷한 걸로 고르세요. 엄마 젖 냄새 때문에 아기가 젖병을 피하는 일이 많거든요. 컵으로 먹여도 아기가 먹는다고 하는데 적응 기간이 필요해요. 분유는 다들 비슷한데 각 분유회사마다 샘플 요청하면 주니까 받아서 먹여 보세요.

 우리 아기는 7개월인데 모유만 계속 먹이다가 젖이 줄어 분유 수유했더니 계속 토하네요. 이유식은 잘 먹는데 분유는 영 소화를 못 시키나 봐요. 소아과에서는 그냥 모유랑 두유를 먹이라고 하더군요.

 우리 아기도 젖만 찾아서 힘들었는데 모유실감 젖꼭지 둥근 모양 괜찮더군요. 분유는 여러 가지 제품 샘플을 하나씩 먹여보고 맞는 걸로 먹였어요. 분유가 안 맞으면 살도 안 찌고, 소화도 못 시키는지 대변에서 냄새도 많이 나요. 분유도 너무 자주 바꾸면 아기한테 안 좋다고 하니까 아기가 별 이상 없이 잘 크면 무난히 맞는 것으로 생각하면 돼요.

 저는 분유랑 이유식을 섞어 먹여요. 이유식은 분유보다 고소하더군요. 그래서 그런지 아기가 분유만 따로 안 먹으려 해요. 분유 따로 이유식 따로 먹이라는 분들도 계시는데 잘 모르겠어요. 요즘 우리 아기는 분유 반, 이유식 반을 섞어 주면 200ml를 다 마십니다. 하루에 다섯 번 정도 먹는답니다.

 모유는 아기에게 젖을 빨릴수록 그 양이 증가합니다.

가슴 크기와 모유의 양과는 무관합니다. 모유의 양은 유방 내에 유선이 많고 호르몬 분비가 잘 될 때 증가합니다. 가슴이 큰 것은 유선이 증가했다기 보다는 지방이 증가한 것입니다. 아무리 작은 가슴이더라도 모유 수유하기에는 충분한 유선이 발달해 있으므로 가슴 크기와 모유의 양과는 무관합니다.

모유를 끊으려면 가슴에 꼭 맞는 브래지어를 하고, 유방울혈이 있으면 얼음찜질과 진통제를 사용합니다. 젖 말리는 약으로 알려진 브로모크립틴은 부작용 때문에 많이 쓰지는 않습니다. 그 부작용으로 뇌경색, 심장경색, 발작, 정신과적 문제 등이 있습니다.

수유를 안 하면 대개 6~8주 후에 생리가 돌아옵니다. 수유를 하면 더 늦게 돌아오는데, 그 시기는 2~19개월까지로 매우 다양합니다. 그러나 모유 수유할 때에도 임신 가능하므로 주의해야 합니다.

유즙 유무와 출산 후 모유 수유 시 모유 양과는 관계가 없습니다.

제왕절개 수술을 한다고 모유 수유를 못하지는 않습니다. 흔히 항생제 때문에 모유 수유를 못한다고 생각하지만 대부분 안전한 항생제를 사용하므로 산부인과 전문의와 상의 후에 모유 수유를 합니다.

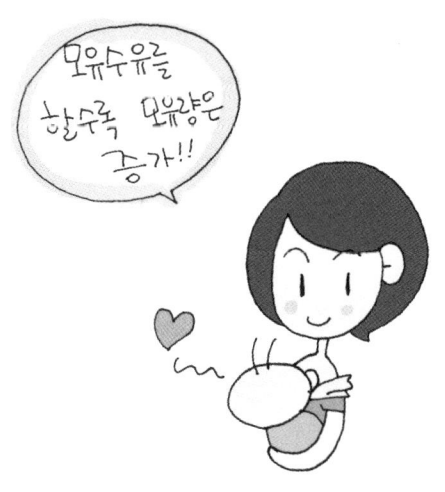

목욕
목욕은 어떻게 하면 좋을까요?

keyword 043

|중|요|도|
◉◉◉◉◉

질문 / 4,750건
조회 / 1,145,500명
댓글 / 40,555개
체크 / 특정시기 없음

출산 후 샤워는 3일 후부터, 목욕은 한 달 후부터 시작합니다. 한여름이라도 반드시 따뜻한 물로 샤워를 해야 합니다. 욕조에 몸을 담그는 목욕은 세균감염의 우려가 있으므로 오로가 완전히 없어진 후 의사의 허락을 받고 한 달 후에 가능합니다.

Q1 임신 중에 목욕탕은 언제부터 가도 되나요?

댓글1 그냥 집에서 샤워만 하세요. 온도 너무 높은데 있으면 기형아 생길 확률이 높아져요.

댓글2 목욕탕 가도 사우나, 탕에는 들어가지 마세요. 뜨거운 게 아기 신경 계통에 안 좋아요.

댓글3 임신부는 면역력이 약해서 탕에 담그는 것만으로 질염이나 요도염에 걸릴 수 있다고 해요. 목욕탕은 바닥이 미끄러워 낙상할 염려도 있으니 안 가는 게 좋을 것 같아요.

댓글4 초기에는 가지 말고 아기가 안정되면 가세요. 목욕탕에 가더라도 탕에 들어가지 말고 입구 쪽 시원한 데서 목욕하면 됩니다. 넘어져서 다칠까 봐 다들 목욕탕 가지 말라는 거예요. 저는 매주 가서 때 밀고 옵니다.

Q2 출산 전에 목욕해야 한다는데 어떻게 하나요?

댓글1 출산 전에 목욕하세요. 저는 32주째인데 꾸준히 갔어요.

댓글2 38주 넘어서 목욕탕에 갔다 왔어요. 배는 살살 밀어달라고 하세요.

댓글3 저는 현기증 때문에 목욕탕 안 가요.

댓글4 될 수 있으면 목욕탕에 오래 있지 말고 단시간에 씻고 나오세요.

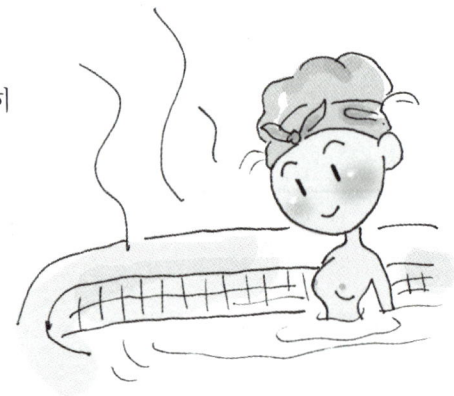

저도 아기 낳으러 가기 며칠 전에 때 밀었어요.

 열이 아기한테 안 좋대요. 탕 목욕이 아닌 샤워가 괜찮지 않을까요?

Q3 목욕탕 탕 안에 들어가면 안 되나요?

 뜨거운 물에 너무 오래 있지는 말고 따뜻한 물(40℃ 이하)에 잠깐씩 들어가는 건 괜찮아요.

 저도 목욕탕 가지만 탕에는 안 들어가요.

 40℃ 이하 물은 괜찮다고 해서 가끔 들어가요.

Q4 목욕 얼마나 자주 하세요?

 일주일에 한 번해요. 아기 생각해서 뜨거운 물에 몸 전체 담그지는 않아요.

 샤워 매일 하는 것도 좋대요. 미지근한 물에 샤워하세요.

 저도 매일 샤워해요.

Q5 곤지름이라는 병이 목욕탕에서 옮을 수도 있나요?

 옮길 수 있을 것 같아요. 저도 레이저 치료했어요. 성병의 일종이라고 해서 황당했는데 몸이 안 좋아서 면역이 떨어지면 바이러스가 침입해서 생길 수 있대요.

 저도 예전에 곤지름이라고 해서 레이저로 없앴어요.

 치료는 레이저로 지져서 없애버리는 방법이 있어요. 바이러스로 옮는 것이고 일종의 사마귀니까 만지거나 긁으면 옮기도 하고 커지기도 해요.

> **곤지름** : 곤지름은 바이러스에 의하여 유발되는 질환으로 성적인 접촉이나 공중목욕탕 등에서 감염될 수가 있습니다. 증상은 버섯 모양으로 사마귀는 혹이 생기는 깃인데 부드러워서 건드리면 쉽게 피가 납니다. 맨 처음에 좁쌀 같은 것이 항문 주위에 몇 개 생겼다가 차근차근 이것이 더 커져 버섯같이 되면서 항문 주위를 덮어버리기도 하고 항문 주위에 여러 개의 혹이 번져가기도 합니다.

Q6 자궁문 열렸다는데 목욕탕 가도 되나요?

 저도 오늘 목욕탕 갔는데 탕에는 안 들어갔어요. 탕에 세균이 많다고 하니 들어가지 마세요.

 감염 위험이 있을 것 같아요. 그냥 집에서 샤워하세요.

Q7 임신 초기에 목욕탕 가도 될까요?

 너무 뜨거운데 오래 있으면 안 된대요. 초기에 중요한 장기가 생기고 뇌도 생기는데 모두 단백질이 주성분이라서 뜨거우면 아무래도 안 좋다고 해요. 저는 집에서 계속 샤워했어요.

 저도 초기부터 5개월까지 계속 일주일에 한 번은 목욕탕 가는데 대신 탕이랑 사우나엔 안 들어가요. 의사 선생님한테 여쭤보니까 탕이나 사우나에만 안 들어가면 된다고 하셨어요. 그리고 혹시 현기증 생길 수도 있으니 쓰러지지 않게 조심하라고 했어요. 그래서 일주일에 한 번씩 다니는데 아무 이상 없어요. 덥게만 안 하면 될 것 같아서 사람 많을 때 피해서 가요.

 임신 중 탕 목욕은 금기가 아닙니다. 하지만 연구보고에 따르면 임신 초기 37.7°C 이상의 탕 목욕은 유산이나 신경관결손증의 위험성이 증가한다는 보고가 있습니다. 임신 후반기에는 크고 무거운 자궁 때문에 균형감을 잃을 수 있으므로 욕탕에서 조심해야 하며 간단한 샤워를 권합니다. 제왕절개술 이후 목욕은 피부 절개부위의 봉합사를 제거한 후 하는 것이 좋습니다. 임신 중이나 산욕기에 목욕을 제한할 필요는 없습니다. 단, 임신 7개월이 지난 후에는 균형을 잃어서 넘어질 위험이 있으므로 임신 말기에는 탕에 들어가는 것을 가능하면 피하는 것이 좋습니다.

몸무게
몸무게가 얼마나 늘어요?

keyword 044

질문 / 22,100건
조회 / 6,842,500명
댓글 / 216,600개
체크 / 임신 기간 내

|중|요|도|

예비 엄마는 몸무게가 많이 늘어나도, 적게 늘어나도 고민합니다. 예전에는 임신하면 무조건 잘 먹어야 한다고 생각했지만 임신 중 비만이 임신부와 태아에게 여러 가지 병을 유발할 수 있다는 사실이 알려지자 임신 중에도 다이어트를 하는 사람이 있습니다. 그러나 비만이 문제인 것처럼 제대로 영양을 섭취하지 않는 것도 문제가 될 수 있습니다. 정상 체중 여성은 11~16kg 찌는 게 적당합니다. 임신 안정기에 접어드는 5~7개월에는 열심히 운동하는 것이 태아의 건강에도 좋고 임신 8개월 이후에는 하루 30분 정도 가벼운 산책을 하는 것이 좋습니다.

Q1. 임신 전후 몸무게 차이가 궁금해요.

댓글1 저는 총 13kg 쪘어요. 6개월에서 7개월 사이에 갑자기 4kg이 한꺼번에 찌는 바람에 고민했답니다. 그래서 저녁마다 공원을 한 시간씩 걸어다녔어요.

댓글2 전 막달까지 18kg 쪘어요. 15kg 넘으면 잘 안 빠진대요. 운동 열심히 해야죠.

댓글3 전 입덧이 없어서 심하게 빠진 적은 없고 16주까지 2kg 늘었다가 지금 21주인데 다시 2kg 늘었어요. 적당히 산책하고 야식 안 하면 막달까지 3kg 정도밖에 안 찌기도 하던데요.

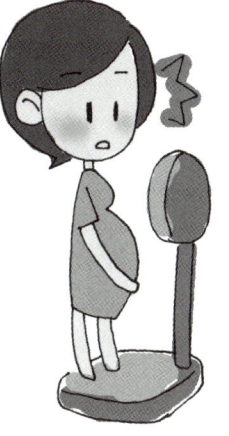

Q2. 몸무게는 언제부터 늘어나요?

댓글1 저는 25~30주까지는 몸무게 변화가 없었는데 아기는 잘 컸어요. 그런데 그 시기 넘어가면 갑자기 확 늘어요.

댓글2 저는 16주인데 그대로였어요. 입덧도 없는데 몸무게가 늘지도 않았어요. 그런데 20주 넘어서부터 갑자기 는다고 해요. 원래 임신하면 10~20kg 찐다고 해요.

댓글3 임신 18주 되니까 1주일 만에 1kg씩 늘었어요. 그전까지는 몸무게 변화 없었어요. 지금은 20주인데 2kg 늘었답니다.

Q3. 임신하면 식욕이 왕성해지고 몸무게가 많이 느나요?

댓글1 저는 이제 23주 접어드는데 초기에는 한 5kg 빠지더니 지금은 빠진 5kg이 다시 찌고 거기에 3kg이나 더 쪘어요. 지금은 먹고 뒤돌아서면 또 배고파요.

댓글2 전 이제 19주인데 뭐든 다 맛있어요. 소화도 잘 되고요. 그래서 살은 별로 안 찐 것 같아요.

댓글3 사람마다 달라요. 될 수 있으면 고단백으로 먹고 단 음식은 삼가세요. 살이 안 찐다고 단 거 먹으면 아기한테 별로 안 좋아요. 만삭 때까지 최대 14kg까지는 정상이고 아기도 3kg까지 나가는 게 좋아요. 그래야 태어나서 질병이 덜 해요.

댓글4 우리나라 임신부는 체중을 너무 많이 늘린대요. 8kg 정도만 찌면 아기 낳기도 수월하고 아기도 건강하고 산모도 산후 비만 안 생겨요.

Q4. 임신하고 몸무게가 줄거나 그대로면 이상이 있는 건가요?

댓글1 저도 18주인데 살이 안 쪄서 고민입니다. 의사가 몸무게가 너무 안 는다고 찌우라고 했어요. 직장 다녀서 그런가 쉽게 살이 안 붙네요.

댓글2 임신 초기엔 안 쪄도 후기로 가면 살찐대요. 너무 고민하지 마세요.

막달이 가까워질수록 몸무게가 부쩍 느니까 너무 걱정하지 마세요. 아직 입덧이 완전히 사라지지 않아서 그럴 거예요.

 저는 마른 체형이라 몸무게에 별로 관심 없었는데 20주 넘어서면서 갑자기 4kg 찌는 바람에 병원에서 혼나고 운동 열심히 하고 있어요. 막달로 갈수록 갑자기 늘어요.

 산모의 체중은 임신이 진행함에 따라 증가하게 되는데 태반과 태아의 무게, 양수의 양에 의해 증가하고 임신 유지를 위한 산모의 생리적 변화로 증가합니다. 일반적으로 입덧이 끝나는 시기인 16~19주 사이에 체중의 변화를 보이기 시작합니다. 산후의 체중은 산모의 70%가 아기 낳은 후 4개월 이내 원래의 몸무게로 돌아온다고 합니다. 사람에 따라 다르기는 하지만 최소한 산후 6개월까지는 칼로리 조절과 운동으로 다이어트를 끝내는 것이 미용과 건강에 좋습니다. 6개월이 지나면 군살로 굳어져 체중 조절이 점점 힘들어집니다.

물젖
물젖만 먹여도 괜찮나요?

keyword 045

질문 / 165건
조회 / 29,040명
댓글 / 1,225개
체크 / 출산 후

아기가 젖을 먹기 시작한 즉시 젖을 짜서 보면 상당히 투명하게 보입니다. 이를 보고 사람들은 '물젖'이라 하고 영양 면에서 분유보다 부실하다고 생각합니다. 그러나 아기가 젖을 5~10분 이상 빤 다음에 젖을 짜보면 아주 뽀얀 색 젖이 나옵니다. 이처럼 젖 빠는 시기에 따라 젖의 투명도가 달라지는 것은 젖 안에 함유된 지방분이 다르기 때문인데 처음에는 지방이 아주 적다가 한참 후부터는 지방의 양이 많아집니다. 이는 처음부터 지방이 많이 들어 있으면 식욕을 떨어뜨리기 때문에 처음에는 목을 축이려고 수분을 많이 함유하고 점점 지방이 많이 나와서 영양을 보충시키는 것이라고 해석합니다.

Q1 아기가 물젖만 먹고 더 먹지 않아요. 계속 물젖만 먹여도 아기 성장하는데 아무런 지장이 없는지 모르겠어요. 물젖만 먹여도 되나요?

 엄마 모유는 다 좋은 성분이라고 소아과 선생님이 그러셨어요. 처음에 나오는 물젖도 지방성분이 없어서 그렇지 다 좋은 것이라고 젖 물리기 전에 짜내고 먹이는 건 잘못이라고 했어요.

댓글2 일명 물젖이라고 하는 전유예요. 전유를 많이 먹게 되면 설사 할 가능성이 커요. 젖이 많다면 좀 짜내고 먹이는 게 좋습니다. 전유엔 비타민, 수분, 무기질 등의 영양이 있고 후유엔 지방 등의 영양성분이 있다네요. 물젖만 있는 젖은 없어요. 전유, 후유 골고루 먹이는 게 좋지요.

댓글3 처음 젖은 아기 목을 축여주는 역할을 한다고 해요. 그래서 꼭 짜내고 먹일 필요는 없습니다. 만약 물젖이 많이 나온다면 조금 짜내고 먹여도 되겠죠. 그리고 아기의 변 상태에 따라 물젖의 양을 조절해 준다고 들었습니다. 저는 물젖이 좀 많이 나와서 처음에 조금 짜내고 먹였어요. 아기의 변 상태 살펴보고 맞춰서 먹이세요. 그게 제일 좋은 것 같아요.

Q2 물젖과 참젖을 어떻게 구별하나요?

댓글1 눈으로 봐도 표나요. 전유인 물젖은 진하지 않고 후유인 참젖은 진해 보이던데요.

댓글2 물젖이니 참젖이니 그런 건 없다고 하던걸요. 보통 전유를 물젖으로, 후유를 참젖으로 얘기 한대요. 모든 사람이 처음엔 물젖이 나오고 시간이 지나면 참젖이 나와요. 어떤 사람은 물젖만, 또 다른 사람은 참젖만 나오는 게 아니래요. 젖 먹일 때 한쪽을 충분히 먹이면 된대요.

댓글3 엄마 젖은 다 참젖이에요. 엄마 젖은 전유와 후유로 나뉘는데 전유는 수분으로 이뤄져서 아기의 갈증을 풀어주는 역할을 하고 후유는 지방질로 되어 있어서 아기가 충분히 먹으면 포만감을 느껴 잠도 잘 잔다고 해요. 단, 전유를 5분 정도 물려야 나중에 후유가 나온답니다.

Q3 물젖 먹인 후 아기한테 나타나는 증상은 어떤가요?

댓글1 모유 중에 물젖이니 참젖이니 구별을 할 필요 없대요. 물젖이라는 게 있을 수 없대요. 단, 엄마의 영양섭취가 좋지 않을 경우 아기한테 변비가 올 수 있대요.

댓글2 물젖, 참젖 구분 없대요. 전유는 묽고 소화를 잘 되게 하는 성분이 많고, 후유는 진하고 지방이 풍부해서 살이 찌게 하죠. 아기 몸무게가 잘 늘고 있다면 후유까지 먹고 있다는 거니까 걱정 안 하셔도 될 것 같아요.

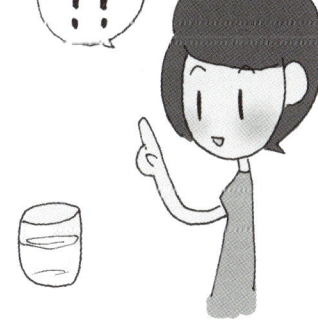

초유는 출산 후 수일 내에 분비되는 흐린 노란색의 모유를 말합니다. 대개 출산 후 두 번째 날부터 분비됩니다. 초유는 약 5일간 분비되고 이후 약 4주에 걸쳐 진한 모유로 전환됩니다. 초유에는 면역성분이 많이 포함되어 있어 아기에게 수유하는 것이 좋습니다.

미역국
산모에게 미역국이 왜 좋을까요?

keyword 046

질문 / 1,520건
조회 / 403,005명
댓글 / 13,700개
체크 / 출산 후

우리나라 산모들이 출산 후 꼭 먹는 음식이 미역국입니다. 미역은 산후의 자궁수축을 돕고 피를 맑게 해 관절의 기능 회복을 도우며 부종의 치료 및 예방에도 효과가 높습니다. 특히 출혈이 심했던 산모라면 미역과 가물치를 함께 고아서 먹으면 좋습니다. 단, 몸에 나쁜 피가 채 없어지기 전에 육류를 너무 많이 먹으면 비만과 신경통을 불러일으키므로 국을 끓여 먹을 때에는 고기 대신 조개나 참기름을 넣어 담백하게 먹어야 합니다.

Q1 저는 출산 후 3주 정도 거의 끼니마다 미역국을 먹었는데 많이 먹으면 안 좋다는 말을 들었어요. 정말 그런가요?

댓글1 갑상선 쪽에 문제가 있거나 선천적으로 약한 분만 해당하지 않을까요? 제 주변엔 아기 낳고 몇 달씩 미역국만 먹어도 갑상선에 문제 생긴 사람 아무도 없어요. 괜한 걱정하는 것 같아요.

댓글2 산모교실에서 강의 들었는데 미역국에 들어 있는 요오드랑 갑상선이랑 전혀 상관없다고 하던데요. 아기 낳고 미역국 대부분 다 먹잖아요. 거의 한 달 넘게 먹는데 그것 때문에 문제 생긴 사람 별로 못 봤어요. 아마 특별한 체질이라 그런 문제가 생기는 게 아닐까 싶어요.

댓글3 제 생각에도 체질에 따라 다른 거 같아요. 제 주위에서도 대부분 미역국 매끼 한 달 넘게 먹는데 문제 없었거든요. 제가 듣기론 요즘 외국에서도 미역국 먹는대요.

Q2 미역국 언제까지 먹어야 하나요?

댓글1 미역국은 한 달 정도 먹는 게 좋아요. 자궁에도 좋으니까요. 미역국이 질리면 건더기만 먹고 수분 섭취 많이 하세요. 미역국 먹은 산모의 모유에는 안 먹은 산모의 모유보다 면역성분이 더 많다고 해요. 저는 출산 한 지 세 달 되어가는데 아직도 자주 먹어요.

댓글2 저는 3개월 넘어서까지 미역국에 밥 말아 먹었어요.

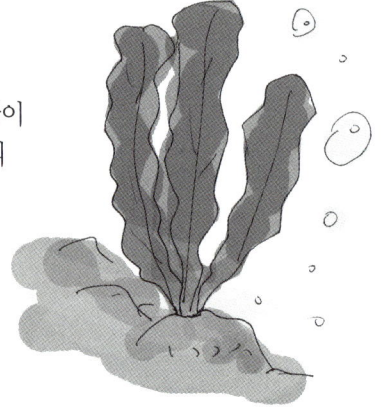

댓글3 저는 모유 수유하는데 아무거나 다 먹어요. 출산한 지 이제 5주 돼 가는데 미역국은 아직도 먹고 있어요. 탕수육, 자장면, 피자 이런 것도 먹어요. 너무 맵거나 딱딱하고 차가운 것만 피하면 돼요.

댓글4 모유 수유할 때는 맵고, 짜고, 자극적인 음식만 피하면 된다고 하던데요. 3주 지나면 웬만한 음식은 다 먹을 수 있을 거예요.

댓글5 적어도 6주까지는 산후조리 하세요. 매운 거, 짠 거, 차가운 거, 딱딱한 거 다 피해야 해요. 미역국, 북엇국, 콩나물국, 감자볶음, 버섯볶음, 물김치, 부드럽게 만든 장조림, 나물 가끔 명태전, 생선구이, 묵은 김치를 씻어서 볶아먹기도 했어요. 저는 매운 김장 김치가 먹고 싶었어요. 차가운 거 먹으면 안 되니까 물이나 두유, 호박즙도 꼭 미지근하게 데워서 드세요.

댓글6 저는 한달 반 정도 먹었네요. 임신해서도 딱히 먹고 싶은 게 없었는데 출산 후에도 마찬가지예요. 그냥 국에 밥 먹는 게 다였어요.

댓글7 저는 2주 정도 먹었어요. 그러다 젖량이 좀 부족하다 싶으면 다시 먹고, 미역 냄새만 맡아도 속이 울렁거렸거든요. 그땐 입맛으로 먹은 게 아니라 모유 때문에 어쩔 수 없이 먹었네요.

댓글8 저는 미역국 100일 동안 거의 매 끼니마다 먹었어요. 가끔 사골국도 먹긴 했지만, 매일 그렇게 먹어서 그런지 예전엔 과자, 떡볶이 무지 좋아했는데 지금은 입에도 안 대요.

Q3 출산 후 미역국 말고 먹을 수 있는 다른 국은 없나요?

댓글1 저는 어머니가 시래깃국 먹어보라고 하시기에 가끔 시래깃국도 끓여 먹어요. 무국도 끓여 먹으니까 괜찮아요.

댓글2 사골 푹 고아서 먹고, 젖 불리려면 돼지 족 사다가 푹 삶아서 드세요. 냄새는 좀 나는데 젖은 잘 나와요.

댓글3 가끔 소고기 무국, 맑은 콩나물국, 조갯국 이런 것도 먹었어요.

댓글4 설렁탕도 많이 먹었어요. 그래도 미역국이 최고예요.

Q4 미역국이 착상에 도움이 된다고 하던데 맞나요?

댓글1 그렇다고 들었어요.

댓글2 미역국이 자궁 수축시킨다고 해서 아기 낳고 먹는다던데요.

댓글3 미역국 먹으면 자궁 수축에 좋고 모유 수유에 좋다고 하던데 착상에도 좋은지는 모르겠어요.

> 산후 미역국은 산후 자궁수축을 도와주는 대표적인 산후 영양식입니다. 산후에 균형 잡힌 식사를 하도록 합니다. 미역은 섬유질이 풍부하여 공복감 및 변비를 해소하고, 칼슘과 무기질이 풍부하며, 신진대사를 높여주는 여러 가지 장점을 가지고 있어 산모에게 권장하는 음식입니다. 요오드 성분이 갑상선 호르몬과 관계가 있으나 많이 먹어도 문제가 되지 않으며, 꼭 미역국만을 고집할 필요는 없고, 부드럽고 소화가 잘 되는 국 종류를 드셔도 괜찮습니다.

밑이 빠질 듯한 아픔
밑이 빠질 듯이 아파요.

keyword **047**

|중요도|
◯◯◯◯◯

질문 / 1,750건
조회 / 394,440명
댓글 / 9,500개
체크 / 임신 기간 내

임신 후 밑이 빠질 듯이 아픈 것은 태아가 커지면서 골반에 무리가 가서 그런겁니다. 임신 후 산모에게 생길 수 있는 다양한 통증 중 배땅김과 같이 일어날 수 있는 통증이지만 심할 경우에는 조산기가 있다고 진단이 내려지기도 합니다. 지속적으로 통증이 느껴질 때에는 병원에 가봐야 합니다.

Q1 밑이 욱신거리는 느낌은 자궁이 커지기 때문인가요?

댓글1 저는 12주 정도까지 생리하는 것처럼 아팠어요. 중간중간 뼈가 욱신거리기도 하고요. 자궁 커지는 거 맞을 거예요. 17주 정도 되니까 배 안 아파요.

댓글2 저도 그랬어요. 그래도 밑이 당기는 건 무리를 해서 그런 것이니 잠시 앉아서 쉬세요. 저도 조금씩 쉬어주니 괜찮더라고요. 쉬면서 다른 거 하세요.

Q2 태동 중에 밑이 찌릿해지는 걸 느꼈어요. 아기가 내려온 걸까요?

댓글1 아기가 내려온 게 아니라 무거워서 그런 거랍니다. 저도 아기가 내려온 건 줄 알고 좋아했는데 하나도 안 내려왔대요.

댓글2 저도 저릿해요. 그럴 땐 누우면 조금 가라앉더라고요.

댓글3 저도 37주인데 태동이 너무 심해서 아래쪽이 시큰거리고 배 전체가 들썩이는 것처럼 아파요.

임신 후반기로 갈수록 밑이 빠지는 듯한 통증을 느끼기도 합니다. 하지만 그 정도가 심하고 자주 반복되면 조기 진통의 유무를 반드시 확인하여야 합니다. 임신 중 질의 분비물이 증가하여 가려움증을 호소하기도 하는데 항상 청결히 하면 증상을 완화시킬 수 있습니다.

바셀린
바셀린을 발라도 되나요?

keyword **048**

|중|요|도|

질문 / 80건
조회 / 14,100명
댓글 / 320개
체크 / 임신 기간 내

바셀린은 석유에서 얻은 탄화수소 혼합물의 하나로 석유젤리 또는 파라핀젤리라고도 하며 석유를 분별 증류하였을 때에 남는 찌꺼기를 말합니다. 끓는점이 높은 메탄계탄화수소로서 거의 무미·무취입니다. 기계류의 감마제, 화장품, 의약용 연고기제 등의 원료로 사용됩니다.

Q1 바셀린에 물 타서 바르면 튼 살이 없어진다는 데 맞나요?

댓글1 전 그냥 튼 살 크림 발라요.

댓글2 튼 살 전용 크림이나 로션을 바르세요. 바셀린이나 오일 바르고 후회하는 사람도 있어요.

Q2 임신 초기에 바셀린 연고를 발라도 되나요?

댓글1 바셀린 성분이 안 좋다고 어디서 본 것 같아요. 약국에서도 권하지 않던걸요.

댓글2 바셀린은 신생아에게 발라도 괜찮은 건데 괜찮아요. 살 트는 것도 자기 몸이 건성이냐 지성이냐에 따라 다 다른 것 같아요.

Q3 배가 가려워서 바셀린 발랐는데 괜찮을까요?

댓글1 저도 바셀린 발랐어요. 친정엄마도 아기 둘 낳을 때 전부 다 바셀린 하나로 해결하셨대요.

댓글2 병원에 물어봤더니 바셀린은 발라도 된대요.

시중에 튼 살에 대한 여러 가지 오일이나 연고가 나와 있으나, 알려진 특효약은 없습니다. 바셀린 연고가 유해하다는 보고는 없으나 임신 초기에는 안전성이 보장된 약은 없습니다.
살이 트는 것은 자궁이 커지는 6개월 이후입니다. 피부가 건조한 경우 가려울 수 있고, 긁는 자극이 튼 살을 더 악화시킬 수 있으므로 보습 스킨이나 로션 등을 이용하시기 바랍니다.

발진
발진이 생겨요.

keyword 049

질문 / 50건
조회 / 6,750명
댓글 / 225개
체크 / 임신 기간 내

중요도

임신 중에 목이랑 얼굴 등에 골고루 빨간 반점들이 나는데 이를 임신성 발진이라고 합니다. 가려움증을 동반하여 잠도 못자고 피부가 빨개지며 점점 증상은 악화됩니다. 임신 중에는 어떤 연고도 처방을 받고 상담 후 발라야 하기 때문에 증상이 심할 시에는 병원을 가야 합니다. 몸을 시원하게 해주고 건조하지 않게 해서 자극을 주지 않는 게 중요합니다.

Q1 임신성 발진인데 어떡하죠?

댓글1 얼음으로 찜질 하세요. 저도 17주에 엉덩이랑 골반뼈 부근 허벅지에 번져서 병원 갔더니 약을 못 준다고 했어요. 긁지 말고 얼음찜질을 하세요. 긁으면 더 심해지고 번져요.

댓글2 저는 목 부분에 났어요. 아토피처럼 살이 쩍쩍 갈라져도 병원에 못 가고 연고도 안 바르고 로션만 듬뿍 바르면서 버텼답니다. 12주부터 17주까지 심하더니 17주 이후부터 가라앉았어요.

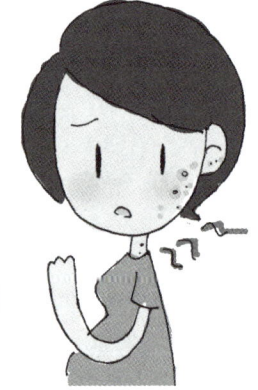

Q2 벌레 물린 것 같은 반점들이 자꾸 생겨요.

댓글1 저도 그래서 피부과 갔더니 임신 피부염이라면서 바르는 약을 줘서 발랐더니 싹 들어갔어요.

댓글2 피부과 가도 뭔지 모른대요. 저도 병원 세 군데나 갔었는데 다들 다른 말만 했어요. 시간이 약이에요. 저절로 없어져요.

댓글3 그게 임신해서 호르몬 변화 때문에 생기는 것일 수도 있고 아닐 수도 있어요. 저도 두드러기 나서 검사받아 봤더니 임신 때문에 그런 건 아니래요. 그래서 피부과 가서 로션 처방받아서 발랐더니 며칠 만에 없어졌어요.

임신 때문에 배 주위나 사타구니, 허벅지 등에 가려움증을 동반한 발진이 나타날 수 있습니다. 보통 임신 후반기로 갈수록 증상이 심해집니다. 보습에 주의하고 긁어서 이차 감염이 생기지 않도록 합니다. 심하면 전문의와 상의하여 적절한 치료가 필요합니다.

방귀
임신 중에 방귀가 자주 나와요.

keyword **050**

질문 / 550건
조회 / 134,650명
댓글 / 5,855개
체크 / 임신 기간 내

중요도

임신 중에는 자궁이 압박되어 장 운동이 활발하지 못해 방귀도 자주 나오고 변비에 걸리기도 쉽습니다.

Q1 방귀가 시도 때도 없이 나와요. 임신 증상 중에 방귀 뀌는 것도 있나요?

댓글1 임신 내내 그런 거 같아요. 장이 압박돼서 그런지 냄새도 좀 심한 거 같아요.

댓글2 저도 임신 초기에 많이 뀌었습니다. 트림도 많이 나와요.

> **Tip**
> **방귀** : 장내 온도는 37℃로서 세균이 증식하는데 아주 적당합니다. 특히 장내에는 부패균이 많이 존재하기 때문에 고기나 생선과 같은 단백질을 많이 섭취하면 부패균에 의한 부패 작용이 활발히 일어납니다. 냄새 나는 가스는 이러한 부패균의 부패작용에 의해 생성되는 것입니다.

Q2 태아도 방귀를 뀌나요?

댓글1 방귀의 성분의 대부분이 사람들이 호흡하다 식도를 통해 삼킨 공기입니다. 태아는 공기 호흡을 안 하니까 방귀를 안 뀌죠.

댓글2 폐 호흡을 안 하니까 방귀는 아닐 것 같고 폐 호흡 준비운동으로 딸꾹질을 하는 것 같아요. 그런 느낌 받은 사람들 꽤 많아요.

🚨 방귀의 성분 대부분(90% 이상)이 사람들이 호흡하다 기도가 아닌 식도를 통해 삼킨 공기입니다. 임신 중에는 위장 운동이 영향을 받아서 방귀를 자주 뀐다는 산모도 있습니다. 태아는 공기 호흡을 안 하니까 방귀는 뀌지 않습니다.

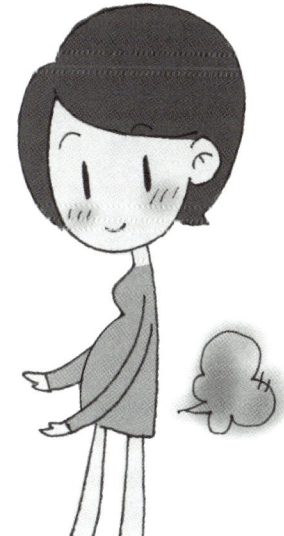

배가 아플 때
배가 아파요.

keyword 051

|중|요|도|
○○○○○

질문 / 350건
조회 / 77,000명
댓글 / 1,750개
체크 / 임신 기간 내

임신 증상 중에 배가 뭉치고 아픈 것도 있지만 지속적으로 통증이 오거나 배가 아프면 일반적인 임신 초기 증상과는 별도로 생각해야 합니다. 병원을 방문해서 임신의 진행이 정상적인지 확인을 해보는 것이 좋습니다.

Q1 오른쪽 아랫배 쪽이 너무 아파요. 왜 이럴죠?

댓글1 착상 시 아플 수 있다고 그러더라고요. 좋은 일 있으리라 생각하고 기다려보세요.

댓글2 착상기 때 배가 살살 아프기도 해요. 콕콕 쑤시는 느낌도 있어요.

댓글3 착상기 때 배가 콕콕 씨트는 듯한 느낌이 있어요. 이때 너무 무리하지 말고 조심해야 해요. 쉽게 유산되는 시기니까요.

Q2 배가 생리통처럼 아픈데 다들 그런가요?

댓글1 임신하면 그런 증상 있어요. 생리할 것 같더니 임신 되었어요.

댓글2 임신했던 제 친구도 생리통처럼 배가 아팠대요.

Q3 배란기 때 배가 아프기도 하나요?

댓글1 배란기에 한쪽 배가 쿡쿡 쑤시고 아프기도 하지요.

댓글2 이번 달은 왼쪽 배란 차례인가 봐요. 왼쪽 배가 쿡쿡 아프네요.

댓글3 배란이 되려고 할 때 통증 있어요.

배란통 : 다음 생리 예정일 2주 전쯤에 경험할 수 있는 통증입니다. 난소에서 난자가 배출될 때 난포가 터지면서 난포액이 함께 나오는데 난포액이 복막을 자극하여 통증을 느끼게 되는데 이것이 바로 배란통입니다.

Q4 윗배가 너무 아픈데 가진통, 배뭉침인가요?

 배뭉침 현상은 산모가 스트레스를 받거나 긴장을 할 때 일어나는 현상이에요. 배에 손을 대고 전체적으로 만져보면 단단함을 느낄 수 있습니다. 그런데 배뭉침 현상이 너무 자주 있으면 안 좋다고 하네요. 배가 자주 뭉치면 조산기가 있을 수 있다고 하더군요. 스트레스받지 말고 마음 편히 가지세요.

 배 뭉치면 배 마사지해서 풀어주세요. 그리고 누워서 좀 쉬었어요. 저도 누워있으니 괜찮아지더군요.

Q5 자궁 외 임신이면 한 쪽 배만 아픈가요?

 저도 임신했을 때 오른쪽 배만 콕콕 아팠어요. 물론 자궁 외 임신은 아니었어요. 한 쪽 배만 아프다고 해서 모두 자궁 외 임신은 아녜요.

 자궁 외 임신은 골반 쪽이나 아랫배에 통증이 심하고 출혈도 있습니다. 임신 호르몬 수치가 높은데도 자궁에 아기집이 안 보일 때 자궁 외 임신 확률이 높은 거니까 걱정하지 마세요.

Q6 자연유산하고 배가 아픈데 괜찮을까요?

 저도 자연유산이 됐는데 유산 뒤에도 배가 며칠 계속 아프더라고요. 몸 관리 잘하고 병원 가 보세요.

 저도 자연유산 하고 나서 배가 아파서 병원에 갔어요.

Q7 태동이 심해서 배가 아픈데 괜찮을까요?

 30주 되는 날부터 아기가 배를 차기 시작하는데 너무 아플 정도로 차요. 아기가 차면 차지 말라고 손으로 눌러요.

 저도 지금 33주 접어들었는데 정말 아플 때가 있어요. 손인지 발인지 동그란 게 불룩 튀어나와서 한참 나와 있을 때도 있어요. 그때마다 손으로 슥슥 문질러주기도 하고 눌러주기도 해요.

Q8 자궁에 피가 고였다는데 계속 배가 아파요. 어떡하죠?

 전 임신하면서부터 14주까지 갈색 혈이 비쳤습니다. 아기집이 두 개였다가 하나가 퇴화되어서 그런지 생리량 많을 때처럼 많이 나왔어요. 그 이후로도 꾸준히 갈색 혈이 비쳤어요. 배는 아프지 않았지만 찜찜해서 매주 병원에 갔죠. 그래도 아기랑 태반이랑 잘 자랐는데 투명대 검사할 때는 태반 일부에 피가 고여 있었어요. 그것만 나오면 아마 출혈이 없을 거라더니 진짜로

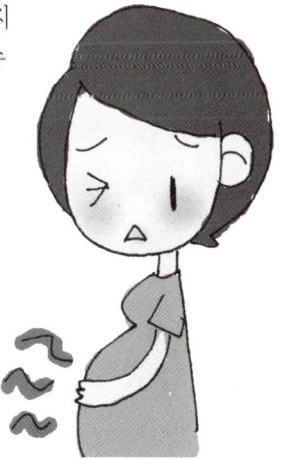

14주 이후로는 깨끗하더군요.

 저도 피가 고여서 현재 12주까지 가끔 갈색 피가 보이는데 그래도 아기는 무럭무럭 잘 크고 있어요. 안정 취하면서 피가 흡수되거나 조금씩 밖으로 나와서 없어지길 기다리는 수밖에 없어요.

 저는 자궁에 피가 고인 건 아니고 좌측 난소에 피가 고였어요. 삼일 입원하고 2주 정도 안정하니까 괜찮아졌어요. 무조건 안정하세요.

 저 역시 병원에 입원까지 했어요. 유산방지 주사 맞고 약도 먹고 그랬죠. 9주 지나니까 피가 안 나오더라고요. 무조건 안정을 취하세요.

 자궁 외 임신이라고 해서 반드시 배가 아픈 것은 아닙니다. 자궁 외 임신으로 생기는 복통은 대부분 복강 내 출혈이 있는 경우로 상당히 위험하고 응급 수술을 요하는 상태가 대부분입니다. 임신이 의심되면 산부인과에서 진찰을 받고 정상 임신인지, 자궁 외 임신인지를 바로 확인하여야 합니다. 소파 수술 후 복통은 자궁의 수축으로 생기는 정상적인 과정입니다. 하지만, 열이 나거나 복통이 지속하며 증상이 심해지면 감염의 가능성이 있으므로 반드시 전문의의 진찰이 필요합니다.

배꼽
배꼽이 나와요.

keyword 052

|중|요|도|

질문 / 1,890건
조회 / 462,420명
댓글 / 12,840개
체크 / 임신 기간 내

임신하고 배가 점점 불러오면 쏙 들어가 있던 배꼽이 튀어나옵니다. 그러나 출산 후에는 다시 들어가니 너무 걱정하지 마세요.

Q1 배가 나오면서 배꼽에 까만 것이 같이 나오는데 이거 떼어도 되나요?

 저도 때처럼 검은색 큰 게 있었는데 32주 무렵에 샤워하다가 손으로 탈탈 털어보니 떨어지더라고요. 떼어내도 문제 없던데요.

 배가 나오면서 배꼽도 점점 평평해지더라고요. 그러면서 저절로 떼어지던데요? 걱정 안 하셔도 될 것 같아요.

Q2 배꼽 위에서 놀면 역아인가요?

댓글1 배꼽 아래에서 발길질이 느껴지면 역아죠. 아기가 나오려고 자리 잡으면 머리를 아래로 향하기 때문에 아기 발바닥이 갈비뼈 밑에 와 있어요.

댓글2 37주까진 태아가 계속 돌아다닌대요. 너무 걱정 말고 고양이체조 열심히 해보세요.

Q3 달이 찰수록 배꼽이 나오나요?

댓글1 배가 불러오면서 배꼽이 앞으로 밀려나와요. 옷을 입고도 배꼽을 만질 수 있어요. 출산 후엔 배가 꺼지면서 배꼽도 깊숙이 들어가니까 걱정 안 해도 돼요.

댓글2 사람마다 다른 것 같아요. 제 생각에는 임부마다 다른 것 같아요.

Q4 배꼽 모양으로 아기 성별 가늠이 가능한가요?

댓글1 제가 알기론 배꼽의 형태에 따라서 태아를 구별하는 것은 낭설에 불과해요.

댓글2 사람에 따라 배꼽 모양이 다른거죠. 아기 성별에 따라서 모양이 달라지는 것이 아니지요.

댓글3 근거 없는 이야기입니다. 배꼽이 나오면 딸이고 배꼽이 들어가면 아들이라고 한다는데 배꼽은 대부분 나오던걸요.

⚠️ 배가 불러오면 자연스럽게 배꼽이 나옵니다. 배꼽이 나오는 시기와 배꼽 모양으로 아기 성별을 가늠하는 것은 속설입니다. 출산 후 저절로 배꼽이 들어갑니다.

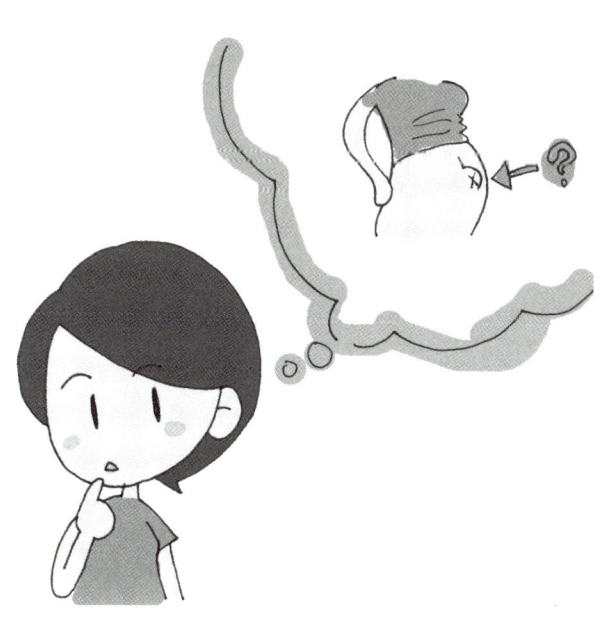

배뭉침
배가 뭉치고 단단해졌어요.

keyword 053

|중|요|도|

질문 / 2,584건
조회 / 326,110명
댓글 / 18,502개
체크 / 임신 기간 내

임신을 하면 사소한 몸의 변화에도 신경이 쓰입니다. 그 중에서도 자궁이 수축하면서 배가 뭉치는 현상인 배뭉침은 임신부들에게 걱정스러운 일 중 하나입니다. 배가 갑자기 돌덩이처럼 단단해지고 심지어 배뭉침이 심하면 조산을 할 수 있다는 말에 자꾸만 신경이 쓰이게 됩니다. 임신 기간이 늘어나면서 자궁이 점점 커지면서 수축하려는 힘도 생기기 때문에 하루에 3~4차례 자궁이 단단하게 수축하는 것을 느낄 수 있습니다. 또 막달로 갈수록 빈번해지는데 이때 간격이 규칙적이지 않고 통증이 심하지 않다면 크게 걱정할 것은 아닙니다. 하지만 조금이라도 이상하다고 생각되면 바로 전문의와 상담을 해야 합니다. 임신 초기부터 배뭉침이 잦다면 조산의 위험성이 높습니다. 되도록 힘든 일은 삼가도록 하고 오래 서 있거나, 무리하게 배에 힘을 주거나 하는 행위는 피해야 합니다. 또 임신 중 최대한 육체적, 정신적 스트레스를 줄이고 편한 마음을 갖도록 노력합니다. 또한, 심한 오르가즘은 자궁 근육의 수축을 가져오기 때문에 배가 뭉칠 때는 부부관계를 삼가는 것이 좋고 특히 조산아를 분만한 경험이 있다면 더욱 피해야 합니다. 출혈이 동반되면 반드시 병원으로 가야합니다.

Q1 배가 한쪽으로 딱딱해지고 아파요. 괜찮을까요?

 자주 그러면 안 좋아요. 저도 그래서 병원에 갔더니 조용히 누워있으라고 했어요.

 저도 한쪽만 뭉쳤었어요. 뭉치는 게 30초 안에 없어지면 괜찮대요. 그런데 30초 이상 자주 뭉치면 병원에 가보세요.

Q2 배가 빵빵해지고 살살 아픈데 왜 그런 거죠?

 저도 아랫배가 평소보다 많이 딱딱해서 검사했는데 괜찮다고 했어요.

 원래 잘 뭉쳐요. 저도 새벽에 자다가 순간 배 쪽을 만지면 터질 듯이 빵빵해요. 자궁이 수축 운동을 해서 그런 거라고 해요.

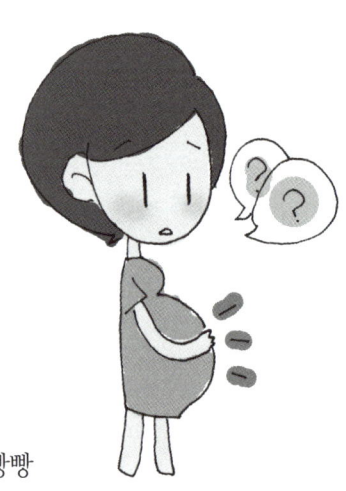

저는 20주부터 그랬어요. 의사 선생님이 3~4초 후에 풀어지면 괜찮고 계속 그러면 병원으로 오라고 했어요.

 배가 좀 커지려고 그러는 것 같더라고요. 저도 음식을 조금만 먹어도 터질 것 같은 기분이 들어서 튼 살 크림 발랐는데 이틀 정도 지나니 괜찮더라고요. 너무 걱정하지 마세요.

 저도 많이 걸으면 배가 단단해지더라고요. 피곤해서 그런 것 같아요.

Q3 배가 자주 뭉치는데 괜찮을까요?

 저는 정말 배가 심하게 뭉쳤어요. 너무 자주 그러면 병원 다녀오세요. 마음이 불편하면 더 신경 쓰이고 배도 더 잘 뭉치니까 병원에 가서 물어보세요. 저는 출산 준비를 좀 늦게 해서 37주에 아기 이불이며 아기 옷이며 빠느라 쪼그려서 몇 번이나 헹구고 무리를 해서인지 38주 만에 출산 준비 다 해놓고 아기를 만났답니다. 너무 무리하지 마세요.

 저도 7개월 때 그랬어요. 병원에서 꼼짝 말고 누워 있으라 해서 굉장히 조심하며 지냈어요. 심하면 수액을 맞으면서 안정을 취할 수도 있는데 그냥 며칠 간 안정을 취하고 누워 있으면 좋아집니다. 너무 걱정하지 않아도 돼요. 의사들은 만약을 대비해 좀 심하게 말하는 경향이 있어요. 최대한 안정을 취하세요.

Q4 배뭉침은 어떻게 아픈 건가요?

 배가 뭉치면 단단해지면서 배 속에서 뭔가가 잡아당기는 느낌도 나고 싸하게 생리통처럼 아프기도 해요. 저는 요즘 운동 삼아 밖에 나가 걸으려고 하면 배가 뭉쳐서 식은땀까지 나요.

 갑자기 배가 빵빵해지면서 땅기고 아파요. 만져보면 고무 풍선 만지는 것 같고 속옷이 꽉 끼는 느낌이 들어요. 그게 웬만해선 잘 안 풀어지는 것 같아요.

Q5 배가 어느 정도 뭉치면 병원 가야 하나요?

 그냥 뭉치는 건 괜찮다는데 주기적으로 배뭉침이 있으면 가진통이라고 병원 오라던데요.

 저는 9개월 내내 심하게 뭉치고 배가 무거워서 정기검진 때 말하니까 내진히더니 자궁 열렸다고 해서 35주 만에 낳았어요. 배뭉침이 가진통이시만 누워서 쉬어도 뭉치고 너무 자주 뭉치면 주 수에 상관없이 아기가 나올 수 있더군요. 아기에게 예정일은 그야말로 예정일이고 아기가 나올 준비가 되면 언제든 나올 수 있다고 생각해요.

 규칙적으로 배가 뭉치면 그때 병원에 가세요.

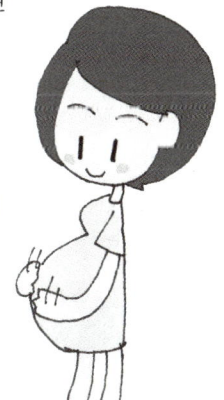

Q6 자궁수축과 배뭉침이 연관이 있나요?

댓글1 배가 뭉친다는 게 꼭 자궁수축과 연관이 있는 건 아니에요. 애가 심하게 움직이면 수축과 관련 없이 딱딱해질 수도 있어요. 저도 자주 뭉치는 것 같아서 30분 동안 병원에 누워서 수축 검사 했어요. 배가 딱딱해지면서 약간 아팠는데 결과는 자궁수축은 아니었어요.

댓글2 배뭉침이 많은 건 자궁이 자주 수축한다는 거예요. 주 수가 얼마 안 되었으면 조산기가 생길 수 있으니 조심하세요. 무리하면 안 돼요.

Q7 배뭉침이 잦으면 아기를 빨리 낳는다는데 맞나요?

댓글1 저도 32주쯤에 배가 뭉쳐서 생리통처럼 배가 살살 아팠어요. 병원 갔더니 조기 진통 오는 것 같다고 소견서 써 줘서 큰 병원 가서 일주일간 입원했다가 애 낳았어요.

댓글2 누워있고 쉬는데도 배가 뭉치면 조산기 같아요. 전 이제 33주 되는데 엊그제 병원 진료 때 배가 처졌고 배가 자주 뭉친다고 했더니 조산기 검사하자고 해서 하고 왔어요. 초음파 보는데 아기 머리가 주 수보다 밑으로 쳐진 건 사실이지만 태동 검사에서는 정상으로 나왔어요. 의사 선생님이 2~3일 꼼짝 말고 누워서 지내보래요. 그리고 제일 중요한 건 그 배뭉침이 규칙적으로 일어나면 병원으로 바로 오라고 했어요. 시간 간격을 잘 보세요.

Q8 배뭉침 해소법 알려주세요.

댓글1 배가 뭉치고 아플 때 저는 배 위에 두 손을 얹고 토닥토닥 해줘요. 손을 얹으면 배가 따뜻해지니까 뭉침이 빨리 풀리기도 하고요. 제 기분인지는 모르지만 엄마가 태담 해주면서 토닥토닥 해주면 아기가 긴장을 풀어서 그런 건지 신기하게 금방 뭉침이 풀리더라고요.

댓글2 전 배에 손을 올리고 크게 호흡을 합니다. 호흡을 하면 배가 늘어나니깐 금방 뭉침이 풀려요.

Q9 배뭉침은 언제부터 시작되나요? 배뭉침은 왜 하는 건가요?

댓글1 배가 뭉치는 건 초기 때부터 생길 수 있다고 하더군요. 전 8주 정도에 심하게 배가 아팠는데 주기적으로 아팠다가 안 아팠다가 그러는 게 뭉치는 것이더군요. 지금도 무리하면 갑자기 배가 땅기면서 막 따갑기도 하고 그래요. 쪼그려 앉는 것은 절대 하지 말고 배가 땅기거나 하면 누워서 쓰다듬는 듯이 배를 문질러 주세요. 그러면 괜찮아져요. 아침엔 원래 배가 빵빵해져서 밥 먹고 나면 푹 꺼지고 그래요.

댓글2 배는 언제든지 뭉칠 수 있어요. 주로 무리하거나 몸이 힘들면 뭉쳐요. 초기에는 아기가 자리 잡으면서 배가 좀 아프대요. 너무 걱정하지 말고 편하게 쉬면서 배 좀 만져주세요.

🚨 배뭉침은 자궁의 수축으로 인해 나타나는 증상일 가능성이 높으며 언제든지 나타날 수 있습니다. 임신 7개월 정도가 되면 하루에 몇차례씩 느끼게 되고 분만에 가까울수록 점점 잦아지게 되며 통증을 동반하기도 합니다. 임신 중 힘든 운동이나 과로 등이 배뭉침을 유발할 수 있으므로 증상이

나타나면 충분한 휴식을 취하는 것이 좋으며, 임신 37주 이전에 규칙적으로 뭉치는 증상(대개 10분 간격 이내)이 지속되면 조산의 위험이 있으므로 다니는 병원에 문의를 하셔야 합니다.

배탈
배탈이 났어요.

keyword **054**

질문 / 5건
조회 / 650명
댓글 / 5개
체크 / 임신 기간 내

중요도

임신부가 배탈이 나면 자궁수축이 올 수 있기 때문에 주의해야 합니다. 배탈에 걸리지 않도록 음식은 너무 차가운 것은 피하고 소화가 잘 되고 덜 자극적인 음식으로 먹어야 합니다. 대부분 설사는 배가 찰 때 많이 생기기 때문에 생강차가 효과가 좋지만 여름의 습하고 더운 기운 때문에 생긴 설사에는 매실차나 진피차가 효과적입니다.

Q1 임산부가 배탈이 났어요. 어떡하죠?

댓글1: 설사를 며칠간 하면 병원에 가보세요. 자궁수축 올지도 모르니까요.

댓글2: 저는 일주일 넘게 먹는 거 다 설사하고 그랬는데, 몸무게가 줄지 않았다면 괜찮다고 해요. 설사가 너무 심해서 몸무게가 줄 정도면 탈수 증상이 올 수도 있다고 하니 조심하시고요.

Tip

장염 : 설사와 복통이 주가 되고, 복부 불쾌감·오심·구토 외에, 발열이 있습니다. 설사는 하루에 1~10회에 이르고, 대장에 감염되었을 때는 설사 증세가 심합니다. 변은 죽 또는 물 모양이고 황색 혹은 녹색을 띠며, 포말 점액이 섞여 있는 수가 많고 악취가 납니다. 복통은 복부의 중앙 또는 복부 전체에서 일어나고, 지속성의 둔통에서 간헐성의 산통까지 여러 가지입니다. 노인이나 어린이는 심히 설사 탓에 탈수 증세를 나타내기도 합니다.

임신 중 **장염**은 원인에 따라 다르지만 자연 치유되는 경우가 많으며 증상이 심하면 입원하여 항생제 및 수액 치료를 받을 수도 있습니다.

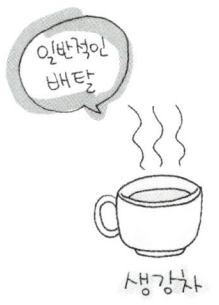
일반적인 배탈
생강차

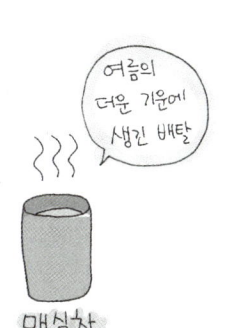
여름의 더운 기운에 생긴 배탈
매실차

벌레

벌레 물렸을 때 어떡하죠?

keyword 055

질문 / 50건
조회 / 7,300명
댓글 / 300개
체크 / 임신 기간 내

|중|요|도|

평소에는 벌레 물린 데 바르는 약을 쉽게 사용했지만 임신을 하면 이런 것조차 조심하고 꺼리게 됩니다. 가려움증을 덜려고 약을 살짝 바르는 것은 큰 문제가 없습니다. 그러나 알 수 없는 벌레에 물려서 심하게 부어오르거나 가렵다면 소독과 치료가 필요할 수도 있으니 병원에 가봐야 합니다.

Q1. 임신 중 벌레에 물렸을 땐 어떻게 대처하죠?

 저도 산에 놀러 갔다가 알 수 없는 벌레에 물려서 좀 가려웠어요. 저는 약 안 바르고 소금물로 씻고 얼음 마사지 했어요. 그랬더니 덜 가려웠어요.

 아기한테 흡수된다고 파스 같은 것 바르지 말래요. 전 **알로에즙** 바르니 좀 낫더군요.

 모기에 물렸을 때 녹차 우린 물을 솜에 묻혀서 그 부위에 올려놓았더니 가라앉았어요. 한번 시도해 보세요. 가려움도 덜해요.

 가벼운 피부병변에 사용하는 연고는 스테로이드나 항생제가 포함된 연고입니다. 물론 피부 일부분에 국소적으로 사용하더라도 흡수된 후 혈관을 통하여 전신적으로 약물이 분포할 수 있지만 그 양이 아주 적습니다.

Tip

알로에 타닌, 고미소, 당류, 단백질, 비타민 C, 유기산, 플라노보이드, 효소 등이 다량 함유된 알로에는 예로부터 효과가 뛰어난 약초로 사용됐습니다. 알로에는 잘 성숙한 잎 속의 점액성 물질을 미용 재료로 이용하는데, 소염, 항균, 보습 작용이 매우 뛰어납니다.

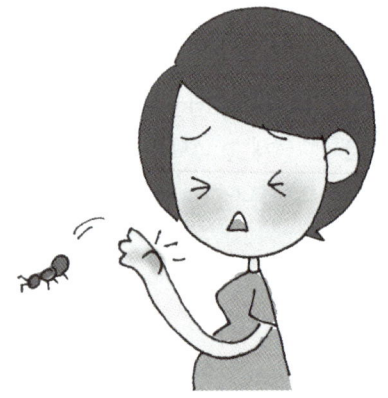

변비
변비가 생겼어요.

keyword 056

|중|요|도|

질문 / 4,700건
조회 / 906,200명
댓글 / 42,000개
체크 / 임신 기간 내

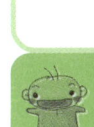

임신 중에 변비로 고통을 호소하는 사람들이 많습니다. 임부는 호르몬의 변화로 위장 벽 근육이 이완되고, 위장 연동이 늦어져서 음식물이 소화관을 통과하는 과정이 늦어져 변비가 생기기 쉽습니다. 커진 자궁이 직장을 압박하여 때로 출혈이나 직장 부근의 정맥이 붓는 현상을 일으켜 거동을 매우 불편하게 하기도 하고, 심하면 치질로 발전하기도 합니다. 경우에 따라 철분제 복용 때문에 변비가 생기기도 합니다. 변비에 걸려도 약을 먹거나 관장하기가 꺼려지는 임부에게 변비는 임신 기간 중 겪어야 하는 힘든 고통입니다. 그러므로 변비를 예방하는 것이 가장 좋은데 하루에 물을 2,000~2,500ml 이상 충분히 먹도록 하고 과일즙이나 채소즙, 섬유질이 많이 든 보리, 밀, 쌀, 시리얼, 빵, 밥, 과일, 채소 등을 많이 먹으면 좋습니다. 그리고 아침마다 일정 시간 변기에 앉아 있는 습관을 들여야 합니다. 변비를 그대로 두면, 임신 중이나 분만 후에 치질로 고생할 수 있으므로 규칙적인 배변 습관을 들이고 심하면 의사와 상담 후에 약을 복용합니다.

Q1 변을 못 봐서 너무 힘들어요. 방법이 없을까요?

댓글1 과일 많이 먹고 고구마 많이 드세요. 고구마가 섬유질이 많아서 변비에 좋아요.

댓글2 다시마 환이 좋아요. 저도 변비가 있어서 아침, 저녁으로 다시마 환 먹는데 좋아졌어요. 다시마 환과 청국장 환을 같이 먹어도 효과 있어요. 아침에 요구르트도 먹어요.

댓글3 양배추가 좋답니다. 익히지 말고 드세요. 변비가 심해지면 치질이 생길 수 있고, 치질 생기면 자연분만하고 나서 힘들어요. 치질 생기지 않게 예방 잘하세요.

댓글4 푸룬주스 드시면 효과 있어요. 청국장 가루도 좋아요. 식이섬유를 많이 먹을수록 물을 그 만큼 많이 마셔야 하는데 식이섬유만 먹고 물은 안 마시면 변비가 더 심해집니다. 물도 많이 드세요.

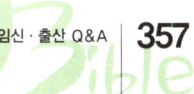

Q2 임신 중 관장해도 될까요?

댓글1 조산 위험이 있어서 관장을 하면 안 된대요.

댓글2 안 된다고 하는데 저는 변비가 너무 심해서 관장을 다섯 번 정도 했어요. 정말 극심한 변비는 안 겪어 본 사람은 몰라요.

Q3 변비 예방 어떻게 할까요?

댓글1 요구르트, 우유 많이 마시고 물도 많이 마셔요.

댓글2 키위도 효과 있어요. 고구마, 요구르트 같은 유산균 제품을 많이 먹으라고 하더군요.

Q4 변비에 좋은 음식을 알려주세요.

댓글1 저도 변비 심했는데 **청국장 가루** 먹고 화장실 자주 가요.

댓글2 바나나, 키위, 양배추, 물을 많이 마시라고 했어요.

댓글3 유산균 음료도 변비에 좋아요.

> **Tip**
> 청국장 가루 : 항암 작용과 동맥경화에 탁월한 효과를 나타내는 것으로 밝혀져 있습니다. 또한, 콩가루 팩은 콩에 함유된 사포닌 성분이 피부를 맑고 깨끗하게 해줍니다. 따라서 콩으로 만들어진 청국장 가루 역시 햇볕에 그을리거나 거칠어진 얼굴에 팩을 하면 미용 효과가 뛰어납니다.

Q5 철분제 섭취 후로 변비가 오는데 왜 그런가요?

댓글1 철분제 먹으면 변색이 바뀌긴 하지만 변비는 안 걸리던데요. 철분제도 종류가 많아서 자기한테 맞는 게 있고 안 맞는 게 있다던데 안 맞아서 그런 거 아닐까요?

댓글2 저도 철분제 먹으면서 변 보기가 어려웠어요. 물도 자주 마시고 밥도 세끼 꼬박꼬박 정확한 시간에 먹고 녹즙이랑 과일 먹었더니 변비가 없어졌어요.

댓글3 철분제 먹으면 변비가 생기는 것 같아요. 채소와 과일 많이 드세요.

댓글4 저도 변비 때문에 철분제 중단하고 우선 변비 치료에 힘쓰고 있어요. 찬 우유 먹고 아침마다 사과 갈아 마시고 있어요. 병원 가면 변비약 처방해 줘요.

Q6 변비였다가 갑자기 혈변을 봤는데 어떡하죠?

댓글1 우선 항문 쪽이라면 치질을 의심해야 할 것 같아요. 겉으로 티가 나지 않는 치질은 통증도 없대요. 변비였으면 치질일 확률이 높아요.

댓글2 임신 중에는 없던 치질이 조금씩 생긴다고 해요. 원래 치질 증상이 조금 있었더라면 아마도 그 영향 같아요.

저도 언젠가 그런 적 있어요. 임신하면 치질 생기기 쉽대요. 저는 충분히 휴식하니까 바로 괜찮아졌어요.

 임신을 하게 되면 음식물이 장을 통과하는 시간이 길어지고 자궁이나 태아에 대장이 눌려 변비가 흔히 발생합니다. 이와 동시에 딱딱한 대변 때문에 불편한 느낌뿐만 아니라 출혈이나 직장의 열상 등이 생길 수 있으며 직장 정맥의 압력 때문에 치질 또한 자주 생기게 됩니다. 치질이 생기면 따뜻한 물에 담그거나 변비약, 치질 연고 등이 도움될 수 있으며 출산 후 생기는 회음부의 통증은 좌욕을 하면 도움됩니다.

변비약
변비약 먹어도 될까요?

keyword 057

|중|요|도|

질문 / 190건
조회 / 33,400명
댓글 / 1,400개
체크 / 임신 기간 내

임신 중 변비에 걸리면 약 먹기가 꺼려지기 때문에 더 고통을 겪습니다. 임부의 약 40%가 임신 중에 변비를 경험할 정도로 흔한 증상입니다. 음식물 섭취 양이 늘어나는 반면 몸의 움직임은 둔해지므로 임신 전부터 만성적으로 변비가 있던 사람이 아니더라도 임신 중에는 변비에 걸리기 쉽습니다. 이 외에도 임신 중 철분제 섭취, 자궁과 태아에 의한 압박, 임신 호르몬에 의한 근육 이완 등도 변비를 유발시키는 주요 요인입니다.

변비가 심하면 내복약보다는 임산부용 좌약형 변비약을 쓰는 것이 좋습니다. 변비약 자체는 해가 없지만 약이 지나쳐 설사를 하면 장의 격렬한 운동에 자극받아 유산이나 조산을 일으킬 우려가 있습니다. 평소 식사나 운동으로 변비가 되지 않도록 조심하고 심하면 의사의 지시에 따라 약을 적당량을 쓸 수 있으므로 의사 선생님과 상담해 보세요.

Q1 변비에 특효약 좀 알려주세요.

 저는 아침에 일어나자마자 흰 우유를 마셨더니 좀 좋아진 것 같아요. 변비 정말 괴로워요.

 콩 드세요. 콩의 비린 맛은 암세포 증식을 억제한다고 해요. 많이 먹고 변비도 치료하고 건강도 챙기세요.

댓글3 양배추가 대장을 깨끗하게 해줘서 변비 예방에 특효래요. 위에도 좋고 대장에도 좋대요.

댓글4 청국장가루가 특효던걸요. 아침에 일어나서 청국장가루를 우유랑 같이 마셨더니 임신 기간 내내 변비에 안 걸렸어요. 아침에 양배추랑 사과, 요구르트랑 같이 갈아먹어도 좋고요.

Q2 임신 중 먹을 수 있는 변비약이나 관장약 알려주세요.

댓글1 의학적으로 어떤 나쁜 영향을 끼치는지는 정확하게 모르겠으나, 제가 알아보니 관장이나 약은 아무래도 안 좋다는 결론이 많더군요. 의사 선생님이 먹어도 된다고 했으면 괜찮은 약이겠지만 가능한 다른 방법을 많이 사용해 보고 결정하는 게 좋을 것 같아요. 물하고 채소 많이 드세요.

댓글2 저도 의사 처방받아 약 사놓고 정말 심할 때 먹습니다. 의사 선생님과 상의하세요.

Q3 변비가 심해서 회음부도 부었어요. 괜찮을까요?

댓글1 혹시 임신 후반기인가요? 7~8개월 넘으셨는지요? 그때쯤엔 회음부가 붓는 게 정상이거든요. 질이 예민해져서 거기도 부어요. 출산을 준비하는 시기라서 통증 때문에 힘든 거예요. 섬유질 많이 드시고 클로렐라나 양배추, 고구마 같은 거 드세요.

댓글2 저도 임신했을 때 항문 외과 협진 받아 본 적 있습니다. 그래도 임신부한테는 별로 도움이 안 돼요. 좌욕 열심히 하면 좀 낫습니다.

임신을 하게 되면 장을 통과하는 시간이 길어지고 자궁이나 태아에 대장이 눌려 변비가 흔히 발생합니다. 임신 전의 좋은 배변 습관이 임신 후 변비를 예방할 수 있으며 충분한 양의 수분 섭취와 적당한 운동 역시 변비 예방에 도움이 됩니다. 과일이나 채소 등 섬유실이 풍부한 음식을 먹는 것이 좋습니다. 이것으로 효과가 없었다면 의사의 처방을 받아 변비 완화제를 사용하는 것도 한 방법입니다.

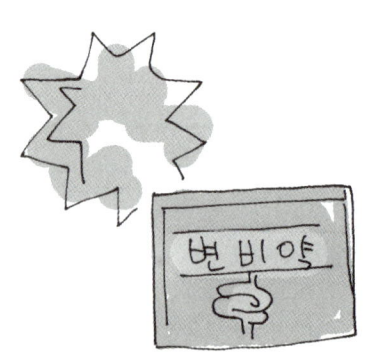

병원 선택
어떤 병원이 좋나요?

keyword 058

질문 / 50건
조회 / 10,150명
댓글 / 275개
체크 / 임신 기간 내

중요도

임신 중 정기적으로 다녀야 하는 병원은 신중하고 꼼꼼하게 선택해야 합니다. 보통 종합병원, 전문병원, 개인병원이 있습니다. 종합병원은 분만 시 위급 상황이 닥치면 빨리 대처하여 적절한 조치를 취할 수 있다는 큰 장점이 있습니다. 그뿐만 아니라 분만 후 산모나 아기에게 문제가 생기더라도 소아과, 외과, 마취과 등 각 분야 전문의들의 집중 의료 서비스를 받을 수 있습니다. 하지만 경제적인 부담이 크며, 대기 시간보다 진료 시간이 짧다는 단점이 있습니다. 또 환자가 많아서 출산 후 산모가 세심한 배려를 받기 어렵습니다.

전문병원은 산부인과 진료가 중심인 병원입니다. 정상적인 임신과 출산을 할 수 없는 산모를 위해 습관성 유산 클리닉, 불임 클리닉 등 특수 클리닉도 운영하고 있습니다.

개인병원은 대기 시간이 짧고 왕래하기가 편리하며 의료진의 섬세한 배려를 받을 수 있다는 장점이 있습니다.

Q1 개인병원과 큰 병원 중 어디가 나을까요?

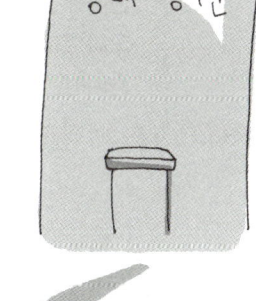

댓글1 저는 수술 했는데 수술을 하면 간혹 돌발 상황이 있을 수 있다고 하니 큰 병원 가서 수술 받는 게 좋다고 해요. 수술 할 거면 큰 병원에서 하세요..

댓글2 긴장하게 잘 출산하는 게 가장 좋겠지만 혹시 모르는 만약의 사태에 대비해야 하니까 종합병원이나 전문병원이 좋겠죠.

댓글3 아무래도 출산 시 위험한 여러 가지 때문에 종합병원의 불편함을 감수하고 다니는 게 아닐까요? 저도 대학병원 다니는데 궁금한 게 있으면 물어보기에 좋더군요.

분만은 자신이 산전 진찰을 받던 병원에서 하는 것이 좋습니다. 분만 및 제왕절개 수술에는 합병증(과다출혈 등)이 발생할 가능성이 있습니다. 이렇게 응급 상황이 발생하면 빠른 처치를 받는 것이 무엇보다도 중요합니다. 그러나 고위험 산모가 아닌 경우, 모든 산모가 큰 병원에서 반드시 분만해야 하는 것은 아닙니다. 위험 정도를 잘 따져보고 분만할 병원을 결정하고, 분만할 병원에서 산전 진찰을 받는 것이 중요합니다. 따라서 35세 이상의 고령 임산부나 과거 특별한 가족 병력이 있거나 현재 임신에서 합병증이 있는 산모는 종합병원이나 전문병원에서 산전 진단을 받는 것이 좋습니다. 이들 병원은 개인병원보다 혼잡하고 진료 받을 때까지 오래 기다려야 하는 단점이 있지만 위험에 신속하게 대처할 수 있는 의료 설비와 풍부한 인적자원이 장점입니다. 반면 개인병원은 집에서 가깝고 의사의 세심한 배려를 받을 수 있어 임산부가 마음의 안정을 얻을 수 있는 것이 장점입니다.

보약
임신 중에 보약 먹어도 되나요?

keyword 059

| 중요도 |
| 질문 / 400건
| 조회 / 74,150명
| 댓글 / 3,050개
| 체크 / 임신 기간 내

임신을 하면 산모는 혈이 부족해지고 혈이 부족하면 이상 증상이 발생합니다. 그러므로 혈을 보호해주면서 그 증상을 보완해 줘야 합니다. 한약이 임신에 좋고 몸보신에 좋다고 하여 처방 없이 보약을 달여 먹어서는 안 됩니다. 입덧이 심할 때나 유산기가 있을 때, 혹은 현기증이 심하고 비위가 약해지면 이를 보약으로 다스릴 수 있습니다.

산후에 보약을 쓸 때는 먼저 나쁜 피를 없애고 몸을 보해야 하므로 산후 7~10일이 지나서 쓰는 것이 좋으며 열이 있을 때나 설사를 할 때, 변비, 호흡곤란 등의 뚜렷한 증세가 있을 시에는 먹지 않는 것이 좋습니다.

Q1 임신 중에 보약 먹어도 되나요?

 저도 입덧 때문에 힘들 때 한약 먹었어요. 우리나라엔 양방이랑 한방이 서로 자기주장만 하는 것 같아서 환자들이 선택하기 어려울 때가 있어요. 산모와 아이한테 좋은 것으로 지어주는 거니까 좋게 생각하며 먹으렵니다.

 약을 안 먹어도 별문제가 없다면 그게 한약이든 양약이든 임신 중에는 안 먹는 것이 좋으며, 다만 임신부가 임신 때문에, 혹은 다른 질환으로 너무 고생하고 있다면 스트레스를 받고 무리하는 것보다는 약의 도움을 받는 편이 낫다고 하더군요. 아픈데도 너무 참지 말래요.

 한의원에 다녔는데 한의원에서도 초기에는 약 안 지어 줍니다. 초기에 한약 지으러 오면 중기 정도에 다시 오라고 했어요.

댓글4 한약도 산모의 체질과 증상에 따라 정확히 약을 지으면 괜찮은 것 같아요. 직접 가서 진맥하고 먹으면 좋아요.

Q2 자궁을 깨끗하게 해주는 보약이나 차는 어떤 게 있나요?

댓글1 참깻가루가 자궁에 좋다고 해요.

댓글2 녹차는 절대 안 됩니다. 녹차가 몸을 차갑게 한대요.

댓글3 대추차, 석류차가 좋아요.

Q3 산후보약은 언제쯤 얼마나 먹나요?

댓글1 저는 아기 낳고 한 재 먹었는데 괜찮았어요. 그전엔 관절과 허리가 엄청나게 아팠는데 한약 먹고는 아픈 게 없었어요. 전 겨울에 낳아서 몸에 바람 들어간다고 약 더 먹으라고 했는데 안 먹었어요.

댓글2 전 지금 두 재 째 먹는 중이에요. 전 아이 낳고 80일쯤 먹었는데 백일 안에 먹어야 좋대요. 너무 늦게 먹어서인지 한 재 먹었어도 아직 아프긴 아파요. 엊그제 감기 기운 있어서 병원 갔다가 반신욕 했는데 한약 먹은 것보다 반신욕 한 번이 낫더군요. 무거웠던 하체가 훨씬 가벼워졌어요. 반신욕 자주 하고 싶지만 아기 때문에 맘대로 반신욕 할 시간이 없어요. 시간 되면 반신욕 같이 해보세요. 효과 좋아요.

댓글3 저는 아기 낳고 한 달 좀 넘으니까 보약 지어주셔서 먹었어요.

댓글4 빨리 먹을수록 좋대요. 저도 3주쯤 지나고부터 먹었는데 한의사 선생님이 왜 이제 먹느냐고 하더군요.

태아에게 안전을 보장할 수 있는 약은 없으며 임신 초기에는 가능한 약을 삼가는 것이 좋습니다.

임신 중에 굳이 약을 먹지 않아도 별 문제가 없다면 한약이던 양약이던 안 먹는 것이 좋습니다. 그러나 임신 중에 병이 있을 때는 임신 초기만 피하면 언제든지 한약을 복용하는 것은 가능합니다. 단, 한의사에게 진찰을 받을 때에 반드시 임신 중임을 알리면 한의사가 임신부에게 안전한 한약재로 약을 처방해 줄 것입니다.

산후에 보약을 먹는 이유는 임신, 출산 과정을 겪으면서 허약해진 산모의 기혈을 보충하고 산후 회복을 촉진하고 면역력을 향상시켜 산후 감염을 예방하고 치료하는 효과가 있습니다. 산후보약은 출산 직후에 산후 어혈을 풀어주는 약을 2~3일 복용하고 나서 바로 먹기 시작해서 삼칠일 산후 조리하는 기간과 함께 산후보약도 복용을 마치게 됩니다. 그러나 산모의 몸이 너무 허약한 경우는 한의사의 판단에 따라 산후보약 복용 기간이 더 길어 질 수도 있습니다.

보양식
임산부에게 좋은 보양식이 따로 있나요?

keyword 060

질문 / 270건
조회 / 66,520명
댓글 / 1,200개
체크 / 임신 기간 내

임산부는 자신이 섭취하는 모든 것이 태아에게 간다고 생각하여 먹는 것에 특히 신경을 씁니다. 건강한 출산과 태아의 발육을 위해 먹으면 좋은 보양식에 대한 궁금증을 정리해 보았습니다.

임신을 하면 콩을 하나 집어 먹어도 모양이 예쁜 것만 골라 먹어야 한다고 했습니다. 또 실제로 그렇게까지 할까 싶지만 당사자가 되면 그렇게 할 수밖에 없는 심정이 됩니다. 좋은 것만 보고 좋은 것만 입고 좋은 말과 생각과 행동만 하고 좋은 자리만 골라서 앉게 되는 것도 그런 이치입니다. 임신을 하면 특히나 뭘 먹고, 뭘 먹지 않아야 하는지 음식에 대한 궁금증은 대단합니다. 한 사람이 먹는 것이 아니라 두 사람이 먹는 까닭입니다.

Q1. 임산부에게 좋은 보양식 좀 알려주세요.

 익모차가 자궁을 따뜻하게 만든다고 해요. 물처럼 먹으면 좋을 듯합니다.

 삼계탕이 좋대요. 닭고기는 따뜻한 성질의 음식이라, 원기를 더해주고 몸이 찬 사람들의 몸을 덥게 해주는 기능이 있대요. 설사를 잘하거나 냉·대하가 심한 여성에게도 좋다고 하니 임산부에게는 더 없는 보양식이죠.

 부추가 양기를 북돋아주는 대표적인 채소래요. 채소 중에서 가장 따뜻한 성질을 가지고 있고 몸을 데워주고 입맛을 돋우는 데 효과적이라니 부추 요리를 먹으면 좋을 듯합니다.

Q2. 계류유산 했는데 한약보다 보양식이 좋다는데 그런가요?

 작년에 계류유산하고 나서 한의원에 가서 자궁을 보하고 따뜻하게 해주는 한약 세 접 먹었어요. 생리 색깔이 탁했는데 많이 붉어지고 양도 많아졌어요. 다시 임신하는데 도움이 된 거 같아요.

 저는 처음에는 계류유산, 그 후에 자연유산 이렇게 두 번 유산하다 보니 습관성 유산될까 봐 너무 겁이 났어요. 5개월 후 다시 임신했는데 음식보다는 병원에서 유산 방지 주사 맞고 푹 쉬고, 유산 방지하는 잣이나 엽산이 풍부한 과일 먹었어요. 그래서 지금은 벌써 30주 넘었어요.

음식이 좋긴 한데, 저는 자궁 튼튼히 해주는 보약 먹고 다시 임신했어요.

 저는 작년에 계류유산하고 미역국만 2주 넘게 먹었어요. 3개월 만에 다시 임신해서 지금 7개월이에요.

Q3 출산 후 보양식에 대해 가르쳐주세요.

 한의원에서 산후풍 약을 출산 후 3일째부터 먹으면 좋다고 했어요. 호박은 체질에 맞춰서 먹어야 한대요. 호박이 이뇨작용이 뛰어나서 신장에 무리가 갈 수도 있고 체질에 따라 살이 찔 수도 있대요.

 호박이 어떨까요? 호박이 부기 빼는데 좋다던데요. 가물치도 괜찮고 잉어도 좋대요.

 임산부 보양식 : 임산부의 보양식은 체질에 따라 달리 먹는 것이 좋습니다. 소음인 임산부는 삼계탕이 속을 데워주면서 소화 흡수도 잘 되고, 영양만점인 음식이며, 태음인 임산부는 밤, 잣, 은행을 넣고 지은 영양밥과 소고기 국이, 태양인 임산부는 해산물 요리가, 소양인 임산부는 돼지고기 요리가 좋습니다.

계류유산 후 보양식 : 계류유산 후에는 음식으로 영양을 공급하는 것도 물론 좋지만, 한의원에서 계류유산 후에 몸을 회복하고 보하는 한약을 처방받아 복용할 것을 권합니다. 계류유산의 원인은 알 수 없다고들 하지만, 한의학적인 관점에서 보았을 때 계류 유산의 원인은 산모의 몸 상태가 극히 좋지 않을 때 임신이 되었기 때문에 착상된 태아가 자라지 못하고 사망해버리는 것입니다. 유산 후 기운을 회복하는 한약으로 몸조리를 충분히 해주면 다음번 임신 때 습관적으로 계류유산되는 일도 방지할 수 있습니다.

출산 후 보양식 : 출산 직후에 너무 영양가 있는 것만 찾아서 먹다 보면 산후 비만이 될 수도 있습니다. 출산 직후에 먹는 음식은 기혈 순환에 목적을 두는 것이 좋습니다. 홍합, 새우, 소고기 등 다양한 재료로 끓인 미역국은 영양 보충 뿐 아니라 피도 맑게 하며 젖도 잘 놀게 하는 효과가 있어 산후 보양식의 으뜸이라 할 수 있습니다.

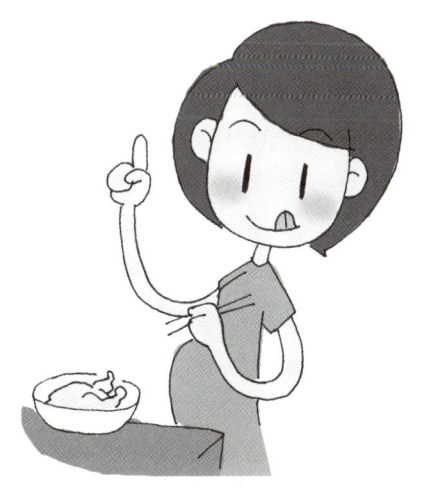

복부 마사지
복부 마사지법 알려주세요.

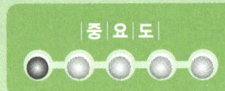

질문 / 25건
조회 / 4,450명
댓글 / 125개
체크 / 출산 후

출산 후 자궁수축과 오로 배출을 원활히 하려면 복부 마사지를 해주는 것이 좋습니다. 산후도우미나 산후조리원을 통해 전문적인 마사지 교육을 받은 사람, 혹은 그에 상응하는 교육을 받은 배우자 등이 적극적이고 세심하게 해주는 것이 좋습니다. 임신 중 늘어난 복부 근육 세포가 임신 전 상태로 완전히 회복되기 전에 먼저 지방이 빠르게 자리를 잡으려고 합니다. 복부 마사지는 산욕기 동안의 이러한 현상을 미리 예방해 줍니다.

또한, 복부 비만 예방이라는 1차적 목표뿐만 아니라 혈액순환을 촉진시켜주고 자궁 근육을 자극해서 자궁수축을 촉진해 주며 자궁 내에 남아 있는 잔여 부산물을 신속히 배출하고 변비를 예방하는 장운동을 촉진시켜 줍니다. 주로 오전에 방광을 비우고 실시하는 것이 효과가 크며 복부 마사지를 적극적으로 하다보면 오로의 양이 많아지거나 일시적으로 배가 당기는 자궁수축의 통증이 올 수 있습니다.

복부 마사지는 먼저 배꼽을 중심으로 해서 둥글게 시계방향으로 부드럽게 마사지해 줍니다. 출산 1~2일 지난 자궁의 크기는 밥공기만합니다. 자궁 위쪽은 약간 힘을 주면서 아래쪽을 향해 내려주는 식으로 마사지합니다. 그 다음에는 명치 밑의 부위를 눌러가면서 두 손을 삼각형으로 만들어서 쓸어내려 줍니다. 마지막으로 명치 끝에서 배꼽의 밑까지 왼쪽에서 오른쪽으로, 다시 오른쪽에서 왼쪽으로 마당 쓸듯이 지그재그로 쓸어줍니다. 마사지가 끝나면 따뜻한 수건을 배 위에 살짝 덮어서 몸의 긴장을 풀어줍니다.

Q1 산후에 복부, 하반신 비만 방지하는 마사지법 가르쳐주세요.

 배 전체를 손바닥으로 가볍게 비벼주세요. 배에 지방이 많은 사람이 하면 좋대요.

댓글2 반듯하게 누운 다음에 손바닥을 비벼서 열을 내세요. 그런 다음 따뜻해진 손을 배에다 대고 쓰다듬으라는군요. 배를 눌러보아 딱딱하게 느껴지는 곳은 숙변이 있는 곳이니 여러번 문질러 숙변을 풀어주세요.

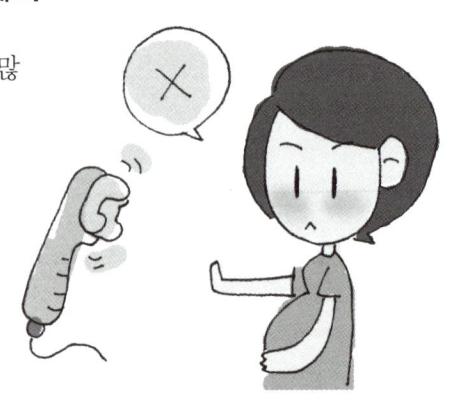

Q2 산후 복부 마사지 해야 하나요?

댓글1 산후조리원에서 복부 마사지 두 번 받았는데 효과 별로 없던데요.

댓글2 전 매일 받았어요. 그래서 그런지 한 달 있다 병원 가니 자궁도 잘 수축되었고 자리도 잘 잡았다고 했어요. 오로도 깨끗하게 잘 나왔고요. 원래 도우미가 제왕절개 한 사람은 복부 마사지 안 해주고 자연분만한 사람은 해줘요.

산후의 복부 마사지는 자궁수축에 도움을 줄 수 있습니다. 자연분만이나 제왕절개술 당시 자궁수축이 안 좋았으면 복부를 마사지 해주는 것이 좋습니다.

복통
이유 없이 복통이 계속 돼요.

keyword **062**

질문 / 150건
조회 / 28,000명
댓글 / 485개
체크 / 임신 기간 내

중요도

임신 중에는 자궁이 커지면서 자궁 좌우에 있는 근육이 당겨져서 하복부나 사타구니, 치골 부위에 통증을 호소하는 임신부들이 있습니다. 통증이 심할 때는 일단 옆으로 누워서 쉬세요. 복통은 임신으로 자연스럽게 나타날 수도 있지만, 이상 임신이나 충수염과 같은 위험한 증상 때문에 일어날 수도 있습니다. 월경 주기 때처럼 배가 살살 아프다거나 15분 간격으로 주기적 통증이 있을 때는 병원에 가세요. 특히, 출혈이나 액체 같은 것이 비치면 서둘러 의사를 찾아가는 것이 좋습니다.

Q1 이유 없는 복통과 갈색 분비물이 계속돼요. 왜 그런 걸까요?

댓글1 저도 자연유산 후 첫 생리 전부터 배란통이 느껴지더군요. 그전엔 전혀 그런 증상 없었는데 수술 후부터 배란 때마다 항상 느껴지네요.

댓글2 혹시 배란통 아닐까요? 그 피는 배란혈일 수도 있어요. 저도 배란통일 때 심하게 아픈 적 있거든요.

Q2 임신 초기 복부 통증 어떡해야 할까요?

댓글1 지금 17주 접어드는데 저도 한 2주 전쯤 자는 도중에 배가 당기고 뭉친 듯이 아프더라고요. 병원 가서 물어봤더니 주로 일하는 분들에게서 많이 나타나는데 힘들고 스트레스 받으면 그럴 수 있다고 해요. 자주 그렇게 되면 좋지 않으니까 그럴 때는 푹 쉬래요.

댓글2 태반이 밑으로 내려와서 그런다고 괜찮다고 하셨어요. 너무 걱정하지 마세요.

댓글3 너무 걱정 안 해도 됩니다. 15주차인 제 아내는 지금도 배가 꼭꼭 찌른다고 하여서 병원에 갔는데 아무 걱정하지 말라며 안정을 취하고 좋은 생각만 하라고 하네요.

Q3 복부에 통증이 있어요. 괜찮을까요?

댓글1 저도 예전에 그런 경험 했어요. 허리가 움직이지도 못 할 만큼 아파서 병원 갔는데 변이 찼다고 이야기하면서 관장을 했어요. 그리고 며칠 지나니 괜찮아져요.

댓글2 저도 허리가 끊어질 듯하더니 이젠 허리부터 엉덩이까지 너무 아파요. 배도 싸하게 아프고요. 주말에 끙끙 앓았어요. 이 모든 과정이 아기가 오려는 신호였음 좋겠어요.

> 임신 시 복부 통증은 태아 및 산모의 이상에 의한 징후일 수 있습니다. 특히 출혈을 동반한 통증이나 태동이 느껴지지 않는 경우 반드시 병원에서 태아가 무사한지 평가받아야 하며 주기적으로 반복되는 복부나 허리의 통증은, 진통일 수 있으며 출혈이나 액체 같은 것이 비칠 때는 서둘러 산부인과에 가야 합니다. 그 외에 통증이 한 시간 이상 지속하거나 열, 구토 설사 등의 증세와 동반되는 경우도 정확한 진단 후 치료를 받도록 합니다.

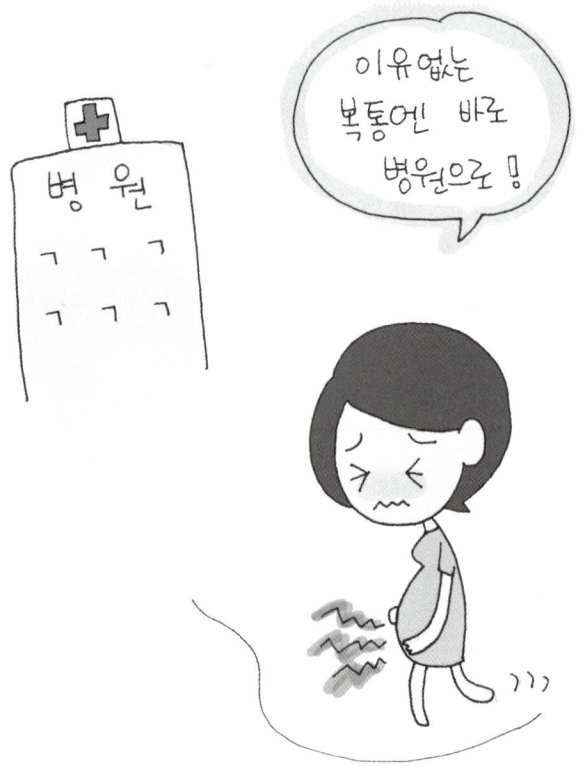

부종
몸이 부어요.

keyword 063

중요도 ●●●●○

질문 / 4,475건
조회 / 940,000명
댓글 / 28,500개
체크 / 임신 기간 내

임신을 하면 손발이 자주 붓게 됩니다. 자궁이 커지면서 자궁 밑의 골반 혈관과 대정맥에 압력이 가해져 혈액순환이 느려지고 울혈(鬱血) 현상이 발생하며, 혈액의 압력으로 수분이 다리와 발목으로 가서 손발이 붓게 됩니다. 부종을 완화하는 방법은 다리를 가능한 한 높게 하고 누워있거나 앉아있으면 좋아집니다. 잘 때 다리를 높게 하는 것도 도움이 됩니다. 또, 짠 음식을 피하는 것도 좋은 방법입니다.

Q1 수족이 심하게 붓는데 예방법 좀 알려주세요.

댓글1 저는 9개월쯤부터 엄청 붓더라고요. 발이랑 손이랑 아침에 일어나면 걷기가 어려울 정도예요. 손도 구부리기 어렵고요. 병원에선 무조건 싱겁게 먹으래요. 된장, 고추장, 김치 되도록 먹지 말라고 해서 요즘은 저녁에 가볍게 미숫가루 한 잔 먹어요.

댓글2 혹시 임신중독증은 아닌지요. 제가 아기 가졌을 때 온 몸이 부었어요. 음식 조절 잘하고 출산 후에 부기 잘 빼야지 못 빼면 다 살로 가요.

댓글3 손발이 터실 것 같았는데 미지근한 물에 샤워하고 손, 발 열심히 주물러 주니까 좀 괜찮아져요.

댓글4 자기 전에 물 종류를 마시지 마세요. 밤에 물 많이 마시고 자고 아침에 일어났더니 엄청 붓더라고요. 그리고 음식을 싱겁게 먹도록 하고요.

Q2 손발 붓는 증상 혹시 임신중독증인가요?

댓글1 저는 36주인데 많이 부었어요. 한 2주 전부터 그런 것 같은데, 임신중독 아니래요. 원래 이쯤 되면 다 붓고 그런 거 아닐까요?

댓글2 저도 34주 때 너무 많이 부어서 임신중독 검사했는데 검사 결과 괜찮다고 했어요. 그래도 검사하고 나니까 마음이 편해서 좋더라고요. 걱정하지 말고 검사 한번 받아보세요. 검사료도 비싸지 않아요.

저도 너무 부어서 의사 선생님께 여쭤봤더니 임신중독은 혈압이랑 관계가 있는 거라고 하더군요. 날씨가 더우면 더 심하게 붓는대요.

 검사받아 보세요. 임신중독증 증상으로 부종이 있거든요.

 저는 9개월부터 붓기 시작했는데 많이 부어도 소변 검사할 때 단백뇨 안 나오면 임신중독은 아니라고 하더니 아기 낳으러 가서 혈압이 올라가고 단백뇨 나오고 하니 임신중독증이라고 하더군요. 제왕절개 할 뻔하다가 다행히 아기가 금방 나와서 순산은 했는데, 낳고도 한 달 이상 손이 저리더라고요.

Q3 임신 후에 질 입구가 심하게 부어있어요. 어떡하죠?

 저는 항문 근처에 종기처럼 혹이 났었어요. 며칠 뒤 없어졌지만 찾아보니 혈전성 치핵이더군요. 자궁에 혈액이 많이 쏠리다 보니 항문 근처에 혈액이 뭉쳐서 그렇더군요. 좌욕을 며칠 했더니 가라앉네요.

 임신하면 질 입구가 붓고 넓어진다고 하네요. 저도 걱정했었는데 혈이나 이슬이 안 비치면 괜찮대요.

 저도 병원에 가서 물어봤는데 아기가 크면서 그럴 수 있대요. 그리고 피가 아래로 쏠려서 그렇다고 하네요. 좀 쉬어주면 괜찮아져요. 마음 편하게 하세요.

Q4 회음부가 붓는데 어떡하죠?

 저도 회음부가 부어 있어서 소변 눌 때 좀 아파요. 보통 30주 넘으면 잘 붓는대요. 좌욕밖에는 방법이 없대요.

 25주 넘으면서 계속 부어있던데요. 많이 걸으면 더 심해지고 좀 쉬면 나아져요.

Q5 종아리 부종이 너무 심해요. 어떡하죠?

 저는 32주가 넘어가고 있어요. 막달이 되고 배가 커지면서 발목이 퉁퉁 부었어요. 계속 주무르고 산책을 하거나 마사지를 며칠 꾸준히 했더니 좀 가라앉았어요.

 너무 부어서 누르면 쑤욱 들어갔다가 한참 있다가 나와요. 임신 때 좋다는 과일을 너무 많이 먹어서 더 심한 것 같아요. 아무래도 과일이 달아서요. 짠 음식도 안 먹으려고 했고, 다른 음식도 일부러 싱겁게 먹었어요. 주무르는 것도 꾸준히 해야 하지만 먹는 것도 신경 썼어요.

 임신 중 태아의 부종은 여러 이상 때문에 나타날 수 있으며 산부인과 전문의에 의한 정확한 진단이 필요할 수 있습니다. 산모의 부종은 임신 말기로 가면서 흔히 생기는 증상입니다. 하지만 손이 붓거나 심한 부종은 담당 의사와 상의하여야 합니다. 걷거나 활동을 하고 난 후의 가벼운 하지 부종은 휴식을 취하며 다리 부분을 높게 하면 부기를 가라앉힐 수 있습니다.

분만 후
분만 후 뒤처리 어떻게 해야 하나요?

keyword **064**

|중|요|도|

질문 / 250건
조회 / 59,545명
댓글 / 1,670개
체크 / 출산 후

임신에서부터 약 40주 정도의 시간이 지나면 자궁 근육이 규칙적으로 수축을 반복합니다. 자궁이 수축되면 태아의 머리가 자궁 입구로 눌리게 되며 결국 태아를 둘러싼 난막이 터져서 양수가 나옵니다. 이후 자궁이 열리고, 넓어진 산도를 통해서 태아가 나오지요.

분만 제1기는 진통이 와서 분만이 시작된 때부터 자궁 입구가 열릴 때까지를 말합니다. 분만 제2기는 자궁이 열리고 태아가 나오는 시기, 분만 제3기는 태아가 나온 후 필요 없게 된 태반 등이 나오는 시기를 말합니다.

엄마와 아기에 아무 문제가 없다면 정상 분만이 되지만 무언가 하나라도 이상이 있다면 이상 분만이 됩니다. 태아가 거꾸로 서거나, 태아의 몸집이 너무 크거나, 자궁 입구의 위치가 이상하거나 하는 현상들이 이상분만의 주요 원인입니다. 정상 분만은 순산 또는 안산, 이상 분만은 난산이라고 합니다. 이상 분만이 예상되면 직접 자궁을 절개해서 태아를 꺼내는 제왕절개를 시술하기도 합니다. 분만 후에 알아두거나 주의해야 할 사항은 미리미리 챙겨놓고 숙지해야 합니다.

Q1 분만 후 뒤처리 어떻게 해야 하나요?

댓글1 저는 제왕절개 했지만 아이 낳고 나서 바로 출혈이 있었어요. 아마 아이를 낳기 전부터 있었던 것 같아요. 아이 낳고 나서 간호사가 정리해 주고 나서 그물로 된 팬티 비슷하게 생긴 거 입혀주고 기저귀 큰 거 줬어요. 오로는 그 출혈이 줄어들면서 계속해서 출혈이 나오는 거고 따로 그 출혈과 오로가 구별되는 건 아니었어요. 출혈이 이어져서 오로가 되는 것 같습니다.

댓글2 전 아예 분만실로 들어가기 전에 간호사가 주머니에 팬티 넣어서 오라고 했어요. 분만 다 끝나고 주머니에서 꺼내서 입혀줬어요.

댓글3 전 팬티 입고 들어갔다가 팬티 기저귀 차고 나왔어요. 간호사가 한 번 체크해 주고 화장실 갔다 나오면서 팬티 입고 패드로 바꿨어요.

Q2 분만 후 회음부 꿰맬 때 마취하나요?

 마취해요. 사람마다 다르지만 조금 따끔따끔한 거 외에는 아프지 않아요. 오히려 태반 꺼내려고 배 누르는 게 더 아파요.

 회음부 찢기 전에 마취해요. 그리고 꿰맬 무렵이면 마취가 약간 풀려서 따끔거리기도 하는데 너무 따갑다고 말하면 다시 마취하고 꿰매요.

Q3 유도분만 후 몇 시간 만에 아기 낳나요?

 저도 양수가 먼저 터져서 촉진제 맞고 딱 12시간 만에 낳았답니다.

 저는 촉진제 맞고 10시간 정도 걸렸어요.

 저는 12시간 만에 낳았고 우리 언니는 17시간 버티다 수술했어요. 평균 12시간 걸린다고 들었어요.

 산모의 상태에 따라 다른 것 같아요. 아기가 얼마큼 내려왔는지 자궁문이 얼마나 열렸는지에 따라 다른 것 같아요.

양수 : 태아는 양막이라고 하는 얇은 막에 둘러싸여 있는데, 양막 안에는 양수가 차 있으며 태아는 이 양수 속에 떠서 자라게 됩니다. 양수의 양은 각 개인에 따라, 또 임신의 시기에 따라 다르지만, 임신 말기를 기준으로 600~1,000ml가 보통입니다. 양수는 바닷물의 성분과 비슷하며, 임신 초기에는 무색이지만 분만할 때쯤 되면 태아의 몸에서 나온 물질들과 섞여서 혼탁해집니다.

Q4 분만 후 얼마간 입원해야 하나요?

 자연분만 후 입원 기간은 2박3일 정도 되고요, 제왕절개는 일주일 정도 해요.

 분만 후에는 보통 산모 패드를 사용합니다. 분만 후 회음 봉합 시에 부분마취를 시행합니다. 유도분만은 자궁 경부의 개대 및 숙화 정도에 따라 분만에 걸리는 시간이 다릅니다.

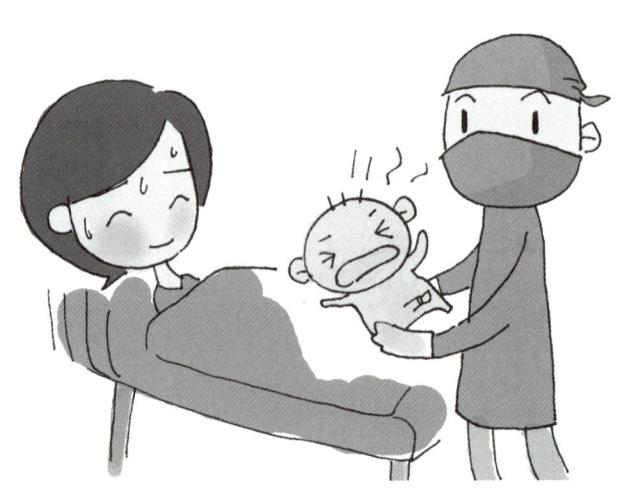

분만의 종류
(자연분만, 제왕절개 등)
분만 시 궁금한 점 알려주세요.

keyword **065**

|중|요|도|

질문 / 1,782건
조회 / 351,007명
댓글 / 20,154개
체크 / 임신 기간 내

자연분만을 할지 제왕절개 수술을 할지는 임신 후기가 되어야 알 수 있습니다. 자연분만은 원하더라도 분만이 수월하지 않으면 수술을 해야 하는 상황이 올 수도 있습니다.
근래에는 여러 가지 분만법(수중분만·그네분만 등)이 소개되어 있으므로 산모 각자의 몸 상태를 고려한 후 담당 의사와 상의하여 결정할 수 있습니다.

Q1 분만 방법에 대해 언제 결정 하나요?

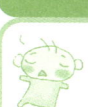 30주 정도 후에 임신부의 상태에 따라 결정되는 거 아닌가요? 임신중독이나 역아, 전치태반 등 임신부의 상황에 따라 결정되는 것 같아요. 진통이 오고 갑작스런 돌발 사태가 발생할 가능성도 있기 때문에 분만 방법은 언제든 바뀔 수 있는 것 같아요.

자연분만의 장점
면역력 강화
빠른 회복
정부 지원

Q2 자연분만 할 때에 생리적인 현상을 할 수도 있나요?

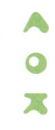 아기가 나올 때 힘을 주기 때문에 변을 보는 경우가 있는데, 이때 변 때문에 감염될 위험이 있어서 관장을 한대요. 분만할 때 힘을 주는 게 배변을 하려고 힘을 주는 것과 같기 때문이라고 합니다.

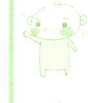 분만 시 힘을 주는 근육은 항문과 연결되어 있기 때문에 아기를 낳으려고 힘을 주면 대변도 같이 나와요. 즉, 아기와 산도가 대변에 오염되는 것을 예방하려고 관장을 한대요. 또, 직장에 대변이 차 있으면 아기가 나올 산도가 좁아지므로 산도를 조금이라도 넓히려고 관장을 한다는 군요.

Q3 자연분만할 때 관장은 언제 하나요?

 막달 때가 되면 아기가 세상 밖으로 나오려고 자궁 아래로 내려옵니다. 그러니 진통이 느껴져서 아기를 낳으려고 아랫배에 힘을 주다 보면 변도 같이 나오게 되는 현상이 발생하므로 아기

에게도 안 좋고 아기를 받는 의사한테도 참 민망하고 지저분한 상황이 되기 때문에 관장은 진통이 오고 출산하기 전에 대부분 병원에서 거의 합니다.

Q4 쌍둥이도 자연분만 가능한가요?

아기 위치만 괜찮으면 자연분만 가능하다고 들었어요.

쌍둥이 자연분만은 아기 자세에 달렸어요. 분만할 때 자세가 66이어야 합니다. 주로 수술한대요. 쌍둥이는 무조건 큰 병원에서 낳으세요. 이유는 산모도 산모지만 소아과가 함께 있는 곳이어야 도움을 받을 수 있어요. 우리 아기들은 3.0kg이 넘었는데도 분만실에 인큐베이터가 2대 나란히 준비되더군요. 아기들은 출산 직후 바로 신생아 전문의가 검사해요. 일반 병원에서 수술 권유하는 건 어쩌면 당연할지도 몰라요.
제가 알기에는 쌍둥이를 자연분만으로 받아내려면 경험도 경험이지만 그만큼 병원에서도 위급 상황에 대처할 준비가 되어있기 때문이에요.

Q5 분만 시 챙겨야 할 것들은 뭐가 있나요?

속옷, 양말, 내의, 구강청정제, 가제수건, 아기 싸개, 세면도구, 수건, 화장지, 패드, 물병 등등.

병원에 물어보세요. 저도 적어달라고 하니 아기 배냇저고리, 겉싸개, 속싸개, 산모 세면도구, 물티슈, 슬리퍼, 보호자 이불, 이런 것만 가져오라고 하던데요.

병원에서 지급해 주는 것도 있으니 물어보세요. 대개 병원에서 속싸개랑 배냇저고리는 주더라구요. 임부에게 필요한건 양말, 내의, 수건, 세면도구, 구강청정제, 빗, 물티슈, 물병, 아기에게 필요한 건 병원마다 다른데 대개 가제수건, 겉싸개 정도예요.

Q6 근종이 있으면 제왕절개 해야 하나요?

저는 자궁 근종이 3개나 있었는데 자궁 뒤쪽에 있으면 자연분만 괜찮다고 하네요. 근종이 어디에 있느냐가 중요한가 봐요. 저는 근종이 무려 8cm이나 되는데 재작년에 자연분만 했습니다.

근종 위치에 따라 분만 방법을 달리할 수 있어요. 물혹처럼 아기 낳을 때 같이 나오는 것이 아닌지라, 근종이 산도를 막으면 자연분만이 힘들어지겠지요. 그건 아기가 자라고 자궁이 커지면서 근종이 변성을 일으키는 것과 아기 머리와 근종 위치가 어떻게 되느냐에 따라 결정된답니다.
저는 7cm짜리 두 개가 배 속에 있는 채로 임신을 했어요. 근종 때문에 임신 힘들 거라고 임신하려면 수술하라 했는데, 아기가 덜컥 생겨버렸지요. 자궁이 커지면서 근종 통증이 심해져서 28주엔 자궁 입구도 열리고 진통도 3분 간격으로 이틀이나 하다가 대학병원에 입원해서 조산 방지하는 주사 맞았답니다. 지금은 조심하고 몸 사려서 39주째예요. 무사히 고비를 넘겼어요. 절대 무리하면 안 돼요. 근종 때문에 아프면 자궁이 아기 나오는 신호로 착각을 하고 진통으로 넘어갈 수 있다고 하니까 조심 또 조심하세요.

Q7 자연분만이 아기한테 더 좋은가요?

댓글1 자연분만하면 몸도 빨리 좋아지고 아기가 나오면서 온몸 피부에 면역이 생긴대요. 수술하면 안 생기고요. 그 면역력이 6개월 간다고 해요. 또, 좁은 산도를 통과하면서 머리가 자극을 받아서 좋다네요.

댓글2 자연분만은 산도를 따라나오면서 충분히 자극을 받고 나와서 아기가 더 건강하대요. 수술하면 무방비 상태로 있던 아기를 그냥 끄집어 내는 건데 얼마나 스트레스겠어요. 엄마를 위해서나 아기를 위해서나 가능하다면 자연분만을 하는 게 좋겠죠.

Q8 자연분만 지원금 얼마인가요?

댓글1 자연분만하면 보험이 되는 부분은 다 무료래요. 식대도 이젠 80% 지원된대요. 제왕절개하면 수술비는 내야하고요. 혹시라도 집에서 분만을 한다거나, 병원이 아닌 다른 곳에서 분만하면 출산비 따로 준대요. 그런데 금액이 적긴 하지만 어쨌든 자연분만비 공짜이니까. 자연분만을 하신 분들은 진료비 영수증에서 잘 확인하셔야 할 거예요.

댓글2 보건소에서 그러는데 집에서 자연분만하면 30만 원인가 준다고 하던데요? 그리고 산모도우미는 월 소득이 130만 원 이하일 때 보건소에 신청하면 해준다고 들었어요.

Q9 제왕절개 후유증은 어떤 게 있나요? 후유증 줄이는 방법도 알려주세요.

댓글1 가장 흔한 후유증은 수술 부위와 자궁, 골반 내의 감염이라고 해요. 아무래도 정상적인 분만이 아니므로 정신적인 스트레스도 있고요. 절대 안정을 취하는 게 최고겠죠. 그리고 별문제가 없으면 수술 당일이나 다음 날 살살 움직여주세요, 그러면 방광 합병증, 변비 등의 위험이 줄어든다고 하네요. 그리고 상처 부위 깨끗하게 유지되도록 소독된 가제를 자주 갈아주세요.

댓글2 수술 때문에 음식을 먹지 못하는 기간이 자연분만한 산모보다 길어서 변비가 생길 수도 있으니, 물 많이 먹고, 균형 잡힌 식습관과 운동 습관 들이는 게 좋죠.

Q10 산모가 비만이면 자연분만 힘든가요?

댓글1 자연분만을 못하는 건 아니지만, 허벅지나 질 안에 살이 아기가 나오지 못하도록 통로를 막아서 자연분만이 어렵다고 하네요. 임신 중에 체중이 많이 불지 않도록 특히 주의하고, 큰 병원으로 가는 게 좋을 것 같아요.

Q11 어떤 분만법이 가장 좋은가요?

댓글1 산모들이 가장 궁금해 하는 부분 같아요. 어떤 분만법이 가장 좋은지 우위를 가리는 건 정말 힘들어요. 모든 산모가 각자의 몸 상태나 상황에 맞게 분만법이 정해지니까요. 모든 분만법이 장단점이 있는 것 같아요.

Q12 첫째는 제왕절개하고 둘째는 자연분만하는 것 가능한가요?

댓글1 저도 첫 애 때 진통하다가 결국 수술했어요. 그래서 둘째는 자연분만 하고 싶었는데 저 다니는 병원에서는 위험해서 안 된다고 하네요. 대학병원으로 가라고 했어요. 그래서 그냥 수술하려고 해요. 수술은 예정일보다 10일 정도 앞당겨 낳아야 한대요.

댓글2 자궁을 가로 절개했다고 해도 다음 아이의 자연분만이 가능한 것은 아니래요. 그 가능성은 아기를 낳을 때가 되면 입원 전에 초음파 등으로 자궁벽의 상태, 그러니까 한쪽이 얇아져 있는 곳이 없는가? 등등 살펴보고 환자의 병력, 아기의 상태 여러 가지를 봐서 시도해볼만하다고 판단되면 자연분만 시도하는 거래요. 시도하게 되더라도, 일반 산모보다 조심해야 하고 분만 진행 과정을 봐서 도저히 무리라고 판단되면 바로 수술해야 한대요. 결론적으로, 미리 자연분만 가능성을 확실히 말할 수 있는 사람은 절대 없다는군요.

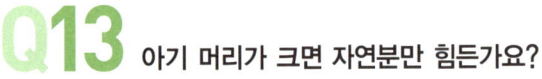

Q13 아기 머리가 크면 자연분만 힘든가요?

댓글1 저도 아기 머리 대단히 크다고 했는데 그냥 기어이 자연분만을 했습니다. 그런데 아기 머리도 머리지만 산모의 골반 상태나 여러 가지를 고려해서 의사가 자연분만은 힘들다고 수술을 권유할 때에는 의사 말을 듣는 게 좋을 것 같아요. 저는 결과적으로 자연분만을 했지만, 산후에 엄청나게 고생했습니다. 자연분만 진통은 진통대로 다 겪고, 산후에는 수술한 사람보다 더 고생했으니까요. 의사가 수술하라고 권유할 때에는 그냥 하는 것이 좋을 듯.

댓글2 아기 낳아보면 실제 크기랑은 다소 차이가 있을 수 있다고 하던데요. 우리 아기도 3.2kg 정도라고 했는데 낳아보니 2.78kg이었답니다. 병원에서 별말 없으면 자연분만도 충분할 것 같은데요. 보통 머리가 커서 골반으로 빠져나오기 어려울 정도면 병원에서 수술 권한다고 하니 너무 걱정하지 마시고요. 병원 가는 날에 가서 한번 여쭤보세요.

> 분만 방법의 결정은 산모와 태아의 여러가지 상황을 고려해야 하는 어려운 결정입니다. 수술을 해야 할 특별한 이유가 없다면 자연분만이 바람직하겠지만, 정상 분만을 억지로 고집하는 것은 큰 후유증을 일으킬 수 있으며 수술하는 방법이 무조건 더 안전하다는 것 또한 잘못된 믿음입니다. 산부인과 의사 선생님과 분만 방법에 대해 산전에 충분한 상담을 하시고, 자연분만의 과정 중에도 여러 경우의 수가 있어 이로 인해 응급 제왕절개술을 해야 하는 상황이 발생할 수 있음을 인지하셔야 합니다.

붉은색 소변
소변이 이상해요.

keyword 066

질문 / 20건
조회 / 3,050명
댓글 / 65개
체크 / 임신 기간 내

|중|요|도|

임신하면 그때그때 자신의 건강 상태를 확인할 수 있도록 소변 상태를 잘 관찰해야 합니다. 일반적으로 잦은 배뇨가 발생하고, 경우에 따라서는 혈뇨가 비치거나 소변의 색이 변할 수도 있습니다. 특히 아랫배가 땅기거나 피가 보이면 즉시 병원에 가보셔야 합니다.

임신이라고 해서 특별히 소변색이 변하거나 하지는 않습니다. 간혹 소변이 갑자기 뿌옇게 보이는 경우의 대다수는 체내의 인산염이 과량으로 있던 것이 배출되는 정상적인 현상입니다. 또 간혹 염증이 있으면 소변색이 탁해지는 경우도 있습니다. 섭취하는 수분의 양이 적고, 날씨가 더워지므로 농축되어 탁하게 느껴질 수도 있고, 질 분비물의 섞여서 탁하게 보일 수도 있습니다. 그리고 마지막으로 좋지 않은 경우인데 임신중독이나, 임신성 당뇨의 경우일 수 있으니 다니는 병원으로 내원하여 의사 선생님의 진찰을 받아 보는 것이 좋겠습니다.

Q1 소변 색이 붉은 주황색인데 괜찮은가요?

 보통 소변 색은 엷은 황색에서 황갈색까지가 정상이에요. 붉다니까 혈뇨 같은데요. 병원에 가보세요.

 소변 눌 때 아프거나 냄새가 나는 게 아니라면 괜찮답니다. 저도 초기 때 물을 많이 안 먹어서 소변이 진하게 나오더군요. 요즘 들어 가끔 붉은색을 띠어서 병원에 갈 때 물어봤더니 임신 중엔 소변도 빈한나고 하네요. 그러니 이상한 증상만 없으면 걱정 안 해도 될 거예요. 그래도 불안하면 병원 가보세요.

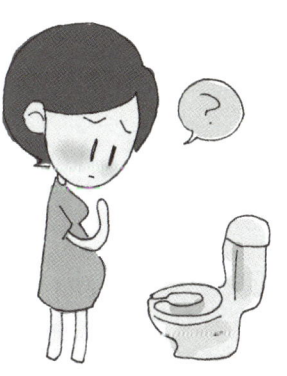

Q2 소변 보고 난 후 갑자기 피가 묻어 나와요. 어떡하죠?

 저도 임신 초기 때 한 달 반 정도 계속 피가 나왔는데 병원 가서 물어보니까 쌍둥이 임신이었다가 하나가 도태되어 그렇다고 했어요. 그래서 피가 보일 수도 있다고 하더군요. 유산기도 조금 보인다고 해서 한 달 내내 거의 누워 있다시피 했어요. 걱정스러워서 밖에 나가는 것도 삼갔어요. 지금은 20주 다 되어 가는데 아기는 건강하답니다. 병원에 가서 내진을 받아 보세요.

 일단 누워 계세요. 웬만하면 일어나지 말고요. 저도 5주 때 출혈이 있어서 병원에 갔더니 유산기 있다고 주사 맞고 약 먹고 계속 누워 있었어요. 절대 안정하고 병원에 꼭 가보세요.

임신 초기에 출혈이 되는 경우 절박유산이라고 하며 소변볼 때 피가 묻어나오는 증상을 보일 수 있습니다. 그 외 탈수 때문에 소변이 진해져 색이 붉게 보이는 경우도 있습니다. 그 외 방광염 증상으로 혈뇨가 나타나기도 합니다.

keyword 067

비디오
임신 중 태아 모습을 비디오로 찍을 수 있나요?

|중|요|도|

질문 / 450건
조회 / 99,000명
댓글 / 2,500개
체크 / 임신 기간 내

임신 중 아이가 변해가는 모습을 부모가 간직하고 싶고, 정기적으로 검진을 받으러 병원에 갈 때에 정확히 확인하고자 비디오를 가지고 가면 병원에 따라 해주는 곳도 있습니다. 출산 후 혹은 아이가 성장했을 때 보여주면 따뜻한 추억이 될 수 있기 때문에 많은 예비 부모들은 이를 하고자 합니다.

Q1 비디오테이프는 언제쯤 가져가야 할까요?

 갈 때마다 가져가요. 그래야 녹화하죠. 다음에 갈 때 가져가서 녹화해 달라고 하세요. 안 해놓으면 서운하잖아요.

 제가 다니는 병원은 12~16주 정도 되니까 그때부터 비디오테이프 가져오면 녹화해 준다고 했어요. 어느 정도 안정되면 해주더군요. 테이프 가져가면 무료로 해줘요.

 요즘은 CD로 해주는데도 많아요.

 병원에 따라서 초음파 검사를 비디오로 녹화해 주기도 합니다. 비디오로 녹화하는 것은 태아에게 영향을 미치지 않습니다.

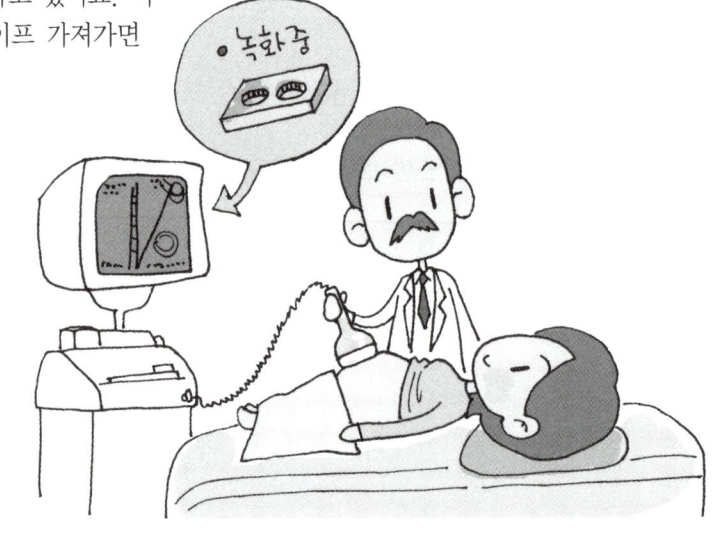

비만

비만이 임신과 출산에 어떤 영향을 미치나요?

keyword 068

질문 / 650건
조회 / 251,300명
댓글 / 4,850개
체크 / 임신 전

중요도

임신 중 비만이 위험한 이유는 임신중독증으로 이어질 수 있기 때문입니다. 임신 중 비만은 고혈압, 단백뇨, 부종 등을 일으키며 이것이 임신중독증으로 나타납니다. 이러한 임신중독증은 태아의 발육부진이나 조산의 원인이 되기도 하고, 태아가 자궁 안에서 사망하는 태내 사망을 일으킬 수도 있으며 산모가 위험에 빠질 수도 있습니다. 과도하게 당분을 섭취하는 임산부는 대사기능이상을 가져와 혈당치가 올라가게 되고 임신 중 당뇨로 거대아나 장애아를 낳을 수도 있고 산후합병증에 시달릴 확률이 높으며 분만 시 난산이 되기도 쉽습니다.

임신 중에 비만이 심해지면 아기가 나오는 길인 산도에 지방이 쌓이며 자궁경부와 질 외음부에 이르는 연산도에까지 지방이 생겨 아기가 나오는 길이 좁아지게 되어 난산할 수 있고 출산 때 미약 진통으로 제왕절개할 확률도 높아집니다. 임신 중 비만을 예방하도록 꾸준한 운동과 균형 있는 식사가 필요합니다.

 산모가 고도비만이면 진통이 더 심한가요?

임신 전 과체중이거나 비만인 여성은 분만 때 진통 시간이 길어진다는 연구 결과가 나왔다고 해요.

 다낭성의 원인이 비만이라는데 그런가요?

몸무게보다는 체지방과 복부비만이 제일 큰 원인이래요. 몸에 근육을 좀 단련해서 기초대사량을 높이고 체지방은 감소시켜야 합니다.

저도 마른 편인데 다낭성으로 나왔어요. 이미도 마른 비만인 것 같아요. 그래서 요즘 요가를 하고 있답니다. 필라테스로 근육도 좀 단련하고, 요가센터 오가면서 걷기 운동도 해요.

다낭성의 원인이 비만은 아닌 것 같아요. 저는 좀 마른 편이지만 다낭성이거든요. 다낭성의 원인이 비만이 아니라 비만하기 때문에 다낭성이 될 가능성이 커지는 걸로 알고 있어요. 다낭성이면서 살찐 분들은 살 빼면 좋아진다고 하네요.

다낭성 난소질환 : 다낭성 난소 질환이란 비정상적으로 높은 혈중 황체 자극 호르몬과 정상 범위의 난포 자극 호르몬의 분비로 무배란성 월경 이상과 양측성 다낭성 난소 낭종화(난소에 여러 개의 물혹이 생기는 것), 또는 조모증(여성에서 남자같이 체모가 돋아나는 현상)을 동반하는 질환입니다.

Q3 임신 전 고도비만일 경우 자연분만 못하나요?

댓글1 전 비만인데 자연분만으로 쉽게 낳았어요. 다섯 시간 만에 낳았으니까요.

댓글2 저는 뚱뚱한데도 딸 둘에 아들 하나 자연분만으로 잘 낳아서 잘 크고 있어요. 걱정할 필요 없어요.

댓글3 저 아는 분도 키가 160cm에 65kg이었는데 자연분만으로 낳았어요.

Q4 고도비만이면 임신 가능성이 더 희박한가요?

댓글1 저도 비만인데 의사 선생님이 호르몬 검사를 하면서 그러더군요. 비만인 사람은 다낭성 증상을 가진 경우가 많은 데다가 안드로겐(남성호르몬) 수치가 높아지게 되고 그렇게 되면 다낭성이 심해져서 생리불순이 오고 그러면 살이 더 안 빠지고 계속 악순환이 된다네요. 안드로겐 수치가 높으면 임신도 잘 안 되고 임신이 되어도 유지가 잘 안 된답니다.

> **Tip**
> **고도 비만** : 고도 비만은 이상적 체중의 최소 2배, 또는 45kg 이상 무게가 나갈 때입니다. 여러 가지 합병증을 유발하는데, 당뇨병, 고혈압, 관절병, 담석증, 뇌경색증, 심장질환, 정신병이 있습니다.

댓글2 아무래도 비만이면 호르몬 장애로 배란 장애나 임신이 어렵다고 해요. 확 빼진 않아도 조금씩 빼고 몸이 건강해지면 아기는 꼭 찾아올 거예요. 제가 아는 분은 100kg이 넘었는데 아기 갖고 순산도 했어요.

댓글3 비만이 임신을 힘들게는 하지만 절대 걱정하진 마세요. 아기에게 멋진 엄마가 되기 위해 건강해지고자 운동을 하다 보면 아기는 자연스럽게 생길 거라 생각해요.

임신 중 태아의 무게와 양수, 태반의 무게 그리고 모체의 자궁이나 유방의 무게가 증가하기 때문에 적당한 식사를 하는 건강한 임신부는 임신기간 동안 10~12kg 정도 증가합니다. 임신 전 산모가 저체중이면 13~15kg 정도, 비만했으면 9kg 이하로 체중이 증가하도록 주의해야 합니다. 입덧이 끝나고 안정기에 접어든 후 비만이 되기 쉬우므로 조심해야 하며 임신부의 비만은 산모에게 임신중독증이나 고혈압, 당뇨 등의 합병증을 유발하기도 하며 태아도 같이 커지게 되므로 난산의 원인이 되기도 합니다.

출산 후 임신 중에 쪘던 살이 안 빠져서 체중이 증가하는 것은 기초대사율이 감소하고, 열 생산이 감소하고, 신체활동이 감소하기 때문으로 생각됩니다. 이는 임신 중 증가한 체중이 산후에 빠지지 않고 남아 있거나 양육과 관련된 생활 습관의 변화에 따른 체중 증가 등 복합적 요인에 의해 발생하게 됩니다.

출산 후 추가 필요한 열량은 수유기간에 약 500kcal입니다. 적절한 식사와 운동, 행동 수정 요법, 체형교정기 등이 도움될 수 있으며, 산후 비만이 심각하다면 전문의와 상의하는 것이 좋습니다.

비타민
비타민은 어떻게 먹는 게 좋을까요?

keyword 069

|중|요|도|

질문 / 1,975건
조회 / 378,300명
댓글 / 10,700개
체크 / 임신 기간 내

임신 중에 비타민제는 복용을 권하기도 하지만 지나치게 약에 의존하기보다는 식품으로 섭취하는 것이 바람직합니다. 특히 비타민 A와 D는 필요량 이상이 몸속에 그대로 남아 다량으로 복용하면 태아의 뼈에 이상이 생겨 기형이 나타나는 수가 있습니다.

Q1 올바른 비타민 섭취법 알려주세요.

댓글: 지용성 비타민(A, D, E, K)은 체내에 축적되므로 과다하게 복용하면 해롭기 때문에 식품으로 섭취하는 게 좋아요. 비타민 먹을 때 차를 같이 마시면 안 돼요. 타닌 성분이 약효를 떨어뜨리거든요.

Q2 비타민 언제부터 먹나요?

댓글: 저는 8주 때부터 먹었던 거 같아요. 보통 8주 이상 되면 먹어요.

댓글2: 임신 초에는 엽산 먹어야 한다고 하니 의사 선생님한테 물어봤더니 안 먹어도 되고 나중에 철분제만 먹으라고 했어요.

Q3 비타민 처방전 없이도 살 수 있나요?

댓글: 처방전 없이 살 수 있습니다. 저는 그냥 약국 가서 샀습니다.

Q4 비타민도 과용하면 부작용이 생긴다는 데 그런가요?

댓글: 비타민도 너무 많이 먹으면 위험하다는 소리 들은 적 있어요.

> **Tip**
>
> **비타민** : 매우 적은 양으로 물질대사나 생리 기능을 조절하는 필수적인 영양소입니다. 일반적으로 비타민은 지용성과 수용성으로 분류됩니다. 지용성 비타민은 지방이나 지방을 녹이는 유기 용매에 녹는 비타민으로서 비타민 A, D, E, F, K, U가 이에 속합니다. 이들은 수용성 비타민보다 열에 강하여 식품의 조리, 가공 중에 비교적 덜 손실되며, 장 속에서 지방과 함께 흡수됩니다. 수용성 비타민은 물에 녹는 비타민으로서 비타민 B 복합체·비타민 C·비오틴·폴산·콜린·이노시톨·비타민 L·비타민 P 등이 알려졌습니다.

그건 비타민 A 등 지용성 비타민을 말씀하는 것 같아요. 수용성은 소변으로 빠지지만 지용성은 몸에 축척이 되거든요.

 비타민 A를 과다 섭취하면 기형 출산 확률이 높아져요. 비타민 C 와 E, 엽산은 임신하기 전부터 먹으면 기형아 방지도 되고 태아도 건강하게 해주는 좋은 비타민이에요. 걱정하지 말고 꾸준히 드세요. 비타민 A는 태아의 발육을 촉진하고 감염에 대한 저항력을 높여주지만, 지나치게 많이 복용하면 태아 기형을 유발하는 부작용이 있대요. 기능성 성분인 '레티놀'도 비타민 A 계열이므로 레티놀 성분이 함유된 화장품을 많이 쓰지 않는 것이 좋다는군요.

Q5 비타민, 칼슘제, 철분제 다 같이 먹어도 되나요?

 철분제가 비타민 흡수를 방해한대요. 엽산이랑 비타민은 괜찮대요.

 비타민을 많이 먹는다고 다 흡수되는 것도 아니래요.

 저도 엽산제 먹었는데 5개월까지 먹으라고 해서 그거 끊자마자 철분제 먹었어요. 철분제는 속이 안 좋을 수 있다고 식후에 바로 먹으라고 해서 그렇게 했더니 속 울렁거림 없던데요.

Q6 임신부용 종합비타민제 괜찮은가요?

 비타민 A 함량이 너무 높으면 오히려 기형을 유발한대요.

 저는 병원에서 먹으라고 해서 먹고 있어요. 철분제랑 같이 먹는데 병원에서 주는 걸로 먹고 있어요. 약국에서 파는 거 아무거나 사먹지 말래요.

 비타민 아무거나 먹으면 안 좋아요. 임신부 전용 비타민 아니면 먹지 마세요. 임신부는 보통사람들과 비교해서 필요한 비타민과 필요하지 않은 비타민이 달라요. 종합비타민제 먹지 말고 엽산제, 철분제 그런 거 드세요. DHA도 좋아요.

 의사 선생님이 저 같은 경우에는 먹지 말라고 하시네요. 과도한 영양이 오히려 태아에게 안 좋을 수 있다고 했어요.

Q7 비타민과 엽산제와 같이 먹어도 되나요?

 초기에는 엽산제만 먹고 5개월쯤에 철분제 먹으면 될 것 같아요.

 저는 종합비타민 먹어요. 거기에 철분, 비타민, 엽산 등 다 들어 있어요.

 임신 시 비타민의 필요량이 증가하지만 일반적인 음식 섭취로 대부분 충족됩니다. 특히 비타민 A는 과량 섭취했을 때 태아 기형을 유발할 가능성이 있으므로 조심해야 합니다. 비타민제를 따로 구해서 먹을 필요는 없으나 엽산제는 신경관결손을 예방할 수 있다는 보고가 있습니다.

비타민 C · D
비타민 C와 D를 먹어야 할까요?

keyword 070

질문 / 205건
조회 / 37,950명
댓글 / 245개
체크 / 임신 기간 내

중요도

비타민 C는 세포, 이, 연골의 모세혈관을 강화하는 기능을 합니다. 비타민 C가 부족하면 괴혈병, 피하출혈, 빈혈, 성장부진, 저항력 약화 등이 생길 수 있습니다. 과일류와 푸른 채소에 많이 들어 있습니다.
비타민 D(calciferol)는 고등동물의 생명유지에 필수적인 영양소로서, 특히 칼슘과 인의 대사에 매우 중요한 조절인자입니다. 자연적으로 비타민 D를 다량 함유한 식품은 적으나 피부에서 자외선을 쬐면 저절로 합성됩니다. 비타민 D가 부족한 경우에는 곱추병, **골연화증**, 뼈와 치아발육장애가 생길 수 있습니다. 비타민 D가 많이 들어있는 식품에 간, 달걀노른자, 버터, 연어, 다랑어, 정어리 등이 있습니다.

Q1. 비타민 C는 많이 먹어도 괜찮나요?

댓글1 비타민 C는 일정량 이상 복용하면 체내에서 흡수하지 않고 그냥 빠져나와요. 많이 섭취해도 체내에서 필요한 양만 유지해주니까 걱정 마세요.

댓글2 비타민 C는 수용성이라 과잉 분은 소변으로 배출된다고 해요. 과량을 장기 복용했을 때 몇 가지 부작용이 있다고 알고 있는데 한두 번 많이 먹는 건 괜찮을 것 같아요.

댓글3 비타민 C는 철분제랑 같이 먹어요. 저는 병원에서 먹으라고 하던데요.

댓글4 책에서 봤는데 비타민 C는 아기의 세포를 붙여주는 접착제 같은 역할을 한대요. 그래서 20주 되면 철분제 먹을 때 오렌지주스랑 같이 먹으려고 해요.

> **Tip**
> **골연화증**: 정상적인 뼈에서 석회 성분이 빠져나가 생기는 질환을 말합니다. 주로 비타민 D가 부족하여 생기는 구루병에서 볼 수 있으며 칼슘의 양이 감소 되어 뼈가 연화되고 변형되며 잘 부러지게 됩니다. 특히 여성에게 많으며 수유 중의 산모에게서 발병률이 높습니다.

Q2. 비타민 C 음료는 조심해서 먹어야 한다는데 왜 그런가요?

댓글1 비타민 C 음료에서 벤젠이 검출됐기 때문이래요.

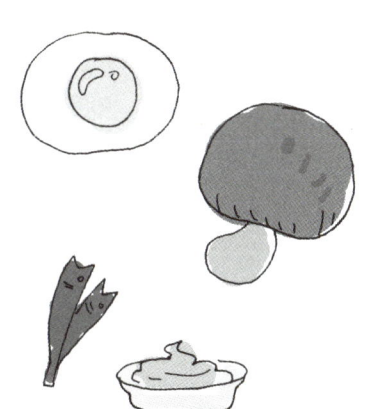

Q3 비타민 A, B, C, D가 들어 있는 음식들 어떤 게 있나요?

대표적인 것 몇 가지만 소개하면
비타민 A : 시금치, 당근, 콩나물, 무청
비타민 B₁, 2, 6, 12 : 돼지고기, 등 푸른 생선류(고등어), 조개, 현미, 콩류, 마늘, 우유, 달걀, 견과류
비타민 C : 딸기, 귤, 키위, 양배추, 브로콜리
비타민 D : 버섯류, 달걀, 채소, 과일, 생선, 고기
음식을 고루 먹으면 될 것 같아요. 콩류와 생선류는 많이 먹는 게 아주 좋다고 합니다. 인스턴트 음식, 패스트 푸드는 안 먹는 게 좋겠죠.

Q4 비타민 D가 들어 있는 음식에는 어떠한 것들이 있나요?

생선의 간유, 정어리, 청어, 연어, 다랑어, 우유 및 유제품에 많이 들어 있고 햇빛을 받으면 몸에서 합성되기도 해요.

연어는 단백질도 풍부하고 비타민 D가 많이 함유되어 있는 생선 중의 하나래요. 우유는 한 잔을 마시면 2.5mg의 비타민 D를 섭취할 수 있고 말린 표고버섯은 베타카로틴과 비타민 D가 칼슘 흡수를 도와서 면역을 강화시켜 준다고 하니 표고를 사서 햇빛에 말려 음식을 하는 습관을 들이는 게 좋을 것 같아요. 가장 손쉽게 섭취할 수 있는 음식 중에 하나인 달걀노른자에도 비타민 D가 많이 들어 있대요.

Q5 비타민 A, D를 복용할 때 주의사항을 알려주세요.

식품으로 섭취한 비타민 A는 적정량만 변형되어 흡수된다고 합니다. 그래서 식품으로 섭취되는 비타민은 괜찮지만 화장품이나 비타민제같이 만들어져서 이미 흡수될 수 있는 상태로 변형된 것은 위험하대요. 음식은 마음 놓고 먹어도 될 거예요.

비타민 A가 들어간 화장품은 쓰지 말라고 하더군요. 비타민 A는 피부로도 흡수가 되기 때문에 장기간 사용 시 기형을 유발할 수 있대요.

당근의 베타카로틴은 동물성 비타민 A와 달리 많이 먹어도 밖으로 배출되기 때문에 괜찮아요.

비타민 C는 수용성 비타민으로 체내에 축적되지는 않습니다. 임신 후 20% 정도 추가로 필요하지만 일상생활 중의 음식 섭취로도 충분합니다. 비타민 D는 뼈 대사에 관여합니다. 비타민 C와 마찬가지로 골다공증과 같은 특별한 질병이 없는 한 추가로 섭취해야 할 필요는 없습니다.

빈혈
임신빈혈인데 괜찮나요?

keyword 071

질문 / 1,755건
조회 / 289,750명
댓글 / 1,680개
체크 / 임신 기간 내

|중|요|도|

사람은 매일 15mg 정도의 적지 않은 무기질이 필요한데 임신 후에는 체내 혈액량이 거의 50% 정도 증가하므로 철분도 두 배로 필요합니다. 임신부와 아기를 위한 헤모글로빈을 생산하기 위해 충분한 철분을 섭취하지 않으면 철분 부족으로 빈혈이 발생할 수 있습니다.

철분은 음식으로 필요량을 충분히 만족하게 해주지는 못하므로 빈혈에 관련된 철분 부족량은 반드시 철분 보충제로 보충해야 합니다. 초기에는 철분 부족이나 빈혈이 나타나지 않더라도 나중에 발생할 수 있으므로 임신 중에는 철분을 보충해 주어야 합니다. 의사가 권하는 방법에 따라 하루 1~2차례 철분 보충제를 복용하세요. 그러나 다량의 철분은 메스꺼움이나 심지어는 구토 증세를 유발할 수 있으므로 이러한 현상이 나타나면 4~6개월 될 때까지, 또는 메스꺼움이 가라앉을 때까지 기다렸다가 철분 보충제를 섭취하는 것이 좋습니다.

Q1 임신빈혈이 있는 것 같아요. 어떡하죠?

댓글1 보통 20주 정도 되면 철분제를 먹어야 해요. 안 먹고 있다가 나중에 빈혈 수치가 높아지면 출산할 때 수혈해야 한답니다. 약을 정하기 전에 몇 가지 약을 골라놓고 먹어보고 정하세요.

댓글2 서도 임신일 때 빈혈 수치가 낮게 나와서 노력했는데도 안 올라가서 빈혈 수치 올리는 주사 두서너 대 맞았답니다. 그러더니 조금씩 올라갔어요. 다행히 건강한 아이 출산했어요.

댓글3 소 간에 시금치의 30배에 해당하는 철분이 들었답니다. 음식도 잘 먹어야 하지만 철분제도 같이 먹어야 해요. 진 철분제 먹고 수치 많이 올랐어요. 커피, 녹차 같은 차류는 철분 흡수를 방해하니까 자제하고 오렌지주스, 비타민 C는 흡수를 도와준다고 하니 같이 드세요.

Q2 탯줄 자르는 시간 2분 늦추면 신생아 철분 결핍, 빈혈 방지 하는데 효과 있다고 하던데 그런가요?

댓글1 미국에서 그런 연구를 했다는군요. 탯줄을 2분 후에 자르면 피가 아기에게 가서 빈혈 방지에 효과가 있대요.

댓글2 옛날에 아기 낳으면 탯줄의 피를 아기 쪽으로 쭉쭉 밀어넣고 잘랐대요. 다 이유가 있었네요.

Q3 빈혈 없으면 철분제 안 먹어도 되나요?

댓글1 빈혈 수치가 없어도 철분제는 꼭 먹어야 합니다. 20주부터 먹어야 한다고 하던데요. 빈혈 수치랑 관계 없이 5개월부터 복용해야 한다고 해요.

댓글2 저는 병원에서 철분제 얘기하니까 처방전 주던데요. 빈혈은 없지만 철분제는 꼭 먹어야 한대요.

댓글3 늦게 시작했더라도 꾸준히 잘 복용하면 금방 수치가 정상이 된대요.

댓글4 간이 제일 좋고 고등어도 괜찮다고 해요.

댓글5 빈혈 없으면 날마다 먹을 필요는 없고 2~3일에 한 번 정도 먹어도 될 거예요. 보건소에서 진료받고 빈혈 수치 나오지 않으면 철분제 주지도 않아요. 태아는 엄마가 철분제를 안 먹어도 엄마 철분을 쏙쏙 빨아먹기 때문에 상관없는데 애 낳고 나중에 엄마가 고생한다고 하더라고요.

Q4 철분이 많은 음식 알려주세요.

댓글1 채소나 과일에 들어있는 비타민 C와 당근과 멸치에 들어 있는 칼슘이 철분의 흡수를 도와주므로 편식을 하지 말고 여러 가지 음식을 골고루 먹는 것이 철 결핍성 빈혈 예방에 좋습니다. 철분이 많은 음식들은 달걀노른자, 쇠고기, 쇠간, 굴, 대합, 바지락, 김, 미역, 다시마, 파래, 쑥, 콩, 강낭콩, 깨, 팥, 잣, 호박, 버섯 등이 있습니다.

댓글2 간에 철분이 많습니다. 이외에도 시금치가 가장 대표적이며 조개류, 콩가루 같은 것도 우수한 철분 공급원이에요. 또 철분의 좋은 급원은 쇠고기, 철갑상어의 알, 간, 감자전분, 콩가루, 달걀노른자, 돼지고기, 흑설탕 등이고 푸른 잎 채소, 닭, 완두콩, 생선 등에도 상당량을 함유하고 있습니다.

댓글3 철분에 특히 좋은 음식으로 소나 돼지의 간, 선지, 순대가 좋아요. 많이 챙겨드세요.

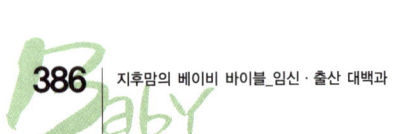

댓글4 꼬박꼬박 챙겨드세요. 단백질 음식도 많이 드시고요.

Q5 태아 머리 크기와 빈혈 수치가 상관 있나요?

댓글1 전 빈혈 수치가 떨어져서 아기 낳고 너무 어지러워서 정신을 놓고 말았어요. 철분 주사 맞고 괜찮긴 했는데 변비가 오더라고요. 약 열심히 드세요.

댓글2 저는 40주 되어 아기 낳을 때까지 아기 머리가 10cm 넘지는 않았어요. 헤모글로빈 수치는 11 이상이 정상인데 저는 10 나왔어요. 의사 선생님 말대로 철분제 잘 드세요.

댓글3 전 정확한 빈혈 수치는 모르는데 의사 선생님이 빈혈이 있으니까 하루에 두 개 먹으라고 했어요. 철분제만 먹지 말고 미역이랑 김 같은 것도 같이 드세요. 철분제 먹을 때 비타민 C를 같이 먹으면 흡수가 더 잘 된다고 해서 과일 많이 먹고 있어요.

Q6 빈혈 수치 정상은 얼마인가요?

댓글1 최소 11은 돼야 한다고 들었는데 빈혈 수치가 낮으면 아기 낳을 때 힘들어요.

댓글2 10~14 정도 나와야 해요. 저는 철분제를 안 먹어서 막달에 철분제를 혈관주사 맞았어요.

댓글3 저는 아기 낳기 전에 10 나와서 수치는 낮지만 철분제 먹으면 된다고 해서 먹었는데도 아기 낳는 날 자궁수축 안 돼서 하혈하고 수혈도 했어요. 그 피 받고도 수치가 8밖에 나오지 않아서 빈혈약을 두 알 씩 석 달 먹었어요. 빈혈은 산모, 수유모, 아기 모두에게 안 좋아요. 빈혈에 좋은 음식 많이 드세요.

Q7 빈혈약과 우유는 함께 먹으면 안 좋다는 게 맞나요?

댓글1 빈혈약 복용 시 우유와 함께 먹지 말라는 것 같습니다. 참고로 철분제는 오렌지주스와 함께 복용하면 흡수가 빠르다고 합니다.

댓글2 모든 약은 물이랑 먹는 게 정서이에요. 우유와 함께 먹으면 흡수를 방해한다고 해요. 약 먹을 때 물 마시는 게 제일 좋아요.

댓글3 빈혈약을 먹고 나서 1~2시간 지나고 나서 우유 먹어야 철분 흡수에 지장이 없다고 그러네요. 카페인이나 우유는 철분 흡수를 방해하니까 철분이 충분히 흡수된 이후에 먹으래요.

Q8 빈혈에 좋은 음식 알려주세요.

댓글1 저도 임신하고 산전검사를 했을 때 저혈압에 빈혈이 너무 심하다고 했어요. 그래서 친정엄마가 흑임자죽(검은 깨죽) 열심히 만들어 주셔서 먹는데 많이 좋아졌어요. 철분제는 기본이에요.

댓글2 선짓국이 생각나네요. 전 어지러울 때 소고기 먹으면 좀 괜찮아지는 것 같기도 해요. 철분제는 기본입니다.

빈혈에 좋은 음식은 깻잎이에요. 깻잎을 반찬으로 많이 드세요. 음식으로 섭취하면 더 좋잖아요. 깻잎 많이 드세요.

 붉은 살 생선에도 철분이 있대요. 미역도 좋아요.

Q9 임신부의 빈혈 증상 어떤지 알려주세요.

 길을 가다가 갑자기 속이 안 좋으면서 앞이 캄캄하고, 어지럽고 그랬어요. 잠깐 앉아 있으니까 괜찮아지던데요. 그 후로 철분제 먹었더니 없어졌어요.

 전 아침에 자고 일어날 때 몸이 덜덜 떨려서 벽 잡고 서 있던가 아니면 단계별로 천천히 일어나요. 예전에 확 일어났다가 갑자기 넘어져서 심하게 다친 적이 있었거든요. 천천히 일어나세요.

 저는 아침에 일어났을 때 몸이 떨리고 속도 미식거리고 안 좋더라고요. 그리고 갑자기 어지럽기도 하고 숨도 막히는 거 같고 그랬어요. 철분제 잘 챙겨드세요. 저는 잘 안 챙겨 먹어서 그런지 아직도 빈혈이 있다고 하네요.

 임신 전의 철분 소요량보다 임신 중기, 후기로 갈수록 철분 필요량이 증가하게 되어 거의 배 이상이 필요해집니다. 임신 20주경부터 복용하는 것이 일반적입니다. 빈혈약으로 교정이 되지 않으면 주사제도 도움이 될 수 있으며 교정이 된 후에도 3개월 정도 꾸준히 빈혈약을 먹는 것이 좋습니다. 철분은 감, 굴, 참치, 조개류에 많고 미나리나 시금치, 무말랭이나 해조류 등에 풍부하게 들어 있습니다. 철분은 칼슘과 결합하여 각각의 특성을 발휘하지 못하게 하는 작용이 있어 초콜릿이나 우유 등 칼슘이 풍부한 식품과는 함께 먹지 않는 것이 좋습니다.

빈혈 검사
빈혈 검사 결과 빈혈이래요.

keyword **072**

질문 / 200건
조회 / 34,850명
댓글 / 1,175개
체크 / 임신 기간 내

빈혈이란 혈액 중의 적혈구 수, 혈색소(헤모글로빈), 적혈구 용적이 정상 이하로 감소한 경우를 말합니다. 빈혈이 있는 사람은 대개 어지러움을 호소합니다. 그러나 빈혈 때문에 어지러운 증상이 생기긴 하지만 어지러운 것이 곧 빈혈을 의미하는 것은 아닙니다. 빈혈을 말 그대로 풀면 피가 적다는 말이지만 실제로는 피에서 산소를 나르는 역할을 하는 혈색소가 부족한 상태를 말합니다. 임신 중에는 특히 어지러움을 많이 호소하는데 혈액 검사를 통해 빈혈이 있는지 검사하여 빈혈이면 철분제를 복용해야 합니다.

Q1 막달 피검사를 했는데 수치가 낮으면 빈혈 주사를 맞아야 하나요?

 저는 **빈혈 수치**가 낮아서 주사 맞으라 했는데 안 맞았어요. 그래도 자연분만 잘했어요. 애 낳고 한두 시간 어지러웠던 거 빼고는 말짱해요.

 저는 맞았어요. 링거 꽂고 있었어요. 병원에서 맞으라고 하면 꼭 맞으세요.

 나중에 혹시 수혈 받을 거 생각하면 빈혈 주사 맞는 게 백번 낫대요.

> **Tip**
> **빈혈 수치** : 세계보건기구가 정한 빈혈의 기준은 다음과 같습니다.
> 성인남자 : 13.0g/dL 미만
> 성인여자 : 12.0g/dL 미만
> 6개월~6세 : 11.0g/dL 미만
> 임산부 : 11.0g/dL 미만

Q2 빈혈 수치는 정상으로 나왔는데 왜 어지러울까요?

 임신 초기 증상이에요. 저도 어지러워서 검사했더니 건강하대요.

 저는 혈압이 뚝 떨어져서 현기증이랑 두통이 심했어요. 빈혈과는 상관없어요. 혈압 검사해 보세요.

 갑자기 피가 몰려서 그렇다네요. 저도 머리가 너무 아파서 물어봤더니 빈혈은 아니고 피가 몰려서 그런 거라고 하더군요.

 보통 빈혈 검사는 임신 초기, 중기, 말기에 걸쳐 3회 정도 실시하게 됩니다.

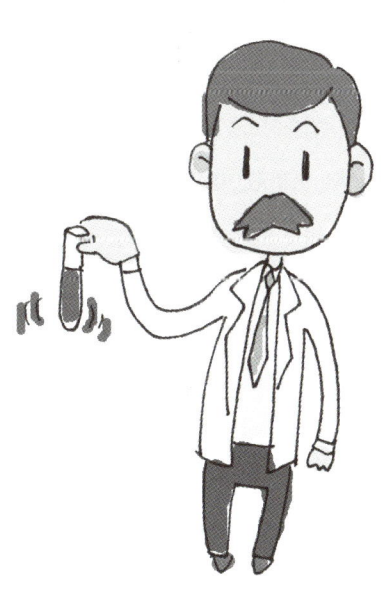

뼈
뼈가 아파요.

keyword **073**

중요도

질문 / 65건
조회 / 10,410명
댓글 / 405개
체크 / 임신 말기~출산 후

출산 후에는 꼬리뼈나 엉덩이뼈, 골반 쪽의 뼈가 쑤시고 아픕니다. 걸을 때마다 뼈 소리가 나면서 통증을 느끼는 경우도 많습니다. 따라서 몸조리 기간을 포함해서 적어도 3개월 정도는 무리하지 말고 조심해야 합니다. 출산 이후에는 산모의 몸에서는 여러 가지 변화가 생기게 되는데 그 중에서도 관절 통증은 참기 힘든 통증입니다. 특히 손목, 발목, 허리 부위에서 뼈마디가 아프고 쑤신 관절 통증이 많습니다. 출산 과정에서 늘어나고 약해진 관절은 출산 후부터 회복되기 시작해서 약 3개월이 지나면 거의 정상 상태로 회복이 됩니다. 그러나 출산 후 적절하게 관절을 보호하지 못하고 무리하게 힘을 가하면 관절이 원래 상태로 붙지 못하고 늘어난 상태로 그대로 굳어 버리게 되고 맙니다. 간혹 엉치뼈(꼬리뼈)가 아파 앉아 있을 수 없는 경우도 흔하게 발생합니다. 이것은 출산 때 태아의 머리가 산도를 통과하면서 산모의 척추 꼬리뼈 일부를 부러뜨린 경우입니다. 내버려두면 자연스레 통증이 완화됩니다.

많은 임신부들이 통증을 호소하는 뼈 관절 중 하나는 바로 손목입니다. 태어난 아기가 사랑스러운 나머지 아기를 안느라 손목을 무리하게 사용하면 나중에 관절염이 심해져서 숟가락도 못 집을 정도가 됩니다. 아기를 안을 때 손목에 힘이 많이 가서는 절대로 안 됩니다. 팔이 아프면 젖 먹이는 방법을 바꾸어 팔에 무리가 가지 않도록 해야 합니다. 뼈 마디마디가 평생을 두고 아프다고 하는 많은 주부들이 산후 **몸조리 때 관절 보호를 잘못했기** 때문입니다.

Q1 출산 전 엉덩이뼈가 너무 아파요. 어떡하죠?

 저랑 증세가 비슷하네요. 양수가 척추와 골반신경을 눌러 그렇다고는 하지만 날이 갈수록 다리 뒷근육까지 당겨서 참기 어렵습니다.

 저도 앉을 때나 일어날 때 힘주면 엉덩이뼈가 아파서 주로 소파나 의자에 앉아요. 방바닥에 앉을 때는 무척 힘들었는데, 한 일주일 정도 아프고 지금은 괜찮은 거 같아요. 골반이 늘어나느라고 그렇다고 하던데요.

 저는 무리하면 아파요. 아프면 못 걷겠어요. 운동 열심히 합니다.

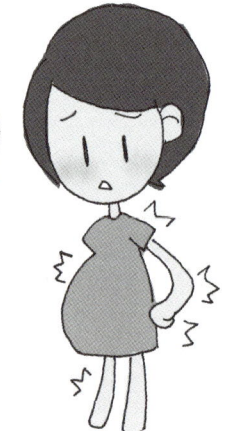

저는 6주인데 너무 아파요. 임신 전엔 이렇게 많이 안 아팠거든요. 가끔 잘못 누우면 아플 때가 있긴 하지만 요즘은 한쪽 다리를 아주 쓰지 못할 정도로 아프네요. 특히 아침에요.

 29주인데 저도 무척 아파요. 저녁에 퇴근하고 누울 때 고생 좀 해요. 요통이 있는 사람은 더 아프다고 하네요.

 전 28주인데 저도 몇 주 전부터 아파요. 아팠다 안 아팠다 그러긴 하는데 좀 오래 서 있거나 장시간 걸으면 아프던데요.

 원래 아픈 건가 봐요. 저도 임신인 거 알고부터 조금씩 아프던데요. 누웠다 일어날 때, 자세 바꿀 때 많이 아픕니다.

Q2 출산 전 왼쪽으로 누워있는데 갈비뼈가 너무 아파요. 괜찮을까요?

 저도 30주 지나서 아팠는데 35주 돼가도 아파요. 갈비뼈 쪽으로 발을 주욱 미는 것 같아요. 그 부분이 볼록 튀어나오거든요. 그럴 때 손으로 살살 문질러주면 괜찮아져요.

 아기가 발로 차서 그렇다는데 저도 오른쪽 갈비뼈 아파서 가끔 깜짝깜짝 놀란답니다. 그래도 아기가 활발하게 노는 것 같아서 참고 있어요.

 아기가 힘쓰면서 밀고 있어서 그런 거 아닐까요? 자다가 저도 아파서 막 문질렀는데 안에서 후다닥 도망가는 느낌이 나던걸요. 자다가 옆으로 돌아눕던가 자세를 바꿔 보세요.

 아기 머리가 아래로 있으니 발로 밀어서 그런가 봐요. 저도 갈비뼈 쪽으로 너무 아프고 태동이 어찌나 심한지 깜짝깜짝 놀라요.

Q3 출산 전 뼈 마디마디가 아픈데 어떡하죠?

 저도 아침에 손마디가 아파 죽겠어요. 몸이 붓는 것 같기도 하고, 밤늦게 뭘 먹었다거나 잠을 과하게 잔다거나 그럴 때 더 심한 것 같아요. 무리해서 몸을 움직였어도 그런 것 같아요. 아프면 무리하지 마세요.

 부으면서 신경을 눌러서 그렇데요. 산후조리 잘하면 없어져요.

 점점 더 힘들어질 거예요. 숨쉬기도 불편하고, 먹으면 잘 토해서 입덧을 다시 하나 했어요. 몸 움직일 때마다 골반 아래쪽으로 뼈 어긋나는 소리가 나서 깜짝깜짝 놀라요.

 저도 자고 일어나면 뼈마디가 쑤셔요. 특히 손가락관절이요. 주먹이 잘 쥐어지지도 않는답니다. 붓고 저린 증상에서 오는 것 같아요. 뼈 문제보다는 혈액순환이 잘 안 돼서 그런 것 같다고 하네요. 병원에선 심하면 통증 치료하라던데 그냥 견뎠습니다.

Q4 출산 후 뼈마디가 쑤시고 움직이면 소리까지 나요. 어떡하죠?

 소리는 안 나도 온몸 관절이 다 아파요. 친구 말로는 돌까지 아프대요. 몸조리 잘하세요.

관절 마디마디 쑤시면 정말 우울해지죠. 그래도 6개월 정도 지나면 많이 좋아진답니다. 곧 좋아질 거예요. 한 달도 안 된 아기를 지금 안으면 가벼운데 그때는 아기 안다가 그 무게에 쏠려 다시 내려놓은 적도 있었으니 그때 엄마 몸이 약해져서 조금만 무거워도 힘들고 아프고 그런 것 같아요. 지금은 우리 아기는 7kg 넘는데도 번쩍 들어 안아요. 저도 허리, 다리 무척 아파서 걷다가 주저앉은 적도 있었는데 지금은 좋아졌어요. 곧 좋아질 거예요.

Q5 출산 후 벌어진 뼈는 언제쯤 원상태로 돌아오나요?

 보통 3개월에서 6개월 정도는 돼야 몸이 원래 상태로 돌아온다고 해요.

 첫째 때는 안 그랬는데 둘째 낳으니 벌어진 게 정말 확연히 느껴지게 아프고 병원 가서 의사 선생님한테 물어봤더니 적어도 6개월은 지나야 회복된대요.

 태아의 성장에 따라 갈비뼈가 아픈 증상이 나타날 수 있으며 태아에게 해가 되는 것은 아닙니다. 헐렁한 옷을 입고 자세를 바르게 하는 것이 도움됩니다. 산후 치골 관절이 벌어진 것이 4cm 이상이면 수술이 필요합니다. 그 이내라면 정형외과에서 처치를 받거나 안정하면서 기다리는 것이 도움됩니다. 이번 출산에서 산후 관절이 벌어진 경우라면 약 50% 이상에서 다음 분만 시 재발하므로 제왕절개술을 고려해야 합니다.

사골
사골이 임산부에게 좋을까요?

keyword 074

질문 / 590건
조회 / 121,810명
댓글 / 4,350개
체크 / 특정시기 없음

소뼈는 임산부나 젖을 먹이는 엄마에게 보신용 전통식품으로 유명합니다. 특히 사골은 수족 냉증까지 예방한다고 알려졌습니다. 사골은 곰탕과 설렁탕 등 대중적인 요리 재료로 널리 애용될 뿐만 아니라 우수한 칼슘 공급원으로써도 각광을 받고 있습니다.
시판되는 사골의 종류에는 소의 품종별로 한우, 젖소, 육우, 수입 사골로 구분할 수 있으며, 성별로는 암소, 황소(수소), 거세소로 구분됩니다. 일반적으로 사골의 길이나 굵기는 소의 몸집과 비례한다고 보면 됩니다. 그런데 소고기에는 등급이 있어서 일반인이 손쉽게 좋은 고기를 구별할 수 있으나 등급 표시가 없는 한우 뼈는 과연 어떤 것이 좋은 것인지 구별하기 어렵습니다. 이때는 먼저 품종이 한우인 것, 높은 육질등급의 고기에서 나온 뼈, 뼈의 단면이 유백색이고 치밀한 것을 고르면 거의 틀림이 없습니다. 또 뼈의 질을 좌우하는 것은 품종과 연령이기 때문에 육우(수입)와 젖소의 뼈보다는 한우가, 한우 암소보다 수소나 거세우가, 소의 연령이 지나치게 어리거나 늙은 소에서 생산된 뼈보다는 젊고 건강한 소에서 생산된 사골이 견실합니다.

사골을 우려내는 방법은 장시간(12~24시간 : 1회) 조리법과 단시간(5~6시간 : 4회) 조리법이 이용되고 있는데 일반 가정에서는 시간적 제약 때문에 단시간 조리법을 주로 이용하고 있습니다. 사골에는 혈액을 생산하는 공장인 골수라는 조직이 있어 뼈 속에 잔혈이 남아 있기 때문에 조리하기 전에 핏물을 제거해야 담백한 사골국물을 얻을 수 있습니다. 핏물을 제거하는 방법은 사골을 일정한 크기로 잘라서 흐르는 물로 씻어낸 다음 12~18시간 정도 사골을 차가운 물에 담궈 제거하는 방법이 바람직하지만 시간이 많이 걸리기 때문에 사골이 잠기도록 적당량의 물을 넣어 끓을 때까지 한 번 가열해서 끓은 물을 따라내 버리는 방법을 주로 씁니다. 쇠고기에는 단백질 특히 리진, 트레오닌, 발린, 메티오닌, 로이신 등 필수 아미노산과 올레인산, 팔미틴산, 리놀산 등 지방산과 각종 비타민(A, B_1, B_2, PP), 칼슘, 유황, 인, 철 등 광물질들이 많이 함유되어 있습니다.

Q1 사골 국이 그렇게 좋나요? 언제 끓여 먹어야 하나요?

 사골이 착상하는데 좋다기에 먹으려고 해요.

 사골국이 착상에 좋다고 들었어요. 미역국, 검은콩, 견과류 등도 좋대요.

 사골은 착상하는데 좋대요. 그래서 전 배란 전부터 계속 먹었어요.

 저도 착상기쯤 계속 먹었어요.

Q2 사골 많이 먹지 말라는데 왜 그러죠?

 여러 번 끓이기 때문에 **콜레스테롤** 수치가 높아져요.

 저도 그런 얘기 들었어요. 소고기 기름이 혈관에 딱 달라붙어서 돼지고기 기름보다 더 나쁘대요. 저희도 소고깃국 끓일 때 번거로워도 기름은 여러 번 걸러내고 먹어요.

Q3 사골 끓이는 방법 가르쳐주세요.

 잡뼈랑 사태랑 넣고 처음 물 끓으면 그냥 버리세요. 핏물이 우러난 거라 색이 탁하거든요. 두 번째 물 넣어서 대파,

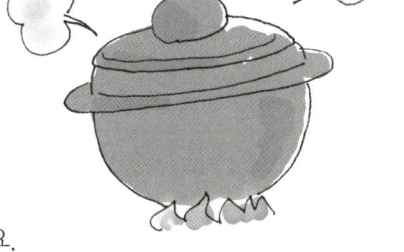

콜레스테롤 : 지방의 일종으로서 인체에 꼭 필요한 주요 구성 성분입니다. 인체 내에는 여러 가지 지방질(기름)이 존재하며 콜레스테롤은 그 중의 하나입니다. 다른 지방질과 마찬가지로 콜레스테롤은 물에 잘 녹지 않으며 물을 배척하는 성질이 매우 강합니다. 이러한 성질 때문에 콜레스테롤은 세포를 외계와 차단하는 세포막을 구성하는 주요 성분입니다. 콜레스테롤은 성 호르몬이나 부신피질 호르몬 등 몇몇 호르몬과 비타민 D, 담즙산 등을 만드는 원료가 됩니다. 이처럼 콜레스테롤은 우리 몸에 꼭 필요한 중요한 물질입니다.

양파, 무 넣어서 무가 물렁물렁할 때까지 끓인 다음에 채소 다 건져내고 약한 불에 은근히 끓이면 돼요.

 생각보다 오래 끓여야 해요. 저는 3일 정도 고아서 먹었던 거 같아요. 짧게 고면 맛이 싱거워요.

 한우 사골과 한우 잡뼈 반반씩 끓이면 깊은 맛도 나면서 무척 고소해요. 일단 찬물에 담가서 핏물을 제거하세요. 그리고 큰 냄비에 뼈와 물을 넣고 팔팔 끓이면 위에 핏물 덩어리가 뜨는데 그때 그 물을 버리고 다시 물을 받아서(이때는 뼈의 세 배 정도의 물을 넣으세요.) 센 불에서 팔팔 끓이다가 색이 좀 우러나오면 불을 줄여 가며 이틀 정도 끓이면 정말 맛있는 사골국이 됩니다.

 사태나 양지를 같이 넣고 끓이면 더 맛나요.

Q4 유산 후에도 사골이 좋은가요?

 유산 후에는 북엇국이 몸의 독기를 빼줘서 좋아요.

 미역국이 좋다는데 저는 입맛이 없어서 사골국 먹었어요. 한약도 먹었고요. 유산 후 보름 뒤에 한약 먹어서 몸의 회복이 빨랐던 것 같아요.

 저도 작년에 자연유산 했는데 거의 일주일 내내 사골 미역국만 먹고 유산 치료 하는 한약을 먹었어요. 온몸이 막 쑤시고 아팠어요. 의사가 한약이랑 미역을 많이 먹으라고 해서 몸에 좋다는 건 다 먹었어요. 몸조리 할 때 최대한 움직이지 마세요. 저는 아직도 무릎이 종종 아파요.

Q5 사골국 먹으면 젖이 잘 나오나요?

 사골국이랑 미역국 먹으면 젖 잘 나옵니다. 저는 삼탕까지 해서 열심히 먹었어요.

 아예 사골 국물로 미역국을 끓여 먹으면 좋아요.

 사골국을 먹으니 확실히 젖이 많이 나오네요. 국을 끓일 때 국물을 사골로 하면 좋은 것 같아요. 여름철엔 한번에 끓여서 하루 분량씩 지퍼백에 넣어 냉동시켜 하나씩 꺼내먹으니 좋네요. 이거 한번 끓이기 힘들잖아요.

 사골에 대한 학문적인 연구는 없으나 특별히 해가 될 이유는 없습니다. 뼈를 튼튼하게 하는 음식은 칼슘이 풍부한 식품으로 유제품과 녹색 잎 채소, 콩 제품, 뼈째 먹는 생선 등이 있으며 치즈와 달걀도 칼슘과 비타민 D 모두 풍부한 식품입니다.

사골이 모유 수유에 도움이 되는지는 명확하지 않습니다. 수유할 때에도 균형 잡힌 식사를 시행하여야 하며, 특히 고단백의 음식을 섭취하는 것이 좋습니다. 모유 대부분은 수분이므로, 수분을 보충하는 것이 중요한데, 청량음료는 살을 찌게 하므로, 우유로 주된 수분을 보충하면서 물, 과즙음료를 수시로 마셔야 합니다. 술, 담배, 커피는 임신 기간과 마찬가지로 수유 기간에는 피해야 합니다.

사랑니
사랑니는 빼야 하나요?

keyword 075

질문 / 400건
조회 / 59,350명
댓글 / 2,770개
체크 / 임신 기간 내

문제가 될만한 사랑니는 미리 빼줍니다. 평소에는 괜찮았던 사랑니 부위가 임신 중에 염증을 일으키기 쉬운데 이때가 치료하기가 가장 어렵습니다. 그 모든 아픔을 임신부 스스로 참아낼 수밖에 없으므로 나쁜 사랑니는 미리 빼줍시다. 사랑니 말고도 치아가 뿌리만 남아 있거나 심하게 흔들릴 때도 마찬가지입니다.

Q1 사랑니 뽑은 후 언제부터 임신이 가능해요?

댓글1 착상기 전까지 치료 끝내면 될 것 같아요.

댓글2 저도 사랑니 썩었다고 빼라고 했는데 저는 안 뺐어요. 사랑니 빼고 항생제 먹어야 하기 때문에 그냥 뒀어요.

댓글3 치과에서는 아주 소량의 항생제를 쓰기 때문에 인체에 크게 영향을 안 미쳐요. 오히려 임신하고 나서 아프면 그게 더 고통이죠.

> **Tip**
> **사랑니**: 지치라고도 하는데, 사춘기에 나기 시작하므로 이와 같은 이름이 붙었습니다. 상하좌우에 1개씩 모두 4개가 납니다. 20세 전후에 나기 시작하나 사랑니가 나지 않는 사람도 있고(약 7% 정도) 4개가 모두 나는 사람은 약 60%라고 합니다.

Q2 임신 중에 사랑니 발치 가능한가요?

댓글1 현재 임신 24주 5일째 되는 산모인데 오른쪽 위 사랑니가 아프기 시작하더니 잠도 못 잘 정도로 많이 아파요. 치과 갔더니 산부인과 가서 약 처방받고 염증이 가라앉으면 그때 발치 가능하다 하네요.

댓글2 산부인과에서 처방해 주는 약은 임산부한테 해가 없는 거니 안심하고 처방받으셔서 발치 하세요. 아기한테도 문제없어요.

Q3 임신이 아닌 줄 알고 사랑니 뽑았는데 괜찮을까요?

댓글1 항생제 말고는 괜찮다고 하던데요.

저도 사랑니 빼고 나서 임신인 줄 알았는데 병원에서 괜찮대요. 지금이 벌써 34주나 되었는걸요. 너무 걱정하지 마세요.

 마취랑 이 빼는 건 괜찮다고 들었어요. 소염제 먹은 건 산부인과 의사한테 얘기하세요.

 저 역시 임신 사실을 모르고 눈 다래끼 수술하고 항생제를 5회 정도 복용했어요. 나중에 임신 사실 알고 너무 걱정했는데 임신 4주 전에 소량의 약물복용은 태아에게 직접적인 영향을 주지 않는데요. 아직 엄마의 혈액을 공급받는 시기가 아니고 세포분열을 하는 시기이기 때문에 관계 없다고 하더라고요.

Q4 사랑니는 임신 전에 미리 뽑아야 하나요?

 사랑니는 빨리 빼는 게 좋아요. 전 사랑니가 네 개 다 났거든요. 누워서 난 이는 더군다나 빨리 빼야 해요. 앞에 어금니 뿌리를 건드려서 앞니를 아프게 할 수도 있고 잇몸이 붓거나 하면 골치 아프거든요.

 치과에서 일부러 뺄 필요 없다고 했어요. 나중에 다른 이 대용으로 써야 한다고 관리만 잘하라 하더군요.

 뽑으세요. 전 지금 10주 짼 데 몇 년 전에 오른쪽 사랑니 뺐고 왼쪽은 그냥 뒀는데 그게 화근입니다. 일주일째 사랑니 때문에 죽을 것 같아요. 잇몸이 퉁퉁 붓고 입도 안 다물어지고 치통 때문에 잠도 안 와요. 빼세요!

 임신을 준비할 때 임신 전에 치아에 대한 검사를 받는 것이 좋으며 사랑니를 뽑을 계획이 있다면 임신 전에 미리 뽑는 것이 좋겠습니다. 임신 때문에 충치가 악화한다는 보고는 없으며 치과적인 치료가 금기는 아닙니다. 임신 중 구강관리는 위생석으로 하는 것이 좋습니다.

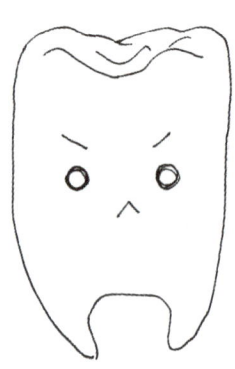

산후 비만

산후 비만 어떻게 해야 살이 빠지나요?

keyword 076

질문 / 20건
조회 / 8,725명
댓글 / 185개
체크 / 출산 후

중요도 ●●●●●

일반적으로 산후 비만의 의미는 출산 후 어느 시점에서 측정한 체중이 임신 전과 비교해서 증가한 상태를 말하는 것으로 쓰입니다. 즉, BMI(체질량지수) 지표상 실제로 비만인 경우와 체중이 비만의 범주에 속하지 않는다 하더라도 임신 전보다 증가했을 때를 포함해 포괄적으로 쓰이고 있습니다. 다만, 의학적 정의로 보면 실제 산후 비만과 정상 체중이지만 산후에 증가한 체중 잔류는 구분할 필요가 있습니다.

Q1. 출산 후 다이어트 어떻게 해야 성공할까요? 모유 먹여도 살은 안 빠지고 또 임신했느냐는 소리 들으니 스트레스 받아요.

댓글1 저도 아기 낳고 살이 안 빠져서 또 임신했느냐는 소리 많이 들었습니다. 모유 수유해도 6개월은 지나야 살이 빠지기 시작합니다. 모유 수유한답시고 밤이나 낮이나 무턱대고 먹으면 살이 찌기도 하죠. 낮에 아기 데리고 밖에 좀 다니고 군것질하지 않으면 잘 빠져요.

댓글2 병원에서 알려준 건데 미역국 먹을 땐 건더기 많이 먹고 주스만 먹으래요. 밥은 조금만 먹으래요. 탄수화물이 살찐대요. 저 그래서 한 달 만에 임신 전 몸무게 찾았어요. 호박즙 먹고 모유 수유 열심히 하면 절로 빠져요. 화이팅!

댓글3 밥보다 미역국을 많이 드세요. 저도 모유 수유하는데 먹고 싶은 거 있어도 참았어요. 아기 가질 때 64kg, 낳고 60kg, 현재 49kg까지 뺐는데 모유가 안 나왔어요. 다시 1kg 찌웠더니 많이 나오네요. 다이어트하면 모유가 잘 안 나와요. 음식은 골고루 드세요.

Q2. 산후 비만이에요. 어떻게 해야 살이 빠지나요? 몸무게가 줄지 않아 고민이랍니다.

댓글1 원래 임신했을 때 정상적으로 체중이 불어나는 치수가 12~13kg이래요. 그보다 넘으면 모두 살이라는 소리죠. 임신했을 때 체중을 조절해야 출산 후에 후회가 없다는 얘길 하더군요. 산후 남아있는 살은 과식을 해서 찐 살입니다. 그러니 자연스레 빠지길 기다릴 순 없고 3개월 후에 다이어트를 하세요. 음식 조절과 운동을 병행해서 하세요. 그리고 몸 안에 노폐물이나 수분이 남아 있어서 그럴 수도 있으니 부기 빠지는 한약 지어드세요. 저는 12kg 쪘는데 10kg만 빠지고 2kg 남았는데 한약 한 재 지어먹고 조만간 빠지길 기다린답니다. 저는 임신했을 때 음식을 조절했답니다. 막달에 아기가 먹는 열량은 하루 300kcal밖에 안 되잖아요. 임신했을 때도 영양가 있게 먹어야지 과식할 필요는 없답니다. 운동은 100일 후부터 시작하세요. 군것질, 야식하지 말고요.

 저는 20kg 찐 살 모유 수유하면서 두 달 정도에 다 뺐습니다. 친정어머니가 무조건 많이 먹어야 한다고 했지만 처음엔 별로 입맛도 안 생기고 해서 미역국 한 그릇과 밥 반공기로 세 끼 먹었습니다. 그리고 젖 먹이면서 간식 거의 안 먹고 과일 두세 조각 먹으니 빠지던데요. 두 달 지나고 직장생활하니 오히려 허기져서 기름에 볶은 음식 위주로 많이 먹었어요. 그래도 빠지데요. 여하튼 석 달까지는 운동하면 안 된답니다. 저는 지금 5개월 지나서 이제는 운동하려고 해요. 젖은 6개월까지만 먹이고요.

 저도 웬만한 곳은 다 빠졌는데 등이랑 엉덩이 부분이 무슨 떡이 붙은 것처럼 두툼해서 안 빠져요. 골반이 2인치나 늘어서 허벅지는 맞는데 배에서 끼어요. 아무래도 1년은 지켜봐야 할 것 같아요.

임신 기간 동안 늘어나는 몸무게는 평균 12kg 정도이고, 출산으로 빠져나간 아기, 태반, 양수 등의 무게 4~5kg가량을 빼내면 산후에 늘어난 체중이 계산됩니다. 따라서 임신 중 체중이 많이 증가한 산모일수록 산후 비만의 가능성이 커지게 되는데, 출산으로 말미암은 체중 증가는 분만 직후 예전 체중을 찾는 것이 중요합니다. 하지만, 몸을 회복시켜야 하는 분만 직후에 무리한 다이어트를 진행하게 되면 아기의 수유도 불가능해질 뿐 아니라, 이 시기 해친 건강은 평생 엄마를 괴롭히게 될 것입니다. 따라서 산욕기의 다이어트는 효율적인 영양소 섭취와 운동으로 하는 것이 가장 좋습니다. 산모의 하루 기준량은 하루 2,800kcal 이므로 과식하지 않도록 합니다.

산후조리
산후조리 잘 하는 방법을 알려주세요.

keyword 077

질문 / 13,000건
조회 / 4,422,100명
댓글 / 101,200개
체크 / 출산 후

중요도 ●●●●●

아기를 낳고 4~6주 사이 즉, 산후조리를 하는 기간을 산욕기라고 합니다. 이 기간에 산모는 몸을 원래 상태로 회복해야 합니다. 그러려면 산후조리를 잘해야 합니다. 보통 아기를 낳을 때 흐트러진 뼈마디가 제자리를 잡는 기간을 삼칠일이라고 하여 출산 후 3주 동안만큼은 절대 안정을 해야 하는 기간으로 여겼습니다. 그러나 오랫동안 움직이지 않고 누워만 있으면 자궁 회복이 더뎌지고 오로가 오랫동안 나오게 되므로, 빨리 회복하려면 적당히 움직이는 것이 좋습니다. 산후 2~3일경에는 일어나 앉아 식사를 하고 4~6일에는 실내를 가볍게 걸어다니며, 7일 이후에는 무리하지 않을 정도로 움직이는 것이 좋습니다.

Q1 산후조리 방법 가르쳐주세요.

댓글1 산후에 적당히 땀 흘리는 거야 상관없지만 일부러 온도를 높게 하거나 찜질방 같은 데서 땀 흘리는 건 나쁘다고 해요. 적당히 찬 바람 안 쏘이게 긴 옷 입고 땀 흘리고 땀 흘린 후에 보온에도 신경 쓰세요. 온도 낮아지면 산후풍 걸리기 쉬우니까요.

댓글2 기운 없다고 누워 있으면 안 돼요. 오로 배출하고 자궁수축 잘 되려면 조금씩 움직여 줘야 해요.

댓글3 여름에 출산해서 너무 더우면 에어컨이나 선풍기 켜세요. 단, 벽을 향해서 바람이 불게 해서 직접 산모에게 닿지만 않도록 하면 돼요.

댓글4 미역국 먹을 때 고기로만 국물을 내지 말고 조개나 굴 같은 걸 넣어서 맑게 드세요. 어혈 풀어 주는데 좋대요.

댓글5 산후 어혈 풀어주는 한약도 먹으면 좋아요.

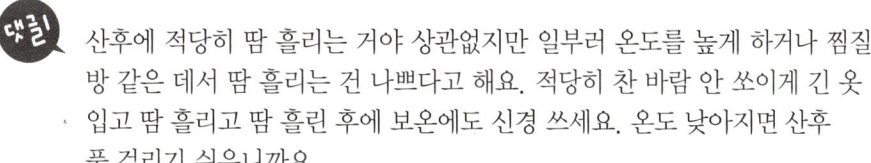

Q2 산후조리 때 시기별로 알아야 할 사항 알려주세요.

댓글1 자연분만을 했으면 3일 후쯤 퇴원하고 제왕절개 수술했으면 일주일 뒤에 퇴원해요. 산후 1주일 쯤 후에 산후 검사 받아요. 3주 정도 지나면 가벼운 집안일 할 수 있고 한 달 쯤 지나면 외출도 가능하지요. 6개월 지나면 자궁암 검사 한번 받아보세요.

Q3 산후조리해야 할 기간을 알려주세요.

댓글1 자연분만하면 한 달쯤 지나 어느 정도 회복되는 것 같고 수술하면 한 달쯤은 힘들 거예요.

댓글2 몸조리 제대로 안 하면 나중에 후회한다고 잘하라고 하더군요. 그런데 그게 잘 안 돼요. 저도 삼칠일 지나고 가사일 다 했어요. 몸조리 할 수 있으면 다 하세요. 자기 스스로 만족할 때가 적당한 시기 아닐까 싶어요.

댓글3 저는 자연분만한 지 100일째 됐는데도 밖에 안 나가고 있답니다. 그런데도 삭신이 다 쑤시고 다리도 저리고 그래요. 산후풍인가 싶어요. 조리원에서도 몸조리하고 집에 와서도 한 달 동안은 찬물에 손도 안 댔는데 그래요. 100일 동안은 조심하세요.

Q4 산후조리할 때 옷은 어떤 거 입어야 하나요? 내복 입어야 하나요?

댓글1 위에는 긴 소매 옷 입고 아래는 발목까지 오는 파자마식 내복 입어요.

댓글2 저는 여름인데도 문 다 닫고 내복에 양말 신고 그랬어요. 어떤 사람은 손목 관절 보호한다고 손목 보호대도 하던데요.

저는 그냥 치마 입고 안에 파자마 입었어요. 여러 겹 겹쳐 입었죠.

 얇은 내복, 운동복, 양말, 임부복 그냥 아무거나 입었어요. 산후조리복이 뭐 정해져 있나요?

Q5 머리를 감고 싶은데 언제부터 감을 수 있나요?

 출산 직후에는 머리를 감지 말고 수건을 물에 적셔 두피를 가볍게 마사지하는 정도로 닦으세요. 출산 후 3일이 지나면 남편이나 도우미의 도움을 받아 머리를 감는데, 이때 쭈그리고 앉으면 자궁에 압력이 가해져 내막 출혈이 올 수 있으므로 앉지 말고 서 있는 상태에서 허리만 구부려 머리를 감습니다.

 머리를 감은 후에는 즉시 드라이기를 이용하여 머리를 말려야 합니다. 머리를 잘 말리지 않으면 산후풍에 걸릴 위험이 있으니 주의하세요.

 최소한 4주 전까지는 목욕을 하지 말래요. 땀을 많이 흘려 참기 어려우면 처음에는 따뜻한 물수건으로 닦는 정도로 그쳐야 하니까 머리 감는 것도 마찬가지 아닐까요?

Q6 과일을 먹어도 되나요? 또 여름철 산후 보양식으로는 어떤 것이 좋을까요?

 여름철엔 땀을 많이 흘리기 때문에 수분을 적절히 섭취해야 합니다. 특히 여름철에는 입맛을 잃기 쉽기 때문에 여름철의 신선한 과일 및 채소는 산모의 입맛을 돋우어 주고, 수분 함유도 풍부하기 때문에 일거양득입니다. 하지만, 이때 냉장고에 보관되어 있던 과일을 차가운 상태에서 먹지 말고 냉장고에서 꺼내어 상온에 좀 두었다가 찬 기운이 사라진 후에 먹어야 하며, 또 과일은 기본적으로 냉한 성질을 갖고 있기 때문에 너무 많이 먹는 것은 삼가야 합니다. 물도 차가운 것은 피해야 하므로 산모가 마실 물은 따로 담아서 상온에 보관하는 것이 좋습니다. 그리고 여름철은 정상인도 기력이 약해지기 쉬운 계절로 특히 출산으로 약해진 산모 처지에서는 더더욱 기력을 보호할 수 있는 음식이 필요한데, 단백질, 무기질, 철분, 칼슘 등의 영양소가 충분히 함유된 음식을 섭취해야 합니다. 이런 것으로 산모에게 가장 좋은 것은 무엇보다도 미역국입니다. 요오드가 많이 함유된 미역은 신장, 간, 비위의 기운을 올려주고, 혈액순환과 오로 배출을 도와 줍니다. 미역 외에도 북엇국, 곰국 등도 산후 어혈을 풀어주는 효과가 있어 보양식으로 추천할 만합니다.

 잉어라고 하던데요. 내장을 제거하고 탕으로 먹으면 젖이 부족하거나 몸이 허약해졌을 때 좋대요.

 여름철 산모에게 좋은 것은 장어가 제일이라고 하던데요. 여름에 부족하기 쉬운 비타민 A가 쇠고기에 비해 200배 가량이나 많이 들어 있대요.

더위 때문에 더 힘들죠. 미꾸라지로 만든 추어탕이 으뜸이라고 들었어요.

Q7 제왕절개 후 산후조리는 차이가 있나요?

 힘들지만 자연분만 하는 게 낫지 않겠어요? 수술하면 회복할 때 아프대요.

 자연분만과 달리 복부를 절개하니까 소독된 거즈를 자주 갈아주면서 더욱 깨끗하게 해야 해요. 세균 감염을 조심하는 게 중요한 것 같아요. 자연분만한 산모보다 자궁 감염도 더 조심해야 한다고 들었어요.

 제왕절개 수술을 한 산모는 일반 수술 한 것처럼 상처 부위를 잘 관리해 줘야 해요. 물이 들어가도 안 되고 배에 힘주면 수술 부위가 터질 수도 있으니 조심해야 한데요.

Q8 계류유산 때문에 수술하고 다음 날부터 집안일하고 시장도 다니고 했더니 피곤한 것 같아요. 계류유산 후 몸조리 방법 알려주세요.

 계류유산 후 몸조리도 출산 후 몸조리와 비슷하게 하래요. 1~2주 정도는 웬만하면 몸조리한다 생각하고, 좋은 거 많이 먹고 일 많이 하지 말고 쉬세요.

 유산도 출산 못지 않게 몸의 기능이 회복되려면 시일이 필요해요. 저도 괜히 수술 다음날부터 설거지하고 그랬더니 손이 부어서 손목에 힘이 하나도 없었어요. 몸조리하세요.

 유산은 출산보다 몸에 더 무리가 가는 거라고 하더군요. 저는 서른살에 계류유산했는데 일주일간만 쉬고 평소처럼 행동했다가 2년간 고생했어요. 사람마다 다르겠지만 유산한 후나, 출산한 후나 눈치 볼 것 없이 쉬어야 한다고 생각해요. 내 몸 고달픈 거 누가 알아주겠어요.

Q9 몸조리할 때 친정이 나을까요? 조리원이 나을까요? 기간은 어느 정도가 적당한지요?

 산후조리원 가는 게 좋을 듯해요. 산후조리원은 2주가 기본이에요. 그런데 3주는 있어야 좀 수월히디고 히네요. 산후조리원에서 2주 이상은 있는 게 좋을 것 같아요.

 조리원 있다가 친정 가세요. 시어머니가 해주면 아무래도 불편하다고 해요. 몸조리도 편하게 할 수 없고요. 몸조리할 때 아니면 언제 친정 가서 그렇게 오래 있을 수 있겠어요. 저는 친정에서 몸조리하는 게 제일 좋다고 생각해요.

Q10 몸조리할 때 필요한 것은 뭐가 있나요?

 자연분만하면 회음부를 꿰매기 때문에 빨리 아물게 하려면 좌욕기가 꼭 필요해요. 더디고 아프게 아무는데 좌욕하면 도움이 많이 된답니다.

 좌욕기 따로 필요 없어요. 저도 친정서 조리했는데 그냥 대야를 사용하면 돼요. 병원에서 그렇게 사용하라고 했어요. 그리고 좌욕은 일주일에서 열흘 정도 하면 회음부 상처가 거의 아무니까 그때까지만 하면 돼요.

 산후조리 시에 내복과 복대는 꼭 필요하다는 거 아시죠? 아무리 더운 여름이라도 내복은 산후조리 하는 동안 벗으면 절대 안 되대요.

댓글4 수유패드가 절실히 필요하더라고요. 모유 수유하면 꼭 필요해요. 밤중엔 젖이 흘러서 속옷을 적시기 일쑤거든요. 천 제품도 있는데 되도록이면 일회용을 권해요. 일회용을 줄여야 하는 건 알지만 처음에 천으로 된 것을 사용하면서 빨아 쓴다는 것이 상당히 번거롭고 그리고 유두에 상처가 나면 정말 아프거든요. 일단 산후조리 기간만은 일회용을 사용하세요.

댓글5 수유쿠션하고 수유브래지어는 필수적이에요. 베개를 받치고 수유를 해도 좋은데 전 수유쿠션이 있어서 참 편했던 것 같아요. 지금도 수유쿠션이 없으면 모유 먹이기가 어찌나 힘든지 몰라요. 아이를 안고 수유를 하다보면 어깨가 많이 결리거든요. 수유브래지어는 일반 브래지어보다 훨씬 편하고 수유하는데 정말 필요해요.

Q11 제왕절개 수술을 해도 몸조리 꼭 해야 하나요?

댓글1 유산을 해도 출산과 똑같이 몸조리를 하는데 제왕절개라고 다르겠어요. 오히려 제왕절개는 자연분만보다 더 잘해야 한다는 분들도 있어요. 아무래도 인위적으로 분만한 거라 나중에 자연분만보다 더 고생한다고 해요.

댓글2 제왕절개도 똑같이 조리합니다. 자연분만보다 회복도 늦고 산후조리는 제왕절개가 더 힘들어요. 수술하고 지금 조리 중인데 수술은 다시 하고 싶지 않네요.

임신과 출산을 겪는 동안 산모의 몸은 많은 변화를 겪습니다. 산욕기에는 임신 중 태반에서 생성되던 호르몬이 더 이상 나오지 않기 때문에 임신 전의 상태로 돌아가기 시작합니다. 산후조리는 출산 후 6주간의 산욕기를 관리하는 것입니다.

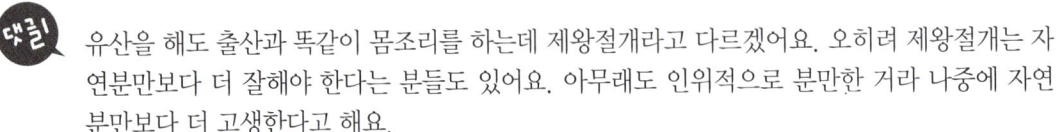

산후조리원
산후조리원에 대해 알려주세요.

keyword **078**

질문	6,400건
조회	1,750,790명
댓글	41,760개
체크	출산 후

중요도

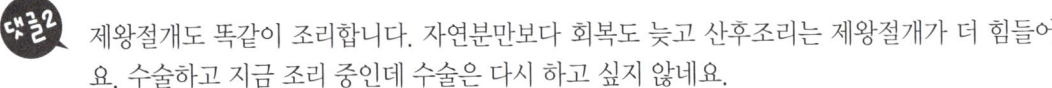

요즘은 출산 후에 힘든 산모를 위해 조리원에서 산후조리를 하는 것이 추세입니다. 산후조리원은 아이 출산 후 퇴원하면서 들어가는 것이 일반적이고 보통 기간은 한 달 정도입니다. 산모가 조리원으로 들어가지 않고 산후조리 도우미를 집으로 직접 부르기도 합니다. 장단점을 살펴서 선택하시기 바랍니다.

Q1 출산하고 산후조리원에 갈까요? 친정으로 갈까요? 장단점 알려주세요.

댓글1 집에서 하면 아무리 봐주는 사람이 있어도 아기가 옆에서 우니 할 수 없이 산모가 움직일 수밖에 없어요. 산후조리원에 가서 모든 걸 맡겨놓고 쉬는 게 좋을 것 같아요. 산모를 위해서는 조리원이 더 좋죠. 저는 조리원에서 2주, 친정집에서 2주 할 예정입니다.

댓글2 몸을 위해서라면 당연히 조리원이 낫죠. 저는 몸조리한 지 한 달 다 돼 가는데 친정엄마가 집에 와서 해주셨어요. 엄마가 오셔도 집안일 다 하게 돼요. 처음 한 일주일만 안 움직이고 설거지, 빨래, 청소, 아기 목욕까지 다 했어요. 내 집에서 하니 안 움직일 수가 없더군요. 성격상 원래 지저분한 걸 못 보는 터라 매일 청소해야 하고 주방이 너저분해도 눈에 거슬리고 내 살림이다 보니 내가 하게 돼요. 조리원 들어가면 아예 안 보고 안 움직이니까 몸조리는 확실하겠죠.

댓글3 조리원에서 얼마 정도 지내고 친정 가는 게 좋죠. 일주일만 있어도 상처가 나으니까 그 뒤에 친정 가면 한결 몸도 편할 거예요. 조리원은 병원에 딸린 조리원 가는 게 좋아요.

Q2 산후조리원 이용할 때 주의사항 알려주세요.

댓글1 저는 아기 낳고 조리원 갔다가 저와 아기 둘 다 장염에 걸려서 아기는 응급실로, 저는 병원으로 갔어요. 한 번 겪고 나니 무서워서 조리원에 다시는 안 들어갔어요. 사람들이 많다 보니 질병에 노출될 위험이 있는 것 같아요.

댓글2 조리원 사고 이후 가족들이 조리원 가지 말라고 해요. 저도 좀 찜찜한 마음이 있어서 조리원에 전화해서 취소하고 계약금을 돌려 받으려 했더니 안 된다네요. 조리원 들어가기 전에 잘 생각하고 결정하세요.

Q3 산후조리원과 산후도우미 중 어떤 쪽이 나을까요?

댓글1 조리원에서 일주일 하고 산후도우미 일주일 부르는 게 제일 낫죠. 저는 친정이머니가 해주셨는데 힘들어하셔서 산후도우미 부를 걸 그랬어요.

댓글2 전 조리원에 있다가 집에 와서 도우미 불렀어요. 양쪽 다 장단점이 있는데 조리원에 몇 주 있다가 도우미 부르는 게 좋아요. 도우미는 입주형 말고 출퇴근형으로 하세요. 조리원에 있다가 도우미 쓰니까 출퇴근형도 괜찮아요.

댓글3 저는 산후도우미 도움받고 있어요. 아주 잘 해주셔서 출퇴근형인데도 제가 하는 일이 하나도 없어요. 물론 신랑도 아무것도 안 해요. 도우미 분이 세 끼 다 신경 써서 밥, 반찬 다 해 놓고 가시고, 먹고 나서, 설거지 쌓아놓으면 출근하자마자 다 해주시고, 욕실 청소며, 빨래며, 다 잘 알아서 해주시기에 편하게 잘 지내고 있답니다. 산모랑 아기도 잘 돌봐주시니까 아주 만족하고 지내고 있답니다. 제 친구는 조리원에 갔었는데 온도가 너무 높아서 감기 걸리고, 수유 때문에 굉장히 괴로워해요. 조리원에서 밤에 아기한테 젖병을 물려서 유두혼돈까지 왔대요. 전 조리원보다 산후도우미 추천해요.

Q4 산후조리원 선택하는 방법 좀 알려주세요.

댓글1 조리원 선택할 때 정말 꼼꼼히 살펴봐야죠. 저는 모유 수유랑 천 기저귀에 중점을 두고 골랐어요. 조용히 편히 쉴 수 있고, 화장실이나 샤워실도 미리 살펴보고, 집에서 가까운 곳을 고르는 게 좋을 것 같아요.

댓글2 갓 태어난 우리 아기를 잘 보살펴주는 것도 산후조리 못지않게 중요하죠. 아기를 보살피는 간호사가 몇 명이나 있는지 체크하세요. 또 도심에 있는 곳은 정말 시끄러운데 방음이 잘 되어 있지 않아서 제대로 쉴 수가 없어서 고생했어요.

댓글3 몸조리할 수 있는 프로그램이 있는 곳이 좋아요. 병원은 아니더라도 산후조리가 평생을 좌우하는데 가만히 쉰다고 되는 게 아니라 산후 체조나 마사지 등을 할 수 있는 프로그램이 있으면 좋겠죠.

댓글4 저는 다 괜찮았는데 산모 인원이 많아서 정말 힘들었어요. 인원 제한이 있어야 할 것 같아요. 신생아실에도 침대가 적당히 있고, 산모도 적당히 있는 곳으로 고르세요.

댓글5 환경이나 조건은 당연히 꼼꼼하게 살펴봐야 하고 시설이 화려하고 프로그램이 많아서 가격이 비싼 곳보다는 산모 수가 적고 조용하고 한적한 곳이 좋아요. 그래야 신경을 더 써주죠.

댓글6 식단이랑 젖몸살을 풀 수 있는 시스템이 있는지 살펴보고, 전문 영양사가 있는지도 꼭 확인하세요. 산모뿐만 아니라 모유 수유 할 때 신생아한테도 포함되는 사항이잖아요. 재료는 어떤지도 그 전에 한번 살펴보시고요.

산후조리에서 산후조리원, 산후도우미, 친정어머니 중 누가 가장 도움되는가에 대한 문제는 각각이 장단점이 있으므로 신중하게 결정하는 것이 좋습니다.

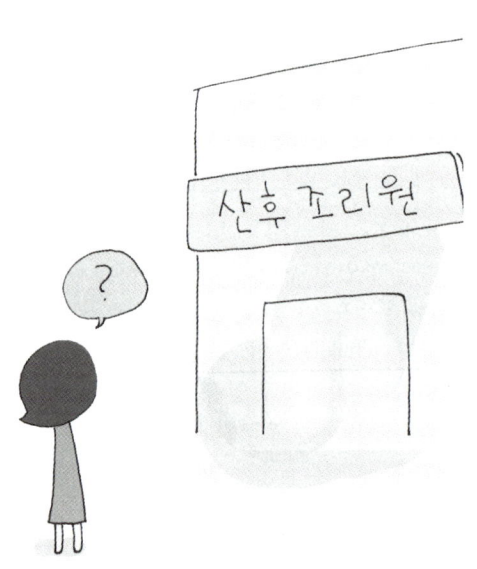

산후풍
산후풍 치료법 알려주세요.

keyword 079

질문	750건
조회	194,955명
댓글	3,270개
체크	출산 후

중요도

흔히 출산 후 관절통만 산후풍이라고 알고 있지만, 실제로는 출산 후 생기는 모든 후유증을 일컫는 광범위한 용어입니다. 대표적인 증상으로는 출산 후 관절통, 감각장애(시린감, 무딘감, 저린감), 땀 과다분비, 우울증이 있습니다. 출산 후 대량 출혈과 기력이 극도로 쇠약한 상태에서, 찬 기운에 접하거나 스트레스를 많이 받거나 무리한 일을 하게 되면 어김없이 찾아오는 것이 산후풍입니다.

Q1. 여름에 출산했는데 너무 더워서 에어컨을 켰어요. 그랬더니 며칠 지나서 이도 시리고, 등도 시린 듯 쑤시고 머리도 아프면서 온몸이 뻐근해요. 이게 산후풍일까요?

댓글1 저도 골반, 무릎, 발목 시려요. 언젠가 너무 더워서 반바지 입고 선풍기 틀었더니 무릎이 어찌나 시리던지……. 이 더운 여름에도 얇고 긴 바지 입고 지내요.

댓글2 저도 손목, 무릎이 저려요. 이도 무척 시리고요. 산후조리 열심히 한다고 했는데 뭐가 부족했는지 원래 몸이 약해서 그런지 아무튼 지금 한약 네 재째 먹고 있어요.

댓글3 저도 골반, 무릎, 손목 등등 안 아픈 곳이 없어요. 출산 65일 됐는데 에어컨 매일 켜 나서 그런가 봐요.

Q2. 산후풍 치료법 알려주세요.

댓글1 산후풍은 따로 치료약이 없대요. 아기 낳은 후에 산후조리 잘하면 낫는다고 들었어요.

댓글2 저도 아기 낳고 무릎과 등이 많이 아프고 쑤셨는데 5개월이 지나니 괜찮아졌어요. 혹시나 해서 영양제 먹고 있어요.

댓글3 저도 손가락 마디마디가 아파 산후풍 전문 한의원에서 한약 먹었더니 한 달 만에 좋아지더군요.

다시 아기 낳고 산후조리 잘한다고 치료 되는 거 아니래요. 한방으로 직접 치료해야 한대요. 한약 드세요. 저도 효과 봤어요.

 산후풍은 흔히 민간에서 산후관리를 제대로 하지 않았을 때 관절이 시리고 아픈 현상을 말합니다. 흔히 찬 바람을 쐬지 않고, 찬 음식을 주의하며 몸을 따뜻하게 유지해 미리 예방하는 것이 좋다고 합니다만 의학적으로 어떻게 관리해야 하는지는 정설이 없습니다. 분만 후 무리한 운동이나 일을 삼가고 몸 조리하세요.

삼칠일
삼칠일 정확히 어떤 날인가요?

keyword **080**

| 중 | 요 | 도 |

질문 / 550건
조회 / 253,370명
댓글 / 3,260개
체크 / 출산 후

아기가 태어난 지 21일째 되는 것을 축하하는 날이 삼칠일입니다. 전통 사회에서는 의학이 발달하지 않았기 때문에 산모는 물론 영아의 사망률이 높았습니다. 특히 해산 후 삼칠일이 고비였는데 이 시기 동안 산모는 해산 후 감염이나 하혈 등의 후유증으로 위험한 상태에 이르기 쉬웠고, 아기 역시 질병 감염, 배꼽 화농 등으로 목숨이 위태로운 경우가 많았습니다. 그래서 삼칠일은 아기의 배꼽이 아무는 데 소요되는 시일이면서 동시에 산모 건강의 회복기라고 보았습니다. 집안의 어른들은 삼칠일이 지나야 비로소 아기를 친척들에게 보여주었고, 산모 역시 삼칠일이 지나야 하루 6회 먹던 산후 음식을 3~4회로 줄여서 먹었으며, 이때부터 가벼운 집안일을 거들게 했습니다.

Q1 삼칠일 정확히 어떤 날인가요?

 3주를 말하는 거랍니다. 3×7=21일이죠. 태어난 날부터 21일 동안 사람들 못 오게 하는 이유가 아기는 아직은 면역력이 약해서 혹시 전염병 있는 사람이 오면 옮을까 봐 조심하자는 이유에서 그렇게 한다고 해요. 옛날에는 삼칠일에도 100일처럼 했다고 하던데 요즘은 그렇게까지는 안 하고 그냥 지나가죠.

Q2 삼칠일날 뭘 해야 하는거죠?

댓글1 저는 시댁에서 떡 해먹었어요. 백설기랑 수수팥떡 해주었어요.

댓글2 저는 우리 두 아이 아무것도 안 해줬어요. 열 살까지는 백설기랑 수수팥떡 해주는 건데 만약에 삼칠일에도 떡을 해준다면 백설기랑 수수팥떡 아닐까요?

Q3 삼칠일까지 조심해야 할 일은 뭐가 있나요?

댓글1 아기 면역력이 약하니 이 사람 저 사람 들락거리지 않는 게 좋죠. 그래서 옛날엔 금줄도 쳤대요.

댓글2 아기 청력이 약하니 조용히 해줘야 한대요.

댓글3 남편도 사람 많은 데 가는 거 금하고 집에 오면 손 씻고 아기 보게 하세요.

삼칠일은 과거 전통적으로 태아 및 산모의 감염을 전파하지 않으려고 출산 후 21일간 격리했던 것을 말합니다. 현재에도 출산 후에는 감염이 되지 않도록 주의하는 것이 도움되므로 옛 어른들의 삶의 지혜라고 할 수 있습니다.

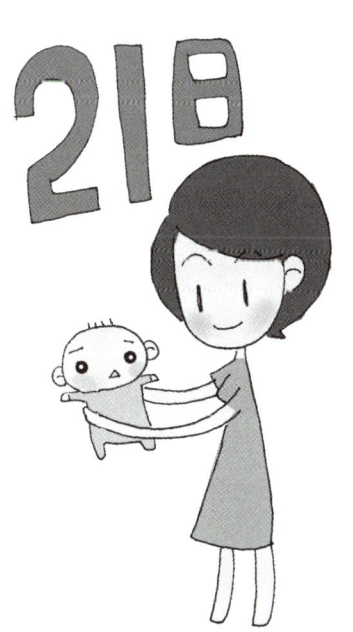

상상임신
상상임신에 대해 알고 싶어요.

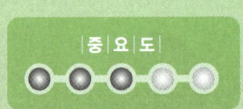

질문 / 390건
조회 / 48,970명
댓글 / 1,085개
체크 / 특정시기 없음

상상만 해도 임신을 한다는 것이 재밌는 현상이라 여기기도 하지만 반대로 이는 아기를 갖고 싶어 하는 여성의 간절한 마음을 그대로 반영하고 있는 것이기도 합니다. 상상임신은 아기를 너무 원한 나머지 임신을 하지 않았는데도 몸에서 임신의 징후들이 나타나는 특이한 경우로 실제로 임신한 것처럼 배가 불러오는 증상을 말합니다. 상상임신을 하면 생리가 끊어지거나 배가 부르고 입덧이 나타나는 등 겉으로 보기에는 임신한 것처럼 보이는 증상이 나타나는데, 이는 갱년기에 가까운 여성이나 임신을 간절히 원하는 젊은 여성, 반대로 임신을 두려워하는 경우에도 나타날 수 있습니다. 이것은 상상임신이 대개 심리적 상태나 호르몬 이상으로 생기는 경우가 많기 때문입니다.

상상임신은 자신이 임신이 아니란 사실을 인정만 하면 배부름의 현상이나, 입덧, 그 밖의 다른 증상들이 바로 사라집니다. 하지만 상상임신은 소변 검사나 초음파 검사로 확인하기 전에는 보통 정상 임신과 같아서 본인은 물론 주위 사람도 모두 다 임신이 된 것으로 믿을 정도로 강력합니다. 따라서 거짓 임신임이 드러나면 당사자는 정신적 스트레스나, 우울증에 빠지게 될 우려가 있습니다. 그래서 산후조리에 해당하는 정신적 배려가 필요하다 하겠습니다.

Q1 상상임신은 정확히 뭔가요? 증상은 어떤가요?

 임신이 아닌데도 생리가 없으며 입덧을 하고 배도 불러오는 것 같은 증상이 나타나는 것을 상상임신이라고 한대요. 정상 임신하고 증상도 같아서 본인이나 주변 사람 모두 임신이라고 생각하는데, 간절히 임신을 바랄 때도 생기지만 반대로 임신이 되었을까 봐 두려워할 때도 상상임신을 할 수 있대요.

 실제 임신 증상과 똑같다고 들었어요. 강한 욕구 때문에 생기는 정신적인 문제로 생리도 안 하게 될 수도 있고, 스스로 강하게 임신이라고 믿어서 실제로 소화가 안 되어 가스가 많이 차거나, 살이 찌는 등 증상을 보여요. 저는 정말 임신인 줄 알았어요. 제가 임신이라고 생각해서 그런지 정말 배도 부르는 것 같았어요.

 저는 아침에 일어났을 때 구토가 나올 것 같고, 심하게 메슥거리고 현기증도 나서 정말 임신인 줄 알았어요. 유방도 커지고, 유두 주변이 색이 변해서 더 임신이라고 확신했죠.

Q2 상상임신을 해도 임신테스트기에 양성 반응이 나오나요?

 양성 반응은 호르몬의 변화로 나타나기 때문에 상상임신이면 양성 반응이 나오지 않는다고 해요.

 상상임신이면 양성 반응 절대로 안 나와요. 아기집이 생겨야 호르몬이 나오거든요. 상상임신으로 입덧도 하고 생리도 몇 달 동안 하지 않아 임신인 줄 알았다가 테스트해 보고 한 줄만 나와서 병원에 갔더니 아니라고 했죠.

Q3 상상임신은 누구나 하는 건가요? 저 상상임신일까요?

 보통 **갱년기**에 가까운 여성이나, 또는 젊은 여성이 임신을 강하게 원할 때 발생하죠. 일반적으로 정신적인 원인이래요. 정신적 원인에 때문에 생기는 내분비 이상 증상이라고 들었어요.

갱년기 : 대부분 여성은 40대 후반에서 50대 초반이면 폐경을 맞게 됩니다. 갱년기란 폐경을 전후한 10년 정도의 기간을 일컫는 말로써 세계보건기구(WHO)에서는 난소의 기능이 상실되어 여성 호르몬의 분비가 없어지는 시기, 더는 임신할 수 없는 시기, 성년기가 끝나고 노년기로 가는 과도기로 정의합니다. 매월 월경주기에 따라 분비되던 여성 호르몬은 폐경과 함께 체내에서 고갈되고 이에 따른 여러 가지 단기 및 장기 증상이 나타납니다.

Q4 임신인지 상상임신인지 모르겠어요. 어떻게 알죠?

 상상임신 증상은 진짜 임신의 증상과 비슷해서 구분해 내기 어려워요. 제일 쉬운 방법은 임신테스트기를 사용하는 방법이고, 정확하게 알려면 병원에 가봐야죠.

 임신이 아닌데도 생리가 없으며 입덧을 하고 배도 불러오는 것 같은 증상이 나타나는 것을 상상임신이라고 합니다. 상상임신일 때는 임신 반응은 음성입니다. 따라서 생리가 미뤄지고 임신한 것 같은 느낌이 들면 임신 반응 검사를 해보는 것이 필요합니다.

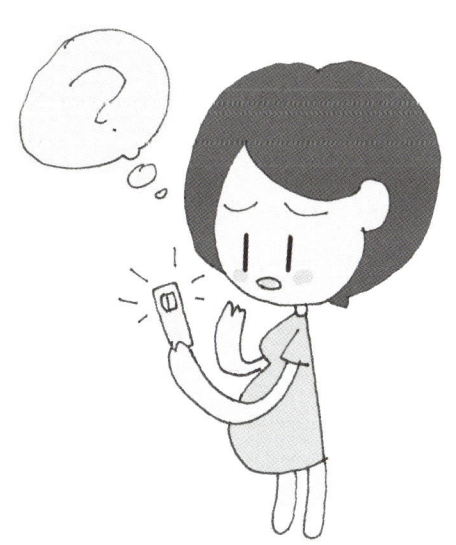

생리
출산 후 생리는 언제부터 하나요?

keyword 082

| 중요도 |
| ○○○○○ |

질문 / 22,860건
조회 / 4,605,410명
댓글 / 132,530개
체크 / 출산 후

모유를 먹이지 않는 산모는 분만 후 6주에서 10주 사이에 월경을 시작합니다. 모유를 먹이고 있다면 젖을 뗄 때까지도 월경을 안 하는 산모들이 간혹 있지만 대개는 3개월이 지나면서 월경을 시작합니다. 그러나 월경이 있기 전에도 이 기간에 부부관계를 하면 임신이 될 가능성을 무시할 수 없으므로 부부관계를 시작한다면 반드시 피임을 해야 합니다.

Q1. 생리주기와 임신 가능성의 관계에 대해서 가르쳐주세요.

댓글1 여성의 생리주기와 생리량이 임신 가능성과 밀접한 관계가 있다는군요. 생리주기가 30일에서 31일이면 임신 가능성이 가장 높다고 해요. 또 생리 때 출혈이 5일간 계속되면 임신 가능성이 높다네요.

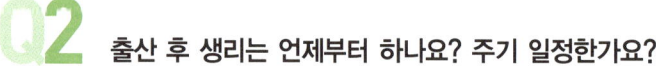

Q2. 출산 후 생리는 언제부터 하나요? 주기 일정한가요?

댓글1 전 출산한 지 딱 105일 만에 했어요. 거의 일 년 만에 생리하니 양이 많아요. 그런데 임신 전에 심하던 생리통이 사라졌어요. 출산휴가 기간 동안 모유 먹이고 90일 이후부터는 분유 먹였더니 금방 생리를 하네요.

댓글2 저는 아기가 만 6개월 넘어서 생리 시작했어요. 모유 수유 중인데 좀 빠르죠.

댓글3 저는 120일경부터 생리 시작했어요. 모유는 2개월밖에 못 먹였어요. 그런데 임신 전 생리통 너무 심해서 회사도 조퇴할 정도였는데 신기하게도 생리통이 없어졌어요. 그래서 아주 좋아요. 생리량은 임신 전과 비슷해요.

댓글4 저는 모유 수유 중인데, 만 7개월 돼서 시작했어요. 아기 보기도 힘든데 생리까지 하니까 힘들어요.

Q3 생리예정일이 다가오는데 생리를 안 해요. 임신일까요?

댓글1 저도 정확했었는데 일주일이나 지나서 생리했어요. 조급하게 생각하지 마세요.

댓글2 생리주기가 불규칙하면 예정일 즈음에서 이 주일 지난 뒤에도 몇 시간쯤 지나 매직아이 나온 일도 있어요. 일단 매직아이라도 나오면 며칠이라도 더 기다려보고 다시 테스트해 보세요. 좋은 결과 있길 바라요.

댓글3 임신 때문에 신경 써서 그 스트레스로 생리주기가 흐트러질 수 있어요. 배란이 늦어서 아직 임신테스트기로 안 나올 수도 있어요. 일주일 정도 지나서도 생리를 안 하면 임신테스트기 한 번 더 해보세요.

Q4 과배란하면 생리를 안 하나요?

댓글1 과배란하면 생리량이나 주기에 변화가 와요. 저는 실패했는데도 생리 이틀밖에 안 하고 주기는 들쭉날쭉해졌어요. 너무 걱정하지 마세요. 스트레스도 생리주기에 영향 미친대요.

> **Tip**
> **과배란** : 여자 몸에서 한 달에 한 번 난자가 한 개씩 배란되는 것을 약과 주사로 호르몬을 자극해서 한 번에 여러 개의 난자를 자라게 해서 임신 확률을 높이는 것이에요. 여러 개의 난자가 정자랑 만날 수 있다 보니 자연히 쌍둥이나 세쌍둥이 등 다태아 확률도 높습니다.

Q5 나팔관 검사는 생리 끝난 후 언제쯤 하는 게 좋을까요? 비용은 얼마나 되나요?

댓글1 저는 생리 4일째 오라고 해서 그때 가서 했어요. 생리 때 자궁경부가 열려있어서 검사하기 좋다더군요.

댓글2 아무래도 생리 끝나고 배란기 시작되기 전에 가는 게 좋겠죠? 검사비용은 병원마다 달라요. 저는 6만원 정도에 한 거 같아요.

댓글3 생리 끝나고 2, 3일 내로 가세요. 완전히 안 끝났을 때 검사하면 약이 잘 안 들어간다고 해요.

댓글4 병원마다 차이가 있어요. 보통 생리 끝나고 2~3일 후에 오라고 하더군요. 그때가 제일 정확하다고 해요. 비용은 2~3만원 정도 해요. 일단 병원에 물어보세요. 병원마다 차이가 좀 있으니까요.

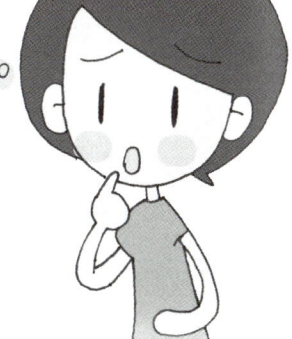

생리유도 주사

Q6 기초체온 떨어지고 언제부터 생리시작 하나요?

댓글1 저는 이틀 정도에 걸쳐서 조금씩 떨어지고 생리해요. 지난달에 37℃ 유지하다가 36.8℃ 떨어지더니 다음날 시작했어요.

저는 기초체온도 도움이 안 돼요. 36.7℃로 항상 일정하답니다. 이젠 기초체온도 안 재고 있어요.

저도 이제는 체온 안 재요. 생리하기 한 2~3일 전부터 0.1℃씩 떨어지더니 36.6~36.7℃ 정도 되니까 생리하고 36.5℃까지 되더라고요.

Q7 다낭성일 때 생리유도주사 맞아야 하나요?

저도 다낭성인데 생리유도주사 맞으면 5일 후에 생리하더군요.

다낭성은 언제 생리할지 알 수 없어요. 저도 다낭성인데 1년 전까지는 아무리 늦어도 두 달에 한 번은 했는데 올해 들어 더 불규칙해져서 며칠 전에 주사 맞고 지금은 생리 중이에요. 임신 기다리면 마냥 기다리는 것보다 병원 다니면서 배란 유도해 보세요.

기다려보세요. 저도 지금 두 달 정도 된 것 같아요. 배란 유도제 먹는 것도 안 좋으니까 자연적으로 하려고 기다려요. 너무 약물에 의지하는 것도 안 좋아요. 저도 클로미펜 처음으로 시도했는데 반응이 없어서 지금은 자연 임신 하려고 해요. 그런데 이렇게 생리가 불규칙해서 될까 모르겠어요. 이번 생리 끝나면 난관조영술 받아보려고요.

저도 심한 다낭성에 무배란이에요. 병원에서 힘들게 배란시켜 임신했었는데 초기에 유산했어요. 유산 후 또 생리가 몇 달 동안이나 없어서 병원 가서 주사 맞았어요. 그런데 이렇게 약 먹고 배란 유도해서 임신하면 또 유산 할 것 같은 느낌이 들어요. 그래서 이번엔 대학병원 가서 제대로 검사하고 다낭성 고치려고 해요. 저와 같은 증상이었던 사람이 병원 가서 검사하고 대사이상이라는 진단받고 1년 동안 약 먹어서 고쳤다고 하더군요. 다들 다낭성이면 그냥 약이나 주사로 배란 유도하고 임신 시도하는 게 전부라고 생각했을 거예요. 저도 그랬으니까요. 그런데 그 다낭성이란 게 그냥 생긴 건 아니래요. 비만이 원인일 수도 있지만 호르몬 이상으로 생긴 일도 있으니까요. 그렇게 되면 당뇨나 다른 합병증도 생긴다 하니 원인을 먼저 알아보는 게 좋지 않을까 싶어요. 저도 1년 넘게 병원 다니며 낭비한 돈과 시간, 유산의 아픔을 겪고 나서야 깨닫게 되었답니다.

Q8 무배란이면 생리를 안 하나요?

무배란은 생리가 없는 게 정상이고 생리처럼 출혈이 있으면 그건 생리가 아니고 그냥 부정 출혈이라고 하더군요.

무배란이라도 생리는 있답니다. 사람마다 다 다르니 병원에 가보는 게 제일 빨라요. 무배란이고 생리가 없으면 생리 촉진 주사라도 맞아야 할 거예요.

무배란이면 생리가 늦어져요. 제가 지난달에 무배란으로 생리가 열흘 이상 지연됐어요.

저는 생리가 규칙적인데 다낭성이에요. 난포가 안 자란다네요. 생리하고 배란하고는 무관한가 봐요.

Q9 생리량과 임신이 관계가 있나요?

댓글1 저는 하루나 이틀 정도만 하고 말 정도로 적었어요. 그래서 결혼 전에 두어 번 병원에도 가보고 했는데 괜찮다고 했어요. 그 뒤 결혼하고 6개월 뒤에 아기가 생겼어요. 지금은 26주예요. 혼자 너무 걱정하지 말고 병원에 가보세요.

댓글2 저도 생리량이 대단히 적은 편입니다. 그나마 유산 한 번 하니 하루 만에 생리가 끝나버리곤 했습니다. 다행히 지금은 생리량이 약간 늘었지만 저도 혹시 조기 폐경 아닌가 걱정도 했어요. 생리량과 조기 폐경은 상관없다는군요. 너무 걱정하지 마세요. 원래 생리량 적은 사람도 있나 봐요. 저는 생리 처음 시작했던 초등학교 때부터 생리 기간이 3일 정도였어요.

댓글3 생리만 하면 상관없대요. 그래도 저번에 외국에서 연구한 걸로 보면 생리주기가 30일이고 생리기간이 5일 정도인 사람이 임신 성공률이 제일 높다고 해요.

Q10 생리와 착상혈 구분하는 법 알려주세요.

댓글1 착상혈은 초콜릿 색이에요. 간혹 선홍색인 사람도 있고요. 양은 적어요.

댓글2 제 경험으로 보면 착상혈은 갈색 빛으로 화장지에 적실 정도의 양이에요. 패드까지는 안 젖던데요.

댓글3 패드가 적셔질 정도면 생리혈입니다. 배란 되고 일주일 만에 생리하기도 해요. 저도 그랬거 든요.

> **Tip**
> **착상혈**: 월경 예정일에 비치기 때문에 월경으로 착각할 수가 있어 임신 사실을 놓칠 수 있습니다. 그러나 이 출혈만으로는 임신이라는 진단을 확증하기는 어렵습니다. 외형상 월경혈과 구분이 쉽지 않으나 월경혈은 며칠간 지속하는 데 비해 착상혈은 1회에 그치는 경우가 많아 구분할 수 있습니다. 그러므로 출혈의 양이 많고 2~3일 지속할 때는 유산될 수도 있으므로 정확한 진단을 받아야 합니다.

Q11 이슬이 생리처럼 나오는 일도 있나요?

댓글1 이슬은 찐득한 콧물에 피가 섞여있는 정도예요.

댓글2 저는 갈색 빛 냉 덩어리 같은 거였어요.

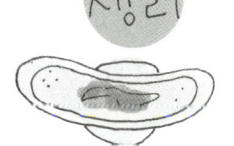
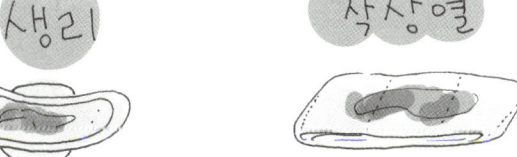

난소 배란은 일반적으로 다음 월경 14일 전쯤에 발생하는데 이것은 이번 월경이 14일에 있다는 뜻은 아닙니다. 따라서 평소 월경주기의 날짜에 근거하여 대략 자기의 배란 일시를 추측할 수 있게 됩니다. 만약 28일에 월경이 온 여성이라면 대략 14일 전에 배란이 이루어진 것입니다. 배란 시에 성숙한 난자가 난소의 표면에서 배출될 때 포낭 난자의 한층 얇은 막의 여포를 뚫고 나오게 되는데 난소가 배출될 때 여포 내에서 소량의 체액이 골반강 최하부에 유입이 되게 되거나 어떤 때에는 난소 난자 배출된 부위에 소량의 출혈이 일어나기도 합니다. 또한, 일부 여성들은 항문 부위가 경미한 정도로 아래로 떨어지는 느낌이 나기도 하고 동시에 한쪽의 하복부에 약한 통증이 나타나기도 합니다. 만약 아주 주의를 기울여 살피면 다음 달에도 같은 증상이 다른 한쪽의 하복부에서 나타나는 것을 볼 수 있는데, 이런 통증들은 몇 시간이 지나면 자연적으로 소실됩니다. 난소는 배란 기능뿐만 아니라 여성 호르몬을 분비하는 기능에 같이 관여하기 때문에 배란 전후 체내 여성 호르몬 분비량의 기복이 자궁의 소량 출혈을 일으키게 되는데 이것을 일컬어 배란기 출혈이라고 합니다. 이것은 배란기의 또 다른 현상으로 일부 여성들은 이 현상을 월경 불순으로 오해하기도 합니다. 이 밖에도, 배란 후 황체 호르몬의 분비 때문에 배란 후의 체온이 약간 올라가게 되는데, 만약 매일 아침 온도를 측정했다면 체온이 낮았다가 약간 올라가는 것으로 자신의 배란기를 알 수 있기도 합니다. 어떤 여성들은 비록 기초 체온을 측정하지 않아도 배란기 이후 15일 정도가 지나면 오후쯤에 약간의 미열이 나는 것을 느끼게 되며 월경이 올 조짐을 보이면 발열 또한 자연적으로 사라지게 됩니다. 이 밖에도 적지 않은 여성이 배란기 때 유방이 팽창 혹은 유두의 통증을 호소하며 어떤 경우는 접촉하는 것만으로도 통증을 느끼는 일도 있으며 이런 증상이 다음 월경이 오기 전까지 계속 되는 일도 있습니다. 또 다른 배란기 현상의 하나로는 여성들이 자기 자신이 배란기에 도달하면 분명하게 느끼는 감각으로, 질 분비물이 변하는 것을 느낍니다. 월경 주기 전반부에는 질 분비물이 적고, 점액 또한 투명하지 못한 데 배란기가 점점 가까워짐에 따라 질의 분비물이 점차 늘어나게 되며 질 분비물의 희멀건 우유 같은 백색을 띠게 되고, 배란기 때에는 분비물이 확실하게 증가하는 것을 느끼게 되며 물처럼 투명하고 청량하게 변합니다. 여성들은 질 부근이 촉촉하고 무언가 흘러내리는 듯한 느낌을 느끼게 되며 휴지로 그 부분을 닦아 내면 달걀 흰자 같은 끈적이는 점액이 묻어 나오게 됩니다. 이러한 증상은 흔히 경험하는 것이며 이상 소견이 아니므로 너무 걱정하지 않아도 됩니다.

출산 후 생리는 수유를 안 하면 대개 6~8주 후에 생리가 돌아옵니다. 수유를 하는 경우는 더 늦게 돌아오는데, 그 시기는 2~19개월까지로 매우 다양합니다. 그러나 생리를 한다고 모두 배란이 일어난 것은 아니며, 생리를 하기 전에 배란이 일어나므로, 생리를 하지 않아도 임신이 가능하므로 주의해야 합니다.

과배란 인공수정 과정은 단기요법, 장기요법이 있으며, 호르몬 주사를 맞은 후, 자궁 내 정액 주입이나 체외수정시술(IVF-ET)을 하는 것을 말합니다. 산부인과 전문의와 상의한 후 주의하여 시행하여야 합니다. 이는 환자에 따라 병원에 따라 다양한 약제를 사용하므로, 주치의와 상의하여야 합니다.

나팔관 검사는 흔히 자궁나팔간조영술을 의미하며, 이는 생리 후 2~3일에 시행하는 것이 가장 좋습니다. 검사를 통해서 자궁 및 나팔관의 소통을 알아볼 수 있는 검사입니다.

기초체온 측정은 잠에서 깨어난 오전 시간에 활동하기 전에 측정한 체온으로, 매일 측정하면 배란 후에 기초체온이 증가하는 것으로 배란 여부와 황체기의 적정성 여부를 측정할 수 있는 검사입니다.

생리량과 임신 관계에 대해 의미 있게 보고된 바는 없습니다.

소파 수술 후 생리 시작은 보통 2~4주 후에 시작합니다.

유산 후 생리 시작은 보통 2~4주 후에 시작합니다. 유산 후에 생리 상태의 변화는 없습니다. 유산의 종류에 따른 생리 상태 변화도 없습니다. 그러나 소파술 후에 생리량이 급격히 감소했다면 이상 소견일 수 있으므로 산부인과 전문의와 상의하십시오.

유산 후 다음 임신은 대부분 생리 3주기 이후를 추천합니다. 그러나 포상기태 임신 후에는 6개월 또는 1년까지도 임신을 미루어야 하므로 본인의 상태에 대해서 주치의와 상의해야 합니다.

생리통
임신 중에도 생리통처럼 배가 아파요.

keyword 083

질문 / 765건
조회 / 142,935명
댓글 / 4,315개
체크 / 임신 기간 내

중요도

생리통은 생리할 때 자궁의 수축이 강해서 생기는 것입니다. 몸에 어혈이 많고 노폐물이 많으면 자궁은 이를 배출시키고자 더 이 수축하지만 실제로 이런 노폐물이 잘 배출되지 않으면서 고통만 가중됩니다.

Q1 임신 중에도 생리통처럼 배가 아픈 게 정상인가요?

댓글1 저도 배 아픈데 물어보니 의사 선생님이 배 아픈 거 정상이라고 하셨어요. 아주 심하게 아프면 병원 가보세요.

댓글2 5주 정도 됐을 때 좀 아팠는데 의사 선생님이 괜찮다고 하셨어요. 많이 아프면 병원 가보세요.

댓글3 저는 지금 4주 넘었는데 배 아파서 갔더니 유산기가 있다고 해서 주사 맞고 진정 약 타왔어요. 많이 아프면 병원 가보세요.

Q2 나팔관 수술하고 나서 생리통 증상이 달라졌어요. 괜찮은 건가요?

댓글1 저도 생리통 심해요. 생리 첫날은 데굴데굴 구르면서 우는 것 외에 아무 것도 못할 정도로 아파요. 그래서 배가 아프면 무조건 약부터 먹는답니다. 그런데 나팔관 검사에서 정상으로 나왔고 자궁도 깨끗하고 좋다고 했어요.

댓글2 나팔관 때문이 아닌 것 같아요. 나팔관 막혔던 거 뚫었는데도 똑같이 아파요. 그래도 혹시 모르니 임신 기다리면 나팔관 검사는 꼭 해보세요. 자기도 모르게 막혀 있고 증상도 없으니 검사하는 수 밖에 없어요.

댓글3 생리통을 앓는 대부분의 여성이 자궁내막증이 있더군요. 저 역시도 나팔관조영술 한 결과 한 쪽에 혹이 있었어요. 복강경 수술을 하자고 했지만 재발 가능성이 커서 현재는 한의원에서 침 맞고, 뜸 뜨고, 평소 몸을 따뜻하게 하고 있었더니 약 안 먹어도 될 정도로 좋아졌어요. 그전에 생리통 있을 때 죽도록 아프고 구토하고 했어요.

임신 중에 생리통처럼 배가 아프면 절박유산의 가능성이 있으므로 반드시 산부인과 전문의와 상담해야 합니다.

나팔관 수술과 생리통의 직접 관련은 없습니다. 그러나 나팔관 수술을 시행한 원인이 유착에 의한 경우라면, 수술 후 생리통이 감소할 수는 있습니다.

서혜부
서혜부가 아파요.

keyword 084

중요도

질문 / 20건
조회 / 4,175명
댓글 / 60개
체크 / 임신 기간 내

서혜부는 치골부 양쪽에 있는 세모꼴 모양의 범위, 아랫배와 맞닿은 허벅지 안쪽을 말합니다. 임신 후 그와 관련하여 탈장이라는 문제가 발생할 수도 있습니다. 탈장에서 가장 큰 문제는 장이나 복강 내 장기가 탈장낭으로 나와서 복귀가 안 되고 장기가 상하는 것입니다(남성은 약간 다릅니다). 임신 때문에 복압이 증가하면 탈장낭 안으로 장기가 나올 가능성이 커지지만 곧 안으로 복원되면 문제가 없습니다.

Q1 서혜부가 아파요. 어떡하죠?

 6개월쯤 되면 배가 불러오기 때문에 다리에 무리가 가서 아프대요. 임신하면 배가 불러오면서 몸 구석구석이 아픈가 봐요. 병원에 물어보면 대수롭지 않게 여기면서 참으라고만 하죠. 막달 다가오면 더 심해질 겁니다. 이겨내야죠. 저녁에 뜨거운 물로 찜질하고 다리를 올려놓고 쉬면 좀 나아진다고 책에서 읽었어요. 한번 해보세요.

 막달로 갈수록 더 심해져요. 누워 있다가 걸을 때도 아프고 돌아누울 때 최고로 아파요. '아구구구' 소리가 절로 나온다니까요.

 임신 말이 되면 태아가 하강하며 산모의 몸은 분만에 대비하여 적응하게 되는데 치골 및 사타구니 통증이 있을 수 있습니다. 하지의 부종으로 생긴 사타구니 통증은 다리를 올려놓음으로써 교정할 수 있습니다.

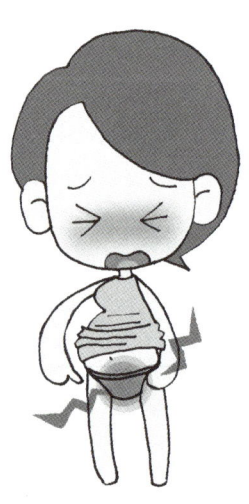

선식

임신 중 선식을 먹어도 될까요?

keyword 085

질문 / 60건
조회 / 8,250명
댓글 / 150개
체크 / 임신 기간 내

중요도

선식이란 7가지 곡식, 현미·찹쌀·보리쌀·검정콩·검정깨·들깨·율무로 만듭니다. 위에 부담이 적고 간편하며, 섬유질과 기름, 향미가 알맞게 혼합되어 포만감은 없어도 기력을 강화하고 유지해 맑고 총기 있는 정신을 지니게 해준다는 특징이 있습니다. 그러나 선식은 거의 성질이 차갑기 때문에 출산을 해서 몸의 면역이 약해졌을 시에는 산모에게 좋지 않습니다. 그러나 출산 후 면역이 회복되면 선식은 산모에게나 신생아에게 좋은 음식입니다.

Q1 임신 중 선식을 먹어도 괜찮나요?

 임신부에게 좋지 않다는 곡물이나 채소류 빼고 변비를 돕는 고구마나 시금치 말린 것을 섞어서 먹으면 영양적인 면에서 오히려 더 도움이 될 것 같네요.

 율무 들어간 건 안 좋아요. 저는 검은콩, 검은깨 선식 먹어요. 단백질이 풍부하니까 좋겠죠.

 선식이나 생식은 삼가는 게 나을 듯해요. 생산과정에서 오염될 수도 있거든요. 임신부나 유아한테는 별로 권하고 싶지 않아요.

 특별히 해가 되지 않는 음식은 골고루 섭취하는 것이 **중요합니다**. 적당량의 선식은 괜찮을 것으로 생각하며 **섬유질**의 섭취는 변비 예방에 도움이 됩니다.

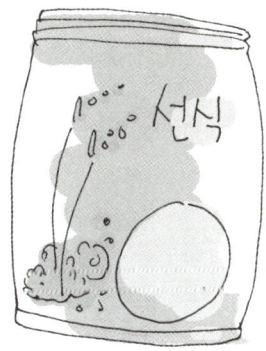

 **Tip**

섬유질 : 식물이나 해조류 등의 광합성을 하는 생물들의 몸을 구성하는 주된 물질인 셀룰로스를 일컫는 말입니다. 이 중에서 인간이 섭취할 수 있는 섬유질을 식이섬유라고 하며, 채소, 과일, 해조류 등이 이에 해당합니다.

설사
설사가 심해요.

keyword 086

질문 / 3,150건
조회 / 521,900명
댓글 / 18,000개
체크 / 임신 기간 내

임신 중 설사가 태아에 미치는 심각한 영향은 없다고 보면 됩니다. 물 같은 설사를 하루에도 수차례 여러 날 하면 전해질의 균형이 깨지거나, 탈진이 올 수 있어서 병원 진료가 필요하지만 단순 설사라면 크게 염려하지 않아도 될 것 같습니다.
여름철이면 속에 탈이 나기 쉽답니다. 너무 차가운 음식이나 음료는 먹지 말고, 소화가 잘 되는 음식 위주로 드세요. 윗배를 따뜻하게 해주고, 시계방향으로 천천히 어루만져 주세요. 아랫배가 조금 땅기는 것은 괜찮지만 혹시 생리통 양상으로 복통이 있으면 집에서 안정을 취하세요.

Q1. 임신 중 장염에 걸려서 설사가 너무 심한데 어떡하죠?

댓글1 장염은 굶는 수밖엔 없어요. 저도 장염 걸렸을 때 정말 화장실에 기어다닐 정도로 힘들었어요.

댓글2 장염이라고 굶으면 안 됩니다. 수분 섭취 많이 하고 죽을 쑤어서 소화가 잘 되게 드세요. 임신부 주위에 돌보는 분들이 청결해야 합니다. 청결이 제일입니다.

댓글3 우선 물도 먹지 말고 병원 가세요. 병원 가면 아무 것도 먹지 말라고 할 거예요. 너무 힘들면 포도당 맞으세요. 굶어야 나아요.

댓글4 물 같은 설사를 계속하는데 탈수 증상이 올 수 있으니 수분 섭취해 주세요. 심하면 병원 가세요.

댓글5 설사 많이 하면 배 따뜻하게 하고 이온음료 드세요. 심하지 않으면 병원 안 가도 돼요.

댓글6 저도 설사를 해서 병원에서 하루 금식하면서 죽 하고 따뜻한 보리차 먹으라고 하더군요. 그랬더니 정말 나았어요. 지금도 따뜻한 보리차 먹으면서 살아요.

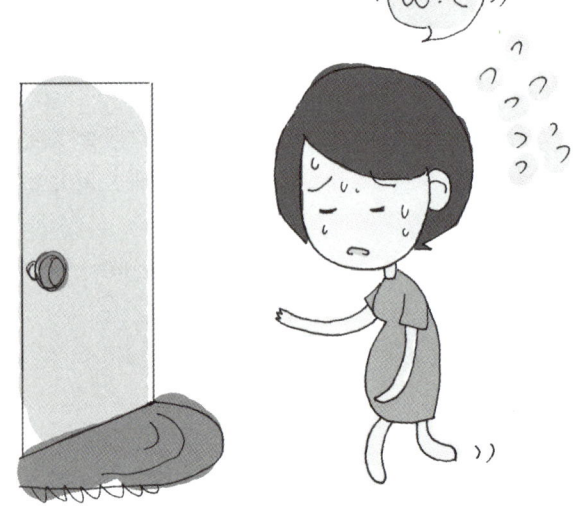

매실 원액을 물과 함께 희석해서 드세요. 설사에는 매실이 좋다고 해요.

 전 보리차도 매실 원액도 별 효과 없었는데 요구르트를 중탕에서 따뜻하게 먹었더니 효과 좋더군요.

Q2 철분제 먹었더니 설사가 너무 심해졌어요. 괜찮을까요?

 저도 그랬는데 좀 지나니까 변비가 생겼어요. 그래도 병원에선 그냥 먹으래요.

 설사하면 철분제 바꿔 보세요. 의사가 설사 자주 해서 배 아프면 조산할 수 있다고 바꾸래요.

 첫 아기 가졌을 때 장염으로 설사가 심해서 산부인과에 입원했어요. 지금 둘째 가진지 8개월째인데 틈만 나면 배 아프고 설사하고 그래요.

 저도 임신 초기 때 설사가 심해서 산부인과, 내과, 한의원 다 가봤는데 별 치료법은 없었어요. 시간 지나면 자연스럽게 줄어들다가 없어져요. 지금 7개월쨴데 지금은 괜찮아요. 한 3개월까지 고생한 것 같아요.

 자주 설사하는 건 뭔가 안 좋은 것 같아요. 내과로 검진받아 보세요.

Q3 설사하면 유산 징조인가요?

 출산 징조에 잦은 설사 이야기는 들어봤어도 설사가 유산 징조라는 건 못 들어봤네요. 혹시 음식 잘못 드신 건 없어요? 저도 설사를 3일 정도 해서 알아봤더니 장염이었거든요.

 설사를 자주 하면 자궁수축을 많이 하게 된대요. 그래서 자궁이 자주 수축하면 아무래도 아기가 빨리 나올 수도 있다고 해요. 유산하고는 상관 없는 것 같아요

Q4 설사와 태동이 줄면서 살이 빠지기 시작했어요. 갑자기 왜 그런 거죠?

 중기 때는 변비가 심해지고 말기 때는 아기가 내려와서 자궁을 눌러서 그럴 거예요. 저도 밥 먹고 나면 화장실로 바로 가요. 아기가 커서 태동도 조금 줄 수도 있겠지요.

 아기가 나올 준비를 하는 것 같아요.

 저도 설사 때문에 밥 먹고 바로 화장실 가요. 심한 물 설사는 아니지만 먹기만 하면 배가 살살 아프면서 화장실 가고 싶어져요. 의사 선생님은 괜찮은 거라 하네요.

 심한 물 설사의 경우 탈수가 되면 문제가 될 수 있으므로 수분 섭취가 필요하며 고열을 동반하거나 변에서 거품이 나면 전문의의 진찰이 필요합니다.

성관계

임신·출산 시에 부부관계는 어떻게 해야 좋을까요?

keyword 087

질문 / 3,750건
조회 / 2,098,675명
댓글 / 40,500개
체크 / 임신 기간 내

|중|요|도|

임신 중 부부관계는 개인마다 차이가 있습니다. 임신 초기에는 되도록 과격한 성관계를 피하는 것이 착상에 도움이 됩니다. 만약 유산이나 조산을 경험했다면 더욱 주의해야 합니다. 임신 중기에 접어들어 태아가 정상적으로 자라기 시작하면 무리 없이 부부관계를 해도 좋습니다. 그러나 자궁이 커지고 배가 불러오는 시기이므로 배를 압박하지 않는 체위로 해야 합니다.

임신 기간에 부부관계 언제부터 가능할까요?

4개월부터 하세요. 혹시 유산기 있거나 하혈하면 조심하세요. 그런 거 없으면 마음 편하게 하세요. 일주일에 한 번이 아기 태교에도 좋대요.

13주까지는 피하는 게 좋다고 들었어요. 13주에 태반이 완성되니까 그 후에 해야 한대요.

부부관계 해도 아무 이상 없어요. 한다고 해서 자궁에 이상이 생기거나 그렇지 않아요. 오히려 아기에게 좋다는 말이 있어요. 억지로 참지 마세요. 막달만 조심하면 괜찮아요.

책에서 보니 임신 초기엔 조금 위험할 것 같아요. 안정기 때 하는 것이 좋겠죠. 지금 저는 임신 후기에 접어들었는데 지금은 위험하다고 해서 자제를 하고 있어요. 남편을 위해 기분만 좋게 해주는 정도예요. 초기 때 조심하고 중기부터 일주일에 두세 번은 했습니다. 엄마 아빠가 사랑을 하면 태아에 전달이 되어 좋다고 해요.

임신 기간에 부부관계 후 이상 증상이 생겨서 고민이에요. 괜찮을까요?

관계할 때 흥분하면 자궁수축돼서 아프다고 하더군요. 초기만 조심하면 임신 중 부부관계는 아기한테도 좋다고 해요.

관계 후 산모가 배가 땅기거나 할 수는 있어요. 그럴 경우에는 왼쪽으로 누워서 휴식을 취하면 금세 나아질 거예요. 원래 초기와 막달에만 안 하면 되니까 별 이상 없지 않나요?

관계 시 가슴은 애무하지 마세요. 자궁수축이 될 수도 있어서 가슴을 애무하는 것은 위험하대요.

임신 초기에 출혈이 있거나 태반이 자궁경부를 막은 경우(전치태반), 조기진통이 오거나 조산기가 있는 경우에는 피하고 격렬하지 않게 하면 된다고 하던데요.

Q3 출산 후 언제부터 부부관계를 하나요?

 4주 후부터 가능하지만 그래도 6주쯤 지나서 하는 것이 좋다고 그러던데요.

 책에서나 의사들은 6주 후부터 가능하다고 하지만 백일 이후가 가장 좋답니다. 원래 백일이라는 게 아기를 위한 잔치가 아니고 엄마를 위한 잔치래요. 산모 몸이 완전히 회복되는 시기라고 보는 겁니다. 저는 아기 낳은 지 두 달 넘었지만 아직 관계 안 하고 있어요. 신랑이 가끔 떼를 쓰긴 하지만 제 몸 생각해서 잘 참아요.

Q4 임신 말기에 부부관계가 자연분만을 도와준다는데 사실인가요?

 임신 말에 섹스를 하는 여성들이 그렇지 않은 여성들보다 임신 38~40주 사이에 자연분만할 가능성이 크다는 기사를 봤어요.

Q5 제왕절개와 자연분만 후 부부관계 해도 괜찮은가요?

 자연분만했지만 늘어났다는 느낌은 못 받았어요. 오히려 아기 낳기 전보다 느낌은 더 좋더군요.

 의사가 근거 없는 소리라고 하던데요. 오르가즘은 크기가 아니라 테크닉, 감정 이런 거에 더 반응을 한다고 들었어요.

 임신 중 성관계는 예정일 4주 전까지는 상관이 없습니다. 단, 유산이나 조기 진통이 있으면 피하는 것이 좋습니다. 출산 후 성관계는 2주 후부터 산모가 원하고 불편감이 없으면 가능합니다. 모유 수유를 하는 경우는 **여성 호르몬**이 억제되어 질 건조 및 위축이 올 수 있으므로 질 윤활제를 사용하는 것을 추천합니다. 부부관계는 유산의 위험이 있거나 조기 진통이 있는 경우 반드시 금해야 합니다. 그 외 건강한 산모에서 부부관계는 해가 되지 않습니다.

> **Tip**
> 여성 호르몬 : 난소호르몬이라고도 한다. 여포에서 나오는 여포호르몬과 황체에서 나오는 황체호르몬이 있습니다. 의약 방면에서 보통 여성호르몬이라고 할 때는 여포호르몬을 말합니다. 여포호르몬은 발정호르몬으로 여성 생식기의 발육을 촉진하여 여성다움을 증진시키는 역할을 합니다.

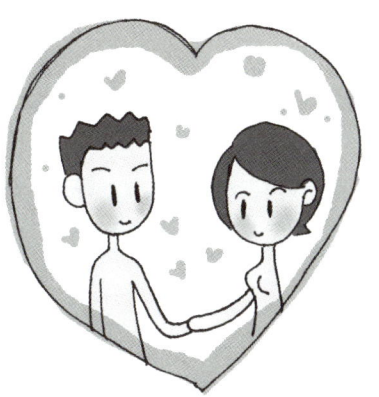

성교 후
성교 후 어떤 검사들을 받나요?

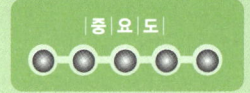

질문 / 2,400건
조회 / 725,376명
댓글 / 11,340개
체크 / 임신 전

일반적으로 불임 검사는 기본 검사, 정액 검사, 성교 후 검사, 자궁내막 검사, 호르몬 검사, 골반경 검사와 난관경 검사, 복강경 검사가 있습니다. 성교 후 검사는 배란기인 월경 15~16일 전에 계획하여 내원 전 12~24시간 내에 관계를 갖고 난 후 자궁경관 점액의 양과 질을 조사하고 점액을 채취하여 현미경으로 자세히 관찰하는 검사입니다.

Q1 성교 후 검사를 하는 방법과 시기 알려주세요.

 대부분 배란 날 잡아주잖아요. 날 잡아 줄 때 잠자리하고 12시간 내에 보는 게 제일 좋다고 해서 밤 12시쯤 자고 아침 8시쯤 가서 검사받고 왔어요.

 성교 후 검사는 배란일 잡을 병원 가니까 날짜 정해주고 그날 성관계 하고 다음날 오전에 나오라고 해서 받았어요.

 검사 방법은 성관계를 한 후 몇 시간 뒤에 병원에 가서 자궁경부의 점액을 채취해서 현미경으로 들여다 보는 것입니다.

 검사 시기는 배란일 직전에 하는 것입니다. 배란 때가 가까워지면 차츰 자궁경부의 점액이 묽어지고 정자가 들어올 수 있습니다. 그러므로 실제 정자와 난자가 만나는 그 당시의 상태를 봐야 하므로 배란일 직전에 합니다.

Q2 성교 후 검사가 정확히 어떤 건가요?

 얼마 전 검사를 받았는데 점액 상태와 남편 정자 상태를 현미경으로 보고 바로 얘기해 줬어요. 이상 없다고 하니 맘이 편해졌어요. 언젠가는 생기겠죠. 검사 받아보세요.

 저는 밤에 12시 넘어서 하고 다음날 가서 검사 받았는데 새벽에 하고 오는 게 좀 더 정확하다고 하더군요. 성교를 하고 나서 정자들이 죽지 않고 활발하게 활동하는지 주사기 같은 걸로 질속에서 채취해서 현미경으로 보더군요.

성교 후 검사는 배란일 때 봐요. 저는 두 번 했습니다. 생리 끝나고 11일경에 가서 난포보고 3~4일 있다가 오라고 했어요. 아침에 관계하고 오라더군요. 시간은 3시간 안이 좋다지만 오전 중에 꼭 오라고 하더군요. 검사 끝나고 난포가 터졌나 안 터졌나 초음파로 한 번 더 봐요.

 성교 후 검사란 말 그대로 성교 후 검사예요. 성교 후 12시간 안에 가서 점액과 정자 개수가 얼마나 있는지를 보는 것입니다.

 성교 후 검사는 배란일 임박해서 배란 점액의 상태랑 점액 안에서 정자가 잘 살아있는지, 활동을 잘하는지 보는 거예요. 저는 새벽에 관계하고 오전 중에 병원에 오라고 했어요. 물로 씻어내지 말고 물티슈 같은 걸로 겉에만 닦고 가세요.

 저는 제 점액이 부족해서 신랑 정자가 전혀 안 움직인다고 해서 놀랐어요.

 의사 선생님이 잡아준 시간에 관계를 한 후에 병원에 가서, 자궁경부에 남아있는 정자의 수를 현미경으로 관찰하는 것으로 아프지 않습니다.

Q3 성교 후 검사 결과가 나쁘면 임신 가능성이 없나요?

 정자가 한 마리라도 살아있으면 임신이 가능하지요. 성교 후 검사 결과가 안 좋은 경우 아주 많아요. 걱정하지 않아도 될 것 같아요.

 저도 성교 후 검사 세 번 다 안 좋게 나왔어요. 그런데 지난번에 임신이 되었답니다. 과배란, 인공수정해도 안 생기던 아기가 자연임신이 되었지요. 성교 후 검사 안 좋게 나와도 생기더군요.

 저도 성교 후 검사는 나빴어요. 정자가 다 죽었대요. 배란 점액도 좋고 남편 정자도 정상이에요. 질염 있으면 정자가 원활히 활동하지 못한대요. 제 친구도 질염 치료받고 임신했어요.

 저도 성교 후 검사가 안 좋았어요. 그래도 지금 임신 8주예요. 성교 후 검사가 꼭 좌지우지 하는 건 아니래요. 저는 난관조영술도 했고 마지막으로 성교 후 검사했는데 정자 활동성이 떨어진다고 했어요. 그런데 그달에 임신했어요. 힘내세요.

 저도 검사했는데, 살아있는 정자가 없다고 했어요. 인공수정을 해야 할 것 같다고 해서 얼마나 속상해 했는지 몰라요. 그런데 바로 다음 달에 임신에 성공했답니다. 저는 검사 결과와는 전혀 상관없이 자연적으로 임신에 성공했으니 너무 맘 졸이지 마세요. 마음이 편해야 해요. 배란일 받아서 열심히 노력해 보세요. 분명히 좋은 결과 있을 거예요.

 전 신랑 정자가 인공수정은 커녕 바로 시험관 아기로 넘어가야 할 정도로 심각하다고 했어요. 그런데 다음 달에 바로 자연 임신 됐어요. 아무도 모르는 일이에요.

Q4 성교 후 검사 전에 씻으면 안 되나요?

 물로 씻어버리면 검사하는 의미가 없잖아요. 물티슈로 살짝 닦고 가세요. 아침에 관계하고 3~4시간 안에 병원 오라고 했어요.

 의사 선생님이 하라고 한 시간에 관계하고 씻지말고 겉만 살짝 닦아내고 가세요. 전 수건 물에 적셔서 닦고 갔는데 결과가 잘 나왔어요.

댓글3 배란일경에 병원에서 정해준 시간에 관계를 한 후 씻지 않고 3~4시간 후쯤 병원 가세요. 그냥 가볍게 티슈로 닦아내세요.

댓글4 성교 후 4시간 이내에 가서 검사받는 거예요. 씻지 말고 가세요.

댓글5 씻지 않아야 좀 더 정확한 결과를 알 수 있습니다.

댓글6 성관계 후에 뒷물을 하고 가면 안 돼요. 그래야 더 정확한 검사 결과가 나오거든요. 주의하세요.

Q5 정액 검사가 정상이면 성교 후 검사는 안 해도 되나요?

댓글1 아마 할 거예요. 정자가 정상적이라도 여자 몸속에서 오래 살지 못한다든가 활동성이 떨어지면 수정 확률이 낮다고 해요. 정자 검사 후에 항체반응 검사(정자가 여자 몸속에서 나쁜 세포로 인식돼서 적응 못하고 죽는지 여부–피검사)후에 하는 걸로 알고 있어요.

댓글2 성교 후 검사해야 해요. 정액 검사 아주 정상이라고 나왔지만 성교 후 검사하니 살아있는 놈이 하나도 없다더군요.

성교 후 검사는 불임 검사의 한 종류로 다른 여러 검사와 함께 평가합니다. 성교 후 검사는 정자가 여성의 자궁경관 점액을 통과하는 능력과 자궁경관 상태를 동시에 측정할 수 있는 검사입니다. 성교 후 검사를 하기 전 약 48시간 동안 금욕할 것을 권장합니다. 성관계 후 약 2~8시간 내에 자궁경관 점액을 채취하여 여러 가지 사항을 관찰합니다. 최근에는 성교 후 검사 결과와 무관하게 불임 치료의 접근 방법에 관한 계획이 크게 달라지지 않는다는 주장이 있어 이 검사를 필수적으로 시행하는지 여부는 기관마다 다르다고 할 수 있습니다.

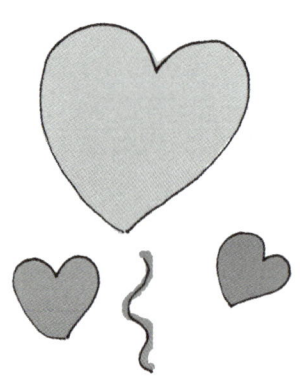

성별구분
음식으로 태아 성별을 구별할 수 있나요?

keyword **089**

질문 / 1,550건
조회 / 885,060명
댓글 / 13,950개
체크 / 특정시기 없음

|중|요|도|

성별 자체는 수정되는 순간 정해집니다. 난자에 Y 염색체 정자가 수정되면 남자, X 염색체 정자가 수정되면 여자입니다. 그러나 수정되는 순간 바로 성별을 알 수 있는 것은 아닙니다. 태아의 성적인 특징이 분화되기 시작하는 것은 수정된 지 7주째이고, 수정된 지 10주째가 되면 내시경으로 태아의 모습을 보았을 때 완전히 남녀 성별이 구분됩니다.

Q1 고기 먹으면 아들이고 과일 먹으면 딸이라는데 연관이 있나요?

댓글1 전 딸을 임신했는데 과일도 먹고 밀가루 음식도 당겨요. 그런데 고기는 별로 안 먹고 싶어요.

댓글2 전 딸인데 회나 과일 종류가 당겨요. 고기는 한 달에 한 번 정도 먹고 있어요. 임신 전엔 일주일에 한 번 고기 먹었어요. 밥 없이는 살아도 과일 없이는 못 살아요.

댓글3 절대 안 그래요. 그냥 속설이에요. 저는 임신 전에 고기 좋아했는데 임신하고는 고기 먹고 싶은 생각 안 들어요. 아들이면 얼굴에 트러블도 많다는데 아무렇지도 않아요. 저 아는 사람은 입덧 때 고기를 달고 살았는데도 딸 낳았어요.

댓글4 사람마다 다른 것 같아요. 임신하고 나서는 고기가 별로 안 당기는데도 아들이래요. 고기는 커녕 뭐 먹고 싶은 것도 없고 식욕도 없던걸요.

댓글5 전혀 상관없어요. 전 고기만 줄기차게 찾았는데 딸이고, 제 친구는 과일만 먹었는데 아들이더라구요. 근거 없는 속설입니다.

Q2 먹고 싶은 음식으로 아기 성별 구별할 수 있을까요?

댓글1 고기나 밀가루 음식은 아들이고 과일이나 채소는 딸이라는 말이 있는데 말 뿐이에요. 저는 첫 애 때 고기랑 국수 같은 음식 많이 먹었어요. 어른들이 아들이라고 했는데 딸이었어요.

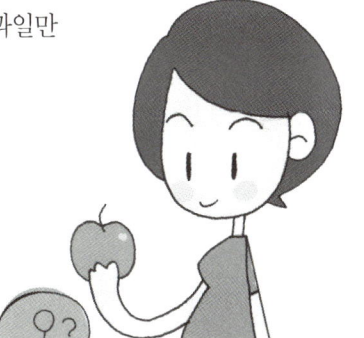

댓글2 식욕으로 구별하긴 어려워요. 저도 임신 전에는 삼겹살 좋아했는데 임신하고 나서는 전혀 안 먹었어요. 과일 잘 안 먹었는데 임신하고서 겨우내 귤 세 상자 먹어치울 정도로 과일이 맛있더 군요. 고기는 아들, 과일은 딸 이런 건 다 옛말 같아요.

Q3 아이 성별하고 입덧 증상하고 관계가 있나요?

댓글1 입덧 증상 비슷했는데도 성별이 달라요. 상관없는 말이에요.

댓글2 입덧과 상관없다고 하던데요.

댓글3 주변에서도 보면 성별과는 무관해 보이던데요.

댓글4 사람마다 다른 거예요. 저는 아들인데도 입덧 심했어요.

댓글5 입덧 심하고, 심하지 않고는 체질 차이지 성별과 전혀 무관합니다. 저는 어마어마하게 심한 입덧을 했는데 아들이었어요. 성별은 초음파로 보는 것 말고 그 밖의 말들은 모두 낭설입니다.

Q3 성별 구분은 언제쯤 되나요?

댓글1 확실 할 때는 20주, 16주도 알 수는 있는데 혹시라도 변할지 모른데요. 그래서 20주엔 정확하게 알려줄 수 있다고 해요.

댓글2 의사 선생님도 12주에는 보인데요. 그런데 간혹 잘못 보는 수도 있어서 16~20주에 알려주는 거래요. 또, 16~20주에는 다른 장기들이 더 커지기 때문에 가려져서 안 보이는 때도 있는데요. 12주는 다른 장기보다 성기 부분이 도드라져 보여서 오히려 잘 보이는 거라고 하던데요.

Q4 진맥으로도 성별을 알 수 있나요?

댓글1 100% 확실한 건 아닌 것 같은데요. 초음파로 확인하는 게 더 정확할 것 같아요.

댓글2 옛날에는 진맥으로 했다죠. 지금은 초음파로 하면 되니까 그렇게 확인하세요.

Q5 배 모양으로 성별 구분 가능한가요?

댓글1 통계적으로 그렇다는 거죠, 정확하진 않답니다. 그러나 보통 뒤태가 임신부 같지 않으면 딸이고 임신부 같으면 아들이라고는 해요.

그거 말이 많은데요. 사실 무근이래요.

 과일과 태아의 성별과는 관련이 없습니다. 부모의 식습관과 아이의 성별은 의학적으로 밝혀진바 없습니다.

세정제
질 세정제 사용해도 될까요?

keyword **090**

질문 / 425건
조회 / 86,440명
댓글 / 2,900개
체크 / 임신 기간 내

중요도

임신을 하면 다른 약품 사용 시 우려 사항과 마찬가지로 질 세정제를 써도 되는지에 대한 궁금증이 생깁니다. 질염을 예방하려고, 혹은 청결을 유지하려고 세정제를 쓰는 사람도 있습니다. 그러나 과도하게 사용하면 세균 침입을 막아주는 좋은 균도 죽을 수 있으니 주의해야 합니다.

Q1 임신 중 뒷물 세정제 사용하니요?

 사용하지 말라던데요. 저는 그냥 맹물로 씻어요.

 의사 선생님이 세정제 쓰지 말라고 해서 안 써요. 오랫동안 세정제 쓰다가 안 쓰니 찝찝하지만 그래도 안 쓰는 게 좋다고 하니 물로만 씻어요.

Q2 질 세정제나 청결제 써도 괜찮을까요?

 써도 돼요. 질 안까지 씻으면 질 안의 유익한 균까지 죽어서 나쁜 균이 침투할까 봐 못쓰게 하는 거예요. 3일에 한 번쯤 겉에만 살짝 발라 살살 마사지하고 헹구면 아무 이상 없으니 걱정하지 마세요.

 쓰면 안 돼요. 임신하자마자 병원 가서 그것부터 물어봤죠. 질염을 유발한대요. 그냥 물로 씻으면 된대요.

댓글3 맞아요. 평소 그냥 뒷물할 때도 질 안은 씻는 거 아니래요. 한 달에 한 번 정도 뒷물할 때 손 넣어서 이상 없나 확인하래요. 그리고 관계 전에 신랑 성기도 씻어야 한대요. 성기에 곰팡이가 묻어있으면 남자는 건조되어 병이 되지 않지만 여자 몸에 들어오면 잡균으로 자라나 질염 같은 병이 될 수도 있대요.

댓글4 여성청결제를 자주 사용하면 좋은 균도 죽일 수 있다고 들었어요. 그냥 물로 뒷물을 자주 하고 청결제는 가끔 사용하는 게 좋아요. 청결제보다는 물에 식초를 몇 방울 넣고 뒷물하는 것도 괜찮아요.

댓글5 저는 산전검사 때 질염 증상이 있다 해서 치료했어요. 샤워할 때 비누나 바디클렌저로 그 부분을 씻은 게 안 좋다고 하더라고요. 청결제나 비누 같은 것들이 오히려 좋지 않다고 해요. 볼일 볼 때마다 씻을 수 없으니 비데를 쓰는 것도 괜찮을 거라고 해서 비데 쓰고 있어요. 샤워할 때도 신경 써서 흐르는 물에만 하고 드라이기나 선풍기로 말려요. 통풍이 잘 돼야 한다고 집에서는 팬티도 안 입는 게 좋다고 하더군요.

Q3 외음부 씻을 때 청결제 쓰세요?

댓글1 청결제보다 그냥 미지근한 물로 깨끗이 씻는 게 제일 낫다고 해요.

댓글2 맞아요. 청결제 주의사항에 보면 임산부는 피하라고 나와있어요. 그러니까 쓰지 말고 하루에 한 번씩 미지근한 물로 씻어주세요.

임신하면 호르몬의 영향으로 **냉, 대하**가 정상적으로 많아지므로 세정 소독제를 굳이 사용할 필요는 없습니다. 많이 사용하는 경우 정상균층이 파괴되어 반대로 염증을 일으킬 수 있으므로 조심하시기 바랍니다.

> **Tip**
> **냉, 대하**: 출혈을 제외하고 질 밖으로 흘러내리거나 묻어나는 분비물을 일컫습니다. 평상시에는 질 내벽을 적실 정도로만 분비되지만 배란기를 전후해서 투명하고 끈적끈적한 분비물이 늘어납니다. 이런 질 분비물이 어느 정도 분비되어야 피부끼리 마찰 때문에 질이나 외음부의 피부가 상하는 것을 막아줄 수 있고, 성관계 시에도 윤활 작용을 할 수 있으며 임신도 잘될 수 있게 도와줍니다.

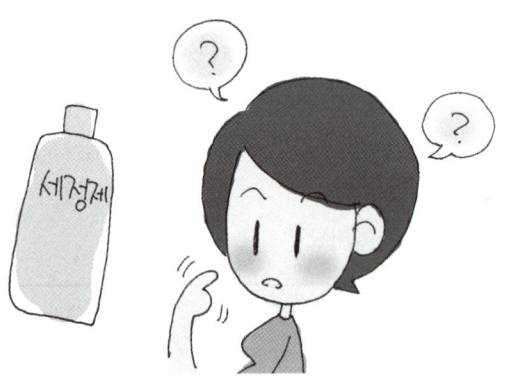

소변
임신하면 하루에 소변 몇 번이나 보나요?

keyword **091**

질문 / 4,100건
조회 / 832,625명
댓글 / 24,300개
체크 / 임신 기간 내

중요도

임신을 하면 소변이 자주 보고 싶고, 소변을 보아도 개운치 않은 증상이 생기게 되는데 이는 임신 첫 3개월 동안 자궁이 커지면서 방광을 누르기 때문에 나타납니다. 이후 자궁이 복부로 올라가면서 호전되며 후반기가 되면 태아의 머리가 골반으로 내려오면서 재발합니다.

Q1 소변 하루에 몇 번이나 보나요?

 저는 22주인데 2시간에 한 번씩은 가는 것 같아요. 양도 많이 안 나오면서 화장실 안 가면 방광이 터질 것 같아요. 갈수록 더해진다는데 이러다가 외출도 못하는 건 아닌지 걱정이에요.

 태아가 커질수록 자주 가는 것 같아요. 초기 때는 잘 안 갔는데 아기가 커지니까 자다가도 벌떡 일어나서 가야 해요.

 저는 물도 자주 마시는 편인데 오전에 한 번, 오후에 한 번 가요. 밤엔 자기 전까지 한 세 번 가요. 지금 18주인데 화장실 가는 횟수는 임신 전이나 비슷한 것 같아요.

Q2 양수인지 소변인지 조금씩 나와서 걱정이에요.

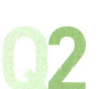 양수가 샐 수도 있대요. 병원 가서 확인해 보세요.

 저도 양수가 샜다고 병원에 말했더니 아기한테 안 좋다고 바로 유도분만 했다가 결국 제왕절개 했답니다. 얼른 병원 가보세요.

 저도 새벽에 무언가 흐르는 것 같아서 병원에 갔는데, 검사해 보더니 아닌 것 같다고 했어요. 한 번 흐르고 안 흘렸는데 걱정스러워서 다녀왔어요.

Q3 아기가 태동 시 오줌보를 자꾸 건드리는데 어떡하죠?

댓글1 저는 쌍둥이라 둘이 교대로 차요.

댓글2 자꾸 건드리면 귀찮으니 요가 자세 중에 있는 고양이 자세를 해보세요. 도움이 될 거예요.

Q4 소변 색이 어때야 정상인가요?

댓글1 저는 소변 색이 노랗던데요. 철분제 먹어서 그런지 냄새는 약 냄새 나요. 소변 색이 노란 게 정상 아닌가요?

댓글2 저는 갑자기 소변 색이 짙다 했더니 신우염이라더군요. 임신부들이 신우염에 잘 걸린다고 해요. 허리 쪽 신장 있는 곳이 아프고 열이 나면 신우염을 의심해 보세요.

댓글3 소변 색으로 수분량을 알 수 있대요. 저도 소변 색이 노랗다 못해 붉으스레 하더라고요. 어제 병원 갔을 때 얘기하니까 수분이 부족해서 그렇다고 물을 많이 마시라고 했어요. 소변 색이 많이 노랄 땐 물을 많이 마시래요.

댓글4 저는 입덧해서 물을 못 마시거든요. 그래서 아주 노랗다 못해서 무슨 노랑 물감 같았어요. 그러다가 제가 물 대신 배를 많이 먹었더니 소변 색이 조금씩 옅어지더라고요. 수분이 보충되니까 좀 나아지는 것 같았습니다.

Q5 소변 보고 나서 피가 묻어나요. 괜찮은 건가요?

댓글1 병원에 가보세요. 혹시 염증이 있어 그럴 수도 있으니까요.

댓글2 이슬 비친 것 같아요. 병원 가세요.

댓글3 병원에 가세요. 저도 이틀 전에 배가 뭉침과 동시에 소변에 피가 섞여 나와서 병원에 가니 질 초음파를 보자고 하더군요. 그러더니 조산기가 있다고 조심하라고 했어요.

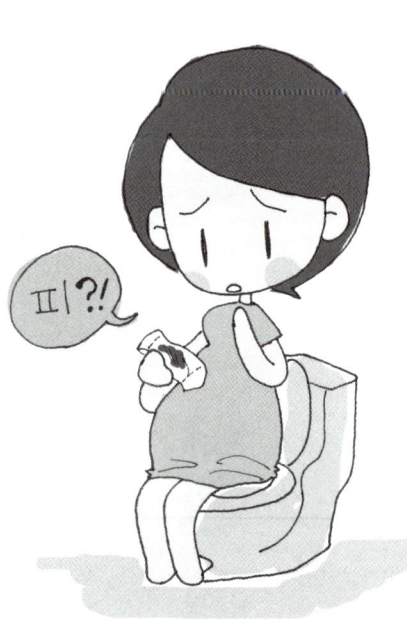

Q6 소변 볼 때 누런 분비물이 나와요. 어떡하죠?

댓글1 누런색은 그냥 분비물 같아요. 이슬은 출산 징후로 나오는 거예요.

댓글2 저도 그랬어요. 의사는 분비물이라고 하더군요. 막달에 원래 많이 나온대요. 냄새 나거나 가려우면 염증일 수도 있다고 해요.

댓글3 누런색이면 분비물이고 맑은 색이면 양수라 했어요. 저도 막달에 분비물이 많아 하루에 팬티 세 번씩 갈아입었답니다.

Q7 과배란을 하면 소변 보는 양이 많아지나요?

댓글1 저도 과배란 했는데 평소보다 소변을 좀 자주 본 것 같아요.

댓글2 과배란 하면 난소를 자극해서 난소가 커지거든요. 그게 방광을 자극하면 소변이 자주 마렵대요.

댓글3 저도 어쩐지 이번 달 소변 자주 봤어요. 혹시 방광염인가 했어요. 과배란이 영향을 줄 수도 있겠네요.

댓글4 소변이 자주 나오는 것은 정상일 거예요. 그렇지만 계속 아프면 병원 가보세요.

댓글5 저도 그랬어요. 이번에 난포 네 개 자랐다고 하더니만 화장실 자주 갔어요. 아마 방광을 자극해서 그런 것 같아요.

Q8 배뭉침과 소변이 상관 있나요?

댓글1 전 20주인데 새벽에 화장실 가고 싶어질 때 배가 뭉치더라고요. 볼일보고 나면 풀리고요.

댓글2 저도 그래요. 24주인데 배가 뭉치면 꼭 쉬가 마려운 느낌이 나요. 그러다 뭉침이 풀리면 그런 느낌도 없어져요. 자주 그럴 땐 10분에 한 번씩 그러기도 해요.

댓글3 저는 17주인데 그전부터 소변보고 나면 자주 뭉치던데요.

댓글4 원래 그런가 보네요. 저도 소변 막 마려울 때나 볼일보고 나오면 좀 뭉치는 것 같아요.

Q9 배란 테스트 할 때 첫 소변은 피하라는데 어떤 연관이 있는 건가요?

댓글1 배란 테스트하는 호르몬이 평소에도 조금씩 나오는데 아침 첫 소변으로 하면 농도가 높아져서 피하라고 하던데요.

댓글2 첫 소변엔 호르몬이 농축되어 있어서 배란 일이 아니라도 진하게 나올 수 있기 때문이죠.

Q10 소변에 거품이 묻어나오는데 어떡하죠? 단백뇨일 때 이런가요?

댓글1 단백뇨는 오줌에 단백질이 함께 나오는 거예요. 정상일 때 신장에서 물이나 무기질은 걸러내고 단백질은 다시 흡수가 되게 해서 오줌에 나오지 않게 돼요. 그런데 신장에 걸러지는 체 역할을 하는 부분이 망가지면 단백질이 재흡수가 안 되고 오줌으로 빠져나와 버리는 거죠. 신장이 망가져서 기능 이상일 경우에 단백뇨가 나올 수 있답니다.

댓글2 오줌줄기가 세차면 그럴 때 있던데요. 너무 걱정하지 마세요. 검사에서 이상 없다고 했으면 그냥 마음 편히 갖는 게 좋아요.

댓글3 소변 검사 전날부터 좀 짜거나 기름진 음식 많이 먹고 수분 섭취가 부족하면 그렇게 나올 수 있어요. 일단 일주일 동안 수분 섭취 많이 해보고 짜고 기름진 음식은 피해 보세요.

댓글4 그게 단백뇨일 거예요. 우리 언니도 건강검진 했을 때 진단 결과가 그렇게 나왔어요. 일시적일 수도 있고 임산부한테도 나타난대요. 병원에 가서 꼭 진단 받으세요.

댓글5 단백뇨가 나올 경우 체외로 배설되는 단백질을 보충하려면 고단백의 음식을 섭취해야 하고 식물성 지방을 섭취하는 게 좋다고 하네요.

자궁이 커지면서 방광을 자극하여 소변이 자주 마려울 수 있습니다. 소변에서 단백뇨가 나오는 것은 임신중독증의 가능성 있으므로 담당 의사와 상의해야 하고, 소변 같은 맑은 물이 본인 모르게 속옷에 묻어있는 경우 양수일 가능성도 있으므로 이에 대한 검사가 반드시 필요합니다. 양수, 분비물 그리고 소변은 산모 자신이 구별하기 힘듭니다. 질에서 맑은 액체가 흘러나온 경우 반드시 산부인과에서 양수의 조기 파수 여부를 검사해야 합니다.

속쓰림
속이 쓰려요.

keyword 092

중요도 ●●●●○

질문 / 782건
조회 / 93,537명
댓글 / 5,480개
체크 / 임신 기간 내

임신 중 속 쓰림을 호소하는 엄마들이 많습니다. 그리고 속 쓰림을 해소할 수 있다는 기존의 약물을 먹어도 되는지 물어보는 분도 많습니다. 임신 중기의 속 쓰림은 대부분 철분제 때문에 생기는 경우가 많습니다. 이때는 겔 타입의 철분제를 먹으면 그나마 속 쓰림이 완화됩니다. 또 다른 속 쓰림은 자궁과 태아가 위를 압박해서 위산이 약간씩 역류하기 때문에 쓰리는 경우가 있습니다. 텁텁한 입을 달래주는 싱싱한 채소를 먹는 것이 도움이 됩니다.

Q1 임신 중에 속쓰림은 왜 그런 거에요?

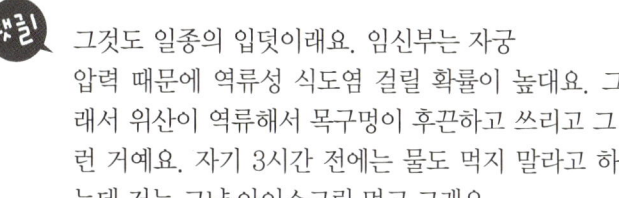

댓글1 그것도 일종의 입덧이래요. 임신부는 자궁 압력 때문에 역류성 식도염 걸릴 확률이 높대요. 그래서 위산이 역류해서 목구멍이 후끈하고 쓰리고 그런 거예요. 자기 3시간 전에는 물도 먹지 말라고 하는데 저는 그냥 아이스크림 먹고 그래요.

댓글2 임신하면 초기에 위산 과다가 될 수 있다고 하네요. 저도 입덧 없을 줄 알고 안심했더니 5주 좀 지나서부터 조금씩 울렁거리던 속이 6주가 되니까 속이 쓰려서 밤에 잠도 못자고 뒹굴거렸어요. 그리고 지금 7주! 이젠 속 쓰림에 울렁거림이 더해서 변기통이랑 친구하고 있습니다. 위산과다 되면 소화도 금방 되거든요. 올려도 위액이 나온답니다.

Q2 입덧이 너무 심해서 속이 쓰려요. 어떡하죠?

댓글1 입덧의 시작입니다. 저는 평소 위장도 안 좋아서 진짜 속쓰려 울었어요. 물만 마셔도 속이 쓰렸거든요. 산부인과 가서 말씀하시면 위장 편해지는 주사 한 방 놔주고 약도 처방해 줍니다. 저는 지금 15주인데 속도 쓰려요. 입덧도 심해지면 참지 말고 병원 가서 입덧 완화하는 주사 맞으세요. 제가 입덧하고 속쓰림으로 고생을 하고 있는지라 남의 일 같지 않아요.

댓글2 저는 지금 38주 5일째! 우유를 먹어도 안 되고 해서 의사 선생님께 물어봤더니 약 먹으라고 하더군요. 아기에게 전혀 문제없다고요. 그래도 찜찜해서 참다 참다 죽을 것 같아서 하나 먹었더니 속이 하나도 안 쓰리더라군요. 정 힘들면 약 드세요.

Q3 속쓰릴 때 먹으면 좋은 음식 알려주세요.

댓글1 우유를 조금씩 드셔보세요. 매운 것은 당분간 삼가고요. 저는 그랬더니 좀 괜찮았어요. 특히 저녁에 더 심한데, 베개를 높게 해서 자면 좀 낫다고 하더군요.

댓글2 사람마다 다른 것 같아요. 입덧의 일종이라서 다른 분들은 미음, 죽, 누른밥 이런 거 먹으면 편하다고 해서 해봤는데 저는 영 안 맞더라고요. 과일은 더 속쓰리고 그냥 밥을 조금 먹었더니 괜찮아지는 듯. 저는 미역국에 밥 한두 숟가락 먹었는데 미역국 때문인지 밥 때문인지 속이 제일 편하더군요. 빵 같은 건 아주 미치게 속 쓰렸어요. 미역국 한번 먹어보세요.

댓글3 속쓰릴 때는 바나나를 드세요. 그게 제일 좋아요. 밥도 죽처럼 해서 드시고 산이 많은 과일 등은 피하세요. 오렌지, 키위 등은 산이 많아 산모의 속을 더 쓰리게 한답니다.

임신이 진행되어 태아가 자라게 되면 자궁이 커지면서 산모의 소화기관에도 영향을 끼치게 됩니다. 커진 자궁이 위를 누르면서 위의 내용물이 하부 식도로 역류하면서 속쓰림의 증상이 생길 수 있습니다. 따라서 산모는 과식을 절대 피해야 하며 소량의 음식을 나누어 섭취하는 것이 좋습니다. 앞으로 구부리거나 반듯하게 누워있는 것은 오히려 증상을 악화시킴으로 피하셔야 합니다. 속쓰림이 심하면 약물로써 치료도 가능합니다. 하지만 반드시 산부인과 전문의와 상의 후 복약해야 합니다.

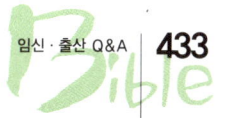

손이 베었을 때
베었을 때 어떡하나요?

keyword 093

질문 / 25건
조회 / 4,500명
댓글 / 175개
체크 / 특정시기 없음

상처가 나면 균이 들어가지 않도록 소독을 하고 피가 날 때는 가제 등으로 지혈을 합니다. 베었을 때 좋은 민간요법으로는 알로에를 썰어 그 단면을 상처에 붙이고 반창고 등으로 고정하면 좋습니다. 2~3시간에 한 번씩 갈아붙이면 빨리 낫습니다. 또, 무잎의 즙을 짜서 상처에 바르면 고름이 생기지 않고 쉽게 낫습니다. 마늘즙과 양파즙도 상처에 바르면 효과가 좋습니다.

Q1 손이 베었는데 상처에 약 발라도 괜찮을까요?

댓글1 저도 손 베었는데 그냥 밴드만 감아뒀어요. 겨울이라 크게 덧나진 않는 거 같아요. 비타민 C가 상처 회복이 좋다고 하니 과일 많이 드세요.

댓글2 약 안 바르는 게 좋긴 하지만 작은 부위는 상관없대요. 몸 전체에 바를 일이야 없겠지만 그런 작은 상처는 소독해도 괜찮아요.

댓글3 저는 발랐는데 병원에서 괜찮다고 했어요. 유두에 상처 나도 약 바르니까 상관없다고 했어요.

단순한 상처 탓에 아기에게까지 영향이 가는 경우는 흔하지 않습니다. 엄마의 혈액 속으로 균이 퍼져서 엄마에게 패혈증이 일어날 정도가 아니면, 국소적인 상처만으로는 아기에게 끼칠 영향을 크게 걱정하시지 않아도 됩니다. 깨끗이 씻고 소독만 잘해주면 됩니다. 단, 상처를 통해 감염이 되었을 때는 반드시 치료를 해야 합니다.

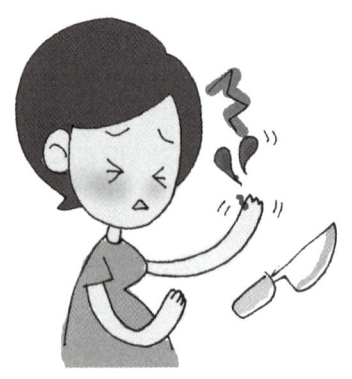

수영
임신·출산기에 수영장 다녀도 될까요?

keyword 094

질문 / 20건
조회 / 2,495명
댓글 / 2,515개
체크 / 임신 기간 내

중요도

임신 초기 과격한 운동만 하지 않는다면 운동을 하는 것이 도움됩니다. 출산 6주 후면 우리 몸 상태가 거의 정상으로 돌아옵니다. 즉, 이 시기부터는 자유로운 활동이 가능하단 말이지요. 그렇다고 평소 하지 않던 운동을 무리하게 하면 탈이 나니 조심스럽게 서서히 시작하는 것이 좋습니다.

Q1. 임신 중에 수영장 다녀도 될까요?

댓글1 수영은 원래 하던 게 아니면 초기에는 안 하는 것이 좋을 거예요. 안 하다 하는 거면 아무래도 무리거든요. 저도 그래서 수영 3개월 끊어놓고 못 갔답니다. 초기엔 조심해야죠.

댓글2 임신부가 수영하면 좋대요. 15주쯤 되면 해보세요.

댓글3 초기엔 조심하고 나중에 하세요. 노산이면 임신 기간 내내 조심해야 합니다. 막달에 하루에 한 시간 정도 걷는 운동 하세요.

Q2. 출산 후 수영은 언제쯤 가능한가요?

댓글1 의사 신생님한테 물어봤더니 8주 후부터 가능하대요.

댓글2 수영장 물이 차가워서 100일 때까지는 안 하는 게 좋다고 해요.

댓글3 수영은 6개월 후에 할 수 있다고 들었는데 수영장, 대중목욕탕 모두 감염의 우려가 있을 것 같아요. 3개월 지나면서부터 간단한 운동을 할 수 있다고 했어요.

Q3 수영하면 몸이 차다는데 정말 그럴까요?

 그래서 저도 수영을 안 해요. 한의학에서는 열이 많은 사람은 괜찮은데 열이 없는 사람이 물에 들어가면 안 좋다고 합니다.

 저도 한의원에서 몸이 차다고 수영 대신 헬스를 권했어요. 걷기 운동 30분, 근육 운동 40분 정도 하면 근력이 좋아지고 성 호르몬에도 매우 좋다고 하셨어요. 살도 빠지고 좋아요.

 임신하고 12주까지는 조심하고 그 이후는 수영해도 괜찮습니다.

 새로운 운동을 시도하는 것은 좋지 않지만 임신 때문에 운동을 제한할 필요는 없습니다. 심하지 않은 30분 정도의 운동은 도움이 되며 수영 또한 제한할 필요 없습니다. 하지만, 미끄러지지 않게 조심하고 스쿠버 다이빙은 태아에게도 감압병을 일으킬 수 있으므로 하지 않는 것이 좋겠습니다. 분만 후 수영장은 자연분만이나 제왕절개 둘 다 상처가 충분히 아문 다음에 가는게 좋습니다. 일반적으로 출산 후 6주 내에는 탕목욕과 수영은 삼가세요.

keyword 095

술
임신인 줄 모르고 마신 술이 걱정이에요.

중요도	●●●●●
질문	800건
조회	232,685명
댓글	8,100개
체크	임신 기간 내

태아 알코올 증후군이란 임신 중에 산모가 기형을 유발할 수 있는 에틸알코올을 섭취해서 생기는 질환입니다. 증상으로는 성장지연, 행동장애, 뇌 이상, 심장이상, 신경계이상, 두경부이상과 특징적인 얼굴형으로는 윗입술이 넓고 코가 납작하며 작은 코, 작은 눈, 작은 턱을 가지고 태어납니다. 적은 양의 알코올도 일단 임신 중에는 마시지 않도록 하세요. 아이에게 문제가 되는 원인은 산모의 나이나 다른 약물의 복용, 환경적인 영향, 스트레스, 임신 중 합병증 등 모든 복합적인 요인이 있을 수 있으나 그 중에서도 음주는 가급적 금하기를 바랍니다. 술은 강력한 기형 유발물질로 알려져 있으며 안전한 음주량에 대해서는 알려진 것은 없습니다. 미량은 유산과 관계가 없으나 주 2회 이상 음주하면 유산율이 2배가 된다는 보고도 있습니다. 내가 취하면 아이도 취한다고 생각해 보십시오. 그렇게 생각하고 조금만 참아보시길 바랍니다.

Q1 임신 중 알코올 섭취가 아기 얼굴 기형의 원인이라는데 맞나요?

댓글1 임신 중인 여성이 술을 마시면 아기의 얼굴을 형성하는 역할을 하는 유전자가 제대로 작동하지 않는다는 점이 동물 실험을 통해 규명됐다고 합니다. 임신 중에는 금주하세요.

댓글2 임신 중 음주는 얼굴 기형을 초래 할 수 있다는 기사를 본 후 전 술 생각도 안 합니다. 통닭에 맥주 먹고 싶긴 하지만 참아야죠.

Q2 임신 중이면 맥주도 마시면 안 되는 건가요?

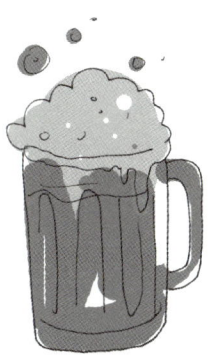

댓글1 저도 25주 됐는데 지난 여름휴가 때 시댁에서 식구들과 맥주 한 잔 마셨어요. 병원에 물어보면 아마 먹지 말라고 할 거예요. 제 생각엔 안 먹는 게 좋을 것 같아요.

댓글2 먹지 마세요. 아기한테는 적은 양도 무시할 수 없다고 해요. 걱정하면서 뭐하러 드세요.

Q3 임신 중 알코올이 함유된 음식도 먹으면 안 되는 건가요?

댓글1 음식점 스테이크나 중국요리에 들어가는 술은 괜찮아요. 조리 중에 가열하면서 알코올 성분이 날아가잖아요.

댓글2 의사 선생님한테 물어보니 웃으면서 괜찮다고 하셨어요.

Q4 임신인 줄 모르고 마신 술이 걱정이에요. 괜찮을까요?

댓글1 초기에 모르고 마신 술이니 담배는 괜찮다고 해요. 하지만 앞으로는 조심하세요.

댓글2 저도 임신한 줄 모르고 소주 반 병정도 마셨는데 지금 25주 되는 아기가 너무 건강하게 잘 논답니다. 평소에 술 많이 안 마셨으면 괜찮대요. 원래 임신 사실을 알기 전에 한 행동은 다 용서가 된다네요. 안심하고 지금부터 조심하면 됩니다.

댓글3 포도주 한 잔만 마셔도 아기 얼굴 생성에 기형을 유발한다는 보고가 얼마 전에 나왔어요. 임신 중에 술은 최대의 독입니다. 절대 삼가세요.

Q5 배란 때에도 술 마시면 안 되나요?

댓글1 배란 기간에 술 먹는 건 상관없어요. 그리고 보통 임신 사실을 알기 전에 마신 술은 별 영향 없다고 해요. 그래도 정신을 잃을 정도로 마시면 안 좋겠죠.

Q6 출산 후 언제부터 술 마실 수 있어요?

 아기를 생각해서 술은 안 마시는 게 좋아요. 정 먹고 싶으면 술 마시고 네 시간 정도 후에 수유하는 게 좋다고 해요.

 엄마가 술 먹으면 아기도 같이 취한다고 생각하라던데요. 아직 어린 아기에겐 적은 양의 알코올도 안 좋을 테니까 참으세요.

 임신 중 지속적인 알코올의 섭취는 알코올 증후군이나 정신지체를 가진 아기를 낳을 수 있습니다. 하지만, 임신 전에 마신 알코올이 해가 된다는 보고는 없습니다. 그리고 배란 시기에 남편이 마신 알코올에 의한 영향이 있다는 보고도 없습니다. 임신 기간에 과량의 음주는 태아 기형을 유발할 수 있습니다. 임신 초기에 모르고 마신 술 때문에 태아에게 영향을 미칠 가능성은 매우 적습니다. 하지만, 임신 중에 음주는 해로우므로 될 수 있으면 삼가야 합니다.

스트레스
스트레스 어떻게 푸세요?

keyword 096

중요도 ●●●●●

질문 / 3,800건
조회 / 1,006,610명
댓글 / 32,500개
체크 / 임신 기간 내

임신 중에는 신경이 예민해지고 스트레스를 받기 쉽습니다. 하지만, 스트레스로 몸에 이상이 온다고 생각하면 일단 진료를 받는 산부인과에 가서 문의를 해보시기 바랍니다. 의사 선생님께서 특별한 이상이나 질병이 없다고 하면 이런 스트레스는 일반적인 산모에게서 나타나는 현상입니다. 보통 몇 주 안에 없어지게 됩니다. 스트레스의 원인으로는 계획했건 안 했건 임신으로 말미암은 엄마의 신체변화와 개인의 사회 경력에 미칠 영향 등에 대한 염려 때문입니다. 시간이 지남에 따라 정상적인 임신 과정이 진행되면 점차 없어지게 되지만 이러한 신경과민이나 스트레스가 계속 쌓인다는 생각이 들 때는 남편, 가족, 가까운 사람들에게 이야기해 보세요. 훨씬 더 안정감을 찾을 수 있을 겁니다.

Q1 임신 중에 스트레스를 너무 많이 받는데 아기는 괜찮을까요?

 엄마 심장 소리에 아기가 안정 또는 불안을 느낀다고 하니 흥분은 하지 마세요. 엄마 마음이 항상 온화해야 아기도 편안하게 잘 자란대요.

댓글2 엄마가 스트레스를 받으면 아드레날린이라는 물질이 생겨서 아기한테 안 좋아요. 마음을 편하게 가지세요. 화날 땐 차라리 속 시원하게 울어버리세요. 그리고 훌훌 털어버리세요. 속병 들면 그게 더 안 좋아요.

Q2 꿈 꾸면서 받는 스트레스가 태아에게도 영향이 있나요? 악몽을 자주 꾸어요.

댓글1 걱정하지 마세요. 저도 기형아 검사할 때 무섭고 기분 나쁜 꿈 꿨는데 괜찮대요. 또 초기에는 호르몬 분비 때문에 악몽을 많이 꾼다고 해요. 임신 중 태몽 말고는 꿈에 의미 두지 마세요.

댓글2 저도 별의별 꿈을 다 꿉니다. 꿈자리가 왜 이리 뒤숭숭한지 모르겠어요. 임신부들 많이 그렇다네요.

Q3 임신부의 적절한 스트레스는 태아 발육을 돕는다는데 맞나요?

댓글1 임신 기간의 적절한 스트레스는 태어나지 않은 아기에게 해를 끼치지 않으며 오히려 발육을 촉진할 수가 있다는 연구가 있대요. 코르티솔 호르몬과 직장여성들의 도전적 자세 때문에 그렇다고 해요.

댓글2 발육은 어떨지 몰라도 뇌기능이나 감성적인 부분은 스트레스가 치명적이라고 나와 있습니다. 문제아들도 스트레스 많이 받은 산모에서 태어난 애들이 많고요. 검색창에 '임신 중 스트레스' 하면 그동안의 연구 결과들이 주르륵 나올 것입니다. 그리고 연구에서도 얘기했지만 '적절한 스트레스' 라고 합니다. 그 기준이 참 모호하지 않나요? 웬만하면 스트레스 조금만 받으며 즐겁게 지내는 게 나을 것 같아요.

Q4 스트레스가 심하면 젖량이 줄어드나요?

댓글1 스트레스 받으면 젖이 잘 안 나와요. 젖 성분도 달라진대요. 막달 검사 때 의사 선생님이 신랑 보고 이내가 스트레스 받으면 젖도 잘 안 나온다고 수유할 때 더 잘 해줘야 한다고 했어요. 스트레스 받지 마세요.

댓글2 저도 스트레스 좀 받거나 몸 상태가 안 좋으면 젖이 잘 안 나와요.

Q5 임신 중 스트레스가 얼마나 위험한가요?

댓글1 저도 임신했을 때 스트레스 많이 받았어요. 일주일이면 이삼 일을 거의 뜬 눈으로 밤새다시피 했거든요. 그랬더니 아기가 아주 산만합니다. 성질도 괴팍하고요. 그런 걸 볼 때마다 회는 나지만 엄마가 태교를 잘못해서 그런 거 같아서 아기한테 너무 미안합니다.

댓글2 저도 임신 중에 많이 울었어요. 신랑이 일이 바빠서 날마다 혼자 있었거든요. 그래서 많이 우울했는데 아기 성격이 좀 신경질적인 것 같아요.

댓글3 저는 반대로 원래 스트레스 좀 많이 받고 남편한테 신경질도 많이 내고 했는데 임신하고부터는 태교한답시고 밤에는 11시에 꼭 자고 스트레스 안 받으려고 했어요. 신랑하고도 항상 웃고

화도 안 내고 그랬어요. 별다른 태교는 안 했지만 마음 편히 갖는 것만으로도 태교라 생각하고 그렇게 했어요. 그랬더니 아기가 정말 순해요. 잠도 잘 자요.

Q6 시댁 식구들 때문에 스트레스가 심해요.

 한 쪽 귀로 흘려 듣는 수밖에 없어요. 엄마가 스트레스 받으면 아기한테 안 좋아요.

 결혼으로 맺어진 인척 관계라서 그런 것 같아요. 사실 남이잖아요. 관계를 좋게 하려고 노력하다가 더 안 좋아지는 일도 있는 것 같아요. 그냥 그러려니 하고 한쪽으로 무시하고 때로 피하는 것도 방법인 것 같아요.

임신 자체로 산모는 **스트레스**를 받습니다. 과도한 스트레스는 태아 및 산모에게도 해로울 것으로 생각됩니다. 스트레스를 받으면 혈압과 체온이 오르면서 혈액순환이 나빠집니다. 또 젖량이 줄어들기도 하지요.

스트레스 : 생체에 가해지는 여러 상해(傷害) 및 자극에 대하여 체내에서 일어나는 비특이적인 생물반응으로 캐나다의 내분비학자 H. 셀리에가 처음으로 명명하였는데 자극 호르몬인 아드레날린이나 다른 호르몬이 혈중 내로 분비되어 우리 몸을 보호하려고 하며 위험에 대처해 싸우거나 그 상황을 피하는 힘과 에너지를 제공합니다. 보통은 건강에 좋지 않은 영향을 끼치지만 적당하면 오히려 신체와 정신에 활력을 줍니다.

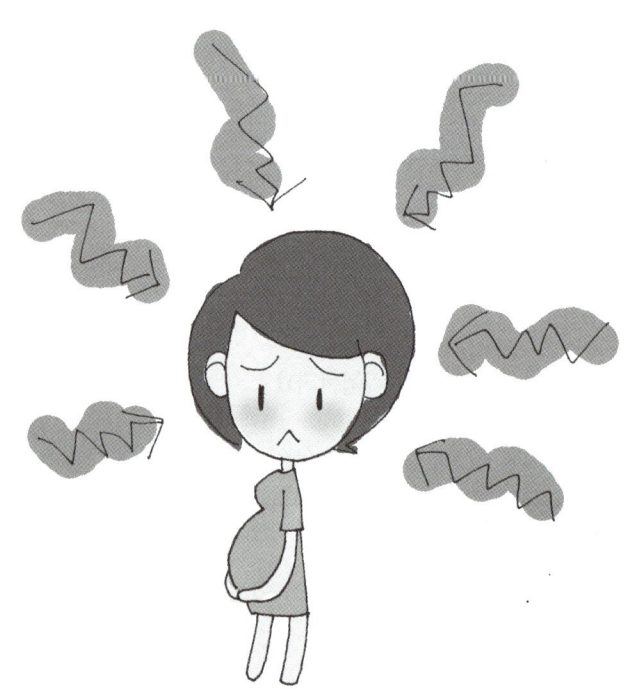

스팀청소기
스팀청소기 좋은가요?

keyword 097

|중|요|도|
○ ○ ○ ○ ○

질문 / 1,350건
조회 / 303,165명
댓글 / 15,070개
체크 / 특정시기 없음

임신 중이나 출산 후에는 면역력이 떨어지고 감염 위험이 높아지므로 개인위생을 청결히 해야 합니다. 그러므로 집안 청소도 깨끗이 해야 하는데 요즘 나온 스팀청소기는 고온으로 바닥을 닦아주기 때문에 아토피나 알레르기를 유발하는 먼지나 진드기, 동물 털 등을 없애는데 효과적입니다. 환경을 깨끗하게 하기 위해 자주 스팀청소기로 집을 청소해 주세요.

Q1 스팀청소기 괜찮은가요? 사용법 가르쳐주세요.

댓글1 설명서대로 따라 하면 됩니다. 스팀청소기 좋아요. 방바닥 걸레로 닦으려면 힘든데 뽀송뽀송해지는 것 같아요. 남편한테 청소해달라 하기도 좋아요.

댓글2 좀 무겁기는 하지만 보송보송해요.

댓글3 간략하게 말씀드리면 스팀청소기 안에 물을 넣을 때는 가득 넣지 마세요, 다 쓰고 나서 물을 그대로 두면 냄새가 날 수 있으니 다 쓴 다음에는 꼭 물을 버리고 청소해 주세요. 그냥 방치하면 고장이 날 수도 있대요.

댓글4 청소기를 다 쓴 후에는 열기가 남아 있으니까 그냥 눕히지 말고 고정판에 세워 둔 후 분리해 두세요.

Q2 스팀청소기 어디서 사면 저렴하게 살 수 있나요?

댓글1 인터넷에서 댓글 평을 살펴 본 후 사세요. 스팀청소기 편하고 좋아요.

댓글2 인터넷 쇼핑몰에서 사면 좀 더 싼 것 같아요.

스팀청소기 사용법은 사용서를 참고하세요. 임산부는 무거운 물건을 피해야 하므로 가벼운 스팀청소기를 선택하세요.

습진
임신하면 습진이 심해지나요?

keyword 098

질문 / 165건
조회 / 25,500명
댓글 / 750개
체크 / 임신 기간 내

임상에서 습진이라 하면 난치성 피부질환을 말합니다. 습진류에는 아토피 피부염, 화폐상 습진, 지루성 피부염, 손바닥 발바닥이 벗겨지는 수장각화증, 박탈성 구순염 등등이 있는데 그 원인이 정확히 밝혀지지 않았고, 그리하여 아직 근본적인 치료법이 없습니다. 단지 스테로이드류, 항생제류, 항히스타민제류 등으로 일시 완화하는 수단으로 치료를 하는 형편입니다.

임신 중 심하게 가렵거나 습진이 심할 때는 연고를 사용하는데 임신부에게 사용할 수 있는 연고제를 처방받아야 합니다. 약국에서 판매하는 연고에는 부신피질 호르몬이 들어 있기 때문에 함부로 사용하지 말고 피부과에서 처방받도록 하세요.

Q1 임신하면 습진이 심해지나요?

 임신을 하면 몸이 많이 가려워요. 저도 임신 초기에 등이나 가슴 부근이 많이 가려웠거든요. 제 친구는 임신인 줄 모르고 몸이 가려워서 피부 연고 발랐다가 아기한테 혹시나 이상 생기면 어쩌나 걱정하고 있어요. 임신이 의심되면 피부 연고 바르는 것도 조심해야 할 것 같아요.

 저도 습진이 있었는데 임신 중에 심하게 온몸으로 번지더라고요. 임신 14주까지는 약 바르면 안 되고 그 이후는 약 발라도 상관없대요. 임신 초기는 무조건 조심해야 하니 행여나 임신인 것 같으면 먹는 것, 바르는 것 무조건 자제해야 해요.

 저도 습진이 엄청나게 심해요. 그런데 습진 연고가 그렇게 안 좋대요. 아예 바르지 말라고 하더라고요. 다들 연고 조심하세요.

 습진에 걸렸을 때 간혹 알로에를 사용하는 경우가 있는데, 알로에는 임신 중에 복용하거나 바르지 않는 게 좋대요.

Q2 임신 중 걸린 습진 어떡해야 하죠?

 주부 습진 때문에 임신 기간 내내 연고 발랐는데도 아무 이상 없는 건강한 아기 낳았어요. 피부과에 임신 중이라고 했더니 안전한 약으로 처방해 주던데요.

 허브제품을 써 보세요. 습진 부위에 발라주면 좋아요. 천연 제품이라 안전해서 좋아요.

Q3 습진이 아기에게 아토피로 전염되나요?

 아토피도 습진 종류로 알고 있어요. 아토피는 사람마다 증상이 달라요. 임신했을 때 먹는 것 하고 별 상관없을 것 같아요. 아토피가 엄마 피부로 전염이 되는 게 아니라 유전적인 영향이 크다고 해요.

 저도 습진이 목에 있는데 의사 선생님은 아기한테 안 옮긴다고 괜찮다고 하네요. 연고 처방해 주는 것 이틀 발랐더니 간지러운 것은 없어졌어요. 하지만, 아무리 약 먹고 치료해 봐도 근본적인 뿌리가 뽑히지 않네요.

습진은 임신과 관련하여 호전되는 경우(50%)와 악화(20%)하는 경우 둘 다 있을 수 있습니다. 습진의 치료약 중 일부는 임신 때 사용하면 안 되는 약이 있으므로 피부과 의사와 상의하여 치료하기 바랍니다. 임신 후기에는 호르몬의 영향으로 가려움증이 나타나기도 합니다. 면으로 된 속옷을 입도록 하고, 샤워를 자주 해서 몸을 깨끗하게 하는 것이 좋습니다.

시력
눈이 침침하고 시력이 이상해요.

keyword 099

질문 / 115건
조회 / 25,390명
댓글 / 875개
체크 / 임신 기간 내

임신을 하면 엄마의 몸은 배 속의 아기를 건강하고 안전하게 지보기 위한 몸으로 변합니다. 이러한 엄마 몸의 변화는 눈에도 영향을 주어 시력이 갑자기 떨어짐을 느끼기도 합니다. 그러나 임신 때문에 생기는 일시적인 현상일 수 있으니 출산 후에 다시 회복될 수도 있습니다. 그러나 출산 후에도 시력이 회복되지 않고 눈의 이상 증상이 계속 발생하면 즉시 안과 의사의 검진을 받고 원인에 따른 적절한 치료를 받아야 합니다.

산후에 특별히 시력이 나빠지지는 않지만 초점이 변하기도 합니다. 그래서 시력이 떨어졌다고 느끼기도 하는데 그렇다고 서둘러 안경을 맞추기보다는 출산 후에 시력이 회복되는지 기다려보고 시력교정을 하는 게 좋습니다.

Q1 임신하면 시력도 떨어지나요?

댓글1 책에서 보니 임신 증상 중에 그런 게 있대요. 그때 안경 바꾸지 말아요.

댓글2 시력이 떨어지는 것보다 눈이 건조해집니다. 그래서 뿌옇게 보여요. 아침에 더 심할 거예요. 원래 그렇답니다.

댓글3 눈이 심하게 침침한 건 임신중독증의 한 증상이라고 하던데요.

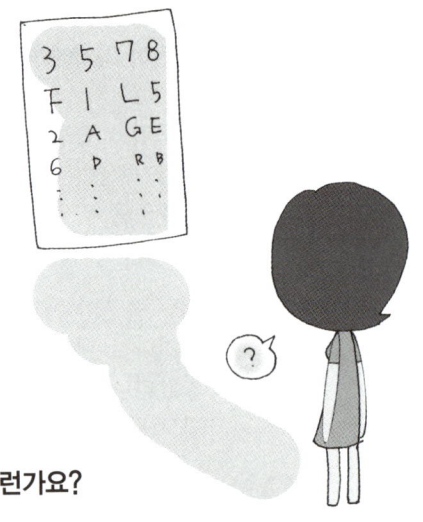

Q2 아기 시력은 엄마를 닮는다는데 엄마가 나쁘면 아기도 그런가요?

댓글1 우리 언니는 안경 꼈는데 조카들은 시력 좋아요. 걱정하지 마세요. 출산 후에 관리 잘하세요.

댓글2 아기는 엄마를 95% 닮는다고 들었어요. 제가 눈이 나빠서 우리 아기도 눈 나빠질까 봐 걱정입니다. 그래서 눈에 좋은 것 많이 먹으려고 노력 중입니다.

Q3 임신 33주 되었는데 자고 일어나면 눈이 이상해요.

댓글1 저도 눈에 염증이 있는 것처럼 눈곱이 끼고 침침해지더라고요. 의사 선생님한테 물어봤는데 임신 증상이라고 했어요. 출산하면 좋아진다고 걱정하지 말라네요.

댓글2 다른 책에 보니까 눈곱이 끼고 침침해지는 건 임신부에게 나타나는 흔한 임시 증상이래요.

Q4 임신 중에 렌즈 껴도 되나요?

댓글1 안과에 가서 물어봤는데 상관없다고 해요. 그렇지만 써클 렌즈는 일반 렌즈보다 안 좋은 건 아시죠?

댓글2 저는 전에 어떤 프로그램에서 안 좋다고 해서 저도 쭉 안경 끼고 한두 번 정도만 렌즈 꼈어요. 그게 아기한테 영향이 있는 게 아니라 임신 중엔 호르몬이 엄마 시력에도 영향을 미친다고 하더라고요. 그러니까 아기한테는 영향을 안 미치는 것 같아요.

댓글3 저도 혹시나 해서 산부인과랑 안과에 문의했는데 렌즈나 식염수, 보존액 등은 태아나 임신부 인체에 전혀 상관없다고 하시던데요. 다만 렌즈를 끼는 분들한테는 결막염이나 각막염 등이 생길 수 있으니까 그렇게 되면 치료를 해야 하니까 문제되고 임신 중에 몸이 붓는 증상 즉, 부종이 눈으로도 나타나는 사람들이 있어서 자제를 하라고 하셨어요.

임신 중에 눈은 각막 두께가 변해서 콘텍트렌즈 착용이 불편 할 수 있습니다. 그 외 시력이나 다른 큰 변화는 없습니다. 눈물이 많다던지 눈곱이 끼는 것은 임신과 관련이 없을 가능성이 높으니 안과 전문의와 상의하세요. 단지 임신 후반기에 사물이 흐리게 보이거나 머리가 아픈 경우 임신 중독증과 연관된 가능성이 있으므로 전문의와 상담이 필요합니다. 임신 시 각막 두께가 달라질 수 있어 그런 증상이 나타나기도 하지만 시력이 감소하지는 않습니다. 시력은 유전될 수 있습니다.

식사
균형 잡힌 식사란?

keyword 100

중요도 ●●●●●

질문 / 2,535건
조회 / 823,025명
댓글 / 31,950개
체크 / 임신 기간 내

건강한 아기를 분만하고 수유하며 임산부 자신의 건강을 유지하기 위하여 임신기와 수유기에는 영양에 대한 특별한 배려가 필요합니다. 임신 중이거나 수유 중에 엄마와 아기를 위하여 먹는다는 것이지 평상시 섭취량의 두 배를 먹는다는 뜻은 아닙니다. 임신기나 수유기에만 특별히 필요한 영양소는 없으나 비임신기에 비해 열량, 단백질, 무기질 및 비타민의 필요량이 증가하는데, 이는 균형 잡힌 식사를 함으로써 섭취할 수 있습니다. 임신 중에 태아를 생각해서 일반적으로 2인분을 먹어야 합니다는 건 잘못된 생각입니다. 임신 후에 몸무게가 느는 것은 당연한 일이지만 산후 비만까지 갈 정도면 좋지 않습니다. 임신 초기에는 보통 한 공기 정도, 후반기쯤에는 한 공기 반에서 두 공기 정도면 충분하고, 그 외 다른 사항은 영양을 골고루 갖춘 반찬을 곁들여서 섭취하는 게 중요합니다. 규칙적으로 식사하고 영양소를 고루 섭취해야 합니다.

Q1 임신 중인데 하루 식사량은 얼마나 되나요? 제가 많이 안 먹어서 그런지 아기가 작대요.

 먹는 양보다는 양질의 음식을 안 먹는 게 문제인 것 같습니다. 과일이나 채소, 고기, 단백질을 좀 챙겨서 드세요.

 입덧 없을 때 맛있는 거 좋아하는 거 많이 드세요. 저는 입덧 때문에 아무것도 못 먹어요. 임신 초기에는 아직 아기가 엄마 양분을 빼앗아 가는 게 아니니까 아직은 식단 걱정 안 하고 있어요.

 저는 입덧 때문에 2주일째 점심은 누룽지만 먹고 있어요. 너무 싫지만 한 끼 식사가 되어버렸어요. 임신 중엔 단백질 섭취가 정말 중요하다는데 입덧이 심할 때는 몸에서 거부하지 않는 음식을 먹어두래요.

Q2 분만 전에 식사하고 가야 하나요?

 고기 먹고 가려고 했는데 위험하면 수술할지도 모른다고 간단하게 먹고 가는 게 좋다고 해요.

 힘준다고 삼겹살 먹고 오면 분만할 때 다 토한대요. 그냥 소화되기 쉬운 죽 같은 걸로 간단히 먹으라더군요.

 어떤 산모는 먹고 갔다가 다 토했다고 하고 어떤 산모는 먹고 가서 힘을 잘 썼다고 하니 사람마다 다른 것 같아요. 진통 제대로 오기 전까지 체력을 비축해 두려고 고기를 자주 먹습니다. 진통 오면 부드러운 죽 같은 거 먹고 가는 게 좋대요.

Q3 임신 중 식사 거르면 태아한테 안 좋을까요? 직장 다니느라 아침은 거르는 때가 많아요.

 엄마가 굶으면 아기도 굶는대요. 저는 귀찮아도 세 끼 다 챙겨 먹습니다. 좀 귀찮고 힘들어도 아침까지 꼬박 챙겨 먹습니다.

 저도 하루 한 끼만 겨우 먹어요. 먹고 나면 과일이 어찌나 당기는지 바로 파인애플이랑 귤이랑 과일만 먹어요. 밥은 많이 먹지도 못하고 있어요. 하루 한 끼만 먹어도 될런지 걱정이에요.

 저도 거의 먹는 것이 원망스러울 정도였는데 아기 생각해서 억지로 먹었어요. 물론 먹고 싶은 것 중심으로 먹었어요. 과일과 비스킷을 달고 살았어요. 너무 굶으면 안 좋아요.

 5개월 정도까지는 산모가 태아를 위해서 더 섭취해야 할 영양분이 사실은 우유 한 컵뿐이래요. 놀랍죠? 그리고 그 이후로도 특별히 2인분 먹어야 한다고 많이 먹는 건 오히려 산모에게도 아기에게도 도움이 안 된다고 합니다. 태아가 열 달 동안 엄마 배 속에 있으면서 먹는 양은 어른 밥 한 공기뿐이라니 더 놀랄 일이죠. 그러므로 산모가 물 한 모금 못 삼키고 골골거리고 있지 않은 한 아기는 엄마 몸속에 있는 영양분만으로도 충분하다고 합니다. 태반에 있는 영양성분이 특별난 음식을 먹어주지 않아도 태아가 열 달 동안 먹을 영양분으로 모자라지 않는대요. 하지만, 임신을 하면 엄마 몸이 많이 축나니까 거기에 대한 대비책으로 사골을 먹고, 우족을 먹는 게 아닐까 싶어요.

Q4 식사 잘 챙겨 먹으면 엽산제 안 먹어도 되나요?

 녹색 채소에도 엽산은 많이 들었어요. 하루 한 끼 시금치 나물로도 엽산은 보충돼요. 오렌지주스도 좋아요. 따로 약으로 먹지 않아도 된대요.

 엽산제는 임신 전 3개월부터 임신 후 3개월까지 먹어야 한대요. 그래서 전 그렇게 먹었어요.

 비타민이나 엽산제 알약이 모두 흡수되는 게 아니래요. 그래서 자연스럽게 음식으로 섭취하는 게 제일 좋대요.

Q5 제왕절개 후 식사 언제부터 하나요?

댓글1 제왕절개도 수술이니까 가스가 나올 때까지 금식해야 해요. 식사는 물 같은 음료부터 가능하고, 그 다음에는 미음, 밥 이렇게 먹었어요.

댓글2 가스 나오면 바로 먹을 수 있는데 저는 아기 낳고 다음날에 먹었어요.

 Q6 임신 중 산모 식단으로 좋은 음식은 뭐가 있을까요?

댓글1 임신 중에 임신을 방패 삼아 정말 먹고 싶은 대로 먹는 산모가 많아요. 저도 그랬고요. 그런데 아기를 위해서도 따져보고 먹어야 할 것 같아요. 우유나 생선, 두부는 단백질이 많이 들어 있고 당근, 호박, 바나나, 버섯은 비타민이 많이 들어있대요. 치즈나 새우, 멸치는 철분이나 칼슘이 많이 들었고요. 우리 아기와 나를 위해 이런 기초 식품을 바탕으로 식단표를 짜서 차려먹었지요.

댓글2 제 식단표를 예를 들어볼게요. 아침에는 달걀프라이와 우유 한 잔, 바나나로 먹었고요. 점심에는 호박이나 버섯, 감자 같은 채소를 볶아서 볶음밥을 해먹고, 사과를 먹었어요. 저녁에는 고기로 요리를 해먹었어요.

 분만 전 식사를 하고 오면 분만 진행 중에 토할 수 있습니다. 또한, 분만 진행 중에 태아가 힘들어 한다든지 아두 골반 불균형으로 제왕절개 수술할 수도 있어, 수술에 필요한 금식 시간(적어도 8시간)을 지켜야 합니다. 따라서 금식 시간이 지켜지지 않은 상태에서 수술할 경우 위 내용물이 역류할 수 있으므로 위험합니다.

임신 중 규칙적인 식사는 중요합니다. 영양 균형을 이루도록 식사를 하십시오.

엽산제는 태아의 신경관결손증을 예방하는데 도움이 된다고 알려져 있습니다. 이전에 신경관결손증이 있는 임신을 했거나 당뇨병 또는 간질약을 복용 중인 여성이면 임신 계획 시 반드시 전문의와 상의하여 엽산을 보충해야 합니다.

제왕절개술 이후 식사는 장 운동이 돌아오면 시작하게 됩니다. 방귀는 장 운동이 돌아왔다는 신호가 됩니다.

임신기에는 임신 전보다 배 이상으로 철분은 섭취해야 합니다. 또한, 태아는 모유에 부족한 철분을 보충하려고 이유기까지 필요한 철분을 미리 저장하여 태어나기 때문에 엄마 자궁에 있을 때 상당히 많은 양의 철분이 필요합니다. 따라서 철분의 보충이 필요한데 일반적으로 임신 20주 이후부터 철분제를 보충합니다.

식욕
식욕이 왕성해요.

keyword 101

중요도 ●●●●●

질문 / 11,250건
조회 / 6,502,500명
댓글 / 52,500개
체크 / 임신 기간~수유 시

임신 초기에는 입덧으로 고생하느라 힘들지만 입덧이 끝나면 갑자기 식욕이 왕성해지는 임신부들이 있습니다. 태아도 무럭무럭 자라는 시기이므로 열량이 높은 음식보다는 고단백 식품위주로 골고루 영양을 섭취해야 합니다. 또한, 적절한 운동을 함께 해서 살이 너무 많이 찌지 않도록 주의하세요.

Q1 엄청난 식욕 때문에 고민이에요. 다이어트 해야 하나요?

댓글1 보통 입덧이 끝날 즈음에 식욕이 왕성해져요. 왕성해지는 건 아기가 크려고 하는 때라서 그런 것 같아요. 너무 맵고, 기름 진 것만 과하게 먹지 않고 골고루 섭취하면서 단백질 위주로 먹으면 산모 살이 찌는 게 아니라 아기 살이 찐다는 말도 있어요.

댓글2 너무 조절하지 않고 먹어도 문제겠지만, 살찔까 봐 한참 영양 섭취해야 할 때에 참는 건 더 안 좋을 거에요. 입맛이 돌고 식욕이 왕성한 것은 입덧하는 산모들보다 훨씬 수월하죠.

댓글3 임신 후반기쯤에 살이 너무 찌는 것도 안 좋아요. 시기상 안정기에 접어들었으면 임산부 요가나 수영을 하면서 탄수화물 섭취를 조금 줄여주는 것도 아기와 산모 건강에 더 좋을 것 같아요.

Q2 모유 수유 할 때 원래 그렇게 식욕이 증가하나요?

댓글1 모유 수유하면 정말 계속 배가 고파요. 아기에게 젖을 물리니 그럴 수밖에 없지 않아요?

댓글2 모유 수유 하는 중에는 아무거나 먹을 수 없어서 더 힘들었어요. 보리차로 배고픔 달래는 수밖에요. 저는 혼합 수유 중인데도 엄청 먹어요. 단 음식만 먹고 싶은데 자제하면서 단 음식이 먹고 싶을 때에는 단호박으로 대신하고 둥글레차 많이 마셨어요.

입덧이 끝나면서 그동안 억제되었던 식욕이 당기는 것은 어떻게 보면 당연한 현상입니다. 실제로 임신 중반기에 들어가면서 추가로 필요한 에너지를 보충하려는 신체적 의미도 있습니다. 그러나 이 시기에는 식사량 조절에 유의하셔야 합니다. 특히 입덧이 있었던 분들은 몸이 에너지를 축적하는 방향으로 변한 상태이므로 체중이 급격히 증가할 수 있고 이는 임신 중, 또 산후 비만으로 이어질 수 있기 때문입니다. 임신 전보다 우유 한 잔 정도 더 먹는다고 생각하고 조절을 하세요.

식중독
식중독에 걸렸어요.

keyword 102

|중|요|도|

질문 / 80건
조회 / 13,500명
댓글 / 375개
체크 / 임신 기간 내

음식물에 있던 세균이나 독물이 몸 안으로 들어와 복통, 구토 설사를 일으키는 것인데 이때는 독물을 빨리 체내로 빼내고 구토, 설사를 통해 나쁜 것을 빼내도록 해야 합니다. 그리고 몸을 따듯하게 하고 안정을 취한 후 물을 마시고 굶는 것이 좋습니다.

Q1 임신부가 식중독에 걸리면 어떡하죠?

 병원 가세요. 탈수 증상 있으면 이온음료 드세요.

 병원에 꼭 가보세요. 저도 지저분한 식당에서 밥 먹고 식중독 걸려 고생했어요. 설사 자주 하면 아기한테 특히 안 좋대요. 저는 탈수 증세 때문에 수액도 맞았어요. 설사 멎는 약도 처방 받으세요. 그리고 물을 많이 먹어야 해요. 의사 선생님이 수분공급을 잘 해줘야 한대요.

Tip
식중독 : 식중독에 걸리면 체력을 최소한으로 소모하는 것이 중요합니다. 전신의 보온, 특히 배와 손발을 따뜻하게 하면 배의 아픔이나 불쾌감이 누그러집니다. 독물을 체외로 내보낼 필요가 있으므로 구토나 설사가 나올 때 자기 마음대로 약을 먹어 멈추게 해서는 안 됩니다.

 임신부의 식중독과 태아의 건강에는 큰 영향이 없습니다. 하지만 식중독으로 인한 산모의 정신 상태가 쇠약해질 수 있으므로 증상이 심한 경우 치료가 필요합니다.

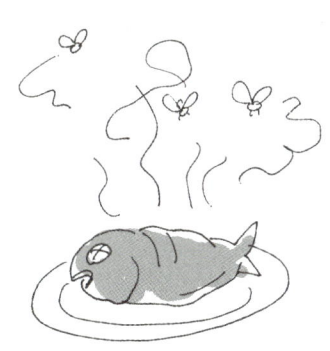

아스피린
임신 중 아스피린을 먹는 이유가 있나요?

keyword 103

질문 / 200건
조회 / 37,200명
댓글 / 1,650개
체크 / 임신 기간 내

임신 중 약물복용으로 걱정하는 경우가 많은데 아스피린은 습관성 유산 치료에 쓰입니다. 혈액순환을 좋게 해서 유산을 방지합니다. 따라서 유산을 방지하고자 의사의 처방을 받아 아스피린을 복용하고 있다면 걱정할 필요가 없습니다.

Q1 과배란 인공수정 후 아스피린을 먹는 이유는 뭔가요?

댓글1 원래 아스피린은 심장병 치료를 위해 태어난 약입니다. 즉 혈액순환제지요. 혈액순환이 잘 되어야 착상이 잘 되는 건 아시죠? 아마 그래서 아스피린을 처방했을 거예요.

댓글2 아스피린이 혈액응고를 막아줘서 혈액순환에 도움이 된대요. 하지만 부작용도 있고 사용하면 안 되는 사람도 있기 때문에 꼭 처방받아야 하는 거래요.

Q2 유산 방지용으로 먹는 아스피린 언제까지 먹어야 하나요?

댓글1 12주까지 먹는답니다. 저도 유산 경험 있어서 의사 선생님께서 12주까지 복용하라 하더군요.

댓글2 아스피린 100mg 정도 양은 태아에 해가 없다고 합니다. 그 정도 양은 혈전 용해제로 사용된다네요. 자궁 내에서 피가 뭉치지 않게 해주어서 태아한테도 좋다고 합니다.

댓글3 저는 아스피린 14주까지 먹었고 유산 방지약은 별도로 안 먹고 주사만 맞았어요.

Q3 병원 처방전에 아스피린이 있던데 먹어도 되는 건가요?

댓글1 저도 초기에 유산기 있어서 프로게스테론정과 아스피린을 한 달 동안 먹었답니다. 산부인과에서 처방해 주는 것이니 믿고 드셔보세요.

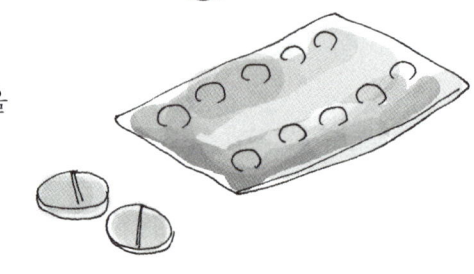

유산기가 있는 경우(습관성 유산) 몸 안에 비정상적인 항체가 형성되어 태반 주위 혈관 혈액을 응고시키고 그렇게 되면 태아에게 가는 영양 공급이 끊어져 유산될 수 있기 때문에 아스피린을 처방합니다. 아스피린이 혈소판 응집 기능을 억제하는 역할을 하기 때문에 처방하는 거예요. 습관성 유산이나 원인을 알 수 없는 유산에서 흔히 하는 처방입니다.

 의사 선생님이 못 먹는 걸 처방해 주진 않았을 거예요. 건강한 몸으로 예쁜 아기 낳으세요.

습관성 유산일 때 아스피린을 치료약으로 쓰기도 합니다. 임신 중 투약은 매우 신중을 기해야 합니다. 따라서 반드시 주치의와 상의해야 합니다.

아토피
임신 중에 아토피를 예방하려면 어떻게 해야 하나요?

keyword 104

질문 / 2,100건
조회 / 540,000명
댓글 / 14,500개
체크 / 임신 기간 내

아토피성 피부염은 식품 알레르기의 한 종류입니다. 그러므로 어떤 음식을 가려 먹느냐가 중요합니다. 분유보다는 모유로 키우는 것이 아기의 알레르기 발생 빈도를 줄여주고 영양과 면역 형성에도 좋습니다. 그러나 모유도 엄마가 어떤 음식을 섭취하느냐에 따라 다릅니다. 모유를 먹이는 엄마가 알레르기를 일으키는 식품을 먹으면 젖을 통해서 아기에게 성분이 전달되어 아토피성 피부염을 유발할 수 있습니다.

Q1 임신 중에 아토피를 예방하려면 어떻게 해야 하나요?

 아토피는 유전적인 영향이 크다고 해요. 인스턴트 음식은 피하고 과일이랑 채소 많이 드세요.

 우유 대신 플레인 요구르트 섭취하고 두부, 제철 과일, 브로콜리, 당근, 미역, 다시마가 임산부한테 좋다고 육아교실에서 배웠어요. 머리가 좋아지고, 아토피 걱정도 없고, 엄마 체중도 안 늘고 여러모로 좋다는군요.

댓글3 형제 중에 저만 아토피가 있는데 유독 저 가졌을 때 엄마가 과자를 많이 먹었대요. 생각해 보니까 그게 원인인 것 같기도 해요.

댓글4 임신 중에 먹는 것 때문에 아토피가 생기는 건 아니라고 하던데요. 후천적(환경적)인 요인과 태어난 후의 아기 식습관이 더 많이 영향을 준다고 알고 있어요.

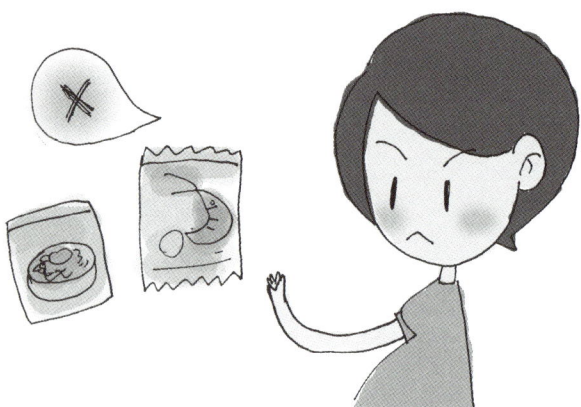

Q2 아토피를 유발하는 음식에는 어떤 게 있나요?

댓글1 탄산음료나 카페인이 많이 든 음식을 먹으면 아이가 태어나서 100% 아토피가 나올 수 있다고 하더라고요.

댓글2 땅콩이 좋은 성분도 많지만 아토피에 안 좋다고 해요.

댓글3 제 친구는 닭발을 좋아해서 매운 불 닭발 시켜먹고 집에서 해먹기도 했는데 아이는 괜찮아요.

댓글4 저는 임신 내내 매운 것만 찾아다니며 먹었는데 아기가 2개월부터 태열이 점점 심해지더니 급기야 허벅지까지 났었어요. 7개월 때 깨끗해지긴 했는데 가끔 허벅지랑 목이 가려운지 자꾸 긁네요.

댓글5 아토피 체질이 따로 있는 것 같아요. 피자나 햄버거, 컵라면을 간간이 먹었는데도 우리 아기는 아무렇지 않아요. 물론 모유 수유하고 있어요.

댓글6 아토피는 우유보다도 이느 정도 유전적인 영향과 인스턴트 음식의 영향이 더 크다고 해요. 가끔 먹는 건 괜찮겠지만 입에 달고 사는 경우 그렇다고 하더라고요.

댓글7 견과류, 육류 등 아토피를 유발하는 음식은 많이 있죠. 초콜릿이나 치즈 같은 유제품, 과자도 그렇고요. 장어도 안 좋은 걸로 알고 있어요.

댓글8 임신 20주 이후에는 우유, 달걀흰자, 대두 콩, 땅콩, 견과류(호두, 잣) 등을 먹지 말라고 했어요. 그게 주원인이래요. 태어난 아기도 아토피 있으면 절대 먹이지 말래요.

Q3 아토피 산모와 아토피 아기와의 관계를 알려주세요.

댓글1 가족력이 제일 크대요. 가족 중에 아토피, 알레르기 있으면 거의 그럴 가능성이 크다고 해요.

댓글2 저는 부분 아토피인데 우리 아기는 아토피가 아니에요. 얼굴이랑 피부 전부 아빠를 닮은 것 같아요.

댓글3 엄마가 아토피면 아기가 아토피 걸릴 확률이 높다고 하네요. 미리 아토피에 좋은 로션 준비해두는 것도 좋겠죠.

Q4 아토피에 연수기 사용하면 정말 효과가 있나요?

 연수기 물 안 맞아서 그냥 일반 수돗물로 목욕합니다.

 어떤 병원에선 아토피라고 하고 또 다른 병원에선 심한 피부 건조라 하기도 했어요. 연수기 몇 달 쓰고 아토피 연고 바르니 없어졌어요.

 연수기 쓰니 증상이 좀 나아진 것 같기도 해요. 사람마다 다른가 봐요.

 아토피성 피부염은 유전적 원인과 환경적 원인이 있습니다. 정설은 아니지만 임신 6개월 이후 알레르기의 원인이 되는 음식을 먹지 않는 것이 아기의 알레르기 증세를 가볍게 할 수 있다는 주장이 있습니다.

안약
안약 써도 되나요?

keyword 105

질문 / 65건
조회 / 9,500명
댓글 / 375개
체크 / 임신 기간 내

중요도

눈에 점안하는 안약은 복용하거나 주사에 의해 약을 투여하는 것보다는 안전하여 짧은 기간 저농도로 사용하는 경우엔 문제가 되지 않습니다. 그러나 안약 역시 마음대로 장기간, 습관적으로 사용하는 것은 문제가 될 수 있으므로 꼭 의사와 상의하여 필요한 만큼만 사용하는 것이 좋습니다.

Q1 안구건조증이 있는데 안약을 넣어도 될까요?

 참을 수 있으면 그냥 참으래요. 무방부제 일회용 안약이 있긴 한데 그냥 참으라고 하더군요.

 일회용 인공 눈물이 있어요. 눈이 많이 건조하면 그거 쓰세요.

 Tip

안구건조증 : 눈물은 눈에서 윤활유와 같은 작용을 하고 있습니다. 이러한 눈물이 부족해지면 눈이 뻑뻑한 기분이 들뿐더러 심하면 검은 눈동자에 상처를 입는 등 여러 가지 증상이 나타납니다. 이렇게 눈물이 적게 분비되는 질환을 안구건조증이라 합니다.

저는 임신 5개월쯤 결막염에 걸려서 눈에 안약을 넣었는데 괜찮다고 했어요. 병원에서 괜찮다고 하면 괜찮을 거예요.

 의사 선생님이 인공 눈물도 어느 정도 약 성분을 포함하고 있다고 되도록이면 쓰지 말라고 하시더라구요. 그래서 전 의사 선생님이 처방한 눈 세정제를 사용해요. 처방전 없이도 약국에서 구입할 수 있는데 파는 곳이 별로 없어요. 규모가 큰 약국이나 안과가 근처에 있는 약국에서만 구입할 수 있어요. 세** 달라고 하세요. 제약회사에서 수입해서 판매하는 거예요. 전 집에서 수시로 그걸로 안구를 세정해줘서 많이 좋아졌어요. 시력까지 안 좋으니 너무 힘드네요. 아기 낳고 나면 모유 수유 끝나자마자 라식하고 눈 치료 확실하게 받으려고 벼르고만 있어요.

안구 건조증에 사용하는 생리식염수와 인공 눈물은 태아에 아무런 영향이 없습니다. 하지만 일반적인 안약은 그 성분이 다양하므로 전문의와 상의하셔야 합니다. 눈에 넣는 약이라도 전신적인 영향이 있을 수 있습니다.

앉기
임신 중 앉을 때 어떻게 앉나요?

keyword **106**

질문 / 110건
조회 / 33,860명
댓글 / 750개
체크 / 임신 기간 내

임신 중에는 허리와 골반에 무리가 가지 않도록 편안한 자세로 앉습니다. 습관적으로 다리를 꼬고 앉으면 골반에 안 좋습니다. 임신을 하면 자연히 자세가 흐트러지게 됩니다. 배가 불러올수록 등을 뒤로 젖히고 걷거나 다리를 벌리고 팔을 심하게 흔드는 경우도 있습니다. 임신 중 일상생활에서 자세가 올바르지 않으면 출산때나 후에도 고통스러우니 주의하도록 해야 합니다.

앉을 때는 무릎을 엉덩이보다 낮게 하고 다리를 약간 벌린 자세가 좋습니다. 무릎이 배를 압박할 수 있기 때문입니다. 쿠션이 될 만한 것을 등에 받치고 앉도록 하세요. 지나치게 장시간 앉아 있지 마세요. 발 부종, 발 저림 등이 생길 수 있습니다.

자동차를 탈 때는 시트 위에 방석을 얹어서 높게 앉도록 하세요. 자동차 시트가 낮아서 무릎이 엉덩이보다 높아지면 복부를 압박할 수 있기 때문입니다. 안전띠를 맬 때에는 배 쪽에 방석을 대면 태아를 보호할 수 있습니다.

가끔씩 무릎을 구부리고 웅크린 자세를 취하세요. 웅크린 자세를 취하면 중력의 중심이 아래로 내려가 안정감을 느낄 수 있습니다. 또 골반이 뒤쪽으로 자리 잡으면서 등이 펴진 상태를 유지하게 되어 등도 편안해집니다.

임신부의 신체 변화는 숙면을 방해하는데, 잠자는 자세까지 잘못돼 있으면 이만저만 고생이 아닙니다. 개월 수가 늘어날수록 배가 나오는 정도가 다르기 때문에, 시기에 따라 배에 압박을 주지 않도록 잠자는 자세를 달리할 필요가 있습니다.

임신 초기인 3개월까지는 자세에 제한 없으니 편하게 잠을 잘 수 있습니다. 다만 엎드려 자는 버릇이 있으면 배가 나오는 임신 중기 이후까지 자세가 이어질 수 있으므로 이를 대비해 옆으로 자거나 반듯이 자는 자세를 몸에 익힐 필요가 있습니다.

임신 중기(4~7개월)에는 방향에 상관없이 옆으로 누워 자도록 합니다. 후기인 8~10개월이 되면 옆으로 누워 다리 사이, 등 뒤, 배 밑에 쿠션을 놓고 주무세요. 자궁이 많이 커져서 반듯이 누워 자면 내장기관이 눌리고, 하지에서 올라오는 정맥이 눌려 위험할 수 있으므로 옆으로 누워 자는 것이 좋습니다.

Q1 임신 중 다리를 꼬고 앉으면 안 되나요?

댓글1 다리 꼬고 앉는 자세가 혈액순환에도 안 좋고 골반이 틀어집니다. 골반이 틀어지면 아기 나올 때 힘들다는 얘기가 있어요. 그리고 골반이 늘어날 시기인데 다리 꼬는 거 그리 좋은 건 아니라고 생각해요.

댓글2 골반 틀어진다고 안 좋대요. 그런데 저도 자꾸 꼬고 앉게 돼요.

댓글3 아기를 갖든 안 갖든 다리 꼬는 습관은 좋지 않아요. 저는 의자에서 가부좌를 틀고 앉아 있습니다. 배도 편하고 다리도 편해서요.

Q2 임신 막달인데 쪼그려 앉기 괜찮은가요?

댓글1 막달에 쪼그려 앉는 건 아기 나오라고 하는 거에요.

댓글2 막달에는 쪼그려 앉기, 계단 오르기, 걷기를 많이 하래요.

바른 자세가 골반 통증을 예방할 수 있습니다. 한 자세로 오래 있는 경우 혈전의 가능성이 있으므로 자세를 바꾸어주는 것이 좋습니다.

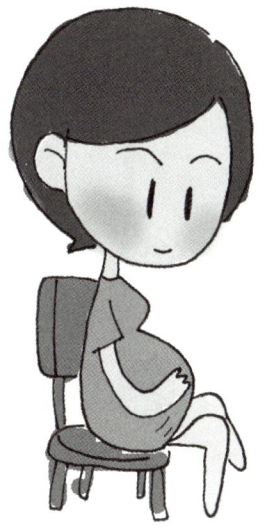

Tip

자기: 우선 머리끝에 줄이 달려서 위에서 들어 올려 주고 있다는 상상을 하며 머리를 들어 올립니다. 이때 아래턱 부분은 약간만 올리는데 주의하여야 합니다.
- 어깨는 뒤쪽으로 조금 젖힙니다. 보통 둥글게 처진 어깨 모양을 하는 것이 나쁜 자세의 표본이라 할 수 있습니다.
- 아랫배 부분은 위로 올리는 듯함과 동시에, 위쪽 배 부분의 윗부분은 안으로 들이미는 동시에, 등 아래쪽을 곧게 펴면서 골반을 올리는 느낌의 자세를 취합니다.
- 무릎을 조금 이완하며 약간 굽히는 상태가 좋습니다.

알레르기
알레르기에 대해 알려주세요.

keyword 107

중요도

질문 / 200건
조회 / 28,900명
댓글 / 1,250개
체크 / 임신 기간 내

알레르기는 사람의 코, 입, 피부 등을 통해 특정 알레르기 유발 물질이 침투했을 때, 사람의 면역체계가 너무 지나치게 반응해서 생기는 증상 또는 질환입니다.

Q1. 임신 중인데 알레르기 결막염에 걸렸대요. 어떡하죠?

댓글1 임신하면 면역력이 약해져서 질병에 많이 노출되는 것 같아요. 저도 알레르기 비염으로 고생했는데 기관지염까지 걸리고 눈도 아파요.

댓글2 유행성 결막염 아닌가요? 전 유행성 결막염에서 알레르기성으로 진행됐다고 하던데요. 눈을 식염수로 자주 씻어주는 방법밖에 없어요. 약을 세 가지 정도 주던데 저는 사용 안 하고 간지럽고 따갑고 할 때마다 식염수로 씻어줬어요.

댓글3 안약 안 넣으면 방법이 없어요. 민간요법도 없고요. 안과에서 괜찮다고 하니까 심할 때 한두 방울 넣으세요. 알레르기 원인이 뭔지 곰곰이 따져보세요. 저는 눈물과 꽃가루가 원인이더군요.

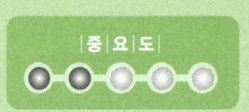

Q2. 알레르기를 유발하는 음식이 있나요?

댓글1 햄, 소시지 같은 음식은 절대 안 좋아요.

댓글2 알려진 바로는 달걀과 우유, 유제품, 흰 밀가루에 아토피 유발물질이 있다고 해요. 그리고 인스턴트 식품에는 환경호르몬과 식품첨가물 때문에 알레르기를 유발할 수도 있다고 하고요. 튀김도 기름이 산화돼서 피를 탁하게 하고 아기한테 가는 혈액을 끈끈하게 해서 안 좋대요.

Q3 알레르기 있는 산모는 우유 마시면 안 되나요?

 부분 아토피가 있는데 우유 많이 마셨지만 아이는 아토피가 전혀 없습니다. 사람마다 다릅니다.

 알레르기를 일으키는 원인을 피하는 것이 좋습니다. 자신에게 알레르기를 일으키는 음식물은 먹지 않는 것이 좋으며 임신 중 가려움증은 호르몬 변화 때문에 나타날 수 있으며 면 속옷을 입고 자주 씻는 것이 증상을 완화하는 데 도움을 줄 수 있습니다.

알레르기성 비염
알레르기성 비염에 대해 알고 싶어요.

keyword **108**

|중|요|도|
● ● ● ● ●

질문 / 250건
조회 / 40,300명
댓글 / 2,050개
체크 / 임신 기간 내

알레르기성 비염은 알레르기성 체질이 있는 사람이 코 점막에 흡착된 항원성 물질에 알레르기 반응을 일으켜 코 점막에 염증이 생기는 질환입니다. 코막힘, 줄줄 흐르는 맑은 콧물, 재채기, 눈과 코의 가려움, 아픈 목, 밤과 아침에 악화하는 기침, 코 삼키는 소리 등이 흔히 나타나는 증상인데, 이런 증상들은 1년 중 특정 시기에 나타나는 경우가 많습니다.

Q1 알레르기성 비염인데 임신할 수 있을까요?

 저도 알레르기 비염인데 괜찮아요. 재채기 심하게 해도 아기한테 영향 없대요. 걱정되어서 물어보니 상관없대요.

 저도 걱정이 태산이랍니다. 알레르기 비염 약도 심하면 하루에 한 번씩 먹어요. 약 안 먹으면 콧물, 가려움, 열 오름 등의 증상이 있어요. 임신에 지장이 없냐고 물었더니 문제는 없다고 하네요. 치료는 불가능하지만 아기 낳고 체질이 바뀔 수도 있다는 말만 들었어요. 알레르기 비염약은 임신 초반기 한 달 정도는 복용하지 말고 그 다음부터는 조금씩 복용해

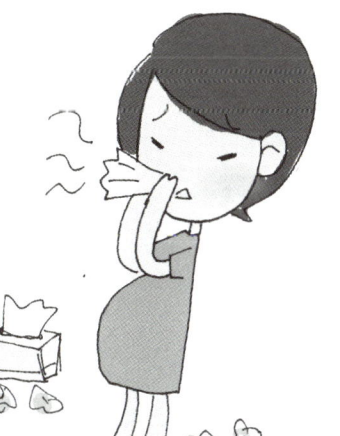

도 괜찮을 거라고 들었어요. 알레르기가 유전이란 말도 들어서 아기가 태어나서 저랑 같은 고통을 당할까 봐 걱정이 되네요.

 저는 알레르기 비염, 결막염 다 가지고 있지만 임신했습니다. 걱정 마세요. 그 대신 약은 안 먹어요. 알레르기에는 별다른 방법이 없어요.

Q2 임신 중 알레르기성 비염은 어떻게 대처해야 하죠?

 아침, 저녁에 식염수로 코를 씻어주세요. 그리고 코 주위를 빙빙 돌리며 손으로 마사지 하세요. 저는 치료 받고 나서 세척을 잘 하니 재발 안 하고 있거든요. 아이 낳고 치료하세요.

 약 드세요. 임신부도 먹을 수 있는 약이 있어요. 저는 제가 다니는 산부인과 안에 내과가 있어서 거기서 진료를 받고 아기한테 해 안 되게 약 지어달라고 해서 먹었더니 정말 괜찮더라고요. 참지 말고 처방전 받아서 약 드세요.

 알레르기성 비염이 불임의 원인이 되지는 않습니다. 임신 초기에는 가능하면 투약은 삼가하고 그 이후에는 증상에 심한 경우에 한하여 약이 도움이 될 수는 있습니다.

애완동물
임신 중인데 애완견 키워도 괜찮을까요?

keyword 109

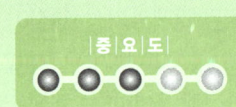

질문 / 340건
조회 / 77,770명
댓글 / 4,515개
체크 / 임신 기간 내

임신 후 키우던 애완동물을 계속 키워도 되는지에 대해 많은 예비 엄마들이 궁금해 합니다. 이는 세균 감염 문제가 발생해 태아에 나쁜 영향을 주지 않을까 걱정이 되기 때문입니다. 애완동물에 기생하는 세균인 '톡소플라스마'는 대변으로 묻어나와 사람에게 전염되는 기생충입니다. 만일 톡소플라스마가 임신부에게 전염될 경우 혈액에서 증식하여 태반을 통과하게 되는데, 이것이 태아의 뇌에 석회 침착을 일으켜 **수두증**이나 **소두증** 같은 기형을 일으키는 것으로 알려졌습니다.

Q1 임신 중인데 애완동물을 키워도 괜찮을까요?

> **수두증**: 뇌 안쪽의 뇌실이라 불리는 공간에 비정상적으로 많은 양의 뇌척수액이 축적되어 여러 증상을 일으키는 병입니다. 뇌척수액의 생성과 흡수, 흐름에 불균형이 있을 때 발생하고 시간이 지나면서 뇌실 내 압력이 높아져 뇌실의 확장과 뇌압상승으로 여러 증상이 발생하게 됩니다.
>
> **소두증**: 두개골의 봉합(縫合)이 너무 빨리 이루어지거나, 두개골 내의 뇌 자체의 발육이 늦어져서 머리가 작은 것을 의미합니다. 따라서 뇌의 발육이 나빠서 정신지체·보행장애·시력장애·안구진탕 등을 수반하는 소두증 백치가 되는 경우가 많은데, 소두증의 1/3은 경련을 수반하는 것이 보통입니다.

 강아지는 키워도 되는데, 고양이는 톡소플라스마라는 기생충 때문에 안 된다고 들었어요. 저는 강아지 키우고 있어요.

 저도 병원 가서 물어봤는데 상관없대요. 왜 그런 생각을 하는지 모르겠다며 걱정 안 해도 된다고 해요. 다만, 임신 중에 새로 들여오는 강아지는 조심해야 하지만 집에서 같이 지낸 동물은 전혀 상관이 없대요. 그리고 동물이 걸리는 병이랑 사람이 걸리는 병은 서로 달라요. 강아지가 장염이라고 해서 사람이 걸리지는 않잖아요. 상관없다고 봅니다.

 저는 개를 키우는데 톡소플라스마는 고양이한테 감염된다네요. 웬만하면 멀리하는 게 좋을 것 같아요. 저도 병원에 물어봤더니 고양이만 아니면 개는 괜찮다고 했어요.

 원래 키우던 사람은 면역력이 있어서 괜찮대요. 전 개를 키우고 있어요. 감염될 가능성은 거의 없다고 하던데, 걱정스러우면 검사 받아보세요.

Q2 애완동물이 있으면 아기 갖기가 어려운가요?

 애완동물을 키워서 임신이 안 된다면 피임약 대신 개를 팔겠죠? 다 속설입니다. 걱정하지 마세요. 저도 개 키우는데, 강아지 털 때문에 세균 많아지고 기형아 생긴다는 말은 처음 들어봅니다. 기형아 검사 때 따로 추가한 것 없어요. 집에서 구충과 미용만 잘 해주면 아무 문제 없습니다. 간혹 개가 기형을 유발하는 것처럼 알려져 있는데, 톡소플라스마란 병은 강아지보다는 버려진 고양이들의 변에서 발견되는 기생충입니다.

 제 친구도 신혼집에서 개 한 마리 키우는데 이번 달에 임신했어요. 상관없는 것 같아요.

 임신 중에 고양이, 개, 새 등의 애완동물과 접촉하는 것은 위험할 수 있습니다. 톡소플라스마 등 사람에는 없는 각종 병균을 옮길 가능성이 있으므로 주의해야 합니다. 임신 중 톡소플라스마에 노출된 경우에는 태내 기형 및 태아 수종이 일어날 수 있어 치료를 요합니다.

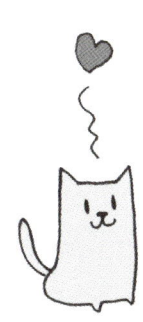
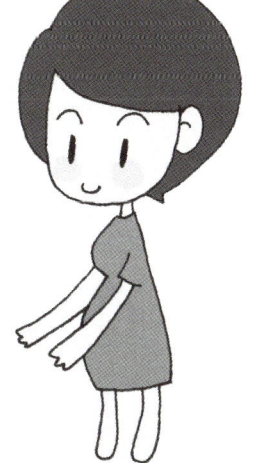

양수 검사
양수 검사에 대해 알고 싶어요.

keyword 110

질문 / 1,324건
조회 / 298,440명
댓글 / 15,801개
체크 / 임신 기간 내

중요도 ●●●●●

양수천자 검사는 주로 15~18주에 시행하는데, 이 시기에는 양수가 200~225ml 가량 생성되어 있어 양수를 흡인하는데 적절하고 세포 배양률도 높기 때문입니다. 초음파를 이용하여 정확한 태반의 위치, 다태아 임신의 유무, 천자시 안전한 부위를 선택하여 실시합니다.

양수천자 검사는 안정성과 정확성 면에서 널리 알려진 검사로 크게 걱정할 것은 없습니다. 양수 검사는 기형아 검사에서 고 위험군으로 나오면 권하며 산부인과 의사는 단지 수치에 의해서 의심이 갈 경우 권하는 것이지 자기 임의의 목적이나 상업적인 이유로 권하는 것이 결코 아닙니다.

Q1 양수와 소변 구별법 좀 알려주세요.

댓글1 저도 양수가 먼저 새서 병원에 갔었는데 아직도 구분이 안 돼요. 저는 새벽에 팬티가 축축해질 정도로 젖어 있었어요. 무색이고 약간 비릿한 냄새가 났던 것 같아요. 양수가 새는 걸 모르면 나중에 안 좋아요. 저도 초산이라 아무 생각 없이 있다가 늦게 가서 병원에서 혼났어요. 양수가 새면 엄마와 아이가 감염 우려가 있어 좋지 않다고 해요. 의심나면 병원에 전화해 보세요.

댓글2 의사 선생님께도 물어보고 임산부 교육 받을 때도 물어봤는데 구별법이 없대요. 의심이 되면 무조건 병원으로 오래요. 저도 임신성 요실금이 있어서 걱정이랍니다.

댓글3 양수는 하얀 찌꺼기 같은 게 많던데요. 그리고 막달되면 소변이 조금씩 새지 않나요?

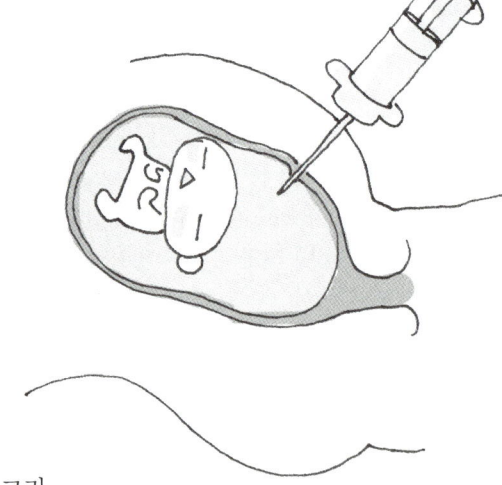

저는 양수가 한 번 터졌어요. 터지기 전에 배가 며칠 아프다가 병원 가기 하루 전에 너무 아팠어요. 다리 사이로 미지근한 물이 쏴악 쏟아지는 느낌이 들었어요. 냄새는 없었어요.

Q2 양수인지 분비물인지 이슬인지 어떻게 확인하죠?

 단순한 분비물이라면 조금 나오다 말지만, 양수가 터지면 맑은 물 같은 게 쉴 새 없이 줄줄 새요. 그런데 아직 달수가 안 채워졌는데 새면 양수량이 줄어드니 얼른 병원에 가보세요.

 양수 새면 생리대로도 감당이 안 돼요. 저도 왈칵 쏟아진 적이 있어 급히 병원 갔더니 분비물이 고여 있다 한 번에 나와서 그렇기도 하대요.

 저도 맑은 물이 나왔기에 양수인 줄 알고 병원에 갔더니 분비물이래요. 만약 양수라면 빨리 병원 가야겠지만 막달되면 분비물이 나온다고 하네요. 그래도 계속 나오면 병원에 바로 가세요.

 양수와 소변과 분비물은 구분하기 어렵다고 해요. 불안해 하느니 검사를 받아보는 게 나을 것 같아요.

Q3 양수 검사는 왜 해야 하는 거죠?

 양수 검사는 다운 증후군 염색체 이상 여부를 알아보기 위해 하는 검사인데, 산모가 30대 후반이면 다운 증후군 수치가 높을 위험성이 있다고 들었거든요. 비용이 비싸더라도 받아 보는 게 어떨지요? 10달 동안 불안하잖아요. 배에 긴 바늘을 꽂고 양수를 채취하는데 아프긴 해도 참을만해요. 시간은 10분 정도 걸리고 30분 후에 초음파 검사로 양수나 아기의 상태를 확인하고 끝이에요. 생각 외로 간단했어요.

 처음에 의사 선생님이 좀 겁을 줘서 많이 걱정 했는데 그다지 위험한 검사는 아니라고 합니다. 200명에 한 명 꼴로 잘못되는 경우가 있을 정도예요. 배에 초음파 하면서 아기가 없는 곳에 주삿바늘로 꽂아서 양수를 채취합니다. 좀 따끔할 정도예요. 많이 아프거나 그렇지는 않습니다. 너무 걱정하지 마시고 마음 편히 가지세요.

Q4 양수 검사와 기형아 검사 둘 중에 뭘 해야 할까요?

 대부분의 산모들이 비교적 저렴하고 간단한 기형아 검사를 먼저하고, 검사 후 이상이 발견되면 양수 검사를 하는 걸로 알고 있어요. 기형아 검사를 먼저 받아야 하는 거 아닐까요?

 특별한 경우가 아니라면 기형아 검사를 먼저 받고 문제가 있을 때 양수 검사를 받는 거라고 의사 선생님께서 그러시더라구요.

Q5 기형아 검사 후 양수 검사하라는데요 위험한 건가요?

 너무 걱정하지 마세요. 저 아는 언니는 35살에 첫 아이 낳았는데 쿼드 수치 높다고 양수 검사하고 또 양수 검사 수치 높다고 융모막 검사까지 했는데 건강한 아기 낳아서 지금 잘 크고 있어요. 검사해도 대부분 정상으로 나온다니까 너무 불안해 하지 마세요.

기형아 검사 결과가 좋지 않아서 다음날 바로 양수 검사했어요. 결과는 2주 뒤에 들었답니다. 검사는 정말 간단한데 양수를 20cc 뽑는다는 말에 맘이 무거웠는데 하고 나니 속은 후련했어요. 맘이 더 편해졌고 결과가 좋다면 아기 염색체 이상은 없겠다는 생각이 들었어요. 대부분 아기가 다 정상으로 나오니까 맘 편히 먹고 하세요. 검사 후 며칠은 주사 놓은 쪽이 땅길 거예요. 무리하지 말고 며칠 쉬세요.

Q6 트리플, 쿼드, 양수 검사 어떤 것부터 받아야 하나요?

 쿼드 검사에서 고위험군으로 나와서 양수 검사를 했는데 이상 없다고 나왔어요. 저도 많이 울고 걱정 많이 했었는데 나중에 알고 보니 대부분이 이상 없다고 나온대요.

 고민이 많으시겠네요. 그래도 쿼드 먼저 하는 게 어떨까요? 트리플은 정확도 65%, 쿼드는 80%, 양수 검사는 99%라고 하는데 양수가 흐른다든가 아기가 사산한다든가 하는 부작용이 있을 수 있다는군요.

 일반적으로 병원에서 쿼드나 트리플 중의 하나를 먼저 하고 이상이 생기면 양수 검사를 한다고 해요.

Q7 양수 검사 후에 얼마나 휴식을 취해야 하나요?

 전 3일 쉬었어요. 참, 감염 방지약을 5일치 처방해줘요. 푹 쉬는 게 아무래도 좋겠죠.

 저도 직장 다니고 있는데 금요일에 휴가 내서 검사받고 토, 일 쉬고 월요일에 출근했어요. 검사 날 병원에서 한 시간 정도 누워있어야 하고 집에 와서도 하루 정도는 꼭 푹 쉬어야 한대요.

Q8 계류유산 경험이 있으면 꼭 양수 검사해야 하나요?

 계류유산의 원인 중 하나가 염색체 이상 때문에 생긴대요. 혹시 유산 시 유산 원인에 대해 들으셨는지요? 물론 거의 원인 불명이지만 염색체 이상의 계류유산이면 양수 검사를 하자고 할 수도 있어요. 전 염색체 이상 계류유산이 아니라서 그랬는지 검사 안 했어요.

 저 계류유산하고 한 달 만에 임신해서 지금 18주 됐어요. 양수 검사는 안 하고 2주 전에 트리플 검사해서 정상 나왔어요. 일단 트리플 검사 먼저 해보세요.

Q9 양수 검사 후유증도 있나요? 어떻게 조리해야 할까요?

 병원에서 한 시간 정도 누워있다가 검사하고 10~20분 정도 누워 있다가 집에 왔어요. 검사 당일만 어디 돌아다니지 말고 집에 가서 안정을 취하라고 했어요. 그날 저녁엔 샤워해도 괜찮다고 해서 배에 붙여준 반창고도 떼고 샤워도 했어요.

 저도 병원에서 한 시간 정도 누워있다가 초음파로 다시 아기 상태 확인하고 집에 왔어요. 한 하루 이틀 정도는 무리하지 말고 일상생활은 그냥 해도 돼요.

 임신 2~3분기 초(임신 16~20주)에 산모 혈액을 통한 선별 검사를 행하게 되는데 다운 증후군, 18번 염색체 이상 그리고 신경관 결손증에 관한 검사입니다. 이 검사에서 양성 판정을 받거나, 이전에 염색체 이상인 아기를 출산한 경우, 가족 중 염색체 이상이 있는 경우, 노산의 경우, 초음파상 심각한 기형이 보이는 경우 등에서 양수 검사를 시행하게 됩니다. 양수 검사는 초음파를 보면서 산모의 배에 가느다란 바늘을 찔러 양수를 채취합니다. 합병증으로는 1/250~300명의 빈도로 출혈, 감염이나 유산 등이 생길 수 있습니다. 양수 검사 후 안정이 필요하며 보통 실시한 다음날부터는 일상생활로 복귀가 가능합니다. 양수 검사 후 열이 나거나 복통이 있거나 질에서 맑은 물이 흐르는 경우 반드시 산부인과에 내원하여 진찰을 받으셔야 합니다.

양치질
입덧 때문에 양치질하기가 힘들어요.

keyword 111

질문 / 495건
조회 / 109,965명
댓글 / 4,450개
체크 / 임신 기간 내

잇몸 건강은 임신 전이나 후나 매우 중요합니다. 그래서 오복 중의 하나가 치아 건강이라고 하지요. 임신 중에도 칫솔과 치실을 사용해서 세심하게 잘 닦아 주세요. 임신 초기에는 성 호르몬인 **프로게스테론**과 **에스트로겐**의 분비에 변화가 생겨 잇몸에도 영향을 줍니다. 임신 전에 잇몸이 건강하다면 문제 없으나, 붓고 피가 나는 등의 염증 양상이 있었다면 임신 후에는 심해질 수 있습니다. 임신 어느 기간이라도 잇몸이 약해지고, 붓고, 피가 나면 가능한 한 빨리 치과 의사에게 알리고 처방을 받으세요.

01 입덧 때문에 양치질하기가 어려워요. 어떡하죠?

댓글1 힘드시죠? 한 2개월을 소금물로 헹구는 것만 했어요. 양치질을 도저히 할 수가 없었어요. 양치하는 동안 다 토했거든요. 요새도 하루 세 번은 상상도 못 해요. 아침에 겨우 한 번밖에 못해요. 그래서인지 이가 조금씩 시릴 때도 있어요. 너무 힘들게 하지 말고 저처럼 소금물로 해보세요. 찜찜하긴 한데 그래도 안 하는 것보다 나으니까요.

댓글2 치약 대신 소금으로 해보세요. 저도 양치할 때마다 올라와서 무척 고생했는데, 차마 안 할 순 없어서 굵은 소금으로 했더니 치약보다 나았어요. 그래도 혀에 칫솔질은 엄두도 못 내요. 저는 치약뿐 아니라, 비누나 샴푸, 로션 냄새도 싫어서 냄새 전혀 없는 친환경제품 쓰곤 했답니다. 입덧은 시간이 약이니 잘 버티세요.

> **Tip**
> 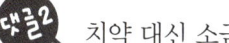 : 모두 여성 호르몬으로 생식 주기에 관여합니다. 에스트로겐은 난포 호르몬이라고도 하며 난포에서 나옵니다. 여성의 2차 성징을 나타나게 하며 자궁에 임신 준비를 시킵니다. 프로게스테론은 황체 호르몬이라고도 하며 황체에서 나옵니다. 자궁 내벽을 두껍게 하며 임신을 유지, 지속시키는 호르몬입니다.

저도 양치질할 때 너무 힘들어서 소금을 옆에다 갖다 놓고 하고 있어요. 양치질 하고 바로 물로 헹군 다음 소금으로 다시 양치질해요. 그럼 속이 한결 가벼워져요.

Q2 양치질할 때 토하는데 방법 없을까요?

 저는 치약을 바꿔썼어요. 어린이용으로 최대한 비위 안 상하는 제품으로 골라썼어요. 치약을 바꿔보는 건 어떨지요?

 저도 입덧을 심하게 했는데 양치질하기 전에 칫솔을 끓는 물에 잠깐씩 소독했더니 좀 괜찮아요. 개운한 느낌이 들었어요. 그래도 토하긴 했던 것 같은데 가글하고 껌 씹고 버텼던 거 같아요. 속 울렁거릴 때 얼음 물고 있으면 좋아져요.

입덧도 심했는데 양치할 때면 어김없이 토했습니다. 입덧이 끝났는데도 양치는 쉽지 않아요. 입 안 깊숙이 닦는 건 아직도 못해요. 치약 조금 묻혀서 닦습니다. 조금 쓰긴 해도 닦고 나면 아침까지 개운해요.

Q3 잇몸이 심하게 부어서 양치질할 때 피가 나는데 어떡하죠?

 저도 그래요. 임신 초기부터 양치질하면 잇몸 사이사이에서 피가 났어요. 피가 나오니까 냄새도 나는 것 같고 코피도 자주 나고 내 몸이 내 몸 같지 않죠.

 치과에서 스케일링 받기 어려우면 치간칫솔이라고 있는데 그걸 이용하면 금방 효과를 볼 거예요. 잇몸이 붓고 피가 나면 치실은 별로 효과 없습니다. 치간칫솔 사용해야 효과를 볼 수 있어요.

 치실 말고 치간칫솔을 쓰세요. 약국에 가면 팔아요. 치간칫솔을 습관적으로 사용하면 잇몸에 좋다고 하네요. 저는 송곳니 빼고 다 넣어요.

 저도 임신 초기부터 잇몸 출혈 감수하고 있어요. 잇몸에서 피가 새는 것 같은데 그냥 참고 있어요. 철분제 잘 챙겨 먹고 과일 자주 먹으래요. 잇몸에서 피가 많이 나도 별 방법이 없대요.

 양치질은 출혈성 질환과 같은 합병증이 없다면, 임신 시 및 출산 후 어느 때나 시행해도 됩니다. 오히려 불결한 구강 위생이 산모 건강에 해롭습니다.

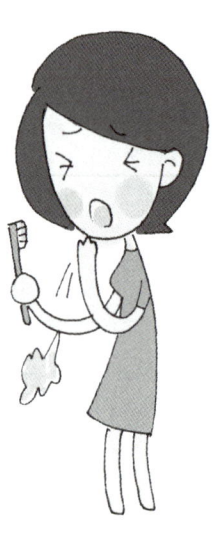

어깨 결림
어깨가 너무 아파요.

keyword 112

질문 / 60건
조회 / 7,700명
댓글 / 375개
체크 / 임신 기간 내

|중|요|도|

엄마들은 대부분 목과 어깨 통증을 호소합니다. 아기를 업어주거나 안아줄 때 아이의 체중이 그대로 엄마에게 실리기 때문입니다. 그렇다고 업어달라는 아이를 모른 척할 수도 없는 일! 이럴 땐 양팔을 번갈아 사용해 양쪽 근육을 고루 사용해 주세요. 좌우로, 혹은 앞뒤로 어깨를 돌리는 운동을 자주 해주고 목뒤와 어깨의 뭉친 근육을 수시로 누르며 당겨주는 마사지를 하는 것이 좋습니다. 또한, 될 수 있는 대로 무거운 물건을 드는 일을 삼가고 가족들과 가사를 분담합니다. 간혹 산후 체형 변화 때문에 생기는 관절 이상 증세일 수 있으므로 전문의와 상담하는 것도 현명한 방법입니다.

Q1 임신 후 왜 어깨가 결리고 아프죠?

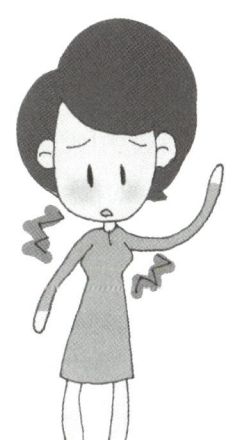

댓글1 저는 직장 다니는데 어깨가 엄청나게 아파요. 정말 오른쪽 어깨가 빠지는 것처럼 통증이 와요. 그럴 때마다 요령껏 잠깐잠깐 쉬어요. 저녁에 뜨거운 팩도 해요.

댓글2 전 29주인데 아주 어깨가 빠질 것 같아요. 집에서 브래지어 빼면 좀 살만해요. 신랑이 매일 어깨를 주물러 준답니다.

댓글3 저도 어깨랑 목이랑 너무 아파요. 항상 뻐근하고요. 스트레칭해도 그때뿐이네요.

Q2 어깨가 심하게 결리는데 파스 붙여도 되나요?

댓글1 파스 붙이지 마세요. 병원에서도 권하지 않던데요. 그냥 마사지하세요.

댓글2 저는 파스 붙이니까 알레르기 반응이 와서 약도 못 먹고 고생했어요. 파스 붙인 자리가 심하게 두드러기가 나고 흉터까지 생겨요. 붙이지 마세요.

Q3 목과 어깨가 심하게 뭉쳤는데 어떻게 풀어줘야 하죠?

댓글1 찜질팩이라도 해보세요. 그러면 좀 괜찮아져요.

뜨거운 물수건으로 찜질하세요. 저도 그래서 풀렸어요.

 브래지어를 풀어두는 것이 증상이 호전되는 데 도움이 될 수 있습니다. 그 외 뜨거운 물수건도 도움이 될 수 있습니다.

어지럼증
임신하니까 너무 어지러워요.

keyword 113

| 중 | 요 | 도 |

질문 / 1,100건
조회 / 167,550명
댓글 / 5,775개
체크 / 임신 기간 내

임신 중에 산모는 어지럼증이 심해질 수 있습니다. 임신 증상으로 나타나는 어지럼증이 심하면 기절했다가 깨어나기도 하는데, 이는 임신으로 말미암아 피와 호르몬 부족으로 뇌에 영양이 부족해져서 일어나는 것입니다.

Q1 어지러운 게 너무 심한데 어떡하죠?

 철분제 양을 두 알로 늘리세요. 저도 빈혈기 있어서 두 알씩 먹거든요. 두 알씩 먹으니까 좀 나아지던데요. 사골국이나 우엉도 좋대요. 많이 드세요.

 저는 17주쯤에 집 앞에 나갔다가 갑자기 발에 힘이 빠지고 머리가 멍해지면서 쓰러질뻔했답니다. 병원 갔더니 종합비타민제를 처방해 줘서 먹은 후로는 괜찮아요. 종합비타민제라지만 철분이랑 엽산이 많이 들어 있어서 좋다고 해요.

 책에서 보니까 근육 수축으로 때문에 앉았다 일어서기를 급히 하면 많이 어지럽대요. 천천히 조심스럽게 생활하세요.

 오렌지주스랑 우유 많이 드세요. 저도 아기 갖기 전에 빈혈이 있었는데 하루에 우유 500ml씩 꼭 먹었더니 산전검사에서 빈혈이 없다고 나왔어요. 식이요법이 웬만한 약보다 훨씬 좋아요.

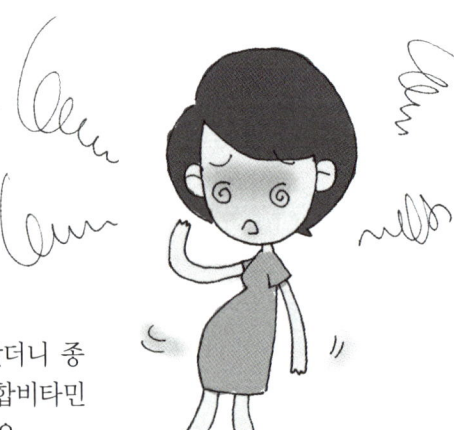

앉았다 일어나면서 느끼는 현기증은 기립성 빈혈이라고 해요. 일어나면서 혈액이 갑자기 아래로 흐르기 때문에 그렇다네요. 일반 빈혈이랑은 달라서 빈혈 수치는 정상으로 나와요.

 저도 한동안 어지러워서 의사 선생님께 물어보니 임신 중 어지러운 것이 꼭 빈혈 때문은 아니라며 물을 많이 마시라고 했어요. 지난주 빈혈 검사 했을 때는 정상이었는데 다행히 어지럼증이 오래가지는 않았어요.

 철분제를 먹을 때 비타민 C와 함께 복용하면 흡수율이 좋다고 해요. 함께 복용해 보세요. 그리고 무조건 잘 먹어야 해요. 고기랑 깻잎이랑 토마토 이런 식품이 철분이 많이 포함되어 있대요. 혈압이 낮으면 좀 더 어지럽기도 하대요.

Q2 임신 초기에 원래 그렇게 어지럼증이 심한가요?

 저도 7주 때 어지럼증이 있었습니다. 지금은 10주인데, 아직 가끔 어지럽습니다. 산부인과에 물어보니, 임신 초기에는 혈류도 늘고, 혈관도 팽창해서 어지럼증이 생길 수 있으니 걱정하지 말라고 하더군요. 엄마가 되기 위한 신체 변화 중 하나입니다. 걱정 안 해도 될 것 같습니다. 철분제는 5개월쯤 처방해 준다고 하더군요. 잘 먹고, 마음 편히 푹 쉬면 괜찮을 것 같습니다.

 저도 그런데요. 병원에서 피검사 하니 빈혈은 아니라면서 임신성 저혈압일 수 있다고 하더군요. 그래서 철분제를 먹으려고 했더니 입덧 때문에 위장 장애가 있다고 먹지 말라고 했어요. 그냥 휴식을 취하는 게 제일 좋을 것 같아요.

 임신 철분제를 먹어도 됩니다. 평소 빈혈 심한 분들은 하루에 하나씩 꾸준히 먹는 게 좋습니다. 보통은 입덧할 때 소화 안 되고 입덧이 더 심해진다고 5개월 이후부터 먹으라고 하는데 꼭 그럴 필요는 없어요. 그런데 어지럼증은 꼭 빈혈이기보다는 저혈압일 때도 나타날 수 있으니 검사 한번 해보세요.

Q3 유트로게스탄을 먹으면 어지러운가요?

 유트로게스탄의 부작용으로는 파열 출혈, 점상 출혈, 월경량의 변화, 무월경, 부종, 체중 변화, 자궁경부 미란 및 경부 분비물의 변화, 담즙분비 정지성 황달, 가려움증을 수반하거나 혹은 수반하지 않은 알레르기성 발진, 흑피증, 갈색만, 정신 우울 등이 있을 수 있습니다. 근데 전 아무렇지도 않더라구요.

 임신 초기에 자궁에 피가 고여서 유트로게스탄 일주일 처방받아 먹었는데 어지럽지 않던데요.

 저는 아침에 두 알 먹고 저녁에 질정으로 한 알 사용합니다. 질정은 깊이 넣어야 하는데 좀 어렵네요. 전혀 아무렇지도 않은 분들도 많다는데 저는 어지럽고 잠이 오고 약간의 근육통이 엉덩이 쪽에 있어요. 원래 이 약이 좀 그렇다네요.

Q4 갑자기 어지럽고 심한 울렁증을 보일 수도 있나요?

 저혈압 때문일 수도 있고, 빈혈 때문일 수도 있어요. 빈혈인 것 같으면 철분제 복용량을 하루 두 알로 늘려보세요.

병원 가서 갑자기 어지럽고 속이 울렁거린다고 했더니 그냥 임신 초기에 나타나는 증상이라고 했어요. 엄마 되기가 만만치 않아요.

 기립성 저혈압 같아요. 임신부에게 많이 나타나는 증상 중의 하나라고 산부인과 의사 선생님이 말씀하시더군요. 혈압을 재 보니 96에 50 정도 나오더라고요. 의사 선생님께 말씀드렸더니 그건 문제 있는 건 아니고, 사람 많은 곳에 가지 말고, 공기 좋은 곳에 있으라고 했어요. 그리고 마음 편히 가지고 집에서 푹 쉬라고 하던걸요.

Q5 입덧하면서 머리도 어지럽나요?

 보통 16주까지는 입덧이 진행되고 심한 사람은 열 달 내내 입덧한다는데 겁이 나네요. 잘 못 챙겨 먹다 보니 힘도 없고 머리도 어지럽기 일쑤입니다.

 입덧한다고 못 먹어 빈속일 때 머리 어지럼증은 더합니다. 과일을 먹든지 물을 자주 마시든지 하세요. 속을 비우면 안 돼요. 못 먹으면 머리 어지러운 게 더욱 심해지죠.

 속이 비면 비어서 울렁울렁 거리고, 몇 숟가락 뜨기도 전에 얹힌 것처럼 답답하고, 아프고, 토하고 싶고, 세상은 왜 그리 빙빙 도는지, 꼼짝도 못했습니다. 그러니 속을 비우지 말고 보리차라도 드세요.

 임신 초기에는 혈액 분포가 변하면서 순환하는 혈액의 양이 증가합니다. 이런 변화 때문에 어지럼증을 느끼게 되는데 다리나 발등에 혈액이 정체되고 뇌에는 혈액 공급이 일시적으로 감소하기 때문입니다. 임신 후기는 체위성 저혈압 즉 커진 자궁이 부분적으로 대정맥의 피의 흐름을 방해하여 나타날 수 있습니다. 물론 빈혈에 때문에 어지러운 증상도 있을 수 있습니다.

어혈
어혈 푸는 방법 알려주세요.

keyword 114

중요도

질문 / 165건
조회 / 34,650명
댓글 / 675개
체크 / 특정시기 없음

어혈은 여성은 월경혈의 배출 장애나 산후에 오로의 배출이 원활하지 않을 때 잘 생길 수 있습니다. 특히 임신 중에 늘어난 혈액량은 분만 후에는 늘어난 만큼 배출되어야 하는데 배출되지 못하거나 신선한 혈액으로 대체하지 못할 경우 어혈이 생깁니다.

Q1 몸에 어혈이 심하면 임신하기도 어렵다는데 어떡하죠?

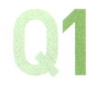 저도 어혈이 심하다고 해서 한약 네 재 먹다가 지금은 안 먹고 있어요. 한약 먹으면 많이 도움 돼요. 한의원가서 진맥하고 어혈 푸는 약 꼭 드세요. 효과 좋아요.

 어혈이란 흔히 오래된 피인데 몸에서 빠져나가야 할 피라고 알고 있어요. 여자들은 생리를 하니까 깨끗이 빠지지 않는가 봐요. 몸이 차서 한약 먹으면 좋아지겠죠. 한의원 가서 진맥하고 어혈 푸는 약 먹어보세요.

 어혈이 안 빠져서 몸속에 돌아다니면 나중에 병 생긴다고 해서 지어먹었어요. 요즘은 보약에 어혈 푸는 약재를 같이 넣어서 먹기도 해요.

Q2 어혈 풀어주는 한약이나 방법 좀 알려주세요.

 어혈 푸는 데는 가물치가 특효라고 하던데요. 저는 잉어랑 가물치랑 십전대보탕 등등 산모에게 필요한 약재 넣고 보약 해주셨어요. 음식으로 먹어도 좋은데 잘못하면 비린내 나서 못 먹는다고 보약으로 만들어 주셨어요.

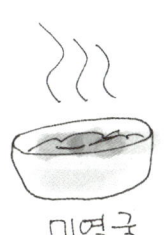 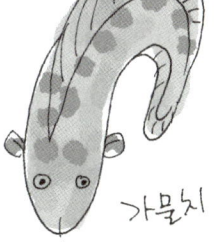

 출산 후에 미역국을 자주 드세요. 미역국이 피를 맑게 해주는 작용이 있어서 어혈 푸는데 좋대요.

 저는 어혈 푸는 약에 녹용을 넣어서 먹었어요. 녹용이 근육을 수축시켜주는 효과가 있어서. 녹용 넣어서 약을 먹으면 오히려 몸이 탄탄해지는 효과가 있대요.

Q3 생리 때 어혈이 있으면 임신이 어려운가요?

 생리 때마다 맑은 피보다 덩어리가 훨씬 많았어요. 생리통도 심했고요. 그래서 내심 걱정했는데 결혼하고 한 달 만에 임신했어요. 너무 아기를 기다리며 엄마 애태우느라 살 안 생긴다는 말도 있잖아요. 맘 편히 가지면 금방 좋은 소식 있을 거예요.

 저도 어혈이 있었어요. 그래서 그랬는지 임신하는데 기간이 오래 걸렸죠. 한의원 가서 어혈 푸는 한약 드세요. 저도 보약 먹고서야 임신이 되었네요.

 저도 늘 어혈 있고 자궁이 차다고 했는데 결혼 4개월 만에 임신했어요. 근처 한약방에서 약을 한 재 먹긴 했는데 그게 영향을 미쳤는지는 모르겠어요.

어혈이란 피의 흐름이 좋지 않고 머물러 있다는 뜻입니다. 고인물, 웅덩이에는 모기가 알을 낳기도 쉽고 물이 썩고 탁해지기 쉬운 것과 마찬가지로 혈액의 흐름이 좋지 않은 곳에서는 각종 질병이 생기기 쉽습니다. 여성의 생식기관이 제 역할을 잘 하려면 골반 안쪽으로 기와 혈의 소통이 잘 되어야 하는데, 기혈의 흐름이 나빠지면, 골반 속에서 기가 쌓이고 혈이 정체되어 어혈이 만들어 집니다. 어혈이 있는 여성은 아랫배가 냉하고 생리를 하면 색깔이 검고 덩어리가 나오며 생리통이 심하기도 하며 심하면 나팔관의 소통성이 나빠져서 자궁근종, 자궁내막증 등과 같은 질환이 생기기도 합니다. 물론 불임의 원인이 되기도 합니다. 이런 증상이 있는 여성은 한의원에서 어혈을 없애고 기혈 소통이 잘 되는 한약을 처방받아 일정 기간 동안 복용하는 것이 좋습니다.

 출산 후 어혈을 풀어주는 한약이 있습니다. 노산이거나, 분만 시 많은 양의 출혈을 하거나 혹은 기타 원인으로 난산을 겪은 경우는 반드시 특별한 조치가 따르지 않으면 여러 가지 산후 후유증으로 시달리게 됩니다. 또한, 분만 후에는 자궁과 골반 주위에 어혈이 형성되는데 어혈은 '나쁜 피' 혹은 '썩은 피'의 뜻으로 비 생리적인 혈액을 의미하는데 분만 과정에서 형성된 어혈이 미처 다 제거되지 않고 몸 안에 축적되어 있으면 장차 산후 복통이나 산후 출혈, 사지 및 전신 통증을 유발하는 원인이 됩니다. 따라서 분만 후에는 반드시 어혈을 제거하고 난 후에 비로소 기혈을 보양하는 조치를 취하는 것이 좋습니다.

keyword 115

에어컨
임신 중이나 산후조리 중에는 에어컨 바람이 몸에 안 좋을까요?

질문 / 2,850건
조회 / 652,830명
댓글 / 24,700개
체크 / 임신 전 기간~ 출산 후 산후조리

중요도

여름철 산후조리에서 가장 주의해야 할 점은 '찬 바람을 직접 쐬지 않는 것'입니다. 찬 바람이라고 하면 흔히 겨울에나 주의할 것으로 생각하지만 여름철 역시 몸을 항상 따뜻하게 하여 땀을 충분히 흘려야 하므로 선풍기나 에어컨 바람은 물론이고 창문을 통해 들어오는 바람도 쐬지 않도록 주의해야 합니다. 분만 후에는 땀을 많이 흘린 상태이므로 보통사람이 느끼지 못하는 약한 바람이라도 산모에게는 산후풍의 원인이 될 수 있습니다. 에어컨이나 선풍기 바람이 산모의 관절이나 피부에 직접 닿지 않도록 바람이 벽을 향했다가 오도록 조절해 주세요. 특히 에어컨을 틀 때에는 필터를 자주 교환하여 실내 공기가 오염되지 않도록 배려해 주세요.

Q1 여름에 출산할 예정인데 에어컨 준비해야 하나요?

 우리 집은 남서향에 창은 왜 이리 큰 지 끝내주게 덥습니다. 땀띠 나는 것보다 낫겠지 싶어 장만하려고 합니다. 거실에 틀어놓고 방에서 자면 순환도 되고 좋을 듯해서요.

 여름 산모들 산후조리한다고 꽁꽁 싸 입고 에어컨이나 선풍기 안 틀어서 집 온도 30℃ 이상 되면 탈수 현상 일어나고 회음부도 잘 안 낫는다고 해요. 에어컨이랑 선풍기는 직접 쐬지만 않으면 된대요. 실내온도가 24~27℃ 정도 되면 산후조리 적정 온도라니 그 정도 맞춰주면 되겠죠.

엄마 때문이 아니라 아기 때문에 에어컨 있어야 한대요. 요즘 아기들 에어컨 없이 잘 못 견딘대요.

Q2 밤에 에어컨 틀어놓고 자면 안 되나요?

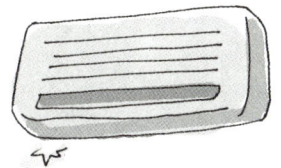

 임신하고부터는 몸에 열이 많아져서 그런지 예전엔 신랑이 에어컨 켜 놓으면 전 오돌오돌 떨다가 옷을 꺼내 입고 잤는데 요즘은 제가 못 참아서 튼답니다. 밤새도록 켜놓고 자요. 전기료가 많이 나올까 봐 두렵긴 하지만 어차피 쓰려고 산 거니까 시원하게 보내고 있어요.

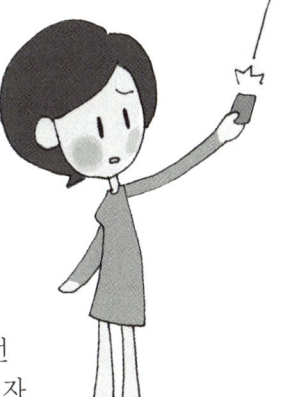

 낮에는 선풍기로 견디고 밤엔 퇴근하고 온 신랑이 먼저 트는데 잘 때 되면 열대야 때문에 3~4시간 켜고 선풍기까지 돌려요. 전기료가 무섭지만 어쩔 수 없죠. 자기 전에 특히 더워서요.

적절한 온도를 유지하는 것이 중요합니다. 더위에 오랫동안 노출될 경우 탈진 및 탈수가 발생할 수 있습니다. 적정 온도를 유지하는 것이 산모와 아기를 위해서도 이롭습니다.

여드름
임신하면 여드름이 생기나요?

keyword 116

- 질문 / 850건
- 조회 / 162,700명
- 댓글 / 6,550개
- 체크 / 임신 기간 내

|중|요|도|

임신을 하면 지성 피부로 바뀌는 사람이 많습니다. 따라서 피지가 많이 분비되고, 피부 표면에 먼지가 잘 묻거나 피부 호흡 작용을 방해해 여드름이나 뾰루지가 생기기 쉽습니다. 또 태반이나 난소에서 분비되는 에스트로겐과 프로게스테론 호르몬이 엄청나게 늘어나 피부 트러블이 많아집니다. 그래서 임신 전과 다른 모습 때문에 우울해하는 임산부들이 많지만 임신 때 생긴 피부 트러블은 대부분 출산 후 호르몬의 분비가 정상으로 돌아오면 피부도 원상태로 회복되는 경우가 많습니다.

Q1 여드름도 임신 증상인가요?

댓글1 임신 증상 맞아요. 저는 임신 전에 정말 피부가 좋았는데 임신하면 호르몬이 변해서 그렇대요. 아기 낳으면 괜찮아지겠죠.

댓글2 임신 증상이에요. 얼굴에 여드름 났는데 출산하고 깨끗이 다 사라졌어요.

댓글3 저도 임신 초기에 얼굴, 가슴, 다리에 좁쌀처럼 많이 나더니 어느덧 없어지고 깨끗해졌어요. 임신 호르몬 때문에 생기는 증상일 거예요.

댓글4 임신 중 여드름은 호르몬의 변화로 말미암은 자연스런 현상입니다. 어쩔 수 없는 거죠. 피부가 많이 두꺼우면 일주일에 세 번, 얇으면 일주일에 두 번 각질을 제거하고 꼭 짜야 하는 여드름은 짜는 것이 좋습니다. 자기가 짜면 실패할 확률이 높으니까 피부 관리실이나 병원의 도움을 받으세요. 피부관리실이나 병원에 갈 때는 임신 사실을 먼저 알리세요.

댓글5 임신성 여드름은 호르몬 분비 때문이라고 하니, 개인차가 있는 것 같아요. 저도 임신 후 좁쌀만 한 여드름이 생기기 시작하고, 몸은 살이 찌는데 얼굴은 살이 빠져 보이더라고요.

Q2 머리 속에도 여드름이 나요. 어떡하죠?

댓글1 생활 습관을 좀 더 규칙적이고 청결하게 해주는 게 좋습니다. 머리는 여러 번 감기보다 한 번이라도 제대로 깨끗하게 감아 주는 게 좋습니다. 샴푸를 깨끗하게 헹궈내세요.

댓글2 임신 호르몬 때문에 그런 것 같아요. 출산 후 자연적으로 없어져요.

Q3 임신 중 얼굴에 여드름 약 발라도 되나요?

댓글1 여드름 약에 기형아를 유발할 수 있다고 임산부 사용 금지라고 쓰여 있어요. 약 바르기 전에 주의사항 꼭 읽어보세요.

댓글2 저도 전에 피부과 다닐 때 약 처방해 주면서 6개월 동안 임신하면 안 된다고 했어요.

댓글3 저도 결혼 바로 앞두고 여드름 때문에 병원 가니 의사 선생님이 임신할 거면 약 처방 못 해준다고 했어요. 약이 많이 독한가 봐요.

> **Tip**
>
> **임신 중 여드름 치료**: 임신 중 여드름 치료는 태아에게 영향이 없는 약을 국소적으로 바르는 것으로만 치료합니다. 먹는 약 중 특히 비타민 A가 들어 있는 약은 태아의 기형을 가져올 수 있어서 위험합니다. 따라서 무엇보다 예방이 중요합니다. 일단 철저하게 세안을 한 다음 뽀루지가 생겼다면 일주일에 한 번 정도는 피지 제거 팩을 해줍니다. 단, 팩이나 화장품 등은 피부에 자극이 적은 순한 것을 골라 사용하되 유분이 적은 화장품이 좋습니다. 물론 짙은 화장도 좋지 않습니다.

Q4 임신 중 여드름 관리법 알려주세요.

댓글1 호르몬 변화 때문에 여드름 생긴다고 들었어요. 흑설탕 팩 해보세요. 그거 했더니 좀 깨끗해졌어요.

아니면 녹차 우린 물 1컵에 글리세린 1작은술을 넣고 잘 흔들어 냉장고에 보관했다가 솜에 묻혀 여드름 난 부위에 올려놓아보세요. 효과 있습니다. 일주일 정도 쓸 분량만 만드세요.

 저도 임신하고 좁쌀처럼 이마에 뭐가 많이 났어요. 흑설탕 팩이 좋다고 해서 써보니 깨끗해졌어요.

 스트레스 쌓이지 않도록 노력하고 충분한 휴식과 수면을 취하세요. 자기 피부에 맞는 화장품을 쓰고 강한 비누는 사용하지 마세요.

Q5 몸에 여드름이 나면 아들이라고 하던데 맞는 말이에요?

 저는 임신하고 여드름이 많이 났어요. 그랬더니 우리 아기는 아들이에요. 호르몬 때문에 그렇다고 하더군요.

 임신 전에 피부 좋다는 말 많이 들었는데 임신하고 목덜미, 가슴, 얼굴에 여드름 많이 났어요. 얼굴에 여드름 많이 나면 아들이라는 말도 있었지만 저는 딸 낳았어요.

 저는 딸일 때 피부도 좋아지고 예뻐진다는 소리 들었는데 아들 가졌을 땐 초기부터 얼굴이며 뒷목까지 여드름이 많이 났었어요.

 사람마다 다른 것 같아요. 딸일 때 얼굴에 뭐가 많이 나더군요. 아들 가지니 오히려 피부가 좋아졌어요.

 임신 시 나타나는 호르몬 분비의 증가에 따라 피지가 증가하고 여드름이 악화되기도 합니다. 여드름 약 중 일부는 태아에게 유해할 수 있으니 피부과 의사 선생님과 상의하시기 바랍니다.

여름철 산후조리
여름철 산후조리는 어떻게 해야 하나요?

keyword 117

질문 / 965건
조회 / 301,665명
댓글 / 7,065개
체크 / 출산 후

|중|요|도|

여름철에 산후조리를 하다 보면 아무래도 찬 음식을 먹거나 찬 바람을 쐴 경우가 많아지죠. 하지만 찬 음식을 많이 먹으면 이가 상할 염려가 있고 찬 바람을 쐬면 산후풍의 원인이 되므로 주의해야 합니다. 에어컨 바람은 물론 가능하면 선풍기 바람도 직접 쐬지 않도록 신경 써주세요.

Q1 출산 예정이 여름인데 출산용품 어떻게 준비해야 하나요? 배냇저고리도 반소매가 있나요?

댓글1 배냇저고리는 당연히 긴 소매죠. 그리고 여름 내복은 필요 없을 것 같아요. 신생아 때 지나면 가을이고 한여름에는 배냇저고리만 입을 거니까요. 긴 소매 내복 얇은 걸로 있으면 되겠네요.

댓글2 배냇저고리는 반소매 없어요. 여름 내복 필요할 거 같아요. 배냇저고리는 한 달 정도만 입히잖아요. 그다음에는 내복 입혀야 하는데, 칠부 내복 넉넉한 걸로 준비해서 입히세요. 아기들도 여름에 긴 소매 내복은 너무 덥지 않나요? 그리고 에어컨 필수예요. 여름에 아기 젖 먹이려면 엄마랑 아기 둘 다 너무 더워요.

댓글3 배냇저고리 여름용은 좀 얇아요. 반 소매는 아니예요.

댓글4 여름에 출산이라니 생각만 해도 아찔하네요. 저도 8월에 낳았거든요. 그런데 여름 출산했다고 보일러 틀 필요 없대요. 그러다 산모가 탈수될 수 있다고 해요. 바람도 간접적으로 쏘이면 괜찮다고 했어요. 하지만 반 소매는 안 되고 긴 소매에 긴 바지에 양말은 꼭 신어야 해요. 아기는 시원하게 키우는 거 아시죠? 아기 땀띠 안 나도록 해주세요.

Q2 여름철에도 이불을 뒤집어쓰고 산후조리를 해야 하나요? 적정한 온도와 습도는 얼마나 돼야 하나요?

댓글1 여름철에도 이불을 뒤집어쓰면 탈진하기 쉬워요. 적당히 얇은 긴 소매 옷을 입는 게 나아요.

댓글2 저는 양말까지 다 신었는데 조금 답답하지만 나중에 산후풍 안 걸리려고 참았어요.

댓글3 적당한 실내온도는 24~25℃ 습도는 40~60%를 유지해야 약간 보송보송한 느낌이 들어서 좋대요.

Q3 여름철에 산후조리할 때 에어컨, 선풍기는 정말로 사용하면 안 되나요?

댓글1 여름철 산후조리할 때 가장 조심해야 하는 것이 바로 차가운 바람이에요. 덥다고 마구 찬 바람을 쐬면 나중에 산후풍에 걸려요.

댓글2 기본적으로 사용하지 않는 것이 제일 좋아요. 힘들겠지만 참으세요.

댓글3 인위적인 바람보다 자연적인 바람이 좋아요.

여름에 산후조리를 할 때는 다른 계절과 다른 것은 없습니다. 그러나 고온으로 인해 탈진이나 탈수될 수 있으므로 충분한 수분을 공급해야 합니다.

여행
여행할 때 주의사항이 있나요?

keyword 118

질문 / 5,150건
조회 / 1,170,250명
댓글 / 36,700개
체크 / 임신 기간 내

임신 초기에는 장거리 여행이 위험할 수도 있으나 임신이 안정기에 접어드는 중, 후반기에는 여행도 가능합니다. 그래도 멀리 여행할 경우에는 의사 선생님과 사전에 상의하는 것이 좋겠지요. 여행지에서도 늘 조심해야 합니다.

Q1 임신 중 놀이기구 타도 될까요?

댓글1 저는 25주 때 갔었는데 아무것도 못 탔어요. 타려고 해도 임신한 사람은 탑승 못한다고 했어요.

댓글2 저는 모르고 20주에 놀이동산 가서 놀이기구 타고 놀았는데 의사 선생님이 놀이기구 타지 말라고 하더군요. 태반이 분리돼서 조산할 수도 있다고 그러네요. 우리 아기 위험하다는 말에 안 탔어요. 안전벨트가 배를 누를 수도 있으니까요. 임산부 타지 말라는 게 다 이유가 있었나 봐요. 놀이기구 안 타고도 반나절 정도 걸었더니 배가 계속 뭉쳐서 혼났어요.

Q2 물놀이해도 되나요? 대중탕에도 들어가지 말라고 하는데 괜찮을까요?

댓글1 병원에 일단 물어보는 게 마음이 더 편할 것 같아요. 저는 임신 4주 때 임신인 줄 모르고 온천 가서 온천 종류마다 다 돌아다니고 파도 풀에서 다섯 시간 놀다가 유산할 뻔했어요. 일단 병원에 물어보세요.

댓글2 사람마다 다르긴 하겠죠. 그런데 세균에 감염되기 쉽대요. 그래서 저도 이번 휴가에 안 가려고요.

댓글3 저도 수영이 하도 좋다고 해서 물어봤더니 본인이 체력만 괜찮다면 아기 낳기 전날까지도 해도 좋은 게 수영이래요.

Q3 착상기 때 여행가도 될까요?

댓글1 차 안에서 한 자세로 오래 있지 말고 자주 휴게소에서 쉬면서 스트레칭하고 혈액순환에 도움을 주는 운동을 간단

> **Tip**
> 여행 : 안전하고 세부적인 계획을 짜서 떠난다면 임신 중 여행도 권장할 만합니다. 일상 생활에서 벗어나 기분 전환도 되고, 스트레스도 해소 할 수 있다는 장점이 있기 때문입니다. 하지만, 유산이나 조산의 경험이 있는 사람, 임신중독증, 당뇨병, 자궁근종이 있는 임신부는 여행을 삼가야 하고, 또한 임신 7개월 이상인 임신부에게 장거리 여행은 위험합니다.

히 하면 큰 지장 없대요.

 저는 산도 올라가고 무지 힘들게 돌아다녔어요. 아기 자라고 있는 줄 몰랐거든요. 지금 8주 정도인데 우리 아기는 잘 크고 있어요.

 저는 배란하고 1~2주 사이에 제주도 여행 갔다 왔어요. 그때 많이 돌아다녔는데도 다행히 아기는 괜찮았어요. 수정된 줄 모르고 여행 간 거라 그런지 괜찮았어요. 가도 조심조심 힘들지 않게 여행하면 좋은 것 같아요.

Q4 임신 후 언제부터 장거리 여행이 가능한가요?

 임신 초기에 오래 걷고, 오래 서 있으면 안 좋아요. 걱정되면 가지 않는 게 좋을 것 같아요.

 임신 초기에는 피곤하면 안 좋다고 무조건 조심하라고 했어요. 22주인데 아직도 멀미하느라 버스는 거의 못 타고 다녀요. 입덧 심할 땐 승용차도 못 타서 집에만 있었어요. 몸 상태에 따라 다르니까 병원에 물어보는 게 제일 확실할 것 같아요.

 내과적인 문제가 없는 건강한 산모는 임신 중 여행이 악영향을 미친다는 보고는 없으며 비행기도 임신 말기가 아니면 탈 수 있습니다(8개월 이후에는 의사의 진단서가 필요할 수 있습니다). 유산과 조산의 위험이 있어 초기와 후기보다는 중기에 가는 것이 좋으며, 먼 거리보다는 가벼운 여행이 좋습니다. 같은 자세로 오래 있으면 혈전이 생길 수 있으므로 도중에 자주 쉬어주고 자세를 바꾸어주는 것이 좋습니다.

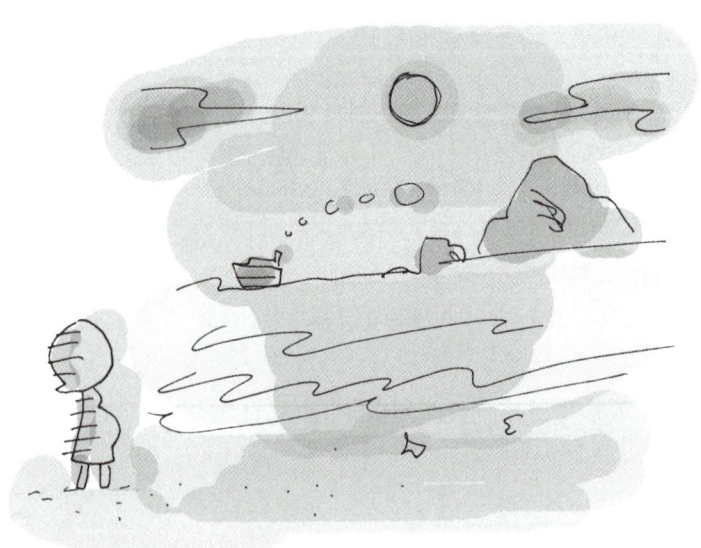

역아
우리 아기가 역아래요.

keyword 119

중요도 ●●●●●

질문 / 1,230건
조회 / 211,586명
댓글 / 11,825개
체크 / 임신 후기

태아는 보통 머리를 밑에 두고 발을 위로 한 자세인 두위로 태어납니다. 처음부터 그 자세로 있는 것이 아니라 양수 속에서 자유롭게 움직이며 성장하다가 출산예정일이 가까워지면서 그렇게 되는 것입니다. 하지만 경우에 따라 머리를 위로 하여 자리를 잡는 수도 있습니다. 이것이 역아입니다. 역아의 원인은 정확하지 않으나 다태임신, 양수과다증, 골반이 좁을 때가 많습니다. 또 전치태반이거나 자궁기형, 자궁근종이 있는 경우도 원인으로 추정되며 태아의 머리가 크거나 양수의 양이 많은 경우에도 발생 확률이 높습니다. 흔히 첫 아이가 역아였으면 다음 아이도 역아가 된다고 말하지만, 역아의 원인이 분명치 않으므로 반드시 그렇다고는 할 수 없습니다. 반대로 첫 아이가 두위였다고 해서 다음 아이가 절대로 역아가 되지 않는다고도 할 수 없습니다. 태아가 역아인지 여부는 외진이나 초음파 또는 내진으로 알 수 있습니다. 주로 배꼽 위쪽에서 느끼면 두위(정상 위치), 치골에 가까운 곳에서 느끼면 역아라고 합니다.

역아가 위험한 까닭은 역아 분만이 정상적인 두위 분만에 비해 힘들고 합병증도 동반하기 때문입니다. 많은 조산아가 역아로 태어납니다. 태아의 몸 중에서 가장 큰 부위인 머리가 마지막으로 산도를 통과하기 때문에 골반에 머리가 끼어 분만이 지연되는 탓에 대개는 제왕절개 수술을 하게 됩니다. 머리와 골반 사이에 탯줄이 끼게 되면 태아에게 일시적으로 산소 공급이 중단되어 질식의 위험성도 높으며 뇌손상을 입을 가능성이 있기 때문입니다.

통상 임신 7~8개월에 태아가 거꾸로 있을 확률은 15% 정도, 그 중에 출산 때까지 원위치로 돌아오는 경우는 5%미만입니다. 역아를 잡는 체조나 방법이 있다고 주변에서 듣고 위험하게 시행하는 것보다는 주치의와 상담하여 권하는 방법을 실천하는 것이 바람직합니다.

Q1 역아가 제자리 잡을 때 느낌이 나나요?

댓글1 전 31주 때까지 역아였는데 33주에 병원 가니 돌아왔다고 하더라고요. 32주 때인가? 갑자기 배꼽 위에서 태동이 많이 느껴지고 그 뒤로도 계속 태동은 배꼽 위에서 느껴져요. 대부분 아기가 다리랑 엉덩이 움직이니까 제자리 찾으면 배꼽 위에서 많이 느껴지는 것 같아요.

댓글2 딸꾹질도 팬티 선 있는 데서 느낄 수 있어요. 배 가운데로 쭉 내려가면 거기에서 딱딱하고 둥글둥글한 아기 머리가 느껴져요. 그리고 보통 한쪽으로 등이 쭉 올라오는 모양도 있어요. 보통 옆구리 아래에서 발차기를 하고 발이 손보다 힘이 세서 그런지 옆구리가 아픈 게 느껴진답니다.

Q2 역아 자리 돌아오게 하는 방법은 없나요?

댓글1 태담으로 머리 돌려서 엄마랑 편하게 만나자는 얘기 반복해서 하고 고양이 체조도 2번에서 3번 정도 하고 있어요. 병원 갈 때마다 의사 선생님한테 혼났는데 이번에는 칭찬 들었어요. 태담도 해보고 고양이 체조도 해보세요.

댓글2 엎드린 자세를 많이 하세요. 그럼 돌아온대요. 아기가 머리 중심이 뒤에 있어서 엄마가 누워있으면 계속 안 돌아온다고 해요.

댓글3 37주 전이면 한의원에서 뜸으로 돌아오게 하는 방법이 있대요. 새끼손가락 어디에 뜸을 뜬다고 하던데 저는 38주라서 너무 늦었다고 하더군요. 어느 산부인과에선 아기 돌리는 시술을 하기도 한대요. 저도 많이 알아봤는데 결국 그냥 수술한답니다. 고양이 체조를 너무 해서 무릎에 멍이 들 정도였는데도 우리 아기는 안 돌아왔어요. 돌아올 아기들은 막판에 돌아오기도 한다는데……

Q3 역아가 돌아오는 시기는 언제쯤일까요?

댓글1 전 35주에 돌아왔는데, 저 아는 사람은 37주쯤에 돌아왔다고 하더라고요. 우선 양수량이 충분해야 애가 움직이기 쉬우니까 물 많이 먹고 고양이 체조 열심히 하세요.

댓글2 저도 역아였어요. 저는 현재 38주 지나고 있는데 지난주 토요일에 수술 날짜 잡으러 갔더니 돌아왔다고 했어요. 저는 아기가 너무 커서 (3.3kg) 거의 포기했었는데 합장 합족, 고양이 체조 계속했어요. 우리 아기는 28주부터 거의 자리 안 바꾸는 역아였는데 2주 남기고 기적으로 돌아와서 아주 기쁘답니다. 그러니 포기하지 말고 운동하면서 아기한테 얘기해 주세요.

Q4 역아인지 아닌지는 언제쯤 알 수 있나요?

댓글1 저도 32주인데 머리가 아직 위쪽에 있어요. 체조하면 내려간다고 해서 시간 날 때마다 저도 하고 있어요. 저도 자연분만하고 싶어요. 36주 전까지 자리 잡는다고 하니 너무 성급하게 생각하지 마세요.

댓글2 34주쯤 되면 자리 잡는다고 그러던데요.

Q5 역아이면 방광이 많이 눌리나요?

댓글1 아기가 거꾸로 있으면 오히려 방광과 아래쪽이 불편해요. 머리가 있으면 지그시 누르는 정도니까 뭐 크게 불편한 게 없는데 발이 있으면 발로 차대서 찌릿찌릿하고 더 불편해요..

댓글2 저도 역아인데 의사 선생님이 역아라서 방광이 많이 눌리고 화장실 자주 가고 싶어진대요.

Q6 역아이면 자연분만은 아예 불가능한가요?

 역아이면 머리가 나중에 나오는데 아기도 위험하고 산모도 위험해요. 그냥 맘 깨끗하게 비우고 제왕절개 수술하고 몸조리 잘하세요.

 저도 역아예요. 역아를 억지로 자연분만하다가는 출혈이 클 수도 있고, 아기가 스트레스를 많이 받아서 수술보다 더 안 좋대요. 의사의 권유대로 하세요.

 조산소나 인권 분만하는 곳을 알아보세요. 조산사는 의사보다 경험이 많아서 역아도 거의 100% 자연분만 한답니다. 제일 어려운 건 역아가 아니고 아기가 옆으로 자리를 잡은 게 자연분만 하기 어렵다고 해요.

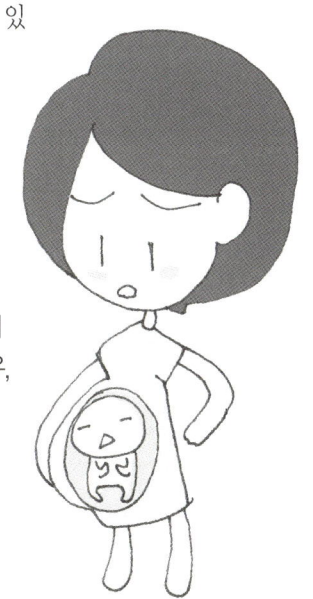

 역아는 전체 만삭 임신의 3~4%를 차지합니다. 원인은 명확하게 알려져 있지 않습니다. 다만 이전 임신 시 역아인 경우, 양수가 작은 경우, 자궁 기형이 있는 경우 확률이 증가한다고 알려져 있습니다. 역아를 두정위(태아의 머리가 아래로 있는 것)로 바꾸는 체조가 있다고는 하나 그 효과는 명백히 밝혀져 있지는 않습니다. 분만은 대부분 제왕절개술을 시행하게 되는 데 그 이유는 자연분만의 경우 태아와 산모의 합병증의 위험이 매우 높기 때문입니다.

연고
상처연고 발라도 되나요?

keyword 120

중요도 ●●●●●

질문 / 1,350건
조회 / 267,350명
댓글 / 8,100개
체크 / 임신 기간 내

연고는 임신부에게 가능한 사용하지 말아야 하지만 특별한 경우, 어쩔 수 없을 때에는 사용하기도 합니다. 그러나 될 수 있는 대로 사용을 자제하는 편이 좋습니다. 피부 연고류는 일부의 경우만 제외하고는 태아의 기형 유발에 크게 작용하지는 않습니다. 그러나 민감한 시기인 임신 초기에는 가능한 피하는 것이 좋겠지요. 아기를 위해 사소한 것이라도 참고 견뎌야 하는 것이 예비 엄마의 몫인 것 같습니다.

Q1 임신인 줄 모르고 피부 연고를 발랐는데 문제가 되나요?

댓글1 임신부에게 영향을 미치는 성분이 혹시 들어 있다고 해도 우리가 치료할 때 바르는 양이 극히 적어서 아무 상관이 없어요.

댓글2 저도 임신 초기에 허리 아파서 3일 정도 파스 붙였어요. 이후에 기형아 검사할 때마다 걱정했는데 다행히 아무 이상 없다고 해요.

댓글3 저도 임신 초기에 주부 습진이 손에 번져 피부가 거의 썩어가기 직전이었는데 병원에서 12주 전까지는 절대 약을 줄 수 없다고 했어요. 너무 괴로워서 세 군데나 갔는데 똑같은 대답이더군요. 기형아를 유발할 수 있다고 절대 금기래요. 12주 넘어도 가능하면 자제하라고 했어요.

댓글4 임신 중에 연고는 안 된다고 알고 있어요. 병원 가서 물어보세요.

댓글5 저도 피부 염증이 생겼는데 피부과 가도 약을 안 주더라고요. 임신 중기가 넘었는데도 조심하라 하더군요. 임신 초기에 웬만하면 약은 삼가세요. 제가 피부과 두 곳을 다녔는데 어느 곳은 조금 발라도 상관없다고 하고, 한 곳은 절대 바르지 말라고 했어요. 좀 불편하더라도 아기 생각해서 참으세요.

Q2 습진이 너무 심한데 약 발라도 되나요?

댓글1 저도 임신 중에 발가락에 습진처럼 벗겨지는 것이 있어서 피부과에서 연고 처방받았는데 찜찜해서 안 발랐어요. 습진은 갑자기 생겼다가 며칠 있으니 그냥 없어졌어요. 임신 중에 찜찜하게 느껴지는 건 하지 마세요. 두고두고 신경 쓰여서 태교에 안 좋아요.

댓글2 저도 습진으로 많이 고생했어요. 그래도 약 안 바르고 꾹꾹 참았어요. 정말 너무 아팠어요.

Q3 임신 중 치질 연고 사용해도 될까요?

댓글1 임신부는 연고도 함부로 바르는 게 아니라고 하네요. 병원에 가서 물어보던가 전화로라도 물어 보세요. 임신 중에는 변비도 심해지고 치질도 잘 걸려요. 의사 선생님께 상담해 보세요.

댓글2 저도 그것 때문에 아주 고생하고 있습니다. 정기검진을 받으러 병원에 갔다가 의사 선생님한테 여쭤봤는데 다른 건 안 돼도 연고 사다 바르는 정도는 괜찮다고 하시던데요.

댓글3 저도 임신하고서 치질이 생겼는데 좌욕이 가장 좋은 것 같아요. 아기 낳고 그때도 심하면 병원에 가보려고요.

Q4 임신 중 화상 연고 사용해도 될까요?

 바셀린 같은 건 괜찮지 않나요? 저는 집에 알로에를 키우고 있어서 작은 화상에는 알로에를 발라주면 빨리 가라앉아요.

 저도 집에서 오징어 튀김하다가 얼굴에 화상을 입었어요. 병원에 전화해 보니까 연고 발라도 된다고 해서 바르고 있어요. 병원에 전화해 보세요. 임신 초창기만 아니면 바르라고 하더라고요.

 연고 대신 알로에도 좋고, 감자 갈아서 붙여도 화상에 효과적이에요.

 피부과에서 쓰는 약 중 어떤 성분은 임신 초기에 사용 시 기형을 유발할 수 있습니다. 하지만, 대부분 연고는 그 흡수량이 많지 않으므로 모르고 바른 연고제가 태아에게 영향을 미치는 영향은 미미할 것으로 생각합니다.

연근
임신 중에 연근을 먹어도 될까요?

keyword 121

질문 / 20건
조회 / 5,900명
댓글 / 200개
체크 / 임신 전 기간

연근(蓮根)은 연꽃의 뿌리로 먹을 수 있습니다. 연근은 열을 내려주고 마음을 안정시키는 진정 작용을 합니다. 피를 토하거나 코피가 날 때, 침에 피가 섞여 나오거나 하혈 등 제반 출혈과 어혈을 없애는 효과가 있으며, 그 외에도 설사를 멈추며 마음을 안정시키는 효능이 있습니다. 그러나 몸이 찬 경우, 변비가 있거나 소화 기능이 약하면 피하는 것이 좋습니다.

 Q1 임신부가 유산기 있을 때 연근 먹으면 좋다고 하던데 사실인가요?

 석류는 배란기 때 먹으면 좋대요. 난포를 잘 자라게 해준다고 해요. 두유는 착상기 때 먹으면 좋고 들깨랑 섞어 먹으면 더 좋다네요. 두유랑 콩이 여성 호르몬을 촉진시킨대요. 그리고 습관성 유산에는 연근이 좋대요.

임산부에게 연근이 좋대요. 자궁과 태아를 튼튼하게 만들어준다고 합니다. 연근이 지혈 작용도 있다고 하네요. 제 생각엔 입덧할 때 피 나거나 이가 약해서 양치할 때 피나는 사람, 초기에 약간 출혈 있는 사람 모두 연근을 좀 먹으면 괜찮아지지 않을까요?

 유산기가 있어서 피가 날 때 연근 즙이 지혈 작용을 해서 좋대요. 생 연뿌리를 곱게 갈아서 그 즙을 짜내고 소금을 약간만 타서 먹으면 좋아요. 그 외 유산기에는 쑥차나 당귀차, 호박 꼭지 가루가 좋다고 해요.

 민간에서 전해져 오는 것으로 민간요법입니다.

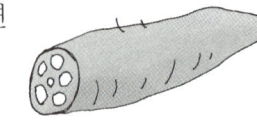

keyword 122

열
몸에서 열이 많이 나는데 열 내리는 법은 없나요?

질문 / 770건
조회 / 133,500명
댓글 / 5,250개
체크 / 임신 전 기간

임신 초기에는 신진대사가 활발해지고 급격한 호르몬 변화가 생겨 열이 나고 땀을 많이 흘리기도 합니다. 체온이 37.2℃ 이내이면 걱정하지 않아도 되는 임신 증상으로 생각할 수 있습니다. 그러나 고열이 계속되면 바이러스 감염 등을 의심할 수 있으므로 적절한 치료를 해야 합니다.

Q1 임신하고 나서 몸에서 열이 너무 많이 나요. 어떡하죠?

 저는 어제 병원 갔다 왔는데 간호사가 열 많이 나면 안 좋대요. 병원 가보세요. 불안해 하는 것보다 나을 것 같아요.

 산모에게 열이 많으면 아기한테 안 좋다고 합니다. 아기는 온도 조절 능력이 없어서 엄마가 받는 열 그대로 다 느낀대요. 요즘은 아기한테 영향 안 가는 약 많습니다. 열꽃까지 필 정도면 빨리 병원 가서 상담받으세요.

댓글3 저도 그랬어요. 심장도 두근두근하고 열이 확 올랐다가 갑자기 내리고, 춥고 그렇죠? 입덧 시작하기 전에 맛있는 음식 많이 먹고 몸 관리 잘하세요. 저는 지금 심하게 입덧 중이랍니다.

댓글4 초기엔 한동안 몸에 열이 많아요. 혹시 풍진 검사는 했는지요? 풍진 때문에 열이 많이 날 경우가 있다고 들었어요. 아기집을 확인한 후 의사 선생님께서 풍진 검사하라고 할 거예요. 참고로 저는 27주 됐는데 저도 처음엔 열이 많이 났었어요.

Q2 막달 되어가면서 더 열이 많이 나는 것 같은데 괜찮은 건가요?

댓글1 저도 그래요. 정말 더워요. 새벽에도 창문 열고, 선풍기 틀어요. 옷 얇게 입고 샤워하고 자요. 저만 임신해서 열이 많은 줄 알았어요. 아기 낳고 나면 덜 하겠죠. 정말 더운 건 못 참겠어요.

댓글2 저는 임신 전에 더위 별로 안 탔어요. 현재 37주인데 너무 더워요. 샤워하고 나와도 바로 땀이 나요. 그렇다고 찬물로 씻지도 못하니까 더 덥네요.

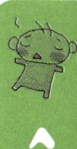

Q3 밤만 되면 열이 심하게 나요. 어떡해야 하죠?

댓글1 임신 4개월까지 기초체온이 고온기가 돼서 그렇대요. 저도 임신 12주인데 지금도 가끔 그래요. 8~9주 때가 제일 심했어요. 근무 중에는 모르겠는데 퇴근하고 집에 들어가면 열이 나는 것 같고 춥고 그래서 감기 걸렸나 의심하고 그랬어요.

댓글2 걱정 안 해도 돼요. 호르몬 변화 때문에 그런 거라고 들었어요. 한두 달 지나면 안 그럴 거예요.

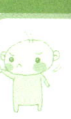

Q4 가슴에서 열이 확 나는데요. 왜 그런 거죠? 괜찮을까요?

댓글1 저도 20주쯤에 그랬어요. 유두에서 분비물도 조금 나오던데 그러더니 괜찮았어요. 한 일주일 고생한 것 같아요.

댓글2 저는 가슴 전체가 빠개지면서 열이 났어요. 유선이 발달하느라 그런 거니 염려 마세요.

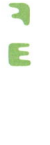

몸에서 열이 나면 더운 느낌보다 추운 느낌이 나게 됩니다. 임신 초기에 호르몬의 변화에 따라 열 나는 느낌이 들 수 있지만 체온이 높아지면 병원에 가서 진료를 받는 것이 좋겠습니다. 산후에 열이 나는 경우는 유방이 울혈되어 생길 수 있습니다. 이 경우 자연적으로 회복되며(2~3일) 지속되는 경우 다른 감염을 의심할 수 있으므로 반드시 전문의의 진찰이 필요합니다.

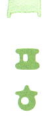

영양제
어떤 영양제를 먹어야 할까요?

keyword 123

질문 / 975건
조회 / 187,700명
댓글 / 5,750개
체크 / 임신 전 기간~ 출산 후

|중|요|도|

임신 중이나 수유기에만 특별히 필요한 영양소는 없으나 임신 전보다 열량, 단백질, 무기질 및 비타민 등의 필요량이 증가합니다. 영양소를 골고루 갖춘 식사를 하는 것이 가장 중요하지만 음식으로 섭취하기 부족하면 의사 선생님과 상담하여 적절한 영양제를 복용하면 좋습니다. 특히 철분은 필요량을 음식으로 섭취하기 힘들기 때문에 꼭 먹도록 합니다.

Q1. 출산 후 영양제 꼭 맞아야 하나요?

댓글1 맞아야 합니다. 아기 낳고 나면 한기도 들고 몸에 영양분 축적된 것도 아기 낳으면서 다 소모될 거고, 출혈도 많이 하니까 맞으세요. 아기 낳는 것도 중요하지만 산모 몸 생각도 하세요.

댓글2 출혈 때문에 꼭 맞아야 해요.

Q2. 영양제와 철분제 중 어떤 걸 먹어야 할까요?

댓글1 음식을 골고루 먹고 철분제만 먹어도 돼요.

댓글2 산부인과에서 별다른 말없이 철분제만 처방해 줬어요. 밥을 잘 먹고 있어서 철분제만 먹어도 될 것 같아요.

댓글3 저는 철분제랑 영양제 함께 먹어요. 식사를 거를 때가 있어서 아기를 위해 함께 먹고 있어요.

Q3. 영양제 종류는 언제부터 먹어야 하나요?

댓글 약국에선 무조건 먹으라고 하는데도 있어요. 원래 빈혈이 있었으면 초기부터 철분제를 꾸준히 먹는 게 좋고 적어도 20주부터 먹으면 됩니다. 저는 엽산제 안 먹고 엽산이 많이 든 키위를 많이 먹었어요.

 **철분제**는 보건소에서 주는 거 아시죠? 그거 먼저 테스트 삼아 먹어보고 안 맞으면 다른 걸로 바꿔서 드세요. 요즘 보건소에서 주는 철분제는 변비 예방되는 좋은 제품 줍니다.

 임신 준비할 때부터 임신 3~4개월까지 엽산 먹다가 5개월부터 철분제 먹으라고 하던데요. 저는 지금 4개월인데 엽산 먹고 있어요. 철분제는 병원에서 먹으라고 할 때부터 먹으면 된대요.

Q4 영양제는 어떤 종류 드세요?

 저는 어지럼증, 입덧도 없었는데 철분제 먹어야 한다고 해서 약국 가서 처방한 대로 약 샀어요. 의사 선생님과 상담해 보고 좋은 걸로 추천 받아서 드세요.

 엽산이 많이 든 음식이나 철분제를 복용하세요. 아기 신경이 만들어지는 시기에 엽산이 부족하면 신경관결손이 생길 수도 있거든요.

 임신 준비부터 초기 때까지 엽산제를 먹는 것이 좋습니다. 그 외 영양제는 꼭 먹을 필요는 없습니다.

> **Tip**
>
> **철분제** : 임신 초기에 철분제를 복용하면 위장장애를 초래할 수 있으니 복용하지 않아도 되지만 임신 5개월 무렵부터는 산모의 혈액 내 혈장 성분이 혈색소보다 더 많이 증가하게 되어 이 때부터 외부로부터 보충해주는 철분 제제를 복용해야 합니다. 자궁과 태반 등의 조직에 공급할 혈액을 만드는 데 필요한 양과 분만할 때 과다한 출혈이 생기므로 혈액을 보충할 양을 생각해서 임신 5개월부터 복용하는 것이 좋습니다.

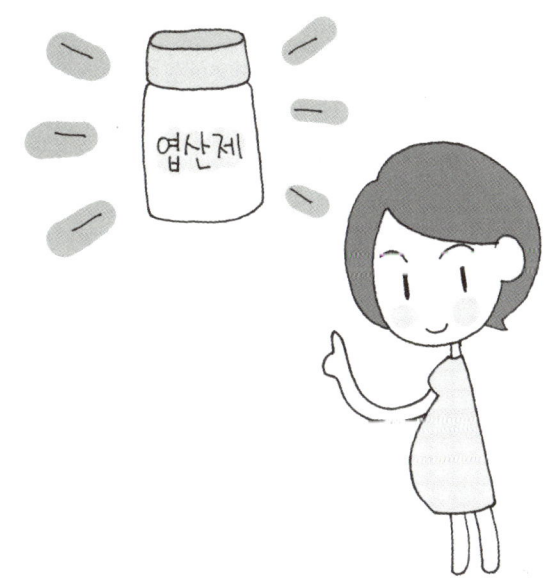

예방접종
예방주사 맞아도 되나요?

keyword 124

중요도 ●●●●●

질문 / 620건
조회 / 901,025명
댓글 / 6,521개
체크 / 임신 전 기간

임신 중 예방접종은 되도록 피하는 것이 좋으나 경우에 따라 시행하여야 하는 경우가 종종 있습니다. 다만 홍역, 볼거리, **풍진**과 같은 생백신은 절대 피해야 합니다.

Q1 독감 예방접종 해야 하나요?

 20주 이후엔 예방접종하는 게 좋답니다. 독감이 임신부라고 안 걸릴 리 없고 안 맞고 있다 걸리면 독감 약은 못 먹을 텐데 그거보다야 낫죠.

 저는 안 맞으려고요. 저는 입덧이 엄청 심했어도 입덧 주사 맞으라는 것도 참았어요. 어떤 약물이든 아기에게 안 좋은 영향이 있을 것 같아서요.

 제가 다니는 병원 선생님도 맞지 말라고 했어요. 그래서 안 맞으려고 해요. 그냥 조심하려고요.

TIP

풍진 : 미열, 피부 발진, 림프절 종창(부어오르는 것)이 주된 증상인 전염병으로 어린이에게 흔하게 나타나지만 청소년이나 성인에게서 발병할 때에는 관절통이나 자반(자주색의 반점)을 동반하며 증상이 좀 더 심한 질환입니다. 임신 초기에 풍진 균에 노출되면 기형을 초래 할 수 있습니다.

Q2 임신부도 독감 예방접종이 가능한가요?

 임신 초기 아니면 괜찮대요. 12주 이전인 사람만 피하면 된대요.

 맞아야 한대요. 오히려 감기 걸리면 고생하잖아요. 저도 지난달 감기 때문에 폐렴 직전까지 갔었는데 의사 선생님이 왜 독감 주사 안 맞았느냐고 하셨어요.

 병원에서 25주때 맞으라고 해서 맞았어요. 그래서인지 감기와는 멀리 지낸답니다.

Q3 풍진 항체가 없다는데 예방접종 전에 임신 검사를 해야 할까요?

댓글1 임신 후에 풍진 예방주사 맞으면 큰일 나요. 임신이 아니라는 걸 확인하고 주사 맞으세요. 6개월까지 조심해야 해요. 사람들 많은데 안 가는 게 좋고 아기들 피하라고 하더라고요. 제가 항체가 없이 임신했거든요.

댓글2 풍진 주사 맞으면 6개월 이후 임신해야 하는데 임신했으면 항체 없어도 별 문제는 없다고 해요.

Q4 B형 간염 예방접종 기간에 임신해도 괜찮을까요?

댓글1 임신 중에 맞으면 별로 안 좋다고 해서 의사와 상의해 보니 한 달에 한 번씩 3차까지 맞고 그 다음 달에 임신하면 될 것 같다고 해서 보건소 가서 3차까지 맞았어요.

댓글2 저는 의사 선생님이 임신 중에 맞아도 전혀 이상 없는 거라고 해서 임신하고 나서 2차까지 맞고 3차 맞을 날을 기다리고 있어요. 간염 주사는 임신하고 맞아도 전혀 상관없대요.

풍진, 홍역 등 임신 중 반드시 피해야 하는 예방접종이 있습니다. 독감 예방접종은 임신 주 수와 관계없이 가능합니다. 간염은 임신 전에 미리 예방접종을 하는 것이 좋습니다. 임신 후에도 체크를 해보는 것이 좋고 임신 중 예방접종이 가능합니다. 임신 중의 예방접종은 산부인과 전문의와 상의하셔야 합니다.

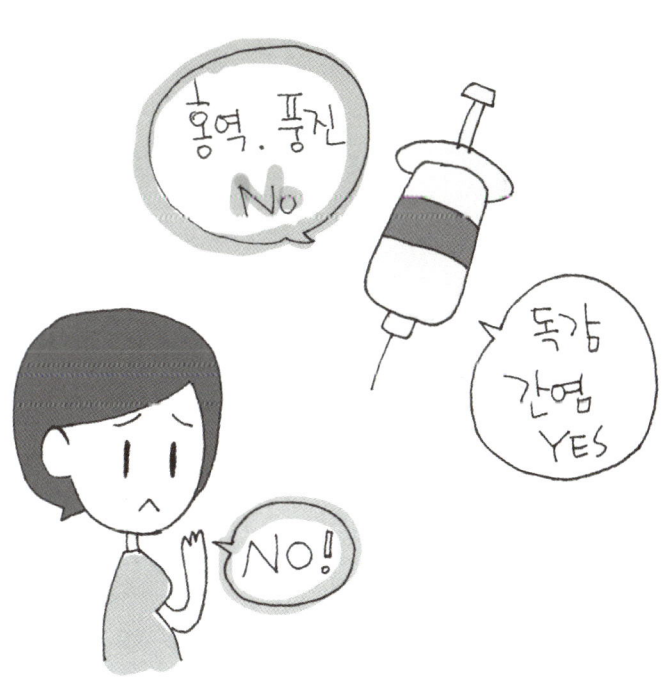

오로
오로가 뭔가요?

keyword 125

|중|요|도|

질문 / 2,100건
조회 / 371,330명
댓글 / 9,215개
체크 / 출산 후

분만 후 자궁에서 피가 섞인 분비물이 나오는데 이를 오로라고 합니다. 처음 며칠 동안은 색이 빨갛고 월경 때처럼 양이 많거나 그 이상일 수도 있습니다. 때로는 작은 덩어리들이 몇 개 섞여 나올 수도 있습니다. 시간이 지나면 오로는 점점 갈색으로 변하고 양도 적어집니다. 그러나 점차 산모가 활동을 개시하고 젖을 먹이기 시작하면서 밝은 빨간색의 피가 비칠 수도 있습니다. 약 10~14일 후에 오로는 하얗거나 노래지면서 점점 사라집니다. 만일 이 기간에 갑자기 피를 많이 흘리거나 덩어리가 나오거나 혹은 나쁜 냄새가 나면 병원에 가봐야 합니다.

Q1 오로는 언제까지 나오나요?

 오로는 한 달 정도 나온대요. 사람마다 다르지만요.

 저는 7주 동안 나왔어요. 사람마다 다르지만 대부분 6~7주 나온대요.

 저는 거의 두 달 동안 나왔어요.

Tip

오로 : 출산이 끝난 후에는 태반이 자궁에 붙어 있던 곳에서 많은 양의 피를 흘리게 됩니다. 잇따른 혈관의 수축과 혈액응고 작용, 그리고 무엇보다도 자궁의 수축 되면서 산후 출혈이 멎습니다. 그러나 출혈이 멎더라도 자궁 속을 이루는 자궁 내벽 조직 일부가 소량의 피와 함께 나오는 것을 오로라고 합니다.

Q2 오로 냄새가 너무 심한데 정상인가요?

 오로는 원래 냄새가 안 난다고 하던데요. 저도 마지막에는 살짝 냄새가 났어요. 걱정할 일은 아닌 것 같아요. 그냥 자주 씻고 청결하게 하는 게 좋을 것 같아요.

 저도 오로가 끝날 무렵 냄새가 심해서 질염인가 싶어 병원에 갔더니 아니라고 했어요. 의사 선생님 말이 고인 피가 조금씩 나와 그럴 거라고 했어요. 아무튼, 시간 더 지나면 괜찮아져요. 그래도 걱정되면 병원 가보세요.

 저도 그래서 병원 갔더니 질염이라고 하더군요. 출산하고 나면 자궁이 약해져서 잘 걸린대요. 두 번이나 약 먹고 치료를 받았어요. 치료 안 하고 놔두면 만성이 된대요. 병원 가보세요.

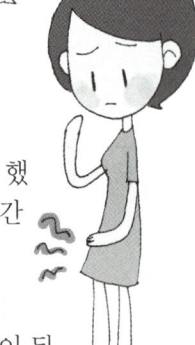

Q3 제왕절개 수술을 해도 오로 나오는 건가요?

 당연히 나오죠. 제왕절개도 출산이잖아요.

 나오는데 자연분만보다는 적게 나온대요. 아기 꺼내고 대충 다 빼내고 닫기 때문에요. 저도 제왕절개 했는데 조금씩 나오고 거의 사라졌어요.

 출산 후에 오로는 정상적으로 발생합니다. 보통 3일 정도 붉게 나오고, 그 이후에는 백색으로 색이 변하며 한 달 정도까지 지속할 수 있습니다. 나쁜 냄새가 나거나 색이 이상하면 질염이나 내막염이 발생한 것일 수 있으므로 치료받아야 합니다. 제왕절개 수술 후에도 오로는 나옵니다.

오일
오일을 발라도 되나요?

keyword 126

질문 / 2,550건
조회 / 562,200명
댓글 / 15,750개
체크 / 임신 전 기간

중요도

목욕 후에 튼 살을 방지하고 피부 수분을 유지하기 위해 오일을 바르기도 합니다. 그러나 검증되지 않은 오일은 사람에 따라 거부 반응이 나타날 수도 있고 향이 강한 것은 수면을 방해하기도 합니다. 평소 사용하지 않는 오일은 사용하지 마세요. 튼 살에는 튼 살 전용 크림을 발라주고 몸에는 임상적으로 검증이 된 로션을 발라주면 됩니다. 올리브 오일은 불포화 지방산과 항산화 성분인 비타민 E, 토코페롤, 폴리페놀 등을 많이 함유하고 있어 노화 방지에 탁월한 효과가 있다고 합니다. 또 식물성 지방이기 때문에 대장의 배변 운동을 촉진해 변비를 치료하고 변을 부드럽게 해주어 임신 중 변비 해소에도 도움이 됩니다.

Q1 임신 중 피해야 할 허브 및 오일에 관해서 알려주세요.

 아로마 오일과 허브가 무조건 좋은 것만은 아닙니다. 임신 중의 산모가 쓰기엔 너무 진한 것도 있고 카페인이 많은 허브나 아로마 오일도 있기 때문입니다.

 로즈마리는 신경을 활성화시켜서 불면증이 올 수도 있다네요.

댓글3 임신 초기에는 반드시 피하고 6개월 이후에는 카페인이 없는 허브차는 괜찮습니다.

Q2 아로마 오일로 배 마사지 절대 하지 말라던데 맞나요?

댓글1 병원에서 아로마 오일 절대 바르지 말라고 했어요. 아기한테 안 좋대요.

댓글2 맞아요. 태아에게 안 좋은 영향을 미친다고 해요. 허브나 아로마 모두 다 임산부에게 좋지 않대요. 오일보다는 로션이나 크림이 효과가 더 좋아요. 안전한 튼 살 크림이나 로션 쓰세요.

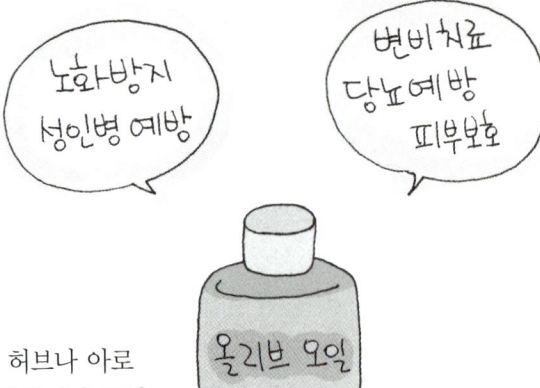

Q3 오일 발랐는데 배가 가렵고 빨간 반점이 났어요. 오일 부작용일까요?

댓글1 혹시 땀띠처럼 조그마하게 올라오나요? 저도 얼마 전에 그런 증상이 있어서 베이비 파우더를 바르니까 가려운 것도 덜하고 3일 정도 지나니까 가라앉던데요.

댓글2 저도 뭔가 볼록하게 솟아 오르더라고요. 오일 때문인가 해서 의사 선생님께 물어봤답니다. 임산부들한테 잘 나타난대요. 그래서 연고 하나 받아왔어요. 그게 몇 주 됐는데 지금은 배가 트려고 그러는지 너무 가려워요.

댓글3 제 경우는 오일이 안 맞았어요. 저도 평소 바디 로션만 조금씩 바르다가 튼 살 크림 사기 전에 슈퍼에서 베이비 오일 구입해서 발랐는데 며칠 뒤에 다리하고 배에 두드러기같이 났어요. 임신 호르몬 영향으로 두드러기 난다고 하는데 제 경우엔 오일 때문인 것 같아요. 그래서 오일 안 발랐더니 괜찮아졌어요. 튼 살 크림 바르고 나머지 팔, 다리는 일반 바디 로션 바르는데 괜찮습니다.

댓글4 저도 매일 발랐더니 빨갛게 뭐가 났어요. 그 뒤로는 4~5일에 한 번 정도만 샤워 후에 발라주고 평소에는 그냥 다른 바디 로션 발라요. 오일이 보습 효과는 좋은데 안 맞는 사람이 좀 있는 것 같아요.

Q4 오일 사용법이나 주의사항 알려주세요.

댓글1 오일을 바르고 나서 미지근한 물로 한 번 씻어낸 다음, 샤워가 끝났으면 수건으로 물기를 제거하고 크림을 발라줍니다. 저는 배가 가려울 때마다 수건을 따뜻하게 해서 배 마사지 해주고 크림을 발라주기도 한답니다.

댓글2 저도 오일 닦아내지 않고 크림 바르고 마사지해 줘요.

댓글3 산모가 피해야 할 오일만 주의하면 살 트임도 방지되고 좋은 듯합니다.

댓글4 오일은 샤워하고 난 후 물기 있을 때 사용하고 물기 제거 후에는 크림 발라요.

댓글5 오일 먼저 바르고 튼 살 크림 발라요. 참고로 저는 오일을 주로 발라요. 오일만으로도 튼 살 방지가 된다고 해서요.

 댓글6 저도 샤워하고 물기 있는 상태에서 오일로 마사지 계속 하다가 수건으로 닦고 나서 배와 엉덩이, 가슴 주위로 튼 살 크림을 먼저 바르고 나서 온몸 전체에 바디 크림 발라요.

댓글7 저는 샤워하고 물기 많은 상태에서 오일 발라요. 그다음에 튼 살 크림 바릅니다.

Q5 올리브 오일 효능과 사용 방법에 대해서 알려주세요.

 댓글1 올리브 오일이 태아 발달에도 도움을 준다고 해요. 그러니 물론 바디 마사지해도 상관없겠죠. 산모교실에서 올리브 오일로 유두 마사지하는 법도 알려줬어요. 피부 트러블 방지에도 좋다니 튼 살 크림이 부담스러우신 분들은 베이비 오일이나 올리브 오일로 마사지해 보세요. 마사지는 일반 식용 올리브유로 가능합니다.

 댓글2 피부를 보호해 주고 트러블 부위에 바르면 트러블이 진정이 된다네요.

 임신 중에는 피부를 촉촉이 유지해 주는 것이 좋습니다. 샤워 후 물기를 가볍게 닦아내고, 수분이 든 로션이나 오일을 발라주세요. 임신 중 튼 살이 염려되면 매일 샤워 후에 튼 살 예방 크림이나 오일을 꾸준히 바르면서 배를 마사지해 주세요. 알레르기나 피부염이 생길 수도 있으니 주의하세요.

외음부 분비물
외음부에서 분비물이 나와요.

keyword 127

중요도

질문 / 20건
조회 / 3,005명
댓글 / 80개
체크 / 출산 후

외음부가 습해져서 그 자체만으로도 가려울 수가 있고 여기에 캔디다 같은 곰팡이 감염이 동반되면 가려운 정도는 더욱 심해집니다. 가장 권할만한 관리 방법은 식초를 약간 섞은 물로 뒷물 후 완전하게 건조하고 정확한 원인균 진단을 위해 검사를 받아 본 후에 이에 적절한 질정을 사용할 것을 권합니다.

Q1 출산 후 분비물이 너무 오래 나와요. 괜찮을까요?

 보통 한 달 정도면 안 나오는 걸로 알고 있어요. 저도 그랬거든요. 혹시 모르니 산부인과 가서 진료 꼭 받아보세요.

 저 두 달 됐는데 아직 나와요. 일주일 전에는 생리 같은 피도 일주일 동안 나왔어요. 의사 선생님 말로는 고여있던 피가 빠진 것 같다고 했어요.

 저도 80일 넘어서도 나왔어요. 그리고는 좀 있다가 생리 시작했어요.

 분비물은 대개 한 달 정도면 끝나는 걸로 알고 있어요. 저도 한 달가량 나왔거든요. 몸에 안 좋은 분비물들이 나오는 거니까 크게 걱정할 필요는 없을 것 같아요.

 오로가 끝나고도 분비물이 지속적으로 나오거나 나쁜 냄새가 나고 색이 이상하면 잔류태반, **자궁 내막염** 등의 가능성도 있습니다. 산부인과 전문의와 상담하십시오.

자궁 내막염 : 자궁의 안쪽을 자궁 내막이라 하는데, 이 내막에 여러 가지 세균이 침입하여 염증을 일으킨 것을 자궁 내막염이라 합니다. 대부분은 급성으로 질이나 자궁경관으로부터 감염되어 외음 또는 질염에 함께 발생하며, 분만이나 산욕 때, 유산 또는 월경 시에 감염되기 쉽습니다. 가벼운 염증에서는 자각 증세를 거의 느끼지 못하지만 증상이 진행됨에 따라 고름 같은 대하(냉)가 많아지고 황색 또는 황갈색을 띠거나 고름 또는 피가 섞여 나옵니다. 아랫배가 심하게 아프며 열이 나기도 합니다.

외출
임신 중 외출을 자주 해도 되나요?

keyword **128**

질문 / 1,200건
조회 / 345,500명
댓글 / 6,000개
체크 / 임신 전 기간, 출산 후

|중|요|도|

임신 중에 사람이 많이 붐비는 곳에 오랫동안 서 있으면 힘들고 현기증이 나기도 하므로 피하는 것이 좋으며 쇼핑을 할 때는 반드시 남편이나 다른 보호자와 함께 합니다. 생활용품도 가능하면 한 번에 많이 사두는 것이 현명한 일입니다.

Q1 임산부 외출할 때 어떤 옷 입으세요?

 전 30주인데 임부 청바지 입어요. 아주 편해요. 배 부분을 좀 조절해서 입으면 괜찮을 것 같아요.

어제 처음 임부 바지를 입었는데 다들 편하다는 말 듣고 회사 입고 왔다가 온종일 힘들었어요. 앞으로 원피스만 입어야겠어요.

Q2 막달 돼 갈수록 외출하기 어렵던데 다들 어떠세요?

 저는 39주인데 멀리만 안 가고 가까운 곳은 잘 돌아다녀요. 혹시 혼자 멀리 갔다가 응급 상황이 생길까 봐 멀리 가지 말라고 한대요.

 몸이 무거워져 외출하기 힘들지만 운동 삼아 걸어 다니니 좋아요. 운동해야 순산해요.

Q3 초기에 외출할 때마다 배가 아파요. 괜찮을까요?

 안정이 최고예요. 무리하지 마세요. 걷다가 배가 아프면 잠깐 앉아서 안정을 취한 후 걷는 게 좋아요.

 유산기가 보여서 그럴 수 있어요. 병원 가도 특별하게 의사 선생님이 해줄 수 있는 게 없어요. 심하면 약을 주기는 하는데 무조건 쉬어야 한대요. 밥 먹고 화장실 갈 때만 움직이고 계속 누워 있어야 해요. 최소 10주까지는 아주 조심해야 한다네요.

Q4 출산 후 얼마 만에 외출하세요?

 저는 25일째부터 아기랑 같이 외출했어요. 지금은 45일째인데 하루도 안 빠지고 30분에서 1시간 30분 정도 외출한답니다.

 내복 입고 나가세요. 저는 출산 한 달 후 등산 다녔어요.

 저도 출산한 지 2주 정도 됐는데 병원 갈 일이 있어서 외출했어요. 옷 잘 챙겨 입고 찬 바람만 많이 안 쐬면 될 것 같아요.

Q5 제왕절개 수술 후 외출은 언제부터 가능한가요?

 저는 수술 후 3일 만에 밖에 나가서 밥 먹었어요. 많이 힘들진 않던데요. 3주 후면 충분히 가능할 거예요.

 임신 중 적당한 정도의 산책이나 운동은 좋습니다. 배가 아픈 경우엔 가능하면 쉬는 것이 좋고 무리한 외출은 삼가며, 가능하면 편한 옷으로 입으세요. 분만 후 6주가 지나면 자궁이 원래 크기로 회복되고 산욕기가 지나게 됩니다. 그 이후에는 일상생활로 복귀가 가능합니다.

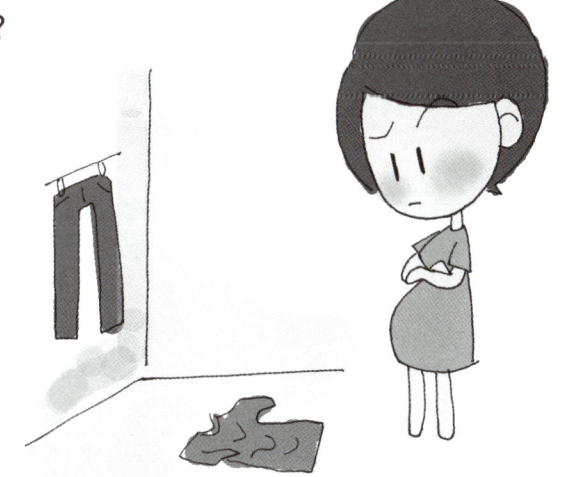

요로감염 · 요로결석
요로결석이 생겼어요.

keyword 129

질문 / 50건
조회 / 8,015명
댓글 / 255개
체크 / 임신 전 기간

중요도

임신 중에 생기는 신장 질환에 요로감염과 요로결석이 있습니다. 요로감염은 콩팥에서 걸러진 소변이 요관, 방광, 요도를 지나는 중에 염증이 발생한 경우입니다. 요로결석은 소변이 지나는 길에 결석이 생기는 병입니다. 요로결석은 물을 많이 마시면 자신도 모르는 새 빠져나가기도 합니다. 요로감염을 예방하려면 소변을 참지 말고 부부관계 시 청결을 유지해야 합니다.

Q1 임신 중인데 요로결석이 생겼어요. 자연적으로 빠지는 수밖에 없다는데 밤마다 너무 아파요. 아기한테는 영향 없겠죠?

 물 많이 마셔요. 그리고 임부라 힘들겠지만 오줌을 조금 참았다가 모아서 누세요. 오줌 눌 때 좀 세게 누면 결석이 빠진다고 해요.

 임신까지 해서 요로결석이면 정말 많이 아플 텐데……. 저희 친정엄마는 요로결석 때문에 너무 아파서 몇 번 기절도 하셨거든요. 물이랑 맥주 많이 먹으라고 하는데 술은 안 되니까 물을 진짜 많이 마셔야 해요.

 저는 17주인데 지난주에 왼쪽 옆구리가 너무 아파서 응급실 갔었어요. 소변검사랑 초음파 검사 결과 요로결석이라고 하더군요. 일주일 동안 물 많이 마시고 어제 다시 병원 가서 검사하니 돌이 빠져나갔다고 해요. 물을 많이 마셔요. 그럼 좋은 결과 있을 거예요.

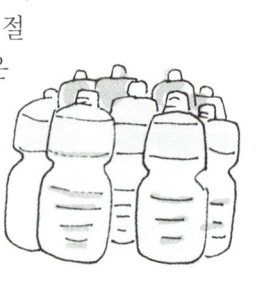
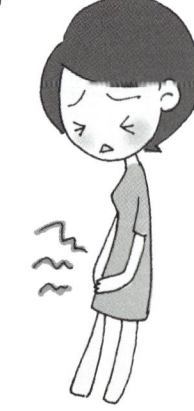

 임신 중 한쪽 옆구리 통증이 심하면 요로결석 또는 신우염을 의심할 수가 있습니다. 충분한 수분 섭취가 도움됩니다. 증상이 있으면 조산이나 다른 질환과 감별 질환이 필요하기 때문에 즉시 산부인과 전문의와 상의하여야 합니다.

1. 요로감염 : 콩팥에서 소변이 걸러져서 요관, 방광, 요도를 지나는 동안 어떤 부위에서든 염증이 발생한 경우입니다. 증상이 없이 소변에 세균만 보이는 경우에서부터 요도염, 방광염, 신우신염 등이 이에 속합니다.
2. 요로결석 : 소변이 지나가는 길 어디에든 결석이 생기는 경우입니다.

요실금
요실금이 생겼어요.

keyword 130

질문 / 15건
조회 / 1,610명
댓글 / 40개
체크 / 임신 중기~출산 후

|중|요|도|

요실금은 기침을 하거나 크게 웃을 때 오줌이 찔끔찔끔 새어나오는 증상으로 임신과 출산으로 자궁, 질벽, 방광, 요관 등이 느슨해져 생깁니다. 요실금에는 요도에 힘이 들어가도록 항문을 조여주는 운동이 좋습니다. 항문 주위 근육에 약 5초간 힘을 주는 운동을 10분 동안 하는데 하루 3번 이상, 꾸준하게 해야 효과가 있습니다. 이 운동을 임신 기간에 부지런히 하면 요실금을 예방할 수 있습니다.

Q1 출산 후 한 달 지났는데 요실금인 것 같아요. 어떡하죠?

 출산 한 달밖에 안 됐으니 그럴 거예요. 저도 거의 두 달 가까이 그랬던 거 같아요. 소변 마려우면 즉시 화장실로 달려가요. 좀 더 시간이 지나면 괜찮아져요.

 하루에 케겔 운동 300번씩 하래요. 저도 3주 지났는데 힘드네요. 그래도 처음보다는 조금씩 나아지고 있어서 열심히 해보려고요.

 저도 출산은 아니지만 유산 후 요실금 증세가 있어요. 의사 선생님께 여쭤봤더니 출산 스트레스로 그런 것이고 시간이 지날수록 나아질 거라고 걱정하지 말고 지켜보라고 했어요. 그리고 요실금 수술하면 다음 출산할 때에 문제가 있어 둘째 계획 있으면 수술 못한다고 하더군요.

Q2 임신 중 요실금이 생기기도 하나요?

 저도 요실금 증세가 생겼어요. 아기가 눌러서 그렇다는데요.

 저도 20주때부터 가끔 재채기하면 찔끔거렸어요. 막달도 아닌데 그런 증세가 있어서 병원에 물어보니까 원래 사람마다 다르고 나중에 아기 낳고 나면 없어진대요. 걱정하지 마세요.

Q3 자연분만하면 요실금이 잘 생기나요?

 거의 다 생겨요. 계속 심하면 병원 가야 한대요.

자연분만하면 항문과 질에 압박이 심하게 오기 때문에 요실금 많이 온대요. 회음부에 힘주는 운동(케겔운동)도 치유는 안 되고 증상 완화에만 도움이 된다는군요.

Q4 출산 후 요실금 치료법에 대해서 가르쳐주세요.

 달리기할 때 출발 자세 알죠? 엄지발가락 끝에 힘을 주고 탁 치고 나가려는 그런 자세로 동시에 질을 조이는 거예요. 소변을 참는 그런 기분으로요. 그냥 할 때보다 엄지발가락을 신경 쓰면서 하면 더 쉬워요.

 엄지발가락에 힘주는 운동을 많이 하면 질의 탄력성이 좋아지고 질구도 좁아진다고 해요.

 질근육 강화 운동을 꾸준히 해보세요. 일명 케겔운동이라고도 하죠. 꾸준히 하면 확실히 효과가 있다고 합니다.

 임신 말기로 갈수록 태아가 방광을 압박하여 임신 중이나 분만 후 요실금이 생기기도 합니다. 특히 난산이었을 경우 그 확률이 더 높습니다. **케겔운동**이 도움이 될 수 있습니다. 출산 후 3~6개월에 산모의 3~26%에서 요실금이 발생할 수 있습니다. 1년 관찰 시 50% 이상이 호전될 수 있습니다. 증상이 있으면 산부인과 전문의와 상의하십시오.

케겔운동 : 케겔운동은 출산으로 늘어져있는 질의 크기를 줄여주지는 못하지만 질의 수축력을 증가시켜 요실금 예방에 좋습니다. 꾸준히 해야 합니다. 케겔운동 1단계는 대변을 참듯이 항문을 오므립니다. 항문만 오므린다는 느낌으로 하면 됩니다. 조금 쉰 후 다시 항문을 오므리고 힘을 빼는 동작을 반복합니다. 30번 반복합니다. 하루에 3번 이상 이런 과정을 되풀이 합니다. 익숙해졌다가 2단계로 넘어갑니다. 케겔운동 2단계는 항문을 오므리는 시간을 조금 늘려서 마음속으로 천천히 다섯을 셀 때까지 오므립니다. 한번에 50번씩 하루 3차례 이상 반복합니다. 익숙해졌다면 3단계로 넘어갑니다. 케겔운동 3단계는 조이고 푸는 동작을 1초 이내로 빨리빨리 반복해서 30번 정도 하시고 이런 동작을 하루 3차례 이상합니다.

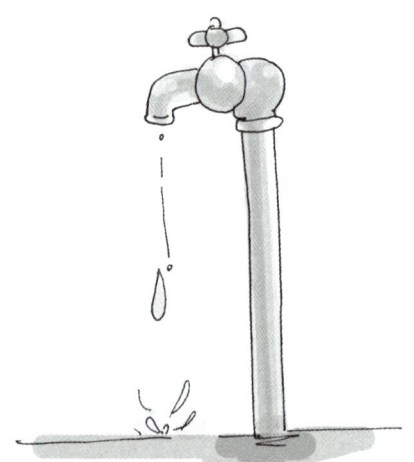

우울증
우울증에 걸린 것 같아요.

keyword **131**

질문 / 24,300건
조회 / 3,450,600명
댓글 / 170,100개
체크 / 임신 전 기간~ 출산 후

|중|요|도|

임신 초기에 생기는 우울증은 입덧과 피곤함 때문에 생기지만 아기의 태동을 느끼면 사라지기도 합니다. 그러나 임신 중기 이후에 생긴 우울증은 아기를 낳은 후에도 6개월 정도 계속되기도 합니다. 임신 후 우울증의 원인은 몸매의 변화, 여성 호르몬의 증가, 출산 또는 육아에 대한 부담 때문에 감정의 기복이 심해지고, 사소한 일에도 민감하게 반응하게 됩니다. 주변 사람들의 관심이 필요합니다.

Q1 임신하고 나서 이상하게 눈물이 자주 나는데 괜찮나요?

댓글1 저도 하염없이 눈물이 나요. 우울증에다 걱정이 많아서요. 모든 생활이 아기한테 쏠리다 보면 본인 자리도 없어지고 외롭고 그렇잖아요. 저는 하루에도 몇 번씩 기분이 좋았다 나빴다 해요. 남편이 조금만 소홀히 대해도 눈물이 뚝뚝 떨어져요. 그냥 자연스럽게 지나가는 기분이라고 생각하고 좋은 생각만 하면서 기분 달래보세요. 시장 봐서 평소에 안 해봤던 맛난 요리를 해 먹는 것도 기분 전환에 도움이 될 것 같아요.

댓글2 우울증이 와서 그럴 거예요. 바보처럼 왜 아기를 가져서 이 나이에 이러고 있나 하는 생각이 들어서 정말 힘들었어요. 아기랑 둘이 있는데 정말 힘들더군요. 베란다에서 창 밖을 보면서 언젠가는 아기를 안고 나갈 수 있다. 여기저기 다니면서 아기랑 놀 수 있다. 그렇게 하면서 하루하루 이겨나갔더니 우울증은 없어진 것 같아요.

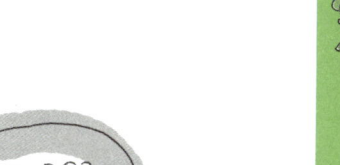
남성 우울증 60%

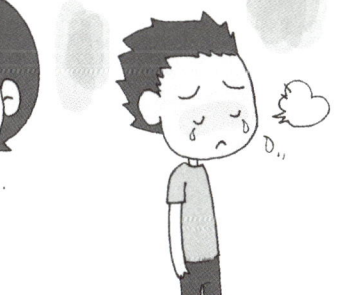

임신 중 우울 증세가 나타나면 반드시 식사를 규칙적으로 하고 충분히 수면을 취하며 정신 요법과 자기 자신 통제를 통하여 우울 증세를 극복할 필요가 있습니다. 그리고 우울 증세가 심한 경우에는 항우울제를 복용하면 도움이 될 수 있으나 임신 중에는 약물 요법은 피하는 것이 좋습니다. 오메가 3계 지방산이 우울증에 효과적이라는 보도가 있는데 이것이 많이 든 음식은 주로 등 푸른 생선으로, 참치, 삼치, 꽁치, 고등어, 연어, 청어, 숭어, 정어리 등이 있습니다.

우유
우유를 하루에 얼마나 마셔야 하나요?

keyword 132

|중|요|도|
●●●●●

질문 / 6,202건
조회 / 1,209,815명
댓글 / 39,100개
체크 / 임신 전 기간

칼슘은 체내의 골격과 치아 대부분을 차지하고 있으며 근육수축, 혈액응고 등에 중요한 작용을 합니다. 우유, 유제품, 두부, 뼈째 먹는 생선에 칼슘이 많이 들어 있습니다. 지나치면 영양이 과다 섭취해서 문제가 되겠지만 적절한 섭취를 하면 태아의 골격 형성과 산모의 **골다공증** 예방에 좋습니다.

Q1 우유 하루에 얼마나 드세요?

댓글1 저는 있는 대로 먹어요. 1,000ml 있으면 그거 다 마시고 500ml 있으면 그거 다 마셔요. 하루에 500~750ml가 정상이라고 들었어요.

댓글2 저는 우유 200ml, 두유를 하루 하나씩 번갈아 가며 먹어요. 밥 먹고 과일 먹고 가끔 수스 먹으면 200ml 한 개 먹기도 빠듯해요.

댓글3 저는 우유 안 좋아하고 먹으면 소화도 안 되고 그랬는데 그것도 마시다 보니까 좀 괜찮아졌어요. 그리고 요즘은 소화 잘 되는 우유도 나와요. 저는 아침 대신 우유에 미숫가루 타 먹는 게 습관이 돼 버렸답니다.

> **Tip**
> **골다공증** : 골밀도가 감소하거나 또는 뼈가 약해져서 골절(骨折)이 되기 쉬운 상태를 생각하면 됩니다. 남자와 여자의 연령별 골다공증 발생빈도를 보면 여자는 50대의 20%가 골다공증에 걸린다고 합니다. 60대는 40%, 70대는 60%로 여자는 나이를 먹을수록 급격히 골다공증 발생률이 증가합니다. 따라서 골다공증은 여성의 질병이라 해도 과언이 아닙니다.

Q2 우유 대체로 먹을 수 있는 게 뭐가 있나요? 우유는 도저히 못 먹겠어요.

댓글1 마** 먹어보세요. 분유 냄새가 좀 나지만 저도 우유는 못 먹어도 마**은 먹겠던걸요.

댓글2 저도 그랬는데 임신하고부터는 고기랑 우유 먹게 되었어요. 입맛도 바뀌나 봐요.

댓글3 임신 전에는 우유, 치즈를 좋아했는데 임신하고는 안 받더군요. 그래서 딸기맛 두유, 초코맛 두유, 요구르트, 이런 제품들 먹어요. 그리고 국 멸치를 갈아서 양념통에 넣고, 국이나 찌개에 평소보다 많이 넣어서 먹었어요. 그럼

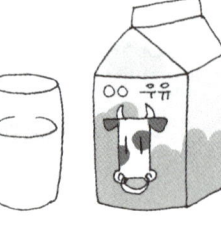
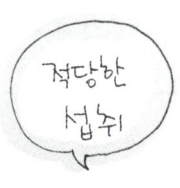

국물맛도 좋고, 멸치 먹는 줄 모르면서 먹게 되니 좋더라고요. 요즘에도 우유는 안 먹는데 집에서 요구르트를 만들어 먹으니 먹게 되더군요.

임신 중 우유를 섭취하는 것을 권장합니다. 그러나 과도하게 섭취하면 열량 과다 때문에 살이 찔 수 있으므로 주의해야 합니다.

우족탕
우족탕을 먹으면 좋나요?

keyword **133**

질문 / 45건
조회 / 6,574명
댓글 / 260개
체크 / 임신 말기~수유기간

모유의 양과 질을 좋게 하려면 무엇보다 균형 잡힌 식사로 영양을 충분히 섭취하는 것이 중요합니다. 특히 단백질, 칼슘, 비타민 등이 부족하지 않도록 해야 하는데, 산모에게 우족탕이나 꼬리곰탕 등을 권하는 것도 이런 이유입니다. 그러나 지방 성분인 젤라틴이 많아서 살이 찌기 쉽습니다.

Q1 아기 순산하려면 우족탕 먹으라는데 먹어도 될까요? 살찔까 봐 걱정이에요.

댓글1 먹어서 나쁠 건 없죠. 안 먹어도 힘주는데 큰 지장 없겠지만 몸보신 차원에서 먹는 것도 좋아요.

댓글2 먹으면 좋지요. 젖 도는데 좋대요. 그런데 곰국 종류 먹으면 아기가 통통해진대요.

댓글3 젖이 살 놀아요. 우족, 돼지족이 젖 도는 데는 최고예요.

우족탕이 수유에 도움이 되는지는 명확하지 않습니다. 수유할 때에도 균형 잡힌 식사를 시행하여야 하며, 특히 고단백의 음식을 섭취하는 것이 좋습니다. 모유 대부분은 수분이므로, 수분을 보충하는 것이 중요한데, 청량음료는 살이 찌므로, 우유로 주된 수분을 보충하면서 물, 과즙음료를 수시로 마셔야 합니다. 술, 담배, 커피는 임신 기간과 마찬가지로 수유 기간에는 피해야 합니다.

운동
임신 중에 운동해도 되나요?

keyword 134

질문 / 10,100건
조회 / 2,548,000명
댓글 / 74,650개
체크 / 임신 전 기간

중요도

임신을 하면 몸이 무거워 움직이는 것이 귀찮겠지만 엄마와 태아를 위해서라도 운동은 꼭 필요합니다. 가벼운 산책이나 임산부 요가 등은 기분을 좋게 하고 식욕도 증가시킬 뿐 아니라 수면에도 도움을 줍니다. 임신 전부터 계속하고 있던 운동은 약간씩 하는 것도 괜찮지만 자전거 타기나 승마, 농구, 배구같이 격렬한 운동은 하지 않는 것이 좋습니다. 그러나 임신성 고혈압, 다태임신, 태아성장지연, 심장 질환이 있는 경우라면 오히려 안정하는 것이 좋습니다.

Q1 임신 준비 중인데 헬스클럽 다니면 안 되나요?

 저는 임신 사실 알기 전까지 계속 헬스클럽 다녔어요. 의사 선생님이 자기 몸이 즐거우면 괜찮다고 했어요.

 임신하기 전까진 운동해도 상관없어요. 임신하고 초기엔 조심해야 하니 쉬는 것이 좋을 듯해요. 저도 헬스클럽 열심히 다니면서 운동했는데 임신하고 그만뒀어요. 초기엔 위험할 수 있으니까요.

댓글3 아직 임신하기 전이라면 무슨 운동이든 도움이 됩니다. 특히 허리 근육을 튼튼히 해놓으면 임신 기간 동안 요통이 덜 할 수도 있어요. 튼튼한 배 근육도 출산에 도움이 되지요. 임신 초기에는 유산 위험이 있다고 해서 운동을 쉬지만 17주 정도부터 다시 시작하려고 합니다.

Q2 임신부에게 어떤 운동이 좋을까요?

 저는 임산부 요가 좋던데요. 요가하고 나서 허리 아픈 것도 사라졌거든요.

 운동이라고 해봐야 요즘 병원에서 해주는 요가밖에 없어요. 걷는 게 좋다는데 날이

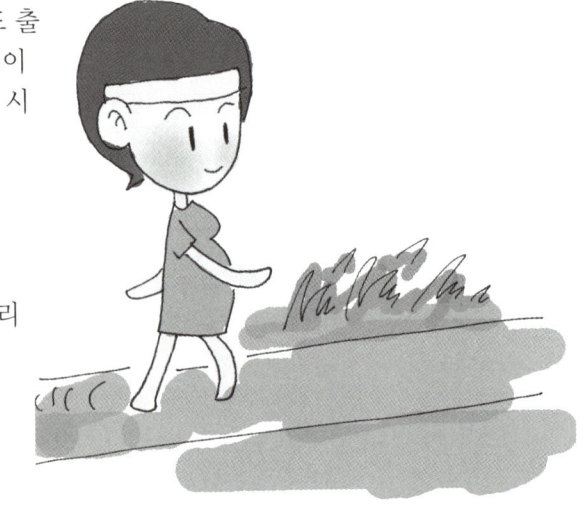

추울 때는 밖에 나가지도 못하겠어요.

댓글3 저녁때 텔레비전 보면서 간단한 체조 같은 거라도 해주세요. 골반 운동도 해보세요.

댓글4 저는 첫째 출산하고 허리 디스크 수술을 했어요. 둘째 임신하기 전까지 헬스장에서 러닝머신으로 제자리 걷기 30분 정도, 윗몸 일으키기 40개 정도 하면서 지냈어요. 물론 허리가 튼튼해졌음을 느꼈죠. 지금 16주째 접어들고 있어요. 더위가 가시고 나면 헬스장을 다시 나갈까 해요.

댓글5 산책이 제일 좋데요. 밤에 남편과 학교 운동장이나 동네 산책하세요.

Q3 임신부는 언제부터 운동이 가능할까요?

댓글1 저도 걷기 운동 좀 하려고 했는데 임신 초기라서 쉬고 있어요. 임신 전이라도 열심히 운동하세요.

댓글2 저는 20주 이후부터 본격적으로 운동 다니려고 해요.

댓글3 저는 5개월 넘어서 슬슬 시작했어요. 그냥 동네 한 바퀴씩 도는 정도예요.

댓글4 6개월부터 하면 좋아요. 그전에는 아기가 커야 하니까 조심조심 하세요.

Q4 임신 중에는 하루에 운동을 얼마나 해야 할까요?

댓글1 운동 거의 못 해요. 32주라 내장이 올라와서 그런지 몸 전체가 쑤시고 아파요.

댓글2 저도 28주인데 6개월 좀 지나면서부터 일주일에 3~4일 정도 40~50분씩 공원 산책하고 있어요. 날이 따뜻해지면 그땐 본격적으로 더 열심히 할 거예요.

댓글3 저는 7개월부터 워낙 많이 걸었던 터라 35주에 조기 진통이 왔어요. 매일 1시간씩 걷기 운동 했답니다.

댓글4 밥하기, 걸레질하기 이것도 운동 아닌가요? 저는 운동 안 하고 지냅니다.

댓글5 너무 무리하게 하지 않는 것이 좋을 거예요. 가볍게 산책 정도만 하세요.

댓글6 저도 걷기는 좀 열심히 한 것 같아요. 아침엔 뒷동산 올라갔다 내려왔고 저녁엔 30분 정도 열심히 걸었어요. 너무 가만히 있으면 몸이 너무 쳐져서 적당히 운동하는 게 제일 좋은 것 같아요.

댓글7 저도 30~40분 정도 매일 걸어요.

댓글8 저는 매일 50분씩 걸어요. 시원한 밤 공기 마시면서 걷는 거 무척 좋아요. 귀에는 이어폰 꽂고 라디오도 들어요. 그러면 하나도 안 지겨워요.

Q5 임신 중 운동 많이 하면 아기가 작아지나요?

댓글1 맞는 말 같아요. 아기가 좀 크다는 말 듣고 그 후로 운동을 열심히 하니까 지금은 오히려 작다고 하네요.

댓글2 많이 먹지 마세요. 엄마가 먹는 것에 따라 아기 크기가 달라지는 것 같아요. 지금 34주인데 저녁에 잘 안 먹었더니 주 수에 맞게 크더라고요.

댓글3 저도 27주까지 운동을 안 했더니 아기가 크다고 했어요. 그래서 간식 안 먹고, 단 음식 안 먹고 하루에 1시간 30분 정도 산책했더니 아기가 주 수에 맞게 크고 몸무게는 적게 나가더라고요.

Q6 운동할 때 주의사항에 대해 가르쳐주세요.

댓글1 저는 저녁에 1시간 정도 걷는데 걷다가 배 뭉치고 아프면 좀 쉬었다가 다시 걸어요. 저도 아기 머리가 커서 관리 잘해야 하는데 생각만큼 안 되네요. 계단은 관절에 손상이 많이 온다니까 평지 많이 걸으세요.

댓글2 무리하게 걷거나 쇼핑하러 다니면 양수가 조기파수 될 위험이 크답니다. 진통이 오기도 전에 양수가 터지는 거죠. 그러면 아기가 감염될 위험이 있으니까 무리하지 않는 범위에서 운동하는 것이 좋답니다.

Q7 케겔운동은 뭔가요? 어떻게 해야 하죠?

댓글1 항문 주위를 힘을 꽉 줬다가 풀었다가 하는 운동이에요. 요실금에 효과가 있다고 있대요.

댓글2 항문에 힘주고 5초 견뎠다가 푸는 걸 반복하는 운동이에요. 5초가 생각보다 길어요. 출산 후에 질이 늘어나니까 탄력을 주는 것도 되고, 평소에도 꾸준히 하면 효과 좋대요.

댓글3 소변 보다가 멈춰보세요. 힘이 들어가는 부위가 있죠? 평소에 그 부위에 힘을 줬다 뺐다 하는 것이 케겔운동입니다. 열심히 해보세요.

Q8 배란 후에 운동은 어떻게 해야 하죠?

댓글1 병원에서 배란 이후에 뭐 조심해야 한다는 말은 없었던 것 같아요. 평상시처럼 할 일 다 하던데요.

댓글2 배란일 전엔 이런저런 운동해도 좋지만 배란일 후에 착상되는 즈음에는 안 하는 게 좋다고 해요. 그리고 자전거 타기도 자제하라고 나왔어요. 걷기는 착상에 도움이 된대요.

Q9 병원에서 계단 오르기 운동하지 말라던데 안 좋은가요?

 임부한테 계단 오르기가 안 좋다고 했어요. 무릎 관절도 안 좋아지고 아기 낳고 나서 고생한다는 말도 있더군요. 평지 산책이 제일 좋대요.

 정형외과 의사가 임부들 계단 오르내리기를 하면 무릎 다 망가진다고 했어요. 아무리 낮은 계단이라도 오르고 내리기는 무릎에 안 좋대요. 그냥 평지 걸으세요.

 임신 기간에 무리하지 않은 30분 정도의 운동은 임부나 태아에 모두 유익합니다. 새로운 운동을 시작하는 것보다 임신 전부터 하던 운동을 규칙적으로 하는 것이 좋으며 산모에게 수영, 요가, 가벼운 걷기가 추천되며 조심해야 할 운동으로는 스키나 승마, 격렬한 움직임이 있는 농구나 등산, 윗몸 일으키기 등은 피해야 합니다. 운동 중 숨이 가쁘거나 몸에 통증이 느껴진다면 중단해야 하며, 숨이 찰 정도의 운동은 태아에게 공급되는 산소량이 부족할 수 있음을 명심해야 합니다.

유관
유관이 막히면 어떻게 하나요?

keyword **135**

- 질문 / 70건
- 조회 / 11,130명
- 댓글 / 230개
- 체크 / 수유 기간 내

유관이 한 두 개 막히면 젖이 잘 나오지 않으며 유방이 붉어지고 덩어리가 만져질 수 있습니다. 막힌 유두를 치료하지 않으면 유방염으로 번질 수 있으므로 즉시 조치를 취해야 합니다. 소독한 주삿바늘로 찔러 막힌 유관을 뚫어주기도 하는데 뚫린 유관으로 젖이 너무 많이 나와 아기가 사레 걸릴 수도 있으므로 수유를 하면서 아기가 젖을 제대로 빨고 있는지 유심해 살펴봐야 합니다. 꼭 전문의랑 상의하세요.

Q1 유관이 막혔대요. 뚫는 방법 좀 가르쳐주세요.

 알코올로 바늘 소독하고 유두의 하얀 부분 살짝 누르면 바로 콸콸 나와요.

 저는 괜히 뚫었다는 생각이 들어요. 젖은 아기가 빨면 빨수록 잘 나오는데 신생아 때 유방 마사지 하는 분이 젖이 조금씩 나온다고 일부러 뚫었거든요. 그랬더니 한꺼번에 줄줄 나와서 아기가 좀 고생했어요. 아기가 날마다 사레 걸리고 먹다가 너무 많이 나와서 매일 울었어요. 지금은 적응돼서 괜찮은데 괜히 뚫었다는 생각이 들어요. 완전히 막혔다면 어쩔 수 없지만 조금이라도 나오면 뚫지 않는 게 좋은 것 같아요.

 소독한 바늘로 살짝 찌르세요. 너무 깊이 하면 구멍이 커지는 것 같아요.

 자주 막혀도 바늘로 뚫는 방법밖엔 없는 것 같아요. 그런데 나중에는 그 구멍이 커졌는지 너무 많이 나와서 부작용 아닌 부작용을 겪고 있어요. 아기가 조금 힘들어 할 정도예요.

 가정에서 바늘로 뚫어 주는 것은 옳지 못한 방법입니다. 감염의 위험이 있기 때문인데, 전문의와 상의하세요.

유두
모유 수유 중에는 유두를 어떻게 관리해야 하나요?

keyword **136**

질문 / 1,865건
조회 / 287,030명
댓글 / 9,225개
체크 / 수유 기간 내

수유하는 동안 유두의 청결 및 상처에 신경 써야 합니다. 모유에는 유두의 상처 회복을 도와주는 성분이 있으므로 수유 후에 젖을 조금 짜서 유두에 골고루 바르면 아무는 것을 도와줍니다. 유방울혈을 예방하려면 수유를 빨리 하고, 자주 하고, 수유할 기회를 놓쳤을 경우나 아기가 한쪽 젖만 먹을 경우 다른 쪽 유방의 유즙을 짜내어 줍니다. 유방이 아프면서 발갛게 부어오르면 냉찜질이 효과적입니다.

Q1 유두에 이상증상(통증, 즙, 갈라짐, 파보임, 가려움)이 있어요. 어떡하죠?

 유두 부분이 가려운 것은 임신하고 나면 호르몬에 의해서 일어나는 자연스러운 증상이래요. 이럴 땐 올리브 오일을 솜에 묻혀서 유두에 얹어두었다가 물로 닦고, 샤워 후엔 로션을 듬뿍 발라 주세요.

 산모 교실에서 얘기하기를 가슴에서 나오는 분비물을 때수건이나 면봉 등으로 절대 닦아내지 말라고 했어요. 임신하면 유선이 발달해 가슴 분비물도 나온다니까 너무 걱정하지 말고 그냥 자연스럽게 샤워하세요.

댓글3 저는 유두 상처가 심한 편이었어요. 출산 후 아이에게 젖을 계속 물리다 보니 빨리 낫질 않더군요. 이미 유두에 상처가 난 후 자세가 잘못된 걸 알아서 교정 후에도 계속 아프더라고요. 저는 유축기 사용해서 상처를 일단 다 낫게 한 후 아기에게 다시 물렸어요. 한 2~3일 정도 젖병으로 물렸어요. 다행히 우리 아기는 젖병도 잘 물고, 제 젖도 잘 물었어요.

댓글4 아픈 유두에 바르는 크림 있어요. 치료하고 수유하는 게 나아요.

댓글5 유두에 젖을 발라서 공기 중에 자주 노출해 보세요. 저도 한두 달 정도까지는 아팠던 것 같아요.

댓글6 공기 중에 내놓는 것이 도움이 많이 된대요.

Q4 배란기 때 유두에 통증이 올 수도 있나요?

댓글1 배란기 때도 유두가 아파요. 제 경험에 의하면 유두 통증이 계속되면 임신이고 생리라면 생리하기 2~3일 전에 통증이 사라지더라고요.

댓글2 배란 후 **황체 호르몬**의 분비로 말미암아 유방이 팽창하거나 혹은 유두의 통증을 호소하며 어떤 경우는 접촉하는 것만으로도 통증을 느끼는 일도 있더군요.

댓글3 배란기 때는 유방에 활동이 많은 시기라 배란 때에 유방에 통증이 올 수 있어요.

댓글4 유방은 여성 호르몬의 영향을 받으니 배란기 때 유방이 팽창하면서 통증이 올 수도 있어요.

> **TIP**
> **황체 호르몬** : 주로 황체에서 나오기 때문에 황체 호르몬이라 하고, 영어로는 프로게스테론(progesterone)이라 합니다. 황체 호르몬은 임신이 되고 유지되는 데 있어서 결정적인 역할을 하는 호르몬입니다. 임신을 하고 태반이 생겨나면서부터는 태반에서 다량의 황체 호르몬이 나옵니다. 임신을 하면 황체 호르몬이 분비되어 자궁내막을 잘 다져주고 태아가 자라기에 비옥한 방으로 만들어주는 역할을 합니다. 또한, 기초 체온을 상승시켜서 수정란이 자라기 적합한 몸으로 만들어 줍니다. 또, 자궁의 수축하는 것을 억제하고, 젖샘의 발달을 촉진하기도 합니다.

Q5 함몰 유두는 어떡해야 하죠?

댓글1 함몰 유두인 경우는 엄지와 집게손가락으로 유두를 잡아 굴리면서 젖꼭지를 당겨주는 유두 굴리기 운동과 엄지와 집게손가락으로 유두를 몇 초간 잡아당기는 유두 당기기 운동을 꾸준히 하는 것이 좋대요.

Q6 유두보호기와 교정기 사용법에 대해서 알려주세요.

댓글1 '진공캡 공기 흡입식' 교정기는 유두에 진공상태의 뚜껑을 씌워서 유두가 튀어나온 상태를 유지해줍니다. 공기 흡입구가 있는 뚜껑을 유두에 씌우고 나서 주사기 같은 흡입기로 공기를 빨아내 유두가 튀어나오게 하는 방식인데 유두 크기에 맞는 걸로 쓰세요. 보호기 착용하고 아기가 빨면 유두가 튀어나오기 때문에 크기가 맞아야 하거든요.

댓글2 저는 유두보호기 쓰고 성공했어요. 2주 정도 쓰니까 유두가 쏙 나왔어요. 그래서 이젠 보호기 없어도 아기가 잘 물어요. 저는 아기가 빨 때 잠시 나오고 다시 들어가요.

댓글3 유두보호기의 젖꼭지를 손으로 꼭 누르고 젖꼭지에 맞춰 끼워보세요.

댓글4 젖꼭지가 짧아도 아기가 자꾸 빨면 나옵니다. 아파도 조금만 힘내세요. 저도 젖꼭지가 짧았거든요. 저는 유두보호기 4주간 사용했습니다. 지금은 그런 번거로움 없이 수유하고 있어요.

댓글5 유륜 부분에 젖 몇 방울을 넓게 펴 바른 후, 유두보호기를 끼워보세요. 밀착이 잘 된답니다.

Q7 수유 할 때 유두를 어떻게 관리해야 하죠?

댓글1 매일 따뜻한 물로 샤워해 주세요. 유두 또는 유두 부위에 비누칠을 하지 마세요. 비누가 피부를 건조하게 하기 때문입니다. 수유 후에는 자연 건조해 주세요.

댓글2 목욕 중이거나 목욕 후에 로션이나 오일을 바른 다음 손바닥으로 넓게 유방 전체를 마사지하세요. 사과 알을 손바닥에 얹어놓은 듯 유방을 손바닥으로 받쳐 들고 아래에서 위쪽으로 올렸다 내렸다 하면서 마사지하세요.

Q8 편평유두 극복하는 법 가르쳐주세요.

댓글1 저도 편평인데 모유 수유 중이에요. 우리 아기는 50일 됐어요. 유두보호기 움푹 팬 곳을 위쪽으로 해서 붙이고 사용하고 오래 쓰지 마세요. 유두보호기도 모양이나 촉감이 인공젖꼭지랑 마찬가지기 때문에 별반 다를 게 없다고 해요. 저도 조금 쓰고 직접 물렸어요. 아기가 배고플 때 입만 조금 축여주고 물려보세요. 혀로 계속 내뱉다가 어느 순간 덥석 물 거예요. 지금도 유두가 나온 편이 아니라 아기가 처음 물 때, 움찔할 정도로 아파요. 아기 입속으로 쭉 빨아들이거든요. 그래도 꿀꺽거리면서 먹는 모습 보면 너무 행복해요.

댓글2 저도 함몰 유두인데 유두보호기 하고서 어느 정도 물리니까 안 먹으려고 해요. 그래도 계속 물리고 한 2주 지나서는 유두가 나오지 않았는데도 유두보호기 없이 물리니까 물더군요. 유축기로 짜서 먹이려고 하니 더 안 물더군요.

댓글3 저도 왼쪽은 편평유두였는데 지금은 어느새 아기가 잘 빨 수 있게 되었어요. 일단은 젖병을 물리고 아기가 빨면 얼른 빼서 엄마 젖을 물리는데 손가락으로 젖꼭지 유륜 부분을 눌러 잡아 젖꼭지가 아기 입속 깊이 들어가게 밀어 넣으세요. 아기가 울더라도 계속 시도해 보셔요.

Q9 유두에 물집이나 상처가 났는데 어떡하죠?

댓글1 저도 유두에 물집 잡혀서 울면서 젖 물렸어요. 아기가 자꾸 먹다 보니까 자연적으로 터지고 안 아프다가 또 피맺히고, 터지고를 반복하다가 자연적으로 가라앉더군요. 물리기 전에 젖 바르고 물리고 나서도 젖 발라서 옷 입지 않고 그냥 말려요.

댓글2 100일 정도까지는 그런다고 해요. 저는 갈라지고 피나고 난리였어요. 젖꼭지 떨어져 나가는 줄 알았어요.

댓글3 저도 투명하게 건드리면 터질 것 같은 물집이 생겼어요. 터지는 게 겁나서 한 이틀 유축기로 짜 먹이기도 했는데 그냥 계속 물려도 터지지는 않고 그대로 가라앉아 딱지가 되어 시간이 지나니 떨어져 새살이 돋더군요. 그 뒤로도 여러 번 그러다가 이제는 거의 완전히 모유 수유 중인데도 물집은 안 생겨요. 유두가 단단해지고 길드느라 그런 거 같아요. 시간이 지나니 어느 순간 괜찮아지더군요.

댓글4 유관이 막히면 그런 증상이 나타난대요. 물집 터뜨려서 아기한테 물리면 아기가 쭉쭉 빨아서 풀어준답니다.

Q10 유두 통증 낫게 하는 법 알려주세요.

댓글1 가슴에다가 냉장고에 넣어둔 양배추를 붙이면 열이 빨리 식던데요. 수유 후에 10분 정도 붙이고 있으면 돼요.

댓글2 저는 알로에 사다가 붙였었어요. 좀 진정이 돼요.

댓글3 저도 10일 정도 참다가 결국 병원 가서 연고 처방받았어요. 생후 한 달이면 젖병과 엄마 가슴을 다 받아들일 수 있어서 유두 혼동이 거의 없을 거라더군요. 그래도 걱정이 되어서 유두가 아프더라도 하루에 두세 번 정도는 젖을 물리고 정 못 참으면 젖병 물려요. 우리 아기는 둘 다 물더군요.

댓글4 유축하면 유두 갈라지고 피나고 해요. 한쪽 젖 물릴 때 반대쪽에서 젖 많이 흐르니까 천 기저귀 같은 거 받치고 젖 물리세요. 유축기 너무 세게 끝까지 짜지 마시고요. 줄줄 흐르지 않을 정도만 짜세요. 유두 다 갈라져요. 처음에 저도 유축하는 거 재미 붙여서 마구 짜다가 유두 다 갈라졌는데 아기한테 물리는 게 제일 나은 방법이에요. 아기가 지금은 잘 못 빨아도 아기에게 습관을 들여야 젖을 물거든요. 지금부터 젖병 물리면 나중에 정말 젖꼭지 안 물어요. 유방이 너무 아프면 따뜻한 수건 마사지도 해보고 찬 수건 마사지도 해보세요. 처음 한 달은 다들 힘들 이요. 좀 지나면 점점 조금씩 편해지니까 참고 기다리는 게 제일이에요.

댓글5 저도 유축기 쓰는 중인데 한 번은 젖몸살이 크게 나서 응급실까지 갔었어요. 일단 처음 시작 전에 마사지 충분히 해주고, 유축기로 좀 나온다 싶으면 압을 낮춰서 살살 유축을 해보세요. 그래도 나올 건 다 나와요. 그리고 다 끝나고 난 후에 유륜 부위에 남은 젖도 쫙 짜주세요. 전 그러고 나서 마무리 마사지 좀 해주고, 살짝 찬 수건으로 찜질 해줘요. 너무 오래 하지 말고 약간 뜨거운 기만 가시게 합니다. 요새 많이 나아진 편이거든요.

> 유두의 상처(젖꼭지 열상)는 모유 수유 초기에 많은 산모가 경험하게 되는데, 먼저 아기의 수유 자세가 잘못 되어 있을 가능성이 크기 때문에 바른 자세를 잡는 것이 우선입니다. 또 아기가 젖꼭지를 잘못 물고 빨 때, 너무 오래 빨릴 때도 쉽게 생길 수 있습니다. 그러므로 처음에 젖을 빨릴 때는

수유 간격을 줄여 자주 수유하고, 갈라진 쪽 젖꼭지는 5분 이상 빨리지 말고, 열상이 없는 쪽부터 먼저 빨리도록 하십시오. 또 피가 날 정도로 심하게 아프면 1~2일 정도 손상된 쪽으로는 젖을 빨리지 마십시오. 특히 아기가 젖꼭지만을 물고 젖을 빠는 경우 젖꼭지가 갈라지고 아플 수 있으므로 젖꼭지를 물릴 때는 코와 턱이 유방에 살짝 닿을 정도로 유륜까지 깊게 물리도록 하십시오. 그리고 젖꼭지를 항상 건조하게 유지해야 합니다. 수유 후 젖꼭지에 남은 젖은 깨끗이 닦아내고 공기에 그대로 노출해 말리고 샤워 후에는 드라이기 등으로 유두를 건조하게 말려야 합니다. 가능한 한 실내 공기에 유두를 노출하고 가끔 브래지어도 느슨하게 해주십시오. 유두에 상처가 났을 때는 먹이기 전에 젖을 짜고 나서 유두와 유륜 부분을 닦아내고, 다 먹인 다음에는 다시 젖을 짜서 유두와 유륜 부분을 닦아 공기 중에 말린 다음 속옷을 착용해야 합니다. 젖이 마르기도 전에 패드를 대고 브래지어를 착용하면 습진이 생기기 쉽습니다. 심할 경우에는 병원에서 처방하여 주는 라놀린, 비타민 A, D 등 순한 연고 크림이나 물약을 바르고 적절한 약물을 복용해야 합니다. 또 수유 전에는 발랐던 것들을 깨끗이 닦아내도록 하십시오. 또 한가지, 젖꼭지가 아프거나 상처가 있다고 유두보호기나 인공 젖꼭지를 사용하면 오히려 통증이 더하고 빨리 회복되지 못하므로 권하고 싶지 않습니다. 또 비누, 알코올, 향수 종류, 외상용 연고 등의 자극적인 물질은 유두에 사용해서는 안 됩니다. 유두와 유륜에서는 그 부분을 보호하는 지방 성분이 자체적으로 분출되는데 이것을 닦아내면 유두보호제를 벗겨내는 것과 다름 없습니다. 가끔 아기의 구강 내 곰팡이 감염인 아구창 때문에 유두 열상이 생기기도 하므로 가끔 수유 직후를 피해 아기의 입안을 점검해서 혀, 잇몸, 뺨 안쪽 점막에 우유색 흰 반점이 덮여 있으면 즉시 진찰을 받으셔야 합니다. 대개 수유를 계속할 수 있는데 상처가 지속되고 심한 경우에는 전문가로 하여금 수유 모습을 관찰하고 문제점을 발견하여 도움을 받는 것이 좋습니다.

모유 수유를 위해 임신 때부터 특별히 유방을 관리할 필요는 없지만, 위와 같이 편평, 함몰된 유두를 가진 분들은 관리가 필요합니다. 편평, 함몰유두를 교정하지 않으면 유두동통이나 유방울혈을 일으키며, 아기가 엄마 젖을 충분히 먹지 못해서 보채고 체중이 늘지 않을 수도 있습니다. 교정 방법으로는 함몰유두 교정기를 임신 7개월 경부터 브래지어 안에 착용하십시오. 처음 사용할 때는 하루에 30분, 1~2회 착용하고, 점차로 착용 시간과 횟수를 늘려서, 나중에는 잘 때를 제외하고 종일 착용합니다. 브래지어는 평소보다 한 치수 큰 사이즈를 사용하는 것이 좋습니다. 함몰유두 교정기는 임신 중에 사용하지 못했을 경우에는 분만 후에도 사용할 수 있습니다. 호프만(Hoffman) 방법을 임신 7~8개월부터 하루에 5회 정도 해줍니다.

호프만(Hoffman) 방법
1. 양손의 엄지를 마주보게 유두와 유륜 경계에 갖다 댑니다.
2. 손가락에 힘을 주어 누르면서 동시에 엄지손가락을 서로 바깥쪽으로 펴줍니다.
3. 당겼다가 펴주기를 5~6회씩 반복합니다.
4. 엄지손가락을 놓는 방향을 바꾸어 가면서 시행합니다.

이상 자궁수축이 있다면 시행하지 마십시오. 인공 젖꼭지를 사용하지 마십시오. 유두혼동이 생긴다면, 모유 수유가 더 어려워질 수 있습니다. 만약, 아기가 젖을 충분히 먹지 못해 수유를 보충해야 한다면 스푼식 젖병이나 모유 생성 유도기를 사용하십시오. 분만 후 초기 며칠간은 젖이 많이 불지 않으므로 이때 아기에게 자주 젖을 물리며, 다양한 수유 자세를 시도하십시오. 수유 직전에 유축기를 사용하여 몇 분간 젖을 짜주면, 유두가 돌출되어 아기가 물기 좋도록 해줍니다. 편평유두일 경우에 수유 직전에 찬 물수건으로 유두를 자극하면 유두가 돌출되기도 합니다. 유두에 찬 것을 오래 두면 젖이 잘 흐르지 않을 수 있습니다. 유두보호기를 착용한 상태로 젖을 물립니다.

유방울혈
유방울혈이 생기면 어떻게 해야 하나요?

keyword **137**

질문 / 30건
조회 / 7,080명
댓글 / 200개
체크 / 수유 기간 내

|중|요|도|

분만 후 첫 일주일 동안 초유에서 성숙유로 변화하면서 유방에 젖이 차게 되는데 이는 3~5일 내에 차츰 줄어듭니다. 이때 적당한 수유가 이루어지지 않으면 유방이 단단해지며 화끈거리는 통증을 수반하는 유방울혈(젖몸살)로 발전하게 됩니다.

Q1 가슴이 유난히 빨갛게 뭉쳐있어요. 유방울혈에 대한 예방과 치료법 알려주세요.

 저도 그래서 외과 갔더니 유선염이라고 했어요. 오른쪽 유방 한쪽이 자주색으로 변하고 저녁 때 열이 39℃까지 났거든요. 그런데 의사 선생님이 초음파를 해보더니 유선염이라고 해서 6일간 입원했어요. 너무 아파서 혼났어요. 더 아프기 전에 병원 가보세요. 유선염 오래 두면 농양 생겨서 수술한대요.

 유선염입니다. 마사지해도 안 풀려요. 저 조리원 있을 때 젖꼭지 부분을 마사지해서 젖을 빼냈어요. 그런 식으로 유선을 뚫어줘야 합니다. 마사지만 한다고 좋아지지 않습니다.

 유선염 아닌 것 같아요. 일단 마사지를 받아보세요. 그리고 절대 온찜질하지 말고 냉찜질하세요. 양배추를 아픈 부위에만 올려도 되고, 마사지도 좋아요.

 병원 가세요. 유선염 같아요. 유방센터 같은 곳으로 가세요. 젖을 확 비우지 않으면 자주 생긴답니다. 빨리 병원 가서 치료하세요.

 젖몸살 시작되면 절대 뜨거운 물이나 뜨거운 수건으로 따뜻하게 하지 말라던걸요. 저도 처음에 아기 낳고 얼마 안 되어 샤워하면서 따뜻하게 해서 다 짜냈는데 그러면 염증 생기기 더 쉽다고 절대 찬 것만 대야 한대요. 아기 물리고 남은 젖은 짜내고 냉찜질하래요.

 열나고 아프면 얼음 팩으로 차갑게 식혀주고 가슴 위 딱딱한 부분은 손가락을 뾰족하게 해서 젖을 뜬다는 생각으로 가슴 안쪽으로 밀어주세요. 이때 아파도 참으세요. 그리고 유두 부분을 엄지, 검지, 중지로 갈고리 모양으로 만들

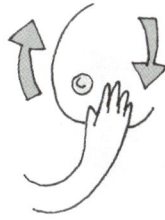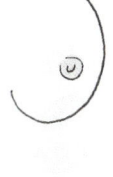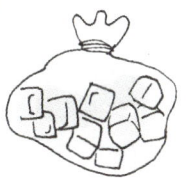

어서 뿌리를 뽑는 것처럼 해서 유두의 젖을 짜냅니다. 이때 딱딱했던 부분이 풀리면서 젖이 나오는데 맛을 봐서 단맛이 나면 아기한테 먹이세요. 저도 그랬던 적 있어서 병원에 가니까 이렇게 했어요. 무조건 빨린다고 낫는 게 아니니까 꼭 이렇게 하세요.

 유방울혈은 보통 수유 시작 후 1일~2일에 발생하는 것으로 유방 마사지를 하여 풀어주고, 수유를 지속하며, 냉찜질을 시행하면 호전됩니다.

유방농양은 유선염이 호전되지 않거나 유방에 덩어리가 만져질 때 진단할 수 있으므로, 즉시 산부인과 전문의와 상의하여 수술 치료나 흡인 치료를 시행해야 합니다.

유산
유산 방지 주사를 맞아도 되나요?

keyword **138**

질문 / 24,030건
조회 / 13,541,706명
댓글 / 285,156개
체크 / 임신 초기

유산은 임신 7개월(28주) 이전에 태아가 죽어서 나오는 현상입니다. 유산은 임신 전체의 약 10%에 달하며, 가장 유산되기 쉬운 시기는 임신 2~3개월경으로서 전체의 70~80%가 이 시기에 일어납니다. 즉, 임신 초기일수록 일어나기 쉽고, 태반이 완성되는 임신 5개월 이후에는 잘 일어나지 않습니다. 임신 초기에 유산을 조심하라는 것도 이 때문입니다.

유산에서 자연히 일어나는 것을 자연유산, 인공적으로 일으키는 것을 인공유산(인공임신중절)이라고 합니다. 자연유산에는 임신 초기에 태아가 어떤 원인으로 사망하여 태아의 난막이 나오는 것과, 임신이 상당히 진행한 후에 자궁이 어떤 원인으로 수축을 일으켜서 태아를 산 채로 나오게 하는 것이 있습니다. 유산의 증세로서 뚜렷한 것은 자궁출혈입니다.

Q1 유산기가 있어서 하혈했어요. 유산 방지 주사를 맞으라는데 주사나 약 먹어도 될까요?

 저도 하혈해서 병원 자주 갔어요. 유산 방지 주사 맞고 약도 먹었어요. 약 먹어도 괜찮으니 드세요. 착상 잘 되게 하는 거니까 아기한테 지장 없다 해요. 걱정하지 말고 드세요.

 저는 습관성 유산이라 병원에서 유트로게스탄 3주, 바이엘 아스피린 11주 처방받아서 먹었어요. 지금 37주이고 아기가 아주 건강해요.

저도 과다한 출혈로 일주일에 두세 번씩 병원 가서 주사 맞고 약 먹고 그랬어요. 그래도 다행히 우리 아기 지금 30주예요. 병원에서 시키는 대로 하세요.

Q2 주사도 맞고 약도 먹었는데 계속 출혈이 나요.

 붉은 출혈이면, 지금 바로 병원으로 가세요.

 저도 임신했을 때 한 달 동안 생리처럼 붉은 피가 많이 나와서 몇 번 고비를 넘겼어요. 병원에서도 지켜볼 수 밖에 없다고 했어요. 집에서 꼼짝 않고 누워만 있었더니 좋아져서 지금 우리 아기가 건강하게 태어났어요. 출혈은 멈췄다가 무리하면 갑자기 또 확 나오고 그래요. 집에서 밥 먹을 때, 화장실 갈 때 빼고는 계속 누워 지내세요. 그 방법밖엔 없어요. 집에서 그렇게 못 한다면 입원을 해서 누워 있던가요. 피가 나올 때마다 병원 가서 초음파 확인하세요. 건강한 아기 순산하고 무리하지 마세요.

 저는 5주째부터 계속 조금씩 출혈이 비치다가 괜찮았는데 갑자기 8주째에 네 시간 동안 붉은 피가 쏟아져서 입원했어요. 자궁에 피가 꽉 차서 보름 동안 입원해 있었는데 거의 매일 피가 나왔어요. 퇴원해서도 약간씩 나오다가 12주째부터 안 나오더니 20주쯤에 또 왕창 나왔어요. 그 뒤론 지금 39주째인데 전혀 안 나와요. 하지만, 전치태반 판정받고 조심하고 있답니다. 무리하지 말고 누워 계세요. 무슨 일 생기면 바로 병원 가보세요.

Q3 유산 위험을 줄이려면 언제까지 조심해야 하나요?

 저는 5주부터 9주 정도까지 누워 있었어요. 2주 정도 갈색혈, 붉은혈 다 쏟아서 꼼짝 안 하고 누워 있었더니 나중엔 욕창 걸릴 거 같았어요. 병원 가서 의사가 유산기가 많이 줄었다고 할 때까지 누워 있으면 될 거예요.

 산모의 상태에 따라 다른 거 같아요. 저도 한 번 유산한 뒤 임신한 아기라서 직장에서 퇴근하거나 주말에 쉴 땐 무조건 누워서 쉬었어요. 정말이지 허리가 아플 정도로 누워 있었어요. 저 16주 때까지 그랬어요.

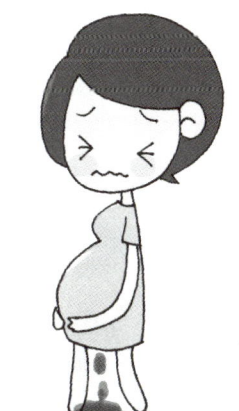

 유산 방지 주사나 약은 병원마다 또 산모의 특성에 따라 조금씩 다를 수 있습니다. 프로게스테론 제제의 유산 방지제는 아직 특별한 효과를 보지 못하는 것으로 알려졌습니다. 대부분의 유산은 현대의학으로 완전히 예방할 수 없습니다. 절박유산의 경우 절대 안정하는 것이 가장 중요합니다.

유산 후 생리
유산 후 생리주기가 어떻게 되나요?

keyword 139

중요도 ●●●●●

질문 / 2,150건
조회 / 368,495명
댓글 / 12,400개
체크 / 유산 후

유산 후 몸조리도 산후조리만큼 매우 중요합니다. 유산 과정 중의 소파 과정(자궁 내벽을 긁어냄)은 자궁 내벽에 손상을 입고, 혈액 손실이 크며, 정상적인 자궁수축이 이루어지지 않으므로, 자궁 안에 남아 있는 어혈(피가 뭉친 덩어리), 불순물들이 빠져나오지 못하고 뭉쳐 있습니다. 유산 이후에 저림 증상, 물혹, 근종, 유산 후 기미, 유산 후 관절 통증 등을 유발합니다. 유산 후 생리는 보통 4~6주 후에 하는 것이 보통입니다.

Q1. 유산 후 생리주기가 어떻게 되나요?

댓글1 유산 후 그 다음 달에 생리도, 출혈도 안 하다가 두 달 후에 하는 일도 있어요. 사람마다 차이가 있지만 약 3개월 후부터는 정상으로 돌아오는 데 유산한 날이 생리 날이 될 수도 있다고 해요. 다음 달부터 지켜보세요.

댓글2 저도 유산하고 지금까지 생리가 불규칙하고 피도 찔끔찔끔 나오면서 2주가 넘게 부정 출혈하고 있는데 그게 생리라네요. 얇아진 자궁내막이 두꺼워졌는지 검사한답니다. 저도 유산한 지 벌써 두 달이 넘었는데 아직 몸이 돌아오지 않고 있어서 걱정이에요.

댓글3 병원에서도 유산하고 몇 달간은 생리주기가 불규칙적으로 될 수 있다고 하더군요. 몇 달간은 자궁이 회복하는 적응 기간으로 보라고 했어요. 시간 지나면 점점 원래 주기로 돌아올 거라고 하니까 너무 걱정 말고 기다려보세요.

Q2. 계류유산을 했는데 예정일이 지나도 생리가 없어요. 생리는 언제쯤 시작하나요?

Tip
계류유산 : 자궁 내에서 사망한 태아가 잔류되어 있는 경우를 말합니다.

댓글1 저는 한 40일 정도 지나니까 나왔어요.

댓글2 보통 4~6주 사이에 하는데 전 50일 만에 했습니다. 너무 걱정하지 마세요. 몸도 몸이지만 심리적인 것 또한 무시 못해요.

댓글3 소파 수술 후에 한두 달은 불규칙하대요. 건너뛸 수도 있고요. 아직은 안정을 취할 때지요.

보통 한 달에서 한 달 반 정도 있다가 한대요. 그런데 사람마다 달라요. 자궁 회복력에 따라 다르다는군요.

 보통 초기에 수술했으면 4~6주 후에 한다는데 조금 더 기다려보세요.

Q3 유산 후 생리인지 출혈인지 모르겠어요. 어떡하죠?

 저는 유산 후로 16일째인데도 아직도 조금씩 출혈이 있습니다. 어제 수술한 병원 가서 진료받았는데, 의사 선생님이 초음파 보고는 자궁은 깨끗하다며 생리 때까지 좀 더 지켜보자고 하셨어요.

 저는 수술하고 29일 만에 생리했어요. 수술하고 보름 정도까지 피가 조금씩 나왔어요.

Q4 유산 후 생리를 안 하는데 임신인가요? 이렇게 금방 임신해도 될까요?

 아기가 올 때가 되어서 온 거예요. 걱정하지 마세요. 우리 엄마도 제 동생 갖기 한 달 전에 유산하셨는데 바로 제 동생 생겨서 낳으셨답니다.

 왜 그런지는 모르겠지만, 지난달 15일에 유산하고 생리가 없어서 혹시나 하는 마음으로 임신테스트기를 해봤는데 진한 두 줄이 나왔어요.

 보통 산부인과에서는 3개월 후에 시도하라 하고 한의원에서도 6개월 정도 후가 좋다고 해요. 아무래도 수술을 한 것이니 자궁에 무리가 많이 가서 그럴 거예요. 세 번 정도 생리해야 자궁이 정상으로 돌아온다고 해요. 아니면 유산될 확률이 높아진대요. 몸조리 잘하고 푹 쉬세요.

 무조건 3개월이 아니라 생리를 몇 번해서 정상적인 생리가 되면 자궁이 회복된 걸로 본다고 해요. 무조건 기간이 중요한 게 아니라 몸에 따라 다른 거 같아요. 생리 몇 번 하고 자궁 상태 확인하고 임신 시도하는 게 좋을 듯해요.

 전 28주에 태아 사망 때문에 유도분만으로 유산했습니다. 저는 6개월 이상 아기 갖지 말라고 했어요. 대부분 생리 세 번 이상 하고 임신 시도하라는군요.

 저도 28주 정도에 유도분만으로 유산했습니다. 저도 의사 선생님이 6개월 정도는 아기 갖지 말라고 하셨어요. 좀 더 느긋하게 가지는 게 더 좋을 것 같아요.

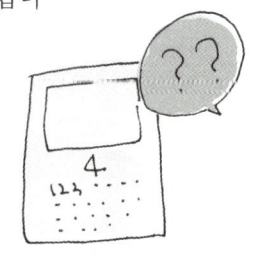
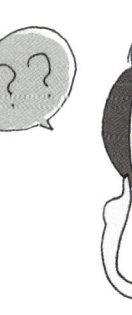

Q5 생리 유도 주사가 유산 방지 작용도 하나요?

 맞아요. 어떤 사람은 생리를 안 해서 유도 주사 맞았는데 임신 사실을 알았대요. 그래서 병원 가서 물어보니 생리 유도 주사가 유산을 방지해줘서 맞아도 괜찮다고 했어요.

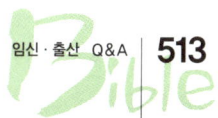

저도 그 얘기 들었어요. 저는 클로미펜 먹고 임신 시도 중이었는데 생리가 너무 늦어져서 병원 갔더니 임신이 아니라고 생리 유도 주사 맞으라고 했어요. 그러면서 생리 유도 주사는 혹시나 임신이더라도 외국에서는 유산 방지용으로 쓰는 거니까 걱정 안 해도 된다고 했어요.

 그 주사가 프로게스테론이라고 배란 후에 생기는 황체에서 분비가 돼서 자궁내막을 단단하게 만들고 착상에 적합하게 만들어주는 호르몬이래요. 만약 자궁에 수정체가 착상을 하면 태반에서 대체할 호르몬이 나올 때까지 계속 분비돼서 자궁내막을 유지하고 자궁에 착상된 수정체가 없을 경우엔 황체가 퇴화하면서 호르몬 분비가 적어져서 자궁내막이 허물어지는 거래요.

 생리 유도제는 자궁내막을 단단하게 해주다가 임신이 아닌 경우 자궁내막에 단단히 붙어 있던 것들이 무너지면서 생리를 유도해요. 그러니까 임신이 되면 자궁벽을 보호해주는 역할을 하는 거예요.

 유산을 방지하는 약은 알려져 있지 않습니다. 일부 도움을 줄 수 있을지는 모르지만, 근본적인 약제는 현재 없습니다.

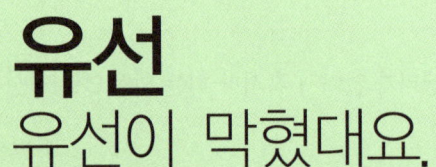

유선
유선이 막혔대요.

keyword 140

질문 / 105건
조회 / 18,425명
댓글 / 450개
체크 / 수유 기간 내

섬유선종이란 젊은 여성의 유방에 발생하는 가장 흔한 양성종양입니다. 여성들은 생리기간 즈음에 유방에서 몽우리가 만져지기도 하는데 생리가 끝나면 사라집니다. 그러나 사라지지 않고 계속 만져진다면 검사를 받아야 합니다. 섬유선종은 자연히 없어지지 않기 때문에 제거 수술을 해야 하고 제거 후에도 모유 수유할 수 있습니다.

Q1 아기가 젖 먹는 시간이 한 시간이 넘어요. 유선이 막힌 거라면 뚫는 방법 있나요?

 저도 처음엔 그랬어요. 자주 물리고 시간도 길었어요. 백일 지나면서 시간 간격도 벌어지고 훨씬 수월해졌어요. 유선을 뚫는 방법이 따로 있다기보다 열심히 물리는 거밖에 없는 것 같아요.

댓글2 모유 수유 클리닉 사이트에 문의하면 도움이 많이 된답니다. 저는 바늘로도 뚫었어요. 모유 수유 백일 넘어서 좀 편하나 했더니 지금은 또 젖꼭지가 찢어졌어요. 모유 수유의 길 정말 험난하네요.

Q2 가슴에 섬유선종 있다는데 어떡하죠?

댓글1 제가 심각한 섬유선종이에요. 작년 12월 건강 검진 때 종양 같다고 해서 겁먹었어요. 의사 선생님이 악성이면 힘들게 얻은 아기라도 포기하라고 해서 눈물로 일주일 보내고 결과를 받았는데 그다지 크게 악성일 확률이 낮다고 나중에 다시 검사해보고 결정하자고 했어요. 아는 선배가 모유 수유하면 풀린다고 해서 그거 기대하고 있는데 가슴이 커지지 않아서 모유 수유가 가능할지 걱정입니다.

댓글2 저는 양쪽에 두 번 수술했어요. 지금도 조그맣게 몇 개 있어요. 모유 수유랑은 상관없다고 하던데요.

댓글3 전 임신 중 발견했는데 가슴 더 크기 전에 수술해야 한다고 해서 수술했어요. 아기 낳고 나서 가슴이 불고 모유 수유하면 1년은 더 기다려야 한다고요. 안 해도 되는데 혹시 악성일 수 있다고 해서 부분 마취로 수술하고 한 달 반 정도 통원 치료를 했어요. 지금은 흉이 심하게 있지만 아기는 아주 건강해요.

 모유 분비가 진하여 유관이 막혀서 모유가 유선에 고일 수 있습니다. 증상으로는 압통이 있습니다. 치료는 저절로 좋아지거나 또는 흡입술이 필요한 일도 있습니다. 섬유선종은 유방에 발생하는 양성 질환입니다. 외과 전문의와 상의하십시오.

유선염
유선염은 왜 생기나요?

keyword **141**

질문 / 1,025건
조회 / 179,820명
댓글 / 3,620개
체크 / 수유 기간 내

중요도
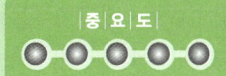

유선염은 유선에 젖이 고여 있거나 유두의 상처가 심해 세균에 감염되면 유방이 빨갛게 붓고 딱딱해지면서 심한 통증이 오는 것을 말합니다. 증상이 심할 때는 건드리지도 못할 정도로 아프며 오한과 고열이 동반되기도 합니다. 유선염이 악화하면 겨드랑이의 림프선이 붓고 유두에서 고름이 나오는 수도 있습니다. 유선염은 초산인 산모에게 많이 발생합니다.

Q1 유선염 증상이 어떤가요? 치료법 알려주세요.

댓글1 한 쪽만 젖몸살이 오기도 해요. 저도 유선염 걸렸었는데 몸에 오한 들고 열 오르고 그래요. 가슴 마사지해 주세요. 양배추를 붙이는 것도 좋아요.

댓글2 유선염 초기 증상은 염증 부분이 빨갛게 달아오르고 열이 나고 멍울이 잡힙니다. 그래서 내과 가서 항생제랑 소염제 3일 처방 받아서 먹고 집에 와서는 냉찜질 계속하고 아기한테 계속 빨리니까 지금은 조금 나아진 것 같습니다.

Q2 유선염인데 젖 물려도 되나요?

댓글1 아프더라도 몽우리는 아기가 빨아야 없어져요. 저는 몇 번씩 그랬는데 그때마다 2~3일씩 아팠던 것 같아요. 아기가 쭉쭉 빨아줘야 몽우리도 없어진답니다. 몽우리 잡힌 것은 유축기로 짜도 안 풀어져요. 저도 2~3달까지는 종종 몽우리가 잡히더니 이젠 젖량이 맞춰져서 그런지 지금은 그런 일이 없네요. 안 물리면 젖량 줄어요. 아프더라도 참고 물리세요.

댓글2 유선염은 아기한테 젖 먹이는 거랑 상관없대요. 의사 선생님이 아기한테 더 많이 물리라고 했어요. 유선염 걸린 쪽 유방은 젖이 확실히 줄어서 아기가 오래 빨고도 배고파 하는데 그래도 계속 빨려야 몽우리도 없어지고 젖량도 줄지 않아요. 유선염 걸린 쪽은 유두가 상했을 수도 있으니 유축기도 쓰지 말래요.

Q3 유선염에 양배추가 좋다는데 맞나요?

댓글1 저는 효과 봤습니다. 병원에서 민간요법이라며 알려줬어요. 그런데 젖량 준다고 한 번에 1시간 이상 하지 말래요.

댓글2 젖꼭지랑 검은 부분은 붙이지 말고 2시간마다 갈아주세요. 양배추는 날 것으로 시원하게 해서 붙이면 금세 좋아져요.

댓글3 냉장실에 뒀다가 시원하게 해서 붙이세요. 너무 오래 하지 말고 1시간쯤 붙이세요. 주로 초록색 얇은 부분이 효과가 좋아요.

댓글4 저도 한때 유선염으로 엄청나게 고생했어요. 병원보다는 인터넷 검색해서 유방 마사지 하는 곳에서 풀었어요. 젖량도 많아지고 무엇보다 약을 먹지 않고 나을 수 있어서 좋았던 것 같아요. 전문적으로 교육받은 분들이 하니 믿을 수 있고 대부분이 조산사나 간호사 출신인 분들이었어요. 병원에서 항생제 먹는 것보다 훨씬 좋지 않을까요? 그리고 온찜질 절대 하지 마세요. 혈액순환이 잘 돼 막힌 유선에 젖이 더 고이고 그러면 유선염이 더 넓어져요. 양배추로 냉찜질을 하는 것이 더 효과적이네요.

유선염은 보통 출산 후 3~4주 이후에 발생하는 한쪽 유방 질환으로 유방의 울혈과 홍조, 오한, 열이 발생합니다. 이는 세균에 의해 발생하는 것으로 사람의 손을 통해 신생아에게 오염되어 신생아의 코와 목에 감염되어 있다가 수유 시 유방의 열상을 통해 감염됩니다. 치료는 충분한 항생제를 투약하여야 하므로, 산부인과 전문의와 상의하여야 합니다.

유즙
출산 전에 유즙이 꼭 나와야 하나요?

keyword 142

질문 / 1,750건
조회 / 306,655명
댓글 / 10,500개
체크 / 임신 말기

임신 중에도 유선이 발달하여 유즙이 나오는 사람이 있습니다. 그러나 출산 전의 유즙 분비와 모유량과는 관계가 없으므로 안 나온다고 걱정할 필요는 없습니다. 출산 후 2~3일이 지나면 유즙을 분비하는 호르몬의 작용으로 초유가 나오기 시작합니다.

Q1 유즙은 언제부터 나오나요? 출산예정일이 다가왔는데도 유즙이 안 나와서요.

댓글1 사람마다 다 다르고 그게 모유량과도 아무 상관없대요. 걱정 마세요. 저는 28주부터 짜면 맑은 물 같은 게 몇 방울 나왔는데 사람마다 다 다르고 아기 낳기 전까지는 아예 안 나오는 사람도 많다고 해요.

댓글2 저는 24주부터 나왔던 것 같은데 유즙하고 모유량은 상관없대요.

댓글3 저는 21주쯤에 나온 거 같아요. 꼭 나와야 하는 건 아니고 안 나올 수도 있대요.

Q2 유즙 분비 호르몬 수치가 높게 나오면 임신하기 어려운가요?

댓글1 그리 높지 않으면 괜찮아요. 저도 정상보다 조금 높있는데 임신을 했거든요. 약은 임신 시도하면서 계속 먹어도 되는 약이니까 먹으면서 시도하면 좋은 결과 있을 거예요.

댓글2 유즙 호르몬 수치가 높으면 임신하는데 약간 어려움이 있대요. 약 먹으면서 임신 시도하세요. 좋은 소식이 올 거예요.

댓글3 저도 유즙 분비 호르몬이 높게 나와서 생리 끝나고 관계 갖기 전까지 약 복용합니다. 이 호르몬이 임신에 영향을 많이 미친다고 하더군요.

> **Tip**
> **유즙 분비 호르몬** : 유즙 생성을 자극하는 뇌하수체에서 나오는 호르몬이며 이것은 배관과 월경주기에 영향을 줍니다. 피검사로 유즙 분비 호르몬을 측정하여 진단을 하게 되고 대개 브로모크립틴(팔로델)이라는 젖 말리는 약을 쓰게 되면 유즙 분비 호르몬이 떨어지게 되고 임신이 됩니다.

Q3 유즙에 피가 묻어나오는데 괜찮은가요?

댓글1 유즙에서 피 나온단 말은 못 들어봤는데요. 병원 가보세요.

댓글2 걱정할 일은 아닌 것 같아요. 모유 수유할 때도 피가 섞여 나오는 경우가 있고 간간이 유즙 나오면서 피 섞여 나오기도 한대요. 저도 유즙 나오는데 피가 약간씩 섞여 있어요. 자주 나오는 건 아니지만 브래지어에 보면 갈색으로 얼룩져 있어요. 괜찮다고 하니 걱정하지 마세요. 그래도 병원은 한 번 가 보는 게 좋겠죠.

댓글3 저도 그래서 의사 선생님께 여쭤봤더니 간혹 그런 임부들이 있다고 괜찮다고 하시네요.

Q4 출산 전에 유즙이 나와야 하는 건가요? 안 나와서 걱정돼요.

댓글1 저는 유즙 구경도 못 했어요. 가슴도 작고 마사지한 적도 없어요. 제왕절개로 아기 낳자 3일째부터 유즙이 조금씩 나오는 것 같아 아기에게 빨렸더니 본능적으로 달려들어 빨더군요.

댓글2 저도 첫 아기 낳고 젖 돌았어요. 출산 전엔 유즙이 안 나왔어요. 지금은 둘째가 15주인데 지금도 안 나와요. 유즙 안 나왔어도 첫 아기 모유 수유 16개월까지 했어요. 가슴이 작아서 저도 모유 못 먹일 줄 알았는데 잘 나오더군요.

댓글3 나오는 사람도 있고 안 나오는 사람도 있어요. 너무 걱정마세요.

임신 중에 유즙이 나오는 사람도 있고, 안 나오는 사람도 있습니다. 이후에 모유량과 관련이 없으므로 걱정하지 않으셔도 됩니다.

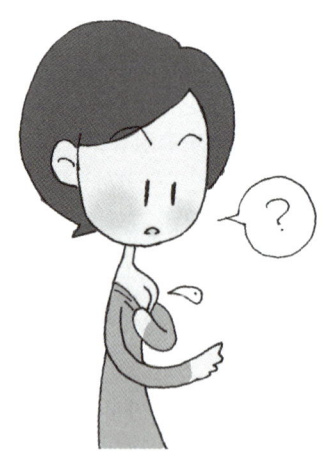

육아박람회

육아박람회에 가면 어떤 정보를 얻을 수 있나요?

keyword 143

|중요도|●●●●○|

질문 / 585건
조회 / 115,900명
댓글 / 3,150개
체크 / 임신 전 기간

부모가 된다는 것은 쉬운 일이 아닙니다. 무슨 일이든 마찬가지겠지만 임신, 출산에 대해서도 폭넓고 현실적인 조언과 정보를 얻는 것이 중요합니다. 일반적으로 책과 인터넷을 통해 알아가지만 임신, 출산과 관련한 최신 정보를 얻으려면 육아박람회를 가보는 것도 좋습니다.

Q1 육아박람회 다녀오신 분들 얘기 좀 해주세요.

댓글1 일 년에 두 번 열리는 것 같아요. http://www.babyfair.org가서 등록하세요. 제대혈에 관심 있으면 상담도 하고 업체 비교도 할 수 있어요. 사은품도 많이 주니까 받아오세요. 육아용품은 그리 저렴하지 않은 것 같아요.

댓글2 지난 2월에 갔었는데 사람들이 많이 온답니다. 출산 앞둔 임부들을 위한 것보다는 태어난 아기를 위한 교구들이 많이 나와 있어요. 큰 기대 하지 말고 구경 삼아 가 보세요.

댓글3 저도 다음에 갈 예정인데 출산용품은 거기서 구입하지 말라더군요. 차라리 백화점 가서 패키지로 구입하는 게 낫다고 해요. 저도 이번에 가서 그냥 어떤 제품이 있나 참고만 하려고 해요.

댓글4 지난 2월에 이어 이번에도 빠지지 않고 박람회 갔다 왔습니다. 이번에도 제대혈 할인을 하더군요. 제대혈 하실 분들은 박람회 가보세요. 보험회사에서 태아보험 상담도 했습니다. 유아, 태아에게 필요한 정보들이 많으니까 시간 되면 한 번 가 보세요.

댓글5 여러 가지 제품들 샘플을 받을 수 있어서 좋아요. 운동 삼아 쇼핑 삼아 다녀오는 것도 좋은 것 같아요.

산부인과적인 내용은 아니지만 임신이나 육아에 대한 올바른 지식이 필요하므로 관심을 두고 알아보는 것이 좋겠습니다.

음식
임신 중에는 어떤 음식 먹어야 하나요?

keyword 144

질문 / 6,700건
조회 / 2,069,110명
댓글 / 53,400개
체크 / 임신 전~임신 전 기간, 출산 후

|중|요|도|

출산 후에는 위장의 기능이 약해져 있기 때문에 딱딱한 음식을 먹으면 소화를 하지 못합니다. 또 치아와 관절이 약해진 상태이므로 찬 음식도 피하는 것이 좋습니다. 갈증이 심하게 날 때에는 미지근한 결명자차나 둥글레차를 마시면 도움이 됩니다. 출산 후 몸의 회복과 육아, 그리고 산욕기에 필요한 열량은 하루 2,700kcal로, 임신 전이나 임신 중보다 상당히 많은 양임을 명심하세요. 질 좋은 단백질과 지방, 비타민류와 철분 등을 충분히 섭취하도록 하세요. 또 모유를 먹이는 사람은 젖이 잘 나오도록 우유와 과일 등 수분을 충분히 먹어야 합니다. 두부 등의 콩 제품이나 간 등의 음식도 젖을 잘 나오게 합니다. 술이나 담배는 물론 자극적인 음료나 조미료가 많이 든 음식은 피하세요.

Q1 배란이나 착상에 좋은 음식은 뭐가 있나요?

 두유랑 들깨는 배란에 좋다고 해요.

 배란기 때는 두유 먹지 말고 배란 전에 먹으래요.

 저도 초기에 착상이 잘 안 되니까 주위에서 키위 많이 먹으라고 해서 키위 많이 먹었어요. 삼겹살 같은 기름기 있는 것도 많이 먹었고요.

 키위의 엽산이 기형아 예방에 좋아요. 착상에 좋은 음식으로는 들깨, 두유가 있습니다. 들깨는 들깨국 끓여 먹으면 좋고, 두유는 매일 먹으면 좋아요. 몸을 따뜻하게 해주는 것도 좋고요.

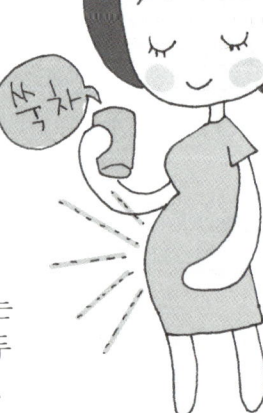

Q2 유산 방지에 좋은 음식은 뭐가 있나요?

 포도, 키위, 잣 이런 음식이 좋다고 해요.

 두충차가 좋대요. 파인애플이나 배는 차가운 과일이라고 유산을 유도할 수 있으니 먹지 말래요.

Q3 양수가 부족하다는데 어떤 음식이 좋을까요?

댓글1 음식보다는 물을 많이 드세요. 하루에 2l 정도 드세요. 이온음료도 좋고 수분이 많이 든 채소, 과일도 좋아요.

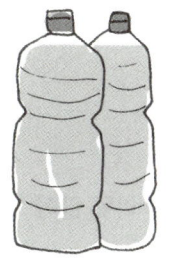
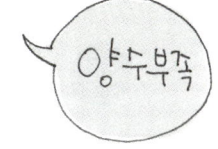

Q4 같이 먹으면 해로운 음식 가르쳐주세요.

댓글1 시금치에는 옥산살이 아주 많이 들어 있는데 이 옥살산은 수산석회가 되어 결석을 만듭니다. 그리고 근대에는 수산이 많이 들어 있어 시금치와 함께 먹으면 옥살산 덕분에 신석증이나 담석증이 걸릴 확률이 높아집니다.

댓글2 우유에는 설탕을 넣으면 단맛 때문에 마시기는 쉽지만 비타민 B_1의 손실이 커진다는군요.

댓글3 오이에는 비타민 C가 있지만 칼질을 하면 아스코르비나아제라는 효소가 나오고 이 효소는 비타민 C를 파괴하는 성질을 가지고 있답니다. 그리고 무와 섞으면 무의 비타민이 오이의 비타민 C를 파괴합니다.

댓글4 쇠고기에는 콜레스테롤이 많이 들어 있고 동물성 기름으로 만든 버터에도 콜레스테롤이 많아서 쇠고기에 버터를 첨가해 구우면 콜레스테롤이 엄청나게 많아지므로 주의하세요.

Q5 엽산이 풍부한 음식은 뭐가 있나요?

댓글1 키위, 시금치요. 엽산제도 드세요.

댓글2 키위에도 많고 브로콜리에도 엽산이 많다고 해요.

댓글3 멜론에도 많아요. 멜론은 달콤하고, 속도 안 쓰려요.

댓글4 키위보다 좋은 게 없죠. 임산부들 일부러 엽산제 챙겨 먹는 것보다 하루에 하나씩 먹는 키위가 훨씬 좋대요.

> **Tip**
> **엽산** : 적혈구 및 신경계통 형성에 도움을 줍니다. 산모가 당뇨병이 있거나, 간질약을 복용하고 있는 경우, 이전 임신이 태아 신경관결손증과 관련이 있는 경우는 반드시 복용하여야 하며 정상적인 산모의 경우도 임신 준비 기간부터 임신 초기 3개월 정도까지 복용할 것을 권장하지만 우리나라는 신경관결손증의 유병률이 높은 지역이 아니므로 복용을 하지 않으셨더라도 큰 문제는 없습니다. 엽산이 많이 함유되어 있는 식품으로는 키위, 딸기, 오렌지, 시금치, 콩, 두부, 고구마 등이 있습니다.

Q6 모유 수유 중 주의해야 할 음식에 뭐가 있나요?

댓글1 단 음식일수록 안 먹는 게 좋아요. 식혜는 젖을 말린다고 해요. 특별히 인삼이나 꿀 말고는 안 가리던데요.

댓글2 아기 아토피만 아니면 아무 음식이나 먹어도 상관없죠.

저는 다 먹어요. 삶은 달걀도 찜질방 가서 두 개씩 먹어요. 우유도 많이 마시고요.

Q7 몸무게가 너무 많이 느는 것 같아요. 음식을 어떻게 조절하면 좋을까요?

 병원에서 그러는데 엄마가 안 먹는다고 아기도 안 먹는 건 아니래요. 엄마 몸무게 많이 늘어도 작은 아기가 있고, 엄마가 살 안 쪄도 크는 아기가 있다네요.

탄수화물만 좀 줄여도 몸무게 많이 안 늘어요. 밥 먹을 때 밥을 줄이고 두부나 국 종류를 많이 드세요. 간식은 충분히 먹어도 돼요. 전 매달 1kg 정도씩 늘었어요. 입덧 때문에 4kg 빠진 적도 있어요.

 임신 기간을 즐기세요. 저도 첫 아기 때 18kg나 늘어서 의사 선생님한테 물어봤더니 괜찮다고 하셨어요. 많이 찐 만큼 몸조리할 때 10kg은 일주일 안에 쫙 빠졌어요. 나머지는 모유 먹이고, 육아에 시달리다 보니 조금씩 빠졌어요. 그때 신경 써도 늦지 않아요. 먹고 싶은 거 참으려고 하는 스트레스가 더 안 좋은 거 같아요. 산모가 잘 먹으면 아기도 태어나서 잘 먹어요.

Q8 자궁을 따뜻하게 해주는 음식 알려주세요.

 쑥이 좋아요. 한의사 선생님이 그러시는데 쑥이 몸을 따뜻하게 해준대요. 저는 게을러서 못 먹고 있지만 쑥차를 시간 날 때마다 먹으라고 했어요.

 구절초와 인삼 달인 물이 좋다고 해서 지금 복용 중인데 확실히 효과 있는 것 같아요.

Q9 젖량 늘리게 해주는 음식 알려주세요. 돼지족은 정말 못 먹겠어요.

 제가 지금 먹는 건 돼지족, 모유 분비에 좋은 차, 두유, 한약, 미역국이에요. 미역국에 밥 말아 먹고 아무리 배가 불러도 차례대로 다 먹고 있어요.

 우선 미역국은 많이 먹고 두유, 우유도 드세요. 호박씨도 좋다네요. 젖량 느는 것뿐만 아니라 호박씨가 여자한테 좋대요. 저도 돼지족 다시는 못 먹겠어요. 냄새가 너무 심해요.

 마늘을 먹으래요. 구워서 출산 전후로 하루에 몇 알 정도씩 꾸준히 먹으면 좋다고 들었습니다. 족발도 좋다고 해요.

 임신 중에 좋은 음식은 따로 있는 것이 아닙니다. 균형 잡힌 식사를 규칙적으로 시행하면 됩니다. 또한 임신 중에 필요 열량은 그리 많지 않으므로 열량을 과다 섭취하지 않도록 합니다.

이슬
이슬이 없을 수도 있나요?

keyword 145

질문 / 24,300건
조회 / 2,332,000명
댓글 / 75,680개
체크 / 출산 전

|중|요|도|

출산을 앞둔 대부분의 산모들은 출산 며칠 전에 피가 섞인 점액질 상태의 분비물이 나오는 것을 경험합니다. 이것은 임신 중 자궁경관에 채워져 있던 점액으로 일명 '이슬'이 비친다고 말을 합니다. 이슬이 비치면 진통이 이미 시작되었거나 혹은 수 시간 내지 수일 후에 진통이 시작된다는 신호로 보면 됩니다. 이슬은 사람에 따라 시간과 양이 다릅니다. 아주 조금밖에 나오지 않는 경우도 있어 눈치 채지 못하는 사람도 있습니다. 또 분만직전에 비치는 사람도 있고, 아예 이슬이 비치지 않는 사람도 있기 때문에 너무 신경 써서 체크할 필요는 없습니다. 이슬이 비친다고 놀라거나 병원에 연락할 필요는 없습니다. 이슬이 비치면서 하루나 이틀 이내에 진통이 규칙적으로 찾아옵니다. 이런 경우 병원에 연락 하도록 해야 합니다. 대개 초산부는 이슬이 비치고 24~72시간 내로 진통이 시작된다고 알려져 있습니다. 경산부의 경우는 이슬이 비치면 즉시 병원에 갈 준비를 해두고 진통이 오면 바로 병원으로 가는 것이 좋습니다.

Q1. 양수랑 이슬이 같이 나올 수도 있나요?

댓글1 같이 나올 수 있죠. 처음에는 이슬이 비치고 예정일 되거나 지났을 경우에는 계속 양수가 나왔어요. 양이 많아지면 양수가 나오는 거예요.

댓글2 양수면 조금씩 계속 나와요. 저는 양수 먼저 터지고 살짝 이슬이 보이던데요. 양수가 많이 새면 아기가 감염될 수도 있기 때문에 빨리 출산해야 한다고 들었어요.

Q2. 이슬은 한번 나오면 출산 시까지 계속 나오나요? 병원은 언제 가야 하나요?

댓글1 계속 나와요. 좀 많이 나오기도 하다가 잘 안 나오기도 하고 그랬어요. 이슬은 양수에 비해 그렇게 양이 많지 않아요. 양이 많으면 양수가 같이 새는 것이니까 체크하고 병원 가세요.

댓글2 이슬이 조금씩 비칠 때에는 조금 더 기다려야 해요. 나오고 양이 많아져서 양수가 흐르면 병원 가야 해요. 저는 너무 일찍 가서 오히려 고생했거든요. 급하게 가지말고 기다렸다가 조금 몸을 쉬게 하고 가세요.

Q3 이슬 없이 진통이 올 수도 있나요?

 그런 분들도 있다고 들었어요. 대부분이 이슬이나 양수가 터지는 게 출산이 임박했다는 증세이지만 드물지만 이슬이나 양수 파수 없이 진통이 와서 낳는 경우도 봤어요.

 저는 이슬만 비치고 바로 배가 아팠어요. 그 전에 가진통 있었고요.

진통이 시작 신호는 소량의 피가 섞인 점액성 질 분비물이 나오는 것입니다. 이것은 임신 중 자궁경관에 채워져 있던 점액으로 일명 "이슬"이 비친다고 합니다. 이슬이 비치면 진통이 이미 시작되었거나 혹은 몇 시간이나 며칠 후에 진통이 시작된다는 신호가 됩니다. 만약 피가 조금 비치는 정도를 넘어선 출혈이 있으면 이슬이 아니라 다른 원인에 의한 출혈일 수 있으니 전문의와 상담하세요.

인스턴트 음식
인스턴트 음식이 임신에 미치는 영향이 큰가요?

keyword 146

- 질문 / 300건
- 조회 / 88,700명
- 댓글 / 2,800개
- 체크 / 임신 전 기간

음식이 태아에게 미치는 영향은 절대적입니다. 인스턴트 음식은 특히 아토피에 치명적이라고 알려졌습니다. 예를 들어, 소시지, 라면 등 인스턴트 식품은 소화된 후 몸 안에 불필요한 노폐물을 남기므로 임부에게 좋지 않다고 합니다. 먹고 싶더라도 조금만 참으세요.

Q1 인스턴트 음식이 임신 중 먹으면 많이 안 좋은가요?

 태아는 계속 세포 분열을 한다고 합니다. 이때 인스턴트나 인공 조미료를 섭취하면 여러 가지 기형을 만들 수 있다고 하네요. 참아보세요.

 먹고 싶으면 어쩔 수 없지요. 먹어야죠. 대신 많이 먹지 마세요. 저도 쌀국수 먹고 싶어서 몇 번 먹었답니다.

 산모교실에서 그러는데 임신 때에 먹는 거랑 아기 아토피랑은 아무 상관 없대요. 입덧 때문에 힘든데 그나마 인스턴트라도 입에 맞으면 드세요.

임신 때에 먹는 게 왜 아기 아토피랑 상관이 없나요? 상관 있어요. 산모가 노폐물을 빨리 배출하지 못하는 체질이면 그게 고스란히 아기한테 갑니다. 태어나서 바로 아토피가 안 보인다고 없는 게 아니에요. 아기가 자라면서 점점 생기기도 해요. 아기 태어나서도 먹을 거 조심해야 하지만 임신 중에도 조심하는 게 좋아요.

 먹을 수 있을 때 실컷 드세요. 저는 며칠 전부터 밥도 못 먹고 뭘 먹어도 울렁대며 올라와서 아무것도 못 먹어요. 물이라도 양껏 마셔 봤으면 좋겠네요.

Q2 입덧 때문에 인스턴트만 먹고 싶은데 먹을 수 있는 음식이 없을까요?

 초기 땐 그냥 먹고 싶은 것만 드세요. 대신에 탄산음료는 많이 안 먹는 게 좋대요.

 저도 입덧 심할 때 라면 많이 먹었어요. 병원에서 그러는데 입덧 시기에는 그냥 먹고 싶은 것 먹으라고 했어요.

 수십 년간 아무 탈 없이 먹던 것들인데 하루 아침에 음식에서 독으로 둔갑을 하네요. 지나친 경계는 아니 함만 못한 듯합니다. 뭐든 즐겁게 잘 먹는 게 최고가 아닐까 하는 생각을 합니다.

 인스턴트 커피는 카페인 함량은 낮으나, 미네랄이나 영양성분이 거의 없고 원두커피는 인스턴트보다 조금 카페인이 많긴 하지만, 몸에 좋은 영양성분이 들어 있다고 합니다. 그리고 디카페인 커피는 추출할 때 화학적인 촉매를 써서 추출을 하기 때문에 카페인은 없지만, 화학 촉매가 조금 남아 있겠죠? 저도 커피를 워낙 좋아하는지라 지금 먹고 싶지만 참고 있어요. 카페인 성분은 칼슘을 밖으로 배출시키기 때문에 태아의 뼈 성장에 안 좋을 것 같아요.

 임부들이 가장 좋아하는 음식 1위가 냉면 같은 면류래요. 저는 초기 입덧 때문에 못 먹다가 요즘 거의 라면을 달고 지내요. 라면 짜게 먹으면 부종 생기니까, 싱겁게 먹고, 아기 뇌 형성에 좋은 고단백 저칼로리로 드세요. 입덧이 괜찮아지면 먹지 마세요.

 저도 임신 초기 때 인스턴트만 먹었어요. 12주까지 햄버거, 피자만 먹고 살았어요. 입덧 끝나고 안 먹으면 되겠죠.

 패스트푸드나 인스턴트 음식은 해로울 수 있습니다. 입덧이 심하여 아무것도 못 먹는 경우 입맛에 맞는 음식을 먹는 것은 도움이 될 수 있으며 커피는 가능하면 피하되 적은 양은 특별한 문제를 일으키지는 않습니다.

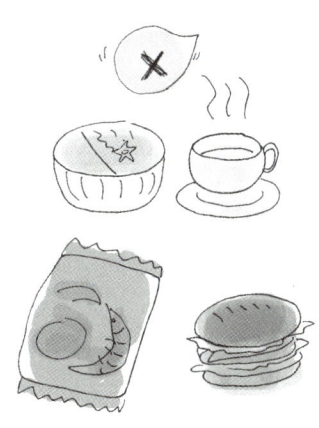

임부복 선택
임부복을 대여해 주나요?

keyword 147

질문 / 3,290건
조회 / 223,246명
댓글 / 19,830개
체크 / 임신 전 기간

첫 임신한 예비 엄마는 '임부복'이라고 하면 입는 시기와 상관없이 초기부터 만삭까지 입을 수 있는 넉넉한 치수의 특대형 옷만을 생각할지도 모르지만 이것은 잘못된 생각입니다. 임신을 한 시기부터 아기를 낳을 때까지는 보통 두 계절 이상을 겪게 됩니다. 따라서 체온을 유지하는 기능적인 면과, 계절 감각을 고려해야 합니다. 언제부터 입을지에 대해서도 의견이 많으나 개인차가 있겠지만 배가 나오기 시작하여 기존에 입던 옷(특히 바지)이 불편하다고 느끼는 임신 4개월부터가 가장 평균적입니다.

상의는 살짝 나온 배만 가릴 수 있는 정도의 정도로 너무 헐렁하지 않은 옷을 선택하는 것이 좋습니다. 품이 넉넉한 면 티셔츠를 구입하면 됩니다. 나중에 수유할 때도 편하게 사용할 수 있으니 넉넉하게 준비해 두면 좋습니다(수유를 위한 가슴 오픈형도 있으니 참고하세요).

바지는 천차만별이니 배 둘레, 허벅지 둘레 등 제품 치수와 제품 설명을 참고하여 구매하는 것이 좋습니다. 그리고 중요한 것은 마음에 드는 디자인으로 골라야 입고 나가고 싶은 마음이 생깁니다.

원피스는 여성스런 느낌과 임신부임을 연출하기 좋은 옷으로 누가 봐도 임신부 임을 알 수 있어 보호받을 수 있습니다. 일반적인 A라인과 출산 후에도 입을 수 있는 H라인, 얌전하고 여성스런 느낌의 플리츠(주름)라인이 있으며 니트 형도 있습니다. 임부복과 함께 맞춰 입을 때는 속옷의 선택에도 주의를 기울이도록 하고 꽉 죄는 벨트, 거들이나 고무 밴드가 있는 양말은 피하도록 합니다.

발 치수도 몸이 커짐에 따라 늘어납니다. 어떤 사람은 아이를 낳고도 예전에 크기로 줄어들지 않는 경우도 있습니다. 이런 것들을 고려해서 넉넉한 치수로 준비해야 하며 당연히 임신 기간 중에는 굽이 없는 운동화형이나 굽이 넓고 단단한 단화가 편할 것입니다.

Q1 임부복 언제부터 입어야 할까요?

 저는 5개월 때부터 입었어요. 그전에는 그냥 좀 치수 큰 옷 입었어요. 8주 정도 되면 옷 입기 애매한 것 같아요. 배는 많이 안 나오는데 이상하게 옷은 다 작아요. 배가 별로 안 나왔을 때는 원피스를 입어도 괜찮아요. 힙합 스타일 면바지도 괜찮아요.

 꽉 끼는 옷은 안 좋다고 해서 있는 옷 중에 허리, 배 부분이 헐렁한 옷 골라 입었어요. 임부복은 5개월쯤부터 입는 게 좋을 것 같아요. 5개월부터 배가 부쩍 나온대요.

 언제부터라는 기준은 없는 거 같아요. 지금은 17주인데 남이 보면 7~8개월은 돼 보여요. 속옷은 처음부터 임부용을 입었어요. 옷은 편한 대로 입으면 될 거 같아요.

Q2 싸고 이쁜 임부복 어디서들 구입하시나요?

 인터넷으로 사도 되고 아니면 동대문 새벽시장 가보세요. 이쁜 거 많아요.

 인터넷에서는 저렴하면서도 종류가 많아 자주 이용 합니다. 사이즈별로 나와있어요. 고르기도 편하고 숙녀복 같아요.

 저는 옷을 입어보지 않고 사는 걸 별로 안 좋아해요. 임부복 파는 오프라인 매장이 별로 없죠? 저는 동대문 시장에서 샀어요. 인터넷 하고 가격 차이 많이 안 나구요. 뭐 흥정도 좀 하구요. 이쁜 거 많아요.

 저는 백화점 가서 구경하고 입어보고 옥션에서 비슷한 디자인으로 골라서 사 입었는데 다들 예쁘다고 했거든요. 제 방법도 괜찮아요. 바지보다는 원피스가 더 예쁘긴한데 임부티가 팍팍 나요. 막달되면 더하구요. 그래도 전 원피스 추천이요. 바지는 배가 많이 부르면 흘러내려서 불편하거든요.

Q3 임부복 몇 벌이나 필요한가요? 중독 같아요.

 바지말고 원피스로 두 벌 사는 게 좋을 듯해요. 봄까지 입어야 되니까 너무 겨울스러운 것 말고요. 어차피 얇은 옷 여러 개 껴입는 게 더 따뜻하고 좋아요. 겉에는 긴코트 걸치면 끝~

 임부복 많이 살 필요 전혀 못 느껴요. 직장맘 아니라면 공식적인 모임 외출용 1벌, 청바지 1벌 있음 충분해요. 괜히 임부복 많이 사서 가계 살림에 타격이 컸던 기억이 있어요.

Q4 원래 몸집이 컸는데요. 임부복 사이즈는 어떻게 나오나요?

 그대로 입으면 될 거예요. 그게 보통 프리 사이즈거나 m, l 두 개만 있거나, 임신 전 사이즈 그대로 따라가거나 세 가지 종류던데, 살이 많이 찌지 않은 경우라면 임부복 표시가 원래 자기 사이즈라고 하더라구요. 물론 상표마다 다르긴 할 테니 판매하는 곳에 직접 문의하시는 게 좋아요.

 살이 많이 쪄서 그런가 프리 사이즈 주문해서 입었는데 안 맞아서 동생 줬거든요. 그 다음부터 무조건 프리 젤 큰 걸루 달라고 했어요.

 옥*에 '마마스토리'로 검색하면 빅사이즈옷을 팔아요. 영어로 'mama story' 하면 임부복이 나오고 한글로 치면 빅사이즈가 나와요. 겹치는 것도 많구요. 제가 77~88 입는데

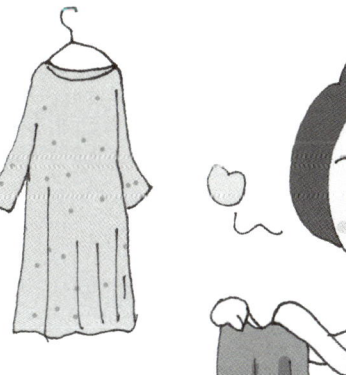
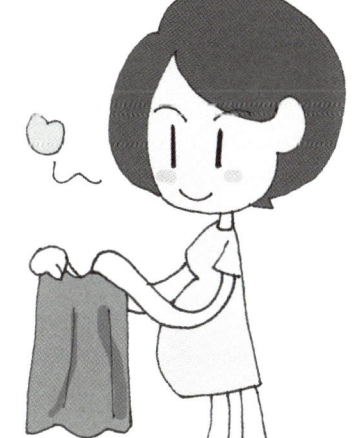

아직 4개월이라 그런지 넉넉하네요. 물론 가슴둘레는 확인하고 사는데 대부분 7~8개월까지는 입을 수 있을 것 같아요. 한번 보세요.

Q5 임부복 대여하는 곳도 있나요?

댓글1 러브마미(lovemomi.co.kr)라고 새로 생긴 사이트인데요. 새로 생겨서 아직 대여 옷을 구입할 수 있더라구요. 전 G마켓에서 7만 5천원인가? 판매하는 옷 15,000원에 대여해서 오늘 받았습니다. 받고나니 사고 싶기도 한데 사실 사서 입기는 아까워서요. 아쉬운 건 아직 옷 종류가 많지 않다는 거, 카드결제가 안 된다는 거, 그래도 전 어차피 카드 결제 안 해서 그런지 괜찮았답니다.

댓글2 대여 싸이트 본적 있긴 해요. 근데 대여기간도 짧고 세탁비도 따로 들고 뭐 그리 저렴한 것 같지는 않아요.

Q6 계절에 따라 편하고 알맞은 임부복은 어떤 스타일인가요?

댓글1 저는 외투로 모직 망토 하나 사서 편하게 입고 다녔어요. 패딩이나 외투를 따로 돈주고 사려니 아까웠어요. 임신 때 잠깐 입으려고 비싼 돈 주기 아깝잖아요. 그런데 망토는 출산 후에도 아기업고 나갈 때는 하나쯤은 가지고 있어야 돼서 아예 예쁜 망토로 구입해서 출산 후 아기 업고 다닐때 요긴하게 잘 사용했답니다. 바지는 코르덴바지나 솜패딩바지도 편하고 따뜻해서 청바지보다 더 잘 입게 되더라구요. 편해서요.

댓글2 여름에는 시원한 게 제일이잖아요. 집에서는 큰 사이즈 티에 쫄바지 하나 입고 있어요. 그리고 외출용으로 시원한 소재의 원피스 하나 있음 좋을 것 같네요.

Q7 임무복 속옷은 꼭 필요하나요? 언제부터 입어야 하나요?

댓글1 저는 브래지어는 10주 정도에 와이어 없는 그냥 면 속옷으로 바꿨는데 확실히 편하네요. 가슴이 조이질 않고 안 입은 거처럼 참 편해요. 팬티는 아직 불편한 게 없어서 그냥 입고 있어요. 엄마가 큰 팬티 사주시긴 했는데 더 불편해지면 그때 입기 시작하려구요.

댓글2 저는 13주인데 브래지어는 한참 전부터 착용했고 배를 따뜻하게 하기 위해서 일찍부터 입으래서 2주 전부터 산모용 팬티 입었는데 의외로 아주 편해요. 참고로 팬티는 프리 사이즈더라구요.(만삭 때까지 입을 수 있음) 어차피 나중에 구입해야 하니까 아기를 생각해서 그냥 지금부터 바꿔보세요.

너무 꽉 끼지 않는 편안한 옷을 입으시면 됩니다. 산모용 복대도 허리 아픈 데에 도움이 됩니다.

임신 중 가슴
(통증, 유방 마사지 등)
임신 중 가슴이 아파요.

keyword **148**

질문 / 235건
조회 / 37,680명
댓글 / 1,824개
체크 / 임신 기간~수유 기간

산후 유방관리는 모유 수유뿐만 아니라 산모 본인의 빠른 회복에도 큰 영향을 끼칩니다. 유방 마사지는 자궁의 위치를 빠르게 원상태로 회복 시켜줄 뿐만 아니라 오로 배출을 원활히 하므로 산후 복부비만 예방에도 중요한 산후관리 중 하나입니다.

Q1 임신 중 가슴 통증은 보통 어떻게 아픈 건가요?

 겨드랑이 쪽이 눈으로 봐서도 확연히 너무 많이 부어 있는 거에요. 화끈거리면서 통증이 심하네요.

 초기엔 옷깃만 스쳐도 아파요. 남편이 제 가슴을 만지지도 못했어요. 저는 괜찮아지다가 또 아프고 그랬어요.

 가슴이 터질 거 같고, 쿡쿡 쑤시고, 딱딱하고 멍울 같은 것도 만져지는 것 같아요.

Q2 유방 통증이 너무 심해요. 마사지 방법 좀 알려주세요.

 유방 마사지법
1. 우선 깨끗한 물로 젖꼭지를 씻으세요. 지나친 건조를 막기 위해 비누는 사용하지 마세요.
2. 잘 말린 후 베이비 오일 등을 발라 젖꼭지를 부드럽게 합니다.
3. 유방 전체를 마사지 합니다.
 - 젖샘풀기 : 네 개의 손가락 끝을 이용하여 잦은 원을 그리면서 비벼주세요. 유방 아래쪽으로 내려갈수록 꾹꾹 누르면서 비벼주고, 젖꼭지 위에서부터 시작하여 아래로 내려갔다가 다시 위로 올라옵니다.
 - 젖꼭지 훑기 : 네 개의 손가락 끝을 이용하여 젖꼭지를 향해 위에서 아래로 가볍게 훑어주세요.
 - 젖 모으기 : 윗몸을 숙여 유방을 앞으로 처지게 한 다음 엄지 손가락과 나머지 손가락으로 가슴을 잡고 흔들면서 꾹꾹 눌러주세요.
4. 젖꼭지를 확장시키는 운동을 합니다. 각각의 젖꼭지를 가볍게 잡아당기고, 엄지와 검지로

부드럽게 굴리듯이 문질러 줍니다.
5. 가능한 경우 젖꼭지를 햇볕에 쬐어 줍니다.
6. 유방을 잘 지탱해 주는 잘 맞는 브래지어를 착용합니다.

 마사지 학원에서 배웠는데 아기들이 젖꼭지를 돌려서 앞으로 당긴데요. 그러니까 손으로 살짝 돌려서 유두부분을 앞으로 당기라고 하던데요. 신랑이 뒤에서 해주면 산모가 좀 더 편하다고 하더라구요. 그리고 5개월 이후로 쭉하다가 유방 마사지하는데 자궁 쪽이 땅기면 하지 말래요. 조산기 생긴다고요.

 임신이 지속되면서 유방도 발달하게 되어 커지게 됩니다. 유방 통증은 흔한 증상은 아닙니다. 유방에 만져지는 종괴가 같이 있는 경우 전문가와 상담을 해보는 것이 좋습니다. 마사지를 할 경우 유두를 자극하게 되면 자궁수축을 유발하게 되고 조산의 위험성이 커지게 되므로 가급적 피하셔야 합니다.

임신 중 마음가짐
임신 중에 마음이 너무 불안해요.

keyword **149**

질문 / 42건
조회 / 9,521명
댓글 / 154개
체크 / 임신 전~ 임신 전 기간

소혜왕후 한씨가 지었다는 내훈(內訓)에는 "사람이 태어날 때 모든 만물을 다 본받아 갖추게 됨은 어머니가 만물을 어떻게 느꼈는가에 따르기 때문이니 마음가짐과 태도가 매우 중요하다"고 강조하고 있습니다. 서독의 심리학자 모니카 류케슈 박사 역시 어머니의 태아에 대한 마음가짐과 태도 그리고 부부의 애정이 태아의 정서적, 신체적 건강을 결정하는 중요한 여건이라고 했습니다.

오스트리아의 켈라트 로트만 박사가 분류한 어머니 유형 네 가지는, 첫째, 원치 않는 임신으로 인하여 임신에 대한 부정적 태도를 가진 '파멸형', 겉으로는 임신을 즐거워하는 듯 하면서 내심으로는 임신에 대해 부정적 태도를 가진 '갈등 형', 겉으로는 아직 임신할 때가 아니라고 하면서 무의식적으로는 임신을 무척 원하는 '냉담형', 임신 그 자체를 진심으로 기뻐하고 감사해 하는 '이상형'으로 나누고 있습니다. 파멸형, 갈등형, 냉담형은 감수성이 약하거나 무기력하고 저능한 아이를 출산하고, 마지막 '이상형'의 경우는 출산의 고통도 적고 육체적으로 건강하며 똘똘한 아이를 출산한다고 했습니다.

임신에 대해 부정적 마음가짐과 태도를 취하는 것은 이미 태아에게 그러한 부모 입장을 전해 주는 것이 됩니다. 이런 상황에서 건강하고 총명한 아이가 태어날 수 없음은 당연합니다. 소중한 아이를 주어서 감사하다고 하는 어머니와, 아이를 갖고 싶지 않는데 들어서고 생겼으니 빨리 떼야지 하다가 도리 없이 낳아야 되지 않겠느냐는 어머니에게서 나온 아이가 같을 수는 없습니다. 자궁 내 태아와 함께 호흡하면서도 한 마음이 되지 못하는 '자궁 내 모자 분리' 현상은 총명한 아이를 만들지 못하기 때문입니다.

아기가 사랑이 없이 이루어진 성관계의 결과물이거나, 원치 않은 임신으로 비롯된 우울함과 불안 때문에 고통스러운 임신 기간을 보낸다면 이 모든 것들은 아기에게 불안한 출발이 됩니다.

예비 엄마로서 마음가짐은 어떤지 항상 자신을 돌아보세요. 쓸데없는 일로 스트레스를 받고 있는 건 아닌지, 편식을 하고 있다거나 폭식을 하고 있지는 않은지, 피곤하다고 종일 집에서만 지내지는 않은지, 임신했다는 이유만으로 예민해서 부부싸움을 하는 일이 더 잦아지지는 않았는지, 큰 소리로 악을 쓰지는 않는지, 시댁과의 갈등으로 심리적인 부담이 많아지고 그 기분이 고스란히 아이에게 전해지도록 하지는 않는지, 인스턴트 식품을 너무 많이, 그리고 자주 먹지는 않는지, 외식을 많이 해서 염분 섭취와 영양 불균형을 가져오지는 않는지, 손 하나 까딱하지 않아서 배 안의 아이를 지나치게 크게 키우고 있지는 않은지, 마음의 안정을 주는 공원보다 혼잡한 백화점을 더 사랑하지는 않는지, 좋아하는 음식만 골라먹는 식생활은 아닌지, 혹시 아직도 담배를 피우고 있는 것은 아닌지, 남편만을 기다리면서 우울증에 빠지지는 않는지 돌아보세요.

평온한 마음으로 임신 기간을 보내면 순한 아기가 태어나 엄마를 편하게 해줄 것입니다.

Q1 임신을 너무나 기다리는데, 임신 전에 마음가짐을 어떻게 해야 할까요?

댓글1 임신하고 싶어서 너무 조바심 내고 불안해 하면 오히려 임신과 더 멀어지는 것 같아요. 마음을 비우고, 병원은 꼬박꼬박 가고 기다려보는 수밖에 없어요.

댓글2 불안한 마음이 불임의 보이지 않는 이유가 되기도 해요. 너무 조급하게 생각하지 말고, 아기가 잘 자랄 수 있는 환경, 가정 내 여러 문제를 해결하고 마음을 편히 가져서 환경, 정신 둘 다 편안하게 하는 게 필요한 것 같아요.

Q2 임신 중에 마음이 너무 불안해요. 임신 주기에 따라 마음을 편히 하는 방법을 가르쳐주세요.

댓글1 초기에는 안 되지만, 중기쯤에 하는 파마는 기분 전환에 도움이 되데요. 그쯤이면 식욕도 왕성해지고, 임신이 안정되므로 여행이나 가벼운 운동을 해도 괜찮대요.

댓글2 후기에 하는 운동은 순산에 도움이 된대. 배가 많이 불러서 몸이 무거워지니까 혼잡한 장소에 가지 않는 게 좋아요.

임신 중에는 호르몬의 분비 불균형으로 감정 기복이 크고, 마음이 불안하기 쉽습니다. 따라서 규칙적인 가벼운 운동을 하는 것이 기분 전환을 하는 것에 도움이 되며, 순산에도 도움이 됩니다.

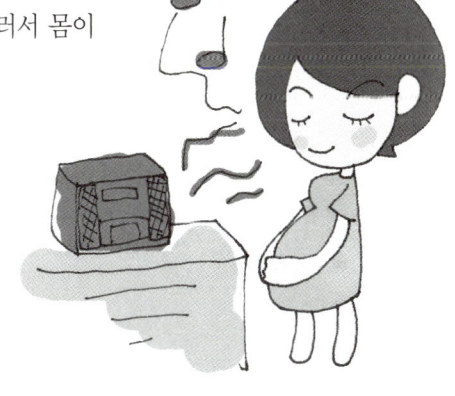

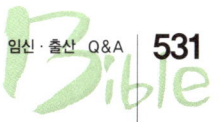

임신 중 배 나오는 시기
임신하면 언제부터 배가 나오나요?

keyword **150**

질문 / 245건
조회 / 64,826명
댓글 / 4,825개
체크 / 임신 중기

중요도

임신 중 배가 나오는 시기는 첫 임신이라면 더디 나옵니다. '아, 아기 가졌구나!' 하고 주변사람들이 알아채기 시작할 정도로 배가 부르려면 임신 5개월은 되어야하고(품이 넉넉한 옷을 입으면 못 알아보기도 합니다.) 24주 정도 되면 똑바로 서서 자기 발을 내려다보면 보이지 않습니다. 체구가 큰 사람은 다소 덜 나와 보이기도 하고 작은 사람은 유난히 배가 두드러져 보이기도 합니다. 사실 배가 나오는 시기보다 중요한 것은 체중의 증가입니다. 임신 후 체중이 표준 이상 많이 불어나면, 제왕절개로 아기를 분만할 가능성이 높아진다는 연구 결과가 나왔을 정도입니다. 이것은 임신으로 불어난 체중이 표준치를 초과하면 태아가 크지 않더라도 제왕절개로 분만할 가능성이 높은 경우입니다. 따라서 임신부들은 시기별로 체중관리에 신경을 각별히 쓸 필요가 있습니다.

임신 초기인 4개월까지는 입덧 때문에 식욕이 왕성하지 않으며 체중이 감소할 수도 있기에 크게 문제가 되지 않습니다. 임신 중기인 5개월부터 7개월까지는 태아의 성장이 왕성한 시기입니다. 엄마도 식욕이 증가하고 체중 증가도 본격적으로 이루어지게 됩니다. 입덧이나 생리적인 불쾌감이 사라지면서 과다한 식욕과 운동 부족으로 체중 증가가 일어나는 시기이니 각별하게 주의해야 합니다. 유산의 가능성이 조금씩 사라지므로 적절한 운동이 반드시 필요합니다. 체력이 있어야 아기를 낳고 기를 수 있습니다. 반드시 운동을 하여야 합니다.

임신 후기인 8개월 이후부터는 사실 몸이 무거워져 활동량이 적어지면서 과다한 체중 증가가 발생하게 되면 임신중독증이 발생할 수 있기 때문에 주의를 기울여야 합니다. 무리하게 운동을 하는 것보다는 매일 30분 정도의 가벼운 운동과 몸을 계속 움직여 줄 필요가 있습니다. 다만 이때는 조금만 움직여도 쉽게 피곤해질 수 있기 때문에 무리한 활동을 피하고 피로감이 느껴지면 곧바로 쉬도록 합니다. 임신중독을 막기 위해서 과다한 염분 섭취를 제한하고 고칼로리 음식을 피해야 합니다.

Q1 임신하면 언제부터 배가 나오나요?

 저는 3개월부터 배가 나왔어요. 헐렁한 옷을 입으면 표시가 안 나서 다른 사람들은 배 나온 줄 모르고 신랑은 배 많이 나온다고 놀리더군요. 그리고 지금 배가 많이 나와서 배꼽이 튀어나오려고 해요. 의사 선생님한테 아기가 커서 배가 빨리 부른 거 아니냐고 물어보니 그런 건 아니고 그냥 아기가 건강하다고 하더군요.

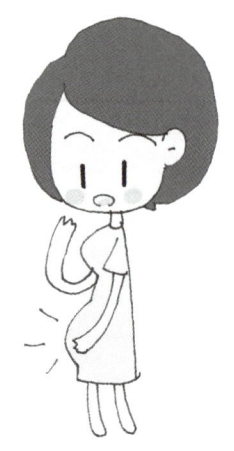

전 4개월부터 나왔어요. 원래 마른 체질인데 5개월 접어드니 사람들이 임신부라고 자리도 피해 주던걸요. 4개월 접어들면 태반이 생긴다고 하니 배가 당연히 나오지 않겠어요?

 임신 4개월(12~15주)이 되면 아랫배가 부풀어 올라 자궁기저부가 손으로 만져질 정도가 되며, 임신 5개월(16~19주)이 되면 주위 사람들이 임신한 것을 알아차릴 정도로 배가 나오고(대개 배꼽 근처까지) 태동도 느끼게 됩니다.

임신 중 좋은 음식 나쁜 음식 keyword 151
임신 기간에 먹으면 좋은 음식 추천해 주세요.

질문 / 152건
조회 / 40,254명
댓글 / 1,450개
체크 / 임신 전 기간

임신부가 먹으면 좋은 음식들은 대개 태아의 성장, 태교와 관계가 있습니다. 태아의 두뇌와 뼈를 형성하는 데 절대적인 영향을 미치기 때문에 임신 중에는 기름진 음식, 열이 많고 매운 음식은 피하는 게 좋고, 대개 담백하고 가벼운 음식을 먹는 것이 바람직합니다.

임신 초기 3개월까지는 과일, 채소 위주로 가볍게 먹는 것이 좋습니다. 이 시기는 입덧이 생기는 시기로 식사를 줄이거나 거르지 말고 조금씩이라도 자주 먹어주는 것이 좋으며 수분과 비타민, 무기질 보충을 위해서 신선한 과일이나 채소를 많이 섭취하도록 합니다.

임신중기 4~6개월에는 철분 섭취가 중요합니다. 대개 이 시기는 식욕이 왕성해지는 시기로, 갑자기 체중이 늘어날 수 있으므로 체중 조절에 신경을 써야 합니다. 단백질, 칼슘, 철분이 특히 필요한 시기입니다. 철분이 많이 든 음식으로는 간, 붉은 살코기, 생선, 달걀, 콩 제품, 녹황색 채소 등이 있고, 칼슘이 많이 든 음식으로는 우유, 멸치, 콩 제품, 녹황색 채소 등이 있습니다.

임신 6개월이 지나면 배가 더욱 불러서 위에 부담을 주는 시기입니다. 이때는 먹는 것에 대한 신경보다는 태아 발육에 도움이 되도록 조금씩이라도 자주 먹어주어야 합니다. 분만 시 출혈에 대비해 비타민 C, K, B_2, 엽산 등 비타민류를 많이 섭취하는 것도 바람직합니다.

임신중독증을 예방하기 위해 붉은 살코기나 어패류, 현미 등을 먹는 것과 태아의 두뇌를 구성하는데 도움을 주는 양질의 단백질을 섭취하는 것을 잊지 마세요.

반대로 임신부가 피해야 할 음식으로는 알코올, 커피, 초콜릿 같은 카페인이 든 음식이 있습니다. 이런 음식은 유즙의 분비를 방해하는 성분이 있으며 담배는 태아에게 산소와 영양소 공급을 차단시켜 저체중아를 낳을 위험이 있습니다. 너무 매운 음식과 짠 음식, 술, 담배, 카페인 함유 음식, 약물, 지나친 물과 음료, 과식은 임신부에게 해롭습니다. 또한 알로에, 녹두, 율무, 팥, 복어, 생강 등도 좋은 식품은 아닙니다. 인스턴트 식품인 햄, 소시지, 라면 등은 노폐물을 몸 안에 남기기 때문에 좋지 않으며 흰 설탕은 체내에 흡수되었을 때 칼슘을 빼앗는 작용을 하므로 가능한 한 적게 먹는 것이 좋습니다.

Q1 임신했을 때 먹으면 좋은 음식과 나쁜 음식에 대해 알려주세요.

댓글1 율무, 녹두, 알로에, 생강, 붉은 팥, 복어 등은 한방에서 나쁜 음식이라고 한대요. 닭고기는 찹쌀하고만 안 먹으면 먹어도 된대요. 고사리는 초기에 먹으면 자궁수축을 부추겨서 유산되기가 쉽다고 먹지 않는 게 좋대요.

댓글2 율무, 알로에, 녹두에는 찬 성분이 있어 임신부에게는 안 좋고, 복어는 독 성분 때문에 걱정돼서 먹지 말라고 하던데요. 팥은 기형아 생길 가능성이 있다고 하죠. 특히 수정과에 들어 있는 생강 먹으면 안 된대요. 생강은 열이 많은 음식이라 임부에게 좋지 않고 많이 먹으면 양수가 줄어든다고 해요. 그리고 인스턴트 음식은 많이 먹으면 아기가 아토피가 생길 확률이 높다고 하네요.

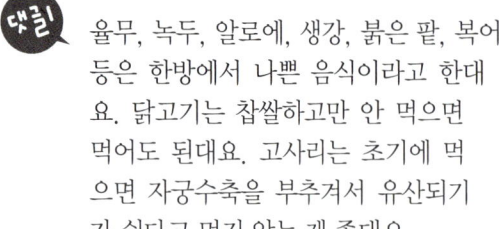
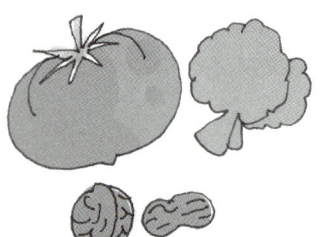
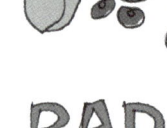
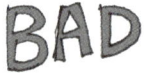

댓글3 토마토가 아토피를 예방하고, 호두랑 땅콩은 두뇌를 발달시키는 음식이라고 알고 있어요. 그리고 뱅어포는 우유보다 칼슘이 많은 우수한 식품이래요.

댓글4 브로콜리, 시금치, 토마토, 바나나, 현미, 잡곡밥이 좋고 엽산이 함유된 음식을 먹으면 좋대요.

Q2 임신 중이나 가임기에 먹으면 좋은 차 추천해 주세요.

댓글1 삼잎자가 좋아요. 비타민도 많고, 우려먹기도 편하고 신상에도 좋나고 해요.

댓글2 유자차는 비타민이 많아서 좋고 감잎차도 비타민 C가 매우 풍부해서 하루 400~500ml 마시면 좋다고 하네요.

Q3 임신 초기에 파인애플 먹으면 안 좋은가요?

댓글1 파인애플의 딱딱한 심 부분이 낙태에 쓰인다고 해요. 과육은 먹어도 상관없대요. 오히려 입덧에 좋다고 들었어요.

댓글2 뭐든지 과하지만 않으면 되는 것 같아요. 파인애플 먹어봤자 얼마나 먹겠어요. 그걸 주식으로 대용한다든지 과하게 먹으면 좋지 않겠죠.

Q4 임신 중에 간식으로 먹으면 좋은 것 추천해 주세요.

댓글1 입덧이 끝나면 정말 공복감이 너무 심해요. 그래서 저는 간식으로 자주 브로콜리를 데쳐서 먹어요.

저는 간식으로 과자만 먹다가 아무래도 몸에 안 좋은 것 같아서 고구마 쪄서 먹으니까 좋던데요.

Q5 임신 중에 매운 음식 자주 먹으면 안 좋은가요?

 매운 음식을 자주 먹으면 아기가 아토피 될 확률이 높아진다고 들었어요. 무조건 아토피가 되는 건 아니지만 자주 먹는 건 안 좋을 것 같아요.

 산모가 먹고 싶은 건 아기가 먹고 싶은 거잖아요. 정말 너무 먹고 싶거나, 입덧 때문에 입맛이 없을 때에는 가끔 먹어도 될 것 같아요. 참으면 더 스트레스 돼서 안 좋지 않을까요? 물론 자주 먹으면 안 되고요.

 임신 중에는 음식을 골고루 규칙적으로 섭취하는 것이 중요합니다. 민간에는 임신에 좋은 음식과 삼가야 하는 음식이 많이 알려져 있지만, 실험적 연구로 알려진 바는 없습니다. 다만 영양소를 골고루 섭취할 수 있는 식단을 정하는 것은 필요합니다.

임신성 당뇨
임신성 당뇨가 무엇인가요?

keyword 152

|중|요|도|

질문 / 8,330건
조회 / 1,625,500명
댓글 / 48,900개
체크 / 임신 중기~임신 말기

임신성 당뇨는 임신한 여성에게만 나타나는 고혈당을 말합니다. 주로 임신 24~28주 경에 나타나며 이 시기에는 아기가 자라는 것을 도우려고 만들어낸 다량의 호르몬이 인슐린을 차단하여 생기는 것으로 보고 있습니다. 아기의 어떤 인자 때문에 인슐린이 제 기능을 하지 못하게 될 때 이것을 인슐린 저항성이라고 합니다. 대부분의 임신부는 인체가 인슐린 저항성을 극복할 수 있을 정도로 충분한 인슐린을 만들어 내는데 체내에서 생성된 인슐린이 인슐린 저항성을 극복하지 못하면 임신성 당뇨라고 합니다. 임신성 당뇨가 있는 여성들도 대부분 건강한 아기를 출산하므로 걱정하지 마세요.

Q1 당뇨 검사는 언제쯤 해야 하나요? 주의사항 알려주세요.

 저는 25주째 될 때 했는데 대부분 24주면 하는 거 같던데요.

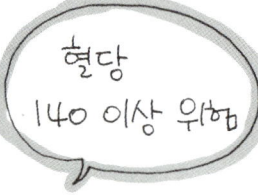

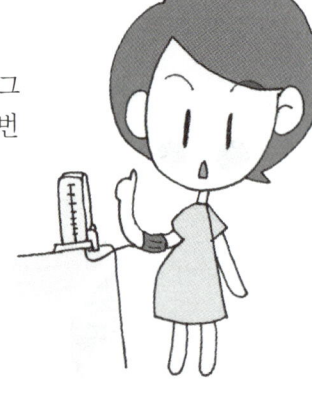

댓글2 27주 시작되기 전에 했어요.

댓글3 21주부터 한 달에 한 번씩 한다고 해요.

댓글4 당뇨가 있으면 아기한테도 안 좋다고 하던데요. 그리고 검사를 두 번 해요. 초기에 한 번 중기에 한 번이요.

댓글5 검사 6시간 전부터 금식하세요.

댓글6 검사 2시간 전부터 금식하라고 되어 있어요. 시약 먹고 1시간 안에 병원 가면 돼요. 물, 껌 같은 거 먹지 말라고 하더군요.

Q2 당뇨 정상 수치는 몇인가요?

댓글1 일반인은 120을 정상으로 보고 산모는 140을 정상으로 본다고 간호사가 그러던데요.

댓글2 전 150 나와서 재검사했어요. 140이 넘으면 검사를 하는 게 의무라고 하던데요.

> **TiP**
> **임신성 당뇨** : 더욱 안전한 임신을 하려면 평소 운동을 꾸준히 하는 것도 중요한데, 호흡을 많이 하게 하는 유산소 운동이 좋다고 합니다. 대표적으로는 걷기, 줄넘기, 에어로빅, 수영, 테니스, 자전거타기, 헬스 등이 있습니다.

Q3 검사 결과 수치가 너무 낮아도 안 좋은 건가요?

댓글1 저도 당검사 수치가 79 나왔는데 보건소에서는 약간 모자란 감이 있긴 하지만 정상으로 간주하는 거라고 했고, 병원에서는 그걸 보더니 정상이라고 말해서 걱정 안 하고 있어요.

댓글2 저는 77이었는데 정상으로 보던데요. 당뇨병 있는 사람들이 저혈당으로 떨어지는 건데 포도당 마시고 검사한 거라면 걱정 안 해도 돼요. 당뇨라면 그 포도당 먹고 검사하면 수치가 확 올라 갔을 거에요. 그리고 만약 당뇨가 있어서 저혈당에 빠진다면 의식이 없어지고 어지럽고 식은땀이 나고 그러는데 만약에 그런 증상이 있으면 사탕 하나 물고 있으면 돼요. 심각하지 않으면 대부분 무사히 잘 지낼 수 있답니다.

Q4 포도당 수치가 높아서 걱정이에요. 어떡하죠?

댓글1 보통 공복에 상관없이 하는 첫 번째 검사에서는 결과가 안 좋은 경우가 많더군요. 제대로 공복하고 재검사하면 정상으로 나와요. 너무 걱정하지 말고 검사 전 주의점을 잘 지키고 검사해 보세요.

댓글2 저도 처음 검사할 때 170이 나와서 재검사했는데 정상으로 나왔어요. 저도 많이 걱정하고 인슐린 맞아야 하는 게 아닌가 했는데 대부분 두 번째 검사는 정상으로 나온다고 하네요.

댓글3 재검사하면 모두 정상으로 나온대요. 당분간 빵이나 과자 같은 당분이 많은 음식은 피하세요.

Q5 몸무게가 많이 늘었어요. 몸무게와 임신성 당뇨 관계가 있나요?

댓글1 몸무게가 많이 는다고 다 임신성 당뇨는 아닌데 가족 중에 당뇨병력 있으면 걸릴 수 있다고 하더군요. 앞으로 몸무게 많이 안 늘게 운동도 하고 식이요법하면 건강한 아기를 낳을 수 있어요. 그리고 음식은 될 수 있으면 싱겁게 드세요. 임신성 당뇨인 임신부들이 임신중독증이 올 확률이 높다네요. 너무 걱정하지 마세요. 엄마가 마음이 편해야 아기도 건강하게 크죠. 내과 다니면서 몸 관리만 잘하면 돼요.

댓글2 몸무게가 갑자기 많이 늘어서 의심하는 건 임신중독증인 것 같아요.

댓글3 책에서 보니까 임신성 당뇨는 고령이거나 비만인 여성에게 흔히 발견된다고 나왔네요. 책 대로라면 관계가 있을 듯하네요.

Q6 임신성 당뇨라는데 어떡해야 하죠?

댓글1 과일 일절 먹지 말고 잡곡밥 먹고 운동 많이 하세요. 전 지금 예정일이 이틀 지났는데 아직 아기가 소식이 없어요. 당 조절이 잘 안 돼서 양수가 너무 많고 아기가 크대요. 이대로 가다간 제왕절개 해야 할지 몰라서 걱정하고 있답니다.

댓글2 단 음식 절대 많이 먹지 마세요. 저는 당 조절이 잘 돼서 과일을 조금씩 먹었더니 막판에 아기가 너무 커 버리고 양수가 많아서 불안해하고 있답니다. 저처럼 되지 않으려면 식사량도 좀 줄이고 단 음식과 과일을 줄이는 편이 좋을 것 같아요.

댓글3 임신성 당뇨면 아기가 너무 커지기 때문에 낳기 어려워진다고 해서 유도분만 하던데요.

댓글4 임신성 당뇨가 위험한 거래요. 임신성 당뇨면 거대아가 되기 쉽고 잘못하면 사산될 우려도 있거든요. 의사와 잘 상담하면서 몸을 관리하세요.

Q7 임신성 당뇨 증상은 어떤가요?

댓글1 제가 알기엔 입이 자꾸 마르고 물을 아주 많이 마시게 된다고 해요. 화장실도 너무 자주(보통 임신부가 자주 가는 횟수보다 훨씬 더)가게 된다고 알고 있어요.

댓글2 저는 당수치 조금 나온다고 물 많이 마시라던데요. 자다가도 목이 말라서 물을 마셔요.

댓글3 임신성 당뇨에 걸리면 임신중독증이 생길 확률이 4배 이상 증가해요. 문제는 태아인데 거대아가 되는 게 가장 큰 문제고, 사산 및 기형아가 될 위험도 커요. 하지만 운동과 식이요법 잘하면 문제없이 출산합니다. 당뇨란 게 원래 관리만 잘하면 전혀 문제없는 병이잖아요. 참고로 전 지금 당뇨 판정받고 관리 중이에요. 식후 30분이 가장 중요한데 꼭 운동해 주세요. 당수치가 가장 급증하는 시간이기 때문에 그래요. 임신성 당뇨는 태반에서 당을 조절하지 못해서 생기는 일종의 당뇨로 태반이 사라지는 출산 후엔 없어지는 게 대부분이지만 진짜 당뇨로 되는 경우도 적지 않아서 관리가 아주 중요하다네요. 무엇보다 고단하거나 스트레스받지 않아야 해요.

저는 열심히 운동하고 식사 조절하고 즐겁고 바쁘게 지내요.

 임신성 당뇨가 진단되면 거대아, 양수 과다증 등 여러 가지 문제가 발생할 수 있으므로 반드시 주치의의 지시를 잘 따르고 철저한 관리가 필요합니다. 임신성 당뇨병이란 임신 기간 중에만 나타나는 당뇨병으로 우리나라 임신부의 2~3%에서 발생하는 것으로 알려졌습니다. 태반에서 분비되는 호르몬(락토겐)이 임신 중 모체의 인슐린 요구량을 증가시켜 당뇨병 발생의 원인으로 작용하는 것으로 추측되고 있습니다. 정상 여성은 임신 중 오히려 혈당이 다소 낮아집니다.

임신성 당뇨는 산모와 태아에게 모두 나쁜 영향을 미칩니다. 임신성 당뇨병이 생기면 양수 과다증이나 임신 중독증, 자간증, 신우신염, 유산, 조산 등 각종 임신 중 합병증에 걸릴 위험이 커집니다. 분만할 때엔 난산, 전치태반 등의 원인으로 작용할 수 있습니다.

경구부하 검사는 임신 24주와 28주 사이에 시행하는 것으로, 임신성 당뇨를 선별 검사하는 방법입니다. 금식과 상관없이 우선 50g의 설탕물을 먹고 혈중 당 검사를 하게 됩니다. 시행하여 일정 수치 이상이 나오면 추가 검사하며, 이를 통하여 임신성 당뇨를 확진합니다. 임신성 당뇨가 진단되면, 혈당 조절을 잘해야 하며, 그 심한 정도에 따라 식이요법 및 운동, 인슐린으로 치료해야 합니다. 일단 임신성 당뇨병으로 진단되면 철저한 혈당 조절을 시작해야 합니다. 혈당 조절 목표는 공복시 혈당을 60~90mg/dl, 식후 2시간 혈당을 120mg/dl 이하로 유지하는 것입니다. 이때 혈당은 140 이하가 정상이며 140 이상일 경우, 반드시 공복 상태에서 100g의 설탕물을 먹고 검사를 시행합니다.

keyword 153 임신 주 수, 개월 수 계산
임신 주 수와 태아 주 수와의 차이가 뭔가요?

|중|요|도|
○○○○○

질문 / 450건
조회 / 289,395명
댓글 / 4,523개
체크 / 임신 전 기간

임신 개월 수와 임신 주 수를 서로 맞추려고 하면 맞지 않습니다. 이것은 한 달은 30일 또는 31일이며, 주수는 4주(7×4=28일)를 1개월로 산정하기 때문에 서로 3~4일의 오차가 존재하기 때문입니다. 임신은 280일 즉, 40주의 기간을 말합니다. '열 달 채운다'는 말을 하지만 사실은 9개월 10일 정도가 되어 개월 수와 임신 주 수를 맞추는 것은 의미가 없습니다. 산부인과에서는 그래서 임신 주 수로만 계산합니다.

개인에 따라 생리주기, 배란일, 수정된 날짜 등을 정확하게 알 수가 없기에 마지막 생리를 시작한 첫날을 기준으로 대략적인 임신 주 수를 계산하는 방법이 가장 보편적으로 사용되고 있습니다. 즉, 마지막 생리 첫날을 0일로 잡아 그것을 기준으로 보통 280일 후, 주수로는 만 40주에 분만하는 것으로 생각합니다. 하지만 생리주기가 불규칙하거나 마지막 생리 초일을 모르는 경우가 많기 때문에 반드시 임신 초기에 초음파 검사를 통해 정자와 난자가 수정된 날짜를 예측해 출산예정일을 계산해야 합니다.

Q1 임신 주 수 계산 하는 법 가르쳐주세요.

댓글1 생리일이 정확하다면 생리일로 따지는 게 그나마 맞을 거예요. 정확한 수정 날짜를 알기가 어렵고, 초반기에는 아기 몸 크기나 몸무게의 성장 속도가 많이 달라서 그걸로 판단하기 어렵다 더라고요. 아기가 40주 즉, 정확하게 280일에 맞게 태어나는 것이 아니라(실은 수정일 기준으로 훨씬 먼저 나오게 되는 거죠), 생리주기로 쳐서 40주로 계산하니까 그 정도로 이해하시고 준비하시는 게 맘 편하실 것 같아요.

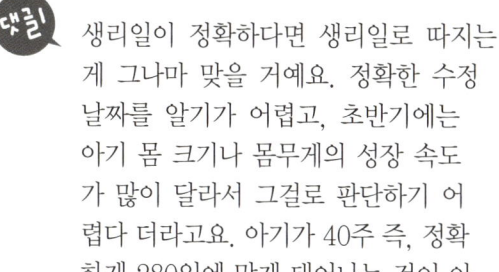

댓글2 보통 마지막 생리 시작 일로 40주라고 하던데요. 테스트기 하고 일주일 후에 병원에 가면 아기집 볼 수도 있어요. 마지막 월경일 기준으로 딱 재는 게 아니고요. 착상이 늦게 될 수도 있어서 병원에서 얘기해 주는 주 수가 맞아요. 생리할 예정일 기준으로 초음파에 나온 아기 크기를 보고 주 수를 조정해요.

Q2 개월 수 계산 하는 법 가르쳐주세요.

댓글1 임신 2개월째라고 하면 임신을 한지 4주를 넘어서 5주, 6주, 7주, 8주째를 2개월째 8주 즉 56일이 지난 다음 3개월째라고 말을 해요. 우리가 흔히 임신 10개월이면 출산을 하는 것으로 아니까 통상적인 계산법으로 친다면 300일정도가 될 터이지만 이 계산법으론 280일이에요. 즉, 280일을 기준으로 아기를 출산을 하는 거지요.

댓글2 1개월 0주~3주, 2개월 4주~7주, 3개월 8주~11주, 4개월 12주~15주, 5개월 16주~19주, 6개월 20주~23주, 7개월 24주~27주 이런 식으로 계산하는 거에요.

Q3 임신 주 수에 따른 주의사항 알려주세요.

댓글1 임신 초기에 임신 한 줄 모르고 감기약이나 두통약 등 약물을 복용하는 경우가 있어요. 초기에 임신 증상이 느껴지거나 생리일이 한참 지나도 하지 않을 때에는 시기를 따져서 제때에 확인해 봐야죠. 또 그쯤에는 태아가 완전히 고정되어 있지 않아 유산의 위험성이 있으니까 심한 운동이나 장거리 여행을 삼가야 해요.

댓글2 저는 입덧 때문에 엄청 고생했어요. 중반으로 넘어갈수록 영양 공급에 각별히 신경을 썼죠. 잘 챙겨서 먹으면서 식이요법에 신경을 썼어요. 또 저는 변비가 심해서 채소를 많이 먹고, 물 많이 먹어서 변비가 심해지지 않게 주의했어요. 후반으로 갈수록 입덧은 끝나니까 좀 괜찮지만, 배가 불러오니까 넘어지지 않게 조심했어요.

댓글3 저는 배가 불러 올수록 빈혈이 너무 심해져서 빈혈약을 꼭 챙겨 먹었어요. 출산이 다가올수록 정기검진을 자주 하고, 성관계는 피하고 오로지 출산 준비에만 신경을 썼죠.

Q4 임신 주 수와 태아 주 수와의 차이는 뭔가요?

 태아 주 수는 초음파로 본 태아 크기로 가늠해요. 임신 주 수와는 일정 부분 차이가 날 수 있어요. 예정일은 당연히 임신 주 수로 따져야 하는 거예요.

 착상이 늦어서 차이가 날 수도 있대요. 마지막 생리일로 따지는 건 임신 주 수이고, 태아 주 수는 아기 크기에 따라 주 수가 조금씩 변하기도 하는 거래요.

 임신 주수는 대부분 처음에는 마지막 생리일을 기준으로 결정합니다. 대부분의 경우에 생리가 규칙적이지 않기 때문에 배란일이 일정하지 않을 수 있습니다. 따라서, 수정 날짜가 정확하지 않을 수 있으므로, 임신 제 일 삼분기(임신 14주까지)에 초음파로 보이는 태아 크기에 따라 임신 주 수를 교정하고 분만 예정일을 결정합니다.

임신 주 수의 날짜는 흔히 생각하는 수정된 날짜보다 2주 더 많다고 생각하면 됩니다.

임신 주 수에 따른 주의 사항은 다음과 같습니다. 임신 초기에는 입덧으로 인해 영양 공급이 부족할 수 있으므로, 충분한 음식 섭취를 하도록 노력해야 합니다. 임신 20주경인 중반기부터는 빈혈이 발생할 수 있으므로 빈혈약을 복용하도록 합니다. 말기에는 진통이 발생하거나 출혈이 되거나, 양수가 흐르는지를 잘 체크해야 합니다.

임신중독증
임신중독증에 대해 알고 싶어요.

keyword **154**

|중|요|도|
○○○○○

질문 / 415건
조회 / 95,693명
댓글 / 1,986개
체크 / 임신 전 기간

임신중독증이란 임신과 동반하여 고혈압, 단백뇨, 부종 등의 증세가 나타나는 질환으로 주로 임신 말기에 발생하는 것으로 알려져 있습니다. 특히 임신중독증은 초임부나 고령임신부 혹은 쌍태임신 등의 경우에 많이 나타나며 본 질환 자체도 매우 위험하지만 태반조기박리 등이 발생할 수 있고, 질환의 악화로 인한 조산의 가능성도 큰 병입니다. 초기 증상은 체중이 갑자기 많이 늘었다든가 혹은 소변에 거품이 있는 등 경미한 증상이 있을 수 있으나 본인들은 잘 모르는 경우가 많습니다. 규칙적인 진찰이 필요한 것은 이 때문입니다. 중증이 되면 두통 또는 상복부에 통증이 있거나, 갑자기 아지랑이를 보는 것 같이 눈이 가물거리거나, 소변의 양이 급격히 줄어들 수 있습니다. 가장 위험한 경우는 자간이라고 일컫는 간질의 발작증과 같은 경련이 발생하는 것으로 응급조치를 하지 않으면 산모나 태아가 사망할 수도 있습니다.

임신중독증의 완전한 치료는 분만 이외에는 없습니다. 조기에 발견하여 중증으로 발전되는 것을 막아 산모와 태아의 건강을 최대한 도모하는 것이 최선의 치료입니다. 중증으로 가고 있다면 안정과 식이요법 등 보존적 치료를 하면서 황산마그네슘과 같은 경련 억제제 및 혈압강하제 등을 투여하면서 경과를 관찰한 후 증상이 악화되거나 태아의 발육이 멈추면 분만을 하여야 합니다.

따라서 임신 중독증을 조기에 진단하고 치료하기 위해서는 규칙적으로 산전진찰을 받는 것이 중요하며, 고 위험군이라고 생각되는 경우에는 특히 자주 진찰을 받아야 하고 불필요한 체중 증가가 없도록 체중을 조절합니다. 과다한 염분이나 수분의 섭취는 제한하는 것이 좋습니다.

임신중독증을 조심해야 하는 사람의 유형은 유산의 경험이 없는 초임부나 고령 임신부, 쌍둥이 임신, 만성 고혈압, 만성 신장병, 당뇨병, 혈액 질환 등 질환이 있는 여성과 임신성 고혈압의 가족력이 있는 여성, 임신전에 비만이었던 여성, 빈혈 증세가 있는 임신부 등을 들 수 있습니다.

Q1 임신중독증은 왜 생기는 거죠?

댓글1 임신 7개월 이후 조심해야 한대요. 아직 정확한 원인은 밝혀지지 않았다는데 칼슘 부족이나 유전적인 영향을 많이 받는다고 해요.

댓글2 스트레스도 임신 중독에 영향을 많이 준다니까 몸 상태를 좋게 하고 마음가짐을 즐겁게 하는 것도 중요한 것 같아요.

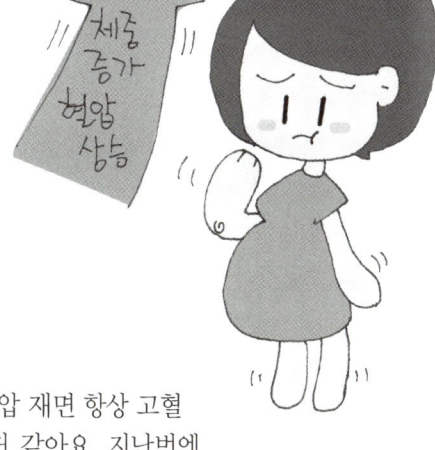

Q2 임신중독증 증상은 어떤가요?

댓글1 혈압이 높아요. 임신하기 전엔 정상이었는데 임신 후에 혈압 재면 항상 고혈압으로 나와요. 살도 많이 찌고 특히 얼굴이 많이 부은 거 같아요. 지난번엔 손가락 마디가 막 아팠어요. 소변 검사했는데 단백뇨가 보인다고 그러네요.

댓글2 정강이 눌러봐서 누른 자리가 그대로 남으면 부종이래요. 부종이 임신중독의 증상이라는데 이 무렵 갑자기 체중이 늘어나고 혈압도 높아진다고 합니다.

Q3 임신중독증이더라도 건강한 아기 출산할 수 있을까요?

댓글1 우리 친척 언니가 임신중독증이었어요. 진짜 제가 봐도 너무 심하게 부어있어서 놀랄 정도였으니까요. 그런데 아이는 잘 낳았고 건강해요.

댓글2 저도 출산 한 달 전에 단백뇨가 보여서 병원 갈 때마다 소변 검사 했어요. 계속 보인다고 했는데 부종은 없고 혈압도 그렇게 높은 편이 아니라서 자연분만으로 건강한 여자 아이 낳았어요.

Q4 임신중독증 예방법 알려주세요.

댓글1 싱겁게 먹고 무리하지 않는 거죠. 제가 임신성 고혈압(임신중독증)으로 입원도 하고 지금 혈압 약도 먹고 있는데 방법이 없어요. 지금 현재 하는 것도 약 먹고 무조건 쉬는 거니까요. 원인이 정확하지 않으니 예방법도 특별한 게 없어요. 항상 혈압 주의하고 싱겁게 먹고 푹 쉬세요.

가장 중요한 예방법은 짜게 먹지 않는 거라고 하는데 워낙 짜게 먹어서 저도 걱정이에요. 싱거우면 속이 더 울렁거리는 것 같아요. 의사 선생님은 먹고 싶은 대로 많이 먹고 그 대신 밥 먹은 후에 무조건 한 시간씩은 몸을 움직이라고 했어요. 그래야 살 많이 안 찐다고 했어요.

 짜게 먹지 말고 운동하세요. 그리고 아침에 일어나면 팔다리를 위로 들고 한 5분 정도 흔들어주세요. 요가에서 배운 건데 도움이 된대요. 그리고 저녁에 잘 때 다리를 조금 올릴 수 있게 베개 같은 거 놓고 자면 좋아요.

Q5 임신중독증인데 자연분만 가능한가요?

 임신중독증은 분만하다가 혼수 상태가 올 수 있고 이 때문에 아이가 사산할 수도 있대요. 그런 위험 요인을 제거하고자 제왕절개 수술하는 경우가 많다고 알고 있어요.

 저 아는 후배가 임신 초·중기부터 임신중독증 때문에 엄청나게 붓고 회사도 병가 내서 쉬기도 했다는데 자연분만했어요. 다행히 의사 선생님도 많이 도와주고 자신도 자연분만하겠다는 강한 의지가 있어서 성공했다는군요. 운동 열심히 하고 의사 선생님과도 잘 의논해서 순산하세요.

 저도 첫 아이 때 고혈압, 단백뇨, 간 기능 수치가 다른 사람보다 10배 정도였어요. 나쁜 조건은 다 갖추고 36주 5일 만에 유도분만해서 자연분만으로 아기 잘 낳았답니다. 너무 걱정하지 마세요. 진통 올 때마다 힘만 잘 주면 돼요.

Q6 혈압과 임신중독증은 어떤 관계가 있나요?

 지난주에 병원 가니 혈압이 155에 85였어요. 너무 놀랐답니다. 임신 중에 혈압이 올라 갈 수는 있나지만 너무 높은 것 아닌가요? 의사 선생님이 혈압이 높다면서 임신중독증에 걸리기 쉽다고 했어요.

 병원에서 혈압을 재보고 높으면 임신중독일 가능성이 크다고 이야기하더군요. 평소에도 혈압 높으면 특히 자주 확인해 봐야 해요.

Q7 임신중독증이면 체중이 느나요?

 제가 그랬어요. 8개월까지는 8kg 정도 쪘는데 9개월째에 감기 앓고 나서 붓기 시작하더니 몸무게가 한 달 새에 6kg이나 불었어요. 의사 선생님은 부기 때문이라고 했는데 지난번에 가서 소변 검사하니 단백뇨가 나오고 혈압도 올라가서 임신중독 입구에 서 있다고 경고 먹었어요.

임신중독증이면 다른 산모들의 두 배 이상 살이 찐대요. 거의 20kg 이상 찌면 임신중독증을 의심해 봐야 하지 않을까요?

임신중독증: 임신중독증에 걸리면 혈압이 높아지고 몸이 붓고 단백뇨가 나옵니다. 임신 말기가 되면 몸이 붓는 경우가 있는데 편안히 쉬고 난 다음에도 계속 붓는다면 임신중독증을 의심해봐야 합니다. 두통, 오심, 구토, 상복부 통증 등이 나타날 수 있으며 산모 및 태아에게 심각한 합병증이 나타날 수 있으므로 반드시 주치의와 상담을 해야 합니다.

임신중독증의 정확한 원인은 밝혀져 있지 않습니다. 하지만 여러 가지 원인으로 인해 혈관이 수축하고, 이로 인해 고혈압이 발생하게 되며 신장 기능에 이상이 초래되어 단백뇨 및 부종이 생깁니다. 임신중독증의 자각 증상으로는 부종이 심해지며, 이로 인해 체중이 급격히 증가할 수 있고, 두통과 현기증, 메스꺼움, 우상복부 통증 등이 나타날 수 있습니다.

임신중독증 자체로 꼭 제왕절개술을 해야 하는 것은 아니지만 산모나 태아의 문제로 응급 제왕절개술을 시행할 가능성이 높아집니다. 임신중독증의 특별한 예방법은 없습니다. 하지만 태아나 산모 모두에게 매우 위험한 병임을 기억하시고 상기 증상이 나타날 경우 병원에 내원하여 중증으로 진전되는지 관찰하는 것이 중요합니다. 특히 가족력이 있거나 고령출산, 비만 등의 위험인자나 고혈압, 당뇨, 신장병이 있는 분들은 더 주의가 필요합니다.

임파선(림프선)
임파선이 부은 거래요. 괜찮나요?

keyword 155

|중|요|도|

질문 / 15건
조회 / 3,150명
댓글 / 80개
체크 / 임신 전 기간

임파선은 겨드랑이에 밤알만한 혹이 생기는 것입니다. 이 밤알만한 혹은 겨드랑이에 있는 임파선이 부어 생기는 것으로 아프지 않은 것이 특징입니다. 대개 일시적인 현상이므로 따뜻한 물에 수건을 적셔 유방을 마사지하듯 잘 풀어 주고 젖을 짜내면 회복됩니다.

Q1 겨드랑이에 작은 혹이 볼록하게 올라왔는데 임파선이 부은 거래요. 괜찮을까요?

 저는 스무 살 때 겨드랑이 밑에 혹이 생겼어요. 혹시 유방암이 아닐까 해서 병원에 갔는데 그게 임파선이 부은 거라고 했어요. 결핵성 임파선은 수술을 해야 하고 그냥 임파선은 약물로 치료한다고 했어요. 저는 다행히 그냥 임파선염이라서 병원을 일주일 정도 다녔어요. 처음엔 콩알만 하던 게 나중엔 점점 커져서 밤톨만 해졌어요. 팔을 뒤로할 수 없었는데 일주일 정도 다니니 아프진 않았어요. 지금도 몸이 피곤하면 임파선이 부어서 아프답니다. 임신 중에 임파선이 부어오르는 사람도 있다고 해요. 병원에서 걱정 안 해도 된다면 괜찮겠죠. 하지만 진료 안 받으신 분은 꼭 병원에 가보세요. 수술해야 치료될 수도 있으니까요.

댓글2 괜찮대요. 저도 임신 중에 임파선이 부었고, 아기 낳고도 생겼는데 자연히 없어졌어요. 조리원에 있을 때 알려준 방법인데 임파선이 좀 아프면 아기 젖병에 물 얼려서 겨드랑이에 대고 있으라고 하더군요.

 임파선은 림프절, 림프선이라고 하며 대표적으로 경부 림프절, 액와 림프절, 서혜 림프절이 있고, 보통 세균에 감염되면 만져지게 됩니다. 드물게는 림프종(임파선암)이라고 해서 혈액암의 경우에도 만져지게 됩니다. 특별히 임신과의 관계는 없으며 임파선이 만져지는 경우 병원의 진료를 받으시는 게 좋습니다. 또한, 임신과 관련하에 겨드랑이에 만져지는 작은 혹은 부유방일 수 있으며 부유방은 덤으로 있는 유방이라고 생각하면 됩니다. 우리나라 여성의 3% 정도에서 가지고 있는 것으로 알려졌으며 정상 유방에서 생길 수 있는 변화와 함께 생기게 되며, 그 자체로는 건강상의 문제는 없습니다.

입덧

입덧은 왜 하나요?

keyword 156

중요도 ●●●●●

질문 / 13,300건
조회 / 2,601,400명
댓글 / 120,800개
체크 / 임신 초기~중기

입덧의 원인은 정확하게 알려지지 않았으나, 신체상의 여러 가지 물리적 변화와 급격한 호르몬 변화로 입덧을 하기도 합니다. 대부분 임신 3~4주 정도에 시작했다가 14주 정도 되면 사라집니다. 그러나 가벼운 메스꺼움이나 구역질은 임신 기간 내내 나타났다가 사라지기를 반복하기도 합니다.

구역질은 종종 어떤 냄새 때문에 생기는데, 사람마다 민감하게 반응하는 냄새가 다릅니다. 대부분은 아침이나 공복 시에 가벼운 헛구역질 정도지만, 심한 경우에 구토 때문에 음식을 전혀 먹지 못하는 임신부도 있습니다. 입덧이 심하면 잠자리에서 일어나서 움직이기 전에 크래커, 과자, 토스트 등을 조금 먹고 물 한 컵 정도를 마신 후, 천천히 일어나서 활동을 하면 입덧을 훨씬 덜 할 수 있습니다. 엄마가 되기 위한 첫 고비를 힘겹게 넘기고 있는 예비 엄마들의 궁금증을 정리해 보았습니다.

Q1 입덧이 너무 심해서 물도 마시지 못해요. 입덧 없애는 방법은 없을까요?

 저는 두 달 정도 입맛이 없었고 한 달은 두통이 심해서 고생했어요. 책에 보니 입덧할 때 식사를 조금씩 여러 차례로 나눠서 먹으래요. 공복이 오래가면 더 심해진다고 하더군요.

댓글2 입덧은 체질인 것 같아요. 엄마가 되기 위한 고통인데 어쩔 수 없죠. 힘들어도 참으세요. 시원한 거 먹으면 좀 낫던데요. 저는 아이스크림 먹고 달랬어요.

댓글3 저도 임신 초기에 입덧이 너무 심해서 고생했는데 14주 정도 지나니까 언제 그랬냐는 듯이 아무렇지도 않았어요. 지금은 16주 지났는데 괜찮아요.

댓글4 한 이틀 입원해서 수액 맞으면 많이 좋아져요. 저는 3일에 한 번씩 수액 한 통 맞고 버티고 있어요. 수액 맞으면 2~3일 안 토해요. 그럼 그때 먹고, 또 토하기 시작하면 수액 맞고 해요.

댓글5 저도 10주부터 16주까지 아주 미치도록 힘들었답니다. 토하다가 숨 쉴 틈이 없어서 이러다가 죽는 거 아닌가 하는 생각까지 했어요. 밤에 너무 심했거든요. 그래도 지금은 살 것 같아요. 언제 그랬냐는 듯 살도 부쩍 찌고요. 저도 수액 맞으면서 병원 다니고 그랬답니다. 시간이 약인 것 같아요.

Q2 입덧은 언제쯤 없어지나요? 입덧이 심해서 아무것도 못 먹으니까 몸무게가 줄었어요.

댓글1 저도 입덧이 심해 몸무게 8kg이나 빠졌는데 12주가 지나니 서서히 없어졌어요.

댓글2 저도 입덧이 너무 심해서 2~3일에 한 번씩 수액 맞았어요. 저는 4개월에 가장 심했어요. 5개월 들어서면서 조금씩 나아졌어요.

댓글3 저는 16주인데 임신 사실을 알자마자 입덧 시작해서 주사도 맞고 한약도 먹고 별짓을 다 해도 가라앉지 않네요. 지금도 열심히 입덧하고 있지만 5개월이면 다들 조금씩 가라앉는다고 하니 앞으로 한 달 더 기다려보려고 해요.

댓글4 없어지는 시기는 사람마다 다르겠죠. 제가 알기론 길게 하면 6개월이고, 보통은 4개월쯤에 수그러든다고 하던데요.

댓글5 저는 4주부터 해서 8주 때가 가장 힘들었어요. 4개월 조금 지나니까 정말 조금씩 나아지던데요.

Q3 입덧이 갑자기 사라졌어요. 괜찮은 건가요?

댓글1 저는 4주부터 18주까지 입덧을 했는데 멈췄다가 더 심해졌다가 계속 반복했어요. 우선 기초체온 재보고 36.7~37℃ 정도 유지하고 있으면 큰 이상 없는 거예요. 13주까진 매일 기초체온 재보는 게 좋답니다.

댓글2 저도 입덧보다 체온이 정확한 것 같더라고요. 이제 14주 들어서서 체온이 떨어져도 괜찮은 시기라서 안 재는데 그전에는 자주 쟀어요. 높으면 안심이 됐어요. 입덧은 하루씩 멈추기도 하니 너무 걱정 마세요.

댓글3 입덧하다가 멈추기도 하고 좀 지난 다음에 다시 하기도 하고 그렇지 않나요? 사람마다 다르던데요.

댓글4 저도 입덧 멈췄다 시작하기를 여러 번 했어요. 18주 지나니까 차차 나아지던데요. 정말 사람마다 달라요.

Q4 입덧을 오래하는 데 습관이 될까 봐 걱정이에요.

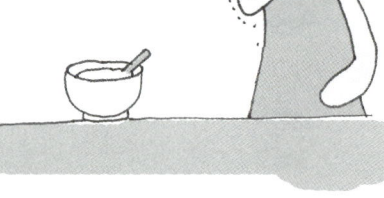

댓글1 오래하면 위험해요. 자꾸 토하다 보면 식도에 안 좋아요. 식도염 걸릴 수도 있으니까요. 아주 조금씩 먹고 최대한 참아보세요.

댓글2 토하는 것도 습관인 것 같아요. 저도 빈속에 메슥거려 죽겠다가도 밥 먹으면 토할 거 같아요. 토해야 편하기도 하고요. 하지만, 전 안 토하려고 노력합니다. 밥 먹고 바로 토하면 다 나오니 좀 참고 지나서 토해보세요. 그럼 트림만 나오고 괜찮아요.

댓글3 저는 일주일에 두세 번 참을 수 없을 정도로 넘어와요. 매일 미식거리는 건 기본이에요. 그래도 아기 생각해서 좋은 음식 골라 먹는데 토해버리면 아깝잖아요. 그래서 꾹 참는 편이에요. 목구멍까지 넘어와도 힘 꽉 주고 못 넘어오게 할 때도 많아요.

댓글4 힘들겠지만 올라올 때 좀 참아보세요. 너무 많이 토하면 안 좋다고 하던데요. 참는 거 처음엔 힘든데 오히려 시간 지나면 안 토하는 게 나아요.

Q5 입덧이 끝난 줄 알았는데 또 속이 울렁거려요. 끝난 입덧을 다시 하기도 하나요?

댓글1 아기가 크면서 위를 눌러서 그럴 수 있어요. 저도 28주에 그랬답니다. 좀 지나면 괜찮아져요.

댓글2 아기가 커서 그렇데요. 후기 입덧이라고 먹어도 소화 잘 안 되고 먹기도 싫고 그렇죠? 지금은 좀 나아졌는데 5, 6개월만큼 잘 먹진 못하는 것 같아요.

댓글3 초기에 입덧이 좀 심했고 5개월째 들어가면서는 괜찮더니 7개월 넘어가서는 아침에 가끔 울렁거려서 위액까지 싹 다 올렸어요. 초기만큼 심하지는 않은데 가끔 그래요. 책 찾아보니까 자면서 위액이 역으로 올라오기 때문이래요. 베개 좀 높은 걸로 베고 아침에 일어나서 몸 일으키기 전에 크래커 같은 거 머리맡에 뒀다가 먹고 일어나라고 하더군요.

댓글4 저도 8개월에 다시 입덧이 온 것 같아요. 5일 정도 먹기만 하면 토하고 힘이 없어 며칠째 누워 있다가 병원 가서 수액 2시간 동안 맞고 좀 나아졌어요. 의사 선생님이 늦게 다시 오는 입덧은 별로 좋은 거 아니라고 했어요.

Q6 입덧할 때 영양제 먹어야 하나요? 주사 맞으면 덜 하다는데 맞아도 될지 모르겠어요.

댓글1 영양제 꼭 안 먹어도 돼요. 저는 오히려 먹으니까 입덧도 더 심하고 살도 빠져서 안 먹었더니 오히려 낫답니다.

댓글2 엄마가 충분히 영양을 공급할 수 없다면 좋은 영양 보조 식품을 드셔야죠.

댓글3 제 친구도 입덧이 너무 심해서 주사를 정기적으로 맞았대요. 병원 가서 담당의와 상담하는 게 가장 정확할 듯합니다.

댓글4 저도 입덧할 때 너무 힘들어서 수액 맞고 그랬는데 그때뿐이에요. 수액 맞는 동안 얼마나 지루하고 힘든지 몰라요 그래도 정 힘들면 병원 가서 수액 맞으세요.

댓글5 그냥 수액 맞으라 하고 약을 처방해 주시던데 아기한테는 해로운 게 아니라고 하면서 심하면 먹으라고 했어요. 그런데 정말 그때뿐인 거 같아요.

Q7 입덧 증상은 보통 어떤가요?

댓글1 입덧의 종류는 너무도 다양해요. 속 쓰린 것도 있고, 목에 뭐 걸린 듯한 것도 있고, 멀미하는 것처럼 메슥거리기도 해요.

댓글2 저는 꼭 차 탄 것 같이 울렁거렸어요. 아랫배가 콕콕 쑤시기도 하구요. 가슴은 안 아팠는데 신경이 예민해져서 짜증도 많이 났어요.

댓글3 도대체 뭘 넘길 수도 삼킬 수도 없어요. 먹으면 30분 내로 달려가 다 토해내고 토하다 보면 식도가 위액 때문에 타들어가 듯 아파요. 아픈데 눕지도 못하고, 앉아서 엉엉 울면서 끝까지 토해요. 오한이 오고 식은땀이 줄줄 나기도 해요.

댓글4 잘 못 먹어서 입덧 심할 땐 빈혈처럼 어질어질한 두통이 잠깐씩 오더군요. 지금은 입덧이 많이 나아져서 가끔 잘 먹기도 하고 밖에도 좀 돌아다니는데 머리가 심하게 아플 때가 있어요. 또 토하고 나면 머리가 좀 아프기도 하지요.

댓글5 초기에 두통 때문에 머리가 깨지는 것 같았어요. 잠도 못 자고 머리 아프면서 토하고 정말 죽어요. 다행히 입덧 끝나니까 멈췄어요.

댓글6 저도 머리 아프고 배 아프고 불면증까지 있었어요. 지금까지 특별한 입덧 증상이 없었거든요. 그런데 의사한테 물어보니까 이런 것도 다 입덧이라 하더군요.

댓글7 저도 심하진 않았지만 3개월까지 속쓰림과 느글거림이 있었어요. 그것도 입덧이라 하더군요.

댓글8 저도 속이 쓰려서 죽겠어요. 새벽에 아프니까 눈이 저절로 떠지면 두유 먹고 다시 잔답니다. 임산부 책 보니까 호르몬 분비 때문이래요. 가볍게 지나가는 입덧의 증상이라고 하더군요.

댓글9 따뜻한 물 마시고 사과 같은 거 먹지 마세요. 토할 때 목 아파요. 부드러운 거 먹고 참는 방법 밖에는 없어요.

댓글10 저는 입덧할 때 토할 때마다 피가 나왔어요. 식도염일 수도 있다고 병원에서는 약 먹으라고 했는데 그냥 참았어요. 진료 받을 때 의사 선생님께 여쭤보세요.

Q8 낮에 일상생활 할 때는 입덧 안하다가 밤에만 입덧하기도 하나요? 저녁에 유독 심한 것 같아요.

댓글1 저도 낮엔 좀 견딜 만하다가 저녁에 다시 시작해요. 점심은 먹고 싶은 걸로 챙겨 먹어도 좀 미식거리다 말지만, 저녁엔 밥 먹을 때마다 항상 긴장하고 먹느라 좀 힘들어요.

댓글2 저도 저녁엔 마시는 거 말고는 아무것도 못 먹어요. 소화 자체가 안 돼요. 6시쯤 밥 반 공기 먹고 10시에 속 안 좋아서 토하면 소화가 안 되고 그대로 나와요.

댓글3 낮에는 그럭저럭 참을 만하다가 저녁때가 되면 속이 울렁거리고 메스꺼워요. 점심은 잘 먹는데 저녁은 잘 못 먹겠고 먹고 나서도 속이 영 아니네요.

댓글4 저도 저녁만 되면 속이 부글부글해서 먹은 거 토해야만 잠을 잘 수 있었죠. 지금은 많이 좋아졌는데 저녁 먹고 속이 안 좋으면 요즘은 일찍 잔답니다. 자고 일어나야 속이 편안해지거든요.

댓글5 입덧 주기는 바뀌던데요. 아침, 점심, 저녁, 제멋대로예요.

댓글6 저도 아침에는 오히려 입덧 안 하는 것처럼 속이 좋아졌다가 밥 먹고 나면서 오후까지 속이 안 좋아요. 밤엔 소화가 안 돼서 더부룩하고요.

Q9 계류유산 했는데 입덧 증상이 계속 있어요. 이런 일도 있나요?

댓글1 저는 소파 수술하기 전까지 입덧하고 가슴 아픈 증상 있었는데 수술 후 사라졌어요.

댓글2 우리 몸이 임신이 중단된 상태여도 자궁은 그 사실을 바로 인지하지 못하고 계속 커진다고 하더군요. 그래서 입덧이 계속되기도 한다고 해요.

댓글3 수술 끝나고도 계속 토하고 그랬어요. 병원에서는 임신 호르몬의 영향이라네요. 수술은 역시로 하는 거고 몸 안엔 호르몬이 아직 남아 있어서 사람에 따라 다르지만 몇 주간 지속한다고 하더라고요. 저도 조금 그랬던 거 같아요.

Q10 먹는 입덧도 있나요? 저는 토하지는 않지만 먹고 싶은 게 많아졌답니다.

댓글1 저도 토하지는 않고 먹는 입덧이네요. 그런데 조금씩밖에 못 먹어서 그런지 정말 두세 시간만 되면 어지럽고 속이 안 좋아요. 밥은 안 먹고 조금씩 군것질만 했더니 몸무게는 안 늘었네요.

댓글2 초기 때 의사가 먹는 입덧이라 다행이라고 했어요. 그래서 몸무게는 4kg이나 쪘어요. 그다음부터는 한 달에 1kg 정도 느는 것 같아요. 조금씩 자주 드세요. 되도록 열량 높은 건 삼가세요. 입덧 끝나면 몸이 가벼워져요.

Q11 배고프면 입덧이 심해지나요?

댓글1 배고플 때 입덧이 더 심해요. 입덧 때문에 먹고 싶은 것도 없고 울렁거리는데도 억지로 먹는 게 고통이죠. 먹기 싫어도 조금씩 자주 드세요.

댓글2 속이 비면 입덧이 더 심해요. 토하더라도 드세요.

댓글3 속이 비면 울렁거리는게 먹는 입덧이라네요. 그럴 땐 조금씩 자주 먹는게 좋아요.

Q12 요즘 안 좋은 일이 있어서 그런지 입덧도 심해졌어요. 스트레스 받으면 입덧이 더 심해지나요?

댓글1 입덧이 끝나고도 식후에 조금 언짢은 일이 생기면 바로 토해요. 태교가 다른 게 아니라 잘 먹고, 웃고, 마음 편한 게 태교예요.

댓글2 저는 시댁에 가면 입덧이 더 심했어요. 입덧이란 것이 신경 많이 쓰고 또 몸이 힘들면 더 심한 것 같아요.

댓글3 저도 평소엔 괜찮다가 짜증나고 스트레스 받으면 속이 울렁거리고 구역질 나요.

Q13 입덧 중에 엽산제 먹는 거 괜찮은 건가요?

댓글1 담당 선생님이 입덧 심하면 엽산제 먹지 말라고 하던데요.

댓글2 저도 입덧 시기에 병원서 처방해준 엽산제 먹다가 멈췄어요. 입덧이 심해지는 것 같아서요.

댓글3 4개월까지는 엄마 몸에 축적된 걸로 충분하다네요. 입덧 때 억지로 영양제나 철분제 먹으면 입덧이 더 심해질 수 있다니까 조금씩 먹고 싶은 거 드세요.

댓글4 저는 의사 선생님이 굳이 먹을 필요 없다고 해서 안 먹었어요. 오히려 임신 초기에 영양 과다 되면 아기한테 안 좋다고 그래요. 9주 정도라면 엄마가 굶어도 아기 영양엔 전혀 지장 없을 정도로 아기가 먹는 양도 적다고 해요. 이미 엄마 몸에 축적된 영양분으로 충분하고 엽산도 마찬가지라고 했어요.

> **Tip**
> **엽산의 역할**: 성장과 적혈구 형성 등 우리 몸에서 중요한 기능을 수행하는 영양소로 임신 초기에 엽산이 부족하면 태아의 신경관 형성에 장애가 생겨 신경관 손상의 기형아를 출산할 확률이 높아질 수 있습니다. 엽산이 많은 식품으로는 대두, 녹두 등의 두류, 시금치, 쑥갓 등 채소류와 마른 김, 다시마 등 해조류, 김치, 콩나물 등이 있습니다.

Q14 입덧 심할 때 수액 맞으면 좀 나아지나요?

댓글1 저는 수액 효과 별로 없었어요. 시간이 약인 거 같아요.

댓글2 저는 수액 맞고 나면 2~3일은 좀 살만했어요. 그렇다고 토하지 않은 건 아니예요. 전 입덧하는 8주 동안 6kg나 빠졌어요. 수액 맞는 데 한 번에 네 시간 정도 걸려요. 지루하답니다.

댓글3 입덧 때문에 엄청나게 고생했습니다. 수액도 한 번 맞아봤는데 그 순간은 괜찮을지 몰라도 저한테는 효과 없었어요. 저는 감자랑 귤, 바나나 같은 거 조금씩 먹으면서 버텼는데 예쁜 아기 생각하면서 조금만 더 힘내시길 바라요.

댓글4 수액 맞아도 소용 없었어요. 저는 7주 때 병원 갔는데 초기에는 아기가 자라기 때문에 입덧 약은 아직 안 된다고 했어요. 저는 병원에서 수액 맞으면서도 토했어요.

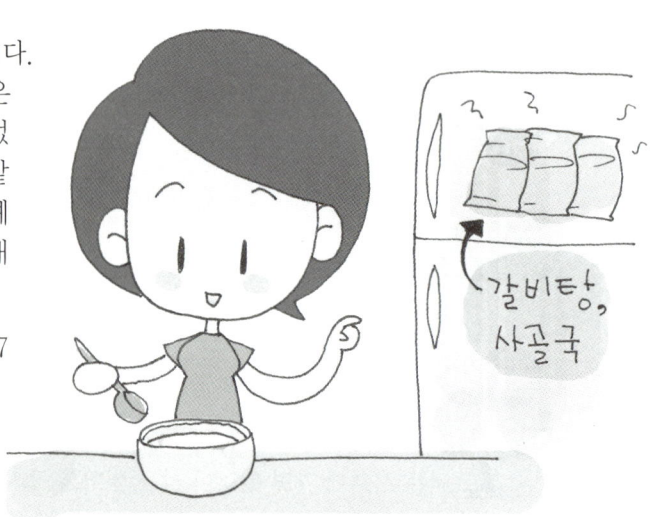

Q15 입덧 때문에 밥만 먹고 있는데 영양이 부족하면 어쩌죠?

댓글1 임신 초기엔 엄마가 못 먹어도 아기한테 큰 영향 없으니까 너무 스트레스 받지 마세요. 조금 먹더라도 영양가 있게 갈비탕, 사골국 같은 거 냉동실에 얼려 놓고 밥 말아서 드세요.

댓글2 걱정하지 마세요. 저도 첫 아기 때 입덧이 심해서 물도 못 마시고 병원에서 수액으로 연명할 정도였어요. 그래도 아이는 건강하답니다.

Q16 입덧에 좋은 음식 어떤 게 있나요?

댓글1 저는 입덧이 심해서 아무것도 못 먹었어요. 저도 그나마 누룽지는 좀 나았는데 그것도 해 놓은 건 먹어도 제가 끓이진 못 했어요. 밥도, 죽도, 김치도 못 먹고 물 마셔도 울렁, 귤 먹어도 울렁. 얼음이 좀 도움되더군요. 얼음 무는 순간만큼은 진정됐어요. 16주 넘으면서 덜해지네요.

댓글2 저는 과일 먹으면 진정되더라고요. 그래서 과일 많이 먹었어요. 그리고 고추장에 밥 비벼 먹었어요. 맵게 먹으면 좀 먹을만했어요.

댓글3 저도 밥에 물 말아 먹고 살았습니다. 그냥 미역하고 간장, 마늘만 넣고 끓인 미역국도 좀 먹었고요. 반찬은 친정에서 가져온 묵은 지 하나밖에 못 먹고요. 과일은 수박 좀 먹고 다른 과일은 거의 손 못 댔어요.

입덧은 임신으로 인한 호르몬의 변화로 생기는 것으로 임신 직후 1, 2주 후에서 시작되어 임신 14에서 16주까지 지속하며, 심지어 임신 22주 이후까지 계속하기도 합니다. 산모에 따라 입덧이 생기는 시기와 정도는 다양합니다. 입덧이 심하여 음식물 섭취를 제대로 하지 못하면 필요한 영양분의 부족과 전해질 불균형 등을 일으킵니다. 구토가 계속될 경우 저칼륨 혈증에 빠질 수 있으므로 주의를 요합니다. 입덧이 계속되면 소량의 음식을 자주 먹는 것이 중요하며 심하면 반드시 전문의와 상의해야 합니다. 경우에 따라서 입원 치료가 필요할 때도 있습니다.

입덧주사(링거주사)
입덧 주사를 맞으면 입덧이 없어질까요?

keyword 157

중요도

질문 / 125건
조회 / 23,000명
댓글 / 675개
체크 / 입덧 기간

때로 물 한 모금 못 마시고 식도가 아플 정도로 심한 입덧을 하는 사람이 있습니다. 일상 생활이 힘들 정도라면 약을 처방받기도 하고 혹은 주사를 맞기도 합니다. 그런데 입덧을 할 무렵은 발육 중인 태아가 가장 영향을 받기 쉬운 때이므로 의사로서도 약을 쓰기 어려운 시기입니다. 그럴 땐 수액요법을 시행해서 영양을 보충해 주는 방법이 있습니다. 입덧이 심하면 입원해서 불충분한 영양과 수분을 영양 주사로 보충해야 하고 의사의 치료가 필요합니다.

Q1 입덧 주사 맞으면 확실히 입덧이 줄어드나요?

 저는 한 3~4일 효과 있더라고요. 좀 괜찮을 때 영양가 있는 음식 많이 드세요.

 일시적인 거라고 하더군요. 제가 다니는 병원에서는 아주 많이 힘들면 주사를 맞으라고 권해도 어느 정도 참을만하면 그냥 참으라고 했어요.

저는 5주부터 입덧을 심하게 해서 12주까지 계속 토했어요. 심할 땐 몸살도 같이 와서 견딜 수 없어서 병원 가서 주사 맞았어요. 의사 선생님, 간호사 모두 아기에겐 해가 없다고 해서 믿고 맞았어요. 일주일에 한 번씩 두 번 맞았는데 훨씬 수월해요. 엄마 몸이 힘들면 아기도 힘들 것 같아 약간 찜찜했어도 맞았어요. 지금 우리 아기 21주차인데 아주 건강하대요. 많이 힘들 때 맞으면 도움이 돼요.

 입덧 주사 맞아도 별 효과 없던데요. 사람마다 달라요. 입덧 주사 맞고 효과 본 사람도 있으니까 한 번 맞아보고 결정하세요. 어떤 사람은 병원 갈 때마다 맞는다고 했어요.

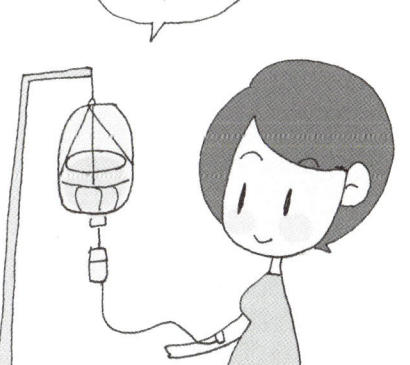
수액요법

Q2 수액 맞으면 엄마도 힘든데 아기는 괜찮나요?

 저도 입덧이 심해서 영양제랑 입덧 덜 하는 주사를 맞았어요. 주사 맞으면 입덧을 덜 할 뿐 아예 안 할 순 없어요. 아기한테 아무 상관없다기에 다 맞았는데 천천히 맞아야 한다고 일곱 시간 동안 맞았습니다. 그래도 맞고 나니 좀 덜해요.

 저도 그랬어요. 7주, 8주 땐 정말 죽겠더라고요. 저도 수액이랑 영양제 한 번 맞았어요. 나는 힘들어 죽겠는데 우리 아기는 잘 놀아요. 아기는 괜찮은가 봐요.

 수액 자체로 입덧을 치료하는 것은 아닙니다. 하지만 심한 입덧으로 인해 전해질의 불균형이 있거나 탈수가 심하거나 음식을 전혀 먹지 못할 경우 미약하나마 열량을 보충할 수 있습니다. 입덧이 심한 경우 반드시 주치의와 상의하셔야 합니다. 입덧이 심하면 수분 섭취가 충분하지 못해서 탈수 상태가 되고 전해질 불균형이 옵니다. 입덧이 심하면 수액요법을 받는 것이 치료입니다. 수액요법으로 인해 태아에 영향을 미치지는 않습니다.

잉어즙
잉어즙이 임산부에게 좋나요?

keyword 158

중요도

질문 / 1,000건
조회 / 173,000명
댓글 / 6,450개
체크 / 임신 전 기간

잉어와 몇 가지 생약을 첨가하여 고아서 먹으면 부종을 가라앉힌다고 합니다. 잉어는 임부의 복통과 수종을 낮게 하고 태아를 안전하게 보호한다고 하여 자주 먹는 음식 중 하나입니다. 민간에서는 잉어를 먹으면 예쁜 아기를 낳는다는 말도 전해집니다. 그러나 다른 음식과 마찬가지로 좋다고 하여 장기간 복용하는 것은 좋지 않습니다.

Q1 임신 20주 정도부터 부종이 왔는데 잉어즙이 부종에 좋은가요?

 잉어즙은 산후에 먹는 것입니다. 가물치랑 호박즙도 산후에 먹어야 좋대요.

 임신 중에 먹으면 좋다던데요.

Q2 임신하고 3개월쯤 지났는데 잉어즙을 먹으라네요. 잉어즙 언제부터 먹어도 되나요? 효과 있나요?

댓글1 임신 초기에 잉어 곤 것을 먹으면 아기 머리가 좋아진다는 말을 들었어요. 임신 초기 3개월 안에 먹으라네요.

댓글2 3개월째 먹으면 좋대요. 저도 이번 주 주말에 가서 먹으려고요. 속설인지 모르지만 아기 피부도 고와지고 눈이 크고 예쁘게 태어난대요.

댓글3 먹으면 피부가 좋아진다고 3개월 안에 먹으래요.

댓글4 지금 먹으면 딱 좋을 때예요. 입덧 심하지 않으면 꼭 드세요. 아주 좋대요. 초기에 먹어야 효과 있어요. 중기에 먹으면 다 살로 가거든요. 저는 입덧 때문에 먹다가 포기해서 아까워요. 힘들어도 아기 생각하고 엄마 생각해서 드세요.

Q3 잉어 먹으면 아기 눈이 예쁘고 피부가 하얗다는 말 맞나요?

댓글1 제 주위에서 보면 잉어 먹고 낳은 아기는 눈이 진짜 예뻐요. 엄마 아빠는 눈이 작고 쌍꺼풀도 없는데 아기는 눈이 동그랗고 속눈썹도 길고 참 예뻤어요.

댓글2 잉어가 붓기 빠지는데도 좋답니다. 옛날에 피부 좋아지고 예쁜 아기 나온다고 먹으라고 했대요. 저는 첫 아기 낳고 산후풍 와서 잉어 두 마리 고아 먹고 좋아졌어요.

댓글3 우리 엄마가 저 가졌을 때 잉어 드셨대요. 그래서 그런지 식구 중에 제가 피부가 제일 좋아요.

댓글4 예전에 먹을 게 없어서 임신한 사람에게 영양가 있는 음식 먹이려고 잉어를 먹였대요. 영양이 풍부한 지금은 안 먹어도 괜찮다고 그러더군요. 그리고 잉어즙을 많이 먹으면 살 많이 찐다고 해서 안 먹고 있어요. 오히려 출산 후에 먹는 게 좋다고 하더군요.

잉어에 대한 학문적 연구는 없습니다. 호박즙은 이뇨 작용이 있다고 알려져 있어 임신 중 복용은 권장하지 않습니다.

잉어는 한빙에서도 임신 중 보양식으로 권하는 음식입니다. 『본초강목』에서는 잉어가 임부의 몸이 붓는 증세를 치료하고 태반을 튼튼하게 한다고 설명하고 있으며, 민간에서도 임신 전후나 임신 중에 잉어를 먹으면 체력보강은 물론 부종과 임신중독을 예방하고 젖을 잘 돌게 하며 하혈을 방지하고, 순산에 도움이 된다고 알려져 있습니다. 영양 면에서도 잉어의 주요 성분은 단백질, 지방, 칼륨, 철 등의 미네랄과 비타민 B_1, B_2와 히스티딘, 글리신과 아미노산도 풍부해서 임신 중에 보양식으로 적합합니다.

자궁 외 임신

자궁 외 임신이 궁금해요.

keyword 159

중요도 ●●●●●

질문 / 9,000건
조회 / 181,184명
댓글 / 5,500개
체크 / 임신 초기

자궁 외 임신이란 수정란이 자궁이 아닌 다른 곳에 착상하는 것을 말합니다. 난자와 정자의 수정은 난관에서 일어나는데 이때 생기는 수정란은 난관을 지나 3~4일 후에 자궁으로 도달하게 됩니다. 하지만 난관이 막혔다거나 손상되었거나 융모 운동성이 부족한 상태에서는 수정란이 자궁으로 이동할 수가 없어서 난관에 착상하는 경우가 생기는데 자궁 외 임신이 이럴 때 생겨납니다. 자궁 외 임신은 전체 임신의 1~2%를 차지하며 전체 자궁 외 임신의 95%는 난관에 착상을 하는 경우입니다. 간혹 자궁 경부, 난소, 또는 복강 내에서도 자궁 외 임신이 일어나기도 합니다.

자궁 외 임신 중 50%는 난관에 이상이 있는 경우인데 난관의 이상은 임질균, 클라미디아, 기타 성 접촉으로 인한 골반 감염이 흔한 원인이지만 자궁내막증, 맹장염, 이전의 골반 수술이나 DES(유산방지약)복용에 의해서도 생길 수 있습니다. 여기서 주의할 점은 자궁 외 임신을 한 번 경험한 여성은 다음에도 자궁 외 임신을 할 가능성이 높으므로 주의 깊게 관찰해야 한다는 것입니다.

임신이 되었다고 판단한 여성이 골반부 외나 아랫부분의 통증을 경험한 적이 있다면 이 통증이 가라앉거나 완전히 멈추더라도 반드시 의사를 찾아 증상을 말해야 합니다. 과거에는 자궁 외 임신이 임신 6주에서 8주째가 될 때까지 진단이 되지 않는 경우가 많았으나 요즘은 의학기술의 발달로 임신 초기에 자궁 외 임신을 진단할 수 있으므로 응급상황이 되기 전에 치료를 받을 수 있게 되었습니다.

자궁 외 임신 후에는 불임이 될 확률이 높습니다. 또한 다시 자궁 외 임신을 하게 될 위험도 증가합니다. 그러나 50% 이상의 여성들이 자궁 외 임신을 경험한 후에도 건강한 아이를 출산하고 있습니다. 일단 그렇게 하려면 자궁 외 임신을 치료한 후에는 3개월에서 6개월 정도는 임신을 시도하지 말 것을 권장하고 있습니다. 또한 여러 번 자궁 외 임신을 겪은 여성에게는 시험관 아기 시술을 권장하고 있습니다.

미혼 여성이거나 아직 아기가 없는 여성에게 내려지는 진단 중에 자궁 외 임신처럼 무서운 병은 없습니다. 무엇보다 중요한 일은 결혼 전, 혹은 아기를 가지기 전에 남자와 관계가 있으면 반드시 정기적으로 산부인과 진찰을 받아 조치를 해야 합니다.

자궁 외 임신이 정확히 어떤 건가요? 괜찮은 건가요?

수정란이 자궁체부 이외의 장소에 착상하여 발육하는 임신이에요. 보통 난관임신이라고 해요. 임신하고 약 6~8주에 난관이 파열되죠. 저도 자궁 외 임신으로 난관절제 수술을 받았어요. 자궁 외 임신은 다시 재발하는 경우가 제일 나쁜 거죠.

댓글2 자궁 외 임신이면 아기집이 자궁에 보이지 않아요. 주로 나팔관에 자리를 잡아서 좁은 나팔관에서 아기가 크기에 나중에 나팔관이 터져 산모에게 아주 위험하죠.

댓글3 자궁 외 임신은 말 그대로 수정란이 자궁이 아닌 나팔관이나 다른 곳에 착상한 경우를 말해요. 칼로 찌르는 듯한 심한 통증을 동반하는 경우도 있고 출혈이 있을 수도 있어요.

Q2 자궁 외 임신 증상은 어떤가요?

댓글1 저는 조금씩 피가 계속 나와서 병원에 가봤더니 자궁에 피가 고여 있다고 하더라고요. 유산인지 아니면 초기라서 안 보이는 건지 확신할 수 없어서 혈액 검사를 했어요. 다른 특별한 증상보다는 배도 살살 아파왔어요.

댓글2 허리랑 배가 은근히 계속 아팠어요. 중요한 건 오랜 시간 조금씩 갈색 혈이 나오는 거예요. 그리고 자궁 외 임신이면 혈액 속 hcg 수치가 비정상적으로 올라가요. 혈액 검사 하면 정확할 거예요.

댓글3 자궁 외 임신이면 특이 사항이 있어요. 정말 조금씩 갈색 혈이 계속 묻어 나와요. 복통과 갈색혈 말고도 어지럽고, 소화도 잘 안되었던 것 같아요.

Q3 자궁 외 임신이라 수술을 했어요. 다시 정상 임신이 가능할까요?

댓글1 한쪽 난관이 없으면 아무래도 임신 확률이 떨어지는 건 사실이라고 들었어요. 그렇지만 충분히 다시 임신이 가능해요. 확률로 보자면 80% 정도래요.

댓글2 복강경 수술로 왼쪽 나팔관 절제했어요. 저도 다시 자궁 외 임신이 재발하거나 임신을 하더라도 유산을 걱정했는데, 다행히도 몇 달 후 두 번 정도 임신 시도해서 정상 임신했어요. 임신 확률은 조금 줄었지만 가능하죠.

Q4 자궁 외 임신도 임신테스트기에 임신이라고 나오나요?

댓글1 자궁 외 임신이어도 양성 반응으로 나와요. 그건 자궁이 아닌 다른 곳에 임신되는 것이기 때문에 초음파로 검사해도 나오지 않아요.

댓글2 똑같은 임신이기에 생리 예정일 지나면 당연히 양성 반응 나오고, 정상 임신과 다르게 연하게 나온다거나 하지도 않아요. 병원에 가서 피검사를 하는 게 제일 확실해요.

Q5 자궁 외 임신과 정상 임신의 차이점 알려주세요.

댓글 자궁 외 임신도 정상 임신과 증상이 거의 비슷해요. 차이점은 당연히 자궁이 아닌 곳에 임신되는 것이지요. 초음파로도 잡히지 않아 초기에는 발견되지 않을 수도 있어요. 그게 위험한거죠.

Q6 자궁 외 임신일까 피검사를 했는데요, 수치가 얼마여야 하나요?

댓글 병원에서 아기집이 보이지 않아서 자궁 외 임신일지도 모른다고 피검사로 수치 떨어지는 것 확인하자고 해서 세 번을 했는데요, 1차 300, 2차 200, 3차 240정도 나왔어요. 의사 선생님이 수치가 100이하로 떨어져야 한다고 했어요. 수치가 완전히 떨어질 때까지 안심하지 말고 꾸준히 병원 가서 피검사 해야 해요.

Q7 시험관 아기 시술 시에도 자궁 외 임신 가능한가요?

댓글 배란 촉진제를 이용한 시험관법으로 임신을 해도 자궁 외 임신을 하게 될 확률이 높다고 하네요.

Q8 자궁 외 임신 후 임신 시기는 언제가 적당할까요?

댓글 바로 임신해도 문제는 없다고 알고 있어요. 그런데 유산을 하면 자궁의 탄력이 없어지고 아기 건강이 약할 수도 있다고 듣긴 했는데, 문제가 없더라도 조금 시간을 두고 임신하는 게 좋지 않을까 싶네요. 병원에서는 3개월~6개월 여유를 두라고 얘기하던데요.

자궁 외 임신이란 수정란이 자궁체부 이외의 장소에 착상하여 발육하는 임신을 말합니다. 발생 부위에 따라 가장 흔한 것은 난관임신이며 그 외에 난소임신, 자궁각 임신 등이 있습니다.
이전에 골반염을 앓은 적이 있거나, 불임 때문에 난관 수술 시행 받은 분 등에서 발생 가능성이 높다고 알려져 있습니다.
증상으로는 생리 날짜가 지나서 복통 또는 질출혈이 있으면 자궁 외 임신을 의심할 수 있습니다. 난관이 파열된 경우는 복강내 피가 많이 차서 어깨와 등이 아프기도 하며 때로는 생명이 위협받을 정도로 복강내 대량 출혈이 일어날 수 있습니다. 피검사로 임신 수치를 측정하는데, 수치가 2배가 되는데 7일 이상 걸리면 자궁 외 임신일 가능성이 높습니다.
자궁 외 임신이 진단되면 상태에 따라 수술이나 약물 치료를 시행하게 됩니다. 일단 자궁외 임신이 파열된 경우는 수술을 시행해야 합니다.
다음 임신에서 자궁 외 임신이 재발할 확률은 10~25%에 달합니다. 그러나 정상 임신일 확률이 50~80%로 더 흔하므로, 너무 걱정하지 않는 것이 좋습니다.

자궁암 검사
출산 후 자궁암 검사 꼭 해야 하나요?

keyword 160

질문 / 825건
조회 / 149,300명
댓글 / 5,055개
체크 / 출산 후

중요도 ●●●●●

> 자궁암 검사는 자궁경부의 암을 진단하는 검사이며, 임신과 출산을 겪으며 자궁암 위험도 커지므로 정기적인 검진이 필요합니다.

Q1 임신 중 자궁암 검사해야 하나요? 언제 해야 하나요?

댓글1 임신하고 처음 병원 갔을 때 자궁암 검사했고 기형아 검사는 16주에 한 것 같아요.

댓글2 자궁암 검사 6개월에 한 번씩 하는데 임신 중에 검사해도 상관없대요. 다음 달에 12주인데 자궁암 검사도 같이 받아요.

Q2 출산 후 자궁암 검사 해야 하나요? 언제 해야 하나요?

댓글1 출산 때문에 자궁암 위험도 커지기 때문에 출산 후에 하라더군요. 꼭 출산이 아니라도 6개월에 1회 검사하라고 권장하니까 꼭 하세요.

댓글2 제가 다니던 병원에선 한 달 후에 검진 받을 때 병원에서 자궁암 검사해 줬어요. 따로 신경 안 쓰니 좋더군요.

> 최근에는 임신 초기에 자궁암 검사를 필수적으로 시행하고 있습니다. 검사 후 약간의 출혈이 있을 수도 있으나 특별한 문제를 일으키지는 않습니다. 출산 이후 한달 정도 지나서 외래에 내원하여 시행하는 경우도 있습니다. 조기 진단을 위해서 반드시 시행하는 것이 좋겠습니다.

자궁염증
자궁에 염증이 생겼는데 어떻게 하나요?

keyword 161

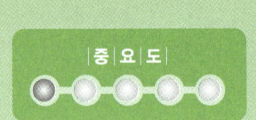

질문 / 125건
조회 / 22,150명
댓글 / 450개
체크 / 임신 전 기간

자궁내막이나 자궁경부가 세균에 감염되어 염증을 일으키는 것이 자궁염증입니다. 심하면 진한색 분비물이 많이 나오고 피가 섞여 나오기도 하며 허리가 많이 아플 수도 있습니다. 자궁염증에 걸리면 꼭 치료해야 합니다.

Q1 자궁에 염증이 있다는데 괜찮을까요? 아기 낳고 치료하라는데 어떡하죠?

댓글1 임신 중이면 우선 산부인과에 가서 진료를 받아보세요. 경부의 염증이면 치료가 될 것 같은데 자세한 건 병원 가서 의사와 상담하는 게 좋겠네요.

댓글2 저도 임신하기 전에 자궁 경부에 염증이 좀 있어서 레이저 치료했어요. 이왕이면 큰 병원 가서 치료받으세요. 저도 치료받고 아기 낳고 다시 검사했는데 괜찮다고 하더라구요.

댓글3 저도 자궁경부 쪽에 염증이 있었어요. 약 먹고 고주파 치료받았어요. 지금은 임신 20주예요. 괜찮을 거예요.

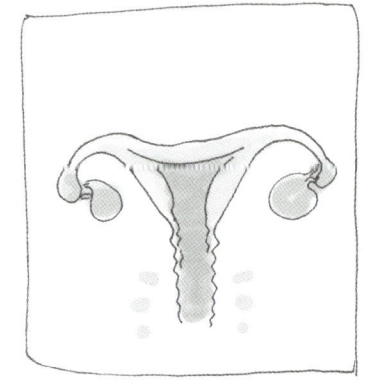

여성 생식기 감염은 임신 중 원인이 될 수 있습니다. 반드시 전문의와 상담하고 치료하여야 합니다.

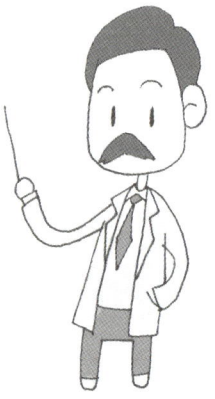

자궁후굴
자궁후굴이 뭐죠?

keyword 162

질문 / 65건
조회 / 15,025명
댓글 / 325개
체크 / 임신 전 기간

자궁후굴은 자궁이 정상적인 위치에서 후방으로 넘어간 상태로 후굴의 정도에 따라서 증상이 심한 사람도 있고 정상적인 임신, 출산에 전혀 지장이 없는 사람도 있습니다. 일반적으로 자궁이 후굴되면 허리에 통증이 생기기도 합니다. 증세가 없는 경우는 치료를 할 필요가 없으나 심하면 정복 수술법을 이용하여 자궁의 위치를 바로잡아 주어야 합니다. 그러나 자궁후굴만을 치료할 목적으로 수술을 하는 경우보다는 Tip를 이용한 치료가 좋은 효과를 볼 수 있습니다.

Q1. 자궁후굴이 뭔가요? 자궁후굴 때문에 임신이 안 되는 걸까요?

댓글1 자궁이 정상적으로는 복부 쪽으로 향하고 있어야 하는데 이와는 반대로 등 쪽으로 기울어진 것을 말합니다.

댓글2 저도 자궁후굴이라고 했어요. 자궁 위치가 등 쪽에 붙어 있는 거래요. 이상은 없다고 하던데요. 요가 자세 중에 고양이 자세를 많이 하라고 하더군요.

댓글3 자궁 위치 말하는 걸 거예요. 저도 자궁후굴이라고 했는데 건강하게 아들, 딸 하나씩 낳았어요. 아무 이상 없다고 했으니 걱정하지 마세요.

댓글4 저도 자궁이 후굴이라고 하더군요. 그런데 첫 아기 문제 없이 낳았어요. 단지 자궁이 뒤로 가 있으면 진통할 때 척추에 무리가 많이 와서 아파요.

댓글5 자궁이 후굴이거나 기형이라고 해서 임신이 안 된다는 건 아니에요. 좀 어렵다는 것 뿐이에요. 후굴이라서 생리할 때 통증이 있을 거예요. 마음 편히 가지면 언젠가 아기가 올 거예요.

Q2. 자궁후굴이라는데 태동이 언제쯤 오나요?

댓글1 자궁후굴이랑 태동은 관계 없던데요. 저는 첫 아기 낳고 후천성 자궁후굴이 됐는데 25주쯤에 태동을 했던 것 같아요.

댓글2 저도 건강검진에서 자궁이 후굴이라고 했는데 태동은 제 위치에서 하는 것 같아요.

Q3 자궁후굴은 출산이 힘든가요?

댓글1 제 친구도 자궁후굴이었는데 자연분만이 힘들다고 하네요. 자궁문이 다 열리고도 수술했어요. 병원에 가서 상담받아보세요.

댓글2 저도 자궁후굴인데 아기 낳는 건 상관이 없다고 하던데요. 우리나라 임산부 중 30%가 자궁후굴이라고 하더군요. 걱정하지 마세요. 그래도 궁금하면 의사 선생님께 여쭤보세요.

Q4 자궁후굴과 허리 통증이 상관 있나요?

댓글1 저 아는 언니도 자궁후굴이었는데 아기 낳을 때 허리가 너무 아팠다고 해요. 그래도 수술 안 하고 자연분만했대요. 지금 아기가 3개월 되는데 아기도 엄마도 다 건강하다네요.

댓글2 나도 병원에서 자궁후굴이라던데 그래서 이렇게 허리가 아픈 건지 저 임신 중반부터 너무 허리가 아팠어요. 누웠다가 제대로 일어나지도 못할 정도로요. 디스크 걸린 사람처럼 너무 아프네요.

댓글3 저도 약간 후굴인데 아기 낳을 때 불편한 건 없어요. 허리 아픈 건 자궁 모양 때문은 아닐 거예요.

자궁은 사람에 따라서 앞으로 굽은 경우, 뒤로 굽은 경우가 있으며 뒤로 굽은 경우를 후굴이라고 하고 병이 아니며 유산, 조산 등과 무관하다고 알려졌습니다. 자궁후굴은 임신과 출산에 큰 영향을 미치지 못할 것으로 생각합니다.

자외선 차단제
자외선 차단제 사용해도 되나요?

keyword 163

질문 / 75건
조회 / 13,925명
댓글 / 425개
체크 / 임신 전 기간

임신하면 신체는 색소 호르몬을 많이 방출합니다. 이 때문에 신체 여러 부위에 기미나 주근깨 등 색소 변화가 생깁니다. 그런데 임신 기간 동안 생긴 기미나 주근깨는 출산 뒤에 쉽게 없어지지 않습니다. 그러므로 기미나 주근깨가 생기지 않도록 미리 예방해야 합니다. 강한 햇볕이 쬐는 한낮에는 외출을 삼가고, 밖에 나갈 때는 자외선 차단제를 발라주세요. 모자나 양산을 쓰는 것도 좋은 방법입니다.

Q1 임신 중에 자외선 차단제 발라도 되나요?

 발라도 되는 것 같던데요. 임신 중에는 기미가 생겨서 바르라고 했어요.

 저도 꼭 발라요. 임신하면 더 발라야 하는 거 아닌가요. 피부가 완전히 바뀐다고 관리 더 잘하라던데요. 발라도 되니 바르세요.

 임신 기간 중에 기미가 더 심해질 수 있다고 해요. 그래서 전 꾸준히 자외선 차단제 바르고 화이트닝 제품을 사용했어요. 그래도 아기는 아무런 이상 없이 건강한 아기 낳았습니다. 임신 기간에 피부 관리에 더 신경을 써야 할 것 같아요. 혹시나 하는 마음에 녹차 우린 물을 냉장고에 넣어 놓고 꾸준히 스킨 대신 사용해서 그런지 원래 기미와 관계가 없는지 피부 깨끗하다는 소리 많이 들어요.

자외선 차단제가 문제가 된다는 보고는 없습니다.

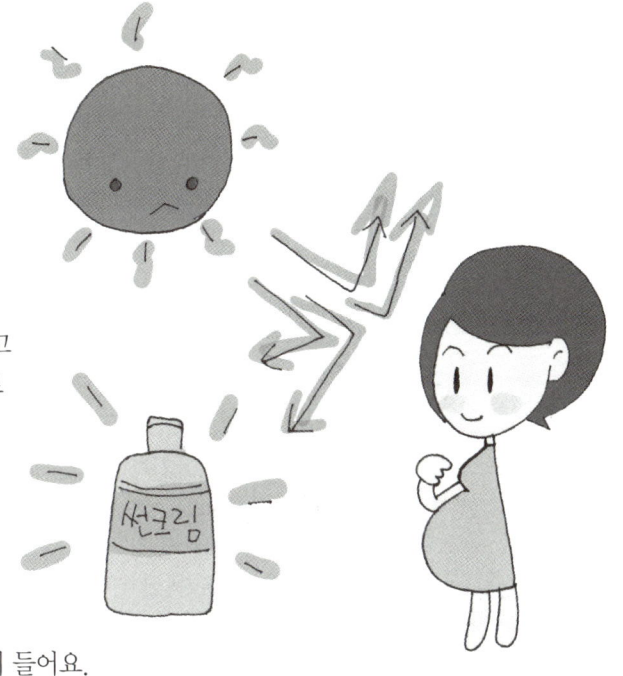

잠
임신하면 왜 이렇게 잠이 올까요?

keyword **164**

중요도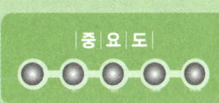

질문 / 7,850건
조회 / 1,733,275명
댓글 / 73,270개
체크 / 임신 전 기간

임신 초기에는 호르몬의 변화로 체온이 37℃까지 올라가고 감기 증세를 보이기도 합니다. 몸은 무겁고 졸음이 쏟아지기도 합니다. 이런 증세는 몸이 임신에 적응하기까지 지속되는데, 임신 4개월이 지나면 사라지므로 크게 걱정하지 않아도 됩니다. 이 시기에는 마음을 편히 가지고 무엇보다 휴식을 충분히 취하는 것이 좋습니다. 낮잠을 자는 것도 좋은 방법입니다만 너무 오래 자면 밤에 불면증에 시달릴 수 있으므로 피로를 풀 정도로만 낮잠을 잡니다.

Q1. 임신하면 원래 잠이 많아지나요?

댓글1 저 역시 잠을 많이 잡니다. 이제 23주거든요. 보통 아침에 신랑 출근하는 거 못 보고 계속 자다가 오후에 1시쯤 억지로 일어나서 뭐 좀 챙겨먹고 오후 3시쯤 다시 자요. 그리고는 신랑 퇴근하는 8시쯤 깨요. 이상하게 많이 자도 졸려요.

댓글2 졸릴 때 자야합니다. 병원서 그러던데요. 임신부는 절대 피곤하면 안 된대요. 그래도 저처럼 아주 못 자는 것보다는 낫네요. 피곤한데 몸이 너무 아파서 잠을 못 자요. 잘 수 있을 때 잘 자두는 게 좋아요.

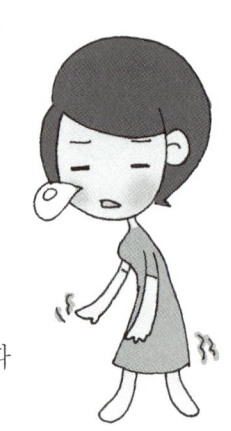

Q2. 잠 많이 자면 아기가 크다는데 맞나요?

댓글1 아무리 잘 먹고 잘 자도 안 크는 아기들은 안 크던데요. 저는 2주전보다 100g 늘었어요. 날마다 곰국이며 단백질 위주 식사며 단 음식 많이 먹고 두유랑 고기 종류만 먹고 30분씩 옆으로 누워있는데 제 몸무게는 꾸준히 매주 500g씩 느는데 우리 아기는 겨우 3kg 될까 하네요.

댓글2 낮잠 정말 많이 잤는데 아기는 주 수에 딱 맞게 커요. 크지 않아요. 아무래도 많이 안 먹어서 그런 것 같아요. 졸리면 자야지요. 낮잠 안 자면 밤에 잠이 잘 오기는 하지만 낮잠이 더 달아요.

댓글3 저는 직장 생활 하느라 낮잠은 커녕 평균 5~6시간 밖에 못 잤어요. 그런데도 우리 아기 크대요.

Q3. 낮잠은 얼마나 자는 게 적당한가요?

댓글1 저는 11시부터 1시까지 자는데 30주 넘어서니까 네 시간씩 자요.

댓글2 저는 낮잠 한 번 자면 평균 2~3시간씩 자요.

> **Tip**
>
> **낮잠**: 낮잠은 혈압을 내리는 효과가 있다고 합니다. 밤잠만큼은 내리지 않지만, 낮잠을 자면 확실히 혈압이 내려가고, 몸과 뇌를 안정을 시키는 효과가 있고, 혈압이 내리면 뇌경색 등의 위험도 낮아집니다. 또한, 낮잠은 졸음운전을 막아 교통사고 등의 예방과 뇌가 맑아져 작업 효율이나 판단력과 집중력이 향상되어 학습에 많은 도움이 되는 것이 실험에서도 나타나고 있습니다.

Q4. 임신 말기에도 잠이 많이 오는 게 맞나요?

댓글1 저도 지금 31주인데 갑자기 잠이 쏟아져요.

댓글2 너무 많이 자면 엄마는 살찌고 아기는 한없이 커진다는 소리도 있어요. 그래서 가능하면 밤에만 자려고 합니다.

댓글3 막달엔 배도 너무 무겁고 아파서 밤에 잠을 푹 못자요. 그래서 낮이면 꾸벅꾸벅 졸려요.

임신을 하게 되면 초기에 정상적으로 과도한 수면이나 피곤이 오기도 합니다. 시간이 지나면 좋아지는 경우가 많으며 적당한 수면습관을 들이는 것이 좋습니다. 임신 중 밤에 잠을 충분히 자지 못하고 깨거나, 잠을 깊이 자지 못하기 때문에 낮잠을 자는 경우가 있습니다. 그러나 지나치게 낮잠을 자면 밤에 수면을 못하게 되어 악순환이 있을 수 있습니다. 자궁이 커져서 폐를 누르면 숨을 깊이 쉬지 못하여 숨이 찰 수 있습니다. 그러나 숨이 찬 것이 심해지면 이상 소견일 수 있으므로, 전문의와 상의해야 합니다.

전자파
전자파가 얼마나 안 좋은가요?

keyword 165

|중요도|

질문 / 4,300건
조회 / 1,578,900명
댓글 / 42,180개
체크 / 임신 전 기간

전자파가 인체에 미치는 영향은 아직 정확하게 보고된 것이 없습니다. 다만, 임신율이 떨어지거나 태아 체중이 적다는 결과가 나오기는 하지만 완전히 검증된 것도 아닙니다. 게다가 시중에서 판매하는 전자파 차단 제품들은 그 효과도 미미한 것으로 알려졌습니다. 우리는 이미 전기 없는 세상에서 생활할 수 없으므로 전자파를 완전히 차단할 수도 없습니다. 고압 전류가 흐르는 곳에서 생활하는 게 아니라면 생활 속의 가전제품에서 나오는 전자파 때문에 노심초사할 필요는 없습니다. 대신 책을 보거나 산책을 하면 전자파에서 조금은 멀어질 수 있겠지요.

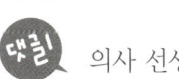 임신부에게 전자파가 어느 정도 안 좋은 건가요?

 의사 선생님이 괜찮다고 했어요. 전자파 무서우면 일상생활 아무것도 못한대요.

 전자파는 초기에 많이 쐬면 안 좋다고 하니 조심하는 수밖에 없죠.

 컴퓨터에서 나온 전자파는 무시해도 대요. 전기장판이나 전자레인지가 더 안 좋대요. 안심하세요.

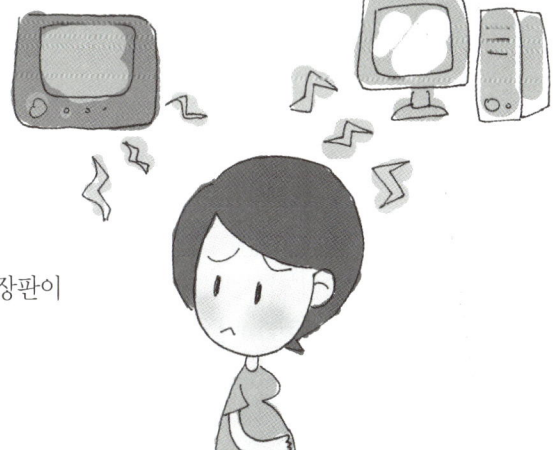

Q2 생활 속 전자파 차단하는 방법으로는 어떤 게 있을까요?

댓글1 전자파 차단 앞치마가 있다는데 과연 효과가 얼마나 있을지 모르죠.

댓글2 전자파 차단 실험에서 선인장하고 산세베리아가 차단 효과가 뛰어난 걸로 나왔어요. 그래서 컴퓨터랑 전자레인지 주위에 많이 놔뒀어요.

댓글3 숯도 좋대요. 컴퓨터는 전자파가 앞보다 옆이나 뒤쪽으로 많이 나온대요. 당연히 앞에다 놓아도 방지되겠죠.

Q3 전자파와 양수가 관계가 있나요? 전기장판을 써서 그런지 양수가 줄었대요.

댓글1 전자파가 몸에 안 좋긴 해도 생활 속에서 사용하는 전자파는 치명적인 게 아니래요.

댓글2 전자파하고 관련 있으면 저는 벌써 양수가 말라버렸을 걸요. 저는 컴퓨터 강사라서 온종일 전자파에 둘러싸여 삽니다. 그렇게 임신 기간을 보냈는데도 아기 잘 크고 양수의 양도 항상 적당해요.

> 텔레비전이나 컴퓨터를 사용할 때 나오는 전자파가 태아에게 영향을 미칠 가능성은 적습니다. 전문적으로 관련 업무를 하는 분이라면 가능하면 피하는 것이 좋겠습니다.

전치태반
전치태반이 무엇인가요?

keyword 166

질문 / 275건
조회 / 54,604명
댓글 / 1,958개
체크 / 임신 중기~말기

전치태반이란 태반이 하필이면 아기가 나가야 할 출구에 자리 잡고 있는 상태를 말합니다. 그렇게 자리 잡고는 아기의 성장과 출산을 가로막습니다. 200명이 임신을 했다면 평균 그 중에 한 명이 전치태반입니다. 원인은 수정란이 비정상적으로 자궁 하부에 착상하기 때문으로 대개 다산부나 노산인 산모에게서 많이 발견됩니다.

전치태반과 더불어 태반 박리(아기가 나오기도 전에 태반이 자궁벽에서 떨어져 피가 심하게 나는 것)와 유착, 또는 감입태반(태반이 자궁벽 속에 깊이 박혀서 출산할 때 잘 안 떨어지고 피가 심하게 남) 등도 생길 수 있습니다. 전치태반은 30주 정도 쯤에 초음파로 발견되며 대부분의 경우는 임신이 진행되면서 자궁하부가 늘어남에 따라 태반이 바로 잡히므로 최후까지 전치태반으로 되는 사람은 비교적 적습니다. 그러나 전치태반으로 남는 경우에는 출산이 가까워져 자궁구가 열리기 시작하면 태반의 일부가 자궁벽에서 떨어져 나와 많은 양의 출혈이 있습니다. 따라서 진통도 없는데 월경 때보다 많은 출혈이 있으면 우선 전치태반으로 여기고 입원 준비를 하고 병원으로 가야 합니다. 자연분만을 하느냐, 제왕절개를 하느냐는 출혈량이나 태반의 위치에 따라 결정되므로 의사의 판단에 맡겨야 합니다.

Q1 전치태반은 정확히 어떤 건가요?

 전치태반이란, 태반이 보통 엄마 가슴 밑에 쪽에 자리 잡아야 하는데 태반이 질 입구 쪽을 막고 있어서 조금만 무리해도 하혈을 심하게 하고 나중에 자연분만으로 분만하기 힘든 거예요.

 태반이 자궁 입구를 막은 거죠, 아기가 태반 위에 앉아 있는 거예요. 점점 달이 지날수록 위험합니다. 아기가 위험하고 산모는 다량 출혈의 위험이 있습니다, 절대 자연분만 못 하고 제왕절개만 해야 합니다.

댓글3 전치태반은 태반이 떨어진 게 아니고 태반이 자궁 입구 부근에 자리를 잡은 걸 말해요. 임신 초기에는 태반이 아래쪽에 있어도 자궁이 커지면서 위로 올라갈 수도 있으니 너무 걱정 안 해도 돼요. 하지만, 자궁이 커져도 계속 태반이 입구를 막고 있으면 조산하거나 태반이 먼저 쏟아질 수 있기 때문에 위험하답니다.

Q2 전치태반은 언제쯤 알 수 있나요?

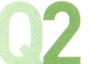 최소한 30주는 넘어야 확실히 알 수 있는 것 같아요. 저도 28주 때까지 태반이 내려 와 있다고 했는데 다행히 32주에 가니 태반이 잘 자리를 잡았다고 해서 한시름 놓았어요.

 전 30주에 태반이 많이 내려와 있다 하고 얼마 전에 갔을 땐 전치태반인데 36주까진 두고 보자고 하면서 방도 닦지 말고 운동도 하지 말라고 했어요.

Q3 전치태반 원인이 무엇인가요?

 자궁 수술을 받은 적이 있거나 종양으로 자궁에 상처가 있을 때도 전치태반이 될 가능성이 크다고 해요.

Q4 전치태반 증상은 어떤가요?

 태반이 엄마 자궁 질 입구 쪽을 막고 있어서 조금만 무리해도 하혈을 심하게 하고 나중에 자연분만으로 분만하기 어려워요.

 임신 후반기에 하혈을 하는데 통증이 거의 없대요. 빠르면 6~7개월에도 하혈을 하고, 출혈이 심하면 바로 병원으로 가야 한대요.

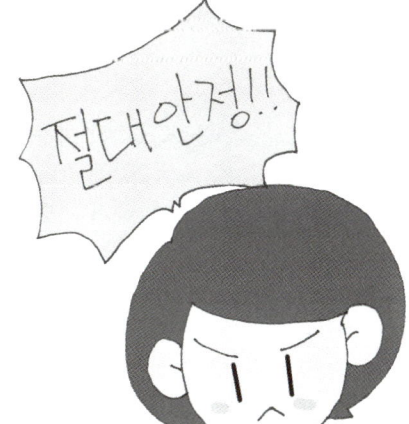

Q5 전치태반이면 위험한가요?

댓글1 전치태반은 자궁 입구에 태반이 자리 잡은 거랍니다. 아기가 나오고 뒤에 태반이 나와야 하는 건데 전치태반은 태반이 먼저 나와서 아기 호흡에 문제가 생기지요. 제왕절개 수술해야 한답니다.

댓글2 제 동생이 23주에 전치태반인 걸 알았어요. 28주에 출혈 있어서 병원에 5주 입원해 있다가 갑자기 대출혈이 있어서 33주에 응급 제왕절개 수술해서 아기 낳았답니다. 제 동생도 전치태반이 그렇게 무서운지 몰랐다고 하네요. 수혈 7개 받았는데 지금 철분제 복용하고 있어요. 내일 아기도 퇴원할 수 있다고 합니다. 인큐베이터에 한 달이나 있었어요. 조심하세요.

Q6 전치태반인데 태반이 떨어질 수도 있나요?

댓글1 저는 13주 4일째 출혈이 많아서 입원을 했었어요. 처음엔 일주일 입원할 거였는데, 많은 양은 아니었지만 조금씩 출혈이 있어서 3주간 입원했다가 퇴원했답니다. 저도 태반이 조금 앞쪽에 있대요. 의사 선생님께서 자궁이 커지면 태반이 조금 떨어질 것 같다고 했어요. 전치태반이라고 했는데 태반 위치는 아기가 커가면서 바뀐다고 했어요.

댓글2 저는 8주부터 출혈이 있었고 20주까지 생리대하고 다닐 정도로 혈이 있었어요. 일반 산모들은 가슴 밑에 있는 게 태반인데 전치태반은 그 자리에 있지 않고 자궁 산도를 막고 있어서 출혈하는 거라고 하더군요.

저는 착상 자체가 아래로 되어서 태반 자리가 없다고 했어요. 물론 출혈은 제일 안 좋은데 생리 때처럼 뭉치는 혈이 태반 찌꺼기입니다. 저도 그거 보고 많이 울었어요. 전치태반은 조산이나 **조기 태반 박리**로 이어지기 때문에 절대 안정해야 해요. 25주 되니까 이젠 혈흔 안 나와요. 아기도 참 잘 놀아요. 태반이 35주 때까지 안 올라가면 제왕절개 수술한대요. 너무 걱정하지 마세요. 맘이 제일 중요해요.

> **Tip**
> **조기 태반 박리** : 정상적으로 태반은 태아가 분만된 후 자궁에서 떨어져 나오는데, 그 이전에 자궁에서 태반이 떨어지는 경우를 조기 태반 박리라 합니다. 이는 임신부 120명에 한 명꼴로 발생하는데, 조기 태반 박리가 있을 때 다음 임신에서 재발하는 경우는 5~15%로 일반 여성보다 20배 위험이 증가합니다.

Q7 전치태반이면 자연분만 불가능한가요?

댓글1 완전 전치태반이면 절대 자연분만 못합니다. 큰일 납니다. 자연분만하려고 기다리다가 진통 오기도 전에 출혈이 먼저 됩니다.

댓글2 저희 시누이도 완전 전치태반이었는데 얼마나 조심했는지 몰라요. 자연분만 절대 못하고 나중에 수술할 때도 태반이 자궁에서 떨어질 때 출혈이 많을 수 있다고 해서 우리 가족들이 수혈해서 피도 두 팩이나 저장해 놓고 수술 기다리고 있었어요. 아기 나오기 전에 출혈이 너무 심해서 병원에 갔었거든요. 2주 먼저 아기 낳았어요. 그러니까 자연분만은 생각하지 않는 게 좋을 거 같아요.

Q8 부분 전치태반이면 좀 괜찮은 건가요?

 부분 전치태반이었는데 자연분만했어요. 그런데 태반이 안 떨어져서 의사 선생님이 거의 4시간 동안 배 마사지해서 태반 꺼냈다네요.

 부분 전치태반은 나중에 올라갈 가능성이 크다고 생각하고 마음을 편히 가지세요. 하지만, 괜히 무리하면 출혈 일어날 수 있습니다.(제가 부분 전치태반이었다가 출혈했던 경험이 있어요.) 집안일도 될 수 있으면 하지 말고 누워있는 게 나을 거에요.

작은 병원에서는 수술 얘기했었는데, 큰 병원에서는 이 정도면 자연분만 가능하다고 해서 자연분만 했어요. 부분 전치태반은 의료진의 경험 따라 소견이 달라져요. 작은 병원에서는 혹시라도 의료사고 나면 안 되니까 안전한 쪽으로 가는 편이고, 큰 병원은 온갖 상황을 다 겪어봤고 유사시 수혈할 수 있는 혈액도 보유하고 있기 때문에 자연분만을 도와주는 편이에요.

 전치태반은 태반이 자궁 경부 근처에 있거나 자궁경부 전체를 덮는 경우를 말하며 그 위치에 따라 자궁 입구 전체를 덮고 있을 때 완전 전치태반, 부분적으로 덮고 있을 때 부분 전치태반, 입구에 닿아있는 경우를 변연성 전치태반이라고 합니다. 초음파로 임신 중기에 발견이 가능하지만 종종 임신 말기로 가면서 자궁이 커짐에 따라 태반이 정상 위치가 되는 경우도 있어 끝까지 초음파로 추적 관찰을 하는 것이 보통입니다. 본인이 느끼는 자각 증상은 없으며 임신 7개월 이후 통증 없는 출혈을 일으키기도 합니다. 임신 말기까지 전치태반이라면 정상 분만이 불가능하며, 제왕 절개 수술을 하더라도 과다 출혈의 소지가 있으므로 이에 대한 준비가 필요하며 아무래도 개인 병원보다는 종합병원 또는 대학병원에서 하는 것이 안전에 더 도움이 됩니다.

젖 말리기
젖 말리는 방법 알려주세요.

keyword 167

질문 / 1,700건
조회 / 302,020명
댓글 / 7,750개
체크 / 출산 후

젖이 잘 나오게 하는 것도 중요하고 잘 말리는 것도 중요합니다. 그렇지 않으면 젖몸살을 앓을 수도 있습니다. 젖을 인위적으로 말리려면 약을 처방받아 먹고 가슴을 붕대로 감아서 죄어 놓으면 말릴 수도 있는데 뜻밖에 민간요법이 효과가 있습니다. 엿기름과 식혜는 젖 말리는데 특효라고 합니다. 실제로 수유 중에 단 음식을 많이 먹으면 젖량이 줄어들기도 합니다.

Q1 아프지 않게 젖 말리는 법 가르쳐주세요.

댓글1 양배추를 냉동고에 얼렸다가 한 장씩 떼어서 가슴에 붙이세요. 이틀만 하면 젖 마릅니다. 저는 그 방법으로 했어요.

댓글2 저는 엿기름으로 말렸어요. 엿기름 사다가 생수 한 통 붓고 손으로 박박 씻으세요. 그런 다음에 찌꺼기는 짜서 버리고 남은 물을 마시면 돼요. 앙금이 가라앉으니까 냉장고에 넣어 두었다가 흔들어 먹으면 돼요. 그렇게 3일 정도 먹었더니 말랐어요. 젖몸살도 심하지 않았고 가슴에 붕대도 감지 않았어요. 3일 정도 아프고 많이 부어서 흉측하기도 했는데 견딜만하답니다.

Q2 자연스럽게 젖 말리는 법 알려주세요.

댓글1 우리 언니는 젖 말릴 때 많이 아파하더군요. 뜨거운 물수건으로 마사지하는 게 제일이라고 매일 마사지했어요.

댓글2 냉찜질과 식혜가 제일이에요. 그리고 조금씩 짜내면서 말려야 해요. 안 그러면 너무 아파요.

댓글3 저는 그냥 젖이 말랐어요. 제왕절개 수술한 곳이 염증이 나서 항생제를 한 2주 먹었더니 젖이 줄었어요. 다 나아서 항생제 안 먹고 유축하고 아기에게 물리기도 했는데도 점점 줄더니 아예 젖 도는 느낌도 없어지고 젖도 안 나와서 분유 먹인답니다.

Q3 보통 젖 말릴 때 식혜나 엿기름, 양배추 어떻게 사용하나요?

댓글1 저는 식혜도 먹고 엿기름도 물에 개어서 먹었어요. 생각보다 엿기름물 괜찮아요. 시원하게 해서 물 대신 먹었어요. 손으로 조금씩 짜기도 했는데 20일 정도 지나니 이제 안 짜도 될 정도로 젖이 말랐고 가슴도 임신 전 크기로 돌아갔어요. 압박붕대나 약 없이 했어요.

댓글2 양배추는 날 것으로 붙이면 되는데 유두 부분을 제외한 가슴 전체를 감싸세요. 불은 젖이 자연스럽게 흘러나와 가슴이 말랑말랑해져요. 이틀 이상 하면 젖량이 준다고 합니다.

> **Tip**
> **엿기름** · 엿기름에는 여러 가지 효소가 많아 녹말 원료를 발효시켜 맥주, 위스키, 엿, 식혜 등을 제조할 수 있습니다. 예로부터 어머니들이 아기 젖을 그만 먹이려고 젖을 말릴 때 먹었습니다. 젖의 양이 적은 사람은 쉽게 말릴 수 있지만 그렇지 않으면 젖이 계속 흘러 생활하기도 불편하고 몸이 허약해지기 쉽습니다. 이럴 땐 엿기름 50g을 물에 달여 2~3번 나누어 식사 뒤에 먹고, 엿기름을 햇볕에 말려 약간 볶은 다음 껍질을 벗기고 가루 낸 것을 한 번에 5g씩 더운물에 타서 하루 3번 먹으면 젖을 말릴 수 있습니다.

Q4 젖 말릴 때 압박붕대나 브래지어 해야 하나요?

댓글1 브래지어는 하세요. 유선 관련 질환에 안 걸리고 가슴도 안 처진다고 들었어요.

댓글2 저도 지금 젖 말리고 있어요. 다음 주부터 출근이라 자연적으로 말리고 싶었지만 오래 걸린다고 해서 약 먹고 지금 압박붕대 감았어요. 시간 여유 되면 자연적으로 말리세요.

댓글3 압박붕대를 해도 가슴이 납작해 보이지 않아요. 압박하고 띵띵 불은 거 참을만했어요.

Q5 젖 말리는 약 먹어도 괜찮나요?

 예전에 병원에서 주는 약으로 젖 말리면 안 좋다고 들었습니다.

 저도 얼마 전 약 먹었는데 별 이상 없던걸요? 그래도 약 너무 많이 먹지 마세요. 저도 일주일 먹으라고 했는데 이틀만 먹고 식혜 많이 마셨어요.

 저는 젖 말리는 약 딱 하루 먹고 그날 저녁 밤새 구토와 설사로 힘들었답니다. 부작용이 나타나는 사람도 있다고 합니다. 그래서 약 안 먹고 그냥 일주일 아기한테 젖 안 먹였더니 그냥 말랐네요.

 젖 말리는 약 될 수 있으면 먹지 마세요. 심장에 안 좋다고 하네요. 식혜보다는 식혜 원료인 엿기름 사다가 박박 문질러서 한 번 삶은 다음에 그 물을 하루에 세 번 이상 드세요. 그리고 압박붕대로 가슴 꽉 동여매세요. 처음 3일은 무척 아플 겁니다. 그래도 짜내면 안 돼요.

Q6 젖 말릴 때 약 먹으면 가슴이 작아지나요?

 그냥 끊어도 가슴이 작아진대요. 제 친구는 약 안 먹고 엿기름 물 마시고 천으로 동여매고 양배추로 열 식히면서 그렇게 끊었다는데 가슴이 작아졌다고 하데요.

 제 친구가 약 먹고 젖 말렸는데 가슴이 완전히 쪼그라들었다고 저보고 절대 먹지 말라던데요.

 젖 말리는 법은 젖을 충분히 다 짜낸 다음 압박붕대하고 기다리면 마릅니다. 흔히 젖 말리는 약으로 아는 약은 브로모크립틴이라는 성분으로 유선 호르몬을 억제합니다. 다만, 뇌졸중, 발작, 손 떨림, 심근경색 등의 부작용이 생길 수 있어 최근에는 잘 사용하지 않습니다. 그러므로 의사와 상담 후에 사용하여야 합니다.

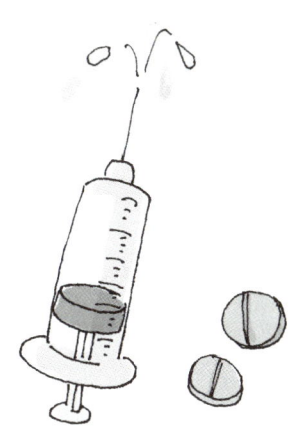

젖몸살
젖몸살 예방법을 알려주세요.

keyword 168

질문 / 465건
조회 / 96,885명
댓글 / 2,140개
체크 / 출산 후

젖몸살은 아기가 젖을 충분히 먹지 못해서 젖이 비워지지 않아 유방이 단단해지며 화끈거리는 것을 말합니다. 젖몸살을 예방하려면 수유를 자주 하세요. 아기가 자주 먹어서 유방을 비워야 합니다. 아기가 잘 먹게 하려면 수유 전에 유방을 마사지하고 유즙을 약간 짜내어 유륜을 부드럽게 만들면 아기가 쉽게 젖을 빨 수 있습니다.

Q1 젖몸살 대처법 가르쳐주세요.

댓글1 자주 유방을 마사지하고 젖을 자주 먹이세요.

댓글2 수유 전이나 수유 중에도 손으로 부드럽게 **유방을 마사지**하세요. 수유 후에는 얼음팩을 대어 부기를 가라앉혀 주면 좋다는군요.

Q2 출산 전에 젖몸살 예방법 없나요? 알려주세요.

댓글1 가슴 마사지를 충분히 해주는 게 좋지만 준비를 해도 젖몸살에 걸려요. 어쩔 수 없어요.

댓글2 유두 마사지법을 병원에 물어보세요. 유두 마사지는 후기에 하는 게 좋다고 하더군요. 엄지와 검지로 유두를 잡고 돌리고 누르고 잡아당기고 하는 거예요.

댓글3 출산 전에 유두 마사지 잘못하면 자궁수축이 올 수 있다고 의사선생님께서 하지 말라고 하더라구요. 그래서 전 전혀 안 했어요. 대신에 아기 낳고 나서 젖을 빨리 물렸어요. 그리고 유방 마사지 받고 그래서 그런지 전혀 젖몸살 같은 건 없었답니다.

Q3 젖몸살은 출산 후 모든 산모가 하나요?

댓글 젖몸살은 피해 갈 수 없답니다. 엄마가 되는 과정이라고 생각하세요.

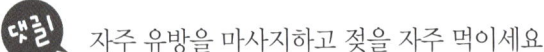

Tip

유방 마사지법

젖샘 풀기: 네 개의 손가락 끝을 이용하여 잦은 원을 그리면서 비벼주세요. 유방 아래쪽으로 내려갈수록 꾹꾹 누르면서 비벼주고, 젖꼭지 위에서부터 시작하여 아래로 가볍게 훑어주세요.

젖 모으기: 윗몸을 숙여 유방을 앞으로 처지게 한 다음 엄지손가락과 나머지 손가락으로 가슴을 잡고 흔들면서 꾹꾹 눌러주세요.

저는 심하게 안 한 것 같아요. 친구들 보면 아주 심해서 울기도 했다던데 저는 그냥 감기 몸살처럼 으스스하다가 말았어요. 젖이 없어서 그랬나 싶기도 해요.

 저는 모유량도 충분했는데 젖몸살은 없었어요. 마사지는 아기 낳고 간호사에게 한 번 받았을 뿐이에요.

젖몸살은 모유가 분비된 후 처음 1일~2일 정도에 유방이 커지고, 단단해지며, 아프고, 열이 나는 것을 말합니다. 대처법은 유방을 잘 마사지해서 풀어주고 수유를 충분히 한 다음, 유축기로 다 짜고 냉찜질을 시행하면 도움이 됩니다. 너무 아프면 진통제를 복용하여도 도움이 됩니다.

젖 짜기
젖을 짜면 모유량이 늘어나나요?

keyword 169

질문 / 175건
조회 / 24,770명
댓글 / 765개
체크 / 모유 수유 기간

모유 수유하는 엄마들은 남는 젖을 짜내야 하는가에 대한 질문을 많이 합니다. 젖은 짜낼수록 많이 나오기 때문에 수유 후에 유축기를 사용해서 짜내면 안 됩니다. 모유량 충분한데도 젖을 자주 짜면 젖량이 필요 이상으로 늘어나 오히려 유선염의 원인이 됩니다. 반대로 모유량이 부족할 때는 아기가 먹고 나서 유축기로 짜주면 양을 늘릴 수 있습니다. 그러나 가장 좋은 것은 아기가 자주 빨아주는 것이므로 유축기에 의존하기 보다는 젖이 잘 돌게 하는 음식을 먹고 아기에게 자주 먹이면 모유량을 늘릴 수 있습니다. 젖을 짤 때는 조용하고 아늑한 곳에서 하세요. 아기가 곁에 있으면 젖을 짜는 동안 아기를 무릎에 앉히고 만일 아기가 곁에 없으면 아기의 사진을 보세요. 따뜻한 수건이나 따뜻한 물로 유방을 따뜻하게 한 후에 젖꼭지 쪽으로 유방을 부드럽게 마사지합니다. 등을 아래위로 문질러주면 도움이 됩니다.

Q1 유축기로만 젖을 짜니까 젖이 안 나와요. 어떡하죠?

 유축기로 짜면 모유량이 점점 줄어요. 저도 그랬어요. 그래서 그냥 아기에게 물리니 양이 늘었어요. 혼합 수유하면 모유가 또 줄어드니까 아프더라도 참고 젖을 물려야 해요. 저는 한 달 정도 참으니 괜찮아지더군요.

Q2 아기가 먹고 남은 젖 짜주면 양이 늘어날까요?

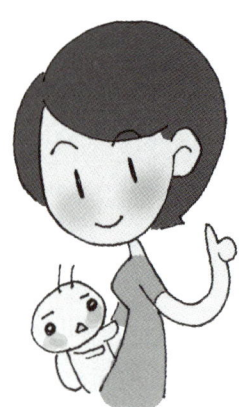

댓글1 아기가 먹고 나서 조금씩 짜주면 확실히 젖량이 늘어요.

댓글2 저도 젖량이 적어서 돼지족, 두유, 막걸리 끓여 먹고 요즘은 소꼬리 고아서 먹고 있어요. 돼지족은 먹기 참 힘들어요. 꾹 참고 먹었는데 별로 효과가 없어서 지금은 돼지족 대신에 소꼬리 먹어요. 젖량도 제법 늘어서 완전히 모유 수유하고 있어요.

Q3 수유할 때 물리고 남은 젖 짜내야 하나요? 모유 수유하려고 세 끼 다 챙겨먹는데 젖이 남아서 속상해요.

댓글1 저도 힘들어서 이래저래 입맛이 없지만 모유 잘 나오게 하려고 세 끼는 꼬박꼬박 챙겨 먹고 있어요. 건강을 위해서라도 꼭 챙겨드세요. 그리고 남은 젖 안 짜주면 젖몸살도 생기고 나중에는 젖이 안 생긴다네요. 꼭 짜주세요.

댓글2 꼭 짜야 하는 건 아닌데 많이 먹여야 양도 느니까 짜서 냉장, 냉동 보관하세요. 외출할 때나 밤에 먹여야 할 때 먹이세요. 버리긴 아깝잖아요.

댓글3 젖량을 늘리려면 먹이고 나서 남은 젖 꾸준히 짜주면 양이 확실히 늘어요.

Q4 남은 젖 짜는 방법 알려주세요.

댓글1 아기가 먹고 남은 젖은 반드시 짜줘야 하죠. 반드시 짜서 유방을 비워줘야 해요. 손으로 직접 짜는 방법도 있겠지만 시판되고 있는 여러 가지 종류의 유축기를 사용하면 편하던데요.

댓글2 유축기를 잘못 사용할 경우에는 압력 조절이 제대로 이루어지지 않아서 유두에 상처가 날 수 있어요. 손으로 짜는 방법은 젖을 짜기 전에 손을 씻어 주고, 엄지손가락을 유두에서 3cm 정도에 두고 나머지 손가락은 아래쪽에 놓아 손 모양을 C자로 만들어 준 후 안쪽으로 유방을 밀었다가 조심스럽게 둥글게 돌리면서 젖을 짜내면 된대요. 물론 처음에는 잘 안나올 수도 있지만 몇 방울 나오기 시작하면서 잘 나올 거예요.

댓글3 제가 알기로도 모유량이 적은 경우에는 먹인 후 유축기로 짜주지만 그 외에는 짜주지 않는 게 좋다고 알고 있어요. 먹인 후 짜면 모유는 또 나오게 되어있거든요. 그러면 엄마 몸이 젖량이 부족하다고 생각해서 양을 늘리게 된대요.

> 수유 시 남은 젖은 짜야 합니다. 다 짜내어야 유방울혈이 되지 않습니다. 출산 후 모유는 호르몬의 영향을 받습니다. 아기가 젖을 빨수록 모유의 양은 더욱 늘어나게 되니 끈기를 가지고 모유 수유하세요.

젖이 불면
젖이 불어서 흐르면 어떻게 해야 하나요?

keyword 170

|중|요|도|

- 질문 / 45건
- 조회 / 7,200명
- 댓글 / 190개
- 체크 / 모유 수유 기간

젖이 너무 많이 불면 아기가 젖을 물기 어렵습니다. 이때는 먼저 손으로 젖을 조금 짜주세요. 그러나 2~3시간 간격으로 젖을 자주 물리다 보면 출산 후 약 10~20일경에는 적당량이 분비됩니다.

한국 유니세프에 따르면 모유를 먹이는 젊은 직장여성은 크게 늘고 있는 반면, 직장에 수유시설을 갖춘 곳은 턱없이 부족한 것으로 나타났습니다. 뒤늦게 모유 수유의 장점이 강조되고 "모유를 먹이면 아기가 빠는 힘이 8배나 강해져 피가 머리로 몰리면서 IQ가 10 이상 높아지는 등의 효과가 있다"는 말이 돌면서 모유를 수유하겠다는 젊은 엄마들이 늘어나고 있습니다. 하지만 직장맘 10명 중 8명은 불어난 젖을 짤만한 공간이 없어 화장실이나 창고에서 몰래 젖을 짜야 하는 실정입니다.

아기가 엄마 젖을 먹을 권리를 되찾아주고 번거롭고 힘들더라도 아기에게 젖을 주려는 엄마를 위해 공중시설과 직장 내에 수유실을 반드시 설치해야 하겠습니다.

Q1 밤에 젖이 심하게 불었는데 어떡해야 할까요?

 우리 아기도 밤에는 안 일어나서 젖이 불어 터질 것 같이 아파요. 그래서 아기를 살짝 깨우면서 먹으면서 사요. 그래서 밤중에 먹이는 것을 끊지 못한답니다.

 저도 수유 후 재워 놓고 잠들어 새벽 2~3시 되면 양쪽 젖이 말도 못하게 부어서 젖이 말 그대로 분수처럼 솟아나와 깨요. 그러면 슬슬 잠들어 있는 아기 깨웁니다. 그러면 아기가 깨서 먹어줘요. 어찌나 시원하고 가벼운지 몰라요. 그런 다음에야 저나 아기나 편안하게 잔답니다.

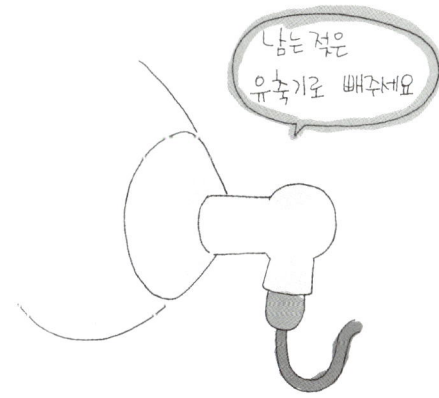

남는 젖은 유축기로 빼주세요

Q2 아기가 젖을 안 찾는데 젖이 불어 흐르면 어떡해야 할까요?

 유축기로 짜면 오히려 양이 더 늘어요. 아기에게 먹이고 그래도 남았으면 젖이 아프지 않을 정도만 짜내세요. 젖량이 너무 많다 싶으면 식혜 먹어보세요. 너무 많이 먹으면 확 줄어버리니까 조금 먹으면 젖량이 조금 줄 거예요.

아기한테 먹이거나 짜내세요. 젖몸살 걸리면 고생 엄청 한답니다.

 아기가 젖을 찾지 않는데 젖이 불면 유축기로 짜주어야 합니다. 그렇지 않으면 더욱 심하게 불어 극심한 통증을 유발할 수 있습니다.

제왕절개
제왕절개 수술을 해도 될까요?

keyword **171**

질문 / 6,065건
조회 / 1,451,040명
댓글 / 39,890개
체크 / 출산 시

제왕절개란 자연분만이 어려운 상황에 자궁과 복벽을 절개하여 태아를 꺼내는 분만법을 말합니다. 제왕절개로 분만을 하려면 반드시 마취과 의사가 있어야 하므로 시설이 잘 갖춰진 종합병원이나 전문병원에서 수술을 받아야 합니다.

Q1 회음부 봉합 시간과 제왕절개 시간은 얼마나 되나요?

댓글1 제왕절개는 마취부터 수술까지 한 40분 걸린 것 같습니다.

댓글2 회음부 봉합은 5분도 안 걸리는 것 같아요. 제왕절개도 30~40분이면 끝나요. 제가 출산해 보니 자연분만이 더 나아요. 회음부 절개 두려워 마세요. 안 아파요.

댓글3 회음부 봉합시간은 3~4분 정도 아닌가요? 저는 1분도 안 걸리는 것 같았어요.

Q2 양수가 적으면 제왕절개 할 가능성이 큰가요?

댓글1 저도 양수량이 적다면서 아기 그냥 꺼내자고 하더군요. 아기 몸무게가 2.4kg이라며 지금 낳아도 괜찮다고 해서 촉진제 맞고 유도분만 시도했는데, 아기 상태가 너무 안 좋아서 수술했어요.

댓글2 저도 양수가 적어서 막달에 유도분만했어요. 아기도 2.7kg이었어요. 막달에 가서 양수가 적어지는 경우가 있대요.

Q3 첫째 아이를 제왕절개 수술을 하면 둘째도 제왕절개 해야 하나요?

댓글1 임신 초부터 관리를 해야 해요. 저도 둘째는 자연분만 하고 싶은데 그 확률이 그리 높지 않나 봐요. 지극히 위험한 일이라 임신 초부터 몸을 관리해야 한다네요.

댓글2 얼마 전 제가 다니는 병원에서 성공한 사람 있었어요. 첫째 때 2.9kg 아기를 수술해서 낳았는데 지금 42살에 4kg 정도 되는 아기를 자연분만으로 성공했다고 하더라고요.

댓글3 제왕절개 했으면 5년 후에 자연분만 할 수 있대요. 그래야 나중에 자연분만할 때 수술 부위가 덧나지 않는대요.

Q4 제왕절개 수술을 할 때 마취 방법은 어떤 게 좋을까요?

댓글1 저는 첫 아기 때 전신마취했어요. 둘째 아기는 얼마 전 출산했는데 부분마취했어요. 척수마취라고 하던데 아기 첫 울음소리 직접 듣고 아기 품에 안아보니까 좋더군요. 그런데 후유증이 한참 가요. 등뼈가 옮겨가면서 쑤시고 목도 아팠어요. 두 달 정도 지나니 없어지지만 서로 장단점이 있으니까 잘 선택하세요.

댓글2 전신마취가 안정적이래요. 저도 부분마취하려고 의사한테 물어봤는데 부분마취는 위급한 상황에서만 실시한다고 했어요. 그래서 전신마취하려고요. 위험한 것보다 낫잖아요.

댓글3 제일 영향이 덜 가고 회복이 빠른 것이 하반신 마취래요. 일명 경막외마취인데 척추를 싸고 있는 부분에 마취제를 놓고 주사 맞은 후 마취되기까지 30분 정도 걸린다네요. 그다음이 척추마취 척추마취는 척추에 맞으면 바로 마취가 된다고 해요. 저는 경막외마취 하려다 실패해서 급하게 전신마취 했어요.

Q5 제왕절개와 자연분만 장단점 알려주세요.

댓글1 제왕절개의 장점은 분만의 고통이 없고 분만 후 자연분만보다 몸매가 덜 흐트러지는 것 같아요. 단점으로는 출산 후 아이와 만나는 감격의 기쁨이 없고 회복 기간이 더디고 다음 임신 때도 자연분만이 힘든 것이 단점 같아요.

댓글2 고통의 순서가 바뀌는 거죠. 자연분만하면 아기 낳고 바로 밥 먹고 돌아다니고 여기저기 아기 낳았다고 직접 전화하고 그러죠. 제왕절개 수술을 하면 하루 이틀 굶고 배 아파 돌아다니지도 못하고 한 일주일 허리 구부리고 다녀야 하죠. 자연분만이 좋아요.

댓글3 제왕절개 수술을 하면 수술 부위 흉터 때문에 아기 낳고 엄청 짜증 납니다. 산후 우울증도 더 심해지는 것 같아요. 전 간절히 자연분만을 바라던 산모였는데 수술해서 정신적으로도 너무 힘듭니다. 될 수 있으면 자연분만하세요.

댓글4 여건이 되면 자연분만이 훨씬 좋죠. 자연분만으로 태어난 아기가 더 건강하대요. 자기도 나오려고 애쓰다 보니 그런가 봐요.

Q6 제왕절개 시 수혈은 어떻게 하나요?

댓글1 웬 수혈이요? 수혈은 혈액이 부족할 때 혈액 수치가 낮아 생명이 위험할 때 부득이하게 하고 보통사람들은 피를 바가지로 흘려도 안 해요. 안심하고 순산하세요.

댓글2 원래 임산부는 600cc 정도는 피를 흘려도 상관없다고 나왔어요. 심한 빈혈에만 수혈을 한다고 해요.

댓글3 저는 임신 초기에는 정상이고 중기 이후에 빈혈 증세가 있었는데 하혈하다 수술해서 수술 후에 한 팩 수혈받았어요. 의사 선생님은 두 팩 수혈하자고 했는데 심장이 두근거려서 제가 수혈을 더는 못 받겠다고 했어요. 그 뒤 철분 수액 5개 맞았어요. 전 어지럼증을 전혀 못 느꼈는데 수치상으로는 빈혈이 너무 심하다고 수혈까지 했네요. 웬만하면 수혈은 안 하는 게 좋아요.

Q7 제왕절개는 예정일로부터 얼마 전에 하는 건가요?

댓글1 저도 지금 예정일보다 10일 앞당겨서 날짜만 기다리고 있습니다. 제왕절개는 1~2주 전에 하는 게 안전하다고 하네요.

댓글2 수술은 진통 오기 전에 한다고 빠르면 2주 전에 늦으면 보통 1주 전에 하던데요.

Q8 제왕절개 후 몸 회복기간이 얼마나 걸리나요?

댓글1 저도 상처가 빨리 아물지 않아서 고생 좀 했어요. 저는 50일쯤과 70일쯤 생리 마지막 날처럼 피가 조금 비쳤고 배는 90일 다 되도록 불편했어요. 그러다가 얼마 전 제대로 생리 시작하고는 많이 나아졌네요. 지금은 많이 나아져서 제모한 부분이 조금 간지러운 정도고 배 뭉침이나 쑤시는 건 거의 없어졌어요.

댓글2 많이 아프면 한의원이나 산부인과에 한번 가보세요. 저는 많이 불편해서 한의원 가서 한약 지어 먹었거든요. 선생님 말씀이 내장이 아직 다 부어있다고 하더군요. 장 마사지 꾸준히 하고 약 먹고 생리하고 아기 100일쯤 되니까 엄마 몸도 나아지는 거 같아요.

Q9 제왕절개 수술 후 후유증은 어떤 게 있나요?

댓글1 생각보다 괜찮아요. 별로 아프지도 않았어요. 자연분만보다 수술이랑 마취가 더 무서웠는데 별 후유증 없네요.

댓글2 후유증이라기보다는 수술 후에 무통주사 빼면 힘들어요. 한 일주일 정도는 누웠다가 일어나는 게 괴로워요. 그리고 배 쪽에 감각이 거의 없답니다. 이건 꽤 오래간다고 하네요. 좀 멍한 느낌이에요.

엄마의 엄살이 얼마나 심한가에 따라 다른 거 같아요. 저도 수술한 지 3주 됐는데, 수술한 날부터 사흘 동안 많이 아팠어요. 수술 부위가 아프고 또 조심스러워서 허리 잘 못 펴고 조심조심 겨우 걸어다녔어요. 그리고는 하루가 다르게 낫더군요. 지금은 아무렇지 않아요. 이렇게 생각해 보세요. 자연분만은 아기 낳기 전에 아프고 제왕절개는 아기 낳고 아프다. 공평하잖아요. 그리고 자연분만 엄마보다는 아기 낳고 화장실 가는 게 덜 괴로워서 좀 나은 거 같던데요. 겁먹지 말고 힘내세요.

Q10 전치태반으로 제왕절개 시 주의사항 알려주세요.

 전치태반이 위험한 건 아시죠? 응급 상황이 발생할 수 있으므로 큰 병원에서 수술받아야 합니다. 고기 많이 먹고 철분제 꼭꼭 챙겨드세요. 다른 제왕절개보다 출혈이 더 심하니까요. 34주까지 안 올라갔으면 안 올라간대요. 저도 전치태반이라 다음 주 수술합니다. 출혈이 얼마나 될지 알 수 없어서 무조건 고기 먹고 철분제 먹고 운동도 못 해요. 수술 전 출혈하면 바로 수술해야 한다고 즉시 응급실로 오라고 했어요.

 친구도 전치태반이라 수술을 했어요. 태반이 밑에 있으면 아가가 나올 때 잘 나올 수 없어서 수술을 하는 거예요. 제왕절개가 현명한 방법입니다. 자칫 출혈이 심하고 고생만 하는 경우가 있거든요.

Q11 유도분만과 제왕절개 중 어느 쪽이 나을까요?

 유도분만에 내심 기대를 걸었는데 전혀 희망이 없어서 결국 제왕절개를 해서 속상했어요. 이틀 동안 밥도 제대로 못 먹고 촉진제 맞으면서 하루에 8시간씩 운동하고 그랬는데 수술할 거면 아기가 좀 더 크더라도 그냥 버티다가 제왕절개를 할 걸 후회했어요. 진통도 없고 예정일보다 10일이나 지났어요. 촉진제 이틀 동안 맞아도 전혀 내려올 것 같지 않아서 제왕절개를 했거든요.

 저는 41주까지 아기가 안 나오고 자궁 문이 안 열려서 완전히 고생했죠. 물론 유도분만하고 결국에는 안 돼서 수술했어요. 아직도 자연분만 못 한 게 너무나 안타까워요. 아기가 너무 크면 산모가 고생할 수도 있으니 잘 생각해보세요. 그래도 자연분만 하는 게 가장 좋죠. 시도는 해봐야 후회가 없을 것 같아요.

 저도 40주 4일까지 자궁 문은 커녕 이슬도 없고 가진통도 없는 상태로 웃으면서 산부인과 가서 유도분만 시도했답니다. 이틀에 걸쳐 고생은 했지만 자연분만 잘 했어요. 그날 산모들이 좀 많았는데 진통이 와서 분만 들어간 산모들도 다 제왕절개 수술을 하고 저만 자연분만 성공했더군요.

Q12 역아라서 제왕절개를 할 건데 괜찮을까요?

 막달에 안 돌아오면 잘 안 돌아와요. 저도 수술 날짜 잡은 날 아침에 살살 조기 진통 있어서 바로 수술했어요.

 저도 역아라서 일주일 당겨서 수술했는데 지금은 미련이 남더군요. 그래서 둘째는 자연분만 했습니다. 아기가 작으면 예정일에 맞춰서 날 잡으세요. 그리고 진통이 온다고 바로 아기가 나오는 건 아닙니다. 가진통은 사람마다 다르지만 하루 내지 길게는 3일 정도 가진통하는 사람도 있으니 생리통처럼 배가 아픈데도 아기가 자리를 못 잡으면 그때 날 잡아서 수술해도 늦지 않을 듯해요.

 저도 역아라서 38주에 수술했답니다. **고양이 자세**도 열심히 해봤지만 안 돌아오더군요. 보통 의사들이 38주 정도에 수술 날 잡더라고요. 어차피 안 돌아오니까 아기가 더 크기 전에 하는 게 좋고, 갑자기 진통이 오면 금식이 안 되어 있어서 수술이 힘들다고 해요.

고양이 자세 : 자궁의 위치를 바르게 하고, 양수가 아래쪽으로 쏠리면서 아기가 양수 속에서 활발하게 운동할 수 있도록 해줍니다. 우선 무릎을 꿇은 상태로 바닥을 보면서 엎드리고, 두 다리는 어깨 너비로 벌리고 두 팔은 쭉 펴서 짚어줍니다. 고개를 숙여 머리를 몸 밑으로 집어넣은 다음 등을 높이 들어 올립니다. 그 자세로 3~4초 동안 멈추었다가 다시 머리를 빼면서 등을 내리고 다시 원래 자세로 옵니다.

 일반적으로 제왕절개술은 전치태반, 이전 아기를 제왕절개술로 분만한 경우, 둔위(아기가 거꾸로 있는 경우) 등에 시행하게 됩니다. 물론 둔위라고 해서 자연분만이 완전히 불가능한 것은 아니지만 아기나 산모에게 위험성이 크기 때문에 제왕절개술로 분만하는 것이 일반적입니다. 분만이 제왕절개술로 결정되면 일반적으로 예정일보다 약간 빨리 수술하는 것이 보통인데 이는 예정일에 가까워질수록 진통이 생겨 응급 수술을 할 가능성이 커지기 때문입니다. 이전 아기를 제왕절개술로 분만했을 때 다음에 반드시 제왕절개술을 해야 하는 것은 아닙니다. 하지만, 산모가 반드시 알고 있어야 할 것은 무서운 합병증의 위험성이 커진다는 것입니다. 예를 들면 진통 중 자궁이 파열될 수 있습니다. 따라서 맹목적으로 자연분만만을 고집하는 것은 몹시 위험한 일입니다. 따라서 반드시 전문의와 충분한 상의 후에 결정해야 합니다. 유도분만과 제왕절개술은 선택사항이 아닙니다. 산모의 상태에 따라 주치의의 판단에 따르는 것입니다.

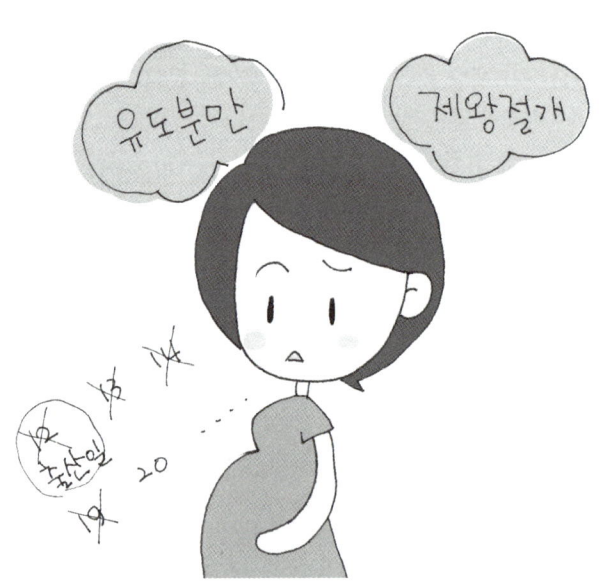

조기출산(미숙아)
미숙아 보조금이란 것도 있나요?

keyword 172

질문 / 84건
조회 / 10,283명
댓글 / 420개
체크 / 출산 후

|중|요|도|

한 해 전체 출산아 중 8%인 약 4만 명가량이 미숙아입니다. 보통 정상임신 기간은 37주부터 42주까지로 임신 37주 이하에서 출산이 되면 미숙아, 42주를 초과하여 분만하면 과숙아라고 합니다. 미숙아가 분만되는 원인은 기형, 태아 가사, 다태 임신, 태아적아구증, 비면역성 수종 등과 전치태반이나 태반 조기 박리, 양수의 감염, 자궁의 기형이나 종양, 자궁경관 무력증, 산모의 질환이나 영양 부족, 약물 복용, 복부의 충격 등이 있습니다.

Q1 미숙아 주 수는 정확히 언제인가요?

댓글1 예정일 3주 이전에 태어나면 미숙아라고 해요. 태어날 때 체중이 2,500g이하일 때는 저체중아라고 하는데 이 둘을 다 일컫는 것 같아요.

댓글2 주 수로 따지면 36주 이전에 태어난 아기를 미숙아라고 해요.

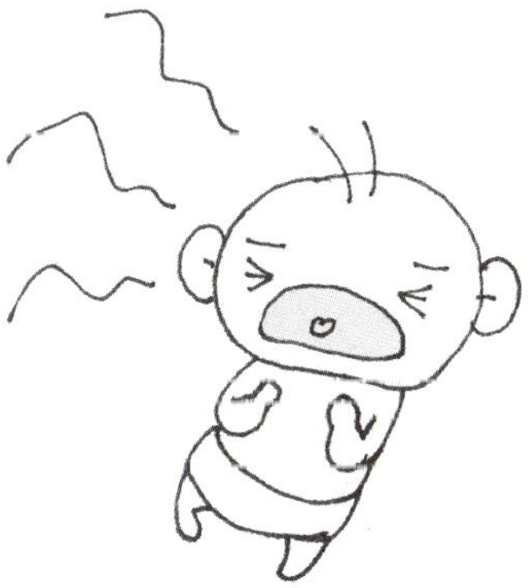

Q2 미숙아면 발달이 늦거나 이상이 있나요?

댓글1 그렇지 않아요. 제 아기도 2.5kg에 8개월 돼서 태어났는데 발달이 늦거나 지능 문제나, 이상이 있는 건 없어요.

댓글2 전혀 이상 없던걸요. 제 친구 아기는 다른 아기들에 비해서 행동 발달이 빠르더라구요. 신생아 때 용트림을 좀 많이 해서 그렇지요.

Q3 노산이면 미숙아 낳을 확률이 높은가요?

댓글1 그렇지는 않은 것 같아요. 저도 35살에 아기를 임신해서 정말 걱정했는데, 지금은 건강한 아기 낳았어요. 노산이면 특별히 더 조심해야 하겠지만, 그렇다고 확률적으로 더 높다고는 말할 수 없지 않나 싶네요.

노산이면 아무래도 위험 부담이 따르는 건 맞겠지만, 사람마다 다르다는 게 맞는 것 같아요. 산모의 체력이나 영양 상태에 따라 개인차가 있겠죠. 산전에 철저히 관리하고 임신 중 10개월 동안 각별히 신경 써서 생활하면 건강한 아기 낳을 수 있을 거예요.

Q4 미숙아 보조금이란 것도 있나요? 어떻게 신청해야하죠?

 미숙아 지원금 신청은 보건소에서 하는 거예요. 아기가 퇴원하면 그때까지 든 병원비에 대해서 80%까지 보상해 준다고 하네요.

 미숙아는 37주 이전에 분만되는 신생아를 의미하며, 출생 체중 2,500g 미만일 때를 저체중 출생아라고 합니다. 미숙아의 발생원인으로는 임신중독증이나 조기 태반 박리와 같은 임신과 관련된 합병증이 있거나, 임신 초기에 절박 유산이 있었던 경우, 조기 분만의 가족력이 있는 경우, 또는 융모양막염과 같이 감염이 있을 경우에 발생합니다. 미숙아의 경우에는 분만 주수와 분만 체중이 예후에 중요합니다. 따라서 조기 진통이 발생하거나 조기 양막 파수가 발생한 경우 빠른 시간 내에 전문가와 상의해야 합니다.

종기
종기가 났어요.

keyword 173

질문 / 35건
조회 / 6,150명
댓글 / 175개
체크 / 임신 전 기간

종기란 피부에 염증이 생겨 농이 가득 차 마치 커다란 여드름 같이 보이는 것을 말합니다. 겨드랑이, 가슴, 엉덩이, 얼굴, 생식기, 목에 생기기 쉽습니다. 임신 중에 엉덩이 등에 종기가 나면 걱정을 많이 합니다. 고약 같은 것을 사서 붙여야 하는지도 걱정입니다. 이럴 땐 지나치게 혼자 걱정하지 말고 다니는 산부인과에 가서 진찰을 받아 보도록 하세요. 고름을 째거나 약을 처방해 줄 겁니다. 진찰해 보면 단순히 종기인지 아니면 임신을 해서 생겨난 다른 피부 질환인지를 파악할 수 있을 것입니다.

Q1 사타구니에 종기가 났어요. 어떡하죠?

 저도 비슷한 부분에 뾰루지 같은 무언가가 났었는데 그냥 무시하고 넘어갔더니 없어졌다가 얼마 후 다시 났어요. 병원에 갔더니 호르몬과 분비물 때문에 생기는 거라고 고름 짜내고 약 먹고 했더니 말끔히 나았답니다.

저는 임신 초에 유산기 때문에 병원 입원해 있을 때 났는데 의사 선생님한테 말하니 주삿바늘로 터주고 약 발라 줬어요. 일단 병원 가서 선생님한테 보여주세요. 괜히 집에서 만졌다가 덧나면 곤란하니까요.

저도 한 달 전에 종기 같은 게 나서 아팠어요. 병원 갈까 했는데 너무 민망해서 그냥 놔뒀어요. 그랬더니 자기가 스스로 곪아 터져서 없어졌어요.

임신과 관련하여 호르몬의 변화로 여러 피부 질환이 발생할 수 있습니다. 종기 뿐아니라, 콘딜로마, 헤르페스 감염일 수 있으므로, 병원에서 정확한 진단을 받아야 합니다. 또한 종기는 감염의 우려가 있으므로 집에서 처치하는 것보다 병원에 가서 정확한 진단 후 치료를 받는 것이 좋겠습니다.

keyword 174

진찰
임신 중 정기적으로 진찰을 받아야 하나요?

질문 / 1,425건
조회 / 328,460명
댓글 / 9,800개
체크 / 임신 전 기간~ 출산 후

임신하면 몸의 이상 유무에 관계 없이 반드시 정기적으로 진찰을 받아야 합니다. 이때에 자궁의 크기, 태아의 위치, 태아 심음, 체중, 혈압 측정, 요단백, 부종, 골반 측정 등 임신이 순조롭게 진행되고 있는지 확인합니다. 또 임신중독증이 나타나지 않는지, 협골반이 아닌지 밝혀 두어야 합니다. 그리고 임신 초기에 매독 혈청반응 등을 하여 매독, 결핵 등 중요한 질환의 유무를 진단합니다.

Q1 임신 중에 병원 진찰받는 거 꾸준히 가야 할까요?

저도 꼬박꼬박 가는 편인데 아기 낳은 엄마들은 그렇게 자주 갈 필요 없다고 하더라고요.

전 꼬박꼬박 다니는데 어떤 사람은 병원 딱 두 번 가고 아기 낳았다네요. 그렇지만, 그건 아기한테 너무 무책임한 짓 같아요.

Q2 병원 진료 때 보호자가 같이 들어가도 되나요?

 3개월 전까지는 질 초음파 보는 걸로 알고 있어요. 그리고 신랑도 아기 심장 소리를 들으면 아기 기다리는 마음이 달라지지 않을까요? 산모의 상태도 같이 듣고 도움받을 건 받아야죠.

 같이 가니까 더 좋던데요. 처음엔 잘 몰라서 신랑은 대기실에서 기다렸는데 간호사가 신랑 불러오더군요. 그래서 초음파 같이 봤어요.

 작은 생명 때부터 봐야 신랑이 아기도 저도 더 소중히 생각해 주는 것 같아요. 항상 같이 가다가 이번 달에 한번 혼자 갔더니 혼자 보고 왔다고 너무 섭섭해 했어요.

Q3 출산 후 산부인과 진료 기간에 대해 가르쳐주세요.

 저는 출산하고 나서 일주일 뒤에 병원 가고 그 뒤로 안 갔어요. 오라고 하는 이유는 자궁암 검사 하는 것 같은데 아기 때문에 못 갔어요.

 저도 일주일 후에 진료받으러 오라고 해서 한 일주일 후에 갔더니 3~4주 후에 오라더군요. 자궁암 검사 하는 거래요.

 임신 중 정기 산전검사는 임부와 태아를 위하여 매주 중요합니다. 건강한 엄마와 아기를 위해 빠트릴 수 없습니다. 임신 28주까지는 4주에 한 번, 36주까지는 2주에 한 번, 이후 분만 때까지는 1주에 한 번씩 진찰받는 것이 좋습니다. 산전검사 시 보호자는 함께 진찰실에서 상담하여도 아무런 문제가 없습니다. 일반적으로 출산 후에도 산부인과에서 출산 후 상태에 대한 진찰과 추후 임신에 대한 상담 그리고 피임 상담이 필요합니다.

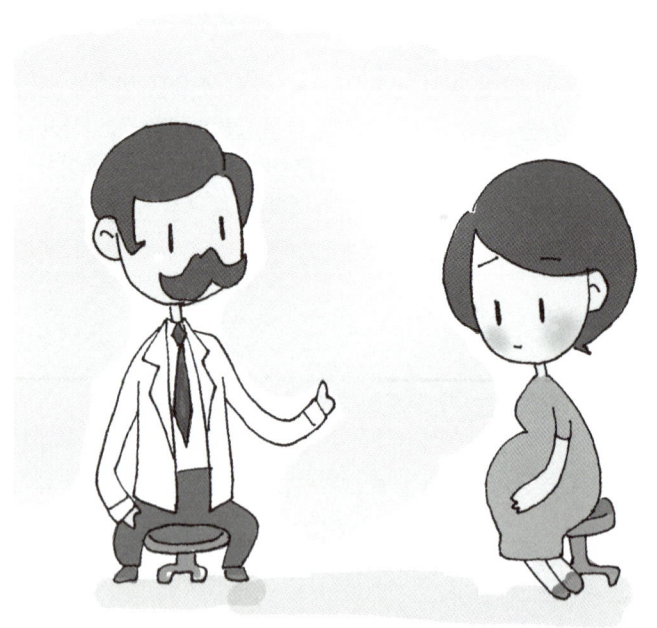

진찰(내진)
내진은 왜 하나요?

keyword 175

|중|요|도|

질문 / 11,700건
조회 / 3,027,860명
댓글 / 71,660개
체크 / 출산 전

내진은 분만 관리에서 중요한 요소로 질과 골반 안쪽을 진찰하는 것입니다. 골반 진찰은 질을 통해서 손가락을 넣어 촉진을 하는 것이 일반적인 방법이지만 항문을 통해서도 할 수 있습니다.

Q1 내진 후 진통과 출혈을 했어요. 괜찮을까요?

댓글1 저도 예정일에 아무런 반응이 없어 진료받으며 내진했는데 두 번 정도 피가 비쳤어요. 내진하면서 선생님이 진통을 걸어준다고 하던데 그래서인지 생리통처럼 배가 살살 아파요. 그리고 그 다음날 아침 이슬 봤어요. 갑자기 생리 나올 때 느낌처럼 뜨거운 게 울컥 몇 번 나오고 진득한 핏덩이가 나와서 병원에 전화했더니 이슬 같다고 그러네요.

댓글2 저도 첫 아기 때 내진하고 그 다음 날 이슬이 보여 그날 새벽에 병원 갔어요.

Q2 내진했는데 자궁내막이 많이 얇아져 있대요. 어떡하죠?

댓글1 어른들이 그러는데, 아기는 엄마 몸 상태와 상관없이 아기가 나오고 싶을 때 나온대요. 아기하고 협상하세요. 저 요즘 우리 아기하고 맨날 태담해요.

댓글2 저는 37주에 내진하면서 경부가 얇아졌고, 38주에 아기가 자리 잡아서 머리 만져진다고 2cm 열렸서 곧 낳겠다고 했는데 일주일이 지난 후까지 소식이 없었어요.

Q3 진통 올 때 내진하나요?

댓글1 그냥 손가락 넣고 돌려요. 저는 대학병원에서 첫 아기를 낳았는데 인턴, 레지던트, 의사, 간호사, 수간호사 돌아가면서 그러는데, 죽는 줄 알았어요. 배 아픈 것보다 그게 더 고통스럽더라고요. 결국에는 제왕절개해서 낳았지만요. 그래서 둘째는 그냥 집 근처에서 낳으려고요. 그때 생각만 해도 끔찍하네요.

댓글2 전 개인병원에서 낳았지만 수준은 종합병원 못지 않았습니다. 정말이지 진통 중에 내진하면 진통보다 그게 더 아픈 것 같더라고요.

댓글3 출산할 때 내진 수시로 해요. 한 시간마다 한 것 같아요. 진통이 너무 아파서 내진에 대한 고통은 좀 덜했던 것 같은데 손을 집어넣어서 하기 때문에 나중에 아기 낳고도 얼얼하고 아프긴 하더라고요.

Q4 첫 내진은 언제부터 어떻게 하는 건가요?

댓글1 저는 오늘 37주인데 첫 내진했어요. 아파서 죽는 줄 알았어요. 기구로 벌려서 보는 거 같아요. 부끄러운 것보다 너무 아파서 인상이 확 구겨져요. 얼른 아기 낳았으면 좋겠어요.

댓글2 저는 36주 때 처음 했어요. 진료실 옆에 다리 벌리고 눕는 데서 하는 거예요. 신랑이랑 같이 들어가면 신랑 안 보이게 커튼 치고 해요. 여태까지 내진 세 번 했는데 별로 안 아파요. 내진 전에 오리 주둥이 같은 걸로 소독하는 게 더 아파요. 내진은 의사 선생님이 비닐장갑 끼고 손가락 넣어 보는 거예요. 자궁 문이 얼만큼 열렸는지, 골반 상태는 어떤지 보는 거예요.

댓글3 내진도 병원마다 다른 것 같아요. 전 37주 때 골반 검사만 하고 몇 센티 열렸다는 말은 없고 그냥 골반은 좋으니 자연분만 가능하겠다고 하고는 지금 39주인데도 내진하지 않네요. 다음 주면 예정일인데 진통이 5분 간격으로 아프면 오라고 하던데요.

Q5 막달에 내진은 얼마나 어떻게 하는 건가요?

댓글1 거의 내진을 하더라고요. 자궁이 얼마나 열렸나 보려고요. 막달 검사는 별거 없어요. 소변 검사, 피검사, 가슴 엑스레이 찍고 그게 다예요.

댓글2 저도 내진했어요. 저 다니는 병원은 따로 막달 검사라는 게 없더라고요. 그냥 소변 검사 병원에 갈 때마다 했어요. 빈혈 검사 다시 하고 태동 검사했어요.

댓글3 제가 다니는 병원은 37주 무렵에 한 번 하고 그 이후 안 하는 것 같던데요. 병원마다 매주 하는 곳 있고, 막달에 한 번 하는 곳 있고, 아예 안 하다가 아기 낳으러 가면 하는 곳 있고 그렇대요.

댓글4 저는 38주에 내진했는데 생각만큼 아프진 않아요. 그냥 손가락 하나 들어간다 생각하세요.

Q6 출산 전에 내진 하지 않으면 안 되는건가요?

댓글1 저도 지난주 37주 5일째 내진했는데 정말 아픈 건 둘째치고 진짜 민망하데요. 그게 병원마다 다른가 봐요. 제 친구 분만 때까지 내진 한 번도 안 했다고 하더군요.

댓글2 전 39주 5일 되는 날 출산했는데 그때까지 내진 한 번도 안 했어요. 하지만 진통 오고 분만실 들어가기 전까지 간호사들이 내진 많이 합니다. 제가 볼 땐 수술을 하고 말고 결정하는 건 내진을 떠나 낳는 그 순간까지 아무도 모르는 것 같아요.

의사 선생님마다 다른 거 같아요. 저도 내진 안 했어요. 저는 내일이 마지막으로 병원 가는 날인데 내진한다는 소리 못 들었어요.

 저도 지난주 38주에 내진했는데 생각만큼 아프지 않던데요. 아픈 것보다 기분이 썩 좋지 않아요. 하지만 금방 끝나요. 이번 주도 내진한다는데 출산 때까지 내진 계속한대요. 걱정하지 말아요.

 골반 검사 꼭 하세요. 그래야 아기를 자연분만할지 아니면 수술할지 알죠. 골반이 작아서 안 벌어지면 자연분만 하려고 힘 다 빼고 수술해야 해요. 그럴 땐 아예 수술하는 게 나아요. 꼭 검사하세요.

Q7 내진하고 나면 자궁 문이 얼마나 열리나요?

 전 예정일 다가오는데 자궁문이 안 열린다하더군요. 그래서 의사 선생님이 자궁에 자극 준다고 쿡쿡 쳤는데 그때 1cm 열렸어요.

 보통 1~1.5cm 열린다고 하더군요.

 내진은 임신 후반기 산모의 골반을 측정하여 자연분만이 적합한지를 평가합니다. 물론 자궁경부의 숙화정도나 개대정도도 함께 측정하게 됩니다. 물론 내진이 대부분의 산모에게 불편감을 주는 것은 사실이지만 건강한 분만을 위해 필수적입니다. 내진 후 소량의 출혈이나 갈색 분비물이 나올 수 있으나 정상적인 소견입니다. 하지만 출혈량이 많거나 소변과 같은 맑은 물이 나오는 경우 병원에 오셔야 합니다.

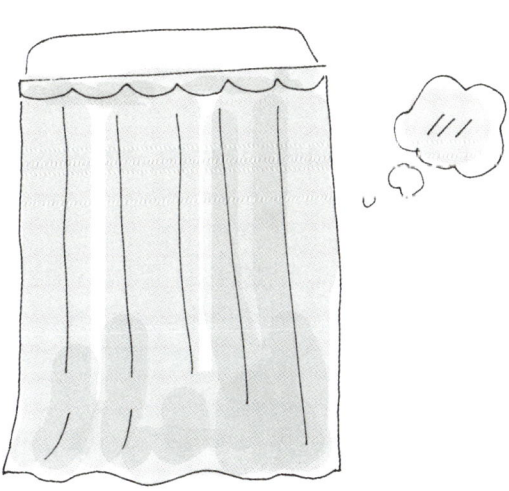

질 분비물
질 분비물이 많아요.

keyword 176

|중|요|도|

질문 / 9,400건
조회 / 2,104,650명
댓글 / 41,150개
체크 / 임신 전 기간

임신 기간에 질 분비물이 증가하는 것은 일반적인 현상입니다. 대부분 임신 때문에 생기는 것이므로 크게 걱정할 필요는 없습니다. 출산 일주일 또는 이주일 전에 자궁경부의 두꺼운 점액층이 느슨해지면서 질 분비물은 더욱 증가하고 점액이 많아지며 색깔도 진해집니다. 외음부를 청결하게 하고 통풍이 잘 되는 옷을 입고 향수나 방취용 비누는 쓰지 않는 것이 좋습니다. 하지만, 냄새가 심하고 색깔이 노란색, 초록색 등으로 진해진다거나 외음부 주위가 가렵거나 따끔거리면 감염의 위험이 있으니 이때에는 반드시 의사와 상의하십시오. 출혈은 없지만 출산 전에 갈색 분비물이 나오면 의사에게 검사를 받아야 합니다.

Q1. 임신 중 나오는 분비물은 괜찮은 건가요?

댓글1 전 지금 6주 됐는데 임신 사실 알고 나니 분비물이 많아졌어요. 그래서 병원 갔을 때 의사 선생님께 물어보니 원래 임신하면 분비물이 많아진대요. 피가 나오면 이상 있는 거지만 그런 건 괜찮다고 해요.

댓글2 저도 분비물이 많아져서 상담을 했는데 보통은 임신 중이라 많아지고 아기 낳으면 없어진대요. 출산 후에도 많으면 치료를 해야 한대요. 임신 중에 치료를 받아도 된다고는 하는데 저는 그냥 속옷 자주 갈아입고 항상 따뜻하게 유지하려고 해요.

Q2. 유산기가 있는데 갈색 분비물이 나왔어요. 괜찮을까요?

댓글1 저랑 비슷하네요. 지금 임신 11주인데 6주~7주 동안 비쳐서 이번엔 진짜로 아무것도 안 하고 하루에 스무 시간가량 누워만 있었어요. 그랬더니 없어졌어요. 진짜 확실한 안정을 취해야 할 것 같아요. 저도 유산기가 있어서 주사도 일주일에 한 번씩 맞았어요. 전 지난번에도 갈색 혈 비칠 때 이번처럼 완벽한 안정을 안 취했더니만 바로 계류유산 되었어요. 최대한 조심하는 게 좋을 듯해요.

댓글2 저도 5주쯤에 피 비쳤는데 사흘 동안 계속 누워만 있었더니 없어졌어요. 그 후로도 혹시 모른다고 해서 약 일주일 정도 먹었습니다. 의사 선생님 말씀이 중력을 받으면 좋지 않다고 했어요. 그래서 꼼짝하지 않고 누워 있었어요.

Q3 출산이 가까워졌는데 분비물이 없거나 줄어드는 것도 이상 증상인가요?

 저는 35주째 되는 날인데 조금 있어요. 31주부터 아기가 너무 밑으로 내려 왔다고 해서 집에서 누워있는 중이에요. 아기가 34주째 날에도 2kg 밖에 안 돼서 아기를 더 키워야 한다고 운동도 하지 말고 안정 취하라고 했어요.

 전 40주 됐는데 아직 이슬도 없고 분비물도 없고 태동만 심해요. 오늘 병원 갔다 왔는데 자궁문이 3cm 열렸고 혈압이 계속 높아져서 유도분만하기로 했습니다.

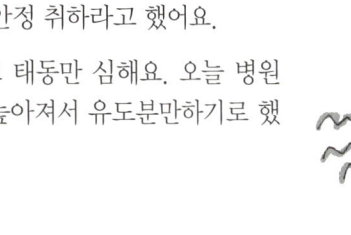

Q4 분비물에 혈이 묻어나오는데 괜찮을까요?

 저도 자주 하혈을 해서 병원에 자주 갔어요. 선생님 말씀이 자궁벽이 약해서 그런 거라고 걱정 안 해도 된다고 하시기에 걱정 안 하고 있어요. 그래도 아기한테 위험한 것인지 모르니까 하혈하면 꼭 병원에 오라고 하던데요.

 저도 화장실 갈 때마다 팬티에 핏기 없나 보느라 한참 걸려요. 좀 무리하거나 피곤하거나 잠을 덜 자면 핏기가 보였거든요. 쉬는 수밖에 없다고 해요. 의사가 아기 태동이 급격히 줄거나 배가 심하게 뭉치면 병원 오라고 했어요. 핏기 보이면 무조건 누워서 쉬세요. 유산기 있을 때나 조산기 있을 때도 쉬는 것밖에 방법이 없다고 했어요.

Q5 출산 할 때 가까워지니 갑자기 분비물이 많아졌어요. 원래 이런건가요?

 막달이면 냉이 많아진대요. 산모교실에서 콧물처럼 끈적거리는 게 나오면 이슬이라고 했어요.

 저는 임신 초기에 분비물이 엄청나게 많아서 속옷을 하루에 두세 번 갈아입었어요. 갑자기 속옷이 푹 젖을 정도로 왈카 쏟아질 때도 있었어요. 그런데 중기에 접어들면서 언제 그랬나 싶게 양이 줄었어요. 원래 그렇대요. 하지만, 냉에서 냄새가 나거나 색이 이상한 것은 질염일 수 있으니 병원 가봐야 해요.

 저도 가끔 양수인지 알고 놀라는데 물처럼 분비물이 나와요. 그런데 좀 끈적거려요. 양수는 끈적이지 않는대요. 임신하면 평소보다 분비물이 많아져요.

 저도 37주인데 분비물이 많아요. 하루에 팬티를 두세 번 갈아입을 정도예요. 맑은 물이라면 양수일 수 있으니 의사 선생님한테 꼭 말하세요.

 33주 넘어서니 세법 분비물이 많이 나옵니다. 보통 양수는 물같이 주르르 흐른대요.

Q6 배란일 후에 나오는 하얀 분비물은 뭔가요?

 저도 그래요. 배란기 땐 투명한 냉이 나오고 끝나면 흰죽처럼 하얀 냉이 나오고 그러다 다시 분비물이 없어져요. 염증은 아닌 것 같고 원래 그런 거 아닐까요?

저는 결혼하기 전 그 흰색 분비물 때문에 고생하다 병원 가서 치료받았어요. 곰팡이성 균이래요. 치료 꾸준히 받아야 완쾌되는 걸로 알고 있어요. 심각한 병원균은 아니고 바지 꽉 조이게 입고, 통풍 잘 안되면 재발한대요. 스트레스 받아도 그렇고요. 병원 가서 치료받으면 나을 거예요.

 곰팡이성 질염일 경우 하얀 냉이 나온대요. 특별히 간지럽거나 그렇지 않으면 크게 문제 안 되니까 너무 걱정하지 마세요. 그래도 걱정되면 병원 한번 다녀오세요.

댓글4 배란일이 되면 달걀흰자처럼 투명한 액이 나와요.

댓글5 배란 점액이라고 엄지와 검지로 붙였다가 놓으면 길게 4~5cm쯤 길게 늘어지는 것이 보인답니다. 그런 배란 점액이 나오고 나서 1~2일 또는 2~3일 후가 배란일이래요. 배란테스트기를 사용하면 좀 더 정확하게 알 수 있어요. 그리고 이런 배란 점액이 나오기 전에 좀 더 미끈한 물 같은 것이 먼저 나오기도 해요.

Q7 출산 후에도 분비물이 나오나요?

 저도 잘 모르겠는데 얼마 전 병원에서 오로에서 냄새가 나면 바로 병원에 오라고 했어요.

댓글2 분비물 즉, 오로라고 하죠. 많이 나오니까 생리대보다는 아기 기저귀를 같이 쓰는 것이 더 좋을 거예요.

Q8 매일 씻는데도 분비물 냄새가 나는 것 같아요. 어떡하죠?

 샤워할 때 비누를 써도 괜찮아요. 저도 비누나 바디클렌저로 하루에 한 번 씻습니다. 저도 분비물에서 냄새가 나는 것 같아서 씻을 때 깨끗이 씻어요. 자주 씻어 주는 것도 하나의 방법이죠. 어쩔 수 없는 것 같아요.

 냄새 나면 질염이라던데요. 의사 선생님에게 여쭤보세요.

 꼭 물어보세요. 질염일 가능성이 있어요. 비누나 바디클렌저로 뒷물하면 감염 위험이 커집니다. 꼭 여성청결제를 사용하세요. 그래야, 산성이 유지되고 감염 위험이 낮아집니다. 대부분 비누는 알칼리성이라 균 침입이 잘 된다고 하네요.

 임신을 하게 되면 호르몬의 영향으로 자궁과 질이 부드러워지며 신진대사가 활발해져 냉·대하가 많아집니다. 가려운 증상이 심하거나 노란 분비물은 염증의 가능성이 있으며 물 같은 분비물은 양수일 가능성이 있으므로 이 또한 진료를 받는 것이 좋겠습니다. 이슬은 임신 말기의 끈적끈적한 점액 같은 갈색 분비물로 이는 진통의 징후입니다.

질염
질염에 걸렸어요.

keyword 177

|중요도|●●●●●|

질문 / 5,580건
조회 / 2,048,640명
댓글 / 65,010개
체크 / 임신 전 기간

질병이 없는 질 안에도 세균이 많습니다. 이러한 세균들은 염증을 일으키지는 않으며 오히려 질 내부를 산성으로 만들어서 다른 잡균들이 침입하는 것을 방어하는 역할을 합니다. 질염은 매우 흔한 감염증입니다. 질 내부의 환경이 습기가 많고 따뜻하며 햇빛이 비치지 않기 때문에 세균이 증식하기 매우 좋은 조건이기 때문입니다. 냉이 많아지고 냄새가 나거나, 냉의 색깔이 변하고 끈적끈적해지면 질염을 의심할 수 있으며, 질염이 생기면 가렵거나 타는 듯한 감각을 느끼게 됩니다. 세균성 질염의 증상으로는 아주 심한 비린내가 나고, 희고 회색이거나 또는 묽거나 거품이 있는 분비물이 나옵니다.

Q1 세균성 질염이라는데 어떡하죠?

댓글1 저도 20주쯤에 질염에 걸려서 약도 넣고, 연고도 바르고 했어요. 질염 치료 안 하면 조산한대요. 참다가 심해져서 고생 많이 했어요. 빨리 병원 가세요.

댓글2 임신 초기엔 갑자기 몸이 힘들고 그 때문에 면역성이 떨어져 질염이 많이 생긴다네요.

댓글3 전 5주 때 정기검진 받고 암 검사하는데 질염이 있는 것 같다고 약 넣어준다고 했어요. 약간 가려운 것 같고 평소보다 냉이 좀 있긴 했지만 그냥 임신해서 그런 줄 알았는데 질염이었어요. 약 넣고 나서는 가려운 게 없더라고요. 지금은 괜찮네요.

댓글4 저는 질정 넣은 적 있어요. 하루 하나씩 닷새 동안 넣었어요. 의사 선생님이 아기랑 전혀 상관없다고 처방해 줬어요. 연고도 같이 처방해 줬는데 연고는 안 발랐어요.

Q2 질염이 있으면 생리가 늦어지면서 배가 아플 수 있나요?

댓글1 저도 질염 때문에 산부인과 가서 치료했어요. 방치해 두면 안 됩니다. 얼른 병원 가서 치료하세요.

댓글2 생리가 늦어지는 건 모르겠고 아랫배는 아플 수 있습니다.

댓글3 저는 질염 때문에 허리가 아프더니 치료받고 나서 허리가 안 아프더라고요. 아랫배도 그럴 수 있다고 의사 선생님이 그러시던데요.

Q3 질염 연고 발라도 되나요?

댓글1 연고 같은 건 살짝 겉에만 발라주세요. 세척을 자주 하는 것도 안 좋대요. 질 세정제나 비누 쓰지 말고 그냥 미지근한 물로 겉에만 씻어주고 뽀송뽀송하게 말려주세요.

댓글2 저도 질염 걸려서 3일 치료받고 괜찮아지다가 다시 재발했어요. 저는 바르는 약 처방해 줬어요.

댓글3 저도 질염으로 고생했는데 병원에서 처방받은 약을 질 안에 넣고 자라고 했어요. 녹으면서 좀 간지럽고 따끔하긴 한데 정말 효과 좋은 거 같아요. 이틀 만에 말끔해졌어요.

Q4 밑이 가려운데 괜찮을까요?

댓글1 염증 같네요. 많이 가렵다고 말하면 병원에서 질 세정제 같은 거 줄 거예요. 남편은 비뇨기과에서 치료받으라고 하세요. 같이 안 받으면 계속 서로 염증을 옮길 거예요. 그리고 임신 중엔 약도 못 먹으니 공중목욕탕 같은 곳에서 조심하고 속옷 잘 입으세요.

댓글2 씻을 때 비누로 씻지 말고 미지근한 물에 식초를 섞어서 씻어주래요. 분비물이 많아지면 가려워지니 이렇게 하라고 병원에서 알려주더군요.

Q5 질염증상에 소금물로 씻는 거 괜찮은 건가요?

댓글1 저도 밑이 약해서 부부관계하고 나면 가려워서 병원에 자주 갔는데 임신 중에 연고도 바르고 식초 탄 물에 헹구라고도 했어요. 드라이기로 뽀송뽀송하게 잘 말리세요.

댓글2 소금물로는 하지 말라고 하던걸요. 더 자극을 줘서 악화시킬 수 있대요. 그냥 식초물로 하세요. 여자들 질 안이 산성이라서 식초물로 좌욕이나 뒷물하면 더 좋아요. 세균이 번식하는 것도 막아주고요. 임신을 하게 되면 산성에서 알칼리성 쪽으로 많이 변화되기 때문에 세균이 더 활성화되는 거래요. 그럴 때 식초물로 씻어줘서 산성화하면 세균을 죽일 수 있는 거죠. 아니면 인진쑥이나 어성초 우린 물로 좌욕을 해주면 좋아요. 임신부니까 절대 뜨거운 물로 좌욕하지 말고 미지근하게 물을 식힌 후에 담그고 계세요. 드라이기로 바짝 말려주세요. 하루 이틀만 해주면 괜찮아질 거예요. 꾸준히 해주면 더 좋아요.

질염은 그 원인균에 따라 여러 가지 증상이 있습니다. 냉이 많아지거나, 악취가 나기도 하고 가려움증에서 통증이 있을 수도 있습니다. 반드시 전문의의 진단 후 적절한 치료가 필요합니다. 질염의 원인균 중 일부는 성 접촉으로 전파되기도 합니다. 따라서 경우

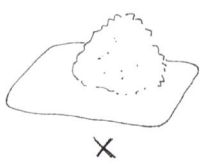

에 따라 배우자와 함께 치료를 받아야 할 수도 있습니다. 임신 중 질염은 조산과도 연관이 있다고 알려졌습니다. 따라서 전문의와 상담이 반드시 필요합니다. 소금이 질염에 도움이 될 가능성은 적습니다.

질외사정
질외사정해도 임신이 되나요?

keyword **178**

질문 / 30건
조회 / 14,135명
댓글 / 395개
체크 / 임신 전~
임신 전 기간

|중|요|도|

자연 피임법의 한 가지 방법으로 체외사정법이 있습니다. 이 방법은 말 그대로 사정을 하기 전에 음경을 질에서 빼는 방법입니다. 그러나 체외사정을 한다고 해서 100% 임신을 예방할 수는 없습니다. 이 방법으로도 임신이 되는 확률은 8~17% 정도에 이른다고 합니다. 이 수치는 피임약이나 루프, 콘돔 등에 비하면 매우 높은 수치로 엄밀한 의미에서 피임법이라고 하기 어렵습니다. 그러므로 피임을 해야 하면 확실한 다른 피임법을 사용해야 하며, 체외사정법을 피임의 방법으로 사용하는 것은 바람직하지 않다고 봅니다.

Q1 질외사정으로도 임신할 수 있는가요?

댓글1 저도 작년에 매번 질외사정 하다가 어느 날 딱 질 내에 사정했는데 그게 임신이 됐어요.

댓글2 질외사정해도 임신 가능성 있다고 하네요.

댓글3 임신 가능성 있죠. 저도 질외사정만 했는데 임신 됐거든요. 아무래도 안전한 피임법을 사용하는 게 좋을 거예요.

Q2 임신 중 관계 시 질외사정해야 하나요?

댓글1 저는 질내사정해도 괜찮다고 알고 있어요. 임신 초기는 조심하는 게 좋을 거예요.

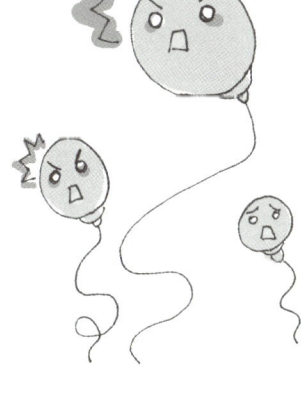

정액의 어떤 성분이 자궁을 수축시킨다고 콘돔 쓰라던데요.

 임신하고 관계없이 정액이 자궁암도 예방하고 자궁을 튼튼하게 해준대요. 그래서 주기적으로 성관계하는 여성들은 자궁이 건강하대요.

 일반적으로 피임법 중 질외사정은 성공률이 가장 낮습니다. 따라서 피해야 할 피임법 중 하나입니다. 임신 중 부부관계 시 반드시 질외 사정을 해야 하는 것은 아닙니다. 임신 중에도 특별히 문제 있는 상황이 아니라면 마지막 한 달을 제외하고는 부부관계를 해도 무방합니다.

집안일
임신 중 집안일은 어느 정도 해야 할까요?

keyword 179

질문 / 370건
조회 / 184,025명
댓글 / 5,905개
체크 / 임신 전 기간~ 출산 후

중요도

임신 중에는 특별히 몸이 약해 유산의 공포에 시달리는 임산부가 아니라면 산책이나 무리가 없는 가사일도 꾸준히 신체를 움직이는 것이 좋습니다. 이것은 장의 활동을 높이고 혈액순환도 좋게 하여 배변을 수월하게 하는 방법이지요. 최근에는 맞벌이 가정이 늘어나면서 가사도우미의 도움을 받기도 합니다. 그러나 가사일을 전적으로 아내에게 맡기기보다는 남편이 함께 가족의 일이라는 생각을 가지고 함께하는 것이 좋습니다.

Q1 산모들 보통 집안일 어느 정도 하나요?

 임신 초기 때는 안 하는 게 좋아요. 언제 그런 호강하겠어요. 저도 초기 땐 청소도 안 하고 설거지며 밥이며 빨래며 다 남편이 했는데 지금은 제가 다해요. 요즘엔 설거지 한 번 안 해줘요. 남편이 해 줄 때가 좋은 거예요.

 산모교실에서 설거지는 특히 남편이 해야 한다고 했어요. 보통 싱크대 높이가 배 부분에 있어서 산

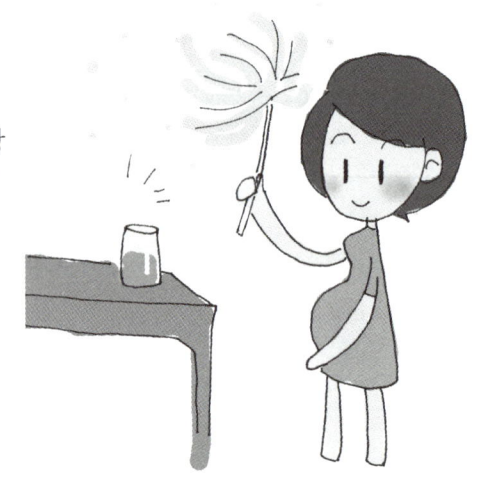

모가 하기에는 허리도 많이 아프고, 설거지 소리가 아기한테는 별로 좋지가 않다고 해요. 저는 시부모님과 같이 살면서도 하나도 안 하고 있어요. 6년 만에 가진 아기라 애지중지하다 보니 아무것도 안 하거든요. 이럴 때 편하게 지내는 게 좋을 것 같아요. 편히 쉬고 산책 정도만 하세요.

Q2 출산 후 언제부터 집안일이 가능할까요?

 저는 2주 지나고부터 했어요. 힘든 것만 안 하면 슬슬해도 괜찮아요.

 두 달 때까지는 집안일, 아기 젖병 씻기, 빨래 전부 남편이 했어요. 제 밥도 차려줬어요. 두 달 지나면서 슬슬 젖병 가끔 닦고 빨래 널고 했어요. 청소는 안 했어요.

 저는 한 달 정도 지나서부터 제가 집안일 슬슬 했어요.

 저는 3개월 지났는데 집안일 거의 못해요. 밥도 못 찾아 먹어요. 오늘도 이틀 밀린 설거지 신랑이 퇴근해서 하고 저녁은 자장면 먹었어요. 사흘 동안 못한 아기 빨래는 조금 전에 했어요. 너무 다 하려고 하면 우울증 걸려요. 시간 되면 하고 못 하면 말고 이렇게 마음 편히 생각하세요.

Q3 아기 깨면 집안일 어떻게 하세요?

 저는 2주 동안 조리원에 있다가 집에 와서 바로 움직였습니다. 청소하고 다 했죠. 제 성격이 원래 그래서 어쩔 수 없었지만 지금은 후회합니다. 저는 아기 업고도 청소는 매일 해요. 물론 빨래도 하죠. 그래도 하지 마세요. 몸만 힘들어진답니다.

 저는 몸이 좀 회복되고부터 아기 깨어 있을 때 집안일 했어요. 빨래 돌리고, 널고, 청소기 밀고, 설거지하는 일이죠. 아기 재워놓고 하려니 아기가 예민해서 달그락거리는 소리에 깨요. 그리고 저도 쉬지 못하고요. 아기 깨서 놀 때 말 걸어주면서 살살 집안일 하세요. 화장실에 갈 때는 화장실 보이는 곳에 눕혀두세요. 부엌일 할 때는 엄마 일하는 모습 보이는 위치에 눕혀주면 징징거리지 않고 엄마가 뭘 하는구나 하고는 유심히 봐요.

Q4 가사도우미 이용 시 유의해야 할 점 가르쳐 주세요.

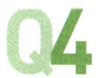 저는 일주일에 한 번 가사도우미 부릅니다. 아주머니가 열쇠 가지고 다니면서 알아서 다 해주세요. 1년 정도 우리 집에서 일 하셔서 그런지 일반적인 청소, 빨래, 다림질은 기본이고 이불이랑 커튼까지 주기적으로 세탁해 주세요. 업체를 잘 선택하면 살림에 신경 안 쓸 수 있어서 좋아요.

 저도 임신 6주부터 가사도우미 쓰고 있어요. 일주일에 한 번 와서 청소, 설거지, 다림질해주는데 만족해요. 맞벌이라 임신하고 더욱더 집안일하기 어려운데 신랑 구겨진 와이셔츠 입고 다니고, 설거지랑 먼지 쌓이는 거 보면서 스트레스 받으니 돈 주고 도우미 쓰니 너무 편하고 좋아요. 전 아는 분 소개받아서 첫날 할 일 부탁하고 그 다음부턴 제가 회사 간 시간에 왔다 가세요. 소개를 잘 받는 게 중요한 듯합니다.

Q5 남편과 가사 분담 어떻게 하세요?

댓글1 청소랑 분리수거는 남편이 해요. 아무리 더럽고 짜증나도 대신 해주지 않아요. 그럼 자기가 알아서 합니다. 물론 시간이 좀 걸리긴 하지만 청소 안 해서 더러운 꼴을 한 번 보면 알아서 합니다. 가사 분담에 대한 진지한 대화는 필요하다고 봅니다. 남자들은 정말 말로 안 하면 모르는 것 같아요.

댓글2 우리 신랑은 모든 일을 대체로 자신이 해야 한다고 믿고 있습니다. 여자일 남자일 구분 없이 시간 되는 사람이 하는 걸로 알아요. 퇴근 후 청소, 젖병 소독, 아기 목욕, 세탁, 쓰레기 분리수거 등등 다 합니다. 잠 잘 때도 아기 옆에서 자다가 밤에 신랑이 깨서 분유 먹입니다. 시킨 게 아니라 당연히 자신이 해야 한다고 생각합니다. 조금 아쉬운 건 요리는 안 하려고 해요. 저도 여자지만 원래 요리를 잘하는 건 아니잖아요. 저도 책보고 겨우 하는 데 그런 노력을 같이 해주면 좋겠다는 생각을 하지만 그냥 이 정도로 만족합니다. 가사는 신랑에게 부탁하는 게 아니라 부부로서 당연히 해야 하는 가정일입니다.

댓글3 남편에게 집안일 시키기는 포기했어요. 남편이 자기 몸 하나 씻지도 않아요. 제가 등 떠밀어서 화장실에 넣죠. 안 그래도 바쁜데 그런 것까지 시켜야 한답니다. 남편은 다 큰 아이란 말이 맞는 것 같아요. 안 도와줘도 되니 일만 안 벌였으면 좋겠어요.

댓글4 남편은 빨래 담당이에요. 설거지는 2주에 한 번 정도 해줘요. 나머지는 제가 다 하죠. 쓰레기 정리는 대신 버려달라고 해야 버려준답니다. 간혹 청소기도 돌려주고요. 대신 걸레질과 화장실 청소는 제 몫이에요.

댓글5 제가 밥하면 남편은 설거지하고 제가 청소기로 청소하면 남편은 스팀청소기로 닦아요. 빨래는 걷고 너는 거 같이하고 음식물 쓰레기는 남편이 버리고 재활용은 둘이 나가서 버리고 화장실 청소도 남편이 해요. 제가 좀 덜렁거려서 못 미더운지 남편이 하더라고요. 그런데 요즘 제가 회사 그만두면 자기도 집안일 그만두고 싶다고 협박해요.

Q6 남편을 가사에 참여하게 하는 방법 좀 조언해 주세요. 혼자는 너무 힘들어요.

댓글1 저는 좀 유치하긴 해도 '끝까지 버티기' 작전과 '칭찬하기' 작전을 한답니다. "청소 좀 해야 하는데 배가 아파 자기야. 좀 도와 줄 수 있어?" 이렇게 불쌍한 눈으로 부탁을 하고, 남편이 조그만 거 하나라도 하면 마구 칭찬합니다. 이제는 청소, 설거지, 빨래 아주 잘 도와줘요. 치사스럽더라도 이렇게 길들여 보세요.

댓글2 하나씩 조금씩 시키세요. 그러다 점점 늘려가세요. 화내지 말고 "자기야, 미안한데 이것 좀 도와줄래?" 목욕시킬 때도 "아기 조금만 안고 있어. 난 물 좀 준비할게요." 이렇게 뭐든지 살살 꼬셔 보세요. 저도 지금은 제가 혼자 다 하는데 맞벌이할 때는 청소는 서로 돌아가면서 했어요. 처음에 청소며 설거지 하는 것 제대로 못한다고 다시 하라거나 뭐라고 하면 다시는 안 하니까 아주 잘한다고 칭찬해 주세요. 남자 일 시킬 방법은 칭찬만이 가능합니다.

Q7 산후도우미와 가사도우미의 다른 점은 뭔가요?

 전 산후도우미를 이용했었는데 신랑 식사, 다림질 다 해주셨어요. 물론 청소도 해 주고요. 전 산후도우미를 추천합니다.

 가사도우미 부르면 아기랑 산모한테 신경 안 써줘요. 아기 빨래 손으로 하는 것도 많이 꺼리고요. 산후도우미 쓰세요. 아기 빨래, 목욕, 기저귀 갈기 같은 일 알아서 해주세요. 가사도우미는 그런 교육 안 받아서 시키면 싫어하고 잘 못해요. 산후도우미 쓰세요.

 가사도우미가 더 낫지 않을까요? 3주 조리하고 나서 솔직히 집안일이 더 힘들잖아요. 그것만 해줘도 편할 것 같아요.

 우리 동네는 산후도우미 부르면 집안 청소, 빨래는 물론 큰아기가 있으면 큰아이도 봐주고 산모 뒷바라지에 신랑 밥까지 다 챙겨줘요. 그리고 산모 배 마사지는 기본이고 얼굴 마사지도 해 주고 좌욕기까지 가져와서 좌욕도 시켜줘요. 산후도우미 쓰세요.

 집안일은 임신 시와 출산 후에 힘들지 않은 정도에서 하셔도 됩니다. 힘들다면 남편이나 가족, 가사도우미를 이용하는 것도 좋습니다.

찜질방
찜질방에 가도 될까요?

keyword **180**

|중요도| ●●●●●

질문	1,100건
조회	217,250명
댓글	7,250개
체크	임신 전 기간

뜨끈뜨끈한 온돌을 좋아하는 한국인들의 특성상 찜질방, 사우나가 성황을 이루고 있습니다. 그러나, 전문의들은 건강한 사람이라도 적절하게 이용하지 않으면 득보다는 오히려 화를 당할 수 있다고 지적하고 있습니다. 수축기 혈압이 180 이상인 고혈압 환자, 관상동맥혈관 질환이 있는 경우 찜질방이나 사우나 이용을 하지 않는 것이 더 안전합니다.

임신부는 어떨까요? 체온이 올라가면 태아에게 큰 위험을 주거나 심하면 유산까지 이어질 수 있으므로 가지 않는 것이 무조건 안전합니다. 물론 임신했다고 활동을 지나치게 자제할 필요는 없지만, 임신부의 혈관은 모두 확장돼 있어 보통 사람보다는 온도 변화에 민감하며 또한 임신하면 태아에게 산소와 영양분을 공급하기 위해 혈류량이 늘어나서 뜨거운 사우나 찜질방에서는 충분한 혈류 공급에 당연히 문제가 생깁니다. 또 반대로 뜨거운 곳에 갔다가 차가운 물로 씻거나 온도차가 심한 곳으로 잦은 이동을 하다 보면 감기 등에 걸리기 쉽고 심하면 자궁수축을 일으켜 조기 유산의 가능성도 높아지므로 실내온도가 외부와 5도 이상 차이가 나는 곳은 들락거리는 것은 좋지않습니다. 실제로 임신 14주까지는 임신부가 사우나를 찾거나 고열을 앓으면 태아의 뇌 조직이 손상될 가능성이 6배가량 높아진다는 연구 결과도 있습니다. 건강한 아이를 낳을 때까지는 찜질방에 가거나 뜨거운 물로 목욕하기보다는 미지근한 물이나 따뜻한 물로 가볍게 샤워하는 것이 좋습니다.

Q1 임신 중에 찜질방이나 사우나 이용에 대해서 주의할 점 가르쳐주세요.

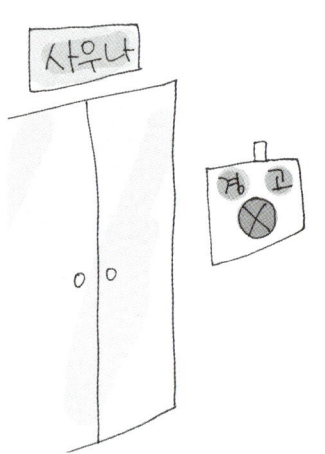
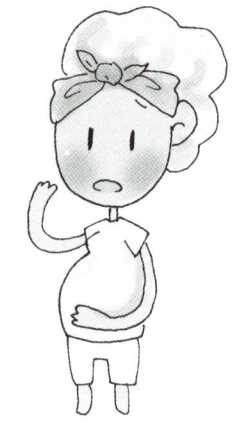

 찜질방 가는 건 괜찮지만 찜질하는 곳은 들어가면 안 돼요. 산모 체온이 올라가면 아기가 위험하다네요.

 찜질방에 가면 고혈압, 심장병, 임산부는 들어가지 말라고 적혀있어요. 들어가지 마세요. 안 좋아요.

 임신 중에도 목욕을 하는 것은 상관이 없지만 고열은 태아 기형을 유발할 수 있으므로 뜨거운 사우나, 찜질방 등은 이용하지 않는 것이 좋아요.

 간단한 샤워는 괜찮아요. 단, 너무 뜨거운 공기에 오래 있지 마세요.

Q2 임신 중에 목욕이나 찜질방 가도 되나요? 찜질방 가는 걸 너무 좋아해서요.

 찜질방에서 빌려 주는 옷에 세균이 많다고 해요. 될 수 있으면 집에서 간단히 샤워하는 게 좋을 것 같아요.

 목욕탕은 가도 돼요. 사우나 실에만 들어가지 마세요.

 임신 초기엔 사람 많은 곳에 가지 않는 게 좋아요. 저도 너무 목욕탕에 가고 싶어서 의사 선생님께 물어봤더니 당분간은 피하라고 하시더군요.

 초기엔 기형아 위험 때문에 가지 말라고 하는데, 16주쯤 되면 너무 높은 온도만 아니면 50℃ 정도에서 찜질해도 돼요. 전 2주에 한 번씩 갔는데 아기한테 이상도 없고 병원에서도 한두 번은 괜찮대요. 미끄러지는 것만 조심하고 찜질복 안에 자기 속옷 챙겨 입으면 괜찮아요.

 임신 초기에 고열은 태아 기형을 유발할 수 있으므로 찜질방, 사우나는 이용하지 않는 것이 좋습니다. 또한, 찜질방에는 많은 사람들이 있으므로 감염될 가능성이 높습니다. 찜질방 이용은 피하는 것이 좋겠습니다.

찜질팩
임신 중 배에 찜질팩해도 되나요?

keyword 181

중요도 ●●●●●

질문 / 1,052건
조회 / 20,541명
댓글 / 5,210개
체크 / 임신 전 기간

임신으로 생기는 자연스런 증상 중의 하나가 요통입니다. 허리가 아프면 뜨거운 팩으로 찜질을 하는데 임신을 했을 때는 주의하는 것이 좋습니다. 너무 뜨거운 팩으로 배나 허리를 누르고 있으면 태아에게 뜨거운 기가 전해져 안 좋기 때문입니다.

Q1 복부에 뜨거운 팩 괜찮을까요?

댓글1 하지 마세요. 양수가 뜨거워지면 안 좋아요. 그래서 목욕탕 가도 탕에 들어가지 말라고 하고 찜질방도 안 가는 게 좋다고 하잖아요. 뜨거운 팩은 절대 하지 마세요.

댓글2 너무 뜨거워도 안 좋은 걸로 알고 있어요. 양수가 뜨거워지면 아기가 아토피 걸린다는 소리 들은 것 같아요. 너무 뜨거운 물로 하지 마세요.

댓글3 안 돼요. 아기의 뇌나 장기들이 형성되는 때 뜨거운 팩을 배에 대고 있거나 뜨거운 물에 들어가거나 사우나를 해서 고온이 되면 기형을 유발해요. 그냥 복대나 담요 같은 걸로 따뜻하게 해주고 뜨거운 건 피하세요.

Q2 임신 중 배가 뭉친 것 같거나 허리가 아플 때 찜질팩 사용해도 되나요?

댓글1 착상기 때는 하지 말라고 들었어요. 착상할 땐 따뜻한 걸 싫어한다고 들은 것 같아요.

댓글2 임신 초기에는 아시죠? 욕조 목욕도 안 하는 게 좋아요. 반신욕이나 뜨거운 물로 목욕하면 아기 신경에 영향을 줄 수 있어요. 임신 초에는 그냥 제 손만 따뜻하게 해서 대고 있었어요.

댓글3 의사 선생님이 태아들은 뜨거운 거 싫어한다고 추천하지 않으시던데요.

저는 배에도 댔는데 괜찮았어요. 그리고 아기가 적당하게 따뜻한 온기를 좋아한다는군요. 배가 심하게 뭉치면 한 번씩 하곤 했는데 아기도 좋아하는 것 같더라고요.

 고열은 아기에게 안 좋다고 해요. 책에서 보니까 샤워할 때도 너무 따뜻한 물로 하지 말라고 해서 전 약간 미지근하게 해요.

찜질팩은 자궁의 혈액 순환에 도움을 줍니다. 하지만, 너무 뜨거운 찜질팩은 사용하지 말고, 수건으로 여러 번 감싼 후 사용하면 안전합니다.

철분제
임신하면 철분제를 꼭 먹어야 하나요?

keyword **182**

질문 / 16,850건
조회 / 3,544,700명
댓글 / 134,600개
체크 / 임신 중기~출산 후

여성들은 달마다 생리를 하기 때문에 임신하기 전이라도 빈혈일 수 있습니다. 그리고 임신을 하면 태아도 철분이 필요하기 때문에 엄마 몸에 있던 철분을 빼앗아 갑니다. 그러므로 엄마는 철분을 보충해 주어야 합니다. 다른 영양소들과 달리 철분은 흡수율이 5~10%밖에 되지 않기 때문에 음식으로 보충하기는 어렵습니다. 철분제는 사람에 따라 변비, 속쓰림 등의 부작용이 있을 수 있으니 여러 가지 중에 잘 맞는 것을 골라드셔야 합니다.

Q1 철분제 꼭 먹어야 하나요? 언제부터 먹나요?

 철분제는 태동 느끼면 먹는 거라고 해요.

 20주부터는 꼭 먹는 것이 좋다고 의사 선생님이 그러셨어요. 전 빈혈이 있어서 초기부터 먹으라고 하는데 잘 안 먹게 되네요.

 먹어야죠. 지금은 빈혈이 없어도 갑자기 생길 수 있으니까요. 그리고 아기 생각해서라도 먹어야 해요. 또 출산 때 대비해서 먹어야 해요. 출산 때 출혈량이 많아서 지금 안 먹어두면 나중에 엄청 고생합니다. 보건소는 혈액 검사 안 하고 무조건 빈혈약 다 줘요.

댓글4 저도 빈혈 증상이 없어 먹는 걸 좀 게을리했습니다. 그런데 빈혈 관련해서 검사하고 나서 의사 선생님이 아침저녁으로 두 번씩 챙겨 먹으라고 했어요. 나중에 아기 낳을 때 문제가 생기면 엄마가 위험할 수 있다고 그러네요. 꼭 챙겨드세요. 매일 먹는 게 중요합니다.

댓글5 꼭 먹어야지 안 먹으면 출산 때 문제 생기거든요. 철분제는 출산 후 3개월까지 먹어야 한다고 들었어요.

댓글6 잘 챙겨드세요. 저는 한 알씩 잘 먹었는데도, 8개월 때 빈혈에 걸려서 요즘은 하루 서너 알씩 먹고 있어요. 없던 변비도 생기지만 철분이 부족하면 산모와 태아에게 산소가 잘 공급되지 않을 수 있고 산소가 잘 공급되지 않으면 태아의 뇌 발달에 문제가 생길 수도 있다고 해요. 힘들더라도 잘 챙겨 드세요.

댓글7 안 먹으면 출산할 때 수혈해야 할지도 모른대요. 꼭 챙겨드세요.

Q2 철분제 부작용(속 쓰림, 변 색깔 이상 증상 등등) 어떡해야 하죠?

댓글1 철분제 먹어서 속이 메슥거리는 경우가 있다고 하더라고요. 철분제를 바꿔보셔요. 보건소에서 주는 것 한번 드셔보세요. 철분제는 자기 전에 먹고 자면 속에 무리가 없어요.

댓글2 알약이면 물약으로 한번 바꿔보세요. 속이 안 좋거나 변비 있으면 물약으로 바꾸라고 했어요.

댓글3 철분제가 안 맞나 보네요. 철분제가 안 맞으면 위장 장애가 생기고 변비나 설사도 생긴다는데 다행히 제가 먹는 건 아무런 증상 없이 잘 먹고 있어요. 액상형이라 그런지 흡수도 잘 되는 것 같고 속도 편해요.

댓글4 철분제가 위장 장애를 일으킬 수 있대요. 특히 위가 안 좋은 사람한텐 더 예민하게 반응이 나타날 수 있어요. 저도 그렇거든요. 철분제 먹으면 다 조금씩 그래요.

댓글5 저도 계속 그런 증상이 있기에 병원 가서 물어보니 식전에 물 많이 먹고 약을 먹으래요. 저는 속 쓰릴 때마다 우유를 미지근하게 데워 먹으니까 괜찮아지네요.

Q3 철분제와 칼슘제를 같이 복용해도 되나요?

댓글1 같이 먹어도 되는 데 중요한 건 철분제, 칼슘제 시간을 두고 복용하세요. 저도 둘 다 복용하는데 밤에는 철분제만 먹어요.

댓글2 둘 다 복용하면 소화 흡수에 방해가 되고 위장 장애도 생길 수 있어요. 칼슘제는 과잉 복용하면 안 좋아요. 병원에서 골다공증 검사해 보세요. 검사 결과에 따라 하루 복용 횟수를 알려 줄 거예요. 전 칼슘제 하루 3회라고 했지만 빈혈도 있어서 칼슘제 하루 2회에 철분제 1회 복용 중이에요.

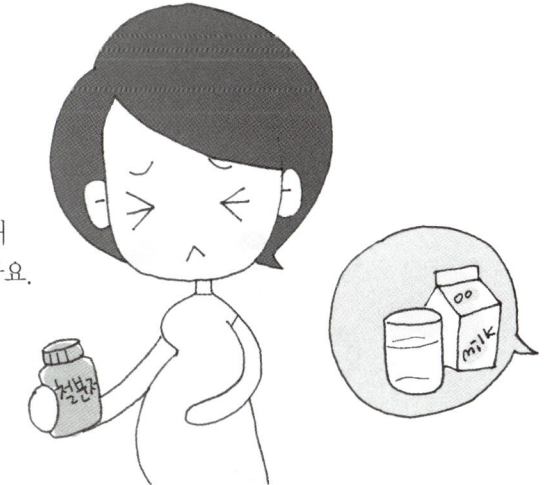

Q4 먹기 좋은 액체형 철분제도 있나요?

 저도 알약으로 먹다가 변비가 심해져서 안 먹었는데 빈혈 수치가 많이 떨어져서 어쩔 수 없이 물약으로 먹었어요. 빈속에 먹으면 속이 안 좋으니까 밥 먹고 물이랑 함께 먹는답니다.

 저는 액체 철분제라서 싫어했는데 달짝지근한 게 꼭 설탕물처럼 맛있던데요. 원래 변비가 좀 심했어요. 임신하고 철분제 먹으면 변비 걸리고 심해지면 치질 걸린다고 해서 걱정 많이 했는데 액체 철분제 먹고 변비가 없어졌어요.

Q5 출산 후에도 철분제 복용해야 하나요?

 전 자연분만했는데 병원서 철분 약 먹으라던데요. 3개월은 먹어야 한다고 해요. 아기 낳고도 조금씩 어지러웠어요. 매일은 아닌데 이틀에 한 알씩 먹어요. 안 먹으면 어지럽고 힘들어요.

 3개월까지 먹으라고 해요. 그런데 전 변비가 너무 싫어서 안 먹어요. 출산하고 몇 시간 후에 기절까지 했는데도 철분제는 죽어도 먹기 싫네요. 그냥 음식으로 섭취하려고 노력 중이에요.

Q6 철분제는 하루 중 언제 먹는 게 좋을까요?

 철분제는 공복에 먹는 게 좋지만 위가 안 좋으면 속이 불편해요. 토할 것 같고 속도 쓰리고요. 그래서 밥 먹은 후에 먹거나 위가 많이 안 좋으면 밥 먹는 중간에도 먹으라고 해요. 비타민제 랑 같이 먹어도 좋아요.

 저는 자기 전에 먹어요. 언제 먹어도 상관없다고 들은 거 같아요.

 전 생각 날 때 먹는데 보통 자기 전에 먹어요. 빈 속에 먹어야 흡수가 잘 된다고 해서 빈 속에 먹으려고 노력은 하는 데 쉽지 않네요. 칼슘제와 같이 먹으면 안 좋대요. 따로 드세요.

 약마다 다르고 독한 약일수록 식후에 먹으래요.

Q7 입덧이 아직 안 끝났는데 철분제 먹으면 더 심해질까요?

 입덧 있을 때 철분제 먹으면 더 심해져요. 그래서 저도 의사 선생님이 좀 더 있다가 먹으라고 했어요.

 전 7개월까지 입덧했어요. 소화 장애 없는 걸로 처방받아서 4개월부터 먹었어요.

 전 위장 장애 있어서 지금 18주인데도 영양제도 안 먹고 철분제도 나중에 먹으래요. 병원 가서 의사 선생님에게 물어보고 드세요.

Q8 철분, 칼슘이 많은 음식은 뭐가 있나요?

댓글1 철분이 많은 음식은 간이 제일 좋다고 들었는데 싫어하는 사람이 많지요. 시금치도 좋고 순대도 좋대요. **비타민 C가 철분 흡수를 도와준다니 철분제 먹을 때 꼭 비타민 C 많은 과일을 드세요.** 그래야지 흡수가 제대로 된다네요. 이를테면 오렌지주스라던가 귤을 철분제와 함께 먹으면 좋대요.

댓글2 철분 함량이 높은 음식이 동물의 간, 녹황색 채소래요.

댓글3 칼슘은 유제품, 우유, 치즈, 뼈째 먹는 생선, 멸치 등에 많이 들어 있죠.

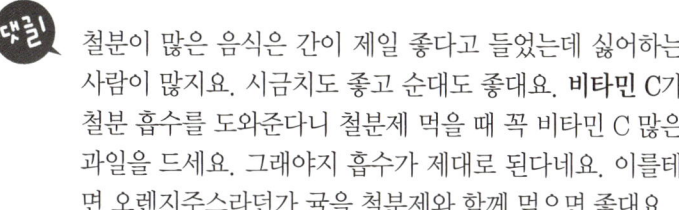

Tip
비타민 C(Vitamin-C) : 아스코르빈산(ascorbic acid)이라고 합니다. 비타민 C는 필수 영양소(신체에서 생성이 되지 않아 음식을 통해 섭취하여야만 하는 영양소) 중의 하나로, 포유동물이나 식물은 포도당으로부터 비타민 C를 스스로 합성하여 사용할 수 있으나 사람은 비타민 C를 체내에서 합성할 수 없습니다. 왜냐하면, 사람의 몸속에는 비타민 C의 합성과 관련된 여러 효소가 모두 존재하기는 하지만 가장 마지막 단계를 촉매 하는 효소가(gulonolactone oxidase) 변성되어 그 기능을 발휘하지 못하기 때문입니다. 비타민 C는 수용성 비타민으로 레몬주스, 파슬리, 각종 과일, 양배추, 채소의 꽃, 피망, 딸기, 무, 채소 이파리, 신선한 채소류에 많이 함유되어 있으며, 우유와 육류, 달걀에는 거의 없습니다.

Q9 철분제 먹을 때 음료나 커피 바로 마셔도 되나요?

댓글1 카페인이 철분 흡수를 방해한다고 해서 마시지 말라던데요.

댓글2 무슨 약이든지 먹기 전후 한 시간 정도 간격을 두고 차를 마시래요. 오렌지주스는 철분 흡수를 돕는다고 하고, 우유는 두 시간 정도 시간차를 두고 마시래요.

댓글3 홍차, 녹차, 커피 등에 있는 타닌이라는 성분이 철분 흡수를 막는다고 하네요. 철분제는 공복에 먹으면 효과가 더 좋다고 해요. 속쓰림이 있으면 식후에 섭취하는 게 좋아요.

Q10 철분제 먹는 대신 음식으로 보충하는 방법 알려주세요.

댓글1 철분 들어 있는 음식을 섭취해도 그 음식이 몸에 잘 흡수되지 않는데요. 임부가 하루 60~80mg 섭취해야 하는데 그 정도로 함유하고 있는 음식은 없대요. 그러니 철분제를 꼭 먹어야 하죠.

댓글2 의사 선생님이 말씀하셨는데 철분 하루 필요량을 음식으로 섭취하는 건 불가능하대요.

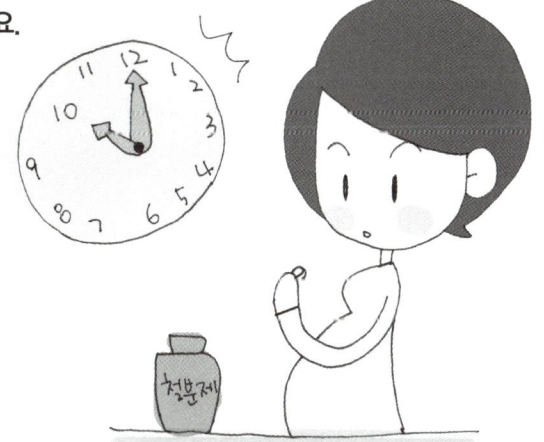

Q11 철분제 시간 맞춰서 먹어야 하나요?

댓글1 모든 약은 매일 비슷한 시간에 규칙적으로 먹는 게 제일 좋대요. 철분제도 그래서 매일 비슷한 시간에 먹는답니다.

댓글2 자기 전에 먹는 게 좋다고 해서 알람 설정해 놓고 밤 10시 되면 무조건 철분제 먹어요.

댓글3 언제 먹어도 별 상관없는데 복용 전후 2시간 내 우유나 치즈 같은 유제품이나 홍차, 녹차는 피하세요. 흡수력이 떨어진대요.

임신 중 철분은 약 5개월경부터 하루에 최소한 약 30~60mg을 복용하여야 하며, 쌍태아나 산모가 큰 경우, 임신 후반기에 복용한 경우, 불규칙하게 복용하는 경우, 경한 빈혈이 있는 경우에는 하루에 60~100mg을 복용하여야 합니다. 빈혈이 있으면 200mg을 나누어 복용해야 합니다. 공복시에 복용하면 흡수를 촉진시킵니다. 대부분은 입덧이 끝나는 시기인 임신 제15주 이후부터 복용하는 것이 좋습니다. 위장 관계 부작용을 호소하는 경우가 많은데 이럴 때는 취침 시에 복용하면 부작용을 줄일 수 있습니다.

임신 시에는 엽산의 요구량이 증가합니다. 임신 중 엽산을 복용하면 신경관 이상증의 발생률이 감소했다는 보고가 있습니다. 현재 가임 여성에 대해 가임 기간 동안 하루 400g을 복용하라고 권장합니다. 이전 임신에서 신경관 이상증이었던 경우에는 엽산 4mg을 임신 3개월 전부터 시작하여 임신 12주까지 복용하는 것을 권장합니다.

keyword 183

청심환
모르고 청심환을 복용했어요.

질문 / 5건
조회 / 700명
댓글 / 20개
체크 / 임신 전 기간

가끔 임신한 사실을 모르고 이런 약물을 복용하는 분들이 있습니다. 한때 임신 중에 한약을 먹으면 기형아를 출산할 수도 있다는 보고도 있었으나 이는 기형아를 출산한 산모에게 문진을 통해 수집한 자료로 한약과 임신의 상관성을 밝힌 과학적인 증거로 보기가 어렵습니다. 하지만 한약이 태아에 전혀 영향을 끼치지 않는 것은 아닙니다. 실제로 동의보감에도 임신 금기약을 따로 기술하고 있는데 부자(附子)나 대황(大黃) 같은 약재는 강한 성질이 있어 임신 중에 절대 복용하지 못하게 합니다. 그러나 사실 그런 약재는 얼마 되지 않으며, 정상적인 한의사가 임신 중임을 알고는 그런 약재를 쓰지 않으니 한약은 안심하고 복용해도 됩니다. 그러나 흔히 무난하다고 생각하는 우황청심환의 재료는 우황이나 사향 등인데 이것들은 임신 금기 약에 들어가므로 주의해야 합니다. 또 열이 많은 임신부는 인삼, 녹용도 열을 조장할 수 있으므로 오래 복용해서는 안 됩니다. 대부분 건강식품도 장기간 먹는 것은 바람직하지 않으며, 비타민제나 칼슘제도 과량 섭취하면 좋지 않습니다.

땀을 나게 하여 근골의 긴장을 풀어 주는 계피, 마른 생강, 수분 대사를 조절하여 군살을 빼게 하는 율무, 엿기름, 가래를 삭히는 반하, 변비와 피부 미용에 좋다고 하는 알로에, 어혈을 풀어 주고 혈액순환을 돕는 복숭아씨, 홍화, 모란껍질, 몸을 덥혀 주는 부자 등은 태아에게 손상을 주거나 유산 위험이 있으므로 피해야 합니다. 그러나 이런 약이라도 의사가 임신 중임을 알고 처방했다면 안심하고 복용해도 됩니다.

Q1 임신 초기에 모르고 먹은 청심환 괜찮을까요?

 초기에 임신인 거 몰랐을 때는 먹어도 괜찮다고 하니 괜찮을 거예요.

 괜찮아요. 저도 4주 정도 때 기침 감기가 심해서 병원에서 주사 맞고 약 3일 동안 먹었는데 산부인과 가서 물어봤더니 괜찮다고 하셨어요. 걱정하지 마세요.

 4주면 괜찮을 거예요. 저도 임신 전에 아파서 스테로이드제 복용했는데 괜찮다고 하셨어요.

Q2 임신 중인 사람이 청심환 먹으면 안 좋은가요?

 좋지 않죠. 청심환이 진정제 종류의 약인데 아주 해롭다고 알고 있어요.

 놀랐을 때나 가슴 두근거릴 때 흔히 보약처럼 생각하고 먹잖아요. 당연히 태아한테 영향을 줄 수 있는 약이죠. 무조건 안 좋아요.

 임신 시 약물복용은 그 주 수에 따라 위험이 다릅니다. 임신 4주 전에 복용했다면, 크게 문제는 없으나 그 이후에 복용했으면 태아에 영향을 줄 수 있으므로 산부인과 전문의와 상의하십시오.

체온
기초체온 재는 방법 가르쳐주세요.

keyword 184

- 질문 / 4,250건
- 조회 / 912,500명
- 댓글 / 19,760개
- 체크 / 임신 전

출산 후에는 찬 바람을 쐬지 않는 것이 중요합니다. 그렇다고 실내를 너무 덥게 하지는 마세요. 몸조리 기간 동안 가장 알맞은 실내온도는 20℃ 전후이며, 습도는 60%가 가장 바람직합니다. 그리고 실내는 항상 신선하고 맑은 공기로 환기를 해주세요.

Q1 기초체온 재는 방법 가르쳐주세요.

댓글1 기초체온은 아침에 매일 같은 시간에 눈뜨자마자 5분 이상 측정한 결과로 보는 거예요. 생리 끝나고 조금씩 오르다가 배란기 때 체온이 뚝 떨어지는 날이 있어요. 일단 체온이 떨어지면 그때부터 꾸준히 임신을 시도하면 될 것 같아요. 배란기가 지나면서 점차 체온은 올라가고 생리 없이 37℃ 전후의 고온기가 유지되면 임신 가능성이 있어요.

Q2 오늘이 예정일인데 기초체온이 떨어진 거 보면 임신 가능성 있나요?

댓글1 내려가면 생리하려는 거 아닌가요? 보통 때는 36.5℃ 유지하다가 생리하기 전에 35.5℃로 내려가던데요. 좀 기다려보세요.

댓글2 체온이 세상에서 제일 무서워요. 저는 체온 떨어지면 바로 그날 혹은 그다음 날 아침 어김없이 생리하더군요.

댓글3 네. 체온 떨어지면 생리 터져요. 저도 계속 36.8℃였는데 36.2℃ 된 날 생리 터졌어요.

Q3 기초체온과 배란일에 대해 알려주세요.

댓글1 체온이 거의 일정하다가 배란기 땐 조금 낮아진다고 하더라고요. 배란기가 지나면 다시 정상체온으로 되돌아가고요. 항상 일정한 시간에 재는 게 좋고 자고 일어난 아침에 재는 게 가장 정확하다고 해요.

댓글2 보통 때(생리 직후) 36.1~36.2℃ 정도 유지하고요. 배란일 되면 아주 약하게나마 36.0℃ 돼요. 그리고 배란 다음 날 되면 36.3℃에서 36.7℃ 정도까지 올라요. 36.3℃ 정도 딱 떨어지면 귀신같이 생리하더라고요.

댓글3 배란 후에 체온이 높아요. 기초체온이 높아지면 그전에 이미 배란이 된 거예요. 배란 때 기초체온이 제일 낮아요. 체온을 꾸준히 재보면 대략 감이 와요.

댓글4 배란 시기 4일 정도에 체온이 떨어집니다. 체온 상승하기 하루 전이 임신할 확률이 높은 시기예요.

> **Tip**
> **기초체온 재는 방법**: 부인용 체온기를 항상 손 가까이에 두고 아침에 깨자마자 그대로 누워 혀 밑에 5분 정도 체온계를 넣고 잽니다. 매일 아침에 같은 시간에 체온을 잽니다. 36.5℃를 기준으로 이하는 저온기, 이상은 고온기입니다. 저온기 마지막 날에서 갑자기 고온기로 상승하면 배란이 된 것입니다. 배란 이후 고온기가 지나 그 이후에도 계속 고온기가 지속되면 임신을 한 것입니다.

Q4 착상 시기에도 체온이 올라가는 건가요?

댓글1 착상 시기에 기초 체온이 오른다고 알고 있는데 저는 0.2℃ 정도밖에 안 올랐어요.

댓글2 배란기 이후 체온이 약간 상승하다가 임신이라면 유지되고 아니라면 생리하기 전쯤 뚝 떨어집니다.

Q5 기초체온과 임신 여부 관계에 대해 알려 주세요.

댓글1 저는 배란 후에 36.6℃ 정도 유지하다가 예정일 2~3일 전부터는 36.8℃로 오르더군요. 그리고 갑자기 36.4℃로 떨어지고 생리했답니다. 고체온 유지하다가 갑자기 뚝 떨어지면 생리하는 거고 계속 유지하면 임신이에요. 그리고 체온은 하루 중 아무 때나 확인하는 것이 아니고 아침에 일어나서 바로 하는 거예요. 이불에서 나오기도 전에요. 그래야 제일 정확하거든요.

댓글2 기초체온은 제 경험으로는 거의 정확한 것 같아요. 떨어지지 않았다면 임신 기대해도 될 것 같아요.

Q6 기초체온은 낮과 밤 중 언제 재야 맞는 건가요?

댓글1 밤에 높게 나와요. 아침에 재 보세요. 일어나자마자 움직이지도 말고 바로 재세요.

댓글2 밤에 높게 나와요. 저는 오늘이 예정일인데 아침엔 36.6℃ 정도고 밤엔 37.2℃ 나왔어요. 좀 더 기다려봐요.

체온은 여성의 호르몬에 따른 배란과 상관이 있습니다. 따라서 배란일을 예측할 수 있습니다. 하지만, 이것은 엄연히 예측일 뿐입니다. 배란 여부를 확인하는 방법은 다양합니다. 불임 전문의와 상의하십시오.

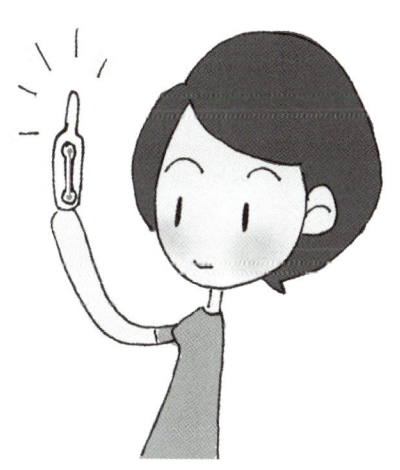

체조
체조를 많이 하면 순산하나요?

keyword 185

중요도

질문 / 1,880건
조회 / 494,750명
댓글 / 9,560개
체크 / 출산 전

출산 후에 몸이 어느 정도 가벼워졌다면 산욕기 체조를 시작해 보세요. 처음에는 걷거나 발목 운동, 팔 벌리기 등 무리하지 않는 범위에서 조금씩 시작하는 것이 좋습니다. 아직 유방이 붓거나 땅기지 않더라도 아기에게 젖을 물리도록 하세요. 병원에 따라서는 자연분만하면 퇴원 후부터 수유하게 하는 일도 있는데, 가능하면 이때부터 젖을 물리는 것이 자궁의 회복도 돕고 젖몸살도 쉽게 풀 수 있어 좋습니다. 자궁의 회복을 돕는 산욕기 체조는 임신으로 커진 자궁을 수축시키고, 출산으로 늘어난 질 근육을 수축시키는데 도움이 됩니다.

먼저 이불 위나 편편한 바닥에 바로 누워 팔은 몸통 옆에 가지런히 놓고 다리는 쭉 폅니다. 그 다음에는 양 무릎을 세우고 양다리를 약간 벌린 상태에서 무릎을 약간 모읍니다. 그리고 항문, 질을 차례대로 조이면서 하복부에 힘을 주고 천천히 다섯까지 헤아리는 것을 5번 정도 반복합니다. 차츰 수를 늘려서 20까지 헤아려 봅니다. 그 다음에는 구부렸던 다리를 쭉 펴고 발과 발 사이는 약간 벌린 다음 양손을 배 위에 올려놓은 자세에서 앞의 체조를 실시해 봅니다. 같은 요령으로 20번까지 해봅니다.

Q1 순산을 돕는 체조는 어떻게 하나요?

 순산하려면 골반 힘을 길러야 해요. 골반 힘 기르려면 합장합족운동이 좋아요.

 복근력을 키우려면 바닥에 누워 양다리를 세우고 양손을 복부에 대고 복근을 긴장시킨 후 천천히 이완하기를 열 번 정도 하세요.

 케겔 운동도 좋아요. 숨을 내쉴 때 괄약근을 몸 쪽으로 당기며 수축시키고 숨을 들이마시며 풀어줍니다. 세 번 연속 실시한 후 쉬었다가 다시 하세요.

 무릎 끌어안기 해보세요. 숨을 천천히 들이마셨다가 내쉬면서 무릎을 가슴 쪽으로 끌어당기면서 머리를 들고 일어나려고 노력하면 복부가 긴장되죠. 숨을 들이마시면서 본래의 자세로 돌아와 숨을 내쉬면 됩니다.

Q2 기체조나 요가는 언제까지 하는 게 좋을까요?

 출산 때까지 하는 게 가장 좋다고 하던데요. 제가 다니는 요가 학원에서는 새벽에 이슬 비추고, 아침 9시 수업 듣고 낮에 병원 가서 금세 아기 낳았다고 하던데요. 100% 요가 때문이라고 말할 순 없겠지만 도움이 되었다고 하는 거 같아요. 골반 충분히 넓히고 갔고 호흡 연습도 해서 한 시간도 안 되어 힘 한 번 크게 주고 낳았대요.

 저는 기체조를 예정일 1주일 전까지 했어요. 같이 다니던 분들 중에 아기 낳기 전날까지 나오는 사람도 있었어요. 그런데 요가는 좀 힘들 것 같아요. 기체조는 말 그대로 체조 같아서 별 부담이 없거든요.

 저도 요가 다니는데 아기 낳을 때까지 다니면 좋다네요. 23주부터 시작했는데 할 수 있는 한 계속해 보려고요.

Q3 자궁 빨리 열리게 하는 체조나 방법이 없을까요?

 가슴 마사지 하고 많이 움직이고 특히 계단 오르기, 쪼그리고 앉아서 걸레질하기 등등이요. 그것도 안 되면 신랑을 유혹해 보세요. 외국은 많이 한다는데 에로스 분만이라고 아기가 나올 기미가 없으면 신랑과 관계하라고 한다더군요. 한번 해보세요.

 전 예정일 6일이나 지나서 낳았어요. 가진통 3주, 이슬 10일, 자궁 2cm인 상태로 늦게 낳았어요. 마지막 2주 동안 하루 3~4시간은 기본으로 걷고, 집 청소할 때는 쪼그리고 앉아서 걸레질했어요. 5분 간격으로 바로 진통 와서 집에서 출발해서 병원 분만실에서 아기 울음소리 듣기까지 1시간 30분 만에 아주 빨리 해결했답니다. 운동이 최고인 것 같아요. 순산하세요.

 여러 가지 방법이 알려졌으나 순산에 도움이 된다는 의학적 증거는 없습니다. 그러나 산전에 충분한 분만교육을 받으면 분만 시 긴장 완화 등에 도움이 될 수는 있겠습니다.

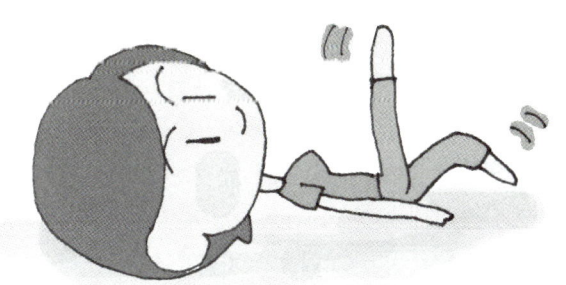

초유
초유는 언제부터 나오나요?

keyword 186

질문 / 565건
조회 / 99,500명
댓글 / 3,125개
체크 / 출산 후

중요도

분만 후 제일 처음 분비되는 젖이 초유입니다. 초유는 농황색이며 냄새가 강하고 맛도 씁니다. 초유에는 알부민과 글로불린이 많이 들어있어 아기에게 꼭 먹여야 합니다. 면역체가 많이 들어있어 질병에 대한 저항성을 주고, 태변을 배출시키는 동시에 비타민 A, D와 광물질(특히 철분의 함량은 우유의 17배나 들어 있음) 등의 영양을 공급하여 성장 발육을 촉진합니다.

Q1 초유는 언제부터 나오는 건가요? 아직 출산 안 했는데 나오는 것도 초유인가요?

댓글1 출산 전에는 유즙이에요. 초유는 아기 낳고 1주 가까이 나온 거 같아요. 초유는 아기한테 다 먹이세요. 그래서 그런가 우리 아기 5개월 다 되어가는데 아직 열 번 난 적 없어요.

댓글2 사람마다 조금씩 다른 거 같아요. 저는 젖이 늦게 돌아서 출산 후 4일 있다가 초유가 나왔어요.

댓글3 전 이제 33주예요. 며칠 전에 가슴 마사지한다고 만졌더니 유즙이 조금 나오더라고요. 안 나와도 상관없대요. 아기 낳고 나면 다 나온다고 하니 걱정하지 마세요.

댓글4 초유는 출산해야 나온답니다. 말 그대로 초유죠. 출산하고 일주일 정도 나오는 게 초유예요. 색깔과 농도가 일반 젖과 다르죠. 유즙은 초유가 돌기 전에 예비 단계라고 해야 할까요? 여하튼 유즙이랑 초유랑은 다른 거예요.

댓글5 초유가 아니고 유즙일 거예요. 나오는 사람도 있고 안 나오는 사람도 있다는군요. 그리고 초유는 아기 낳고 좀 지나면 다 나온답니다. 걱정하지 마세요.

댓글6 전 출산한 지 50일째인데 아기가 배 속에 있을 때 전혀 나오지 않았거든요? 지금은 모유 수유 중입니다. 걱정하실 거 없어요. 초유는 아기 낳고 처음 며칠 동안만 나오는 노란색 모유를 초유라 하지요.

> 분만 후 3일 쯤부터 나오는 오렌지색 모유

초유는 아기 낳고 처음에 나오는 거예요. 물론 경우에 따라 막달쯤에 줄줄 흐르는 사람도 있지만 보통은 유즙이고 초유는 아니에요.

Q2 제왕절개 시 초유는 어떻게 먹이게 되는지 궁금해요.

 3일째부터 젖 물리라고 하던데요. 유축기로 짜보니까 초유가 나왔어요.

 저도 수술하고 바로 모자동실 하면서 물렸어요. 첫날은 힘들고 몸도 탱탱 붓고 정신도 없었는데 밤새도록 누워서 먹였어요. 지금 생각하면 무슨 정신으로 그랬나 싶지만 정말 잘했다고 생각합니다.

 초유는 일반적으로 분만 후 3일쯤부터 나오는 오렌지 색깔의 모유입니다. 물론 초유가 중요한 것은 잘 알려진 사실입니다. 제왕절개술을 받아도 아무런 무리 없이 초유 수유가 가능합니다. 경우에 따라 산모의 상태에 따라 아기를 안고 초유를 수유하기 불가능하면 초유를 유축기로 짜내어서 젖병으로 수유할 수 있습니다.

초음파 검사
초음파 검사는 왜 하나요?

keyword 187

|중|요|도|
⚫⚫⚫⚫⚫

질문 / 20,300건
조회 / 7,456,000명
댓글 / 105,575개
체크 / 임신 전 기간

대부분 임산부가 임신 중 한 번은 초음파 검사를 받습니다. 하지만, 이 검사를 반드시 그리고 정기적으로 받아야 하는 것은 아닙니다. 임신 중에 정기적으로 초음파 검사를 받는 것과 건강한 아기 출산과는 상관없다는 결과도 있습니다. 그러나 문제가 있으면 이 검사를 받는 것이 진단에 도움이 되지요. 엄마와 아기가 모두 건강하다면 검사는 할 수도 있고 안 할 수도 있습니다.

Q1 임신 중 초음파 검사가 태아 뇌 발달을 방해한다는데 그런가요?

 초음파 스캔이 태아의 뇌 발달에 부정적인 영향을 미친다는 연구 결과가 나왔다고 해요. 그래서 최소한으로 하는 게 좋다고 권고했다는군요.

댓글2 그래서 미국은 딱 세 번만 하나 봐요. 임신 초, 중, 말기에 한 번씩만 한다고 하더군요.

댓글3 아기 스스로 잘 크고 태동도 잘하고 있는데, 굳이 확인할 필요가 있나 싶어요. 모든 게 자연의 섭리대로 움직이는 건데 말이죠.

댓글4 초음파는 음파 즉 소리의 파동으로 아기를 감지하는 거래요. 그래서 많이 나쁘진 않은데 그 소리의 파장이 무척 크다고 해요. 그래서 아기가 그 소리를 별로 좋아하지 않는대요. 호주에서는 별다른 일 없으면 초음파를 한 번밖에 안 해 줘요. 안 해도 별 상관 없다고 해요. 그 대신 심장 소리는 갈 때마다 들려주고요.

댓글5 초음파가 태아에게 안 좋다고 하지만 저는 한 달에 한 번씩 초음파하고 와요. 기계를 배에 대는 순간 아기가 배 쪽을 응시했다가 안쪽으로 숨으려고 하거나 얼굴을 손으로 가리거나 해요. 그런데 너무 궁금해서 계속하고 있어요. 외국에선 초기 검사 결과 비정상 소견이 없다면 임신 중 한 달에 한 번씩 병원 가는 산모는 없다고 하네요.

Q2 배란 후 수정되는 동안 초음파로 확인 가능한가요?

댓글1 확인 안 됩니다. 난자는 바늘 끝 크기 정도라고 합니다. 정말 작죠. 그 크기에서 정자를 만나 세포 분열을 하면서 4일 후에 자궁에 도착하는데 그때까지 크기엔 전혀 변화가 없고 세포 분열만 하게 됩니다. 그러니 초음파로 확인이 안 되죠.

Q3 정밀 초음파 꼭 해야 하나요? 몇 주 때 하는 건가요?

댓글1 25주 안으로만 하면 된다고 해요. 저는 직장에 다니는 관계로 날짜 잡기 어려웠는데 25주 안으로만 시간 맞추면 된다고 해서 딱 25주째 했어요.

댓글2 책에도 20~23주에 실시한다고 나와있어요.

댓글3 저는 정밀 초음파 안 했어요. 첫 아기 때도 안 했고 지금 둘째 임신 중인데도 안 했어요. 꼭 할 필요는 없는 것 같아요.

댓글4 저도 그걸 꼭 해야 하나 싶었는데 해야 할 것 같아요. 다운 증후군 판정하려면 하는 게 좋다고 해요.

댓글5 처음에 두 번 질 초음파하고 그다음부터는 복부 초음파 했어요.

댓글6 전 12주까지 질 초음파 했고 12주 지나서 복부 초음파 했어요. 너무 일찍 복부 초음파 해도 안 좋대요.

질 초음파로 하는 게 훨씬 잘 보여요.

Q4 초음파 볼 때 보통 아기들 어떤 자세로 있나요?

 저는 태반에 얼굴을 대고 있어서 앞 모습을 한 번도 못 봤어요.

 우리 아기는 매번 갈 때마다 손 머리 위로 들어서 흔들고 다리는 양반다리하고 있었어요. 심장 소리가 너무 커서 갈 때마다 놀라요.

 우리 아기는 얼굴을 손으로 가리고 있어서 못 볼 때가 많았어요.

Q5 배란일 초음파는 언제 하는 건가요?

 저는 배란일 확인하러 다닐 때 생리 끝나고 12일째부터 한 3~4번 간 거 같아요. 계속 질 초음파를 해서 난포 자란 거 확인했어요. 남편과 함께 다녀오세요.

 정자 검사는 안 해봐서 모르겠고 배란일 검사는 생리 시작일에서 11일째 되는 날 병원에 갔습니다.

Q6 양수가 적으면 입체 초음파도 잘 안 보이나요?

 그렇다는군요. 초음파 찍기 전에 물 많이 마시고 화장실 가지 말라던데요.

 저도 양수가 적어서 두 번이나 실패했어요. 물 많이 마시고 걷기 운동 많이 해도 소용 없었어요.

TIP

양수 : 양수란 태아를 둘러싸고 있는 양막 안에 있는 액체로서 외부의 충격으로부터 태아를 보호하고 태아의 체온 조절을 도와줍니다. 임신 초기에 어떠한 이유로 양수가 적을 경우에는 태아의 폐 발달과 근골격계 발달에 심각한 영향을 끼칠 수 있습니다. 임신 후기에 양수가 적으면 태아 상태가 좋지 않음을 나타내므로 주의해야 합니다. 그 반대로 양수가 너무 많으면 조기 진통, 조기 양막파수로 인한 조산이 일어나기 쉽습니다.

Q7 정밀 초음파 결과 머리에 물혹이 두 개나 있대요. 괜찮을까요?

 없어지니까 걱정하지 마세요. 대부분 18주에서 20주 사이에 생기는데 금방 없어져요. 물론 혹시나 하는 마음에 걱정이 많이 되겠지만 맘 편하게 기다리세요. 저도 1cm 되는 게 두 개나 있었어요. 우울해 말고 기다려보세요.

 저도 처음에는 머리 쪽이라 많이 걱정했어요. 그런데 1개월 후에 재검사하니까 없어졌어요. 기형아 검사에서 이상 없으면 아무 이상이 없는 물혹이라고 하더군요.

Q8 임신인 줄 모르고 복부 엑스레이 찍었어요. 괜찮을까요?

 위험하다던데 괜찮을 수도 있으니 좀 기다렸다 검사를 받아보는게 어떨지요. 속상하시겠어요.

조영술은 안 하셨죠? 걱정은 되겠지만 요즘 찍는 엑스레이에서 나오는 방사능의 양은 아주 적어요. CT나 조영제 쓴 거 아니면 괜찮을 수도 있어요. 결국은 자신이 결정해야겠죠. 저라면 기왕에 살아남은 아기 끝까지 살려볼 거 같아요.

 무슨 말을 해도 걱정은 되겠지만, 한두 번 사진을 찍은 건 아기에게 지장이 없을 가능성이 매우 높습니다. 방사선 조사량이 얼마 되지 않거든요.

 복부 초음파는 산모 및 태아의 안녕 평가에 있어 필수적인 검사로 현재 30여년 간의 사용에서 이로 인한 태아의 이상이 보고된 바 없습니다. 장기간 초음파에 노출되면 영향을 미칠 수 있다는 보고가 있으나 병원에서 시행하는 정도의 낮은 주파수와 짧은 시간을 고려하면 안전한 검사로 여겨집니다. 임신 초기의 초음파 검사로 태아가 정상적으로 착상하였는지 여부와 쌍둥이 여부, 분만 예정일을 알 수 있고 정밀 초음파로 태아 장기의 이상 여부를 확인하게 됩니다. 초음파로 성별을 알려주는 것은 현재 불법입니다.

축농증
임신 중인데 축농증이 심해요.

keyword **188**

중요도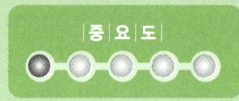

질문 / 15건
조회 / 2,550명
댓글 / 85개
체크 / 임신 전 기간

축농증은 농이 쌓여 있는 증상이라는 말 그대로 코감기가 오래 낫지 않을 때 코 주위에 있는 부비강 즉, 환기통 역할을 하는 코 주위에 있는 공동에 만성적인 염증이 있는 질환을 말합니다.

일반인에게도 고통스럽고 약을 오래 먹어야 하는 이 축농증이 임신부에게 오면 참으로 고생입니다. 그러나 축농증 약은 태아에게 해로운 약이 포함될 수 있기 때문에 되도록 먹지 않는 것이 좋습니다. 만성 축농증은 약 2~3개월 정도 약을 먹어야 하기 때문에 치료 후 임신을 하는 것이 정석입니다. 완치 후 약 1개월이면 태아에게 영향이 없기에 이후 임신 계획을 세우는 것이 좋습니다. 일단 축농증에 걸렸다면 병원에서 비강 세척하는 법을 알려드릴 겁니다. 코가 막힐 때마다 소금물로 코를 씻어내는 것입니다. 시중에서 판매하는 생리식염수를 이용하면 됩니다. 이밖에도 분비물을 흡입해 내는 치료를 받아도 됩니다. 가급적이면 약물을 쓰지 않는 것을 원칙으로 하지만 정 필요하면 쓸 수 있는 약물은 몇 가지 있으며 이는 반드시 담당 산부인과 선생님과 협조 하에 쓰는 것이 좋겠습니다.

Q1 임산부의 축농증, 비염 등 코 질환 극복하는 방법 알려주세요.

댓글1 임산부들이 약이나 치료를 아무래도 좀 피하게 되는데 비염이 심해지면 축농증으로 이어지고 축농증에 걸리면 원래 항생제를 먹어야 해요. 치료하는 데는 아무 지장이 없으니까 우선 이비인후과에 가보세요. 축농증이 심해지면 치료를 해도 잘 안 낫는 경우가 있어요. 임신부가 먹어도 해가 없는 약이 있으니 의사 선생님과 상담해서 약을 쓸 수도 있어요. 간단한 비염 같으면 상관없는데 축농증은 농(염증)이 기관지를 타고 넘어가기 때문에 안 좋아요.

댓글2 저도 평소 코가 좀 약한데 임신하고 감기에 걸리니까 코가 문제더군요. 코 막히고 가래에 잠도 잘 못 자고 코를 너무 풀어서 헐기까지 했답니다. 고민하지 말고 이비인후과 다녀오세요. 임신 중이라 하고 불편해서 왔다고 하면 치료해 줍니다. 코 세척하고 일주일만 고생하면 좋아지더군요. 전 16주인데 이비인후과 두세 번 다녀왔어요. 선생님도 알아서 진료해 주세요.

댓글3 저도 비염이 있어서 임신 기간에 감기 걸리니 여지없이 비염으로 가더군요. 심하면 이비인후과 가서 코 세척이라도 받으세요. 좀 개운해지더라구요. 그리고 생리식염수를 사다가 일회용 주사기로 주입해서 콧속에 넣어 아침저녁으로 씻으면 조금 나아요.

임신 중 축농증, 비염 등 코 질환에는 이비인후과 전문의와 상의하셔야 합니다. 임산부들이 약이나 치료를 피하는 경우가 있는데, 그러다가 초기 치료를 놓치는 결과를 가져올 수 있습니다. 정확한 진단과 치료가 필요합니다.

출산 임박 징후
출산 임박 징후에는 어떤 증상이 있나요?

keyword 189

- 질문 / 535건
- 조회 / 152,270명
- 댓글 / 3,900개
- 체크 / 출산 전

사람마다 출산의 징후는 다르지만 일반적인 출산 신호는 몇 가지 있습니다. 먼저 태아가 내려가서 배가 쑥 내려간 느낌이 들고 소변이 잦아집니다. 태아가 내려가 골반에 머무르기 때문에 태아의 움직임이 줄어듭니다. 가진통이 오고 몸 여기저기 아프기도 합니다. 또한, 출산으로 겪어야 할 불안감 때문에 감정의 기복이 심해지기도 합니다.

Q1 원래 출산이 가까워지면 설사가 심해지나요?

 저도 막달 들어서면서 매일 설사해요.

 원래 막달되면 설사하는 사람 있대요. 저도 그렇고 제 친구도 그래요.

Q2 진통인 것 같은데 자꾸 설사를 하네요. 어떡하죠?

 진통 오면 똥 마려운 것 같은데 안 나와서 답답하게 배 아픈 기분이 든대요. 시간 확인 해보세요. 8~10분 간격이면 참을 만한데 간격 좁아지면 많이 아프대요.

 그럴 수도 있어요. 진통은 확실히 느낌이 옵니다. 시간 간격도 확인해 보세요.

 예정일 일주일 남았는데 저도 요즘 배가 자주 아파요. 물론 가진통, 배뭉침도 있어요. 자주 대변 봐야 하니 외출도 겁나네요.

Q3 출산 임박 증세 중에 밑이 빠지는 느낌 있나요?

 아기가 한 번씩 머리 대보는 거래요. 저도 그런 적이 가끔 있는데 그건 아기 낳는 거랑 큰 상관이 없는 거 같아요.

 저 지금 37주인데 한 달 전부터 이렇게 찌릿한 느낌을 받았어요. 의사 선생님 말로는 아기 태동 때문에 찌릿한 거라고 하더군요.

 전 오늘이 예정일인데 아무 소식 없네요. 며칠 전부터 밑이 짜릿하긴 했어요. 가슴 아래서 여전히 툭툭 잘 차면서 놀고 있어요.

Q4 진통은 어떻게 오나요? 어떻게 아파요?

 전 양수 터지고 진통 간격이 5분 간격으로 와서 병원 갔더니 1cm 진행되었다고 했어요. 그리고선 꼬박 12시간 진통했는데도 안 열렸어요. 더는 진행이 없어서 촉진제 맞고 유도분만 5시간 만에 순산했어요.

 병원 가서 얼마나 열렸는지 확인해 보세요. 저도 배 아프다 생각해서 병원 가서 한 시간 반 만에 낳았답니다.

Q5 배 아픈 게 진통인지 배탈인지 가진통인지 모르겠어요. 어떡하죠?

 진통은 확실히 구별이 될 정도로 아픕니다. 긴가민가하면 진통이 아니에요.

댓글2 가진통은 아랫배가 아프고, 뭉치는 건 아랫배든 윗배든 한쪽만 뭉치고 시간도 불규칙해요. 하지만 진짜 진통은 가진통과는 다르게 배 전체가 다 아프고 뭉치는 것도 배 전체가 뭉쳐요. 화장실 자주 가는 건 아기가 나올 준비하느라 그런 걸 수도 있고 시간 간격이 일정해지면 바로 병원 가세요.

댓글3 가진통은 아랫배가 아픈 느낌이고 진진통은 윗배가 아프다네요. 그리고 아기 나올 때 되면 몸이 스스로 관장을 한대요. 그래서 화장실도 자주 가게 되어서 장을 비우게 된다네요.

Q6 가진통이 허리로 올 수도 있나요?

댓글1 이제 39주 시작하네요. 전 며칠 전부터 허리 뒤쪽이 너무 아파서 누워 자는 게 힘들더군요. 배도 살짝 뭉치기도 하고요. 병원 가서 물어봤더니 허리 아픈 것도 가진통이라 했어요.

댓글2 의사 선생님한테 물어보니 진통이 허리로 오는 사람도 있다고 하더라고요. 전 너무 아파서 회사도 못 나갔거든요. 예정일 3주 전부터 아프다가 예정일 다가올수록 허리 통증이 줄더니 예정일 4일 앞당겨 출산했어요. 지금도 허리는 아프네요.

Q7 밑이 빠질 듯이 아파요. 괜찮을까요?

댓글1 의사 선생님께 물어봤더니 아기가 밑으로 내려오는 과정이래요.

댓글2 31주 됐는데 저도 그래요. 주위에 친구도 그랬다 하더군요. 점점 막달이 되어가면 그럴 수 있대요.

Q8 유도분만 하는 사이 밥 먹으면 안 되나요?

댓글1 촉진제 맞고 그날 못 낳으면 밤엔 빼고 다음날 다시 맞아요. 밥도 먹었어요.

댓글2 저도 유도분만으로 낳았는데 공복에 가야 해요. 저는 진통 네 시간쯤 했는데 그 동안 물도 안 줬어요. 출산하고 먹는 미역국이 정말 맛있어요.

댓글3 간호사 선생님이 유도분만 사이에 밥 보다는 간단하게 초콜릿이나 이온음료 마시라고 해서 혹시나 진통 시간이 길어질까 봐 틈틈이 먹었습니다.

유도분만 : 유도분만이란 조기 양막파수, 분만 예정일에서 1~2주가 지나도 진통이 없는 경우, 자궁 내 발육부진, 중증의 임신성 고혈압, 양수 과소증 등의 경우에 옥시토신이라는 자궁 수축제를 정맥 내로 주입하여 진통을 촉진해 분만을 유도하는 것입니다.

Q9 진통 시작하면 밥 먹고 가야할까요?

댓글1 꼭 밥 먹고 가세요. 엄마가 힘을 줘야하는데 먹은 게 있어야 힘을 주고 탈진하지 않아요.

댓글2 보통 밥을 먹고 가는데 책에서 보니까 혹시 모를 위급한 상황이 오면 바로 수술해야 하기 때문에 그런 거 대비해서 밥은 안 먹고 오는 게 좋다고 했어요.

Q10 막달에 접어드니 화장실을 너무 자주 가게 돼요. 하루에 대변 얼마나 자주 보세요?

댓글1 많을 땐 하루에 세 번까지 가요. 아기가 눌러서 그렇다고 괜찮은 거래요.

댓글2 저는 한 번도 안 가는 날은 안 가고, 오늘은 두 번이나 갔어요. 배가 사르르 아프니까 자주 변기에 앉아서 힘주게 돼요.

Q11 대변 자주 보는 것도 출산 징후인가요?

댓글1 저는 파수되기 전에 변이 묽었어요. 그냥 느긋하게 기다리세요.

댓글2 저는 아기 낳기 열흘 전부턴가? 물만 먹고도 화장실 갔어요. 아기 낳고는 설사병 없어졌어요. 의사 선생님이 그러는데 가진통의 종류일 수도 있다네요.

댓글3 원래 자연스러운 출산은 관장 없이 하잖아요. 자연의 섭리라네요. 병원에서 일부러 관장하지 않아도 그렇게 장을 비워낸다는군요.

Q12 변이 너무 묽게 나와요. 어떡하죠?

댓글1 저는 38주인데 대변을 자주 보게 돼서 물어봤더니 원래 그렇대요. 장이 자기 모양이 아니라 아기 때문에 다 눌려서 그렇대요. 막달 증상 같아요.

댓글2 진짜 희한하게도 자연의 섭리인가 봐요. 아기 낳는 날 새벽에 배가 아파서 묽은 변을 봤었거든요. 막달 증상인 것 같아요. 너무 걱정하지 마세요.

> 출산의 경험은 여성마다 다르며 분만이 언제 시작되는지도 정확히 말하기 어렵습니다. 대체로 배가 단단해지고 태아가 내려앉은 것 같고 태동이 적어집니다. 또한, 소변이 자주 마렵습니다. 이 밖에도 허리가 아프고 분비물이 많아지는 등의 징후가 있습니다.

출산 후 칫솔질
출산 후 양치질 언제부터 가능한가요?

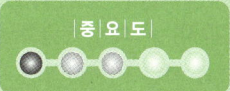

keyword **190**

질문 / 60건
조회 / 16,480명
댓글 / 405개
체크 / 출산 후

중요도

산후 구강은 호르몬의 영향을 받아 산성으로 변합니다. 이때 구강을 제대로 관리하지 못하면 충치에 걸립니다. 식후에 양치 꼭 하고 불가능하면 맑은 물로 헹구기라도 하세요. 전동칫솔도 괜찮습니다. 주의할 점은 딱딱하고, 차고, 너무 뜨겁고, 신 음식은 주의하세요.

Q1 출산 후 양치질 언제부터 가능한가요?

댓글1 제가 아이 낳고 이틀째 되던 날 부드러운 칫솔로 양치질했는데 이에 땜질했던 부분이 떨어졌어요. 산후조리가 중요해요. 제 친구가 일주일 후에 양치질하라는 거 무시했다가 지금 치과 다니면서 돈 많이 쓰고 있거든요. 구강청정제 사용하거나, 그냥 물로만 헹궈내세요. 칫솔질은 일주일까지는 참아야 해요. 물론 샤워도 최소 일주일 후에 해야 좋죠. 전 거의 보름까지 참다가 겨우 샤워했답니다.

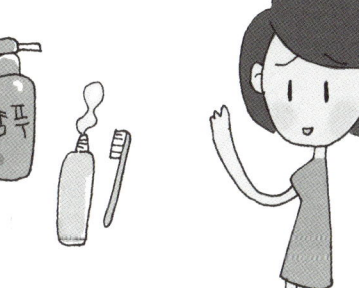

댓글2 부드러운 칫솔모로 양치해도 된다고 들었어요. 딱딱한 건 안 되고 부드러운 칫솔로 살살 닦으세요.

댓글3 이는 제가 못 참아서 이틀 뒤에 닦았어요.

Q2 출산 후 양치질 잘못하면 큰일나요?

댓글1 출산하고 양치 잘못하면 이에서 피나고 풍치가 된다고 해요. 물로만 하거나 찝찝하면 구강청정제 쓰라고 하던데요.

댓글2 전 제왕절개 했는데 처음에는 아무것도 못 먹게 하니까 양치할 필요가 없었고 먹기 시작하면 간단히 물로 헹구거나 전동칫솔로 이 닦았어요.

댓글3 부드러운 솔로 닦으면 한 일주일 후부터 닦아도 된다고 해요.

이를 안 닦으면 풍치가 올 수도 있다고 해요. 자극을 최대한 줄여서 닦는 게 좋아요. 가글도 사용해 보세요.

 출산 후 양치질하는 것은 출혈성 질환 등의 특별히 이상이 없다면 어느 때이건 시작해도 됩니다. 임신 중에는 잇몸에 부종이 생기면서 타액이 산성으로 변하여 충치가 생기기 쉬우며 분만 시 이를 악물어 칫솔질할 때 시린 느낌이 들기도 합니다. 분만 후 이를 닦으면 좋지 않다는 말은 근거 없는 속설이며 오히려 칫솔질을 하지 않아서 충치가 생기거나 악화될 수 있습니다. 부드러운 칫솔과 따뜻한 물을 이용하여 양치질을 하고, 가글도 같이 하면 좋습니다.

출산예정일 계산
출산예정일 계산법 알려주세요.

keyword 191

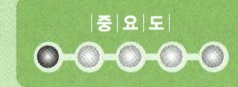

질문 / 78건
조회 / 9,840명
댓글 / 695개
체크 / 임신 기간 내

최종 월경 시작일에 280일 더하면 출산 예정일을 알 수 있습니다. 출산 예정일 산출표는 1월에서 12월 사이에서 최종 월경일이 있었던 달을 찾고, 월경이 시작된 첫날을 찾으면 그 아래 쓰인 달과 날짜가 출산 예정일이 됩니다. 임신 날짜를 정확하게 알기 어려우므로 출산예정일도 유동적이라는 것을 염두에 두고 출산 전후로 2주 동안은 몸과 마음의 준비를 단단히 하도록 합니다.

Q1 출산예정일 계산하는 법 알려주세요.

 출산예정일 계산법은 마지막 생리시작일의 월+9, 날+7이에요. 5월에 했으면 5+9=14. 이러면 14월이라는 건 없으니깐 이렇게 달이 넘어가서 4월~12월까지는 9를 더하는 게 아니라 3을 빼요. 즉, 5-3=2 그리고 날짜는 1일이니깐 1+7=8 따라서, 출산예정일은 2월 8일이 되겠네요.

 생리 시작일 기준으로 월+9, 날+7이 책에 나온 계산 법이에요. 물론 이건 월경주기 28일인 사람에게 해당 해요. 4월 16일이면 월에서 -3하면 1월, 일에서 +7하면 23일. 즉, 1월 23일이 예정일이죠.

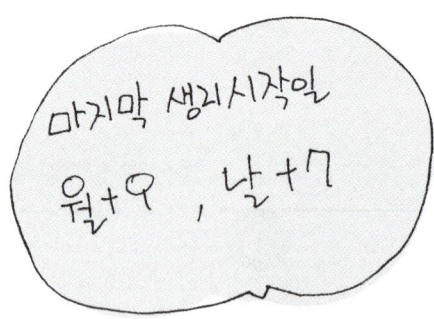

마지막 생리시작일 월+9, 날+7

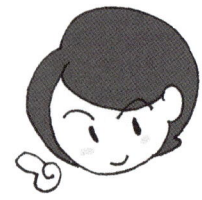

임신 주 수 및 출산예정일은 생리가 28일 주기로 규칙적인 경우 마지막 생리 시작일을 기준으로 합니다. 즉, 마지막 생리 시작일에서 40주가 출산 예정일이 되는 것이지요. 마지막 생리 시작일의 달에서 9를 더하거나 3을 빼고, 일에서 7을 더하는 계산법이 있습니다. 하지만 생리가 불규칙할 경우 임신 초기 초음파 검사에 의해 임신 주 수를 예측합니다.

치골
치골 통증이 심해요.

keyword 192

질문 / 110건
조회 / 23,425명
댓글 / 590개
체크 / 임신 중기~출산 후

중요도

임신 중에는 경우에 따라서는 골반뼈가 늘어나 통증이 수반되는데 대부분은 분만 후 정상으로 돌아옵니다. 계속해서 통증이 오면 골반 엑스레이 검사를 하여 골반뼈가 얼마나 늘어났는지를 검사 후 필요하면 골반부위에 탄력붕대로 고정해 주는 방법도 있습니다. 우선 정형외과에 가서 엑스레이를 찍으세요.

Q1 사타구니, 치골이 너무 아파요. 괜찮을까요?

댓글1 치골 아픈 거 방법이 없어요. 병원에 가서 아프다 해도 임신 증상이라 아기 낳으면 낫는다고 무리하지 말라고만 해요. 고통이 너무 심해요.

댓글2 아기가 많이 내려오니 아픈 것 같았어요.

댓글3 전 아기 낳고도 한동안 그랬어요. 걸을 때마다 뻐근하고 쑤셔서 고질병이 되나 했는데 지금은 괜찮아요. 전 아프면 그냥 가만히 앉아있거나 누워 있었어요.

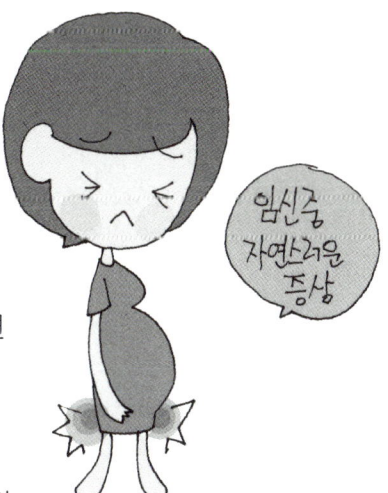

임신중 자연스러운 증상

임신 말이 되면 태아가 하강하며 산모의 몸은 분만에 대비하여 적응하게 되는데 치골 및 사타구니 통증이 있을 수 있습니다. 하지의 부종으로 생긴 사타구니 통증은 다리를 올려놓음으로써 교정될 수 있습니다.

치아

치아가 아픈데 치료해도 되나요?

keyword 193

질문 / 290건
조회 / 45,890명
댓글 / 1,535개
체크 / 임신 전 기간

출산하면 이가 약해진다는 과학적인 근거는 없습니다. 그럼에도 많은 여성이 출산하고 나서 이가 약해졌다고 합니다. 임신 중 구강의 변화는 평소보다 많이 분비되는 에스트로겐의 영향입니다. 임신 전보다 입 안의 혈관이 얇아지고 입속이 산성으로 변해 염증이나 충치가 생기기 쉬운 상태로 변합니다. 또한, 출산 후 한동안 이가 들떠 있는 상태가 지속합니다. 따라서 딱딱하거나 질긴 음식을 피하세요. 출산하고 한 달이 지나도 계속 이가 시리고 이가 흔들거리는 느낌이 들면 치과에서 치료를 받아야 합니다.

Q1 이가 너무 아파요. 통증 줄이는 방법 가르쳐주세요.

 저는 이 아플 때 잇몸 치료용 치약으로 이 닦으면 괜찮던데요.

 저도 임신 초기에 이가 너무 아파서 머리까지 지끈거릴 지경에 이르러서야 치과 찾았습니다. 그랬더니 치과에서는 산부인과에서 확인하고 오라고 해서, 그 길로 산부인과 가서 확인하니 간단한 치료는 괜찮다고 했어요. 다시 치과 가서 엑스레이 안 찍고 마취만 살짝 하고 응급처치만 했습니다. 아기 낳고 다시 정식으로 치료하러 오라고 했어요. 그것만 해도 어찌나 살 것 같은지요. 치과 의사는 마취약이 태아에 유해하다는 결정적 근거는 없지만 조심하는 게 좋다고 했어요. 그래서 일단 살짝 마취만 하고 진료해 줬어요. 치과 갔을 때가 거의 7~8주였고, 지금은 20주째입니다.

 전 사랑니도 아니었는데 이가 몽땅 빠졌으면 하는 고통과 두통이 심했어요. 턱도 빠질 것 같았답니다. 그래서 산부인과 가니 약 줘서 먹었더니 낫더라고요. 심하면 치과에 가보라고 했어요. 이가 아프면 일단 병원을 가보세요. 이 아픈 건 정말 아무도 모르죠.

Q2 이가 너무 아픈데 진통제 먹어도 되나요?

 타***은 안전해요. 저도 그 무렵 감기 걸려서 산부인과 갔더니 타***이 처방전에 있었어요. 먹어도 괜찮대요.

댓글2 타***은 먹어도 무방합니다. 병원서도 유일하게 처방하는 게 타***이에요. 의사 말로는 참는 게 태아에게 더 안 좋답니다. 전 임신 초기에도 말기에도 두통이 너무 심해서 처방받아서 먹었어요. 참는 것이 능사는 아녜요.

Q3 임신 중에 이 치료해도 되나요?

댓글1 임신 중기에는 치과 치료받아도 된다고 해요. 크게 마취를 하는 부분이 없잖아요. 아무리 관리를 잘해도 잘 썩는 사람이 있어요.

댓글2 치료받을 때 치과 의사 선생님한테 임신 중이라고 꼭 말씀하세요. 중기 때부턴 치과에서 치료받을 수 있어요. 스케일링도 가능하고요. 너무 무리하지만 않고 스트레스 받지 않을 정도로 천천히 치료받으면 될 거예요.

임신 중 충치가 악화된다는 주장이 있지만 확인된 바가 없습니다. 또한, 치과 치료는 임신에 관계없이 치료해도 됩니다. 오히려 치과 치료를 소홀히 하여 염증이 생겼을 경우에는 조산의 위험이 있으므로 치료를 조기에 받는 것이 좋습니다.

치질
치질이 생겼어요.

keyword **194**

중요도	● ● ● ● ●

질문 / 2,675건
조회 / 568,175명
댓글 / 15,100개
체크 / 임신 전 기간~출산 후

치질은 직장의 정맥류성 정맥으로, 직장이 자주 가렵거나 피가 나면 일단 치질을 의심해 보아야 합니다. 임신을 하게 되면 몸속에 흐르는 피의 양이 많아져 혈관이 확장하고, 특히 자궁 주위의 혈관들은 자궁이 커지면서 압박을 받으므로 혈액순환에 방해를 받게 되어 부풀거나 확장되어 치질이 발생합니다. 임신 중 자주 발생하는 변비도 치질을 동반할 수 있습니다. 임신 전에 치질이 있었다면 다시 걸릴 가능성이 매우 높고, 임신 중 처음으로 치질에 걸리는 여성들도 많습니다. 또한, 출산 중 힘을 주는 과정에서 걸릴 수도 있습니다. 임산부의 50% 정도가 출산 전후 치질로 고생한다고 하지만 출산 뒤에는 자연스럽게 없어지는 경우도 많습니다.

Q1 치질기가 있는데 어떡해야 하죠?

댓글1 아침에 일어나면 큰 컵에 물 한 잔 마시고 조금 있다가 우유도 한 잔 드세요. 그리고 키위 한 상자 사다가 수시로 드세요. 효과 좋습니다. 저는 변비가 살짝 있었는데 임신하니까 이게 치질이 되더군요. 치질에는 좌욕이 좋다고 하지만 임신부는 너무 뜨거우면 안 좋다고 하니 자주 못하고 저녁에 자기 전에 한 번씩 했어요.

댓글2 저도 치질 있었는데 비데 쓰고 나서 나았어요. 정말 편해요. 비데 써 보세요.

댓글3 비데 좋아요. 뜨거운 물로 좌욕하는 건 안 좋을 거예요. 뜨거운 물로 하면 아기 뇌에 손상이 온다고 해요.

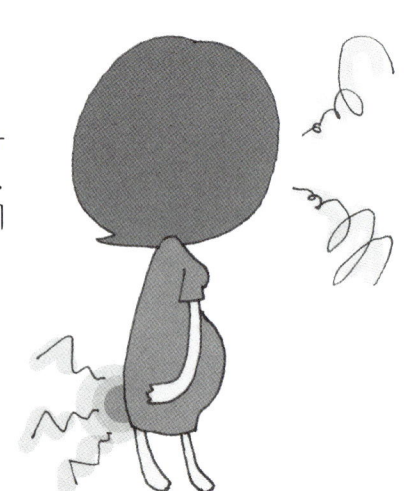

Q2 임신 전에 치질 수술해야 할까요?

댓글1 전 4월에 치질 수술하고, 지금 임신 시도 중이에요. 수술하고 나서는 안 아픈데, 퇴원하고 1주일간은 정말 힘들더군요. 그 뒤에 통증이 사라지면 괜찮답니다. 임신은 수술 후 바로 시도해도 된다고 했어요. 임신하면 치질이 재발할 수도 있다고 하던데, 그냥 해버렸어요. 치질로 너무 고생해서요.

댓글2 저는 몇 년 전에 치열 때문에 피가 고여서 레이저로 잘라내고, 치루 때문에 수술했어요. 저도 임신 빨리하고 싶어서 미루려고 했는데 하고 나니 잘한 거 같아요. 임신하면 변비도 심해진다는데 그때 치핵 때문에 고생하면 엄마도 힘들고 아기도 힘들 거 같아요. 약도 못 먹잖아요. 심하다면 수술하세요. 심하지 않으면 아기 낳고 하고요. 아기 낳을 때 치질이 잘 생긴다고 하니까요.

댓글3 치질 수술하고 상처가 아물려면 한 달 정도 걸려요. 한 1~2주 정도 아프고 상처가 차차 아물면 참을만해요.

댓글4 치질 수술하세요. 수술하고 극심한 고통은 일주일 정도, 불편함은 한 달 정도 견디면 괜찮아져요.

Q3 아기 낳을 때 치질 수술도 가능할까요?

댓글1 임신 때 치질 생겨서 고생했는데 애 낳을 때 힘주니까 심해졌어요. 의사 선생님 말씀은 산욕기 6주가 지난 후에 결과 봐서 수술하랍니다. 아기 낳고 나면 각종 장기를 누르는 게 없어져서 자연 치유되는 경우가 많다고 하네요. 전 치질 무척 심해서 아기 낳고 3일 정도 밥도 서서 먹었습니다. 그런데 연고 바르고 날이 지나니 조금 나아지긴 하네요. 6주 후 병원 가보려고요.

댓글2 전 임신 전에도 치질이 있었는데 애 낳고 엄청 심해졌어요. 그런데 지금은 아프지 않아 수술해야 하나 고민이에요.

Q4 출산 후 치질 생기기 쉬운가요?

 저도 출산 후 생긴 치질로 엄청나게 고생했답니다. 한동안 앉아 있지를 못했어요. 그런데 병원에 있는 사흘 동안 좌욕도 열심히 하고 집에 와서도 뜨거운 샤워 물로 씻고 드라이기로 뽀송하게 건조했더니 자연적으로 들어가더라고요. 치질은 건조하는 게 중요하다고 해요.

 저도 출산하고 치질 걸렸는데 대변도 못 보고 거의 화장실을 기어다녔어요. 잘 때도 엉덩이 밑에 큰 베개 받치고 자고 아기 우유도 제대로 못 먹였어요. 그래서 좌약하고 하루에 좌욕을 대여섯 번 정도 수시로 해주니 출산하고 18일 정도 되니까 거의 다 들어갔어요. 지금은 조금 남아있는데 아프진 않아요. 출산 안 한 사람도 치질이 심하지만 않으면 좌욕 많이 하면 들어간대요.

 치질은 아주 심하지 않으면 굳이 수술할 필요 없다고 하던데. 대부분이 출산 후 치질에 걸린대요. 좌약하고 먹는 약하고 바르는 연고 일주일 정도 바르니까 많이 좋아지던데요. 완전히 다 낫지는 않고 피곤하거나 스트레스를 받으면 부어올라요. 좌욕을 꾸준히 한다면 굳이 수술하지 않아도 될 듯해요. 지금 둘째 임신 중인데 나을 때 또 고생 좀 할 것 같아 걱정은 됩니다.

Q5 임신 중 걸린 치질 아기한테 지장 있나요?

 임신하면 변비와 치질 때문에 다들 힘들다고 하더군요. 치질에는 좌욕이 좋으니까 따뜻한 물에 엉덩이를 수시로 담그거나 김을 쐐주라고 했어요. 전 심하진 않는데 약간 전조가 보여서 따뜻한 물에 좌욕하고 있어요. 태아에는 지장 없다네요.

 태아에게는 지장이 없는데 산모가 힘들죠. 저는 임신하기 전부터 치질 증세가 약간 있었는데 임신하고 나니까 심해졌어요. 그래서 비데를 썼는데 지금은 하나도 안 아파요. 따뜻한 물로 볼일 볼 때마다 깨끗하게 씻어주니까 아픈 건 사라졌어요. 피도 안 나고요. 지금은 임신 중이라 일단은 계속 이렇게 할 예정이고 출산 후에는 병원에 가야겠죠? 아프진 않지만 볼일 보고 나면 뭐가 튀어나온 듯한 느낌은 여전해요.

Q6 치질 심해서 제왕절개 한 경험 있으신가요? 자연분만해도 괜찮을까요?

 전 치질이 있었고 거기에 7개월 넘어서 탈장이 되어서 혹시 무슨 일 있으면 외과 의사 불러 달라고 의사 선생님하고 얘기 다 하고 자연분만 해보기로 했는데 촉진제 맞고 이틀이 지나도 아기가 안 나와서 결국은 수술했어요. 의사 선생님하고 상담해 보세요. 전 산부인과에서 안내해준 항문 외과에 가서 진료받았어요. 예정일 지나 유도했지만 결국 실패였네요.

 저도 첫 애 때 치질이 너무 심해져서 정말 많이 고생했어요. 오죽하면 의사 선생님이 아기 낳는 것보다 지금이 더 아플 거라며 둘째는 편하게 수술하라고 하시더군요. 그래서 지금 둘째 임신 중인데 수술 생각 중이에요. 첫 애 때 치질 때문에 제대로 앉지도 못해서 산후조리도 못 했거든요. 병원 다니느라 고생도 하고요. 아예 수술하기로 결심하니 한결 맘이 편해요. 정말 치질은 고통을 당해 본 사람만이 알죠.

저도 치질이 없다가 임신해서 생겼어요. 앉아있기도 너무 힘들어요. 아프기도 너무 아프고요. 선생님은 자연분만 할 수 있다고 온 힘을 들여 보자고 하셨는데 제가 너무 아프고 불안해서 수술했답니다. 아기 낳고 좌욕하고 연고 바르니까 언제 그랬느냐는 듯 다 들어가더니만 다시 재발했네요. 아무래도 수술해야 하나 봐요. 치질 너무 괴로워요.

 임신 중에 치질은 드물지 않게 발생합니다. 이는 자궁에 의해 눌리는 것과 변비와도 관련이 있습니다. 좌욕이나 대변 연화제를 사용할 수 있고, 혈전에 의해 통증이 심하면 국소 마취하에 혈전을 제거할 수 있습니다. 분만 후 많은 경우 소실되기 때문에 임신 중 수술은 하지 않는 것이 원칙입니다. 그러나 그 심한 정도에 따라 치료 방침을 정하므로 증상이 심하면 외과 전문의와 상의하십시오. 또한, 치질이 있다고 자연분만이 불가능하거나 제왕절개술을 시행해야 하는 것은 아니므로 산부인과 전문의와 상의하여 분만 방법을 결정하십시오.

칼슘
칼슘제를 꼭 먹어야 하나요?

keyword 195

| 중요도 | ●●●●● |

질문 / 500건
조회 / 87,550명
댓글 / 2,650개
체크 / 임신 전 기간

임신기에는 태아의 골격과 치아 형성을 위하여 칼슘 필요량이 증가하므로, 우유나 치즈, 요구르트, 두부, 뼈째 먹는 생선 등의 칼슘 급원 식품을 충분히 섭취해야 합니다. 칼슘 보충이 되지 않으면 모체의 뼈에서 칼슘이 빠져나가므로 주의해야 합니다. 칼슘은 유제품에 들어 있는 유청 칼슘의 형태가 체내에서 흡수가 잘 되므로 유제품을 충분히 섭취하도록 합니다.

Q1 칼슘 보충제가 있는데 먹어도 되나요? 임산부 칼슘제 먹어야 하나요? 언제부터 먹어야 하나요?

 임산부가 칼슘제를 꼭 먹어야 하는 건 아닙니다. 칼슘은 그냥 평소에 먹는 식품으로 섭취가 되므로 우유나, 두부, 치즈, 멸치볶음 등 칼슘이 많은 음식을 평소에 자주, 그리고 꾸준히 드세요. 병원에서 검사를 받다가 칼슘이 부족하면 의사 선생님이 칼슘제를 먹으라고 할 거예요. 그러니 따로 칼슘제를 먹지 않아도 돼요.

병원에서 먹지 않아도 된다면 그냥 계세요. 우리가 먹는 음식으로도 충분하대요. 아마 필요한 순간이 오면 병원에서 먹으라고 하지 않을까요? 기다려보세요.

 임신 기간엔 특별히 칼슘제 섭취 안 해요. 보통 음식으로 다 섭취하죠. 그리고 철분제랑 칼슘제 같이 먹으면 안 되는 건 아시죠? 서로 방해를 해서 효과가 떨어진다네요.

Q2 칼슘제 말고 음식으로 섭취하는 방법 가르쳐 주세요.

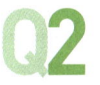 철분제는 엄마를 위한 것이고 칼슘제는 아기 뼈 형성을 위한 거래요. 엄마가 건강하고 음식을 잘 먹으면 아기는 잘 자라니까 특별한 처방을 받지 않은 거면 칼슘제를 따로 복용할 필요는 없어요.

 태아의 골격을 형성하는 칼슘은 특정 식품에만 다량 함유하고 있습니다. 우유, 치즈, 분유 등의 유제품과 멸치, 새우, 뱅어포 등 생선류와 김, 미역, 다시마 등의 해조류에 많이 들어 있으니 꼭 챙겨드세요.

 우유는 매일 500~600ml 정도 드세요. 매일 우유 1000ml를 마시면 하루에 필요한 칼슘량이 해결된다는 계산이 나오지만, 우유는 열량이 높으므로 하루에 500~600ml 정도만 마시고 나머지 필요량은 다른 칼슘 공급 식품으로 대체하는 것이 좋죠. 혹시 우유를 마시면 설사하는 유당불내증인 경우 중탕으로 따뜻하게 데워 조금씩 천천히 먹거나 락토 우유를 선택해서 드세요.

 칼슘은 임신 중 30mg이 필요하며 대개 태아에 축적됩니다. 이는 산모의 칼슘의 2.5%에 불과하여 모체에서 쉽게 충당되므로 반드시 칼슘제를 복용할 필요는 없습니다. 칼슘이 풍부한 식품을 섭취하는 것은 도움이 됩니다.

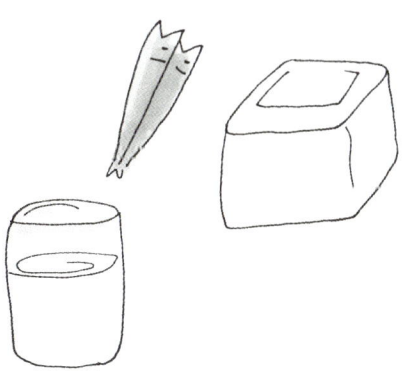

커피
임신 중에 커피를 마셔도 되나요?

keyword 196

질문 / 5,915건
조회 / 1,825,700명
댓글 / 71,075개
체크 / 임신 전 기간~ 모유 수유 기간

|중|요|도|

커피는 현대인에게 가장 인기있는 기호식품으로 모든 연령층에서 꾸준한 사랑을 받고 있습니다. 하지만 예비 엄마들에게 있어 커피의 섭취는 어떨까요?

예전 영국에서는 "임신 중 커피를 하루 8잔 이상 심하게 마시는 여성들은 다른 임신부들에 비해 아기를 사산할 위험이 2배 이상 높다"라는 연구 결과를 발표한 적이 있습니다. 영국의 의학잡지 〈브리티시 메디컬 저널〉에 따르면 출산을 위해 병원을 찾은 임신부 1만 8천 478명을 대상으로 커피 소비 취향 등을 설문 조사한 결과 임신 중 커피를 과잉 섭취하면 태아의 건강에 위험한 것으로 드러났다고 전했습니다. 연구 결과 임신 중 커피를 전혀 마시지 않은 여성보다 임신 중 하루 4~7 잔의 커피를 마신 여성들은 80%, 하루 8잔 이상 마신 여성들은 300%까지 아기를 사산할 위험이 높은 것으로 나타났습니다. 또 하루 8잔 이상 커피를 마신 여성들은 커피를 자제한 임신부들에 비해 사산 위험이 220% 높았습니다.

임신 중 커피 과잉 섭취가 사산을 불러오는 이유를 확실히 알 수는 없지만 커피 속의 카페인이 태반에 영양을 공급하는 혈관을 경색시켜 태아에게 공급하는 산소량을 줄였을 가능성이 있다고 연구진은 추론했습니다. 실제로 카페인은 복용량이 증가할수록 이뇨와 떨림 효과가 증가합니다. 또한, 동물 실험에서 태반의 혈관을 수축시켜 충분한 혈액을 공급받지 못한 태아가 저체중을 유발한다는 결과도 나왔기 때문입니다. 카페인은 또 태아의 심장 발달에 직접적인 손상을 주었을 가능성도 있다고 말했습니다.

올바른 카페인 음료의 복용법은 이렇습니다. 하루에 두 잔 이하로 제한합니다. 인스턴트 커피, 자판기 커피는 삼갑니다. 디카페인 커피를 마시도록 합니다. 콜라 같은 탄산음료 대신에 생과일주스에 입맛을 들이도록 하며 커피 우유나 커피 아이스크림도 안심할 수 없다는 사실을 알아야 합니다. 또한 이런 카페인이 빠져 나가도록 물을 충분히 많이 마시는 것을 잊지 말아야 합니다.

Q1 임신한 사람에게 커피가 많이 안 좋은가요?

 커피가 아기에게 치명적인 영향을 주려면 하루에 40잔을 마셔야 한대요. 정말 마시고 싶을 때 한 잔 정도는 괜찮지 않을까요? 그래도 어쨌든 좋은 건 아니죠.

 임신 중엔 감잎차가 좋대요. 비타민 C가 많대요. 그리고 루이보스 라는 차가 있는데 그건 무카페인 무가당이래요. 그래서 저는 감잎차와 루이보스차를 마셔요. 커피는 영양분 흡수를 방해한다고 해요. 한 잔씩 마시는 건 그래도 괜찮다고 알고 있지만, 될 수 있으면 마시지 않는 게 좋을 거 같아요. 되도록 마시지 마세요.

댓글3 카페인이 아기 저체중 되게 한다는데 너무 많이 먹으면 안 좋겠죠. 되도록 안 좋다는 건 마시지 마세요.

댓글4 카페인이 나쁜 게 아니고 중요 영양 성분인 미네랄, 인, 철분, 칼슘 등이 인체에 흡수되는 걸 방해하기 때문입니다. 영양이 잘 흡수 안 되면 곧 태아의 신체나 골격 형성에 악영향을 끼칠 수밖에 없죠. 따라서 커피는 임산부가 술과 함께 피해야 할 음식 중에 하나입니다.

댓글5 언젠가 텔레비전에서 하루에 대여섯 잔의 커피를 마시는 임신부는 유산의 확률이 다소 높아진다는 이야기를 들은 적이 있어요. 내 소중한 아이를 위해선 안 좋다는 건 피하는 게 좋겠네요.

댓글6 언젠가 어느 신문에서 모유를 수유하는 여성은 커피를 될 수 있으면 마시지 말라는 글귀를 읽은 적이 있어요. 그 이유는 태아와 신생아는 카페인에 민감하기 때문이며 섭취 후 흡수가 빨라서 모든 체내 세포로 들어갈 수 있으므로 임신부는 주의해서 섭취해야 한대요. 그래서 저도 아기를 낳고도 수유 기간에는 커피를 마시지 않았어요. 커피 당분간 끊으세요.

Q2 모유 수유할 때 커피 마시면 안 좋은가요?

댓글1 커피에는 카페인 말고도 우리 몸에 좋은 항산화 성분과 이뇨 작용, 소화 촉진 등의 기능을 하는 물질이 들어 있습니다. 최근에는 하루에 커피를 다섯 잔 이상 마시는 사람들에게서 당뇨에 걸릴 확률이 반으로 줄어드는 결과가 보고되는 등 커피가 몸에 좋은 식품으로 점점 알려졌습니다. 커피를 많이 마시라고 권하지 않는 것은 아직 그 성분이 완전히 밝혀진 것이 아니기 때문입니다. 이 얘기는 반대로 어떤 것이 해가 되는 성분인지도 밝혀지지 않았다는 것입니다. 그러니까 많이 먹지만 않으면 먹어도 좋을 것 같습니다.

댓글2 술과 담배는 물론 카페인이 들어 있는 커피나 녹차, 홍차, 초콜릿, 코코아도 많이 먹으면 모유를 통해 아기의 몸에 카페인이 축적될 수 있다고 합니다.

댓글3 저는 원래 커피를 안 마시다 보니 첫 애 모유 수유하는 동안에도 커피에 대한 영향은 잘 모르고 지냈어요. 모유 수유 중에 엄마가 두드러기가 나면 아이도 두드러기가 나듯이 엄마가 먹는 것이 모유에 어떤 식으로든 영향을 주는 게 아닐까요?

임신 중에 커피를 마시는 것을 제한해 왔지만, 태아 기형을 유발한다는 증거는 없습니다. 임신 중 커피 세 잔 이하는 마셔도 되는 것으로 보고되고 있습니다. 그러나 지나치게 많이 마시는 경우에는 유산, 조산, 사산의 빈도가 높다는 보고도 있으므로 많이 마시지 않는 것이 좋겠습니다.

코골이
코골이가 심해요.

keyword 197

질문 / 65건
조회 / 9,315명
댓글 / 425개
체크 / 임신 기간 내

|중|요|도|

임산부가 코를 고는 것은 흔한 일입니다. 하지만, 주의하지 않고 그대로 내버려 두면 신생아에게 좋지 않은 영향을 줄 수 있다는 새로운 연구가 나왔습니다. 스웨덴의 한 연구기관이 밝힌 바에 따르면 '임산부의 코골이는 높은 혈압 때문이고 이는 태아의 성장에 나쁜 영향을 미칠 수 있다.'라고 합니다.

Q1. 임신하고 코골이가 심해졌어요. 어떡하죠?

댓글1 20주 이상 임산부의 코골이는 자연스러운 거래요. 외국에서 20주 이상 된 임산부 100명을 시험했는데 60%가 코골이가 있었대요. 임신해서 체중이 늘어났기 때문이라고 하던데요.

댓글2 애 낳으면 괜찮아진다고 하네요.

댓글3 저도 임신 전에는 코 안 골았는데 막달 되면서부터 하루 걸러 한 번씩 코 고는 것 같아요. 저는 제가 코 고는 걸 느끼겠더라고요. 아기 낳고 나면 나아진다고는 하던데…….

댓글4 저도 30주쯤 되니깐 코를 조금 골더라고요. 깜짝 놀랐어요. 아기 낳고 나면 괜찮아진다고 해요.

댓글5 얼마 전에 뉴스에 나오던데요. 임신 6개월쯤 되면 배도 많이 나오기 시작해서 숨도 차고 살찌면서 목구멍도 좁아지고 그래서 코 고는 게 자연스러운 현상이래요. 출산하고 나면 없어진대요. 걱정 마세요.

댓글6 임신하면 호르몬 영향으로 편도가 붓는대요. 그래서 코골이도 심해진대요. 나중에 아기 낳으면 괜찮아진대요.

댓글7 코골이는 임신 중에 생기는 자연스러운 증상이니 맘을 편하게 하고 예쁜 아기 출산하세요. 대부분 출산 후엔 코골이 증상이 사라진답니다.

임신해서 살이 찌면서 코골이를 호소하는 산모가 있습니다. 그러나 수면 무호흡이 없다면 걱정하지 않으셔도 됩니다. 분만 후에 살이 빠지면 호전되는 경우가 많습니다.

코막힘
코막힘이 심해요.

keyword 198

|중|요|도|

질문 / 235건
조회 / 38,875명
댓글 / 1,660개
체크 / 임신 전 기간

평상시 건강하던 분들도 임신을 하면 코 안이 붓게 됩니다. 정상적인 반응이기는 하지만 임신한 사람에게는 매우 힘든 일이지요. 가습기로 수분을 잘 조절해 주고 심하면 생리식염수로 코를 세척해 보세요(너무 오래하는 것은 좋지 않습니다). 요즈음 시중에서 파는 코클린 이라는 기구도 도움이 될 수 있습니다. 그래도 증상이 지속하면 그때는 안전한 약제를 복용하는 것이 좋을 것 같습니다.

Q1 코막힘이 심해서 숨쉬기가 힘들어요. 극복 방법 좀 알려주세요.

댓글1 가습기 틀어놓으면 뭘해요. 없으면 젖은 수건이라도 머리 쪽에 걸어두고 주무세요. 목이 아플 땐 목에 손수건 두르고 자면 좀 나아요. 전 온종일 감고 있어요.

댓글2 미지근한 생수로 소금물을 만들어서 아기들 물약 먹는 봉에 넣은 다음에 코에 한 방울씩 떨어뜨려요. 좀 따끔거리긴 하는데, 코감기나 코 막힘엔 아주 효과 좋던걸요.

댓글3 약국에서 주사기 사다가 바늘 빼고 식염수 넣어서 코 세척해 보세요. 아침, 저녁으로 매일 해 줘요. 콧물 많이 나올 때마다 하면 코도 안 막히고 참 편하더라고요. 한번 해보세요.

Q2 엄마의 코막힘이 아기한테 영향을 주나요?

 저는 자다가 코가 막혀서 의식적으로 숨을 쉬어야 한다는 생각에 입으로 과호흡을 해서 몸이 저리고 뒤틀리기 전까지 간 적도 있어요. 맘 편히 가지세요.

 코막힘의 원인은 다양합니다. 일시적인 코막힘은 대부분 감기에 의한 급성 염증 때문에 발생하며, 지속적 만성적인 원인으로는 콧구멍을 가운데를 가르는 비중격이 심하게 휘어진 **비중격만곡증**이나 알레르기 비염, 비강종양 등이 있습니다. 이러한 코막힘이 장기간 지속하면 만성 부비강염(축농증)에 걸릴 위험성이 높아집니다. 원인에 따른 치료가 필요하므로 증상이 심해지면 이비인후과 전문의와 상담하십시오.

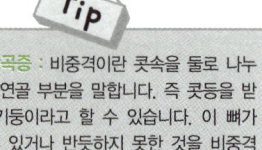

Tip
비중격만곡증 : 비중격이란 콧속을 둘로 나누는 뼈와 연골 부분을 말합니다. 즉 콧등을 받쳐주는 기둥이라고 할 수 있습니다. 이 뼈가 비뚤어져 있거나 반듯하지 못한 것을 비중격만곡증이라고 합니다.

코피
코피가 자주 나요.

keyword 199

질문 / 440건
조회 / 67,900명
댓글 / 3,500개
체크 / 임신 전 기간

중요도

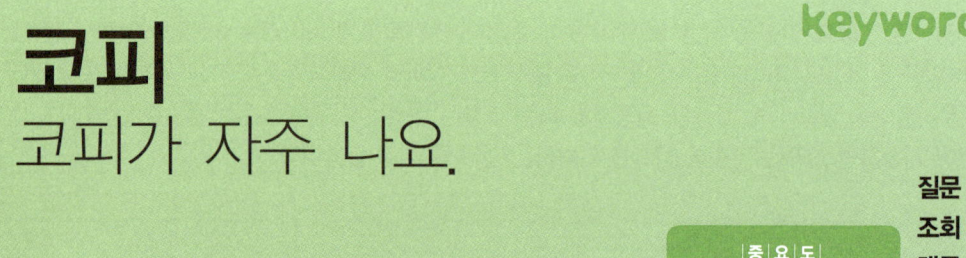

임신 중에 코피를 자주 흘린다거나 잇몸출혈이 일어나는 것은 임신 호르몬 때문에 혈관이 부어서 나타나는 현상입니다. 임신 중에는 몸에 열이 많고 이것이 머리 쪽으로 상승하는 경향이 많아 그렇습니다. 특히 모세혈관이 약한 사람일 경우 코피가 자주 나는데 특별히 걱정할 일은 아닙니다.

Q1 코를 풀 때마다 피가 나와요. 어떡하죠?

 병원에선 혈액량이 많아지고 혈관이 약해져서 그렇다고 크게 신경 쓸 필요 없다고 하던데요. 코피가 멈추지 않으면 문제지만 그 정도는 괜찮다고 하더라고요. 너무 걱정 마세요.

 임신하면 혈관이 약해져서 그렇대요. 며칠 내버려두면 혈관이 다시 복귀되는 것인지 괜찮아지더군요. 저도 세수하면서 코를 풀 때마다 피가 나서 며칠 코를 건드리지 않고 내버려뒀더니 괜찮아졌어요.

Q2 임신하고 코피가 자주 나요. 어디가 이상한 걸까요?

 임신 후반기로 갈수록 체액이 많아지면서 코막힘 증상이 나타나니까 코피 난다고 코 세게 풀지 말라고 했어요.

 임신하면 콧속 혈관들이 약해져서 그렇다고 해요.

 코피는 혈액 증가가 원인이라고 해요. 이비인후과 가서 검사를 받아보세요. 어디가 이상해서 그런 건 아니니까요. 임신하면 다들 나타나는 증상 중의 하나래요.

 코피는 몸 안에 혈액량이 늘어나면서 모세혈관이 약해져서 생기는 현상이래요. 약은 되도록 쓰지 말고 병원 가보세요.

 저도 임신 확인 후부터 항상 코피가 조금씩 나오는데 의사 선생님한테 물어보니까 임신하면 모세혈관이 다 확장돼서 그런 거래요. 콧속의 혈관은 워낙 가늘고 약해서 그런 거라고 걱정하지 말라고 하네요.

 임신하면 혈액량이 늘어나고, 모세혈관도 많이 약해진대요. 특히 건조하면 코도 막히고, 그러다 보면 코의 점막이 약해져서 코피가 날 수 있대요. 심하지 않으면 걱정 안 하셔도 돼요.

 저도 새벽에 자다가 코피를 너무 많이 흘려서 병원 응급실까지 갔다가 왔어요. 임신하면 코에 혈관이 약해져서 이런 현상이 일어날 수 있대요. 그 시기만 지나면 괜찮아질테니 걱정하지 마세요.

Q3 코피도 나지만 잇몸에 피까지 나는데 괜찮을까요?

 코피도 나고 잇몸에 피까지 나는 건 임신 후에 나타나는 증상들이니 너무 걱정하지 마시고 병원에 들러 검사를 받아보세요.

 임신을 하면 호르몬의 영향으로 점막이 충혈되어 잇몸에서 피가 나고, 코를 풀면 코피가 섞여 나오기도 합니다. 하지만, 이런 증세는 병이 아니므로 걱정하지 마세요.

 임신 시 호르몬의 영향으로 혈관이 약해져서 코피가 나거나 잇몸에서 피가 날 수 있습니다. 혈압이 정상이고 다른 동반 증상(구토, 두통, 시력감퇴)이 없다면 걱정하지 않으셔도 됩니다.

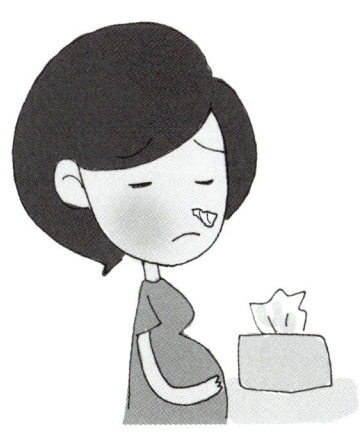

콘돔
임신 중 부부관계 시 콘돔을 꼭 사용해야 하나요?

keyword 200

질문 / 250건
조회 / 83,200명
댓글 / 2,885개
체크 / 임신 전~
임신 전 기간

|중|요|도|

가장 손쉬운 피임법은 콘돔을 사용하는 것입니다. 콘돔과 윤활제를 같이 사용하는 경우는 반드시 수용성 젤리를 이용해야 합니다. 콘돔은 성기가 여성의 질, 입, 항문에 접촉하기 전에 착용합니다. 콘돔을 사용할 때는 꼭지를 잡아서 공기를 빼고 정액을 채울만한 공간을 남겨둡니다. 음경의 뿌리까지 콘돔을 말아서 덮고 성교가 끝나면, 발기된 상태에서 콘돔의 링 부분을 잡고 천천히 벗겨 냅니다. 다시 성교를 하거나, 다른 부위에 하는 경우(항문성교나 구강성교)에는 반드시 콘돔을 새것으로 교환해서 착용해야 합니다.

Q1 임신 중 부부관계 시 콘돔을 꼭 사용해야 하나요?

 제가 읽은 책에선 오히려 정액이 아이한테 적당한 자극을 줘서 좋다고 하던데요.

 저희는 그냥 질 내에 사정하는데 의사 선생님이 배가 뭉치고 아프면 콘돔 쓰라고 했어요. 그런데 정자가 양수를 흔들어주고 아기를 자극해서 감성지수를 높여준다는 말도 들었어요.

 저도 정액이 아기한테 좋은 영향을 미친다고 들었어요. 그래서 초기엔 질외사정 하다가 지금은 그냥 안에다 사정해요.

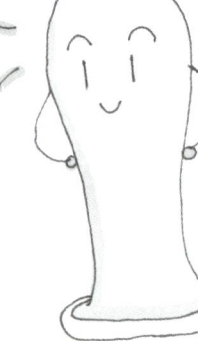

Q2 콘돔 사용해도 임신이 되나요?

 콘돔의 유통기한이 지나 콘돔이 부식 됐거나 사용자가 사용법을 제대로 몰라서 자신에게 맞는 콘돔을 고르지 못하면 콘돔을 사용해도 임신이 되는 경우가 종종 있습니다.

Q3 콘돔에도 유통기한이 있나요?

 콘돔 케이스 측면에는 제조일 및 유통기한이 적혀있는데 콘돔의 유통기한은 대개 3년에서 5년입니다. 콘돔 재질이 라텍스 소재의 고무이고, 수용성 윤활제가 도포되어 있기 때문에 시간이 오래 지나면 부식되거나 찢어질 수 있습니다.

콘돔은 흔히 사용되는 피임법입니다. 이러한 피임법은 약 1% 정도 실패 가능성이 있습니다. 콘돔의 유효기간이 지났거나, 사용자가 사용법을 제대로 숙지하지 못 했을 경우에는 콘돔을 사용해도 임신이 되는 경우가 있습니다. 임신 중에 반드시 콘돔을 사용해야 하는 것은 아닙니다. 임신 중 성관계는 예정일 4주 전까지는 해도 관계 없습니다. 단 유산이나, 조기 진통이 있는 경우는 피하는 것이 좋습니다.

탄산음료
임신 중에 탄산음료를 마셔도 되나요?

keyword 201

질문 / 940건
조회 / 316,510명
댓글 / 12,550개
체크 / 임신 전 기간

중요도

아토피와 알레르기 증상을 보인 아이들의 부모에게 임신 중 즐겨 먹었던 음식과 탄산음료 섭취 여부에 대해 설문 조사를 했더니 그 결과 임신 기간에 탄산음료를 자주 먹으면 아토피 발병률이 2배 이상 높은 것으로 나타났다고 합니다. 아기의 깨끗한 피부를 위해 시원한 콜라의 유혹을 견뎌 내야 합니다.

Q1. 사이다와 콜라가 나쁘다는데 자꾸 먹고 싶어요. 속이 안 좋으니까 더 먹고 싶어요. 임신 중 탄산음료 얼마나 안 좋은가요?

댓글1 카페인보다도 콜라는 인 때문에 안 좋아요. 인 성분은 대사를 할 때 칼슘이 필요하거든요. 그래서 뼈나 치아에서 칼슘을 빼갑니다. 그래서 콜라 먹으면 뼈 삭는다고 하죠. 설탕 때문에 이가 썩는 게 아니고 진짜 뼈에서 칼슘을 빼냅니다. 그리고는 배설되죠. 그래시 먹지 말라고 하는 거에요. 콜라 믹지 마세요. 정말 안 좋습니다.

 댓글2 되도록 안 먹는 게 좋아요. 탄산은 철분 흡수를 방해합니다. 차라리 얼음물을 먹으면 답답한 게 좀 덜할텐데요. 콜라로 화장실 닦으면 깨끗하게 닦인다죠? 자동차 세척할 때도 사용한다고 해요. 될 수 있으면 먹지 마세요.

댓글3 탄산이 칼슘 흡수하는 걸 방해한다고 그러네요. 소화가 잘 안되면 소화제 역할을 하는 식혜 드세요. 식혜에 들어 있는 엿기름 성분이 소화제 역할을 한다네요. 전 임신 초기에 식혜를 달고 살았어요.

콜라나 커피, 녹차에 들어 있는 카페인 성분이 아기한테 좋지 않기 때문에 될 수 있으면 안 먹는 게 좋겠죠. 조심해서 나쁠 건 없잖아요.

 탄산음료의 인 성분이 칼슘 성분을 배설시키고, 카페인이 칼슘의 섭취를 저해합니다. 따라서 산모에게 탄산음료를 권장하지는 않습니다.

탈항
탈항은 왜 생기나요?

keyword 202

질문 / 5건
조회 / 1,275명
댓글 / 25개
체크 / 임신 전 기간~출산 후

중요도

임신이 계속 진행되면 커진 자궁에 장이 압박되고 장 운동이 원활하지 않아 변이 통과하는데 시간이 오래 걸려 이것이 또한 변비를 악화시키는 원인이 됩니다. 임신 후기가 되면 항문의 혈관에 울체가 심해진 데다 무거워진 자궁이 항문과 직장을 압박하므로 혈액순환이 더욱 나빠지고 항문에 압력이 강하게 걸려 기존의 치핵이 나빠져 탈출하거나 탈항을 일으키게 됩니다.

Q1. 출산 중에 탈항하는 경우 위험한가요?

 생명이 위험해 지는 건 아니지만 그 고통이 심하다고 알고 있어요.

 제 친구도 탈항됐는데요. 항문외과, 산부인과 모두 좌욕밖에 방법이 없다네요. 아기 낳고 한참 있다가 항문외과에서 수술하라고 했데요.

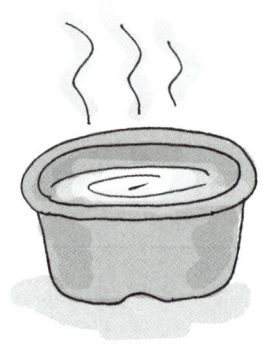

Q2. 임신 중 탈항은 왜 걸리나요?

 임신을 하면 아무래도 자궁의 크기가 커져 혈액순환이 원활하지 못하게 되고, 복강 내 압력을 상승시키면서, 자연히 항문의 압력도 상승하게 된대요. 내치핵이 심해지면 치상선이 하방으로 내려와 탈항 증상을 보이는 것 같아요.

압력이 높아지기 때문에 직장의 일부가 항문으로 밀려나오는 것이지요. 저희 언니는 아무래도 원래 그러한 체질이 있는 사람이라서 임신 때문에 더 악화된 것 같아요.

 출산 중 치핵이 빠져나오는 경우는 종종 있습니다. 대부분 좌욕 등으로 좋아지니 큰 걱정할 필요 없습니다. 하지만, 지속되는 경우 외과 전문의와 상의하세요.

태동
언제부터 태동을 느낄 수 있나요?

keyword 203

|중|요|도|

질문 / 24,030건
조회 / 5,286,600명
댓글 / 190,640개
체크 / 임신 중기~말기

태동은 4개월 이후에 느끼게 됩니다. 태아의 피부 감각은 청각이나 시각 등 다른 감각보다 훨씬 빨리 발달하기 때문에 피부로 여러 가지를 느낍니다. 엄마가 배를 두드리면 태아는 그 소리와 움직임을 느낄 수 있습니다. 태아의 움직임에 따라 엄마가 반응을 해주면 서로 즐거운 놀이가 되기도 합니다. 엄마만이 느낄 수 있는 신비로운 대화를 해보는 것은 어떨까요?

Q1 아기가 배꼽 위에서 태동하는 건 언제부터인가요?

 7개월쯤 되면 올라가요.

 지금 28주 째인데 여기저기서 동시 다발적으로 발로 차고 손으로 때리고 해요. 가끔 밤에 잠을 못 잘 정도예요.

 25주인데 아래로 갔다 위로 갔다 하는 것 같아요.

Q2 복부 비만이면 태동도 잘 못 느낀다고 하던데 괜찮을까요?

 첫 애는 조금씩 늦어요. 두 번째 임신하면 처음보다는 잘 느껴져요. 너무 걱정하지 마세요.

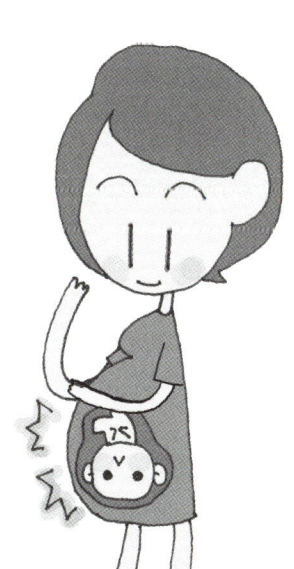

저는 복부 비만인데도 13주부터 태동 느꼈어요. 뱃살과 태동 느끼는 건 상관없는 것 같아요.

 저는 복부 비만 아닌데도 20주 되는 날부터 태동 느꼈어요. 병원에서는 첫 애라 늦게 느끼는 거라고 하더라고요.

Q3 태동놀이 어떻게 해야 할까요?

 저는 남편이 아기 태명 부르면 바로 신호 주던데요.

태동놀이 : 일상생활에서 일어나는 일들을 그림 그리듯이 재미있게 얘기해주거나 아빠의 굵고 믿음직한 목소리에 안정과 신뢰를 느끼도록 매일 아빠의 목소리를 들려주면 두뇌 발달과 상상력, 독창력을 길러주는 데 도움이 됩니다.

 힘들거나 배가 뭉쳐있을 때 마사지하면서 아기랑 얘기하고, 아기가 발차고 놀 때 제가 얘기하면서 톡 치면 함께 반응해요. 신기해요.

 아기가 태동이 있을 때 엄마가 반응을 보이면 아기와 태동놀이를 할 수 있대요. 예를 들면 아기가 먼저 움직이면 그 움직인 곳을 손으로 톡톡 두드리면서 '우리 아기가 발길질을 하네.' 라는 식으로 응답을 계속해 주래요. 그러다 보면 태동놀이를 할 수 있다고 해요.

태동은 산모에 따라 차이가 있을 수 있지만 대개 임신 20주가량부터 느낄 수 있습니다. 약 7개월부터 엄마가 말하는 말소리나 음악 소리에 태동으로 반응을 보이는 것으로 알려져 있습니다. 7개월 이상부터 태아가 성장하여 마음껏 회전하지 못하고, 태동은 주로 차는 듯한 동작으로 바뀌고 강해지며 출산이 가까워지면 활발하게 움직이던 아기는 골반 쪽으로 내려가기 때문에 태동이 점차 감소합니다.

태몽
태몽을 안 꾸기도 하나요?

keyword **204**

질문 / 6,715건
조회 / 1,241,465명
댓글 / 44,205개
체크 / 임신 전~ 임신 기간 내

중요도

태몽은 아기가 생길 무렵 엄마나 주변사람들이 꾸는 꿈을 말합니다. 무언가를 가져오거나 받거나 보는 꿈이 대부분이며, 몇 십 년이 지나도 태몽 꿈을 이야기할 수 있을 정도로, 강렬하고 생생한 기억으로 남습니다.

Q1 태몽에 관한 분석과 풀이에 대해 알려주세요.

댓글1 태몽 안 꾸는 사람도 있어요. 태몽 풀이로 미래를 점칠 필요는 없는 것 같아요.

댓글2 태몽을 분석할 필요가 있을까요? 그냥 아기 생길 것 같은 예감 정도로 생각하세요.

댓글3 꿈은 그냥 꿈일 뿐이에요.

댓글4 특별히 기억에 박혀서 잊히지 않는 꿈이 태몽이라네요. 대부분 꿈이 자고 나면 잊혀지는데 태몽은 몇 십 년이 지나도 기억이 난대요.

Q2 태몽은 꼭 꿔야 하나요?

댓글1 꼭 꿔야한다는 건 없지만, 보통 알고 있는 것처럼 태몽이 아기 성별을 말하는 건 아니고 성격을 말하는 거래요. 아무튼 저나 제 주변 사람들도 다 못 꿔서 저는 태몽 아예 없어요.

댓글2 태몽이 없는 경우도 있다고 하던데요. 저도 첫째는 현실처럼 정말 눈에 선했는데, 둘째는 꿈이 없어요.

의학적으로 알려진 연구 결과나 근거는 없습니다. 잉태에 관한 여러 가지 조짐을 알려주는 전통적인 풍습입니다. 요즘은 태몽의 주 관심이 성별 판단에 있지만, 과거엔 장래 운명에 대한 예시로 풀이하는 경향이 많았다고 합니다.

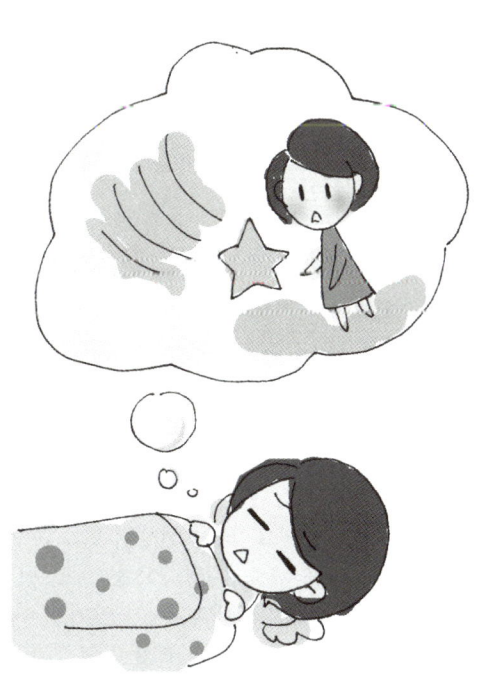

태변
아기가 태변을 먹었어요.

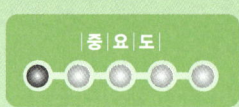

질문 / 80건
조회 / 18,355명
댓글 / 425개
체크 / 임신 말기

태변의 성분에는 태아가 엄마 배 속에 있을 때 양수와 함께 삼킨 자신의 피부 세포와 솜털, 태지, 칼슘염, 담즙색소 등이 포함됩니다. 대개 검푸르며 매끄럽고 끈적거립니다. 태변은 한 번에 다 나오는 것은 아니어서 이틀에서 길게는 5일 정도 지나야 몸속의 찌꺼기들이 다 빠져나옵니다. 따라서 만약 태변이 나오지 않는다면 아기의 건강에 이상이 있다는 적신호로 보아도 좋습니다. 태변이 체내에 남아 있는 상태에서 다른 음식물이 들어가면 태변은 그대로 체내에 흡수됩니다. 이렇게 흡수된 태변은 독이 되어 소화 장애나 알레르기성 질환을 일으킬 수 있습니다.

정상적인 아이는, 생후 4일째부터 똥이 점액질이 많은 옅은 노란색 변으로 변합니다. 신생아의 똥이 성인의 똥과 다르게 노란색을 띄는 이유는 신생아의 장은 너무나도 깨끗해서 성인의 장내에 있는 세균이 없기 때문으로 장내 세균에 의해 쓸개즙이 환원되면 정상적인 어른 똥의 색이 나오게 됩니다.

간혹 태아 질식이나 자궁 내 스트레스로 인해 태아의 항문 괄약근이 이완되면서 자궁 내에서 태변을 보게 되고, 태변이 함유된 양수가 태아나 신생아의 기도로 흡입된 상태를 태변흡입 증후군이라고 합니다. 이런 아기들은 출생 시 피부나 제대에 태변 착색, 빈 호흡, 비익호흡(호기성 신음소리), 저산소증, 청색증 등을 나타내며 치료를 해야 합니다. 약 10%의 태아들이 모체의 배 속에서 변을 보는 경우가 있습니다.

Q1 아기가 태변을 먹었어요. 위험한가요?

 제 주변에도 아기가 태변을 먹어서 제왕절개로 낳은 분이 있어요. 아기는 일주일 정도 인큐베이터에 있었어요. 지금은 아기가 아주 건강하게 잘 자라고 있어요.

 걱정하지 마세요. 제 조카도 같은 경우였답니다. 병원에서 포기해야 한다고 마음 단단히 먹으라고 했었는데. 열흘 정도 신생아 중환자실 인큐베이터에 넣어놓고 모유 배달해서 먹였답니다. 지금은 건강해요. 괜찮을테니까 걱정하지 마세요.

 저는 첫 애 출산할 때, 진통 6시간 후쯤에 아기가 태변을 보는 바람에 촉진제 맞고 바로 분만실로 들어갔던 아찔한 기억이 있어요. 의사 선생님 말로는 아기가 태변을 먹으면 거의 사망이라고 그러더군요. 그래서 분만을 늦출 수 없다고 했어요. 진통 중에 거의 의식을 잃었는데, 그 소리 듣는 순간 정말 놀랐던 기억이 있네요. 제가 알기엔 아기가 배 속에서 태변을 먹는 경우는 거의 드물지만, 먹으면 그다지 좋지 않은 걸로 알고 있어요.

Q2 아기 태변을 보게 하려면 어떡해야 하죠?

 저희 언니는 아기에게 젖 안주고 물만 먹였어요. 물만 먹이고 태변을 보게 했는데 신기하게도 누더군요. 아기는 정말 건강해요. 무조건 굶긴다기보다 모유가 나올 동안 다른 걸 안 먹인다고 생각하면 될 것 같아요. 요새 모유 권장하는 병원들은 모유 나올 때까지 분유 안 먹이잖아요. 그러면서 자연스럽게 태변을 보나 봐요.

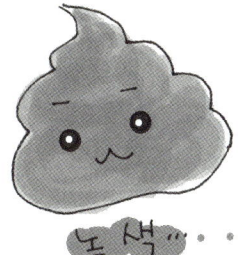

 의도적으로 굶기는 게 아니라 모유 돌 때까지 다른 걸 안 먹이는 거예요. 최대 3일까지는 아기가 견딜 수 있다고 들었습니다. 물론 그 사이 계속해서 젖 물리는 건 해야 하죠. 그전에라도 모유가 돌면 먹이면 돼요. 아기 상태를 봐가며 하세요.

 분유가 없던 시절에는 모유가 나올 때까지 물만 먹였어요. 아기는 일주일 동안 살아갈 영양분을 가지고 태어난데요. 그리고 분유를 먹은 아기랑 먹지 않은 아기랑 태변의 양이 엄청 차이 난데요. 분유 먹은 아기가 태변을 완전히 배출하지 못해서 요즘 애들이 아토피랑 황달이 많다고 해요.

 태변이 착색된 양수를 분만과정 전후에 태아가 기도로 흡입할 경우 태변흡입 증후군과 폐렴을 일으켜 주산기 유병률과 사망률을 크게 증가시키는 요인이 됩니다. 분만 즉시 신생아의 인후두에서 태변을 제거하고 필요하면 소아과 의사의 도움을 받는 것이 일반적입니다.

태아 몸무게
태아 몸무게를 어떻게 재나요?

keyword **206**

질문 / 2,160건
조회 / 2,063,000명
댓글 / 8,640개
체크 / 임신 말기

태아의 몸무게를 초음파 검사를 통해 계산하는 방법은 여러 가지로 머리크기만 가지고 추정하는 방법이 있기도 하지만 요즘은 대부분 머리크기와 다리길이, 배둘레 세가지로 추정하게 됩니다. 물론 초음파 검사로 예측한 태아의 몸무게는 그림자를 가지고 추정한 것이므로 임신 말기로 갈수록 오차 범위는 커지게 되어 예측 무게에서 200g정도 크거나 작게 태어날 수 있습니다. 몸통이나 다리에 비해 머리가 1~2주 정도 큰 경우라면 정상 범위에 속하므로 걱정하지 않아도 됩니다.

Q1 아기 몸무게가 평균보다 작은데 괜찮을까요?

댓글1 저도 34주에 아기가 좀 작다기에 영양가 높은 음식 많이 먹고 있어요.

댓글2 저도 아기가 작다고 해서 그냥 무조건 많이 먹었어요. 그랬더니 일주일도 안 돼서 500g 넘게 늘고 아기가 많이 커졌어요. 아이가 너무 작다고 해서 걱정 많이 했는데 막달 다가오니 아이가 금방 자라요. 엄마가 많이 드세요.

댓글3 초음파 잴 때 어떻게 재느냐에 따라 수치가 조금씩 달라지더라고요. 저 아기 몸무게가 3kg 정도 되기에 너무 많이 나가는 것 같다고 했더니 다시 재보자고 해서 쟀더니 2.5kg이었어요. 오차가 있대요.

댓글4 저도 아기가 작다고 병원에서 달걀 두 알, 우유 두 컵 이상 매일 마시라고 했어요.

댓글5 영양가 있게 드시고 낮잠 많이 주무세요. 그럼 아기 많이 큰대요.

Q2 태아 몸무게가 평균보다 많은데 괜찮을까요?

댓글1 저는 조산기 때문에 누워 지내다가 아기가 커져서 유도분만을 했습니다.

댓글2 저도 임신 후기까지 아기가 크다고 했어요. 그래서 출산 전날까지 걷기 운동 많이 해서 순산했습니다. 먹는 건 무리하게 줄이지 말고 운동 많이 하세요.

Q3 태아 몸무게 측정은 어떻게 하죠?

댓글1 머리, 팔. 다리 크기 재서 대략 추측하는 거예요. 그래서 낳아보면 초음파상 몸무게랑 실제 몸무게랑 다를 때 많아요.

댓글2 양수 무게, 아기 머리둘레, 팔다리둘레, 배둘레 재서 추산한대요.

댓글3 어느 정도 오차가 있어요. 전 초음파로 쟀을 때 3.1kg이었는데 낳고나니 2.85kg이었어요. 제 친구는 초음파로 3.4kg이었는데 낳고나니 3.9kg이어서 낳을 때 자연분만 시도하다가 제왕절개 했어요.

태아 몸무게는 초음파 검사를 통해 태아 머리크기, 배둘레, 다리길이로 계산하여 추정하게 됩니다. 초음파로 예측한 몸무게는 오차가 있지만, 주 수에 비해 차이가 많이 나면 산전 진단을 좀 더 자주 받아야 합니다.

태아 성장
배 부름과 아기 성장이 관계 있나요?

keyword 207

질문 / 13건
조회 / 5,916명
댓글 / 66개
체크 / 임신 전 기간

중요도

모체는 태아에게 필요한 갖가지 영양분을 제공하고 편안하게 잠자고 휴식할 수 있는 요람이고 마음껏 움직이고 활동하는 무대입니다. 이러한 모체의 상태를 좌우하는 것은 또 엄마의 마음입니다. 임신 중 강한 정신적 스트레스를 받으면 태아의 뇌에 영향을 미쳐 아기가 태어난 후 신경질적이고, 젖도 잘 안 먹고, 건강한 뇌가 혼란스러워진 결과 몸의 균형도 깨지기 때문에 배변도 불안정해진다고 합니다.

태아 심장 박동은 빠르면 임신 6주부터 나타나고 늦어도 임신 7주까지는 나타나야 합니다. 그 이후에도 심장 소리가 들리지 않으면 임신은 되었으나 초음파상 태아 심장박동이 없을 수가 있습니다. 이것은 배란일이 늦었다든가 유산이 되면서 생길 수 있습니다. 유산은 되었어도 출혈도 없고 통증이 없는 경우도 얼마든지 있습니다.

태아 성장 단계별 발달사항은 다음과 같습니다.

만 0~7주는 몸의 각 부분이 만들어집니다. 특히 X-Ray 검사나 약물복용에 주의해야 합니다.

만 8~11주가 되면 양수 속에서 활발히 운동을 시작합니다. 태아의 몸무게는 15g 정도, 크기는 6cm 내외입니다. 만 12~15주가 되면 마음의 기초라고 할 희노애락이 생겨납니다. 내장기관이 거의 완성됩니다. 몸무게는 110g 정도입니다. 만 16~19주가 되면 엄마의 목소리를 인지하게 됩니다. 혈액이 만들어지고 손톱이 생겨납니다. 태아의 크기는 약 25cm 내외입니다. 만 20~23주가 되면 양수를 마시고 소변도 봅니다. 이때 털이 나기 시작합니다. 만 24~27주가 되면 외부 소리를 듣고 손가락을 빱니다. 만 28~31주가 되면 발로 차는 힘이 세지고 태동이 강하게 옵니다. 태아는 1.8kg에 40cm정도의 크기입니다. 만 32~39주가 되면 눈을 뜨고 있을 때와 자고 있을 때를 구별할 수 있으며 피하지방이 몸 전체로 퍼져서 매끄럽게 엄마 자궁을 빠져나갈 준비를 하며 피부색은 핑크색을 나타냅니다. 태아는 2.5kg 내외, 48cm 정도입니다.

Q1 아기가 성장을 안 한다고 해요. 어떡하죠?

댓글1 저도 작년에 그랬는데 8주쯤에 계류유산 됐어요. 심장 뛸 때도 희미하게 뛰더니 끝내 심장이 멈췄어요.

댓글2 저도 작년에 아기집 보고 아기는 없어서 7주, 8주 기다리다 9주 때 수술했어요. 아니길 바라지만 혹시 그렇더라도 힘내세요. 너무 상심하면 몸 버린대요.

댓글3 저도 아기집이 너무 작다고 2주 있다가 오라고 했는데 2주가 꼭 2년 같았어요. 그래서 종합병원도 예약하고 또 다른 개인병원도 가보고 했는데 결국 유산을 했어요.

Q2 저는 6개월인데 아직 배가 조금밖에 안 나왔어요. 배 크기와 아기의 건강이나 성장은 상관없겠죠?

댓글1 저는 배가 작은 편이에요. 아기도 작대요. 배 크기와 관계가 있는 것 같아요.

댓글2 전 아기 낳을 때까지도 배가 별로 안 나왔었는데 항상 아기는 주 수보다 컸어요. 아기 낳으러 갔을 때 간호사가 배 보더니, 아기 몇 kg이냐고 작은 거 아니냐고 걱정할 정도였어요. 그래도 우리 아기 3.3kg로 건강하게 태어났답니다. 배 크기는 아기랑 아무 상관없답니다. 의사 선생님도 한 번도 배 작다고 걱정한 적 없어요. 아기가 적당히 잘 크고 **양수량**만 부족하지 않으면 아무 문제도 없답니다. 걱정 마세요.

> **Tip**
> **양수의 역할** : 양수는 완충 작용을 하여 외부의 충격으로부터 태아를 보호하고, 세균 감염을 막을 뿐만 아니라 태아의 체온 조절을 돕습니다. 또한, 분만할 때에는 자궁의 입구를 여는 힘으로 작용합니다.

댓글3 저도 배가 작은 편이라 정기검진 때 의사 선생님한테 물어보니 배 작게 나왔다고 아기한테 이상 있는 거 아니라고 걱정하지 말라고 했어요. 살이 많이 찐 사람들이 대체로 배도 많이 나온다고 해요. 아기도 정상 크기로 잘 크고 있다는 말 듣고 안심하고 왔어요.

태아의 성장은 배가 커지는 것으로 알 수 있는 것이 아닙니다. 배가 커지지 않는 것처럼 느껴져도 태아는 대개 성장하고 있습니다. 그러나 몸무게가 너무 안 늘거나 배가 너무 안 커지면 산부인과 전문의와 상의하여 태아 성장을 확인하십시오.

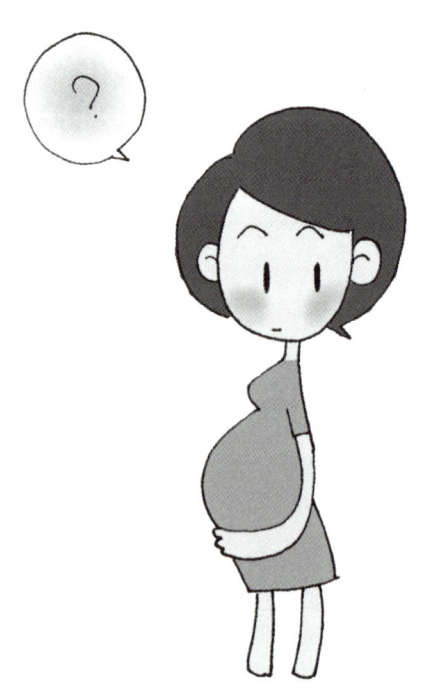

탯줄
탯줄에도 병이 생길 수 있나요?

keyword 208

|중|요|도|

질문 / 1,195건
조회 / 399,680명
댓글 / 7,050개
체크 / 임신 중기~말기

탯줄은 태아와 엄마를 연결하는 줄입니다. 이 줄을 통해 태아는 영양을 공급받고 생명을 유지합니다. 탯줄은 복부에서 시작되며 태어날 때 길이는 약 60㎝, 지름은 1.3㎝ 정도 됩니다. 탯줄에는 배꼽 동맥 2개와 배꼽 정맥 1개가 있습니다. 이 혈관들을 통해 태아의 심장은 태반과 혈액을 주고받으며, 태반은 모체의 순환계와 영양분·노폐물을 교환합니다. 출생 후에 탯줄을 절단함으로써 태아와 모체는 떨어지게 됩니다.

Q1. 태아가 탯줄을 목에 감고 있다는데 괜찮을까요?

 우리 아기도 한 번 감고 있어요. 의사 선생님은 걱정 말라는데 전 걱정이 돼요. 31주쯤 그 얘길 들었는데 2주 후에 진료 갔을 때도 안 풀었어요. 태담으로 감은 탯줄 풀라고 매일 그랬어요. 제발 풀었으면 좋겠어요.

 저도 줌산교실에서 늘었는데 요즘은 옛날이랑 다르게 산모의 영양상태가 좋아서 탯줄이 많이 길어졌다고 해요. 아기가 이리저리 움직이다 탯줄을 감기도 하고 풀기도 하고 그런다고 걱정할 일 아니라네요. 너무 걱정하지 마세요.

 첫 아이 때는 탯줄 감고 있다고 해서 수술했어요. 태동 검사 할 때 삐~하고 소리가 나는 게 아기가 숨을 못 쉰다고 했어요. 그래서 바로 입원해서 밤새 태동 검사하다가 다음날 첫 수술했어요.

 4명 중의 1명꼴로 감고 있다고 해요. 애가 탯줄을 장난감으로 알고 갖고 논다네요. 걱정 안 해도 된대요.

Q2. 탯줄이랑 아기 고추는 어떻게 구분하죠?

 저도 16주에 태아의 사타구니 사이에 조그만 흰색 막대기 같은 거 보고 의사 선생님한테 물어보니 끝까지 안 가르쳐 주고 20주에 가니 아들이라고 하더군요. 탯줄 선은 선명한 흰색이고 고추는 약간 흐린 흰색으로 구분한다는데 제가 보기엔 모르겠더군요. 대부분 20주 되면 가르쳐 준다 하시던데요.

제가 알기엔 고추는 그 옆에 고환 때문에 약간 케이크(?)같이 보이는데요. 마치 빵 위에 초가 꽂혀 있는 것처럼 말예요.

 전 탯줄이랑 고추랑 비교해서 보여주시던데요. 고추는 끝이 약간 뾰족하고 탯줄은 그렇지 않더군요.

댓글4 탯줄은 잘 보면 하얀 꽈배기 같아요.

Q3 탯줄은 언제부터 생겨서 아기랑 연결되나요?

 탯줄은 계속 있고 태반이 15주쯤에 완전히 생긴다고 들었어요.

 탯줄은 초기부터 생기는데 완전하게 완성되는데 시간이 걸린 데요. 한 삼 개월은 돼야 할 듯.

 임신 4개월경에는 태반이 완성된다고 하네요. 탯줄은 그전에 생기겠지만 태반이 완성되어야 탯줄로 영양분 받지 않을까요?

 저 8주인데 탯줄 봤어요. 의사 선생님이 영양분 이걸로 죄다 먹고 있다고 했어요. 처음부터 있는 거 아닌가요?

> **Tip**
> 탯줄 : 탯줄은 임신 4주 말쯤에 형성되며, 태반에서 나와 태아의 배꼽에 연결됩니다. 표면은 매끈한 막으로 덮여 있으며, 두 가닥의 동맥과 한 가닥의 정맥으로 이루어져 있습니다. 정맥이 동맥보다 빨리 자라기 때문에 동맥의 주위를 감아서 구불구불한 상태로 있습니다. 탯줄의 정맥을 통해 모체로부터 산소와 영양분이 태아에게로 공급되며, 동맥을 통해 태아의 정맥혈이 모체 혈액으로 배설됩니다.

Q4 탯줄에 동맥이 하나래요. 괜찮을까요?

 저도 그래요. 저는 첫 애 때 입체 초음파를 해서 그 사실을 알았어요. 대학병원, 전문병원 다 다녀 봤는데, 확실한 답을 못 들었어요. 저는 다행히 정상아를 낳았어요. 대부분 정상으로 태어난다고 합니다. 그런데 외동맥일 경우 심장에 구멍이 나거나 항문이 막히거나 콩팥이 안 좋다고 해요. 저는 너무 당황하고 너무 많이 울고 그랬는데 다행히 건강했어요. 지금 4살이에요. 속을 썩이고 태어나서 그런지 마음도 예쁘답니다. 지금 생각해도 심장이 철렁 내려앉아요.

Q5 탯줄기형이 정확히 어떤가요?

 탯줄 이상은 잘라봐야 안다고 하던데요. 첫 아이 때 탯줄이상이어서 걱정 많이 했는데 탯줄은 아기 낳을 때 잘라봐야 안대요. 첫째 때는 혈관이 세 개 있어야 정상인데 두 개였어요. 9개월 미숙아로 낳았지만. 애만 조금 작다 뿐이지 건강하답니다. 미숙아로 낳은 것도 탯줄 때문에 그런 게 아니고 저한테 임신중독이 와서 그런 거였어요. 탯줄은 영양 공급하는 관이니까 마음 편히 먹고 잘 드세요.

 너무 걱정하지 마세요. 제가 그 맘 잘 알고 있습니다. 저도 그랬거든요. 신랑이랑 얼마나 걱정을 했는지 몰라요. 아마도 정확한 명칭은 단일제대동맥일 겁니다. 의사 선생님도 괜찮을 거라고만 하고 특별히 뭐라고는 말씀 안 하셨거든요. 태아 정밀 심초음파 검사를 받고 태아 심장엔 전혀 문제가 없다고 해서 한시름 놓았죠. 그리고 지난 12월에 건강하게 우리 딸이 태어났습니다. 지금 딱 한 달 됐어요. 건강히 잘 자란답니다.

저는 임신 26주 때 단일제대동맥이라는 진단을 받았어요. 산모의 탯줄(제대)에는 동맥이 2개, 정맥이 1개가 정상인데 단일제대동맥의 경우는 동맥이 1개, 정맥이 1개 있는 경우로 탯줄 기형이라네요. 의사 선생님 말씀이 이런 경우 태아의 기형을 동반하는 경우가 30% 정도가 된다고 양수 검사를 하라고 해서 양수 검사 받았어요. 그리고 다니던 병원이 소규모 개인병원이라서 유전, 기형 전문으로 하는 병원으로 옮겨서 정밀 초음파를 다시 받았답니다. 의사 선생님 말씀이 정밀 초음파상에 단일제대동맥 이외의 다른 기형이 보이지 않고, 양수 검사 결과가 정상으로 나왔으니 걱정할 필요가 없다고 하셨어요. 단, 드물지만 태아의 발육 지연 등의 문제가 발생하기도 한다고 규칙적으로 병원에 나와 아기가 잘 크는지 확인하라고 했어요. 단일제대동맥이라면 꼭 정밀 초음파랑 양수 검사(염색체 이상 여부 확인) 받아보는 게 좋을 것 같아요.

 탯줄의 기형 중 배꼽 동맥이 하나인 것 자체로는 큰 문제가 되지 않습니다. 하지만, 동반 기형이 있을 수 있으므로 면밀한 검사가 필요합니다.

탯줄을 목에 감는 경우가 종종 있습니다. 이 경우 정상 질식 분만에 큰 문제는 없으나 간혹 진통 중 압박으로 아기가 힘들어 할 수도 있습니다.

텔레비전
임신 중 텔레비전을 많이 봐도 되나요?

keyword 209

|중요도| ●●●●●

질문 / 770건
조회 / 229,010명
댓글 / 5,905개
체크 / 임신 전 기간

TV의 전자파는 화면의 크기에 비례해서 방출되기 때문에 29인치 이상의 TV를 보는 가정은 더욱더 전자파에 대해 경계해야 합니다. 수분이 있는 물질은 전도성이 있어서 전기장 일부를 흡수한다고 합니다. 때문에 주변에 잎이 많은 활엽수나 수분 함량이 많은 식물을 놓아두는 것이 좋습니다. 또한, TV 전자파에서 아이를 지키려면 최소한 1.5m 이상 떨어진 거리에서 시청하도록 유도합니다. 대부분 리모컨은 소형 건전지로 작동하기 때문에 전자파의 반출이 거의 없습니다.

Q1 임신 중 텔레비전 자주 보는 거 안 좋을까요? 태교 안 하고 텔레비전만 보면 아기한테 안 좋겠죠?

 저도 집에 있으면서 텔레비전 편성표까지 다 외우고 있을 정도랍니다. 밤늦게까지 텔레비전 보고 늦게 일어나고 그럽니다. 이러면 안 될 것 같아서 빨리 규칙적인 생활을 하도록 노력해

보려고 합니다.

 지능은 유전적인 요인이 더 큽니다. 영양실조나 성장 발달에 장애가 있는 기형성 유발 질환에 의한 것이 아니면 태교의 영향은 정확히 검증된 바 없습니다.

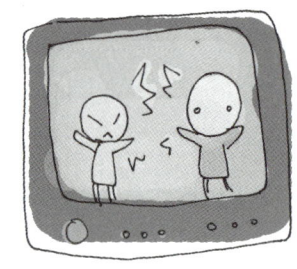

 저도 온종일 텔레비전하고 놀았어요. 곧 아기 만날텐데 태교도 안 했어요. 좀 미안한데 낳아서 잘하면 되죠. 그걸로 위로 삼고 있어요. 엄마가 맘 편히 가지고 있었다면 괜찮을 거예요. 그런 걸로 스트레스 받지 마세요.

 저도 집에서 종일 텔레비전, 컴퓨터만 봐요. 저도 솔직히 걱정이 되긴 하죠. 그래서 웬만하면 책을 보려고 노력 중이에요. 운동도 하려고 노력 중이에요.

임신 중에 TV를 많이 본다고 문제가 되지는 않습니다. 그러나 TV의 전자파와 두뇌 자극을 고려할 때, 지나치게 TV를 많이 보지 않는 것이 좋습니다.

튼 살 관리법
임산부 튼 살 관리법 좀 알려주세요.

keyword 210

질문 / 9,025건
조회 / 2,196,500명
댓글 / 64,150개
체크 / 임신 중·말기

임신하면 갑자기 몸이 불기 쉬워서 튼 살이 많이 생깁니다. 무조건 잘 먹어야 하는 임신부라도 적절한 식사량으로 체중을 조절해야 합니다. 임신 기간의 체중 증가량은 9~15kg 정도가 적당합니다. 튼 살 크림에는 주성분인 비타민 A 외에 비타민 C, 콜라겐, 각종 아미노산이 들어 있어 튼 살을 예방하고 증상을 완화시켜 줍니다. 배를 부드럽게 마사지하면서 발라주세요.

Q1 임산부 튼 살 관리법 좀 알려주세요.

 임신 중 튼 살을 예방하려면 물 많이 마셔야 해요. 수분 로션이나 오일을 듬뿍 바르고 튼 살 크림도 바르세요.

저는 주로 겨울철엔 추워서 뜨거운 물에 샤워했는데 약간 미지근한 물로 씻고 샤워 후 수건으로 많이 닦아내지 않고 약간의 수분기가 남은 상태에서 바디로션을 발라주면 촉촉함이 더 오래가는 것 같아서 그 방법을 사용합니다. 그리고 특히 건조해지기 쉬운 팔 뒤꿈치나 무릎, 발 뒤꿈치는 가끔 바디로션을 많이 바르고 랩으로 감싸주어서 촉촉하게 가꿉니다. 이렇게 하니 튼 살이 없어지더군요.

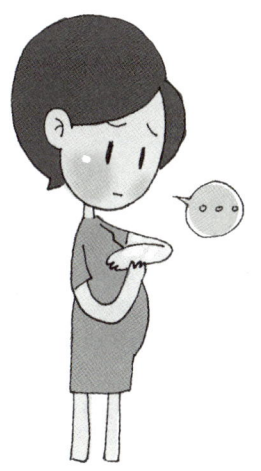

Q2 출산 후 튼 살이 없어지나요?

 하얗게 변하고 나면 아무런 소용이 없어요. 그전에 빨리 바르는 게 좋아요. 샤워한 후 바르는 게 좋아요. 살이 한 번 트면 없어지지 않으니 지금부터 꾸준히 사용하세요.

 튼 살은 한 번 트고 나면 원래대로 회복하기 어려워요. 그래서 미리 예방하려면 발라주래요. 트고 난 후라도 초기에 튼 살 크림을 바르면 많이 개선이 되기도 해요. 효과 좋은 튼 살 크림을 아침, 저녁으로 꼭 바르세요.

 튼 살은 절대로 안 없어져요. 어쩔 수 없이 튼다면 적게 틀 수 있게 노력하는 것 밖에는 없어요. 건조하지 않게 오일, 로션 듬뿍듬뿍 바르세요. 색이 옅어질 뿐이지 없어지진 않아요.

 완전하게 없애지는 못해요. 성형외과나 피부과에 가면 레이저로 시술해서 없애는 방법이 있다고 하는데 그것도 가격대가 만만치 않은 걸로 알고 있어요. 100% 없애지도 못 한다고 들었답니다. 아기 낳고 매일 오일로 마사지해 주면 잘 안 보여요. 아기 낳고서 관리가 중요한 것 같아요.

 안타깝지만 출산 후에도 흔적이 없어지지 않습니다. 따라서 튼 살은 무엇보다 예방이 중요합니다. 사람마다 체질이 다르므로 100% 예방할 순 없지만 꾸준히 마사지하고 기능성 속옷을 이용하면 어느 정도 예방이 가능합니다.

Q3 튼 살 크림 사용법에 대해 알려주세요.

 저는 4개월 때부터 계속 발랐더니 지금 34주 3일 됐는데 아직 탱탱해요. 텔레비전에선가 배가 트는 것도 유전이라고 해서 많이 걱정했었는데 전 괜찮더라고요.

 팔 바를 때도 안쪽에서는 밖으로 밀 듯이 바르고, 팔꿈치 쪽은 올리면서 발라주세요. 그래야 혈액순환에 도움이 된대요. 그리고 가슴도 바깥쪽에서 안쪽으로 유방 마사지 하듯이 바르고 배는 시계방향으로 원을 그리면서 부드럽게 오일이 흡수 될 수 있게 마사지하면서 바르세요.

 저는 천연 코코넛 오일을 샤워 후 계속 발라줬어요. 지금 33주인데 하나도 안 트고 오히려 탱탱해 졌어요.

 저는 샤워하고 나서 몸에는 바디로션이랑 오일로 보습해 주고 배 부분에만 튼 살 크림 바르고 스며들 때까지 마사지해 줘요. 트기 쉬운 허벅지, 엉덩이, 가슴 부분에 로션 바르고 크림은 배에만 바르세요. 촉촉해질 만큼 듬뿍 발라서 마사지를 해야 효과 볼 수 있어요.

 튼 살 크림이 효과가 뛰어나기 때문에 많이 트는 배, 허벅지, 가슴, 엉덩이에 얇게 발라주고 로션은 한 번 더 덧발라주면 좋다고 들었어요. 전신에 바를 때는 로션을 발라주니까 좋아요. 샤워 후에도 크림부터 먼저 바르고 로션을 발라주는 게 좋아요. 꼭 오일을 바르고 싶을 땐 제일 마지막에 발라주는 게 좋다고 합니다.

Q4 튼 살 크림이 아기한테 안 좋다는데 맞나요?

 임부용 튼 살 크림은 태아에게 안전한 거래요. 될 수 있으면 좋은 걸 쓰라고 하네요.

 튼 살 크림을 피부에 바르는 것은 아기에게 해롭지는 않습니다. 그런데 이미 살이 텄다면 크림으로 튼 살이 정상으로 회복되지는 않습니다. 더는 트지 않도록 예방을 잘 하시기 바랍니다.

 튼 살 크림이 아이에게 직접적인 해가 있다는 소리는 처음 들어봅니다. 튼 살 크림은 살이 트지 않거나 살이 트더라도 더는 심해지지 않게 방지하는 정도일 뿐이에요. 튼 살 때문에 산모가 스트레스 받는 것보다 좀 꾸미고 가꿔서 자기 만족하면 태아 역시 좋은 겁니다.

 튼 살의 초기 증상은 피부의 상층부가 위축되며 피부 깊숙한 곳에서 탄력섬유가 소실되어 처음에는 피부에 붉은색 선이나 띠를 두른 것처럼 나타납니다. 푸른빛이 도는 붉은색 선이 엉덩이, 넓적다리, 아랫배, 무릎 뒤 그리고 유방 등에 나타나는데, 자세히 살펴보면 정상 피부보다 약간 가라앉아 있어서 만져 보면 약간 울퉁불퉁하게 느껴집니다. 초기 병변은 시간이 지남에 따라 흰색으로 변합니다. 치료에서 가장 중요한 것은 치료 시기입니다. 초기에는 비교적 좋은 효과를 볼 수 있지만 후기 단계에 들어서면 치료가 어려워지므로 가능한 한 예방이 필요하고, 만일 발생했으면, 초기에 치료를 시작하는 것이 좋습니다. 튼 살은 예방을 하는 것이 중요하므로 튼 살 크림을 바르면 도움이 된다는 산모들도 있으나, 정확한 효과는 알 수 없습니다.

티눈
티눈을 손쉽게 제거할 수 있나요?

keyword 211

질문 / 30건
조회 / 5,900명
댓글 / 200개
체크 / 임신 전 기간

|중요도|

티눈은 core라는 조그만 근이 있어서 조금만 손을 대도 무척 아픕니다. 만약 작은 티눈이라면 티눈 연고를 발라도 임부에게 큰 해가 없다고 알려졌습니다. 그러나 약을 바르기가 꺼려지면 따뜻한 물에 불려 티눈을 도려내면 됩니다. 도려 낸 후 소독을 잘하고 편한 신발을 신으세요. 발이 불편하면 티눈이 잘 생깁니다.

Q1 티눈 빨리 제거하는 법 알려주세요.

댓글1 저도 티눈 때문에 무척 고생했습니다. 저는 티눈 약도 별 효과 없었어요. 그래서 민간요법을 썼습니다. 알로에 생 잎을 떼어서 티눈에 붙이고 다녔어요. 며칠 지나 손으로 떼어냈어요. 별로 아프지도 않아요. 따뜻한 물에 5~10분 정도 담갔다가 떼면 더 안 아파요.

댓글2 약국에서 티눈액과 티눈밴드 사서 바르세요. 티눈 액은 티눈 부위를 딱딱하게 코팅시켜서 상처 부위에 영양 공급과 혈액순환을 차단해 주는 방식으로 티눈을 제거하는 제품이에요. 약을 발라서 티눈이 딱딱해지면 손톱깎이를 이용해서 조심스럽게 떼어내면 된답니다. 티눈밴드는 티눈액을 바른 후에 붙여주면 돼요. 티눈 때문에 생기는 통증을 감소하고 활동의 불편함을 덜어주는 제품이에요.

댓글3 민간요법으로 알게 된 방법이에요. 쪼글쪼글 말린 빨간 대추의 씨를 빼내고 대추 속살을 티눈 부분에 대고 밴드로 붙여 두는 방법입니다. 대추 속살이 티눈의 뿌리를 끌어내는 속성이 있다는군요. 거기다 촉촉한 대추 속살은 굳은살을 하얗게 불리는 장점까지 있어서 자기 전 발을 씻고 티눈부분을 손톱으로 살살 벗겨내거나 손톱깎이로 깎아내면 아프지 않고 빠른 시일 내에 제거한 것 같아요. 티눈이 완전히 제거될 때까지 대추 속살을 끊임없이 붙여 두는 것 잊지 마세요.

Q2 티눈 제거약 임신 중에 써도 안전한가요?

댓글1 제가 잘 쓰던 티눈밴드 주의사항 읽어보니 임신부는 쓰지 말라네요. 간혹 태아에 영향을 미치는 경우가 있었다고 적혀있더군요. 그래서 그냥 아기 낳을 때까지 버티려고요.

댓글2 티눈약 무척 독하다고 들었습니다. 티눈약이 독해서 약 바르는 부분의 세포를 죽여서 떨어져 나가게 하는 거라고 들었어요. 티눈약은 임신부에게 안 좋대요. 웬만하면 참고 너무 아프면 병원 가서 의사 선생님이랑 의논하세요.

댓글3 임산부는 티눈약 바르면 안 되대요. 세포 분열에 방해된데요. 티눈이 있는 분들은 병원 가서 진찰받으세요.

댓글4 산부인과 병원에 먼저 문의해 보세요. 임신하면 모든 게 조심스러워지거든요. 임신했을 때 파스 같은 것도 붙이면 안 된다고 약국에서 들은 것 같아요.

티눈은 우리 몸의 뼈 돌출 부위에서 신발이 압력이나 마찰로부터 우리 몸을 보호하려고 생겨납니다. 이것은 보통 압력을 받는 부위의 피부가 두꺼워져 생기는 것으로, 대개 발가락의 바깥쪽 또는 위쪽(경성 티눈)에 생기거나, 발가락 사이(연성 티눈)에 생기며 통증이 있고, 가운데가 딱딱한 형태를 보이고 있습니다. 때때로 티눈은 작은 뼈들의 성장으로 인한 계속적인 마찰과 압력으로 인해 자랍니다. 이러면 통증 때문에 걸음걸이의 불편함이 생기게 됩니다. 치료는 발 부위 보호만으로는 더 좋아지지 않으며, 통증이 있거나 염증 소견이 있을 때는 제거하는 것이 필요합니다. 자가 치료 시, 특히 티눈은 알맞은 온도의 더운물에 약 20분 정도 환부를 담근 후, 하얗게 부풀어 오른 부위만을 조심스럽게 깨끗한 칼이나 가위로 피가 안 날 정도까지 제거합니다. 가정에서 환부의 제거 시 당뇨병 같은 감염의 이환이 높은 질환을 앓은 임신부는 스스로 치료하는 것을 삼가야 합니다. 티눈은 수술적인 환부 절제 후에도 수술 흉터로 말미암은 통증의 원인이 남아 있음으로 치료보다는 발에 맞는 신발을 신는 등의 예방법이 더 중요합니다.

티눈의 크기를 줄이기 위해 우리가 할 수 있는 가장 중요한 일은 발에 맞는 신발을 신는 일입니다. 신발은 자기 발에 잘 맞아야 하며 꽉 조이지 말아야 합니다. 이런 이유로 넓고 부드러우며, 개방된 신발을 신는 것이 좋습니다. 또한, 신발의 바닥에 부드러운 안창을 깔고, 티눈이나 굳은살이 있는 부위에 부드러운 양모 같은 것으로 감싸거나, 발가락 양말 등을 신는 것이 좋습니다. 또한, 외출 후에는 발을 잘 닦아 발을 청결하게 하는 것 또한 좋은 예방법이라 할 수 있습니다.

파마와 염색
임신 중에 파마나 염색해도 되나요?

keyword 212

중요도

질문 / 4,500건
조회 / 1,037,100명
댓글 / 34,350개
체크 / 임신 전 기간

파마, 염색약이 태아에 미치는 영향은 아직 보고된 것이 없습니다. 그러나 파마약이나 염색약의 독한 냄새가 임신 중인 사람에게는 역한 냄새가 될 수도 있고 똑같은 자세로 오랜 시간 앉아 있으면 배가 뭉치기도 하기 때문에 권하지 않습니다. 이런 문제가 없다면 파마나 염색을 해도 상관없겠지요.

Q1 임신 중에 파마나 염색해도 되나요?

 제 의사 선생님은 하지 말라 하던데요.

 파마, 염색 절대 하지 마세요. 저도 했다가 배 아파 죽을 뻔했어요.

 전 27주 때 파마했어요. 파마가 아기한테 안 좋은 게 아니고 파마하면 시간 오래 걸려서 앉아 있기 어렵고 냄새 때문에 힘들어서 하지 말라고 한데요.

 저도 파마했는데 미장원에서 편하게 잘해줬어요. 변화를 주는 것도 좋을 듯해요. 참고로 아기 낳으면 절대 머리 못 만집니다. 머리가 빠지거든요. 아기 낳고 최소 3개월은 머리 못 해요.

Q2 배란기에 파마나 염색해도 되나요?

 배란일 전에는 상관없을 것 같아요.

배란 후 일주일 그러니까 착상까지는 약이든 뭐든 괜찮다고 들었어요. 그런 거 신경 쓰지 마셔요. 임신 확인 전까진 모든 게 괜찮다고 해요.

Q3 파마나 염색하면 왜 안 좋은 건가요?

 임신 중에 파마나 염색이 태아에게 영향이 있다는 것은 근거가 없으므로 걱정하지 않아도 되지만 가끔 알레르기 반응을 나타낼 수 있으므로 조심하라고 하는 것입니다.

 해도 상관은 없다고 하는데 파마 약 냄새 맡고 한 군데 오래 앉아 있으면 배가 뭉친데요. 그래서 하지 말라는 거겠죠.

 장시간 앉아있는 것이 산모에게나 아기에게 힘들다고 합니다. 또한, 산모가 몸이 약해져 있는 상태라서 머리카락에 손상이 많이 간다고 하네요.

> **Tip**
> **파마와 염색** : 임신 중에 신체의 대사 활동이 활발해져 머리카락도 끈적거리기 쉽습니다. 그래서 매일 감게 되므로 머리카락에 윤기가 없고 손상도 많아지는데, 너무 뜨거운 물을 사용하거나 손톱으로 두피를 긁는 일은 피하는 게 좋습니다.

염색제가 안전하지 않데요. 아기에게 알레르기 반응을 일으키기도 하고요. 어른도 파마 염색약에 눈이 빠질 듯 아프고 머리도 깨질 것 같은 경험이 있잖아요. 아기들은 오죽하겠어요.

 파마약이나 염색약이 태아에게 미치는 영향에 대한 연구는 없지만, 큰 영향을 미칠 가능성은 없습니다. 하지만 임신 초기의 경우 어떠한 약물도 100% 안전할 수 없으므로 주의하는 것이 좋겠습니다.

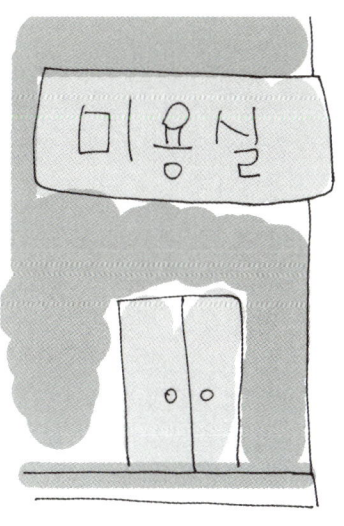
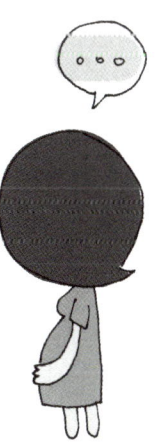

파상풍
파상풍이면 어떡하죠?

keyword 213

질문 / 10건
조회 / 1,150명
댓글 / 75개
체크 / 임신 전 기간

중요도

파상풍은 매우 치명적인 질환으로, 상처에 파상풍균이 들어와 독소를 만들어내는 급성 질환입니다. 우리나라에서 보고된 발생건 수는 그리 많지 않으나 실제 발생자 수는 꽤 있을 것으로 생각됩니다. 현재 파상풍 예방접종은 성인이나 소아 모두에게 필수로 추천하고 있으나, 우리나라에서는 DPT란 백신 형태로 디프테리아나 백일해 예방접종과 동시에 주로 소아에게만 실시하고 있고, 성인에게 10년마다 권장하고 있는 추가 접종은 거의 시행되지 않고 있습니다. 상처가 생기면 소독을 철저히 해야 합니다.

Q1 녹슨 칼에 베었는데 파상풍이면 어쩌죠??

 상처를 입었을 때는 충분히 소독을 하세요. 더러움이 심한 상처는 병원에 가서 처치를 받으세요. 그리고 파상풍 예방접종도 꼭 하세요.

 파상풍 일 때는 파상풍 항독소 또는 파상풍 면역 글로불린을 주사하고 상처에 이물이 잔존하는 경우는 제거하고 괴사 조직은 완전히 절제해야 해요. 파상풍균에 대해서는 페니실린이나 그 밖의 항생물질을 1~2주 사용합니다.

 파상풍은 Clostridium tetani균의 신경 독소에 의해서 발생하는 근육경직 등의 신경학적 이상 증후군입니다. 증상은 서서히 발생하며, 전신 증세로는 과민, 두통, 미열, 오한, 전신성 통증이 나타납니다. 잠복기는 3~21일이며, 녹슨 못에 의한 깊은 관통상이나 조직 괴사를 일으킨 상처에서 흔히 발생하며, 피부나 점막의 상처를 통해서 균이 침입합니다. 파상풍이 의심되면 파상풍 면역 글로불린(TIG)이나 항독소(TAT)를 투여해야 합니다. 파상풍을 예방하기 위한 백신이 있으며, 개방성, 삼출성 병소가 있는 환자는 격리 수용시켜야 하고 상처는 조속한 시간 안에 적절한 외과적 처치를 받아야 합니다. 증상은 서서히 발생하고, 처음엔 목과 턱의 근육이 경직되며 차츰 심해져서 입을 열지 못하고(trismus), 삼키지 못하게 됩니다. 이때 나타나는 전신 증세로는 과민, 두통, 미열, 오한, 전신성 통증이 나타납니다. 더 진행되면 경련성의 근육 수축이 일어나며, 안면 경련이 나타나 입이 바깥쪽으로 끌려서 비웃는 듯한 표정이 나타납니다(risus sardonicus). 사소한 자극에도 경련이 일어나며, 전신 경련 시 환자의 목과 등이 경직되어 활 모양으로 휘어서 이른바 후궁반장(Opisthotonus)이 나타납니다.

파상풍을 예방하기 위해서 톡소이드에 의한 예방접종을 하여 능동면역을 해야 하며, 창상이 있는 경우 개방적으로 철저히 치료해서 파상풍에 걸리지 않도록 해야 합니다. 파상풍이 의심되는 환자는 가급적 빨리 대량의 파상풍 항독소를 사용해서 혈청 요법을 시행해야 합니다. 개방성, 삼출성 병소가 없는 경우에는 격리시킬 필요가 없으나 개방성 병소가 있는 환자는 격리 수용해야 합니다. 병소 분비물 속에는 아포를 가진 파상풍균이 많이 있으므로 오염된 모든 물건은 즉시 고압 멸균을 해야 합니다.

편도선
편도선이 부었어요.

keyword 214

- 질문 / 15건
- 조회 / 2,065명
- 댓글 / 115개
- 체크 / 임신 전 기간

편도선염은 초기에는 바이러스 감염으로 생기는 병입니다. 몸 상태가 안 좋으면 바이러스 감염이 오는 거죠. 치료에서 가장 중요한 것은 충분한 휴식과 수분 공급입니다. 평소보다 잠도 많이 자고, 무리하지 마세요. 따듯한 물을 자주 많이 마셔주면 빨리 회복하는데 도움이 됩니다.

Q1 편도선염 때문에 힘들어요. 어떡하죠?

 임신해서 병원 가도 약을 처방하기도 어려워 어쩔 도리가 없고요. 의사 선생님이 그냥 몸 따뜻하게 하고 푹 쉬면서 따뜻한 보리차 많이 마시라고 했어요.

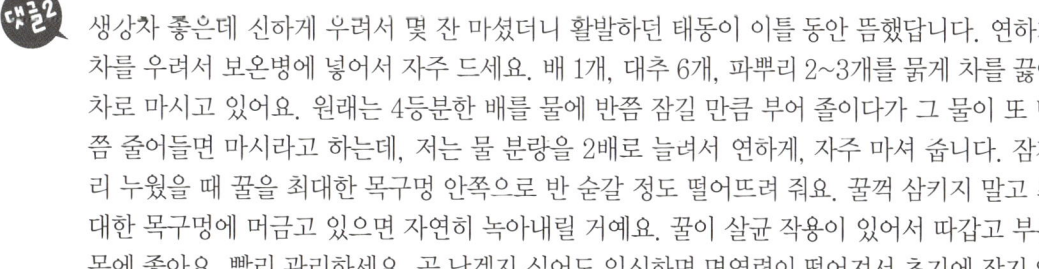 생강차 좋은데 진하게 우려서 몇 잔 마셨더니 활발하던 태동이 이틀 동안 뜸했답니다. 연하게 차를 우려서 보온병에 넣어서 자주 드세요. 배 1개, 대추 6개, 파뿌리 2~3개를 묽게 차를 끓여 차로 마시고 있어요. 원래는 4등분한 배를 물에 반쯤 잠길 만큼 부어 졸이다가 그 물이 또 반쯤 줄어들면 마시라고 하는데, 저는 물 분량을 2배로 늘려서 연하게, 자주 마셔 줍니다. 잠자리 누웠을 때 꿀을 최대한 목구멍 안쪽으로 반 숟갈 정도 떨어뜨려 줘요. 꿀꺽 삼키지 말고 최대한 목구멍에 머금고 있으면 자연히 녹아내릴 거예요. 꿀이 살균 작용이 있어서 따갑고 부은 목에 좋아요. 빨리 관리하세요. 곧 낫겠지 싶어도 임신하면 면역력이 떨어져서 초기에 잡지 않으면 힘들어져요.

 병원 가세요. 임신 중이라고 하면 먹는 약 처방을 안 해줍니다. 일단 아로마 증기 쐬거나 가글약 그런 거 주죠. 그리고 집에선 수시로 따뜻한 차나 물을 많이 마시세요.

감잎차에 비타민 C가 많아서 편도선에 좋아요. 소금물로 자주 입 안을 헹구고 배, 모과 꿀을 넣고 달여서 수시로 드세요.

Q2 침을 삼키기 어려울 정도로 목이 아파요. 어떡하죠?

 감기인가 봐요. 약도 못 먹으니 잘 먹고 푹 쉬세요.

 편도선 부으면 열나고 그래요. 대추, 생강, **도라지** 넣고 푹 달여서 물처럼 며칠 동안 드세요. 가습기도 틀어 놓으세요.

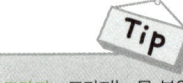
도라지 : 도라지는 목 부위의 열을 내리고 기를 소통시켜 주는 작용을 할 수 있기 때문에 한방에서도 목의 통증을 치료하는 데 많이 이용하고 있습니다.

 감기예요. 저도 목이 아파서 일주일 동안 잠도 제대로 못 잤어요. 소금물로 입 안을 자주 헹궈주세요.

Q3 임신 중에 목에 이물감이 느껴져요. 괜찮을까요?

 저도 그래요 어떤 때에는 헛구역질까지 나요. 뭔가가 목에 있는 것 같아요. 임신 중에 목이 붓는 사람도 있대요.

 급성 편도선염은 바이러스에 의한 상기도 감염이나 세균의 2차 감염 또는 세균의 직접 감염이 편도에 발생하여 생기고 기후 변동·과로·과식·비강 및 부비동 수술 후 등에 의해서도 유발될 수 있습니다. 주로 환절기나 겨울철에 흔히 발생하며 증상은 인두통과 연하통, 전신 권태 및 고열이 가장 많습니다. 그 외에 두통·이통·사지통·인두 건조감을 호소하고 심하면 연하 곤란 및 연하통·언어 장애·구강 악취를 보이기도 합니다. 만성 편도선염은 보통은 증상이 없거나 경도의 인두통·이물감·기침 등을 호소합니다. 그러나 급성화하여 심한 증상을 나타내거나 편도 비대가 심해져 연하 곤란, 코 및 구강 호흡 장애를 일으킬 수 있고 여러 전신 감염의 근원지가 될 수 있습니다.

편도선염의 일반적인 치료로는 충분히 안정하고 수분을 많이 섭취하며 부드러운 음식을 먹고 구강 내 위생을 위해 자주 구강 세척(gargling)을 실시하고 약물 치료로 적절한 항생제 및 해열제, 진통제 등을 투여하여 염증 완화 및 발열과 통증, 인후의 불쾌감을 덜어주어야 합니다. 항생제는 고열과 전신 권태가 48~72시간 지속하면 사용하여야 하며, 증상이 없어진 후에도 24~48시간 이상 계속해서 사용해야 합니다. 산모도 이러한 증상이 있으면 항생제 치료를 받아야 하며, 이비인후과 전문의와 상의하여야 합니다.

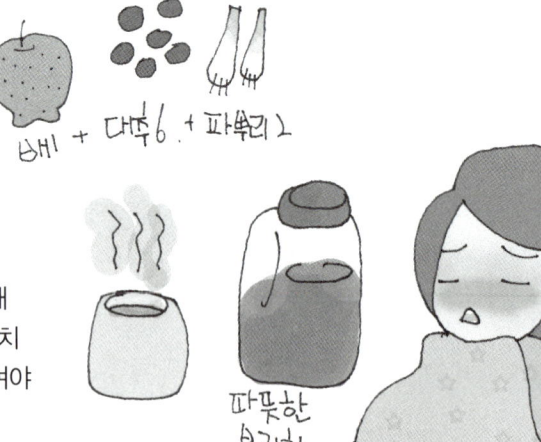

편식
편식하면 태아에게도 안 좋을까요?

keyword 215

|중|요|도|
●●●●●

질문 / 5건
조회 / 855명
댓글 / 15개
체크 / 임신 전 기간

태아는 수정된 순간부터 엄마가 보내는 영양분으로 자라기 때문에 엄마는 임신부 영양 권장량 2,150kcal의 열량을 기준으로 균형 잡힌 식사를 해야 합니다. 양적인 것보다 질적인 면에 신경을 써야 합니다. 입덧으로 괴로울 때는 세끼 식사에 구애받지 말고 먹고 싶을 때 먹도록 하세요. 하지만, 아침, 점심, 저녁을 조금씩이라도 먹어야 입덧을 가라앉힐 수 있으니 편식은 좋지 않습니다.

Q1 편식이 심해요 어떡하죠?

댓글1 입덧이 심하면 그럴 수도 있어요. 저도 입덧할 땐 아무것도 못 먹었는데 지금은 김치류만 빼고는 잘 먹는답니다. **엽산**이 많은 키위 많이 드세요. 기형아 예방에 좋아요.

댓글2 저는 익은 당근 못 먹는데 사람들이 아기 눈 나쁘면 어떻게 할거냐고 억지로라도 먹으래요. 그래도 싫은 건 어쩔 수 없어요.

댓글3 먹고 싶은 대로 드세요. 그래도 골고루 먹으려고 노력 하시고요.

산모는 음식을 골고루 섭취하는 것이 좋습니다. 만약 편식이 심하여 영양분이 부족하면, 그 영양분을 다른 음식을 통해서 섭취하면 됩니다.

> **TiP**
> **엽산** : 비타민 B군 중의 하나인 엽산은 잘 알려진 영양소는 아니지만 임신한 사람에게는 특히 유용한 영양소입니다. 임신을 생각하고 있다면 엽산을 하루에 최소 400mg씩 섭취해야 하고, 임신을 했다면 아기의 장기가 만들어지기 시작하는 임신 12주까지 계속해서 섭취해야 합니다. 임신을 하게 되면 엽산 권장량이 600mg으로 늘게 되는데, 의사들은 기형아 예방을 위해 매일 800mg의 섭취를 권장하고 있습니다.

포도당
포도당 쇼크가 뭐에요?

keyword 216

질문 / 25건
조회 / 3,985명
댓글 / 210개
체크 / 임신 전 기간

중요도

임신 중 포도당을 먹어도 되는지에 대해서 질문하는 분이 많습니다. 일단 지속적으로 혈중 당성분이 높아지면 문제가 될 수도 있지만, 정상인은 체내 당 조절이 가능하기 때문에 입덧을 덜고 영양을 공급하는 방법으로는 사용될 수 있습니다. 대부분의 예비 엄마들은 임신 24주에서 28주 사이에 임신 기간 중 몇몇 여성들이 얻게 되는 고혈당 상태인 임신성 당뇨병을 체크하기 위해 포도당 검사를 하게 됩니다. 임신성 당뇨병은 다른 당뇨병과는 달리 아기가 태어나면 대부분 없어지게 됩니다.

당뇨병은 몸이 인슐린을 효과적으로 생산하거나 조합하지 못했을 때 생기는데 인슐린은 췌장에서 분비되는 호르몬으로 사람이 섭취한 음식을 이용 가능한 과당이나 포도당으로 바꾸도록 만들어 줍니다. 특히 임신 중반쯤인 산모의 몸은 자라나는 아기가 필요한 만큼 충분한 인슐린을 만들어야 하는데 만일 이렇게 필요한 인슐린을 충분히 만들지 못할 경우 임신성 당뇨병에 걸리게 됩니다. 하지만 반대로 지나치게 많은 포도당은 아기를 너무 크게 자라게 하기도 합니다. 아기가 크면 정상 분만이 어렵게 되고 제왕절개로 아기를 낳아야 하는 위험 부담이 생기며 아기가 황달이나 호흡 질환의 문제를 겪을 수도 있습니다.

Q1 포도당 쇼크는 뭔가요?

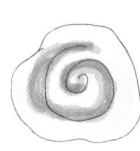
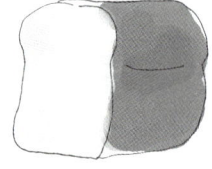

 전 조산기로 한 달이나 입원했는데 제가 맞던 그 약인 거 같아요. 그게 원래 좀 빨리 맞으면 숨이 차고 가슴이 답답해지거든요. 그래서 원래 천천히 맞아요.

 저도 수액 맞을 때마다 그래요. 처음 바늘 꽂고 수액 들어갈 때 어질어질 하늘이 노래지고 토할 것 같아서 옆에 있던 사람들이 제 얼굴 하얘지는 거 보고 다들 놀라요. 저는 수액뿐 아니라 엉덩이에 맞는 주사 빼고 다 그래요. 어깨에 파상풍 맞을 때, 팔에 혈관 주사 맞을 때, 건강검진 할 때 팔에서 피 뽑는 건 아무렇지도 않은데 뭔가 약물만 들어오면 그래요. 이것도 무슨 알레르기 반응이라고 알고 있어요. 유전적인 영향이 있다고 들었어요. 엄마가 그러시는데 친척 중에 주사 맞다가 사망한 사람 있다고 저더러 웬만하면 주사나 포도당 많이 맞지 말라고 하더라고요.

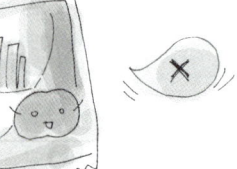

포도당 주사를 맞는다고 문제가 생기는 경우는 거의 없습니다. 그러나 약물을 혈관에 맞을 때 쇼크를 일으키는 경우가 드물게 있습니다.

풍진
풍진에 대해 알려주세요.

keyword **217**

질문 / 2,200건
조회 / 417,400명
댓글 / 14,650개
체크 / 임신 전~임신 전 기간

중요도

봄, 가을 기침이나 재채기를 할 때 주로 전파되며 때로는 소변, 대변, 혈액에 의해 전파되는 바이러스 질환으로 항체가 없는 임부가 감염되면 풍진 바이러스는 태반을 통과하므로 태아에 감염을 일으켜 심각한 기형 유발할 수 있습니다. 특히 임신 초기 즉 3개월 이내에 임산부가 감염되면 태아에 치명적인 기형을 유발시키는데 선천성 심장병, 청신경장애, 시각장애, 지능저하, 신경계 기형, 뼈 성장 이상 등을 유발할 수 있습니다. 따라서 임신 전에 반드시 풍진 검사를 하여 항체가 없다면 예방접종 시행 후 3개월 후부터 임신을 고려하도록 하며 그렇지 않았다면 임신 초기에 풍진 검사를 시행하여 최근 풍진 감염 여부를 확인하여야 합니다.

Q1 몸에 빨갛게 뭐가 돋았어요. 풍진 항체도 없는데 걱정이에요. 풍진증상은 어떤가요?

 열나면서 열꽃 피듯 온몸에 발진이 나고 가려워요.

 저도 빨갛게 뭐가 돋아서 걱정했는데 아니었어요. 풍진은 엠보싱처럼 우툴두툴하게 광범위하게 퍼진데요. 발진을 검색해서 사진 보세요. 풍진이 그리 쉽게 걸리지 않는데요.

Q2 풍진 항체가 없다고 하는데 무슨 뜻이죠? 괜찮을까요?

 아직 임신 안 했으면 풍진 주사 맞으세요. 저는 임신 중에 풍진 항체가 없다고 해서 6개월까지 계속 검사받았어요. 그 후에는 안전하다고 하더라고요. 풍진 주사를 맞으면 몇 개월 있다 임신해야 한대요.

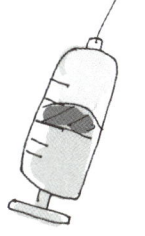

댓글2 풍진 주사 맞고 임신 시도 하는 것이 맘도 편하고 좋을 듯해요. 전 간염 항체가 없는데 병원에서는 나중에 아이 낳고 아이랑 같이 접종하면 된다고 했어요. 그래도 혹시나 하는 마음에 지금 1차 접종하고 다음 달 2차 접종해요. 미리미리 대비하는 게 좋을 것 같네요.

댓글3 풍진 주사는 꼭 맞으세요. 저도 항체가 없이 임신해서 딴 사람들처럼 마음대로 쇼핑도 못 했답니다. 지금 임신 6개월째인데 검사도 세 번씩이나 했답니다. 제 주위에 어떤 산모도 항체 없이 임신해서 아이를 낳았는데 아이가 잘못되어 큰 수술을 받는 걸 봤어요.

Q3 저는 풍진면역이 없다고 하는데 임신해도 괜찮은가요?

댓글1 저는 둘째 가지고 제가 풍진 항체가 없는 줄 알았어요. 없다는 말 들으니까 저도 조금 걱정됐지만 첫째 아이 별 탈 없이 잘 낳았으니 둘째도 별일 없을 거라고 생각해요.

댓글2 전 풍진 예방접종 받았는데도 풍진 항체가 없어요. 그래도 지금(35주)까지 이상 없어요. 임신 초기에 사람들 많은데 가지 말고 조금 더 조심하면 된다네요.

댓글3 6개월까지만 조심하면 된데요. 그 후에는 걸려도 아기한테 그다지 영향 주지 않는데요. 풍진은 봄에 바람 많이 불 때가 위험하지 그 후는 풍진 걸린 사람만 조심하면 된데요.

Q4 풍진 검사 꼭 해야 하나요?

댓글1 항체 유무 검사 먼저 한 후에 맞는 거예요. 항체가 있으면 주사 안 맞아도 돼요. 그리고 항체가 없으면 꼭 맞아야 합니다. 임신하고 풍진에 걸리면 아이가 기형 확률이 높거든요.

댓글2 풍진 항체 있을 수도 있으니 검사만 해보세요. 임신해서 풍진 걸리면 안타까워도 아기 보내야 한다던데 그것보단 낫잖아요.

Q5 풍진 항체 수치가 높다고 하던데 어떤 뜻이죠?

댓글1 자기도 모르게 풍진을 앓았을 수도 있어요. 전 고3 때 풍진을 앓았었거든요. 그런데 감기 증상과 비슷해서 모르고 지나갈 수도 있어요. 풍진 항체가 있을 수도 있으니 재검 결과 기다려보세요. 걱정하지 마세요.

댓글2 저는 풍진 앓았다고 했는데도 재검을 받으라고 했어요. 전 재검해도 결과가 같아서 괜찮았어요. 지금 감기 증상 없으면 괜찮을 거예요.

댓글3 저도 풍진 수치가 많이 높다고 해서 피를 세 번이나 뽑았어요. 한 달 동안 얼마나 맘을 졸였는지. 다행히도 수치가 변동 없이 높아서 안심했어요. 나쁜 생각에 빠지면 한도 끝도 없어요. 오히려 아기한테도 안 좋으니까 어차피 결과 나올 때까지는 맘 편히 지내세요. 분명히 좋은 결과 있을 거예요.

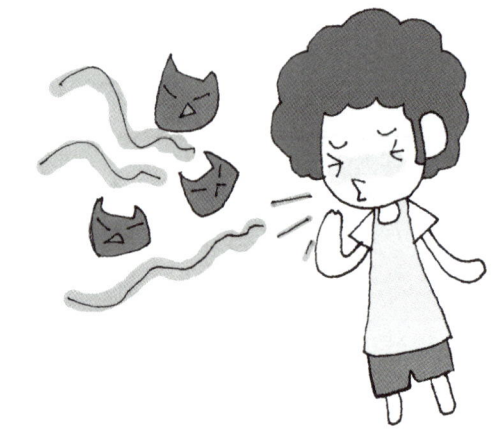

Q6 풍진 주사 맞고도 항체 안 생기는 경우 있나요?

 저도 그런 경우였어요. 풍진 맞아서 당연히 항체 검사를 안 했다가 임신하고 검사했더니 항체가 약하다고 임신 초기에 조심하라더군요. 지금은 6개월인데 초기엔 조심하라고 했어요.

 저는 다행히 한 번에 항체가 생겼는데 가끔 그런다고 들었어요. 이왕이면 다시 맞고 나서 항체 확인 후 임신하세요. 먼저 생겼다면 어쩔 수 없이 조심하는 수밖에 없지만요.

 저도 두 번이나 맞았는데 안 생겨서 그냥 임신해버렸어요. 풍진 걸릴 확률도 낮다고 해서요. 많이 걱정하지도 않았어요. 풍진 주사 맞아도 항체가 안 생기는 경우가 많다고 해요.

 풍진은 홍역과 비슷한 어린이의 질병이지만 임신 초기에 임신부가 걸리면 기관이 형성되기 시작하는 태아에 침입하여 백내장, 난청, 심장질환 등의 치명적인 선천성 기형을 유발하게 됩니다. 임신을 원하는 사람과 임신 중인 사람은 항체 유무를 반드시 검사해야 합니다. 항체가 없어 임신 4개월 내에 감염된 경우는 임신 지속 여부를 의사와 상의하고 접종 후 1개월간은 피임을 해야 합니다.

피부관리
임신 중 피부관리법 알려주세요.

keyword 218

질문	4,210건
조회	879,025명
댓글	28,400개
체크	임신 전 기간

중요도 ●●●●●

임신 기간 동안 생체 호르몬의 변화 때문에 어느 때보다도 아름답게 변하는 자기 자신을 발견할 수 있게 됩니다. 피부는 더욱 밝게 빛나고 부드러우며, 머릿결은 더욱 풍성해지고, 가슴은 좀 더 풍만해질 겁니다. 하지만 임신 초기에는 피부의 표피가 더욱 민감해지고, 반대로 임신 마지막 3개월 동안은 피부에 기름성분이 너무 많아지게 됩니다. 세정력이 어느 정도 있는 바디클렌저를 사용하세요.

또한 임신하면 튼 살이 생겨나는데 튼 살은 체중 증가에 의한 피부의 땅김이나 호르몬 변화에 의하여 생기며, 시간이 지나면서 엷어지거나 넓어지기도 하는 임신 중에 매우 흔한 현상입니다. 임신부는 임신 중 분비되는 호르몬으로 인하여 유방이나 복부, 허벅지 부분의 피부가 갈라지는 임신선이 생겨나고 얼굴에도 기미, 주근깨, 잡티 등이 생겨나고 얼굴의 부기도 생기는데 그냥 내버려두면 주름살의 원인이 되기도 하니 틈틈이 시간을 내어 마사지를 해주는 것도 좋습니다.

전반적으로 임신 전 기간 동안 피부 트러블을 예방하고 방지하기 위해서는 목욕을 자주 해 피부를 청결하게 유지하고 적당한 보습용 제품을 사용하여 건조한 피부에 윤기를 유지해 주며 자외선에 지나치게 노출하지 않는 등의 세심한 관리가 필요합니다.

Q1 출산 전, 후 피부 관리 어떻게 해야 할까요?

댓글1 각질 제거제로 각질을 제거한 다음에 수분 마스크팩 하니까 한결 촉촉해지는 것 같아요. 각질 제거 적어도 일주일에 한 번은 하세요.

댓글2 저녁에 스팀타월 하고, 수분 크림 듬뿍 바르고 주무세요. 저도 건성이라 원래 각질 심했는데 수분 크림, 알로에 베라 같은 거 사용하고 나서 피부가 물을 머금은 듯 너무 촉촉해요.

댓글3 일주일에 두세 번은 각질 제거하고 수분 팩 얹어주고 낮잠 한숨 푹 주무세요. 햇빛 강할 때는 진정 효과 있는 감자 팩을 하고요. 감자팩은 감자 1개, 레모나 1개, 밀가루 섞어서 20분 정도 팩 한 다음에 물 세안하세요.

댓글4 7개월 넘으니 기미가 하나씩 올라와서 벌써 네 개가 돼 버렸네요. 그래서 천연 팩하고 있어요. 백봉령이 잡티에 좋다고 해서 그거하고 있는데 좋은 것 같아요. 천연 화장품이나 팩 사용해 보세요. 순한 느낌이라 좋더군요.

Q2 임신 중 피부 이상 증상(착색, 건조, 트러블, 염증 등)심해요. 관리 방법 좀 알려주세요.

댓글1 모두가 임신으로 말미암은 호르몬 분비 때문이랍니다. 튼 살, 기미, 주근깨, 여드름, 각질 등이 생깁니다. 보습 잘 해주고 천연 팩을 자주 해 주세요.

댓글2 저 임신 초기에 입 주변에 여드름 심했어요. 지금도 약간 있는데 흉터도 생겼어요. 호르몬이 너무 많이 생성돼서 그렇대요. 지금 10주째인데 조금 진정 됐네요.

Q3 얼굴에 각질처럼 버짐이 폈는데 어떡하죠?

댓글1 일주일에 한두 번씩 각질 제거 꼭 해주세요. 그래야 크림이랑 에센스를 발라도 흡수가 잘 돼요. 각질이 있으면 모공이 막히거든요. 민감성이거나 건성이면 내용물이 부드러운 걸로 자극 안 되게 살살 문지르세요. 각질 제거와 마스크팩을 같이하면 좀 나아질 거예요. 건조하면 더 심해져요.

댓글2 저도 입 주변이 허옇게 일어나더니 색깔까지 빨갛게 변했어요. 그래서 피부과 가서 약 처방받은 것을 아침저녁으로 발랐더니 며칠 만에 좋아졌어요. 아기 낳고도 그럴까 봐 얼마나 조바심이 나던지. 화장도 안 받고 속상했는데 연고 바르고 좋아졌어요.

댓글3 타월에 물을 축여서 전자레인지에 넣고 한 30초 정도 돌려요. 스팀타월이 완성되면 얼굴에 타월이 식을 때까지 올려놓고 찬물에 세수하고 스킨, 로션을 발라주면 얼굴에 각질도 제거되고 촉촉해져요.

Q4 임신 중 마스크 팩을 써도 될까요?

 임상 테스트 하고 판매하는 거라고 하지만 그냥 오이나 요구르트, 녹차 같은 자연 팩을 하는 게 나을 것 같아요.

 상관없어요. 전 임신하고 피부 까칠해져서 마스크 팩 자주 해요. 기미 예방하려고 미백 팩도 해요.

 아이 크림이랑 기능성 화장품 쓰지 말라고 들은 것 같아서 저는 전혀 안 써요.

 임신을 하면 멜라닌 색소가 급격히 증가합니다. 원래 기미나 주근깨가 얼굴에 있었던 사람은 그 색깔이 더욱 진해지고, 얼굴에 잡티가 없었던 사람도 기미와 주근깨가 갑작스레 생깁니다. 일단 한 번 생기기 시작한 기미는 잘 없어지지 않는데 바깥에 외출할 때는 자외선 차단 크림을 바르고 모자, 양산 등 햇빛 가리개를 효과적으로 이용해 예방에 힘써야 합니다. 피부에 이상이 생겼을 때는 피부과 전문의와 상의합니다.

피임 · 피임약
피임으로 피임약을 먹어도 되나요?

keyword **219**

중요도 ●●●●●

질문 / 1,250건
조회 / 286,195명
댓글 / 8,775개
체크 / 출산 후

모유를 오랫동안 먹이면 자연 피임이 가능하지만 모유 수유를 하더라도 배란이 될 수 있으므로 임신을 원하지 않으면 피임을 해야 합니다. 먹는 피임약은 현재까지 가장 폭넓게 연구된 약물 중의 하나이며, 또한 세계에서 널리 쓰이는 피임법 중의 하나로 많은 여성에게 매우 유효한 선택이지만, 복용을 시작하기 전에 자신에게 맞는 선택인지를 살펴봐야 합니다. 고혈압이나 당뇨병, 간 기능 장애, 유방암, 자궁암이 있거나 치료를 받았으면 피임약을 복용하면 안 됩니다.

Q1 모유 수유하면 자연 피임이 언제까지 되나요?

 모유 수유하면 피임할 수 있다는 게 가장 많이 잘못 아는 거라고 하더군요. 산부인과 의사 선생님이 모유 수유해도 배란되니까 반드시 피임하라고 했어요.

전 모유 수유했는데도 임신이 됐어요.

Q2 출산 후 피임 어떤 방법으로 하는 게 좋을까요?

 저도 고민하고 있어요. 모유 수유하는데 4개월 만에 생리를 했어요. 그런데 딱히 피임 방법을 정한 게 없어요. 루프는 솔직히 몸 안에 넣어야 한다는 게 싫거든요. 팔에 넣는 임플라논은 살이 찌고 생리가 불규칙해지는 부작용이 있고 모유 수유하는 사람은 할 수 없대요. 신랑에게 질외사정이나 콘돔 사용하게 해야죠.

 저도 콘돔 사용하고 있어요. 요즘 아기 보느라 힘들어서 성관계 자체를 회피하는 중이랍니다. 전 분유 먹여서 그런지 생리가 일찍 나왔어요. 아기 백일할 때 나오던데요. 피임에는 콘돔이 제일 편하죠.

Q3 출산 후 피임은 언제부터 해야 하나요?

 그게 모유를 먹이지 않으면 첫 생리 전 언제 배란이 될지 모르니까 성관계를 시작하면서 바로 피임을 해도 된대요.

 저는 모유를 먹이는데요, 모유를 먹이면 대개 자연피임이 된다고 들었는데 그래도 배란이 될 수 있으니까 모유를 먹이는 동안에도 피임을 하는 게 안전할 것 같아요.

Q4 수유 중에 피임은 어떤 방법으로 해야 할까요?

 수유 6주 내에는 먹는 피임약 복용을 삼가야 한다고 들었어요. 그게 피임약의 호르몬 성분이 모유의 양과 질에 영향을 미친대요.

Q5 사후 피임약 복용할 시 주의사항에 대해 알려주세요.

 다음과 같은 부작용이 있어요. 약 복용 후 약간의 두통, 어지럼증이 있었어요. 3~4일 후 발바닥(발가락 밑)에 습진이 생겼어요.

 제가 부득이하게 임신을 미뤄야 해서 응급 피임약 복용 며칠 후에 또 응급 피임약을 먹었어요. 같은 생리주기에 약을 1회 이상 먹으면 엄청나게 위험하다고 하더군요.

 저는 피임약 한 개 복용했더니 부정출혈 있었어요. 생리 때쯤에 피가 비치기에 생리인가 했는데 그게 부정출혈이었어요. 응급 피임약 몸에 정말 안 좋다고 하더군요. 저 그러고선 생리 몇 달 동안 5일 정도 미뤄졌어요.

Q6 피임약 복용 시 주의사항에 대해 알려주세요.

 장기간 복용은 안 좋은 거 같아요. 1년 정도 피임약 복용은 걱정 안 하셔도 됩니다. 피임약 끊고 원래의 기능을 찾는데 시간이 걸려요. 피임약 복용하는 동안 뇌에 계속해서 거짓 정보를 보낸 것이나 다름없는데 적응할 시간을 주는 건 당연한 거죠. 미국엔 피임약 10년 안팎으로 복용하다 불임으로 고생하는 환자들 많습니다.

Q7 피임약 지속적으로 복용하다 끊으면 아이 생기기 어려운가요?

 저도 7개월 정도 피임을 하고 새해 들어서 피임약 끊고 준비 중이에요. 여기저기서 검색해 봤는데 바로 임신하는 것보다 몇 개월 있다가 하면 좋다고도 하고, 바로 임신해도 아무 문제가 없다고도 하고 참 헷갈리네요. 제가 알기에는 피임약 끊고 자궁이 원래의 기능을 찾는 데 몇 달 걸린다고 하더군요. 그래서 보통 3개월 정도는 아기가 잘 안 생긴다고 하던데요.

 그건 아니에요. 의사 선생님이 그런 건 쓸데없는 걱정이라고 저한테 뭐라 하던걸요.

 저도 아는 분이 한 10년 가까이 피임하다가 끊고 바로 아이를 가졌어요.

 운이 좋다면 크게 영향 없이 임신이 되겠지만 안 좋은 경우엔 임신 안 되는 일도 있더군요.

 피임약 복용과 임신은 전혀 상관없다고 저도 병원에서 들었어요. 요즘은 약이 좋아서 괜찮다고 했어요. 피임약 끊고 3개월 후에 임신하는 것이 가장 좋다고 하더군요.

Q8 임신인 줄 모르고 사후 피임약 복용했어요. 어떡해야 하죠?

 저 같으면 일단 임신을 유지하고 11주가 넘었으면 NT라고 하는 초기 기형아 검사를 해보겠어요. 그다음에 아기를 낳을지 안 낳을지 결정하겠어요.

 전 유방암 검사로 엑스레이 찍고 나서 3주 후엔가 임신 5주라고 하던 걸요. 괜찮을 거예요. 지금 33주 들어섰는데 기형아 검사, 당 검사, 초음파 검사 모두 정상이었어요. 심장이 뛰고 있는 아기 너무 쉽게 포기하지 마세요.

 저도 그랬어요. 임신인 줄 모르고 사후 피임약 먹었는데 지금 아기 정상이고 태동도 힘차답니다. 우선 임신한 사람 맘이 편안해야 하니까 낳기로 했으면 잊어버리세요. 저도 한 네다섯 군데 병원 다녀봤는데 스스로 선택에 맡겨야 한다고 그러더군요. 책임질 일 생기면 안 되니까 그렇겠죠. 지금은 아무 걱정 없어요.

제 친구는 5주 때 피임약을 먹어서 수술했어요. 의사가 다른 약은 몰라도 피임약은 호르몬제라서 좀 위험할 수 있다고 했대요. 피임약을 먹은 시점이 막 착상되고 심장 뛸 무렵이래요. 그런데 의사가 괜찮다 하면 잊어버리세요. 저는 지금 7주인데 임신인 줄 모르고 다래끼 약이랑 수면제 먹었는데 의사가 괜찮다 해서 마음 안정시키고 엄마 될 준비하고 있답니다.

 분만 후 피임은 생리가 돌아오는 것과 무관하게 출산 후 3개월부터 시행해야 합니다. 생리가 돌아오지 않았어도 배란이 발생하여 임신이 가능하므로 주의하여야 합니다.

모유 수유를 하더라도 임신이 될 수 있으므로 2세 계획이 없으면 피임이 필요합니다. 모든 피임법은 100% 피임 되는 것이 아닙니다. 하지만, 주기법과 질외사정을 제외한 피임약, 콘돔, 자궁 내 장치(루프)는 90% 이상의 피임률을 보입니다. 출산 후 다음 임신이 될 수 있는 기간은 사람에 따라 무척 다양합니다. 심지어 월경이 시작되기 전에 임신이 될 수도 있고 수유 중에도 임신이 될 수 있습니다. 출산 후 피임은 산부인과 방문 시 전문의와 상의하십시오.

사후 피임약으로 완벽한 피임을 보장할 수는 없습니다. 관계 후에서 사후 피임약 복용까지의 시간도 중요하며 적절한 시간 내에 복용하였다고 해도 100% 피임을 보장할 수는 없습니다. 피임약 복용 중 임신 시, 피임약 복용으로 인한 태아 기형이 보고된 경우는 없습니다. 전문의와 약 성분, 복용 시기에 대한 상담이 필요합니다.

한도가 서다
한도가 선다는 게 무슨 의미인가요?

keyword 220

질문 / 205건
조회 / 54,750명
댓글 / 1,375개
체크 / 임신 중기~말기

'한도가 선다.'든지 '산도가 선다.' 등의 표현은 임신 중에 발생하는 골반 관절 이완증의 다른 표현입니다. 이는 산모들 중 약 40%에서 발생합니다. 출산 후 4~8주 경이면 자연히 없어집니다. 임신 중에는 자세를 바르게 하고 허리를 자주 굽히지 말고, 굽이 낮은 신발을 신으면 도움이 됩니다.

Q1 한도가 선다는 것이 뭔가요? 어떡해야 하죠?

 뒤에 허리부터 엉덩이, 가랑이 쪽이 시리 듯 아픈 걸 한도 선다고 해요. 저도 앉아 있으면 엉덩이가 너무 아픈데 아기 낳으면 괜찮아진데요. 지금은 열심히 마사지해 주는 방법밖에 없대요.

초기 때 정말 너무 아파서 기어다녔어요. 직장 그만두고 쉬면서 좋아지더니 지금 32주인데 가끔 아프네요.

 한도 선다는 거 아는 분 있었군요. 저도 18주부터 왼쪽이 아프기 시작해서 지금 37주인데도 계속 아픕니다. 앉거나 누웠을 때 너무 아프고 오히려 서 있거나 걸을 때는 괜찮아요. 출산해야 좋아진다던데 저는 손목도 너무 아파서 아기가 얼른 나오길 기다리고 있답니다.

임신 초기에 커진 자궁이나 임신 후기에 태아의 머리가 골반 내로 진입하여서 골반 내 신경을 압박하여 생기는 골반 통증이나 요통을 말합니다. 임신 중에 나타날 수 있는 현상 중의 하나니 너무 걱정하지 말고, 정도가 심해지면 전문의와 상의하세요.

한약
임신 중 한약을 먹어도 되나요?

keyword **221**

질문 / 5,700건
조회 / 1,070,320명
댓글 / 33,900개
체크 / 임신 전 기간~ 출산 후

중요도

일반적으로 한약은 임신 기간 동안 달마다 나타나는 증상에 따라서 처방 가능한 약재들이 있습니다. 그러므로 임신 후라도 증상에 따라서 오히려 태아와 산모의 건강을 유지해주어 분만을 돕게 하는 경우가 많습니다. 한약도 반드시 한의사의 진맥 후에 지어먹어야 합니다.

Q1 임신 중 한약 복용해도 되나요? 복용 시 주의사항에 대해 알려주세요.

 임신 중에 한약 먹어도 돼요. 병원 가서 체질에 맞게 좋은 약재로 지어먹으면 괜찮아요. 수태환이나 안태환 등은 유산 방지에 쓰여요. 물론 태아와 임부에게 부작용 없는 약재만을 쓰지요. 전문가와 상담하지 않고 인삼이나 홍삼을 마음대로 달여 먹는 것이 더 위험합니다.

 저는 임신 전부터 다니던 한의원이 있어서 꾸준히 상담하고 지금도 먹고 있습니다(현재 33주차). 한의원과 상담한 결과, 임신 전에 먹던 한약은 중단하고 5개월, 8개월, 출산 15일 전, 그리고 출산 15일 후에 먹으라고 했어요. 저는 현재 그렇게 하고 있어요. 단, 한약은 철분제와 함께 먹으면 안 되고 한 시간 이상 간격을 두고 먹어야 해요. 한약 먹을 때는 철분제 양을 반으로 줄여도 된다고 합니다.

댓글3 한약 드세요. 정말 몸이 다릅니다. 임신 중에도 먹고 출산 후에도 꼭 드세요. 다만, 말기에만 안 먹으면 돼요. 말기에도 먹으면 아기가 좀 커질 수 있거든요.

댓글4 저는 임신 중의 한약 복용 좋다고 생각해서 지어먹었어요. 임신 중 먹으면 좋은 한약들 많다고 들었습니다. 입덧을 줄이는 한약, 유산을 방지하는 한약, 임신 5개월째 아이의 태열을 막아주는 한약, 순산하는 한약까지 전문의에게 처방받은 약들은 산모에게나 아이에게 참 좋습니다.

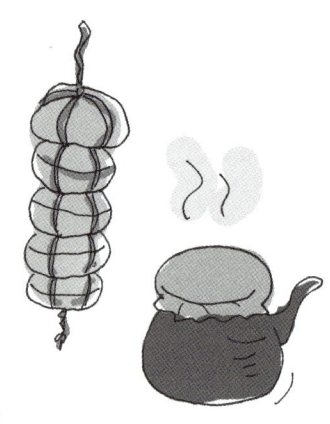

Q2 순산을 돕는다는 한약은 어떤 건가요?

댓글1 순산하는 약은 분만 진행을 돕고 산도를 유연하게 하고 통증을 완화하는 효과가 있대요.

댓글2 한약도 꼭 한의사와 진맥하고 먹으래요.

Q3 출산 후 어떤 한약을 먹어야 하는지요?

댓글1 가물치랑 호박, 한약재 넣은 약 먹고 있어요. 한의원에서는 꼭 먹으라 하고 비만 클리닉에서는 가물치가 고단백이라서 먹고 움직이지 않으면 살이 찐다네요. 그래도 건강이 우선이니 먹고 나서 빼야겠죠.

댓글2 어혈을 풀어주는 약 드세요. 한의원가서 진맥하고 드세요. 어혈을 풀어주어서 산모의 몸을 좋게 만들어 줘요. 모유 수유 시 좋은 한약재도 같이 넣어서 해달라고 하면 좋아요. 아기 낳기 전에 미리 약 지어놓고 아기 낳은 후 바로 먹으면 돼요.

댓글3 가물치 다린 것 먹었어요. 가물치 두 마리에 대추, 생강, 감초, 잔대 넣고 달여서 먹었어요. 비리지도 않고 좋았는데 손목 아픈 것이 낫더라고요.

댓글4 아기 낳자마자 어혈 제거제랑 부기 빼는 한약 먹고 한 달 지나서 호박 달인 물 먹었어요. 호박 달인 물 먹고 나서 보약 먹는 게 순서래요. 호박은 아기 낳고 한 달 전에 먹으면 살찐다고 하니 한 달 후에 드세요. 호박 먹었더니 배도 많이 들어가고 부기도 잘 빠져요.

Q4 유산 후 한약 복용 괜찮을까요? 복용 방법에 대해서 가르쳐주세요.

댓글1 진맥 받아 보세요. 임신을 도와주는 한약 정도라면 먹어보세요. 자궁에 찬기가 있던 사람도 한약 먹고 임신했어요.

댓글2 저도 유산 후 한약을 먹었어요. 유산 후 한약을 먹으면 자궁내막이 재생되어 임신 가능한 상태가 된대요. 그뿐만 아니라 자궁 내에 남아있는 어혈을 제거하거나 자궁수축을 돕는 한약을 먹으면 몸이 빨리 회복되니까 다음 출산을 위해서 한약 드시라고 권하고 싶어요. 진맥하고 체질에 맞게 지어드세요.

전 계류유산 후 한방 병원에서 어혈 푸는 약 5일치 먹고 한약 먹었답니다. 어혈 풀어주는 약은 출산 후에도 먹는 약이라고 하니까 맘 놓고 드세요. 마음의 상처가 먼저 치유돼야 몸도 빨리 회복할텐데요.

Q5 양약과 한약 같이 먹어도 될까요?

 아무래도 병원에서 준 약하고 한약은 같이 복용하면 안 좋을 것 같아요. 한의사 선생님도 그랬고 의사 선생님도 그랬어요. 한약의 정확한 성분을 모르니까 어떤 영향을 미칠지 모른대요. 그래서 전 배란 약 먹을 땐 한약 안 먹고 배란 약 다 끝나면 그때부터 다시 먹어요.

 한약과 양약 같이 복용하지 마세요. 동시 복용으로 부작용 겪는 분들 많아요. 전 동시 복용하고 무배란과 물혹 동시에 경험했어요. 절대 같이 복용하지 마세요.

Q6 입덧 때문에 한약 먹으려고 하는데 먹으면 좀 가라앉을까요?

 저도 입덧이 너무 심해서 한약 먹으려고 담당 의사한테 상의했더니 절대 먹지 말라고 해서 못 먹고 참았답니다.

 입덧이 너무 심해서 2주 동안 회사를 못 나가다가 결국 한약 지어먹었어요. 그런데 한 이틀 먹었더니 정말 좋아졌어요.

 병원에서 먹지 말라고는 했지만 한방에서는 괜찮다고 하네요. 특히 임산부 한약은 더 좋은 것만 쓴다고 해서 믿고 먹었어요.

 한약 드세요. 저도 입덧 때문에 살이 10kg이나 빠지고 밥은 고사하고 물도 못 넘겼어요. 어쩔 수 없이 한약 일주일치를 지어먹었더니 토하는 횟수가 점점 줄었어요. 그러다 13주째부터는 입덧이 사라졌어요.

Q7 입덧 멈추게 하는 한약도 있나요?

 한약 중에도 여러 가지 좋은 약이 있다고 하더군요. 그런데 한약 먹으면서도 토하는 사람은 토해요.

 저도 먹었는데 안타깝게도 한약 먹다가 토하기를 반복했어요. 그래도 눈 꼭 감고 토해가면서 다 먹었어요. 약 먹을 때는 죽을 것 같이 입덧했는데 약 다 먹고 얼마 지나니까 저절로 입덧이 멎었어요. 한약 먹어도 아기한테는 아무런 해가 없고 약이 잘 듣는 사람도 있다는군요.

 한약의 복용에 대해서는 그 성분 및 효능, 안전성에 대한 객관적인 자료가 없으므로, 권장하지는 않습니다.

 임신 중에 먹으면 도움이 되는 한약 처방은 많습니다. 임신 초기에 입덧을 가라앉히는 약이나 습관성 유산의 우려가 있는 임신부에게 처방하는 유산 방지약, 임신 중 감기를 치료하는 약, 순산을 돕는 약 외에도 다양한 처방이 있습니다. 물론 약을 복용할 때는 한의사의 진찰이 필요합니다.
임신 중 한약을 복용할 때 주의사항은, 철분 제제와 동시에 복용하면 철분 제제가 한약의 흡수를 방해할 수 있으므로 철분 제제와 동시에 복용하지 않는 것이 좋습니다. 그리고 임신 초기, 중기, 말기에 따라 한약 처방이 달라지고 한약을 먹는 목적이 다르기 때문에 그때 그때 한의사의 지시에 따르면 되겠습니다.

출산을 돕는 처방(자연분만을 쉽게 한다.)-단녹용탕(單鹿茸湯)혹은 녹용송자탕(鹿茸送子湯) : 출산 직전에 한의원을 내원해서 한의사에게 진찰을 받은 후 약을 처방받으면 됩니다.

출산(자연분만)때 산도가 빨리 열려 진통시간이 단축될 뿐 아니라 진통이 올 때 허리에 힘을 강하게 줄 수 있으므로 무척 쉽게 출산할 수 있습니다. 자연분만으로만 출산을 했던 우리 조상들은 난산으로 산모가 위험할 것으로 예상할 때 이 방법을 사용했으나 현대의 여성들은 옛날보다 출산 횟수도 적고 진통을 견디는 힘도 약하므로 굳이 난산이 아니더라도 이 방법으로 출산을 하게 되면 몸이 약한 초산 산모나 노산 산모 하더라도 쉽게 출산할 수 있습니다. 간혹 약을 복용하고도 출산 시 응급한 상황으로 제왕절개를 하더라도 제왕절개 수술 후 기력 회복이 빠르고 수술 자국이 빨리 아물어지므로 되므로 출산을 앞 둔 산모에게 여러모로 유용합니다.

산후 보약 : 임신 기간 열 달 동안 태아를 양육해내고, 몇 시간에서 많게는 몇 십 시간 동안에 걸친 진통을 견뎌내고, 출산을 겪어내느라 허약해진 산모의 기혈을 충분히 보충하고 산후 회복을 촉진하고 면역력을 향상시켜 산후감염을 예방하고 치료하는 효과가 있습니다.

출산 직후에 1~2일분의 산후 어혈 푸는 약을 복용하고 3~4일 정도 쉬었다가 바로 산후 보약을 복용하는 것이 가장 바람직하며 환자의 체질과 증상을 충분히 참작하여 가감하여야 함으로 한의사에게 진찰을 먼저 받는 것이 순서입니다.

주의할 점은 산후에 호박, 가물치 등에 한약재를 임의로 섞어 다려먹는 경우가 있으나 산후 부종을 가라앉혀 준다는 호박이나 가물치가 산후풍을 예방하지는 못합니다. 출산 후에 호박, 가물치를 달여 먹는 것은 옛날에 출산 후에 보약을 지어먹을 수 있는 양반들과는 달리 하루 세끼 밥 먹기도 힘들었던 평민들이 산모의 몸을 보하기에 적당하고 구하기도 쉬운 호박이나 가물치를 이용해서 산모에게 달여 먹였던 민간요법입니다. 요즘처럼 한의학이 대중적인 시대에 굳이 민간요법을 사용할 필요는 없습니다. 그러나 부득이하게 호박 등을 복용하고자 할 때 한약재를 임의로 섞지 말고 "그냥" 달여 먹도록 하고, 호박이나 가물치 등은 산후 보약을 복용한 뒤에 차치 복용해도 좋습니다.

습관성 유산 후 한약복용 : 자연 유산이 이유 없이 반복되는 여성이나 계류유산 경험이 있는 여성은 임신을 유지하는 데 가장 중요한 역할을 하는 임맥(任脈)을 돕고 유산을 방지하는 데 도움이 되는 약재로 처방된 가미온포종옥탕(加味溫胞種玉湯), 가미보허탕(補虛湯) 등의 한약을 적당 기간 복용한 뒤 임신을 하는 것이 좋습니다. 한의사의 진찰을 받은 뒤 개개인의 환경, 체질, 과거 병력에 따라 본인에게 맞게 처방된 한약을 일정 기간 복용하면 됩니다.

중절 수술 후 한약복용 : 중절 수술을 받은 여성은 다음 번 임신과 자신의 몸을 위하여 유산 수술 후 적어도 3일은 가정에서 휴식과 안정을 취해야 하며 출산 후와 마찬가지로 미역국과 영양식을 섭취해야 하고 7일간은 무리한 신체적 노동을 삼가야 합니다. 유산 후에는 최소 3개월은 지난 후에 임신을 하는 것이 산모와 아기의 건강에 좋습니다. 유산 후 조리하는 기간 동안 가미오적산(加味五積散)등의 한약을 복용하는 것은 수술로 인한 어혈을 풀어주고, 유산으로 인한 후유증을 없애고, 다음번 임신을 위해 자궁을 보(補)하기 위해서입니다.

양약과 한약을 같이 먹어도 좋은가 하는 문제는 어떤 약인가에 따라 다릅니다. 의사 선생님의 입장에서는 한약 처방의 구성을 알 수 없고 한약에 대해 전혀 모르기 때문에 같이 먹어도 좋은지 그렇지 않은지 알지 못하므로 일단 같이 먹지 말라고 말씀하시는 경우가 많습니다. 한의사 선생님의 입장에서는 한약 처방의 구성을 알고 있고 한약 처방이 양약과 상호 어떤 작용을 미치게 될지 알고 있기 때문에 함께 먹어도 되는 건지 아닌지에 대해 처방 내용에 따라 각각 지시를 해 줄 겁니다. 함께 먹으면 안 되는 경우가 있고, 함께 먹어도 되는 경우가 각각 다르니, 한약을 처방해 주는 한의사 선생님과 의논하셔서 지시에 따르시기 바랍니다.

항생제
항생제 먹어도 될까요?

keyword **222**

|중|요|도|

질문 / 220건
조회 / 33,615명
댓글 / 985개
체크 / 임신 전 기간

임신 초기 임산부는 특히 임신인 줄 모르고 복용한 약이 태아에게 나쁜 영향을 주지 않을까 걱정하는 임산부들이 많습니다. 임신 중에 약 복용은 무엇보다도 의사의 지시에 따라야 하지만 임신인지 모르고 감기나 위장 장애 등의 약을 2~3회 먹었다면 크게 신경을 쓸 필요는 없습니다.

Q1 임신 중 항생제 먹어도 되나요? 괜찮을까요?

댓글1 저도 편도 때문에 열이 39.2℃까지 올라서 타이레놀하고 항생제 처방받았어요. 타이레놀은 하루 네 번 항생제는 하루 세 번 3일치 처방받았는데, 먹어도 된다고 했어요.

댓글2 페니실린계 항생제는 아기한테 영향 없는 거라고 합니다. 괜히 염증이 심해져서 아기한테 문제 생기는 것보다 얼른 항생제 먹고 낫는 게 좋을 것 같은데요.

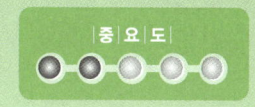
페니실린계 항생제

댓글3 저도 초기(6~7주)에 임신인지 모르고 장염 걸려서 항생제 주사도 맞고 약도 먹고 병원에 하루 입원도 했어요. 그래서 치료받은 내용 다 뽑아서 산부인과에서 약물 상담했더니 장염 치료할 때 거의 다 안전한 약을 썼다고 했어요. 약물 내용 보고 상담해 주니까 다 뽑아서 들고 가보세요. 전 지금 32주 다 됐는데 아주 잘 크고 있어요.

댓글4 임신부에게 안전한 항생제 있어요. 전 임신 중에 입원한 적도 있어서 항생제 주사를 링거로 하루 동안 맞기까지 했어요. 물론 아기 예쁘게 잘 태어났습니다.

교통사고로 식물인간이 된 산모에게서 태어난 아기도 똑똑하고 예쁘게 태어났는데요. 병원에서 처방해준 건 괜찮을 거예요.

 임신 중 항생제 투여는 산부인과 전문의와 상의하여야 합니다. 태아에 영향이 적은 항생제도 있으므로, 산모의 치료를 위해 반드시 필요하다면 투약해도 태아에 큰 문제는 없습니다.

해외여행
임신 중 해외여행 가도 되나요?

keyword 223

중요도

질문 / 45건
조회 / 9,805명
댓글 / 665개
체크 / 임신 전 기간

임신 자체가 안정적이라면 특별히 비행기를 못 타는 시기는 없습니다. 그러나 막달에 가까운 산모는 항공사가 의사의 진단서를 요구하는 경우도 있으며, 이 기준은 항공사마다 다르므로 항공사에 문의하면 됩니다.

안정적이지 못한 상황의 임신 여성이란 산부인과 진찰 상 문제가 있거나 위험하다고 판정되는 경우와 과거 자궁 외 임신 등의 경력이 있는 경우, 심장 질환을 앓고 있는 경우, 만성 질환이나 천식 등의 상황이 예견되는 경우입니다. 이런 특수한 경우를 제외하면 반드시 해외여행을 하지 못할 이유가 없지만 상황이 상황인 만큼 여러 가지 주의할 사항이 많습니다.

먼저 여행지의 선택에 있어서 가급적 각종 열대 풍토병이 유행하는 지역으로의 여행은 삼가는 것이 좋습니다. 예방접종을 하기가 어려울 뿐 아니라 일단 이러한 질병이 걸리게 되면 일반인보다 훨씬 위험하기 때문입니다. 현재로서는 모기에 물리지 않도록 각별히 주의하는 것이 가장 좋은 예방법이고 가급적 가지 않는 것이 더 좋은 방법입니다. 임신한 여성이 말라리아에 감염되면 산모 사망, 신생아 사망 및 사산의 위험이 높습니다. 설사 등이 일어나는 것을 예방하는 것도 무척이나 중요합니다. 이것은 안전한 음식과 물을 섭취해서 피해가야 합니다. 잘 익히고 깨끗한 환경에서 조리한 고기와 본인이 직접 껍질을 깐 과일이나 채소, 끓인 물과 상품화되어 있는 믿을 수 있는 음료수의 섭취를 기본으로 해야 합니다.

무엇보다 임신 초기(1~3개월)에는 유산의 위험이 높은 시기이므로 무리한 여행은 반드시 피하도록 합니다. 복부를 압박하지 않도록 경사가 급한 산악지대로의 이동이 예상되는 여행이나 덜컹대는 비포장 도로 여행, 사람들이 많고 복잡해서 전염이 쉽게 되는 공간도 피해야 합니다. 자동차로 이동할 때는 2시간 이상 계속 이동해서는 안 되며 반드시 휴식을 취해주어야 합니다.

비행기를 타고 갈 때의 주의사항으로는 장거리 이동이라면 비행기내 좌석에 오래 앉아 있으면 혈전증(핏덩어리가 떨어져 나가는 현상)이 생길 위험도가 증가하니 일단 좌석은 복도 쪽으로 해서 시간마다 10분 정도는 일어나서 복도를 걷거나 해서 이런 증상을 예방토록 합니다.

Q1 임신 10주 정도 되었는데 해외여행 괜찮을까요? 주의사항 가르쳐주세요.

댓글1 10주면 의사 선생님한테 한번 물어 보세요. 15~20주 정도면 다녀와도 괜찮을 것 같은데 10주면 초기 아닌가요? 조심해야 할 수도 있어요. 건강하면 별다른 문제가 될 것 같지 않으니 의사 선생님하고 상의 후에 다녀오세요.

댓글2 전 4개월 때 18시간 장기 비행했는데 아무 탈 없이 출산했어요. 4개월 이후면 안전하다는데 엄마의 건강 상태가 중요하니 의사 선생님하고 상의해 보세요. 전 외국에 살고 있어서 여기 병원 다녔는데 여기선 웬만해선 가리는 게 없이 다 된다고 하더라고요.

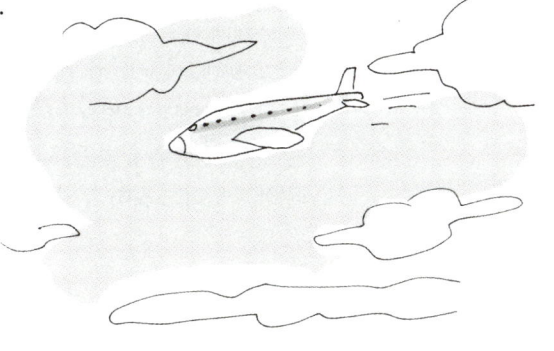

댓글3 특별한 조기 진통이나 조산의 위험이 없다면 장기 여행을 해도 괜찮습니다. 약 32주가 넘으면 가진통이 있을 수 있고 오랫동안 앉아 있기가 힘들므로 최대 두 시간 정도 운전하고 약 10분에서 20분 휴식을 취하는 것이 좋습니다.

Q2 임신 중 해외여행할 때 주의해야 할 사항 알려주세요.

댓글1 전 24주에 싱가포르 다녀왔는데 건강히 잘 다녀왔습니다. 건강하다면 무리가 없을 듯해요. 해양 스포츠는 위험하니까 하지 말고 그냥 휴양하실 생각으로 다녀오면 좋을 거예요.

댓글2 저도 임신하고 외국여행 두 번 갔는데 임신 중이라 많이 걷지도 못하고 날씨가 너무 더워서 힘들기만 했어요.

댓글3 해양 스포츠 같은 건 하지 말고 그냥 휴양 간다고 생각하세요.

댓글4 해외여행이 맘 먹는다고 쉽게 갈 수 있는 게 아닌데 임신 중 기회가 생겨서 그냥 갔어요. 2개월 정도에 호주 갔었어요. 전 겁 없이 놀이기구도 탔답니다. 그래도 우리 아기 잘 낳아서 건강하게 키우고 있답니다.

댓글5 임신 초기가 중요한데 일단 가장 정확한 건 사람마다 증상이나 자궁 상태가 다르니까 병원 가서 진료받고 의사 선생님한테 물어보세요.

댓글6 마음이 많이 불편하면 안정기 접어들고 가는 게 좋지 않을까요? 17~28주 정도면 여행 가도 될 것 같아요. 전 초반에 임신한 줄 모르고 많이 뛰고 돌아다녔지만 미리 알았으면 그렇게는 하기 어려웠을 것 같아요. 엄마 마음 편한 게 최고인 것 같아요.

Q3 출산 후 바로 외국가도 괜찮을까요?

댓글1 두 달간은 안 타는 게 좋다고 하네요.

몸조리한 다음에 가는 게 어떨지요. 아기도 최소 100일간은 바깥바람 안 쐬는 게 좋다 하니 2~3달 동안 한국에서 몸조리하고서 몸을 회복하고 가세요.

 해외여행은 오랜 시간 기다려야 할 가능성이 있으며 음식도 바뀌게 되며 시차적응이 필요하여 임산부에겐 더욱 힘이 들뿐 아니라 몸에 이상이 생길 시 적절한 조치를 받기 어려우므로 여행은 삼가는 게 좋습니다. 그 외 감염이 생길 수 있으므로 예방접종이 필요한지 여부도 꼭 확인하세요. 임신 중 여행은 대부분 안전하며 항공여행도 관계가 없습니다. 여행이 어떤 영향을 미친 다기보다는 만일의 경우 합병증이나 분만 진통이 발생했을 경우 적절한 조치를 받을 수 있는 곳에서 멀리 떨어져 있다는 것이 부담될 수 있습니다. 차로 여행 시 안전벨트를 착용하는 것이 좋습니다.

향수
향수 써도 될까요?

keyword 224

질문 / 125건
조회 / 22,000명
댓글 / 800개
체크 / 임신 전 기간

향수를 쓰는 것은 기호의 문제지만 임신 초기에 냄새에 대해 민감해 질 수 있습니다. 전에 좋아했던 향이 임신한 후에 싫어질 수도 있고 냄새 때문에 입덧이 심해질 수도 있습니다.
특히 임신 4~12주 사이의 임신 초기에는 기초체온이 오르고 신진 대사가 활발해져 얼굴뿐만 아니라 전신에 땀 분비량이 많아지므로 무엇보다 청결을 유지하는 것이 중요합니다. 임신을 하면 피부가 예민해져 임신 전에 사용하던 제품에 대해서도 민감한 반응을 보일 수 있으므로 순한 화장품으로 바꿔 사용하는 것이 바람직한데 특히 냄새에 민감한 이때에는 화장품이나 향수의 향 때문에 입덧을 할 수도 있으므로 강한 향의 향수는 권하지 않고 있습니다.

Q1 임산부한테 향수 사용하면 안 되나요? 안 좋은가요?

 엄마가 좋아하는 향의 향수라면 문제 없지 않나요? 전 좋아하는 향수 뿌리고 다녀요.

 저도 제가 좋아하는 걸로 손목에만 아주 살짝 뿌려서 목 뒤에 묻히는 정도로 향을 은은하게 즐기고 있어요.

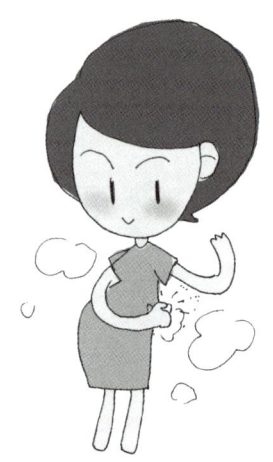

입덧 땐 집에 있던 방향제 다 갖다버렸는데 입덧 끝나고 나서는 다시 방향제 사다 놓고 향수도 뿌리고 다녀요. 향기 맡으면 기분이 좋아져요.

 일반적으로 쓰는 향수는 별문제가 되지 않습니다. 향수와 비슷한 정유라는 물질이 있는데, 이 또한 아로마요법과 비슷한 기능을 하여, 일반적으로 질병 치료나 피부 미용, 심리적 불안정 회복 등에 이용합니다. 정유는 특별한 치료 효과를 지닌 식물의 꽃, 줄기, 잎, 열매, 수액 등에서 추출한 순도 100% 에센스로 휘발성이 높은 방향 물질입니다. 하지만, 농도가 너무 짙고, 오랜 시간 냄새를 맡으면, 산모뿐 아니라 태아에게도 악영향을 미칠 수 있으므로 주의해야 합니다.

허리
허리가 아파요.

keyword **225**

| 중|요|도 |

질문 / 4,915건
조회 / 861,550명
댓글 / 27,885개
체크 / 임신 전 기간

임신을 하면 호르몬과 몸의 중심이 변화하기 때문에 임신 기간 내내 허리에 통증을 느끼게 됩니다. 임신 호르몬이 골반뼈와 척추를 연결하는 인대를 느슨하게 하여 걷거나 서 있을 때, 몸을 구부릴 때에 통증을 느끼게 되죠. 또한 팽창된 자궁이 복부 근육을 약화시키기 시작하고 자세를 변환시켜 등에 부담을 주기도 합니다. 임신 후기에는 아기의 머리가 골반뼈를 누르면서 좌골신경을 압박하기 때문에 등과 엉덩이, 다리에 심각한 통증을 느끼게 되지요. 따뜻한 물에 몸을 담고 휴식을 취해보세요. 하지만, 뜨거운 욕조에 몸을 담그는 것은 피해주세요. 전문 치료사에게 마사지를 받는 것도 통증을 완화하는데 도움이 될 수 있습니다. 등을 받쳐주는 벨트로 복부를 올려주고 골반과 좌골신경에 가하는 무게를 최소화함으로써 좌골의 통증을 완화해 주세요. 밤에 잠을 잘 때에는 다리 사이에 베개를 끼우고 옆으로 누우면 훨씬 편안하게 잠들 수 있습니다. 통증이 너무 심하면 의사 선생님과 상담을 하고, 임신 초기에 등과 다리를 받쳐주는 근육 스트레치 운동을 시작하세요.

 Q1 임신 중 허리 아픈 건 왜 그런 거죠? 어떡해야 하죠?

 아기가 자기 편한 자릴 잡는다고 아프다고 하네요. 임신하면 배가 불러 말기 때 많이 아프다고 하던데 전 초기 때 정말 많이 아팠습니다. 그때 고생을 해서인지 지금은 괜찮아요.

저도 초기 때 많이 아팠는데 어쩔 수 없는 임신 증상이기도 하고 임신 전부터 자세가 안 좋아서 그런 일도 있다고 해요. 많이 아프면 찜질팩 같은 걸로 찜질하거나 샤워할 때 뜨거운 물로 그 부위를 마사지해 주세요. 그럼 좀 나아요.

무통분만 : 경막외마취 라고도 합니다. 부분마취로 의식은 있으면서 통증을 느끼지 않고 자연 분만하는 출산 방법이라고 할 수 있습니다. 경막외마취란 요추 사이의 경막에 마취제를 주사하여 통증을 느끼지 못하게 하는 것으로, 지각 신경은 마비되지만 운동신경은 그대로 남게 됩니다.

 산전 거들 입으면 조금 버틸만합니다.

 잘 때 옆으로 누워서 양다리 사이에 베개 끼고 주무세요. 저는 자고 일어나면 허리가 너무 아파서 해봤는데 괜찮아요.

Q2 무통분만이 허리에 안 좋다는 데 맞나요?

 많은 분이 걱정합니다만 이것에 의해 요통이 촉발되는 것은 없습니다. 가끔 시술 부위가 눌려서 아픈 경우가 한 달 정도까지 지속할 수가 있습니다만 이것은 피부 밑 출혈이 있는 경우 그럴 수 있습니다. 한 달이 넘어서까지 지속하는 요통은 무통 시술에 의한 요통이 아닙니다.

 약이 들어 갈 때는 거짓말처럼 안 아픈 데 아기 낳을 때 다 돼가면 약을 더 안 넣어 줘서 한 시간 정도 엄청 아프고 잘 낳았던 것 같네요. 나중에 허리에 뻐근한 감은 좀 있는데 곧 괜찮아졌어요.

 동생도 무통분만 후 후유증인지는 모르겠지만 허리가 아프다고 해서 무통분만 해야 할지 고민이에요.

 무통분만 했는데 주사 맞으면 아픈 게 좀 줄어서 좋던데요. 나중에 허리 아픈 것도 없고요. 직접 선택하세요. 저도 어떻게 할까? 걱정했답니다.

 임신 시 허리 통증은 허리에 과부하기 발생하기 때문이나, 진통 가능성도 있습니다. 통증이 가벼운 경우에는 휴식하고 허리를 받쳐주는 거들을 입으세요. 쪼그려 앉지 말고 하이힐은 신지 않아도 도움이 됩니다. 심할 경우는 정형 외과적 진단을 받는 것이 좋습니다.
무통분만 후 허리 통증이 발생한다고 보고된 것은 없습니다. 무통분만으로 분만 중 통증을 감소시킬 수 있습니다.

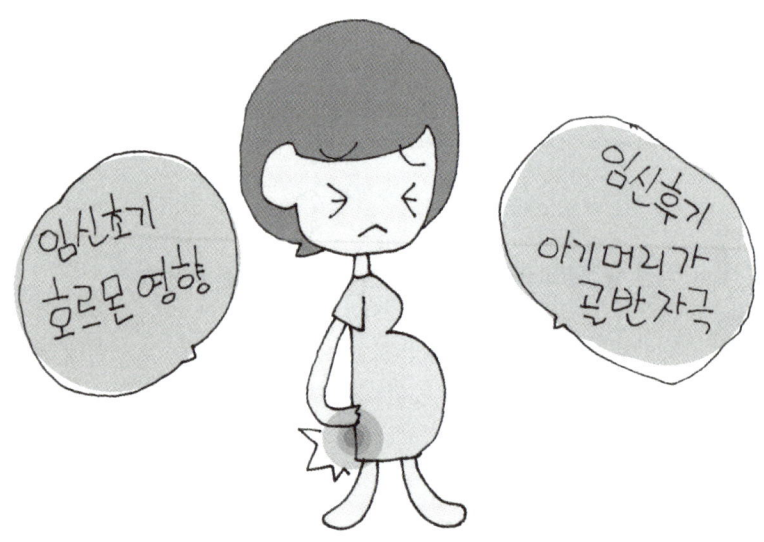

호박
호박을 먹으면 부기에 도움이 되나요?

keyword 226

질문 / 250건
조회 / 67,025명
댓글 / 915개
체크 / 임신 전 기간

중요도

호박은 소화가 잘 되면서 약리 작용이 뛰어나 예로부터 민간에서 보약으로 사용했습니다. 임신부는 늙은 호박에 꿀과 배를 넣어 삶아 마시면 효과가 있다고 합니다.

Q1 임신 중인데 호박죽 먹어도 괜찮을까요?

댓글1 호박은 좋은 걸로 아는데요. 붉은 팥은 먹지 말라고 해서 팥죽 대신 호박죽 먹고 있어요. 맛나게 먹읍시다.

댓글2 음식 때문에 태아에게 영향을 미치는 경우는 술, 담배 빼고는 음식으로는 거의 지장이 없어요. 그리고 호박이 얼마나 좋은 음식인데요. 맘껏 드세요.

댓글3 호박죽엔 **비타민 A**가 많아서 좋다고 해요. 맛있게 드세요.

Q2 호박이 정말 부기 빼는데 효과가 있나요?

댓글1 임신 중이면 호박즙은 안 먹는 게 좋을 듯하네요. 몸에 있는 영양분까지 빠져나간다고 들었거든요.

댓글2 호박즙은 이뇨 작용이 있어서 출산 후에도 한 달 뒤에 먹으라고 했어요.

> **Tip**
> **비타민 A** : 비타민 A는 시각과 성장, 세포의 분열, 생식, 그리고 면역 체계의 보존에 매우 중요한 역할을 합니다. 비타민 A가 부족할 때는 밤눈이 어두운 야맹증과 각막 건조증이 발생할 수 있습니다. 비타민 A가 많이 들어있는 식품으론 동물성으로 간, 우유, 정어리, 장어 등이 있으며 식물성으론 당근, 호박, 옥수수, 토마토, 김 등이 있다

호박은 비타민도 풍부하고 영양가도 만점이어서 임산부에게 좋은 음식입니다. 또한 신경을 완화시켜주는 효과도 있어서 임신 초기에 신경이 예민해져 있을 때, 임산부 불면증에 호박을 먹으면 마음이 진정되어 잠도 잘 오는 효과가 있습니다.

호흡곤란

호흡곤란이 심해져요. 어떡하죠?

keyword 227

질문 / 175건
조회 / 27,525명
댓글 / 1,150개
체크 / 임신 후기

중요도

임신 후기로 갈수록 자궁이 점점 커져 위와 심장, 허파를 자극하기 때문에 위가 쓰리고 가슴이 답답하며 숨쉬기가 곤란해집니다. 증상이 심하면 크게 심호흡을 하거나 편한 자세로 휴식을 취하도록 하세요. 출산일이 다가오면 명치 끝까지 올라왔던 자궁이 점점 내려가므로 호흡하기는 훨씬 편해집니다. 임신 기간 동안 숨이 차는 것은 정상이지만 허파통증, 가슴의 두근거림, 빠른 맥박, 혹은 손가락과 발가락이 축축해 오는 등의 증상이 함께 나타나거나 천식이 있을 경우에는 담당 의사와 상의하도록 하세요.

Q1 호흡곤란이 심해져요. 어떡하죠?

 입덧 때문인 것 같아요. 가끔 너무 답답해서 심호흡을 해보면 그땐 좀 낫더라구요.

 서도 입덧 시작하면서 숨쉬기가 곤란해서 머리가 띵할 정도였어요. 병원 가서 심전도랑 폐기능 검사하니 이상 없대요. 임신 초기엔 불안하기 때문에 심리적인 요인도 있고, 임신하면 혈액 공급량이 많아지면서 비강이 부어오르기 때문에 숨쉬기가 곤란할 수도 있대요. 입덧 때문에 그런 것 같기도 해요.

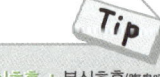

Tip

복식호흡 : 복식호흡(腹息呼吸)은 숨을 들이마실 때 배가 불러지게 하고 숨을 내쉴 때 배가 수축되도록 복부를 움직이는 호흡방식입니다.

 저랑 똑같은 증상이네요. 호흡이 가빠지면서 머리로 피가 다 몰리는 것 같죠. 저도 이럴 때는 **복식호흡**하고 옆으로 돌아누우면 괜찮아졌어요. 저는 33주인데 자주 이런 현상이 일어난답니다. 아기 만나는 준비 과정이라 생각하며 참는답니다.

 병원 가면 비닐봉지 입에 대고 이산화탄소를 마시게 하는 것 외에는 없어요. 스트레스성이라서 스트레스를 안 받아야 해요. 처음이라 그 정도지만 계속되면 마비 증상까지 와요. 혈압도 올라가고 뇌에도 손상 입어요.

 임신 후기로 갈수록 자궁이 점점 커져 가슴이 답답하며 숨쉬기가 곤란해집니다. 이러한 증상은 일상적인 동작에는 지장을

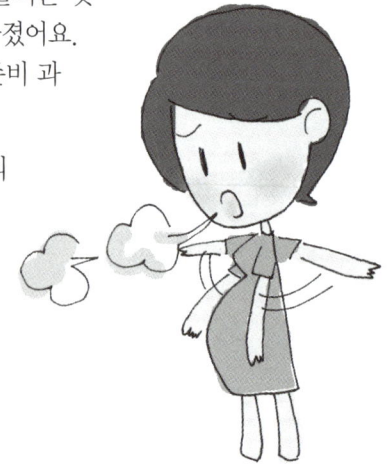

주지 않지만 갑자기 일어서거나 무거운 것을 드는 행동, 계단을 오르내리는 등의 심한 동작은 피하는 것이 좋습니다. 증상이 심하면 크게 심호흡을 하거나 편한 자세로 휴식을 취하도록 하십시오. 출산일이 가까워오면 명치 끝까지 올라왔던 자궁이 조금씩 내려가므로 호흡하기는 훨씬 편해집니다. 임신 기간에 숨이 차는 것은 정상이지만 가슴의 두근거림, 빠른 맥박 등의 증상이 함께 나타나거나 천식이 있으면 산부인과 전문의와 상의하도록 하십시오.

호흡법
출산에 도움되는 호흡법을 알려주세요.

keyword 228

|중|요|도|

질문 / 815건
조회 / 185,225명
댓글 / 3,520개
체크 / 임신 후기

출산할 때 긴장을 풀어주고 고통을 덜어주려고 호흡법을 연습합니다. 출산에 필요한 호흡법은 분만하는 동안 자궁이 벌어지는 단계에서부터 아기가 나오는 단계까지 내내 이용합니다. 대표적으로 라마즈 호흡법이 있습니다. 산부인과 병원이나 산모교실에서 배울 수 있습니다.

Q1 출산 대비 호흡법 알려주세요.

댓글1 복식호흡 연습 많이 하세요. 전 일주일 전에 아기를 낳았는데 복식호흡 연습 많이 해서 진통 오고 아기 낳을 때까지 복식호흡으로 견뎠어요. 선생님도 간호사들도 복식호흡 하라고 해요.

댓글2 코로 천천히 복식호흡 하는 게 있고, 코로 가득 들이마시고 입으로 후~ 소리를 내면서 내 쉬는 게 있어요. 내쉴 때 후~ 하는 발음이 몸의 근육을 이완시키는데 도움이 되는 발음이라네요.

Q2 복식호흡, 라마즈 호흡법 하는 방법 좀 가르쳐주세요.

댓글1 코로 숨을 들이마시면서 배에 풍선을 부풀린다고 생각하세요. 배가 볼록 튀어나올 때까지 숨을 들이마시고 잠깐 숨을 참았다가 입으로 내 쉬면서 다시 배에 있는 풍선 바람을 다 뺀다고 생각하세요. 누워서 무릎을 세운 자세에서 배꼽 5cm 아래에 두 손을 올리고 그 부분에 집중하고 하면 더 좋아요.

우선 라마즈는 호흡~연상~이완 이렇게 세 단계로 구분할 수 있어요. 호흡만 말하자면 진통이 시작되면 우선 깊게 심호흡 두 번 하세요. 그리고 3초 들이마시고 3초 내쉬고 반복. 진통이 끝나면 또 깊게 심호흡 두 번 하세요. 3초 호흡이라고 부르는데 초기 진통 때에 하세요. 진통 시작되면 깊게 두 번 심호흡. 1초 들이마시고 1초 내쉬고, 진통 끝나면 역시 두 번 깊게 심호흡 하세요 1초 호흡이라고 하고 초기 진통보다 좀 더 아플 때 하세요. 진통 시작 때 두 번 역시 깊게 심호흡 들이마시고 히~들이마시고 하~들이마시고 후~(후는 약간 길게) 내 쉬면 돼요. 물론 속도는 빠르겠죠. (가장 아픈 진통 시에) 그리고 끝나면 역시 깊게 두 번 심호흡 하세요. 글로 쓰면 이렇게 간단하게 쓸 수 있는데 진통 때에 호흡 잘 할 수 있게 평소에 연습이 중요해요. 순서는 위에 세 가지 대로 해도 되지만 막상 아플 땐 자기한테 맞는 호흡을 하면 되요. 호흡을 하면 진통할 때에 한결 수월해요. 아기 역시 산소 공급이 되고요. 그리고 호흡 시 갑자기 어지러우면 두 손으로 입을 가리고 호흡하세요. 이산화탄소가 부족해서 그런 거니까요.

 라마즈 분만은 호흡법과 이완법, 연상법 등을 이용해 자신의 힘으로 진통을 줄이는 자연분만의 일종입니다. 러시아의 민간요법에서 출발한 라마즈 분만법은 프랑스의 산부인과 의사 페르낭 라마즈에 의해 현재의 모습을 갖추게 되었습니다. 라마즈 분만을 하려면 미리부터 반복 연습을 해야 하며, 대부분 남편이 함께 참여하고 보통 4주에서 6주에 걸쳐 교육을 받습니다. 불안감을 더는 연상법, 몸에 힘을 빼고 최대한 편안하게 누워 있는 이완법, 그리고 진통을 덜어주면서 태아에게 산소를 공급하는 호흡법으로 이루어집니다. 남편은 옆에서 지켜보면서 호흡을 몇 회나 몇 분 동안 하는지 체크하고 격려해 주는 역할을 합니다.

keyword 229

화상
화상을 입었는데 어떻게 하면 되죠?

질문 / 85건
조회 / 18,000명
댓글 / 425개
체크 / 임신 전 기간

화상은 주의하는 수밖에 없습니다. 요리할 때 특히 화상을 조심해야 합니다. 임신 중에 화상이 심하면 태아도 위험합니다. 화상이 심하면 화상 전문병원으로 가고 살짝 데었을 때는 상처 부분이 감염되지 않도록 소독을 잘 해주세요.

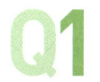

Q1 임신 중인데 화상을 입었어요. 어떡하죠?

화상 입으면 화상 전문병원에 가는 게 아마도 빠를 거예요. 어차피 약도 주사도 안 될 테고 빨리 치료하려면 병원 가셔야죠. 그리고 산부인과 갈 필요 없어요. 외과 가서 임신 몇 주라고 얘기하면 됩니다. 산부인과에서는 자기네 진료 부분이 아녀서 잘 모르더라고요. 저도 화상 때문에 한 달 동안 고생했어요.

스테로이드 성분 안 들어간 연고는 괜찮다고 들었어요. 연고나 약에 성분 보고 스테로이드 성분이 안 들어갔나 확인하세요. 혹시 모르니 병원에 전화해서 화상 연고 발라도 되나 물어보고 바르세요.

임신 중 화상을 입었을 때, 임신하지 않았을 때와 같이 치료를 시행합니다. 응급처치로는 화상 부위에 더 이상의 손상이 진행되지 않도록 식혀주고, 화상 부위를 깨끗한 소독 드레싱으로 덮어서 공기가 직접 닿지 않게 합니다. 또한 감염을 예방하기 위해 적절한 조치를 합니다.

화장
임신 중에 화장품을 가려 써야 하나요?

keyword **230**

|중요도|

질문 / 3,650건
조회 / 814,100명
댓글 / 28,300개
체크 / 임신 전 기간

병원에서 특별히 주의를 요하는 화장품 이외에는 메이크업, 매니큐어, 향수 등은 의학적으로 아무런 문제가 없습니다. 화장을 하거나 손톱을 칠해서 기분이 좋아진다면 엄마나 아기에게 모두 좋은 것입니다. 임신 중에는 기미가 생기기 쉬우므로 화장을 해서 자외선을 차단하기도 합니다. 그러나 정기검진 때는 손톱 색깔, 혈색 등을 보고 빈혈의 유무를 검사하기도 하므로 병원에 갈 때는 지우고 가세요.

Q1 임신 중에 쓰면 안 좋은 화장품이 있다던데 어떤 걸까요?

레티놀이 듬뿍 들어간 주름 개선 기능성 화장품만 아니면 됩니다. 안심하고 쓰세요.

댓글2 화장품 바르는 거랑 임신이랑 별 상관없는데요. 성분도 미약한데다 아이 크림, 미백 화장품 쓰지 말라고 하는데 써도 괜찮다고 해요.

댓글3 의사 선생님이 레티놀 제품은 안 된대요.

댓글4 화학성분이 침투되면 아기한테 안 좋다고 쓰면 안 된다고 들었어요. 오이나 꿀로 천연 팩 하세요.

Q2 임신 중에 반영구 화장해도 될까요?

댓글1 별로 안 좋을 것 같아요.

댓글2 하지 말래요. 임신 때문이 아니라도 피부에 안 좋을 것 같아요.

Q3 임신 중에 매니큐어 바르면 안 되나요?

댓글1 전 매일 색깔 바꿔가며 손톱, 발톱 다 발라요.

댓글2 저도 책에서 읽었는데 몸에 크게 지장은 없다고 했어요. 자기를 가꾸면서 얻는 행복감이 좋은 호르몬으로 분비되어 더 좋다고 해요.

⚠ **레티놀** 제품은 태아기형을 유발할 수 있으므로 금기입니다. 그러나 다른 화장품은 의학적으로 문제가 없으므로 화장해도 큰 문제는 없습니다.

> **Tip**
> 레티놀 : 대표적인 주름 개선 성분. 피부 속에서 세포를 활성화하고, 콜라젠과 엘라스틴의 생성을 촉진해 탄력을 높여줍니다. 공기와 접촉하면 산화되고, 빛에도 쉽게 파괴되므로 밤에 사용하는 것이 좋습니다. 사람에 따라 피부 트러블을 유발할 수 있기 때문에 먼저 테스트를 한 후 사용하는 것이 좋습니다. 임신 중에는 편하지 않습니다.

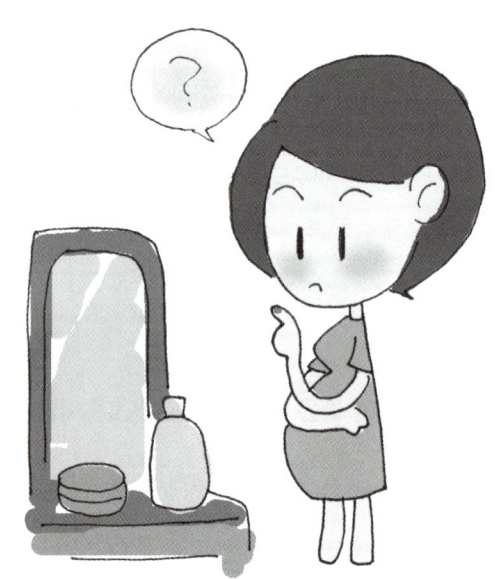

환경호르몬
환경호르몬은 무엇인가요?

keyword 231

질문 / 20건
조회 / 5,825명
댓글 / 175개
체크 / 임신 전 기간~ 출산 후

|중|요|도|

환경호르몬은 인간이 만들어 낸 오염 물질이 인간의 몸에 들어와 진짜 호르몬처럼 사람의 몸에 영향을 끼치는 것을 말합니다. 호르몬이 적은 양으로도 기능을 하는 것처럼 환경호르몬도 소량이 치명적으로 작용할 수 있습니다. 환경호르몬으로 거론되는 물질 중에는 유기염소계 합성물질이 많습니다. PCB, DDT를 비롯한 다이옥신, BHC 등이 호르몬처럼 작용해서 불임, 생식계 이상, 암 등을 일으킵니다.

Q1 플라스틱 용기에서 환경호르몬이 나온다고 하는데 유리 용기로 다 바꿔야 할까요? 환경호르몬이 얼마나 안 좋은가요?

댓글1 환경호르몬이 에스트로겐의 분비를 촉진해서 남성이 여성화된다고 해요. 그래서 성별이 불분명해진 거예요. 플라스틱 안 쓸 수도 없고 환경호르몬이 덜 나오는 용기를 쓸 수밖에 없죠.

댓글2 알면서 그냥 쓰기엔 찜찜하죠. 바꿀 수 있으면 바꾸는 게 좋을 거 같아요. 우리가 자랐던 시대와 지금은 너무나 많이 다르잖아요. 요즘엔 불임도 많고, 기형아도 많고, 아토피성 피부염도 많은데 대부분 환경 탓인 것 같아요. 지금 엄마들이 바꾸지 않으면 앞으로는 더더욱 심해질 거 같아요.

댓글3 임신하면 특히 6~12주 사이에 음식 조심하셔야 할 것 같네요. 플라스틱 제품에서 나오는 프탈레이트라는 물질이 일으키는 간성이라는 기형은 아기 염색체를 관찰하지 않는 이상 태중에서는 알 수 없겠더군요. 그렇다고 너무 겁먹을 필요는 없고 플라스틱 제품 사용에 좀 유의하면 되지 않나 싶네요.

댓글4 환경호르몬인 프탈레이트는 플라스틱류에서 흘러나오는 환경호르몬 물질인데 이것이 자궁 속 태아의 호르몬 작용을 방해한다고 해요.

Q2 생활 속에서 환경호르몬 줄이는 방법 알려주세요.

댓글1 플라스틱 용기를 유리나 스테인리스 스틸 제품으로 바꿔 쓰세요.

치발기 대신 당근 말려서 줬어요. 그게 안심 되어요. 환경호르몬 줄이는 방법 아닐까요?

 플라스틱에 흠이 나도 환경호르몬이 나온다고 합니다. 그래서 저는 나무 도마로 바꿨어요.

 천천히 하나씩 바꿔 가려고요. 일단 유리 보관 용기로 바꿨어요. 제일 먼저 물병부터 바꿨어요. 일단 사 둔건 쓰고 다음부터는 친환경제품을 사용하려고 합니다.

 1. 젖병은 PC(폴리카보네이트)재질 대신에 **PES 소재**로 바꾸세요. 2.화학성분이 들어 있지 않은 세제 사용하기. 표백제, 섬유 유연제 사용하지 말고, 헹굼 시 깨끗이 여러 번 씻기. 3.헌 가구, 헌 옷 사용하기. 가구에서도 환경호르몬이 나온다고 하네요. 4. 플라스틱 장난감보다 헝겊이나 나무 재질의 장난감 사용하기. 5. 아이방에 컴퓨터 없애기(컴퓨터에 유해 물질이 많이 나온다고 하더군요.) 6. 정수한 물 마시기. 7. 기름병은 꼭 유리병 사용하기. 플라스틱류는 지방성분을 좋아해서 잘 녹아든다고 합니다. 그래서 식용유 같은 기름류는 유리병에 담아서 보관해야 합니다.

PES(폴리에스테르설폰) : 미국 FDA에서 환경호르몬 추정 물질인 비스페놀 A와 유해 물질이 검출되지 않는다고 승인한 안심 소재로 투명한 갈색을 띠는 것이 재질상의 특징입니다. 내한성과 내열성이 높아 180℃의 고온 열탕 소독이나 전자레인지에도 안전하고, 충격에 강해서 실용적이지만 내용물이 들어 있는 상태에서 떨어뜨리면 깨질 수도 있으니 주의해야 합니다.

 우리가 접촉하는 극미량의 화학물질이 우리 몸 속에서 마치 호르몬처럼 작용해 신체의 대사과정에서 이상을 초래하여 변화를 일으킬 수 있습니다. 이처럼 우리 몸의 호르몬과 유사한 작용을 하는 화학물질을 최근에는 환경호르몬이라고 부릅니다. 그런데 이런 환경호르몬이 미치는 영향에 대해서는 아직 연구 단계이므로, 이들이 태아에게 미치는 영향은 알기 어렵습니다. 그러나 최고 환경호르몬에 의해 hypospadia(요도하열 : 요도가 귀두 끝에 개구하지 않고 귀두에서 회음부에 이르는 정중선 위에 개구한 남성 요도의 선천성 기형)가 발생했다는 보고들도 있으므로, 환경호르몬을 줄이는 것이 좋습니다

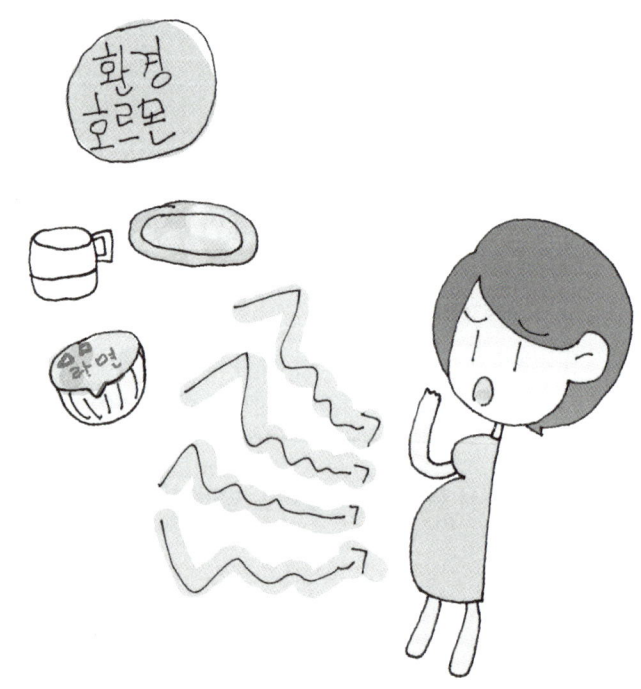

환기
환기를 자주 해야 하나요?

keyword 232

질문 / 30건
조회 / 4,850명
댓글 / 400개
체크 / 임신 전 기간

중요도

임신 중에는 면역력이 떨어져 감기나 다른 기관지 질병을 앓기 쉽습니다. 임신하면 약이나 주사를 함부로 맞지 못하므로 질병을 예방하는 것이 중요합니다. 주변 환경을 깨끗이 하고 온도, 습도 조절을 잘 해야 합니다. 환기를 하지 않고 가습기만 켜면 세균이 자라기 쉬우니 하루에 한 번은 창문을 활짝 열어 주는 것이 좋습니다. 가습기는 하루에 한 번 씻어서 말리고 손과 입안을 청결하게 해주십시오.

Q1 환기 중요하죠? 어떻게 해야 할까요?

 환기를 잘 해주지 않으면 두통이 오기도 하고 기분도 가라앉고 그러니까 자주 하세요. 가습도 어느 정도 환기를 시킨 다음에 가습을 해줘야지 그냥 가습만 하면 세균이나 곰팡이가 자라기 쉬워요.

 오전에는 공기 중에 오염 물질이 많아서 오전에 환기시키는 것보다 11시 이후에 환기를 시키는 것이 좋다고 해요. 환기야 자주 하는 게 좋죠.

 건강한 생활 습관을 위해서는 실내 환기를 자주 하는 것도 도움이 됩니다.

Tip

환기 : 대부분의 사무실이나 가정집을 보면 환기의 중요성에 대한 인식을 잘 모르는 듯합니다. 우리의 몸은 충분한 산소와 새로운 공기를 요구하는데, 몸의 움직임이 많을수록 더 많은 공기가 필요하므로 폐가 활동을 많이 하게 되어 호흡이 가빠지는 것입니다. 공기가 폐로 들어가 뇌나 온몸 구석구석까지 혈액이 순환하며 영양분과 산소를 공급해주게 되는데, 환기가 제대로 되지 않으면 뇌의 기능저하는 물론, 근육도 제 역할을 할 수 없습니다.

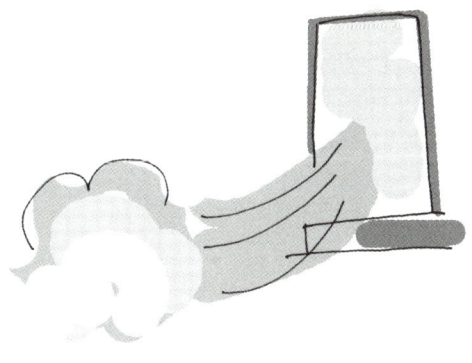

황사
황사가 임신에도 영향을 미치나요?

keyword 233

질문 / 265건
조회 / 44,860명
댓글 / 2,285개
체크 / 임신 전 기간

중요도

황사가 태아에게 미치는 영향이 특별히 보고되지는 않았습니다. 임신 기간 중 태아는 엄마의 보호를 받고 있기 때문에 일차적으로 엄마의 면역력이 태아를 보호하고 있습니다. 황사에 섞인 미세먼지 때문에 호흡기 질환이 올 수 있고 나쁜 공기를 마시면 임산부에게 좋지 않으므로 외출을 삼가거나 외출 시 마스크를 사용해야 합니다.

Q1 황사일 때 외출하면 안 좋겠죠?

 가지 마세요. 뉴스 보니까 나가지 말래요. 황사에 온갖 나쁜 거 다 섞여 있대요. 황사일 때는 집에 계세요.

 웬만하면 나가지 마세요. 저번 황사 때 나갔다가 눈, 목 따가워서 혼났어요. 마스크도 황사 전용 마스크 써야 효과 있대요.

 외출하지 마세요. 안 좋아요.

 외출하려면 마스크 꼭 쓰고 나가세요. 되도록 외출 안 하는 게 좋죠.

 황사에 포함된 물질이 분석되지 않으므로 산모가 황사에 노출되었을 경우의 영향에 대해 알려진 바는 없습니다. 그러나 성분을 알 수 없으므로 황사가 오면 외출을 피하는 것이 좋습니다. 이는 산모와 일반인 모두에게 해당됩니다.

Tip

황사에 대처하는 요령: 창문을 닫고 될 수 있으면 외출을 삼가되, 외출 시에는 마스크와 보호 안경을 착용하고 귀가 후 손발을 깨끗이 씻고 양치질을 합니다.
황사에 노출된 채소, 과일 등은 깨끗이 씻은 후에 먹어야 합니다.
식품가공과 조리 시에 손을 잘 씻고 위생에 주의해야 합니다.
노약자, 호흡기 질환자는 실외활동을 될 수 있는 대로 피해야 합니다.
황사가 간 다음에는 황사에 노출된 물품 등을 세척 후에 사용해야 합니다.

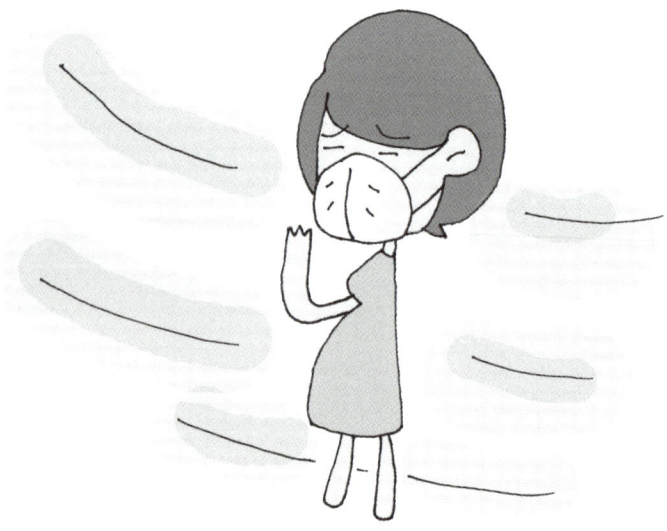

회음부
회음부 절개하면 많이 아픈가요?

keyword 234

질문 / 1,920건
조회 / 608,120명
댓글 / 15,350개
체크 / 출산 시~출산 후

중요도

회음부는 양쪽 허벅지 사이와, 성기, 항문을 일컫는 말입니다. 회음부 절개술은 출산 시 질 입구의 피부가 찢어지는 것을 막으려고 질 입구를 넓히는 수술입니다. 가장 흔히 행해지는 절개술은 회음의 앞 부분에서 뒷 부분 쪽으로 3~4cm 정도를 가위로 잘라주는 것이다. 부분마취를 하면 통증은 느껴지지 않습니다. 출산 후 좌욕을 해주고 회음부에 염증이 생기지 않도록 청결하게 해주세요.

Q1 회음절개 괜찮을까요? 꿰맨 곳이 아프네요.

 저도 아기가 나오면서 산도를 많이 찢어서 많이 꿰맸어요. 시간이 지나면 괜찮아요.

 저도 첫 애 때 꿰맨 곳이 천에 닿아서 곪았어요. 그래서 얼마간 곪은 것 짜고 씻고 잘 말리고 하니까 괜찮더라고요. 안 나으면 다시 째고 꿰매야 한다고 해서 무서웠어요.

 저는 회음부 꿰맨 데가 덧나고 풀리기도 했어요. 그런데 선생님이 다시 꿰메는 거보다는 그냥 두어서 살이 올라오게 하는 게 더 낫다고 해서 그냥 뒀는데 너무 아파요.

Q2 회음부 절개 한 후 언제 아무나요?

 퇴원 후 한 달 후쯤 신모 재진 있어요. 그때 회음부가 잘 아물었는지 봐줘요. 좌욕 열심히 해주면 회음부가 빨리 아물고 좋대요.

 저는 첫날에는 안 아팠는데 다음날부터 아파서 좌욕을 하루에 세 번 네 번씩 했어요. 그렇게 한 2주일~3주일 아팠던 거 같네요.

 대략 한 달 안 돼서 많이 좋아지는 것 같아요. 제 친구는 2주 만에 괜찮아졌다는 애도 있는데 그건 사람마다 차이가 있는 것 같아요.

 전 2주 정도 되니깐 괜찮더라구요. 일주일 정도만 좀 불편했지 그 다음은 괜찮았던 것 같아요. 전 진짜 틈나는 대로 좌욕을 했어요. 확실히 빨리 아물었던 것 같네요. 좌욕 열심히 하세요. 좌욕 하고 나서 꼭 건조시키는 것 잊지 마세요.

Q3 출산 전인데도 회음부가 아파요. 어떡하죠?

댓글1 저도 회음부가 아파요. 책 찾아보니까 정맥류래요. 회음부랑 종아리, 허벅지 안쪽이 아프고 부은 느낌이 들어요. 그냥 그래서 그런가 보다 하고 있어요.

댓글2 저도 28주인데 앞으로 더 아플 거라네요. 엄마 되기 어렵네요. 아기 낳을 때 더 아플 텐데….

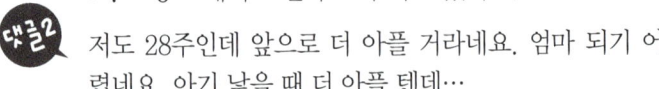

댓글3 저 34~35주까지 아주 심하게 아팠어요. 아프다고 2주 동안 움직이지도 않다가 안 되겠다 싶어서 아파도 계속 1~2시간씩 3일 정도 걸었더니 오늘부터 안 아프네요. 언제 아팠느냐는 듯이 안 아프니 또 이상하네요.

Q4 출산 할 때 회음부 절개 안 하고 낳을 수도 있나요?

댓글1 회음부 절개 안 하면 여러 군데로 찢어져서 나중에 고생한대요.

댓글2 저 회음부 절개 안 하고 아기 낳았습니다. 병원에서는 무조건 절개해야 한다고 하는데 그건 우리나라에서만 의사들이 자기 편의대로 절개하는 겁니다. 아기가 정말 크거나 엄마가 골반이 작지 않은 이상 절개 안 해도 된다고 해요. 그걸 구별할 수 있는 의사가 정말 의사겠죠? 몇 퍼센트의 위험 요소 때문에 대부분 산모가 절개 후에 고생하고 있죠. 조산원에서 출산할 경우는 절개 안 합니다. 필요에 따라서만 절개하고요.

Q5 회음부 방석 필요할까요?

댓글1 안 써봐서 모르겠는데 앉으면 아프긴 해요. 있으면 좋겠죠.

댓글2 전 첫 애 낳을 때는 그렇게 필요성을 몰랐었는데 둘째 때는 필요하더라고요. 치질도 많이 나오고 해서 잘 앉지를 못하겠더라고요. 병원에서는 다행히 회음부 방석이 있어서 편하게 앉아서 밥도 먹고 그랬네요.

댓글3 꼭 필요한 거였어요. 제가 좀 많이 찢어졌던 편이라 방석 없이는 잠시도 못 앉아 있겠더라고요. 그냥 앉으면 하혈 수준으로 피도 나고요. 잠깐 쓰는 거라 아까우면 얻으세요. 예정일이 좀 남았으면 태교 한다 생각하고 만들어도 좋을 듯싶네요.

댓글4 수유쿠션을 회음부 방석으로 써도 되요.

Q6 회음부 절개 한 후 이상 증상이 있어요. 어떡하죠?

댓글1 분비물 있으면 바로 치료받아야 해요. 저도 가렵고 분비물도 좀 있고 해서 진찰받았더니 질염 일종이라고 하면서 연고 하나 처방해 줬어요. 샤워하고 드라이기로 바짝 말리고 가려운 부위에 발라줬더니 며칠 만에 언제 그랬느냐는 듯 싹 나아지던데요.

 저도 초기에 그랬는데, 12주까지는 치료 안 해주려고 하더군요. 그래서 식초물에 뒷물하고 매일 씻어주고 말렸어요.

 자연분만 시 열상의 예방 및 아기의 안전한 분만을 위해 회음을 절개합니다. 외국에서는 하지 않는데 우리나라만 시행한다고 하는 것은 그 내용을 전혀 모르시는 내용입니다. 실제 서양인은 골반이 크기 때문에 회음절개를 하지 않는 일도 있습니다만 서양이라도 동양인의 분만 시에는 대부분 회음절개를 시행합니다. 분만 후 회음절개부의 통증을 호소할 수도 있습니다. 대부분 정상적인 증상입니다. 하지만, 심하게 붓거나 압통이 심한 경우는 전문의의 진찰이 필요합니다.

흡연
흡연이 태아에 미치는 영향이 있나요?

keyword 235

중요도 ●●●●●

질문 / 1,750건
조회 / 627,500명
댓글 / 22,000개
체크 / 임신 전 기간

임신한 어머니가 담배를 피우면 담배의 독성 물질이 태반을 통해 태아에게 영향을 줍니다. 저산소증으로 태아의 발육이 지연되어 체중이 약 200g 정도 적습니다. 전치태반, 태반조기박리, 조기파막 등의 위험이 커지며 아기의 출생 전후 사망률도 높습니다. 또한, 자연유산과 기형아가 태어날 가능성이 크며 영유아기에는 신체적, 지적 성장이 지연될 수도 있습니다. 흡연을 하던 사람이라도 임신 숭에는 중단하는 것이 바람직합니다.

Q1 저는 담배를 피우는데 임신을 했어요. 임신 중 담배와 술 얼마나 안 좋은가요?

 초기에는 뇌가 만들어지고 손도 발도 얼굴도 모두 만들어지는 중요한 시기예요. 아이를 위해 끊으세요. 배 속의 열 달은 키우는 10년보다 중요해요.

 기형 확률은 거의 없는데 유산 확률이 무척 높아지고 조산하게 될 확률도 높대요. 태어날 때부터 니코틴 중독 등등 아기 생명과 직결되는 문제가 많이 생긴다고 해요. 저도 3개월 들어서 늦게나마 끊었지만 어차피 끊을 거 왜 진작 더 일찍 끊지 못했나 후회만 될 뿐이에요.

 제 주위에도 임신 초기에 모르고 핀 담배 때문인지 아이가 천식과 기관지염으로 맨날 입원해요. 그것도 정말 못 보겠더군요. 엄마의 흡연 때문이라고 얼마나 자책하던지……

의사에게 물어보면 담배 때문에 아기가 기형아로 태어나는 확률은 없다고 합니다. 다만 저체중아나 일찍 출산할 확률이 높다고는 하네요. 끊으려고 스트레스 받는 게 더 안 좋다고 해요.

Q2 남편 금연하게 하는 방법 없을까요?

 우리 남편은 회사 신체검사에서 폐가 뿌옇게 보인다고 해서 정밀 검사받았는데 별 이상은 없었어요. 담배 피우는 사람들 조금씩은 그렇게 보인다고 해요. 그런데 그 후에 겁먹어서 담배 끊었어요. 지금 1년 다 되어 가요. 겁을 줘야 해요.

> **흡연**: 임신 중인 여성이 흡연하면 태아에게 산소의 공급을 감소시킵니다. 날마다 한 갑의 담배를 피우면 20% 이상까지 태아의 산소 공급을 감소시키며 태아의 심장박동 속도와 혈압이 올라가고 혈관은 수축되고 호흡에 지장을 주고, 또한 태아의 발육이 저하되어 출생아의 체중이 줄고, 미숙아를 출산하는 비율도 비흡연자보다 2~3배 많습니다. 그 이외에도 흡연 때문에 유산, 사산, 그리고 출생 후 24시간 이내에 사망하는 비율이 높아집니다.

 끊기 어려워하던걸요. 15일 정도 끊다가도 저랑 싸우고 나면 다시 물고 그래요. 그래서 저도 포기했어요. 아기 보면서 점점 줄이다가 끊겠지요.

 저 신랑도 지금 끊은 지 한 달이 다 되어가네요. 장하다고 매일 엉덩이 두드려주고 있어요. 힘들긴 한가 봐요. 담배 대신 초코파이를 많이 먹어요. 술도 잘 마시지 않는데 스트레스 쌓일까 봐 오락을 하라고 허락했어요.

임신 중 흡연이 나쁘다는 것은 잘 알려져 있습니다. 흡연 임신부에서 자연 유산될 확률이 높고 출생아의 체중도 작은 것으로 알려져 있으며, 출산 후 사망할 확률이 훨씬 높다고 합니다.

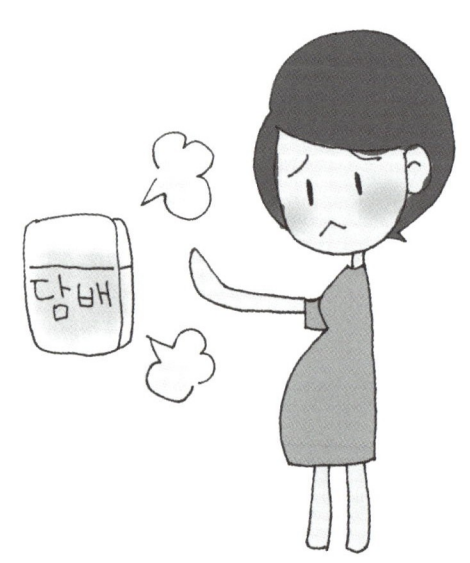

B형 간염 항체
간염 항체가 없대요.

keyword 236

질문 / 1,350건
조회 / 1,143,000명
댓글 / 12,000개
체크 / 임신 전~ 임신 전 기간

|중|요|도|

B형 바이러스는 주로 간과 혈액 속에 많이 있지만 체액이나 분비물을 통해서 나올 수 있기 때문에 수혈이나 접촉에 의해서도 옮겨질 수가 있습니다. 특히 문제 되는 것은 임신부나 신생아에게 오는 B형 간염입니다. 성인 보균자의 약 40%가 출산 시부터 1세 이하 때에 감염된 것이기 때문입니다. 많은 연구에 의하면 1세 이하의 B형 간염은 그 90%가 만성 보균자가 되고 이 만성 보균자의 약 40%가 30~40년 후에 간암으로 사망하고 15%는 간경변증이 생긴다고 합니다.

Q1 간염 항체가 없다고 하는데 주의해야 할 사항 가르쳐주세요.

댓글1 저도 간염 항체가 없어서 사람 많은 곳 조심하래요. 임신 중에도 예방 주사 맞아도 된다고 너무 걱정은 하지 말라더군요.

댓글2 저도 없다고 하셨어요. 아기 낳고 아기랑 같이 맞으래요.

댓글3 활동성 간염이든 비활동성 간염이든 간염 바이러스는 일상생활을 통해 전염되지 않습니다.

댓글4 밀폐된 공간이나 사람들이 너무 많은 곳은 자제하시고요. 항체가 없다고 임신 중에 접종을 하면 안되고 출산 후나 임신 전에 접종하는 게 제일 좋은 방법이라고 하디군요.

Q2 임신을 준비 중인데 B형 간염 항체가 꼭 있어야 하나요?

댓글1 저도 간염 항체 없는 상태에서 임신했어요. 그냥 아기랑 같이 맞으려고요. 없어도 상관없지만 간염 항체가 만들어져 있는 게 더 좋대요. 사람들 많은 곳은 간염 항체가 없는 사람들은 위험할 수도 있으니까요.

Q3 B형 간염 항체가 없는 임산부 괜찮을까요?

가족이나 남에게 전염되는 것도 아니고 모유 수유도 가능하고 다만 아기 태어나자마자 간염 접종을 하면 된다는군요. 원래 간염 예방접종은 빨리하는 거래요. 아마 피검사를 한 번 더 해서 모유 수유 가능하다는 거 확인받으면 되네요. 임신 중에는 주사를 맞는 게 아니라네요. 아마 어릴 때 맞았을텐데 항체가 안 생기는 사람들이 많다고 해요.

올 초엔 있었는데 몇 주 전에 검사하니 없다 해요. 별 문제 없고 출산하고 접종하면 돼요.

우리나라는 B형 간염의 유병률이 높은 나라입니다. 임신 초기 검사 중 B형 간염 항체 검사를 시행하게 됩니다. 임신 중 B형 예방접종은 금기사항이 아닙니다. 주치의와 상의하세요.

CBC혈액검사
CBC혈액검사는 무엇인가요?

keyword 232

질문 / 5건
조회 / 545명
댓글 / 15개
체크 / 임신 전 기간

CBC라고 불리는 검사는 영어로 complete blood count의 약자로 한글로는 전혈구계산치(全血球計算値) 또는 전혈산(全血算)으로 해석할 수 있습니다. CBC는 기본적인 의미로는 혈액 속에 있는 세포 성분인 백혈구(white blood cell), 적혈구(red blood cell), 혈소판(platelet)의 수를 측정하는 것이지만 실제로는 자동화 장비가 널리 보급되어 혈구수 외에도 혈색소(hemoglobin, Hb), 적혈구 용적률(hematocrit, Hct), 적혈구 지수(RBC index)라고 불리는 다양한 항목들을 검사합니다.

Q1 CBC 혈액검사 왜 하는 건가요?

CBC검사는 혈액 검사로 알고 있어요. 내과에서 검사하면 모든 항목을 한다고 해도 2만원 정도면 충분해요.

CBC 검사면 백혈구, 적혈구, 혈소판, 헤모글로빈 수치가 나오는 건데요. 아마도 헤모글로빈(빈혈 검사) 때문에 하는 거겠지요.

 CBC는 가장 기초적인 혈액 검사로 산모의 혈액학적 상태를 평가하는 기본 검사입니다. **빈혈**의 유무를 판단하고 그 외 염증이나 혈소판 감소증 등을 평가할 수 있습니다. 임신 초기와 28주경, 분만 전 검사하게 됩니다.

빈혈 : 혈액 중의 적혈구 수, 혈색소(헤모글로빈), 적혈구 용적이 정상 이하로 감소 된 경우를 말합니다. 빈혈이 있다고 말하는 사람에게 빈혈이 어떻게 있느냐고 물으면 대개는 어지러운 증상이 있다고 말합니다. 빈혈이 있으면 어지러운 증상이 있긴 하지만 어지러운 것이 곧 빈혈을 의미하는 것은 아닙니다. 빈혈을 말 그대로 풀면 피가 적다는 말이지만 실제로는 피에서 산소를 나르는 역할을 하는 혈색소가 부족한 상태를 말합니다.

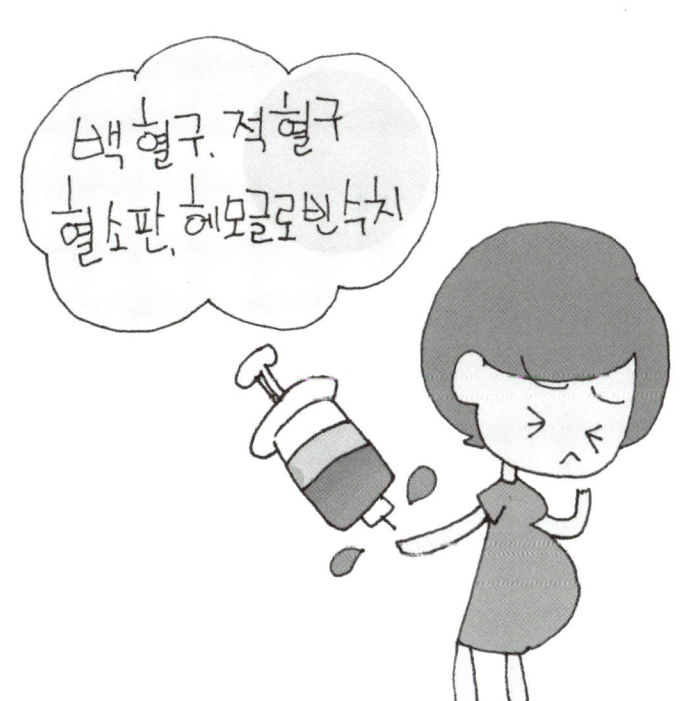

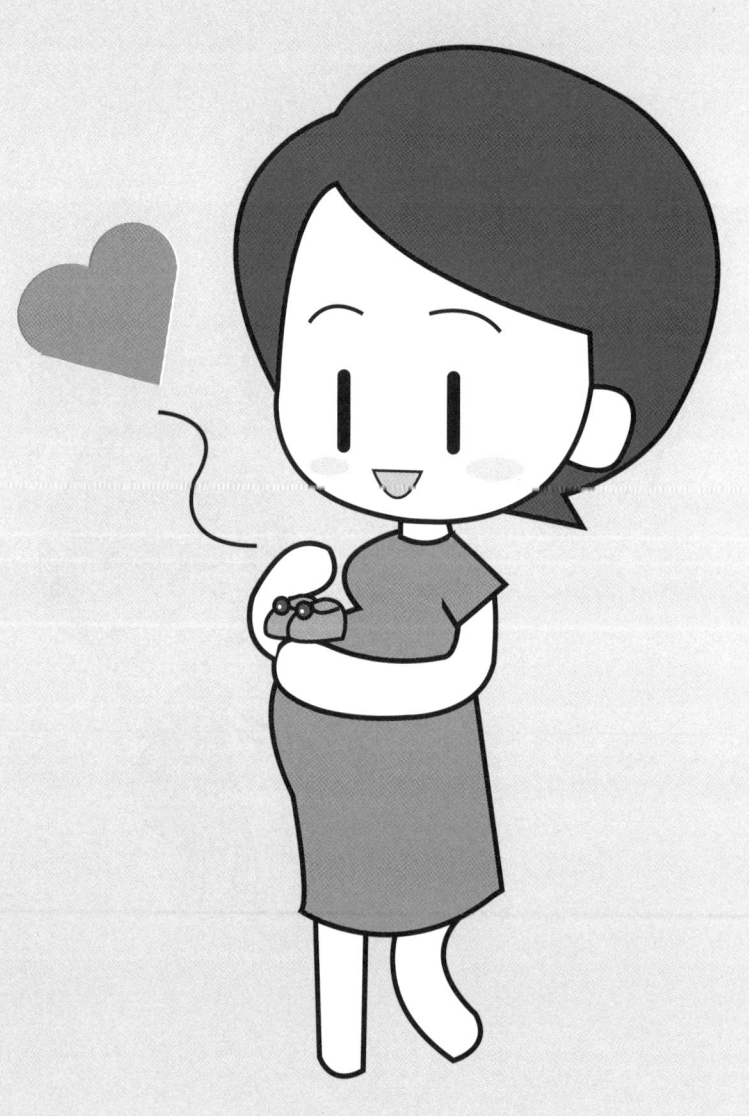

Baby Bible
지후맘의 베이비 바이블

엄마들의 수다

아직 산후조리원을 선택하지 않은 맘들을 위한 참고

안녕하세요. 이곳에서 많은 정보를 통해서 육아에 대해 하나씩 배워가는 초보 아빠입니다.
출산 전에는 아내가 모든 정보와 행동을 알아서 했기에 이곳이 있다는 것만 안 채 별로 신경 쓰지 않았지만 출산 후 아기에만 집중하다보니 제가 더 많은 관심을 갖게 되었네요. 그리하여 아직 산후조리원에 대해 결정을 못하신 맘들을 위해 간단한 조언을 드립니다. 저의 주관적인 생각이고요. 결정하실 때 도움이 되셨으면 합니다.

1. 산후조리원 선택 전 견학

이 부분 조심히 말씀드리지만 저도 산후조리원 선택 전에 유명한 곳은 거의 다 방문했습니다. 방문할 때 보는 관점은 대부분 "시설"과 "모유 수유"에 대부분 포커스를 맞추게 됩니다. 시설만큼은 봐야 속이 시원하지만 모유 수유 등 생활에서 일어나는 일들은 솔직히 들어가기 전에는 모릅니다. 직접 보시러 가신다면 우선 "시설"에만 초점을 두시고 모유 수유나 생활하는 방법 등은 이곳에서 선배들의 조언을 듣는 편이 솔직히 좋다고 봅니다.
참고로 가급적 시설을 둘러볼 때는 간단히 봐주세요. 그곳 조리원에서 편히 쉬는 산모들에게 큰 스트레스 중 하나가 시시때때로 조리원 구경하러 오는 예비 엄마, 아빠들이랍니다. 하루에 정말 수십 명씩 다녀가고 보고 묻고 하는 게 어떤 때는 짜증이 날 때가 있으니 샘플 방 하나 정도 보는 게 선배들에 대한 배려란 생각이 듭니다.

2. 예약

대부분 예약할 때 '할인기간이 이번 달까지다!', '이번 달 지나면 예약이 끝난다!', '나중에 오면 방이 없다!' 는 식으로 말을 해서 마치 바로 예약하지 않으면 안 될 것처럼 합니다. 물론 산후조리원마다 차이는 있겠지만 어느 정도 인원이 차면 더 이상 예약을 안 받는 곳이 있을지 모르겠지만 그래도 영업인 만큼 웬만큼은 자신들이 융통을 부리니 당장 결정하는 것보다는 여러모로 비교하는 편이 좋습니다.

3. 출산 후, 입소 전 확인

보통 자연분만 또는 제왕절개의 경우 3일~5일 정도는 병원에 있기 마련인데 출산 후 남편은 바로 3일~5일 뒤 병원에서 퇴원하는 날 입소가 가능한지 재차 확인하고 예약 당시 방인지도 반드시 확인하시기 바랍니다. 우리 집 같은 경우 산후조리원에 1월에 예약하고 4월에 들어가게 되었는데 출산하고 제가 바로 확인한 상태에서 입소 전날 예약한 방(그곳은 방의 크기가 금액에 따라 다릅니다)이 없으니 5일 동안 예비 방에서 기다려야 한다기에 그곳 원장과 대판 싸우고 환불규정에 따라 예약금의 2배를 환불받아서 급히 다른 곳의 산후조리원을 택했습니다. 보통 산후조리원의 경우 예약을 받는데 방의 100%가 아니라 어느 정도 오버해서 받는데 그곳은 정말 입소 5일전에 연락을 했건만 4일이 지난 후에 안 된다고 해서 정말 기분이 상했습니다. 부득이하게 환불했습니다. 환불 규정은 보통 홈페이지에 게시

되어 있으며 환불 받는 것에 대해서 너무 걱정 안 하셔도 됩니다. 대부분 출산예정일이기 때문에 급히 들어갈 수 있는 조리원도 있을 뿐 아니라, 안 된다면 산후도우미를 불러도 되는 상황이기에 계약했던 것보다 불합리하면 과감히 위약금을 받아서 다른 곳을 선택해도 좋을 겁니다.

4. 산후조리원 입소

산후조리원은 제일 중요한 게 첫째, 시설 둘째, 조리원 직원들의 친절함 셋째, 식사라 들 수 있을 겁니다. 시설은 2주 동안(보통) 본인과 남편이 기거하기에 얼마나 좋은 곳이며 편리한지 따져봐야 하며 대부분 최근에 오픈한 곳은 정말 시설은 최고입니다. 새집 증후군 같은 거는 별로 없었습니다. 제가 있던 곳도 장*동의 산후조리원인데 오픈한지 얼마 안 되었지만 새집 증후군 같은 건 느낀 적 없습니다.
둘째, 조리원 직원들의 친절함! 이거 대단히 중요합니다. 보통 대부분의 간호사들이 친절하고 직업의식을 갖고 아기들을 따듯하게 보살핍니다. 하지만 꼭 그렇지 않은 한둘이 있어 문제입니다. 아내도 한 사람 때문에 스트레스 무척 받고 단 한 사람 때문에 계약보다 일찍 나오게 되었습니다. 말을 해도 좋게 하지 않고 항상 툴툴대고, 선생님이 아이들 가르치듯 말하고, 너무나 무례한 사람이었습니다. 일찍 나온 게 조금은 억울하지만 나올 때 다음의 산모들을 위해서라도 말 한마디라도 따뜻하게 하도록 조언을 따끔히 하고 나왔습니다.
셋째, 식사도 중요합니다. 산모들이 잘 먹어야 모유 수유도 편하고 몸도 빨리 완쾌가 됩니다. 대부분 산후조리원은 식단에 의해서 운영되기 때문에 별 걱정은 안 하셔도 되지만 먹고 싶은 음식은 가끔 남편에게 사달라고 해서 드시면 좋습니다. 무얼 먹고 싶어 하면, 그게 모유나 산모의 몸에 도움이 된다면 적극적으로 사다 주십시오.

5. 산후조리원 생활방식의 결정

이거 아주 중요합니다. "모유 수유"를 철저히 할 것인지, 조리원에서는 편히 몸조리한 후 집에서 모유 수유를 할 것인지를 결정해야 합니다. 만약 100% 모유 수유를 하실 거라면 조리원 추천 안 합니다. 대부분 산모들이 출산 후 조리원 들어가서 히루니 이틀째 되는 날 아주 힘들어합니다. 병원에서 나와 조리원에 들어가자마자 젖몸살이 시작되는데 정말 안쓰러워서 볼 수가 없습니다. 이런 상태에서 마사지하기도 힘들고, 해도 젖도 잘 안 나와서 수유도 힘들기 때문입니다. 결국 아기도 힘들고 산모도 힘들고 남편도 힘듭니다. 이때를 잘 넘기면 좋지만 그렇지 않다면 고통스럽게 됩니다. 지나온 얘기지만 조리원에서는 그냥 분유 먹이고 아내를 푹 쉬게 하고 싶다는 생각이 들 정도였습니다.
만약 모유 수유하게 되면 유축하고 아기 울 때마다(초반에는 보통 30분~1시간마다 울더라고요!) 전화 와서 수유하고 잠도 못 자고 정말 이틀간은 제 아내도 엉엉 울었답니다. 물론 젖몸살이 심하지 않은 사람도 있지만, 나중에는 수유하라는 전화벨 소리만 들어도 스트레스를 받더라고요. 만약 모유 수유를 할 거라면 정말 산후도우미(이것도 사람 따라 천차만별이랍니다.) 한 달간 도우미를 쓰는 게 2주간 산후조리원에서 있는 것보다 가격이나 생활이 편할 겁니다.
반대로 모유 수유를 포기하고 분유를 먹이는 산모들은 아주 편안해 보입니다. 프로그램 다 참가하고 식사 맛있게 하고 빨래 다 해주니 뭐 신경 쓸 게 별로 없습니다. 시간마다 유축하고, 별로 힘들어 보이지 않습니다. 그 시간에 모유 수유하는 맘들은 대부분 지쳐서 잠깐 졸거나 아기들 먹이느라 프로그램 참가를 못합니다. 물론 우리 아기 처음부터 좋은 모유 먹이는 게 좋긴 합니다만 결정은 결국 여러분에게! ^^

6. 산후조리원에서 즐겁게 지내기

가급적 좋은 생각, 긍정적인 사고를 가지는 게 속편합니다. 잘 보니까 처음에 간호사들한테 음료수도 사주고, 맛난 것 가끔 사주는 산모들 있는데 간호사들이나 직원들도 사람인지라 더 잘해주는 것 같더군요. 뭐 알아서들 하면 되는데 수고한다고 비타*** 정도라도 챙겨주면 댁의 아기를 한 번이라도 더 안아주지 않을까 생각이 듭니다. 이건 단지 그럴 가능성이 있다 뿐입니다. 이것도 알아서 판단!

또 가슴 아플 때 원장이나 직원들이 대부분 젖몸살 안 풀어줍니다. 간단한 마사지나 양배추로 시원하게 해서 붙이는 정도입니다. 심할 경우라면 전문가(1회 5만원 정도)를 불러서 1~2회 도움 받는 게 오히려 속편합니다. 남편이 하면 어설프고 시원하지도 않고 전문가 부르면 모유 수유하는 것도 알려주고 마사지해 주니까 돈 아까워도 부르세요. 처음에 산후조리원 예약할 때 그런 거 다 해준다고 하지만 다들 바빠서 신경 안 씁니다. 또한 돈 주고 전신 마사지 해주는 거 그거 정말 시원하다고 하니까 꼭 받으세요. 저는 모르겠지만 아내는 정말 돈이 안 아까울 정도로 시원하답니다.

7. 환불

만약 본인이 생각한 이상적인 산후조리원이 아니라면 과감하게 시정 요청을 하세요. 대부분의 산모들이 우리 아기들이 그곳에 있으니 혹시나 아이한테 해코지를 하지 않을까 하는 생각에 아무 말 못하고 꾹 참고 견디다 나옵니다. 그런데 그러면 해결되는 게 하나도 없습니다. 우리가 돈 지불하고 당당히 사용하는 것이니 당당하게 요구하고 그렇게 시정되지 않으면 과감히 환불 받으세요. 계약 시 본인의 해약 시에는 10%인가 제하고, 다른 사유에는 대부분 날짜로 계산하여 정상적으로 금액 돌려줍니다. 못해도 하루에 사용 비용이 평균 15만원은 되니까 돈 문제도 중요합니다. 앞서 말했지만 우리도 참다 참다 간호사 한 명이 너무 기분 상하게 해서 하루 일찍 나오면서 정상적으로 환불 받았습니다.

8. 당부

지금도 산후조리원 선택하지 못해서 궁금하신 분들이 많이 이글을 보리라 생각이 듭니다. 그런데 가장 중요한 원칙은 '결정은 본인이 해야 한다!'는 겁니다. 여러 자료를 참고하고 꼭 산후조리원 방문하고 말씀드린 대로 그곳에서 생활하는 선배들에 대한 최소한의 배려로 그들의 휴식에 방해가 되지 않도록 조심하도록 합니다. 그리고 산후조리원에서 생활하는 동안 여러분은 충분히 휴식하고 누릴 일천만 가지도 넘는 권리가 있사오니 모두에게 힘든 일은 남편과 의논하고 무조건 편히 쉴 수 있도록 마음가짐을 가지세요. 앞으로는 '출산'이 아닌 '육아'를 향해 달려갈 준비를 해야 합니다. 그럼 오늘 하루도 아기를 위해 좋은 생각만 하시고 편안한 출산, 즐거운 육아가 되길 바라며 저는 우리 아기 잘 자나 보러 갑니다!

〈더하는 글〉

아내가 읽어보더니 혹시 모유 수유하는 사람은 산후조리원에 가면 안 좋은 것처럼 받아들일 수 있다고 충고를 하네요. 제가 말씀드린 건 그런 뜻은 아니고 직접 수유하면 좀 힘들기 때문에 낮에는 엄마 품에서 직접 수유하고 밤에는 틈틈이 유축해서 간호사에게 먹이라고 하면 나름대로 편하게 지낼 수 있다고 권하고 싶습니다. 이글을 빼먹어서 혹시 오해를 살 수 있기에 다시 씁니다. 그리고 사실 저도 출산 전에는 아내가 알아서 했기 때문에 관심이 없었습니다. 일이 바빠 산후조리원 있을 당시에도 여러 번 빼 먹었습니다. 그 당시에는 우리 아내만 홀로 지내는 며칠이 참으로 서러웠다고 하더군요. 일명 '과부'로 통했답니다. 늦게 가면 아내가 좋아하는 모습에 같이 거실에 있는 다른 산모들이 "**이네, 남편 왔다!' 하고 장난치기도 했답니다. 여하튼 조리원에서 친구들 많이 사귀고 긍정적으로 지내도록 하세요. 조리원 동기도 대학이나 고등학교 동기처럼 소중한 인연이 되기도 합니다. 서로 의논하고 정보 교환도 하면서 아기 키우는 시름을 덜어주니까요. 그리고 못난 저 뿐만 아니라 여러분의 남편들도 결국 닥치면 다 알아서 합니다. 그러니 현재 남편들이 아직 관심 갖지 않는다고 너무 서운해 하지마세요.

 조리원마다 내세우는 프로그램이 다 비슷하지만 내용은 차이가 많은 것 같아요. 제 주변엔 조리원에 들어갔기 때문에 수유에 성공했고 돌까지 유방관리 무상으로 다 해주는 조리원도 있던데 시설만 보고 선택 할 건 정말 아닌 것 같아요.

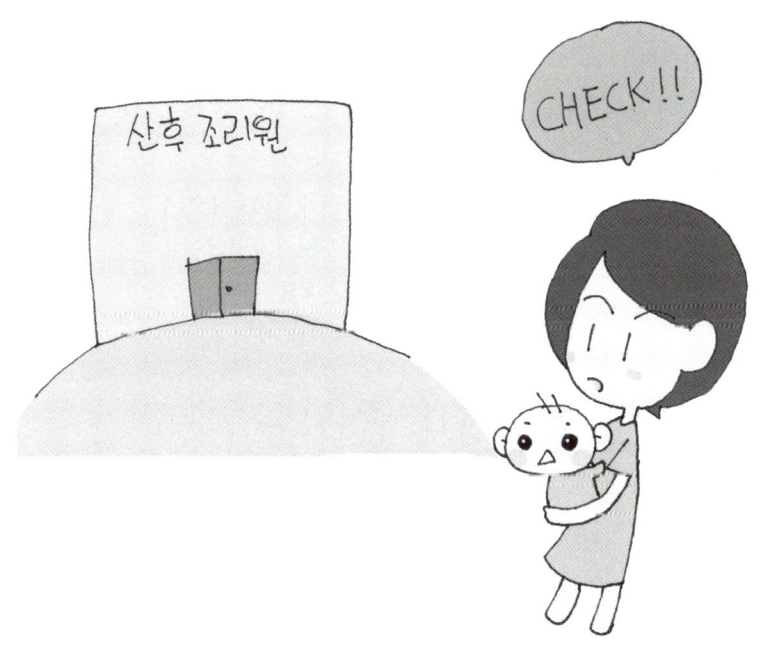

산후도우미 쓰는 거 반대합니다.

성격이 깔끔하거나 예민하신 분들은 산후조리원으로 가는 게 훨씬 산후조리를 잘하실 수 있을 것 같아요.
전 집에서 산후도우미를 썼는데요. 지금 산후풍에 어깨, 손목, 무릎 등 몸이 엉망입니다.
아기를 위해 내린 결정으로 아기를 위해 엄마인 내가 이 한 몸 희생 하겠다는 굳은
의지로 집에서 내 품에 품어 재우고 밤낮으로 혼자 젖먹이고 그러면 정말
골병듭니다.

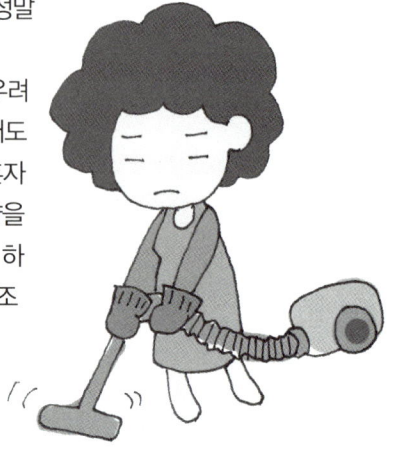

집이 아주 큰 분들은 또 모르지만, 보통 신혼집이라면 아기를 겨우 재우려고 하면 부엌에서 도우미분이 우당탕, 지글지글, 딱딱딱, 세탁기 윙윙, 저도 못자고 아기도 소리에 자꾸 놀라서 정말 종일 안아 재워야 했어요. 혼자 방에서 엉엉 얼마나 울었던지... 아이도 울고, 나도 울고ㅜㅜ 하지만 계약을 한 상태고 도우미 분이 친절하셔서 뭐라 말은 못하고 젖은 내가 먹여야 하니 한시도 아이를 맡길 수도 없고 출산을 앞 둔 분들! 정말 눈 딱 감고 조리원 좋은데 가서 푹 쉬고 사람들이랑 이야기도 하면서 지내다 오세요. 그래야 우울증도 덜 와요. 남편과의 사이도 더 괜찮아져요. 아무도 내가 우울한 거에 대해 관심 없습니다. 스스로 덜 우울한 길을 찾아야지. 전 한달 내내 울기만 했답니다. 아이는 아주 안정적으로 잘 크고 있지만, 옆집 아이도 산후조리원에 있다 왔는데, 잘 큽니다. 참고하세요.

 다 사람마다 다른 거 아닐까요? 조리원 갔다가 하루 만에 나온 사람도 있고, 도우미 잘못 와서 고생했다는 사람도 있고, 각자에게 맞는 걸 선택하는 게 좋을 텐데... 미리 경험 해 볼 수 없는 게 안타깝죠.

 저는 입주도우미 썼는데 좋았어요. 근데 집이 작으면 좀 힘들 듯하네요. 전 친정 부모님이 시골 가셔서 32평 아파트에서 했거든요. 내성적인 분들은 조리원가세요. 전 워낙 낙천적이라 괜찮았지만 산후 우울증 많이 온대요.

침대가 좋아요? 온돌이 좋아요?

전 일단 온돌로 예약하긴 했는데요. 설날에 시댁 가서 온돌방에서 잤더니 너무 덥더라고요.
원래 어릴 적부터 침대를 사용해 온데다가, 더운 걸 별로 안 좋아하거든요.
솔직히 별로 불을 많이 때주진 않으셨는데, 아침에 일어났는데 얼굴이 벌겋게 올라 있었어요. 울 신랑이 워낙 뜨끈한 걸 좋아해서 신랑은 아주 좋아하긴 했어요. 평소에 온돌을 경험할 기회가 없어서 제가 잘 몰라서 그러는 건지...
원래 침대 쓰시다가 조리원에서 온돌 쓰신 분들, 어떠셨는지 말씀 좀 해주세요.
저처럼 더운 거 정말 싫어하는 사람들은 그냥 침대가 나을까요? 아님 산후조리는 아무래도 온돌이 낳을까요?(자연분만한다는 전제 하에)

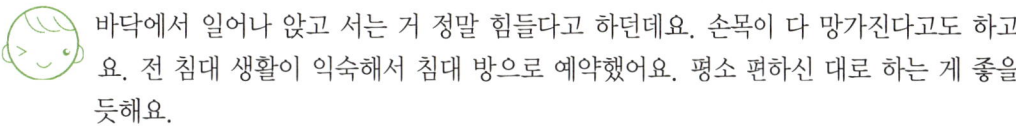
바닥에서 일어나 앉고 서는 거 정말 힘들다고 하던데요. 손목이 다 망가진다고도 하고요. 전 침대 생활이 익숙해서 침대 방으로 예약했어요. 평소 편하신 대로 하는 게 좋을 듯해요.

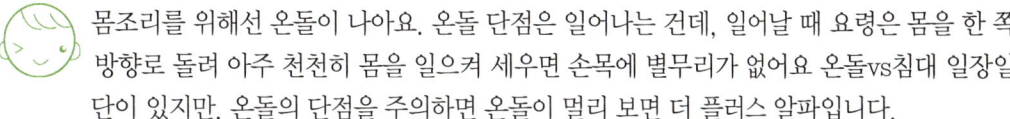
몸조리를 위해선 온돌이 나아요. 온돌 단점은 일어나는 건데, 일어날 때 요령은 몸을 한 쪽 방향로 돌려 아주 천천히 몸을 일으켜 세우면 손목에 별무리가 없어요 온돌vs침대 일장일단이 있지만, 온돌의 단점을 주의하면 온돌이 멀리 보면 더 플러스 알파입니다.

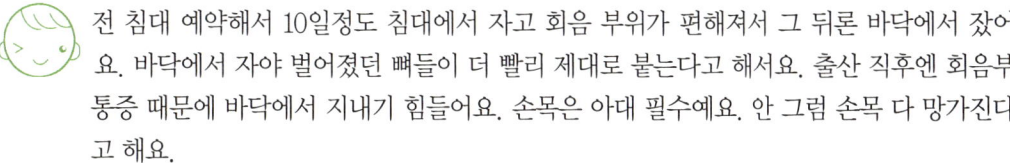
전 침대 예약해서 10일정도 침대에서 자고 회음 부위가 편해져서 그 뒤론 바닥에서 잤어요. 바닥에서 자야 벌어졌던 뼈들이 더 빨리 제대로 붙는다고 해요. 출산 직후엔 회음부 통증 때문에 바닥에서 지내기 힘들어요. 손목은 아대 필수예요. 안 그럼 손목 다 망가진다고 해요.

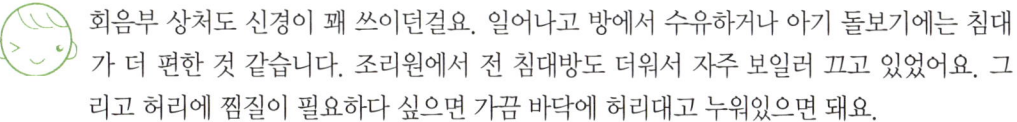
회음부 상처도 신경이 꽤 쓰이던걸요. 일어나고 방에서 수유하거나 아기 돌보기에는 침대가 더 편한 것 같습니다. 조리원에서 전 침대방도 더워서 자주 보일러 끄고 있었어요. 그리고 허리에 찜질이 필요하다 싶으면 가끔 바닥에 허리대고 누워있으면 돼요.

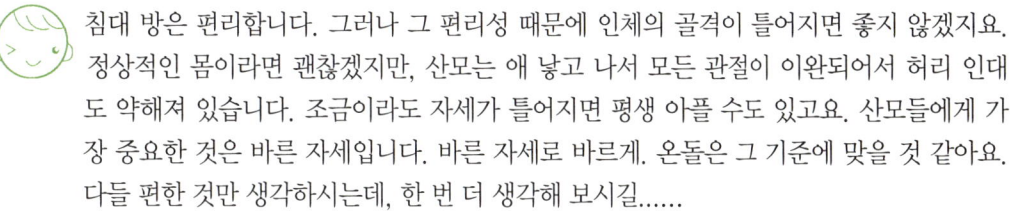
침대 방은 편리합니다. 그러나 그 편리성 때문에 인체의 골격이 틀어지면 좋지 않겠지요. 정상적인 몸이라면 괜찮겠지만, 산모는 애 낳고 나서 모든 관절이 이완되어서 허리 인대도 약해져 있습니다. 조금이라도 자세가 틀어지면 평생 아플 수도 있고요. 산모들에게 가장 중요한 것은 바른 자세입니다. 바른 자세로 바르게. 온돌은 그 기준에 맞을 것 같아요. 다들 편한 것만 생각하시는데, 한 번 더 생각해 보시길……

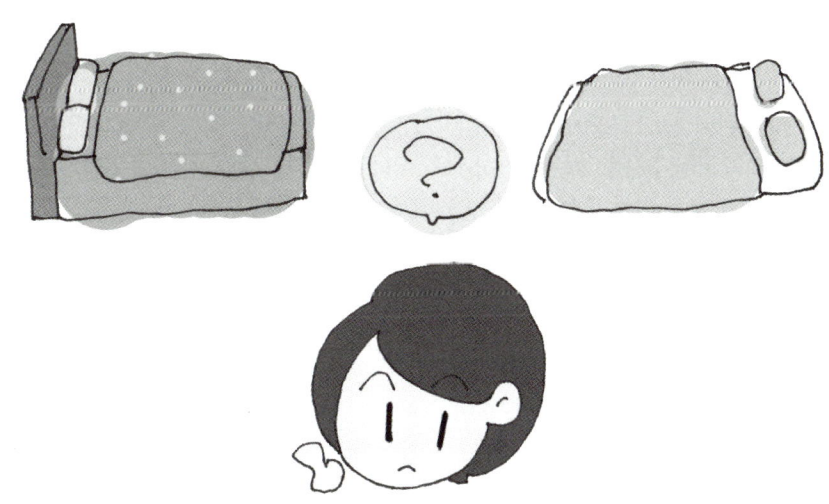

모유 수유를 원하는 경우 산후조리원 체크사항

아직 임신 초기인데, 벌써부터 산후조리 걱정을 하고 있습니다.
비용이 많이 드는 편인데도 이용한 분들 이야기 들으면 불만족스러운 게 많더군요.
특히 모유 수유를 강력히 원하시는 엄마들의 경우 조리원 선택 시 다음 사항을 한번 체크해 보세요. 아무리 엄마가 모유 수유를 원해도 아래 사항을 도와주지 않으면 모유 수유 거의 힘들다고 그러네요.(조리원에 방문 상담했을 땐 적극적으로 모유 수유를 도와준다고 했는데 실제 입실해 보니 완전히 달라서 환불도 못 받고 사흘 만에 나온 후배가 이야기해 준 경험에서 나온 사항입니다.)

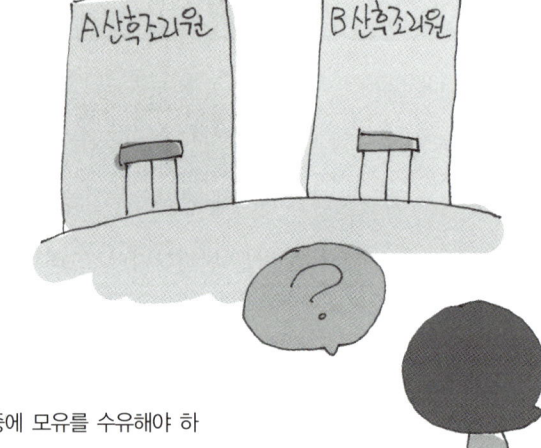

1. 시설, 주변 환경, 한 간호사(아기 돌보는 분)당 돌보는 아기가 몇 명인지(기본적인 점검)
2. 수유실이 따로 있는가
3. 모유 수유를 위해 아이가 깰 때마다 엄마에게 알려주고, 밤중에 자는 엄마를 깨우는지(모유수유를 적극적으로 도와주는 산후조리원은 거의 2시간 간격으로 엄마를 수유실로 불러준다고 하더군요.) ← 이건 조리원에 있는 엄마한테 살짝 물어봐야겠지요?
4. 혼자 개별적으로 식사가 가능한지(정규 식사시간 중에 모유를 수유해야 하는 경우가 있는데 식사시간 놓쳐서 따로 먹을 수 없다면 엄마는 굶게 됩니다.)
5. 유축기를 어떤 걸로 쓰는지(성능이 좋고, 편한 유축기를 구비한 조리원이 좋겠죠?)

무통주사 꼭 맞아야 하나요?

출산 관련 산모 특강에서 들은 이야기 인데, 자연분만을 주로 시행하지만 산모의 90%가 무통주사를 맞는다고 하네요. 무통주사는 별 생각이 없었는데, 후유증이 있다고 해서 좀 무섭습니다. 병원에서는 '요즘 약이 좋아지고 매우 세심하게 다루기 때문에 문제는 없다' 라고 하는데 요즘 무통주사 맞아보신 분들! 어떠셨는지 리플 달아주세요.

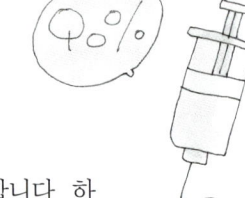

후유증 전혀 없었습니다. 전 정말 제대로 효과 봐서 강력 추천합니다. 하나도 안 아프고, 오히려 진통 때문에 정말 죽을 맛이었어요. 무통 맞고 저 아기 웃으면서 낳았어요.^^ 회음부 꿰맬 때까지도 안 아파요.^^ 후회 절대로 없을 거예요.

전 진통 자체가 약하게 와서 무통 안 맞고 4시간 만에 아기 낳았어요. 진통이 약해서 허리에 맞는 게 더 아플 수도 있다고 하네요. 상황 봐서 결정하세요.

지난 출산 강연에서 주제가 무통분만이었는데, 의사 선생님이 그러던데, 많이 아프다고 훈장 주는 것도 아니고, 후유증 없으니까 억지로 아픈 거 참지 말래요. 출산 후에 허리 아픈 건 무통 때문에 아픈 게 아니라, 산후조리 과정에서 자연스럽게 찾아오는 통증이래요. 물론, 병원에서 실수하거나 하면 당연히 문제가 생기겠지만, 그건 비단 무통주사에만 생길 수 있는 문제는 아니겠죠. 참, 무통주사 뼈에 놓는 거 아니래요. 정확히 명칭은 기억 안 나는데, 척추를 둘러싸고 있는 물렁한 부분에 놓는다고 하네요. ^^

기형아 검사 보통 몇 번 해요?

5주 때 임신 확인하고 8주 때 가서 자궁경부암인가 하는 검사받고, 지금까지 병원에 두 번 갔네요. 한 달 후에 오라는데 그 때 오면 기형아 검사를 한다고 하네요.
한 달 후면 12주인데 그렇게 빨리 하나요? 12주 때 하고 한 달 후에 또 하고 20주에서 25주 사이에 해서 총 3번을 한다고 하네요.
3번씩이나 기형아 검사했다는 얘기를 못 들어 본거 같아서요. 병원에서 3번 하더라도 제가 거절하고 두 번 정도로 받을 수 있는 건지, 세 번이나 해야 하는 건지 모르겠어요. 비용도 이중으로 들어가고, 혹시 다른 병원도 그런가요?

제가 다니는 산부인과도 기형아 검사를 세 번 해요. 13주에 1차 기형아 검사했고, 다음 주에 2차 기형아 검사 한다고 하구요. 의외로 이것저것 검사하는 게 많은 것 같고 갈 때마다 비용도 많이 드는 것 같아요.

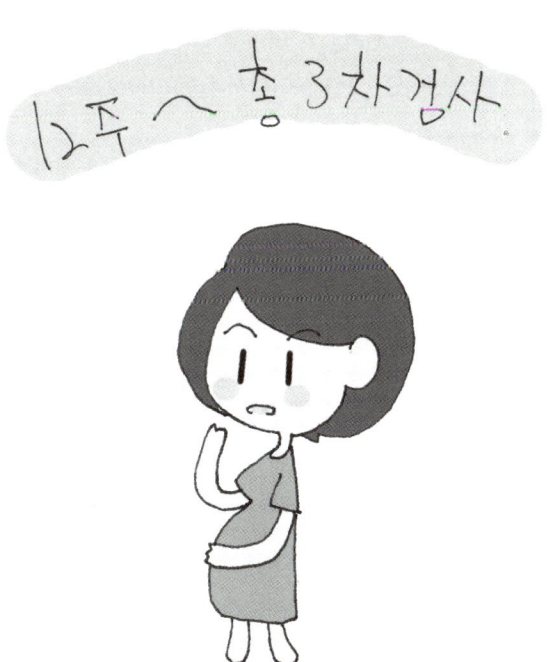

정말 고등어가 안 좋은가요?

안녕하세요. 생선이 좋다고 해서 고등어 많이 사놓고 먹고 있어요. 12주 맘인데요.
등 푸른 생선이 안 좋아요? 여러 맘님들은 안 드세요? 아~ 궁금해요.
저는 뇌 발달 시기라 머리 좋아지라고 일부러 먹어주고 그랬는데 이제야 글을 읽었네요.
꼭 답변 부탁드립니다.

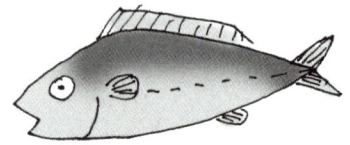

- 참치, 다랑어 같은 큰 생선만 안 먹으면 돼요.^^ 고등어는 저도 처음 듣는 말이에요. 그리고 먹고 싶은 거 참지 마세요. 먹는다고 매일 계속 먹는 게 아닌 이상 태아에게 크게 해가 되지는 않는답니다.^^ 먹는 걸로 스트레스 받으면 슬퍼요.

- 저도 의사 선생님이 먹지 말라고 해서 안 먹고 있어요. 고등어 너무 좋아하는데... 수은 함량이 많다네요. 특히 내장 쪽과 아가미 쪽 조심하라고 하셨어요. 바다가재나 게도 다리 쪽에 수은이 많다고 하네요. 임신 중기부터는 조금씩 먹어도 된다고 하네요. 초기엔 절대 금물. ^^

- 고등어도 육식이기 때문에 중간 이상 포식자여서 중금속에 오염됐을 가능성이 높다는 말을 들었습니다. 지나치게 먹는 것도 좋지 않은 것 같아요.

정말 오렌지주스가 안 좋은지요?

임신 책을 읽다가 봤는데, 오렌지주스가 변비에 도움이 된다고 해서 하루 중 오렌지주스와 물을 많이 섭취하라고 적혀있네요. 그런데 어디서 들은 이야기로는 오렌지주스를 너무 많이 마시면 안 좋다고 해서요.
집에서 직접 짜서 못 먹으니 시중에 파는 거 먹으려고 하는데 괜찮겠죠?
아침에 입덧이 심해서 일어나자마자 오렌지주스 한잔 마시면 좋겠다는 생각 많이 했답니다. 오렌지주스 마셔도 되겠죠?

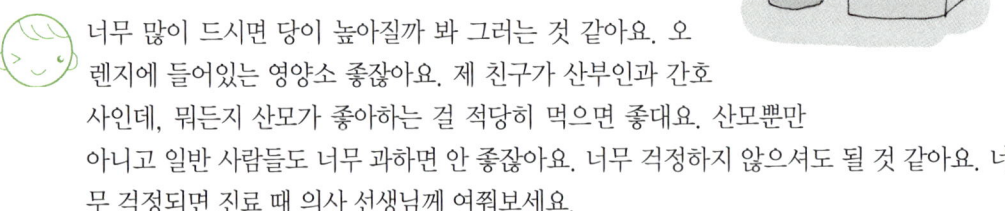

- 너무 많이 드시면 당이 높아질까 봐 그러는 것 같아요. 오렌지에 들어있는 영양소 좋잖아요. 제 친구가 산부인과 간호사인데, 뭐든지 산모가 좋아하는 걸 적당히 먹으면 좋대요. 산모뿐만 아니고 일반 사람들도 너무 과하면 안 좋잖아요. 너무 걱정하지 않으셔도 될 것 같아요. 너무 걱정되면 진료 때 의사 선생님께 여쭤보세요.

- 첨가물 많이 들어간 주스는 피하면 된다고 하네요. 오렌지주스는 엽산 보충에도 좋다고 하니까 마시고 싶을 때 많이 드세요. 그 대신 중기 이후에는 당뇨 조심해야 되니까 물처럼 많이 마시면 안 돼요(무가당 주스라도 과일 주스는 기본적으로 당분이 주성분이거든요).

회는 어때요?

의견이 분분하네요. 안 좋다는 분도 있고 아니다 신선한 회 먹으면 아이가 머리가 좋아진다는 분도 있고 예전에는 별로 신경 안 쓰고 살았는데~ 누가 나쁘다는 말만 나오면 귀가 쫑긋해지네요 ^^;;
특별히 먹고 싶은 건 아닌데, 초밥이 요새 갑자기 무진장 잔뜩 먹고 싶어서, 역시 엄마가 먹고 싶은 게 제일 좋은 거겠죠? ^^

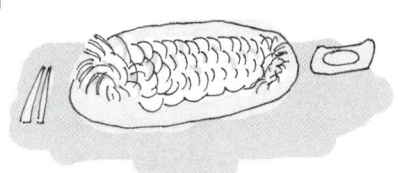

 제 담당 의사가 좋다고 그러던데요. 지금 임신 3개월째인데 이번 휴가를 강릉으로 갔었는데 밥 안 먹고 회로 배 채우기를 이틀 동안 했거든요. 은근히 걱정은 됐었는데 좋다고, 괜찮다고 하니 안심이 되더군요.

 저 임신 초에 회, 초밥 엄청 당겼는데, 날것 안 좋다는 얘기에 꾹 참았거든요. 그러다 의사 선생님께 여쭤봤는데 먹고 싶은 건 가리지 말고 먹으래요. 단, 신선해야한다는 거죠. 바로 회 뜬 것 등 신선한 걸 먹고, 한여름은 피하래요. 금방 변하니까요. 여름에는 회도 그렇지만 어패류도 위험하대요. 회 드실 때 마늘하고 와사비 많이 드세요. 마늘은 몸속에 기생충 싹~죽이는 거 아시죠? 건강에도 좋답니다.

입덧할 때 좋은 방법!

선식 드세요. 종일 굶어도 영양 걱정 안 해도 된다고 해요.
과일만 같이 섭취해 주면 되는데, 입덧할 때 과일은 그나마 넘어가잖아요. 좀 비싸긴 하지만 영양이랑 간편한 거 생각해 보면 하나도 안 아까워요. 입덧 심하신 분에게 선식을 추천해 드리고 싶어요. 또 다른 음식은 뭐가 있을까요?

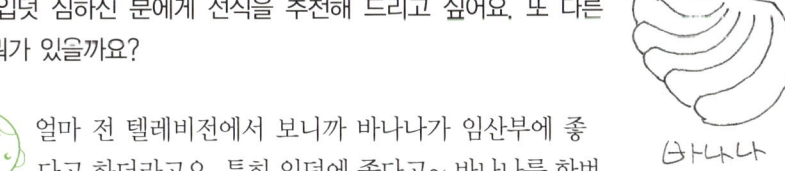
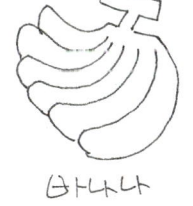
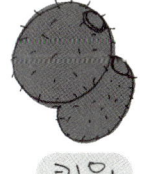

얼마 전 텔레비전에서 보니까 바나나가 임산부에 좋다고 하더라고요. 특히 입덧에 좋다고~ 바나나를 한번 드셔보세요. 바나나 하면 변비 걱정하시는데, 바나나 하나 먹는다고 변비 안 생긴대요. ^^ 전 임신하고 바나나 팬이 되었답니다. 바나나가 싫으면 멜론이나 사이다 한 모금 등을 추천합니다.

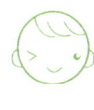 비니도 좋다고 하네요. 키위도 임산부한테 그렇게 좋대요. 엽산이 많이 들어있다나? 아기 낳고 미역국 먹듯이 외국에서는 아기 낳으면 키위 먹인다고 들었어요. 그리고 바나나는 약간 거뭇한 반점이 생긴 것이 좋대요. 알맞게 익은 거라는군요. 그리고 바나나가 생생한 노란색은 팩틴 성분이 많아서 변비를 유발할 수 있대요. 그러니까 잘 익은 바나나 드시면 걱정 없습니다.

임신 초기 조심하라던데...

지금 5주차인 맘입니다. 보통 사람들이 초기엔 많이 조심하라고 강조하잖아요. 그 조심의 정도의 기준이 어느 정도인지 너무 궁금합니다. 전 직장을 다니는 건 아니고 하루에 4시간 정도 수업을 듣습니다. 학교가 동네라서 이동 수단이 필요한 건 아니예요. 무거운 거 들 일도 없고요. 아~ 가끔 시장보고 나서, 그 장바구니 들고 올 때 있는데 많이 무겁진 않아요, 그냥 채소랑, 과일 몇 개 정도, 또 수업 외엔 집안일이 있답니다. 빨래 널고, 설거지, 청소기 돌리는 정도는 괜찮나요? 걸레질 같은 건 조금 겁이 나서 안 하고 있어요. 너무 조심하라고 강조를 하니까 더 겁이 나네요. 지금 제가 하고 있는 생활도 무리에 속하는 건가요? 조언 부탁드립니다.

 너무 몸 안 움직이는 것도 안 좋을 것 같은데요. 가벼운 집안일 정도는 괜찮을 것 같아요. 저는 보통 생활하듯이 해요. 가벼운 체조와 스트레칭도 하고, 단 뛰는 것은 안 하고 있어요.

 저도 이제 임신 초기라 뭐 조언이라고 할 것도 없지만 평소 때 하시던 일도 너무 한꺼번에 하지 말라고 하던데요. 조금 지저분한 듯해도 조금씩 나눠서 하라고. 임신하고 어느 정도 안정기 접어들 때까지는 조금 게을러지는 게 좋은 것 같아요. 해보면 아시겠지만 임신 전보다 훨씬 피곤해지고 힘들어서 사실 다 하고 싶어도 못 하겠던데요. 뛰는 것도 안 되고 천천히 걷고 미끄러지거나 넘어지는 거 조심하고, 무서운 심 들시 밀고, 음~좋은 생각 많이 하고 그리면 좋지 않을까요? 예쁜 아기 기우세요.

 저 다니는 병원 의사 선생님께서 절대 하지 말라고 하시는 게 몇 가지 있는데, 쪼그려 앉아서 빨래하기, 걸레질하기 등이거든요. 배에 힘이 들어가서 안 좋다고 하네요.

아빠 태교 속상해요!

엄마들은 해야 하는 일, 제한되는 일이 너무 많은데 솔직히 남편은 아내를 위해 청소, 맛난 음식 사주는 것 외에는 거의 전적으로 맡겨 놓잖아요! 지금 6개월 접어들었는데, 저희 신랑 아기에게 대화도 좀 해주고 그러면 좋을 텐데 책 읽어달라고 해도 쑥스러워 안 읽어주고, 겨우 태교 음악 틀어주는 정도예요! 전 너무 무관심하다고 어제 툴툴 거렸어요. 아빠들 어떻게 태교에 신경 써 주고 있나요?

저는 조르는데- 지금 10주 됐는데 버릇을 들여놔야지 앞으로 좋을 것 같아서요. 솔직히 저도 처음에는 쑥스럽던데요. 그런데 지금은 밤에 동화책도 읽어주고 아기 태명도 부르면서 얘기해주고 그래요.^^ 저 잘 때 듣는 태교 음악도 알아서 틀어주고요. 제가 처음에 잔소리도 많이 했어요. 나 혼자 아기냐고 아빠도 아기 태교해 줘야지 좋아한다고 동화책 처음에 읽는 거 쑥스러워 해서 제가 반 읽고 신랑이 반 읽고 그랬더니 이젠 다 읽어주네요.^^

오빠도 아기한테 직접 무얼 하거나 하진 않아요. 대신 제가 뭐 안 먹으면 아동학대라고. ㅜㅜ 그 말 들으면 억지로라도 뭐라도 먹어요.ㅎ 쑥스러워 그러는 게 아닐까요? 여자들 중에서도 아기한테 말 걸고 그런 것 못하는 사람도 있잖아요.

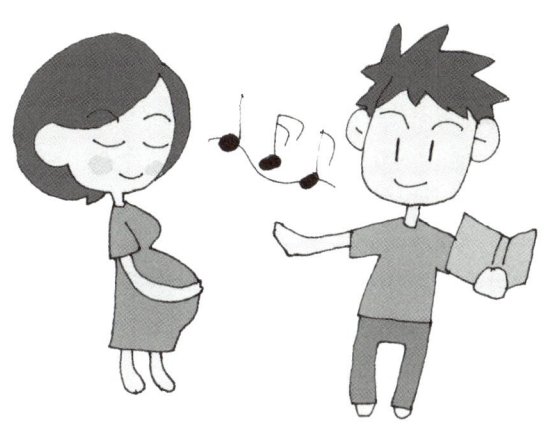

저만의 변비약 찾았어요.^^

임신 전부터 변비약을 달고 살았던지라 장이 무력 하다는 건 알고 있었는데 막상 임신하고 나니 손 쓸 방법이 없어서 천국장가루, 한라봉, 요구르트 큰 것 한 병 다 마시기, 아침에 찬 우유 또는 찬물 두 컵 마시기, 장마사지, 나물 반찬으로 세끼 다 먹기, 엄청난 양의 과일을 껍질 채 먹기 등.
매일매일 저 많은걸 다 먹었거든요. 뭐, 된 변이 조금 나와서 완전 고생했습니다. 화장실 갈 때마다 힘주느라 짜증나요. 아무래도 제 장이 진짜 문제가 있나 봐요.
하지만 위의 방법에 양배추 세 잎에다 요구르트 두 개, 귤 반쪽, 사과 1/4 개를 같이 넣고 갈아서 아침에 마셨더니, 첫날은 소식 없다가 다음날 부드러운 변을 좀 봤어요. 그 다음날도 아침에 마시고, 1시간쯤 있다가 화장실 가니 부드러운 변을 봤답니다. 숙변이 많이 있을 테니 이제 양배추 양을 조금만 더 늘려서 실험해 보려고요. 과일은 매일 먹는 건데, 아무래도 양배추가 큰 역할을 하고 있는 것 같아요. 건강하게~ 가볍게~ 가뿐하게 살자고요. *^^*

매운 음식

지금 11주를 달리고 있는데, 요즘 계속 매운 음식이 먹고 싶어요. 매운 음식 먹어도 되는지 아기에게 안 좋을 것 같기도 하고, 다른 맘들도 매운 음식이 당기나요? 한두 번이 아니라 계속 그래서 걱정이네요.

저는 주위 사람들이 놀랄 정도로 심하게 매운 것 먹어요. 음식점에 가도 엄청 맵게 해달라고 떼를 쓰고, 왠지 매운 걸 먹어줘야 좀 덜 울렁거리는 것 같아요. 그리고 떡볶이랑 매운 냉면이라든지, 아무튼 음식은 다 매워야 먹히는 것 같아요. 잡지책에 보니까 어느 아나운서도 매운 음식만 달고 살았다고 하네요. 근데도 건강한 아이 낳았다고 하니 너무 걱정 마세요. 먹어도 괜찮기는 하겠지만 스스로 좀 자제해야 할 것 같긴 해요. 이건 여담인데요. 저희 시어머니는 임신 때 매운 걸 하나도 못 드셔서 아들 사형제를 낳으셨는데 전부 아기들이 머리에 머리카락이 하나도 없었대요. ㅎㅎ 저 보고는 매운 것 잘 먹어서 아기 머리 숱이 많을 거라고 하신답니다.

저도 입덧 한참 할 때는 그 맵다는 냉면을 먹기 위해 먼 거리 마다하고 갔었어요. 먹으면 그 다음날 피똥(?)싸면서도 또 먹고 싶고 또 먹고 싶고 하더니, 지금 13주인데 이젠 매운 것보다 담백하고 시원한 김치 같은 것이 당기더라고요. 신랑이 매운 것 먹으면 아기 아토피 걸린다고 난리를 쳤는데 어떻게 해요. 내가 살고 봐야 하는걸...ㅎ

신나게 먹어줬으나 지금까진 별 탈난 거 없이 잘 지내니, 먹고 싶은 것 마음껏 드세요. 원래 임신부는 하고 싶은 것, 먹고 싶은 것 자기 마음대로 다 하고 살아야 한대요.

머리카락 많이 빠지나요?

지금 9주 전 머리카락이 너무 빠져 걱정입니다. 감을 때마다 많이 빠져 있고 머리 말리면서도 많이 빠지고, 가끔 머리 만지면 기본이 3~4가닥이 빠지네요.
어제 미용실 가서 살짝 다듬는데, 저보고 머리에 각질이 많다고 하네요. 임신 후 호르몬의 변화로 그럴 수 있다고 초반기에 탈모 증상이 있는 사람이 있고 임신 말기에 탈모가 있는 사람이 있다는데, 계속 그러면 심각한 탈모가 될 수 있다고 하던데... 아기 낳고 다시 머리가 날 수 있지만, 관리는 꾸준히 해야 한다고 하더라고요. 안 그래도 지금 이마 양쪽에 머리숱이 없어서 걱정인데, 이러다 대머리 되는 건 아닌지 걱정이에요. 아! 제가 임신 사실 모르는 상태에서 그러니까 주 수로 따지면 3주 접어들어서 파마를 했거든요. 그때 한 것도 혹시 태아한테 영향을 줄 수 있나요? 갑자기 그게 걱정이 되네요.—.—

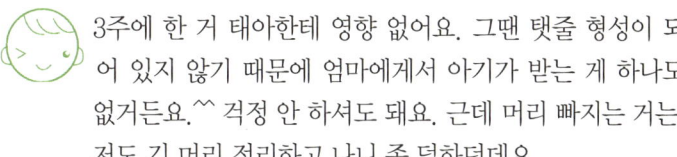
3주에 한 거 태아한테 영향 없어요. 그땐 탯줄 형성이 되어 있지 않기 때문에 엄마에게서 아기가 받는 게 하나도 없거든요.^^ 걱정 안 하셔도 돼요. 근데 머리 빠지는 거는 저도 긴 머리 정리하고 나니 좀 덜하던데요.

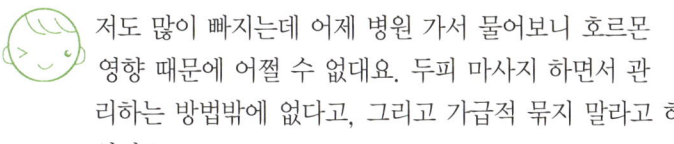
저도 많이 빠지는데 어제 병원 가서 물어보니 호르몬 영향 때문에 어쩔 수 없대요. 두피 마사지 하면서 관리하는 방법밖에 없다고, 그리고 가급적 묶지 말라고 하셨어요.

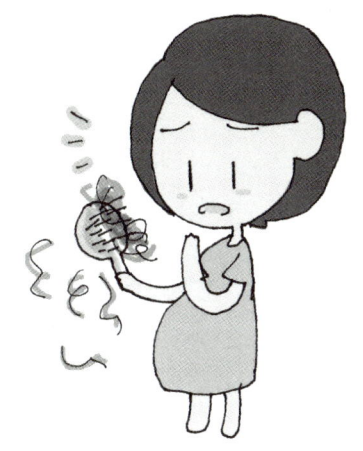

입덧 좀 가라앉히는 좋은 음식 없나요?

오늘 갑자기 본격적으로 입덧을 하는 것 같아요. 며칠 전까지만 하더라도 속만 울렁거리고 올라오지는 않았습니다. 먹는 건 아무거나 잘 먹었었는데 오늘은 밥 냄새도 맡기 싫고 속도 울렁거리면서 안 좋고 나중엔 토하기까지 했습니다. 아침에 삶은 감자 먹고 좀 괜찮나 싶더니 오후 되니까 입덧 증세가 점점 심해지는 것 같습니다. 이럴 땐 뭘 먹어야 되는 건지 모르겠어요. 입덧 좀 가라앉히는 좋은 음식이 없을까요? 왜 이리 느끼한지 속이 너무 안 좋습니다. 다른 분들은 어떻게 극복하시는지 궁금합니다.

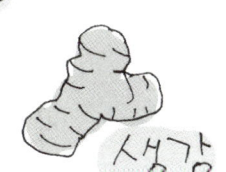

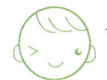
새콤달콤한 것 드셔보세요. 그게 안 받으면 아예 냄새가 안 나는 쪽으로 비스킷이나 식빵 같은 거요. 밥 냄새 싫으면 국수도 드시고요. 전 요즘 감귤 먹는데, 몇 개 사다 드셔보세요. 느글거릴 때 먹으면 좋아요. 같은 메뉴를 연거푸 먹으면 더 입덧이 와요. 아침, 점심, 저녁 다 밥으로 먹으려고 하지 말고 아무거나 생각 나는 거 찾아드세요. 아직은 엄마가 아무리 잘 먹어도 아기한테 가는 시기가 아니거든요. 이것저것 가릴 것 없이 조금씩 자주 드세요.

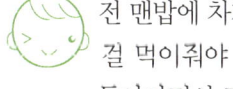
전 맨밥에 차가운 보리차 말아서 거의 그냥 마셔버리는^^ 속에 열이 있어서 그런지 시원한 걸 먹여줘야 가라앉더라고요. 토마토, 새콤한 파란 사과, 키위. 과일을 여러 종류로 해서 돌아가면서 드셔보세요. 특히 잘 맞고 속이 잘 가라앉는 과일이 있을 거예요.

어디선가 봤는데 레몬을 먹으면 괜찮아진다고 들었거든요. 어느 날 우리 동서가 레몬을 사와서 먹어보니깐 정말 괜찮던데요. 한 번 드셔보세요.

전 한참 울렁대고 메스껍고 할 때 매실원액 마셨어요. 좀 진하긴 했는데 엄마가 소주잔으로 반잔 정도씩 챙겨주시는데 그거 먹고 나면 싹~ 사라졌어요. 심할 땐 그래도 효과 본 편이라서 님도 한번 드셔보세요.

생강이 입덧에 효능 있다고 입증됐어요. 저보고는 생강 말린 것(안주) 먹으라고 했는데 전 구하기가 어려워서 생강 차 마셨어요. 생강 한번 드셔보세요.

신랑이 입덧할 수도 있나요?

제가 한 5주부터 입덧을 해서 거의 지금 한 달 가까이 시체 생활을 하고 있는데요. 신랑이 입덧을 대신하는 경우도 있나요? 어제 저녁 간만에 컨디션이 괜찮아서 뭐 좀 먹어보겠다고 한정식을 먹으러 갔습니다. 그런데 이제까지와는 전혀 다르게 너무 맛있는 거예요. 그래서 진짜 근 한 달 만에 밥을 먹었습니다.
그런데 우리 신랑이 운전하고 집에 오는 내내 얼굴이 하얗게 질리더니 헛구역질을 하기 시작하고 집에 오자마자 다 토했어요. 그래서 증상을 물어봤더니, 딱 제 입덧 증상입니다.
오늘도 종일 울렁거려서 못 먹고 지금 일하고 있다는데, 이거 누구한테 물어볼 수도 없고 더구나 전 입덧 증상이 사라졌습니다. 울렁거리지도 않고 양치도 간만에 구석구석 너무 잘 닦았고 오늘 은행 일까지 보고와도 문제없습니다. 신랑이 제 입덧을 가져갔을까요? 그런 경우 있으신 분들 혹시 있으세요?

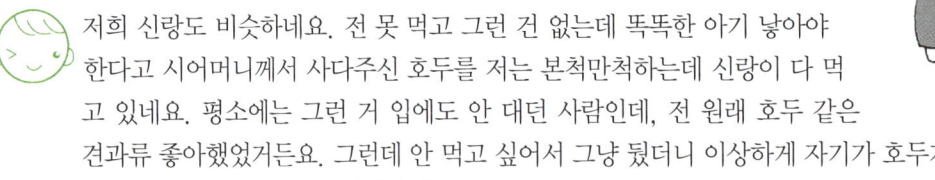

저희 신랑도 비슷하네요. 전 못 먹고 그런 건 없는데 똑똑한 아기 낳아야 한다고 시어머니께서 사다주신 호두를 저는 본척만척하는데 신랑이 다 먹고 있네요. 평소에는 그런 거 입에도 안 대던 사람인데, 전 원래 호두 같은 견과류 좋아했었거든요. 그런데 안 먹고 싶어서 그냥 뒀더니 이상하게 자기가 호두가 먹고 싶다면서 한 봉지를 다 먹어버렸어요.

남편도 입덧 한다는 얘기 들었어요. 저희 남편 원래 담배 안 피우긴 하는데 저 임신하고 담배 냄새에 치를 떨어요. 길거리 가다가도 담배 피는 x들 있으면 길 빽 돌아서 가요. 담배 냄새 너무 싫다고 하던데, 그 전에는 사회 생활하는 남자니 그래도 담배 펴도 가만히 있었는데 남편 말로는 너무 싫어졌다고 하네요.

입덧은 몇 달이나 하는지 궁금해요.

요즘은 아무것도 못 먹어서 굶어죽지는 않을지 걱정이랍니다.—.—
배는 고픈데 먹을 수가 없어서요.
보통 몇 주까지 하는지 지금은 저 6주 넘었어요.

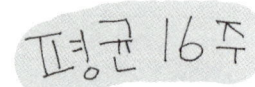
평균 16주

저도 6주부터 입덧 시작했죠. 2주 동안은 정말 힘들었고 4개월까지 했어요. 힘내시고 억지로 먹으려고 하지 마세요, 한번 먹고 토한 음식은 입덧 가신 후에도 넘어 오려고 하니깐 나중에 먹을 게 없더라고요. '시간이 약이다' 생각하고 좀 힘들어도 힘내요.

사람마다 달라요. 평균적인 것을 16주까지라고 하는데, 어떤 분은 10달 동안 꼬박 입덧하면서 아무것도 못 먹어 수액주사까지 맞았다고 하네요.

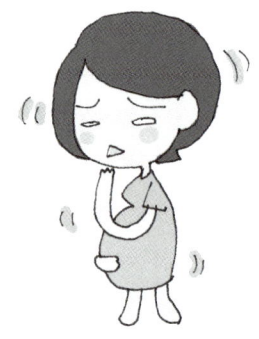

임신하고 나서 악몽 꾸세요?

요즘 들어, 꿈꾸는 게 무섭단 생각이 드네요. 결혼 전에도, 심란한 일이 있거나 머리가 복잡하면, 꿈을 좀 꾸긴 했지만, 임신하고 나니까, 쫓겨서 마구 뛰는 꿈, 남편이 바람 피우다 걸리는 꿈, 돌아가신 할아버지가 노려보시는 꿈, 예전에 알던 사람들이 저를 째려보는 꿈, 귀신같은 게 보이는 꿈 등. 늘 다른 내용이지만, 아침에 일어나면 심장이 벌렁거리는 건 비슷해요. 새벽에 깨서 신랑한테 붙어 조금 더 자게 되요. 그러니 출근할 때 몸은 천근만근이고 잔 거 같지도 않아요. 님들도 임신하고 악몽 꾸세요?

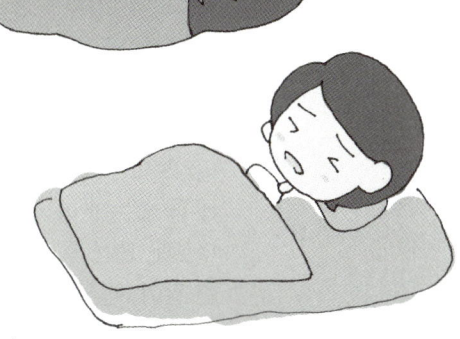

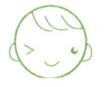 전 저만 그런 줄 알았는데, 그래서 불안했거든요. 임신하면 그런 거라고 하니 좀 안심이 되네요. 요즘 들어 잠을 푹 잘 수가 없네요. 꿈속에서 도망 다니고 울고 떨어지고 푹 좀 자고 싶은데...

 아~임신하면 그런가요? 저도 너무 흉한 꿈을 많이 꿔서 내심 울 아기 정신 건강에 해롭겠다고 탄식했는데 그나마 마음의 위로가 되네요.

3개월 된 아기 둔 엄마가 몇 자 적습니다.

우리 아기 이제 3개월 되어갑니다. 처음 임신했을 때는 직장에 다녀서 배 가리기에 바빴고 7개월쯤부터 집에서 쉬었지요. 집에서 쉬면서 운동도 열심히 하고 아기에게 좋다는 손을 움직이는 것들도 해보려고 했는데 막상 쉬다보니 그게 안 되더군요. 그래서 3개월 정도는 거의 하루 종일 집에서 뒹굴~ (멀리 나가는 건 왜인지 불안하고 가까운 데는 솔직히 갈만한 곳도 없어요.) 예정일 되어도 이 녀석 소식 없어서 예정일+9일에 유도분만했답니다. 아침 7시에 가서 촉진제 맞고 저녁 10시 19분에 얼굴 혈관 터져가며 낳았답니다. 유도분만으로 하루 안에 출산하는 게 힘들다고 다들 다행이라고 하더군요. 아무튼 겨우 3달 됐지만 첫 아이 가지면서 낳고 키우면서 느낀 점들 몇 가지 적습니다.

첫째, 임신복
여러 개일 필요는 없지만 외출복 하나 실내복 두 개 정도는 사두세요.(전업 주부일 경우)
임신 초기에는 입던 옷이 대충 맞았는데 5개월쯤부터 좀 작을 겁니다. 돈 아낀다고 남편 옷 대충입고 다녔는데 그러지 마셔요. 요즘엔 인터넷 쇼핑몰 가면 싼 옷 많습니다. 사서 입으세요. 가뜩이나 입덧으로 우중충해져 있는데 옷마저 구질구질하면 우울증 옵니다.

둘째, 출산준비물
필요한 것만 사고 물려받을 곳 있으면 되도록 많이 받아놓으세요. 저는 배냇저고리와 속싸개 하나씩만 사고 나머지는 대부분 물려받았거든요. 일단 받아서 못쓰겠거든 버리세요. 아깝다고 얼룩지고 이런 거 쓰지 마세요. 속싸개는 많을수록 좋더군요. 매일 목욕 후 속싸개로 닦아줘야 하니까 아주 얇은 것(병원에서 주는 얇은 것 아주 유용해요.) 2~3개하고 외출용 싸개(모양이 예쁜 걸로) 두 개 정도면 괜찮을 것 같네요. 겉싸개는 제가 5월에 출산한 관계로 구입 안 했는데 그건 잘 모르겠네요.

셋째, 아기 이불
필요 없습니다. 얇은 패드 여러 개 필요합니다. 저는 아기 이불 역시 물려받았습니다. 우리 아기보니까 젖 먹고 트림을 했는데도, 눕혀놓으면 조금씩 토하고 가끔 기저귀가 새서 어떤 날은 변을 너무 많이 싸서 넘치고, 이틀 걸러 이불 빨래 해야 합니다. 그래서 신생아 이불은 거의 쓰지도 못합니다. 패드 여러 번 접고 그 위에 커다란 수건 깔고 얇은 속싸개 같은 것 최대한 많이 깔아주는 방법밖에 없습니다.

넷째, 산모 출산 후 입을 여벌의 옷
출산 준비할 때 산모 몸조리 옷 사놓으세요. 어리석게도 애 낳고나면 제 몸으로 바로 돌아오는 줄 알고 제 옷을 하나도 장만 안 했더랍니다. 그런데 아시죠? 몸이 불어서 예전에 입던 옷 못 입습니다. 원래 사이즈보다 한 치수 큰 것들로 상의는 목까지 감싸주는 것(여름에는 목이 좀 파인 게 좋겠네요.) 하의는 내복 꼭 입으세요. 그리고 꼭 순면으로(니트 종류는 별로 안 좋습니다.) 준비하고 양말 꼭 신으세요.
몸조리 할 때는 땀이 많이 나고 목욕도 자주 못하니 여러 번 갈아입는 수밖에 없습니다.
그리고 모유 수유 하실 분들은 스포츠형 수유 브라가 괜찮더군요. 저는 브랜드에서 수유 브라 샀었는데 이거보다는 오천원 하는 저렴한 수유 브라가 더 편했어요. 땀이 많이 나서 자주 갈아입기도 편하고 지금 네 개 있는데 더 사려고요.

다섯째, 출산 후 외출복
한 달이 지나면서부터 시댁이며 친정이며 친척집이며 가야할 일이 많습니다. 그리고 공식적인 자리는 못 가더라도 비공식적인 모임 정도는 가야 하는데 '예전에 입던 옷 입겠지 뭐' 이런 생각하시면 곤란. 상의는 가슴이 꽉 끼고, 하의는 허벅지부터 걸립니다.
집에서 편하고 깔끔하게 입을 수 있는 옷 여러 벌 사고(아기를 키우다 보면 하루에도 서너 번 갈아 입을 일이 많더라고요. 특히 여름에는 땀이 많이 나서) 외출복도 한 벌 정도 마련해 두세요. 실제로 예쁘고 멋진 옷 못 입습니다. 티에 바지가 교복이 되거든요.
저는 얼마 전 신랑 회사에서 호텔 패키지를 줘서 다녀왔는데 아무 생각 없이 그냥 입던 옷 입고 갔더니 어찌나 스스로 초라해 보이던지 땅을 치고 후회했답니다. 아기 낳고 나면 꼼짝 못하니 미리 운동 겸 다니면서 준비해 놓으세요.

여섯째, 아기 옷
아기 옷은 너무 많이 사지 마세요. 엄마 욕심에 출산 준비하면서 이것저것 사놓게 되죠? 아기 옷은 잠깐씩 입기 때문에 미리 사놓을 필요 없는 것 같아요. 내복 종류는 많으면 많을수록 좋고요. 모자도 하나 정도 있으면 좋아요.
선물로 들어오는 옷들도 의외로 중복 되는 게 많아요. 잠바나 카디건은 선물이 잘 안들어 오기 때문에 그런 것들로 바꾸면 좋아요. ^^

일곱째, 조리원
저는 산후조리는 조리원에서 하는 게 좋다고 생각해요.
조리원 들어갈 때 살펴 볼 것은 청결 정도,(아기들 베넷저고리, 화장실, 식당 등)와 면회시간이 철저(애 낳고 나면 너무 힘들어요. 그런데 손님이 오신다는데 거절하기 힘들거든요. 하루 면회시간이 철저한 곳은 그만큼 산모에게 편하다는 얘기거든요) 신생아실에 소아과 의사 선생님이 진료하시면 더 좋고 그 외엔 한약, 마사지 이런 건 거의 형식적이더라고요. 기대 안 하는 것이 좋을 듯해요.
그런데 젖 마사지는 꼭 알아보고 가세요. 처음엔 아기는 안 먹고 젖은 고이고 돌덩이가 돼서 젖몸살 오는 사람 많아요. 알아봐서 마사지 받으면 유선도 뚫려서 젖도 잘 나온다고 해요. 저는 사정상(아기모유수유) 일주일 만에 친정으로 갔어요. 친정 가서는 조리원처럼 내 편할 대로 누워있지만은 못 한답니다. 아무래도 나대신 아기 봐주면 미안해 해야하고 좌욕 할 시간이면 내가 나가 물 끓이고 등등. 어느 정도 거동할 수 있을 때 친정으로 가세요. 안 그럼 너무 힘듭답니다. 가끔 조리원 비용이 비싸서 망설이는데 우리가 애를 열을 낳겠습니까? 스물을 낳겠습니까? 평생 한두 번이니, 삼십년 할부라 생각하세요. 그럼 절대 안 아깝습니다. 물론 좋은 조리원을 선택하는 것도 중요합니다.

여덟째, 모유 수유 방법

모유 수유 하려면 힘들어도 병원에서부터 하세요. 아기 낳고 너무 힘들었습니다. 그래서 병원에서 젖을 한 번도 안 물리고 조리원으로 갔습니다. 조리원에서는 대부분 혼합 수유를 하는데 처음엔 젖이 거의 안 나와 아기들이 젖병이 아니면 물려고 하지도 않습니다. 우리 아기는 일주일 동안 엄마 젖만 대면 짜증내고 울면서 거부해서 수유실을 울음바다로 만드는 바람에 정말 힘들었어요. 그래서 거의 병원 조리원 있는 동안 제 젖을 못 먹이고 유축기로 20정도 나오는 작은 양을 짜서 초유를 먹였습니다. 이 점 때문에 일주일 만에 조리원에서 나왔습니다. 집에 와서도 삼사일 동안 애하고 씨름을 했어요. 지금은 종일 젖만 물리고 하는데, 하지만 젖이 부족해서 한두 번 정도 우유를 먹입니다.

아홉째, 모유 수유 중 음식물 섭취

모유 먹인다고 과식하지 마세요. 어른들이 모유 잘 나온다고 사골국에 미역국에 고기에 주셔서 아무튼 종일 받아먹고만 있었더니 애하고 그렇게 씨름하는데도 몸무게가 줄지 않더군요. 그래서 몸조리 끝내고 집에 와서 먹는 양을 줄였어요. 밥은 세 끼를 먹되 정해진 양만큼만 먹고, 그리고 오후 7시 이후에는 절대 아무것도 먹지 말고 대신 물 종류는 많이 먹는 게 좋아요. 중요한 건 중간에 과자나 빵 등의 간식을 피하세요. 간식만 안 먹어도 살은 그냥 빠질 겁니다.

두서없이 적었네요. 대부분 후회하는 것과 잘했다고 생각한 것들이에요.

우리 아기 처음엔 모유를 안 먹어서 힘들었고 그다음엔 완모수(완전 모유 수유) 하겠다고 안 나오는 젖만 종일 빨려서 힘들었고 요즘엔 잠투정이 심해서 힘들고, 그래도 첨에 비하면 훨씬 수월해졌습니다. 어제도 새벽 두시까지 잠투정 받아주느라 괴로웠는데 아침에 자는 모습 보니 또 천사 같네요. 제가 삼십년 넘게 살면서 가장 잘한 일이 우리 아기 낳은 일 같습니다. 여러분들도 낳아보시면 알 겁니다. 잘 키우세요. 파이팅!

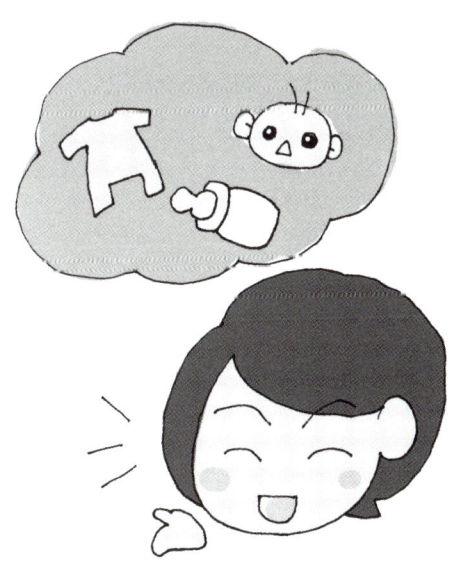

출산의 고통은 어느 정도인지요?

곧 출산을 앞둔 예비 맘인데요.^^
대체 출산의 고통이 얼마나 심한건지요? 허리가 끊어지고 배가 아프고. 지금껏 살면서 허리가 끊어지는 게 뭔지, 그리고 배가 아파봤자 복통, 장염, 생리통도 아주 심했던 적 서너 번 정도. 심한 생리통 같으면 참을 수 있을 것 같은데... 그것보다 훨씬 아픈 거예요? 사람마다 너무 달라서요. 어떤 사람은 진통이 뭔지도 모르고 낳은 사람도 있고요. 저희 형님은 아기 날 때 옆에 있던 산모들이 소리 고래고래 지르는데 자신은 그 정도까진 아닌데 속으로 생각했대요. 형님은 무통하지도 않았는데 말이에요. 출산하신 분들에게 질문이요. 그렇게 하늘이 노래지도록 아픈 기억으로 남으세요? 그럼 둘째는 어떻게 낳죠? 전 그 고통을 상상하면 밤에 잠이 안와요. 원래 겁이 많아서요. 이 지구 상의 반이 여자인데 다들 어떻게 견디는지 정말 겁나요.

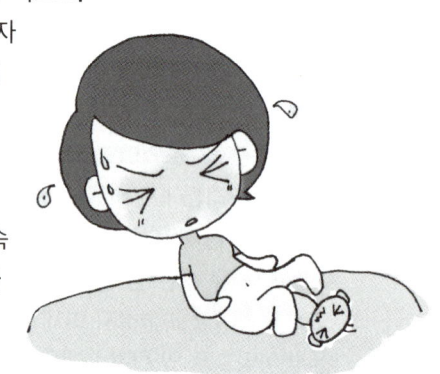

 여기서 읽은 내용인데요. 저 애 낳을 때 '이 표현이 딱이다' 싶었어요. 똥꼬에 수박 박힌 기분. 얼른 빼내고 싶다. 아기 심장박동 체크하는 허리띠 채운 곳을 중심으로 허리 위 아래가 끊기는 기분, 녹슨 도끼로 허리를 찍어 내리는 느낌. 전 아들이고(딸보다 아들이 더 힘들 다네요.) 머리가 커서 더 고생했어요.

 저도 이제 곧 둘째 보는데요. 낳을 만할 것 같아요. 첫 아기 땐 진짜 사람들마다 죽다 살아난대서, "겨우 이정도 아픈데 나오겠어? 설마~" 하고 선생님 시키는 대로 힘줬는데 미끌하더니 시원하게 나왔어요. 걱정 하나도 하지 말고, 아기 생각만 하세요.(아기가 나올 때 스트레스 심하다고 하잖아요.) 힘 한번 훅!!줘서 예쁘게 낳읍시다.^^ 빠샤!

 아기 낳는 순간이면 아기 열은 낳겠더라고요. 아기가 내려오는 시간이 더 힘들었어요. 아기도 그 좁은 길을 지나려니 얼마나 힘들겠어요. 힘은 들고 아프기는 했지만 그래도 견딜 만했답니다. 기르는 게 더 힘들어서 그렇지~ 도로 배 안에 집어넣고 싶을 때가 한두 번이 아니예요.

아기 낳을 때 호흡을 어떻게 하는 거예요?

아기 낳을 때 호흡법이 따로 있다는데, 그거 어떻게 하는 거예요?
임신·육아교실 이런데 한 번도 안 가봐서 모르겠어요. 그런데 진통 오고 양수 터지고 나면 그때부터 나올 때까지 힘주면 되는 건가요?

 간호사가 힘주라고 하기 전에는 진통하면서 힘주면 안 돼요. 진통하면서 아프다고 밑에다 자꾸 힘주면 저처럼 자궁경부 부어서 진행이 갑자기 느려져 진통 오래해요. 병원 가서 진통하는 동안은 힘주지 말고 간호사가 와서 다리 붙들고 힘줘보라고 할 때가 있을텐데 그 때 힘 주세요. 진통하는 동안 하는 호흡법은 라마즈 호흡법이라고 이거 진통실 들어가서 옆에 있어줄 사람이랑 평소에 연습 무지 많이 해야 진통하면서 간신히 된답니다. 연습 안 하면 전혀 소용없어요. 그리고 산모가 혼자 연습한다고 되는 것도 아니고, 혼자 연습해 봐야 진통할 때 너무 아파서 절대 생각도 안 나고 그렇게 되지도 않아요. 옆에서 같이 있어주는 사람이 능숙하게 리드를 해줘야 산모가 평소 연습한 대로 저절로 되는 거예요.

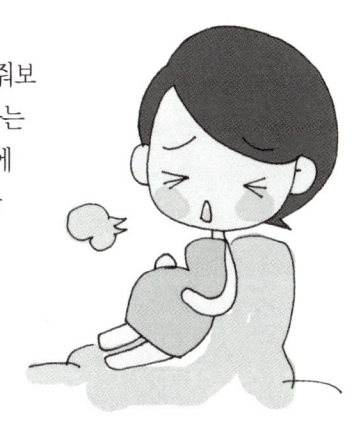

아기 낳고 며칠 만에 양치 하셨어요?

출산 한지 이제 일주일 됐는데, 오늘 머리 감을 건데 양치 해도 되겠죠?
저 유도분만 하다가 실패하고 제왕절개로 낳았거든요.

 이틀째부터 양치하고 있는데 지금 열흘째예요. 그런데 잇몸에서 냄새나요. 이를 엄청 앙 물고 힘줘서 그런가 봐요. 잘 닦아주고 가글도 열심히 해야 한대요. 저는 잇몸 들떠서 밥도 잘 못 먹는 답니다.

 웬만하면 좀 참으면 좋겠는데, 저는 늦가을에 아기를 낳았는데, 지금 온 잇몸이 시큰거리고 죽겠어요. 참으세요. 그렇게 찝찝하거든 그냥 소금물 머금고 오물오물 해보세요. 저 진짜 많이 후회하고 있어요. 어른들 말씀 들었어야 했나 봐요.

임신 중 변비 탈출기^^

제가 임신하면서 끔찍한 변비 때문에 너무 고생을 많이 해서 제 글을 읽어보시고 변비로 고생하시는 분들 조금이나마 도움이 됐으면 하는 마음에서 글을 올리게 됐어요. 저는 지금 임신 34주째거든요. 근데 임신 초기부터 얼마 전까지 변비에 시달렸어요. 처음에는 입덧 때문에 제대로 식사를 못해서 그런가보다 했는데 5개월째부터 철분제를 먹으니까 화장실 한 번 갈 때마다 이마에 땀이 송글송글 맺힐 정도로 힘을 줘야 했고 앉아있는 시간이 기본 30분이었어요. 병원에서는 변기에 오래 앉아 있지 말라고는 하는데 그건 겪어 보지 않은 사람이나 하는 말이죠. 배는 아파죽겠고 똥은 나올 것 같으면서도 나오지도 않고 항문은 아프고 일어서지도 못하고 힘을 너무 세게 주면 아기 잘못될까 봐 힘도 제대로 주지도 못하고 정말 지금 생각해도 등줄기에 땀이 날 정도예요.^^
평소에 볼일 볼 때마다 변이 염소 똥처럼 조금씩 나와서 배 속에 아기가 영양분을 많이 뺏어가서 변이 조금밖에 안 나오나보다 생각했지 변이 속에서 쌓이고 있다는 걸 전혀 몰랐죠. 그러던 어느 날 임신 7개월째에 막 접어들 때쯤에 과일을 먹고 나니 화장실에 가고 싶어지더라고요. 그래서 이번에는 힘들지 않게 나오려나보다 하는 생각에 얼른 화장실에 갔어요. 그런데 제 생각과는 달리 30분이 지나도 거의 1시간 정도가 될 때까지 변은 안 나오고 배가 너무 아프고 밑에도 꼭 찢어지는 것처럼 아픈 거예요. 그 와중에도 밑이 어떻게 됐는지 궁금해서 거울로 비춰봤거든요. 근데 그때 전 깜짝 놀라서 어떻게 할 수가 없었어요. 회음부부터 항문까지 풍선처럼 아주 땡땡하게 붓고 질 입구 말고 질 밑에도 속에서 뭐가 내려온 것처럼 부어 있는 거예요. 배는 말할 수 없이 아프고 걷지도 못하고 식은땀은 줄줄 흐르고 그때 당시에는 이러다 조산하는 게 아닌가 싶어 신랑한테 전화해서 얼른 병원에 갔어요. 병원에 가니까 의사들이 놀라는 거예요. 변이 아주 단단하게 굳은 채로 있다면서 그때는 창피한 것도 모르고 어쨌든 고통이 빨리 끝나기만을 기다렸죠. 좀 큰 병원으로 갔었는데 그 병원 의사 4명이 돌아가면서 관장을 했는데도 안 돼 결국엔 병원 부원장까지 와서 관장인지 뭔지를 했는데 으윽 완전히 대장이 다 끊어지고 내장이 나오는듯한 느낌이 들고 기절하기 일보직전이었어요. 어쨌든 모든 과정을 거치고 나니 속은 좀 편안해지는가 싶더니 웬걸 조산기가 보인다면서 수선을 떠는 거예요. 그래서 결국 하룻밤 입원하고 다음날 저녁때 퇴원했어요. 병원에서도 저 같은 사람은 처음 본다면서 이것저것 검사를 했는데 별 다른 이상은 없더라고요. 근데 문제는 그 이후부터 볼일 볼 적에 힘을 좀 많이 준다싶으면 밑이 예전처럼 다시 부었다가 가라앉더라고요. 다음 달이면 출산인데 걱정이 이만저만이 아니었죠. 진통 오면 힘을 줘야하는데 힘주다 밑이 붓다 못해 터지면 어쩌나... 의사 선생님께 말했더니 진통 할 때 봐서 수술할지 자연분만할지 결정하자고 하더군요. 얼마 전부터는 작은 언니가 변비로 고생하는 제 얘길 듣고는 건강원에서 사과즙 내린 걸 줘서 요즘에 볼일 볼 때 예전처럼 힘들게 보진 않아요. 사과즙을 먹으면서부터는 지긋지긋한 변비에서 해방 되었어요. 참! 사과즙에 너무 의존하면 나중에 내성이 생기면 어쩌나 해서 아침마다 찬 우유 한 컵이나 냉수 한 컵을 마시고 딸기도 자주 먹고 있어요. 책에서 보니까 변비에 키위도 좋지만 딸기도 좋다고 해서요. 저는 키위보다는 딸기가 더 좋아서 딸기를 먹고 있어요. 사람마다 체질이 달라서 변비 대처법이 천차만별이겠지만 저처럼 이것저것 해봐도 안 되거는 사과습 내린 설 한번 느셔보세요. 공복에 말고 식후 30분에 드시면 효과를 볼 수 있을 거예요. 웬만하면 그냥 글 안 올리고 다른 분들께서 올리신 글만 읽어보고 했는데요. 혹시나 저 같은 분이 또 계실지 모른다는 생각에 올리게 된 거랍니다. 이것 말고도 다른 사건들이 있지만 다 말하자면 너무 길어서~ 아무튼 변비에 시달리고 계신 임신부들 힘내세요. 어른들 말처럼 엄마가 된다는 게 정말 힘든 것 같아요. 저도 첫 아기라서 아무것도 모르고 우왕좌왕 정신이 없네요. 힘들게 출산하신 분들 글을 읽게 될 때마다 가슴이 뭉클하고 과연 저도 잘 해낼 수 있을지 두려워요. 여러분들 저에게 힘을 좀 주세요. 초보라서 겁만 잔뜩 먹고 있답니다.

 청국장가루 한 숟가락에 찬 우유 한 컵 타서 아침 공복에 한 잔. 자기 전 공복에 물 한 컵에 청국장가루 한 숟가락 드셔보세요. 건강에도 좋고, 위에도 좋고 변비 탈출이랍니다. 하루 한번 화장실 시원하게 가게 돼요.

 물을 많이 먹으면 변비 없습니다. 저는 하루에 12잔 정도 마십니다. 평소에도 물 많이 먹었는데 임신하고서 특히 더 신경 썼더니 확실히 대변을 잘 봅니다. 지금 철분제 먹은 지 2주 되었지만 변색이 검게 되었을 뿐 어려움은 없네요. 단지 처음에 12컵 먹기까지 좀 어려움이 있었지만 지금은 익숙해서 오전 11시까지는 물만 먹어도 배 안 고프고 대변도 보고 운동도 하고 그럽니다. 여러분도 물 많이 드세요!

진통이 시작되면 집에서 할 수 있는 대처법을 알려주세요.

진통이 5분 간격으로 오면 병원에 가야 한다고 하시는데, 그렇다면 그 전에 진통이 시작되면 할 수 있는 일이 뭐가 있을까요?

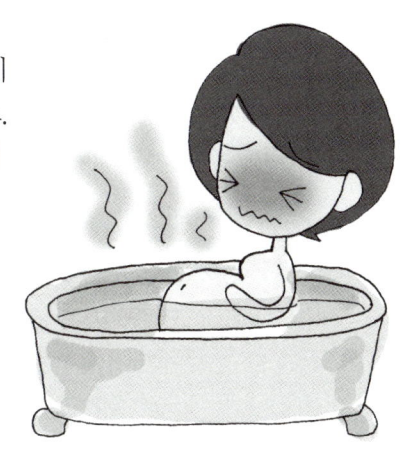

요가센터에서 배웠는데 호흡을 코로 들이마시고 3초 기다렸다가 천천히 내쉬고 그렇게 하면 된다고 하네요. 전 배가 아파서 도저히 가만히 못 있겠더라고요. 그래서 막 움직였어요. 베란다, 욕실, 집안 청소를 했어요. 아프다가 괜찮다가 그러니 할 만하고 움직이는 게 고통이 덜 했습니다. 저는 시간이 불규칙해서 진통이 와도 아닌 줄 알고 집에서 계속 진통을 겪었고 병원 가니 바로 입원하라고 하더라고요.

라마즈 교육 받으면서 배웠는데, 파수만 안 됐다면 미지근한 욕탕에 잠시 몸을 담그고 있는 것도 진통을 줄이고, 몸을 이완시켜 자궁이 빨리 열리게 하는 한 방법이라네요. 물속에서는 파수 잘 안 되고, 파수가 되면 느낌이 확 오니까 병원으로 빨리 오면 된다고요. 또, 오리걸음이 아주 좋다고 진통 오면 앉아서 오리걸음 살살 해보세요.

양수가 많다는데 - - ;

병원에서 입체 초음파를 했는데, 양수량이 많다고 하네요. 그래서 3주마다 한 번씩 아기 상태를 보자 하네요~이제 27주째 인데, 혹시 주위 맘들 중에 저 같은 경우 어떻게 **극복**을 하셨는지 **말씀** 듣고 싶습니다.

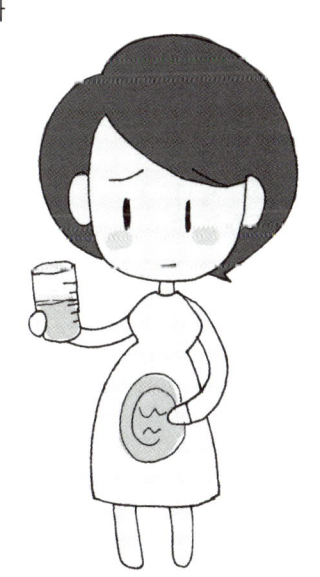

양수 적은 것보다 많은 게 더 괜찮은 거래요. 그리고 물 좀 줄여서 드세요. 수분을 줄이면 양수가 적어진다고 해요. 병원에서 우선 **지켜보자**고 하는 건 아직 그렇게 심하지 않다는 뜻인 것 같아요. 그리고 또 주수 지나면 정상치로 돌아오는 경우도 많으니 너무 걱정 마세요.

양수가 적으면 기형아를 낳지만 양수가 많으면 빼면 된다네요. 너무 우울해하지 마세요. 그럼 배 속의 아기가 다 알고, 스트레스 받는다고 하니까, 마음 편안히 가지세요.

잠잘 때 다리에 쥐?

임신 이제 7개월 접어들었습니다. 배가 어느 정도 불러오면 잠잘 때 불편한 건 물론이고 다리에 쥐도 난다고 들었어요. 흔히들 쥐가 나는 증상은 피가 안 통해서 다리가 찌릿찌릿하다가 좀 지나면 괜찮은 것 아닌가요? 근데 저는 몸 뒤척일 때마다 다리가 마비되는 것 같아요. 자다가 한두 번씩은 꼭. 어제는 좀 심했는데 종일 운동하고 난 후 다리 뭉치고 근육이 놀란 것처럼 절뚝거렸어요. 하루가 지났는데도 풀리지를 않네요.

다른 맘들은 쥐났을 때 어떡하시는지 궁금해요. 신랑한테 주물러 달라고 하시나요?

 맞아요. 전 신랑을 꼭 깨워서 다리 주물러 달라고 하거든요. 정말 생명은 신비해요. 어쩜 주기에 맞추어 그런 증상들이 나타나는지. 너무 무리하지 마시고 다리 올려놓고 눕도록 하시고 최대한 몸을 편하게 주무시면 될 거예요. 그리고 잠들기 전에 따뜻한 물에 발 담그고 있으면 확실히 줄어드는 것 같아요.

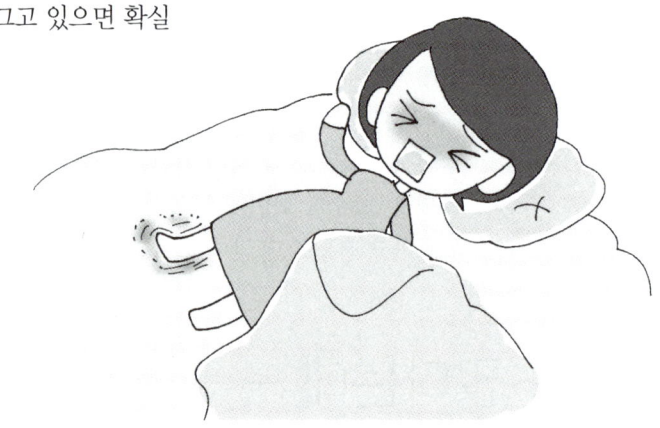

저도 그런 적 있어요. 다음 날까지 다리가 아파서 고생했답니다. 요즘엔 잘 때 침대 사이에 베개를 놓고 옆으로 누워서 다리 올리고 자요.

허리와 옆구리가 결릴 때 어떻게 해야 해요?

예전부터 허리가 조금씩 아팠는데 요즘은 엉덩이뼈부터 허리 전체가 너무 아파서 잘 움직이지 못하고 있어요. 많이 움직이는 편도 아니고 종일 앉아있어서 그런지, 갑자기 옆구리가 결리기 시작하더니 누워도 보고, 앉아도 보고 너무 결려 어찌할 바를 모르겠네요. 다른 분들도 그러세요? 운동을 전혀 안 해서 그런 걸까요? 아무튼 몸을 움직이는 게 곤혹입니다. 좋은 방법 아시는 분 해결 방법 좀 알려주세요.

 의사 선생님께서 찜질하면 좋다고 해서 찜질튜브 데워서 수건으로 싸서 하고 있는데 많이 좋아졌어요.

 전 엉덩이뼈나 허리가 아플 때 임산부 체조를 해준답니다. 그게 효과가 있더라고요. 20주쯤 지나서 엉덩이뼈가 너무 아팠거든요. 처음엔 체조를 몰라서 안 했는데 그땐 너무 힘들었어요. 그래서 체조 배우고부터 체조를 좀 했더니 몰라보게 아픈 게 없어졌어요. 지금도 하루에 한 번 정도는 체조를 하는데 하고 나면 몸이 개운해지고 아픈 것도 없어져요. 체조 배우기도 쉽고 누구나 다 한번 씩은 해 본 스트레칭 같은 거예요. 엉덩이뼈 아플 땐 누워서 무릎을 세우고 오른쪽 왼쪽으로 눕히는 거예요. 그렇게 하면 엉덩이에서 뼈 부딪히는 소리가 나요. 하고 나면 시원하고 뼈 관절이 부드러워져요. 그리고 허리 아플 땐 누워서 무릎 세운 상태에서 허리를 들어요. 몇 번 하면 확실히 시원해집니다.

예비 맘들을 위해 초보 맘이 드리는 몇 가지 조언입니다.^^

도움이 되실지 모르겠지만, 저도 첫 애라 이것저것 궁금한 것도 많았는데, 제 경험을 참고하면 아무래도 좀 수월하지 않을까 싶네요. ^^

1. 출산용품은 발싸개 대신 손싸개 2쌍 사는 게 좋은 거 같아요. 아기가 2달 전후로 손가락을 빨거든요. 근데 빨도록 두는 게 좋대요. 이건 욕구불만이 아닌 일종의 놀이거든요. 머리도 좋아진다고 하네요. 근데 태열 기가 있거나 그럼 얼굴이 가려워서인지 자꾸 얼굴에 손을 갖다 대고, 손톱으로 얼굴을 긁어요. 침도 많이 묻고, 그래서 잘 때는 꼭 손싸개를 해주거든요. 그럼 한 개로 모자라더라고요.
2. 모빌 굉장히 중요합니다. 전 뭐 얼마나 놀겠나 싶었는데요. 진짜 오래 갖고 논답니다. 지금은 흑백 모빌을 보는데요. 집중력도 길러 준다고 하네요.
3. 전 혹시 몰라 기저귀 커버를 샀는데, 의외로 별로 안 쓰게 되더라고요.
4. 기저귀천 있는데 안 쓰는 맘들! 그거 내버려 두지 말고, 아기 태어나면 목욕 타월로 써보세요. 좋답니다.
5. 신생아들 응이하기니 쉬해시 기저귀 길 때 한 번에 빼시 나세요. 빼는 사이에 쉬해서 이불 다 버리거든요. 다 닦아주고 새 기저귀 갈아 줄 때까지 응아한 기저귀 접어서 밑에 받치고 있어야 해요.
6. 아기 목욕 시킬 때, 웬만하면 아래 짧은 반바지 같은 것 입고 하세요. 아기 머리 감길 때는 몸 안고 하는데, 이때 쉬나 응아를 하는 경우가 있어서 옷 다 버리거든요. 아기 키우면 빨래도 많이 나오고 시간도 많이 부족한데 옷 버리면 또 갈아입고 뭐하고 그러잖아요.
7. 모유 수유 하실 맘들 수유 패드는 넉넉히 준비하세요. 줄줄 흐르지 않아도, 수유하고 나면 한두 방울 속옷에 떨어지는데, 그때마다 씻을 수도 없고, 위생상 수유 패드하고 있으면 좋더라고요.
8. 방수요 아주 중요합니다. 가끔 응아도 지리는데, 이거는 빨기도 쉽고. 전 1개만 샀는데, 약간 모자라는 듯싶지만 괜찮은 것 같아요. 응아 새면 그 부분만 얼른 빨고 널어서 다시 사용하거든요.

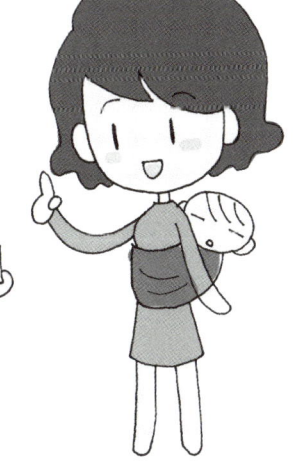

똑바로 누워서 자면 안 되나요?

요즘 날씨 많이 덥죠?
자다가 몇 번 씩 깨곤 한답니다.
그런데 주무실 때 어떻게 주무세요?
저는 똑바로 누워서 자는 것이 편하던데, 다들 옆으로 누워 자는 것이 편하다고 해서요.
허리랑 엉덩이는 좀 아프지만요. 똑바로 누워 자면 안 되는 건가요?

의사 선생님께서 똑바로 누워 자면 동맥혈이 눌려서 아기한테 혈액이 잘 공급 안 될 수 있다고 가급적 옆으로 누워 자라고 하시던데요. 그리고 아기도 불편해 한다고 하더라고요.

똑바로 누우면 아기가 역아가 될 수도 있다고 수간호사한테 들었어요. 옆으로 눕는 것도 오른쪽은 혈액 공급이 잘 안 돼서 안 좋고 왼쪽이 좋대요. 그런 걸 듣고 알아도 한쪽으로만 누우면 배기고 아프니까 뒤척이게 돼죠. 그래도 될 수 있으면 왼쪽으로 누우려고 노력합니다. 산모수첩에도 왼쪽으로 누워 자면 좋다고 나와 있어요

집에서 좌욕하는 방법 좀 가르쳐주세요.

집에서 산후조리할 건데, 좌욕해 주면 좋다고 하는데 집에서 손쉽게 할 수 있는 방법 아는 분 알려주세요.

물을 끓여서 좀 뜨겁다 싶도록 식힌 다음 세숫대야에 붓고 엉덩이 담그고 앉아 있으면 돼요. 근데 그렇게 쭈그리고 앉아 있으면 다리 아프잖아요. 의료기구상 같은데 가면 저렴한 가격에 살 수 있다고 하던데, 좌욕은 산후조리 내내 자주 해주는 거니까 그 정도는 사셔도 될듯해요.

저는 음식 할 때 사용하는 스테인리스 그릇 있잖아요. 그게 변기 사이즈에 맞는 게 있어서, 거기에 물을 팔팔 끓여서 식힌 후에 변기 의자를 들고 그릇 주변에 푹신하게 수건으로 감싼 뒤 앉아서 좌욕했거든요. 그릇까지 소독이 되어서 더 좋은 것 같던데, 그리고 좌욕의 관건은 얼마나 자주 오래 해주느냐 입니다. 임신 때나 출산 후에나 좌욕만큼 좋은 건 없는 것 같아요.

아빠가 꼭 탯줄 잘라줘야 하나요?

신랑이 당연히 탯줄 잘라줘야 한다고 생각합니다. 신랑도 그렇게 생각하긴 하는데, 좀 무서운가 봐요. 근데 저도 좀 망설여지긴 해요. 아기 낳는 거 보면 감동이 물밀듯이 주체할 수 없다는 사람도 있지만 충격받는 사람도 있다고 해서 걱정이랍니다.
우리 신랑은 왠지 충격 받는 쪽일 것 같아서 아빠 수다방에서 글 봤는데, 어떤 아빠가 자기에겐 충격적이었다고 태반이 그렇게 큰 지도 몰랐다고 하더라고요. 요즘 아기 만날 생각에 설레고 행복하고 신랑이 아기 탯줄 꼭 잘라야 한다고 생각하면서도 한편으로는 충격받을 것 같아 걱정이예요.

 18개월 된 아기 아빠입니다.^^ 전 우리 아기 탯줄 제가 잘랐거든요. 처음에 저도 망설였는데, 아기 엄마가 진통 할 때부터 같이 옆에 있어서 분만실 들어갈 때 간호사가 지금까지 옆에 있었으면 같이 들어가는 게 당연하다고 해서 얼떨결에 들어가게 되었답니다. 아기 엄마 머리맡에서 용기 넣어주고(세상의 모든 엄마들이 존경스러움) 아기 태어난 후 탯줄 자르고, 아기 태어 날 때 원래 눈을 안 뜬다면서요? 글쎄, 이놈이 아빠인 줄 아는지 태어나서 눈을 동그랗게 떠서 탯줄 자를 때 쳐다보더라고요. 그때의 감동이란... 제가 배 속에 있을 때 4개월 후부터 하루에 적어도 30분 정도는 이야기해 주고 책 읽어주고 해서 아기가 목소리를 기억해서 눈을 뜬 건지 모르지만 지금도 가슴이 쿵쿵 뜁니다. 꼭 남편 분도 같이 들어가세요.

 전 첫째 낳을 때 가족 분만을 했거든요. 제가 진통하는 모습, 아기 태어나는 모습 모두 봐서 그런지 엄청 끔찍하게 여겨요. 얼마나 힘들게 낳았는지 아는 거죠. 아기 태어나니 눈물을 보이던데요. 아기 낳는 모습을 못 보겠다고 하면 분만실에 들어갔을 때만이라도 같이 있어 달라고 하세요. 가족에 대한 사랑이 한층 업그레이드 될 거예요.

 생명이 탄생하는 경이로운 순간임에도 현실은 피 범벅이 되고, 남자들이 상상할 수 없는 낯선 장면이라 겁을 먹고, 충격을 받는 신랑들도 가끔 있다고 하더라고요. 저희 친정 엄마도 그냥 가족 분만하지 말라고 하셔서, 우리 신랑은 안 들어왔습니다. 어디서 들은 이야기인데, 너무 생생한 장면을 봐서 성욕이 떨어지는 경우도 있다고 하네요.

아내가 진통이 오면 저는 어떻게 해야 하나요?

특별히 제가 할 수 있는 행동이나 요령 좀 가르쳐 주세요. 출산을 경험하신 분들 중에서 진통 올 때 남편이 어떻게 해주길 바라나요? 아내의 첫 임신이라 부족한 게 많으니 자세한 답변 부탁드립니다.

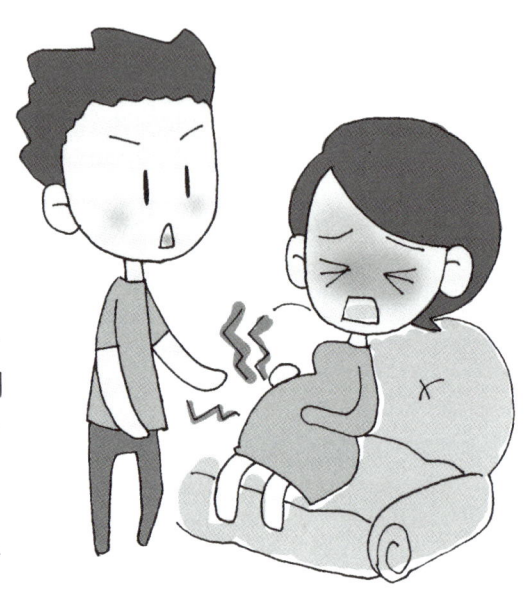

- 부인이 놓칠 수 있는 호흡법을 옆에서 남편분이 하면서 알려주는 것도 중요하고 역시 진통 때 고통을 함께 나누는 것이 가장 좋을 것 같아요. 옆에서 계속 주물러 주고 마사지 해주세요. 그리고 메모지에 진통 간격 체크하고, 고통을 잠시나마 잊을 수 있게 재미있는 이야기 많이 해 주세요.

- 호흡법이나 기타 마사지법을 같이 배우셨음 좋을텐데(주말에 그런 거 하는 특강 은근히 많거든요.) 이미 출산이 임박하셨다면 그냥 아내 분 손바닥을 지압해 주고 꾹꾹~ 눌러주는 것만으로도 고통이 많이 경감된다고 요가 선생님이 그러셨어요. 곁에 있어주는 것만으로도 가장 큰 힘이 될 듯하지만.^^

아침을 먹지 않는 직장 예비 맘인데요.

지금껏 지내면서 아침을 챙겨먹지 않고 살아왔는데, 임신 사실을 알고 난 후로 아침 때문에 걱정입니다. 잘 먹고 영양가 있게 먹어야 한다는데, 솜씨도 없고, 잘 해먹을 자신도 없어서 아침은 먹지 않고 출근하는데 아무래도 안 좋겠죠?

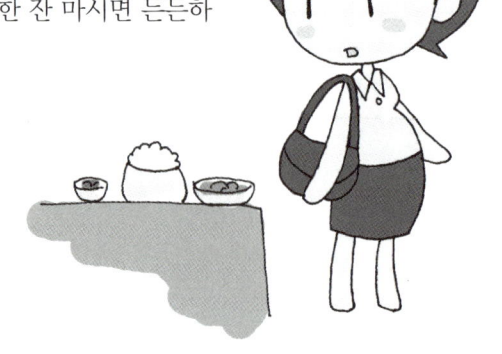

- 저도 오래된 습관 때문에 아침 자주 걸렀는데, 그래도 요즘엔 선식으로나마 허기를 달래고 있습니다. 밥보다야 못하겠지만 이것저것 좋은 것 많이 들어간 선식에 우유 타서 한 잔 마시면 든든하거든요.

- 아침을 먹어야 아기가 건강하대요. 저도 임신 전에는 안 챙겨 먹었는데, 임신 후에는 국에 밥 말아서 먹어요. 아님 김에다가 싸서 먹고 아니면 저녁에 김밥을 시켜놓고 아침에 먹는다든지, 그것도 힘들면 토스트 해서 달걀 후라이 해서 먹어요. 꼭 챙겨 먹어야 아기 머리가 좋아진다고 합니다.

아빠가 태담에 동참하게 하는 방법 없을까요?

우리 신랑 성격은 다정다감한 사람인데, 아기한테 말이라도 걸어주라고 하면 쑥스러운지 영 표현을 못해요. 겨우 하는 건 배 위에 손 올려놓는 정도인데, 신랑이 손만 올려놓으면 잘 놀던 아기도 낯설어서 그런지 별로 움직이지도 않고요. 잠 잘 때나 출근 할 때 "안녕" 이 한 마디만 하라고 해도 절대로 안 해요. 태어나면 하겠다고 하는데, 그 말도 믿을 수가 있어야죠. 며칠 전에는 동화책도 사왔는데, 신랑이 읽어주게 할 방법 없을까요?

저는 매일 훈련 중이예요. 신랑 손 끌어다가 배에 올려놓고 할 말까지 가르쳐주면서 말해 보라고 하는데, 아직 배도 안 나오고 실감이 안나나 봐요. 남자들은 아기가 "아빠!" 하기 전에는 실감하지 못한다고 하던데, 그래도 아기가 남자 목소리가 더 굵고 낮아서 아빠 목소리를 더 잘 듣는다고 하니까, 어색하지 않게 하려고 자주 연습시키고 있답니다.

우리 신랑도 죽어도 안 할 것 같더니 태동이 커져갈수록 이젠 존재감이 느껴지는지 태명이라도 한 번씩 불러 주더라고요. 그리고 신랑이 배에 손을 올려놓을 때 중요한 한마디 "아빠 목소리 엄청 좋아하네. 아빠 목소리만 들려도 막 차고 장난 아닌데." 이렇게 살짝 거짓말 조금 보태서 과장하면 "정말?" 이러면서 태담도 먼저 하고 그래요.

제가 아는 어떤 아빠는 산모보다 아기에게 말을 더 많이 걸었데요. 아기가 태어나서 엄마 목소리보다 아빠 목소리에 먼저 고개를 돌리더랍니다. 우리 신랑에게 이 얘길해 주었더니 나중에 아기 태어나서 아기한테 외면 안 당하려면 지금부터 아기한테 잘 해야겠다며, 노래도 불러주고 동화책도 읽어주고 한답니다.

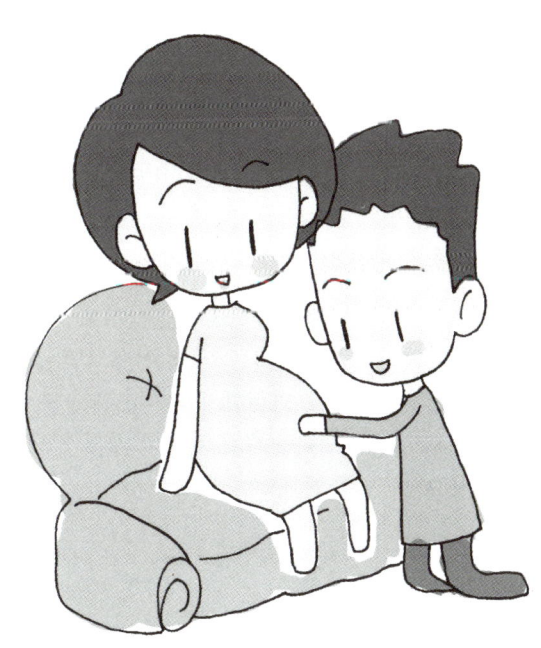

신규 아파트 입주하려는데 아기한테 많이 안 좋을까요?

출산 한 달 전에 새 아파트로 입주하거든요. 사람들이 새집 증후군 때문에 아기에게 안 좋다고 걱정하는데 어떻게 하죠? 아기들은 예민하니까 문제가 있을까요?
신규 입주해서 출산하신 분들 의견 좀 말씀해주세요.
바꿀 수는 없지만, 무슨 방법이나 그런 거 있을까요?

이사 전에 보일러 28℃ 정도로 하고 창문을 열어두어 환기시키는 일을 반복해서 3일 정도 하라고 지난번에 뉴스에 나왔어요. 청소업체에 의뢰해서 청소하고, 양파를 썰어서 집안 곳곳에 놓아두어도 좋다고 하네요.

입주 전에 환기 제대로 하셔야 해요. 저희는 산세베리아 많이 사다놨어요. 정 찜찜하면 새집 증후군 없애는 청소업체 있어요. 그곳에 돈 주고 청소 깨끗이 하세요. 생각보다 새집 냄새 오래가요.

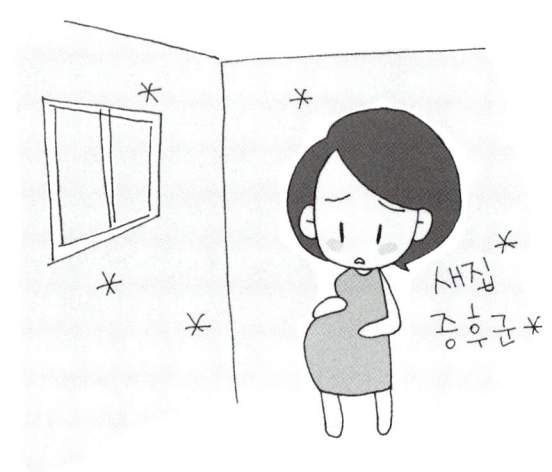

코피가 자주 나는데 괜찮은 걸까요?

코피가 자주 나는데 임신하면서 이런 증상 나타난 분 계세요?

코피가 자주 나서 병원 갈 때마다 의사 선생님께 물어보는데, 아무렇지도 않은 듯 말해주던데요. 혈액량이 많아져서 잇몸이랑 코피로 버린다고 하더군요. 걱정 안 하셔도 될 것 같아요.

저도 임신 초기에 2주 동안 매일 코피가 났어요. 병원에서는 장이 약해서 자극적인 음식 먹으면 그럴 수도 있다고 매운 음식 피하고, 과로하지 말라고 해서 조심했더니, 그 이후로 많이 좋아졌어요. 짜거나 매운 음식 피하고, 푹 쉬세요.

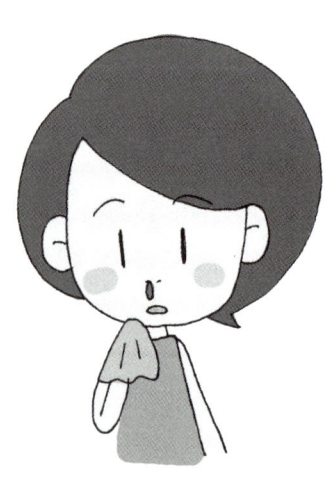

출산 후 복대, 효과 있나요?

출산한 지 8일 됐네요. 제 생각과 달리 살이 별로 안 빠졌어요. 살은 모유 수유하고 그러면 어느 정도 빠질 것 같은데 배가 걱정돼요. 이대로라면 큰일인데 그래서 복대를 할까 생각 중인데 효과가 있나요? 친구는 답답해서 못 하겠더라고 하더라고요.

 답답해도 참고 한 달 정도 했어요. 그 후엔 바로 거들 입었고요. 배 쏙 들어갔습니다. 제 주위 친구들 보면 복대 한 친구들과 안 한 친구들 차이가 많이 나더라고요. 습관이 안 되고 불편해도 꾸준히 입어 줘야 된다고 합니다. 그래야 골반도 예전으로 돌아가고 엉덩이도 작아진다고 하네요.

 저는 여름에 출산했는데, 복대 몇 번 했더니 바로 땀띠 나더라고요. 워낙 더워서... 그래도 배는 쏙 들어갔습니다. 그리고 제 친구는 제왕절개했는데, 복대하고 수술 부위에 염증 나서 엄청 고생했다고 하네요.

신생아 꽁꽁 싸줘야 하나요?

허전하면 아기가 놀란다고 해서 타월이나 싸개로 항상 덮어줬거든요. 기지개 펼 때 불편해 하는 거 같아서 두 팔은 만세 자세로 빼 놓고요. 근데, 요 며칠 더워서 그런지 싸개로 싸주면 짜증내면서 울어요. 태어난 지 13일 된 아기인데요. 시아버지는 아기를 시원하게 그냥 키우라고 하고, 제가 들은 얘기로는 아기는 병원에서처럼 꽁꽁 싸서 키워야 한다고 하고 잘 모르겠어요.

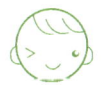 얇게 입히고 속싸개 여름용이 별도로 있는지 모르겠지만 있으면 그걸로 꽁꽁 싸주는 게 좋을 것 같아요. 신생아는 팔이 자기 것인지 몰라서 자기 팔이 움직여도 놀란다고 하네요. 친정 엄마가 꽁꽁 묶어 놓으라고 했지만, 여름이라 답답할 것 같아서 풀어 두었더니 어찌나 잘 놀라던지. 그래서 다시 묶어놓으니 처음엔 답답한 듯 낑낑거리다가 습관 되니 잘 자요.

 땀띠와 태열도 생각해야죠. 우리 아기도 손 빠는 걸 좋아했어요. 만세 자세로 자는데 팔 옆이나 또는 겨드랑이 부분을 살짝 속싸개로 말아서 눌러줬거든요. 아니면 집에 조그만 베개 있으면 양팔을 벌리고 자거나, 일자로 해서 옆에 베개로 눌러주세요. 그러면 잘 잔답니다.

불면증에 대하여

임신 9주된 예비 엄마인데요. 요즘 잠이 잘 오지 않아서 걱정이에요.
처음에 졸려서 잠을 자는데, 자는 도중에 꿈을 꿔 뒤척이거나, 화장실 가려고 자주 깨서 실제로 잠자는 시간은 얼마 안 되는 것 같아요. 임신하면 원래 그런가요? 그리고 제가 임신 전에 우울증 약을 먹고 잠을 잘 정도였는데, 이것도 영향을 주는 것일까요?

 저도 초기 때는 정말 피곤할 정도로 화장실도 자주 가고 새벽에 일어나서 뭐라도 먹어야지 잠이 오곤 했답니다. 지금은 6개월 들어가니 많이 나아지더라고요. 맘 편히 하고, 잠이 오지 않을 때는 억지로 자려 하지 말고, 책이라도 읽고 아기랑 태담도 나누고 하세요. 억지로 잠들려고 하면 스트레스 받아서 더 안 좋을 것 같아요.

 허브 중에 라벤더 있죠? 허브차를 마시는 건 별로 안 좋다고 하니, 허브차를 진하게 끓여서 머리맡에 두면, 마음도 안정되고 좋을 거예요. 제가 예전에 불면증이 있었는데, 이 방법을 써서 좋아졌거든요.

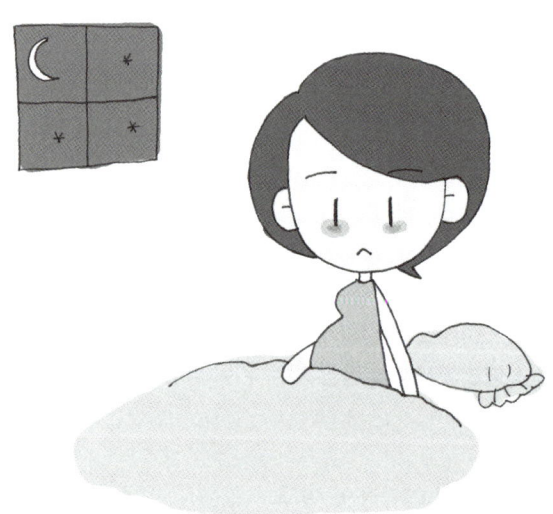

오늘 쓰러질 뻔 했습니다. 여러분도 조심하세요.

제가 원래 건강한 체질이어서 빈혈도 없었는데, 오늘 처음으로 쓰러질 뻔 했습니다. 그것도 두 번씩이나, 신랑이랑 같이 외출했는데 갑자기 식은땀이 나고, 가슴이 답답하고 머리가 아프더군요. 그런 다음 손발이 떨리더니, 눈앞이 캄캄해지더라고요. 속도 울렁거리고 '이게 바로 쓰러지는 거구나' 라고 생각했어요. 신랑이 부축해줘서 바깥바람 쐬고 나니까 조금 덜 하더라고요. 철분제를 꼭 챙겨먹어야겠어요. 내일 출근길이 겁난답니다. 병원을 가봐야 할까요?

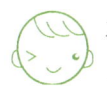 저랑 증상이 같네요. 저도 그래서 병원 갔는데 의사 선생님께서 저혈당 쇼크라고 하더군요. 원래 저혈압인데 임신까지 해서 혈압이 더 떨어지게 된 거니, 그럴 때는 그냥 집에서 누워있는 게 최선이라고 하더라고요. 그리고 제일 중요한 건 정확한 시간에 세끼 꼬박 챙겨먹어야 한답니다.

아무리 튼튼하던 분들이라도 자만하거나 방심하면 안 된대요. 임신하면 혈액량이 1,500ml정도 증가하는데, 액체 성분 혈액인 혈장이 늘어나는 거에 비해 혈구들이 늘어나는 정도가 적어서 반드시 철분제로 보충해줘야 해요.

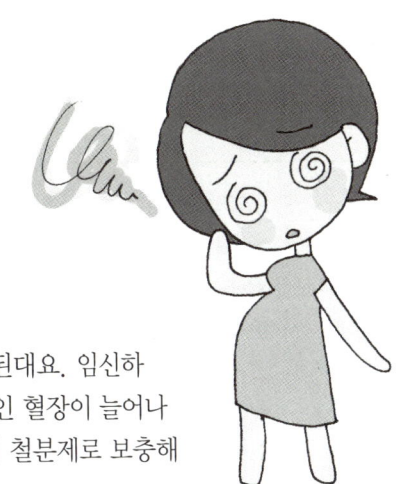

10분 간격 진통, 잠 자지 말아야 하나요?

예정일이 일주일도 안 남은 예비 맘이에요. 오늘 병원에 정기검진 갔는데, 자궁문은 3~4cm 열렸고, 안 아프냐고 물으시더군요. 의사 선생님께서 병원보다는 집이 편할테니 우선은 집에 갔다가 배가 조금이라도 아프면 빨리 오라고 하시더군요. 근데 전 아까나 지금이나 진통을 못 느끼겠어요. 지금 졸린데, 자다가 아기 낳을 정도의 진통 느끼면 당연히 깨겠죠? 그냥 자도 되겠죠? 그리고 자궁문이 열렸다가 다시 닫히기도 하나요?

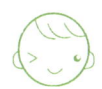 가진통이에요. 자궁문이 닫힌 건 아니에요. 진진통 오면 자다가도 깨니 걱정 마세요. 초산이면 10분 간격으로 규칙적인 진통이 오면 병원으로 가세요. 경산부이면 진통 오면 바로 병원으로 가세요.

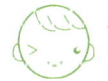 전 종일 집에서 10분 간격 진통했어요. 8분, 7분, 5분으로 떨어질 때까지 자다 깨다 반복하면서 신랑이 시간 체크하고, 5분 됐을 때 병원 갔는데, 1센티 밖에 안 열렸다고 하더라고요. 초산이니까 5분까지 기다렸다 병원 가도 된답니다.

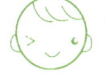 진통 오게 되면 잠에서 확 깨니까 지금 잠을 좀 자두는 게 좋을 거예요. 저는 새벽 5시에 양수 터져서 분주하게 다녔더니, 아기 낳을 때 졸려서 진통 올 때 비몽사몽 진통 안 올 때는 자고 그랬어요. 어찌나 졸리던지 어서 주무세요.

38주+4일 아래가 뻐근한 것이 걷기가 너무 힘드네요.

37주부터 자는 것도 조금 수월해졌고 좀 살겠다 싶었는데, 며칠 전부터 아래가 뻐근해요. 이게 자궁이 혹시 열리는 증세인가요? 엉덩이에서 근처 다리까지 아파요. 걷거나 움직일 때마다 "아이구" 소리가 절로 나오네요. 아직까지는 분비물이 나온다거나 진통이 있거나 그러지 않았는데, 걷는 것도 1시간 이상은 못하겠어요. 어디서 들으니까 쪼그리고 빨래하면 아기 빨리 나온다는데, 아파서 전 쪼그리기도 못하겠네요. 그동안 운동이며 호흡법도 하나도 안하고 한 거라고는 열심히 먹고 잔 거밖에 없어서 두려워요. 예정일 얼마 안 남은 분들 증상이 어떤가요?

 배 뭉치고, 치골과 허벅지 아프고 발 퉁퉁 부었어요. 요즘은 아기가 아래에서 노는지 밑이 찌릿찌릿해요. 걷는 것도 힘들고 저도 비슷한 증상이에요. 운동을 하라는데 정말 힘들어요.

 밑도 "아~~!" 소리 날만큼 아프고 허리, 엉덩이 접히는 부분 뼈가 소스라칠 정도로 아프네요. 배도 많이 쳐지고 분비물도 많아지고, 배뭉침도 장난이 아니고요. 어서 어서 나왔으면 좋겠어요.

출산 전 아기용품 다들 삶으셨나요?

손수건, 옷 등등 아기용품 다들 삶아 놓으셨나요? 아니면 좀 더 있다가 삶아도 되는 건지, 근데 겉싸개와 흔들침대 커버 이런 것도 빨아야 하나요?

 천 기저귀만 미리 삶아서 서랍장에 넣고 배냇저고리와 손수건은 다음에 삶을 예정입니다. 너무 일찍 삶아서 장롱에 넣어두면 먼지 쌓일까봐서요. 겉싸개, 커버, 슬링 이런 건 그냥 아기 세제 넣고 세탁기에 넣고 돌려도 된다고 하던데요.

 전 아기 몸에 직접 닿는 것만 삶았어요. 더 힘들어지기 전에 하는 게 좋을 것 같아서, 미리 해 놨어요. 그리고 먼지 쌓일 것 걱정돼서 팩에 넣어두었답니다.

가족분만 후 부부관계요.

가족 분만을 하려고 신랑이랑 생각했는데, 주위에서 선배 맘들이 가족분만하면 아내가 여자로 보이지 않고, 또 부부관계가 내키지 않는다고 하더라고요. 그래서 곰곰이 생각해보니 '내가 남자여도 그럴 수 있겠다' 싶더라고요. 임신 초기 때는 여자가 이렇게 힘들게 아기 낳는 거 남자들도 알아야 한다고 주장하던 나인데, 요즘은 고민되네요. 정말 잠자리에서의 트러블 때문에 결혼 생활이 힘들지 않을까요?

전 가족분만 굳이 필요 없다고 생각해요. 대기실에서 진통 겪는 과정만 봐도 신랑들 충분히 고통스러워해요. 그리고 여자에 대한 환상이 깨졌다는 분도 계시고, 분만실까지 따라 들어와도 탯줄 자르고 나가는 게 좋은 것 같아요. 제 친구가 산부인과 간호사인데, 감동도 물론 주지만 온 다리에 피 범벅되고 처음 보는 남자들은 진짜 충격 받는데요.

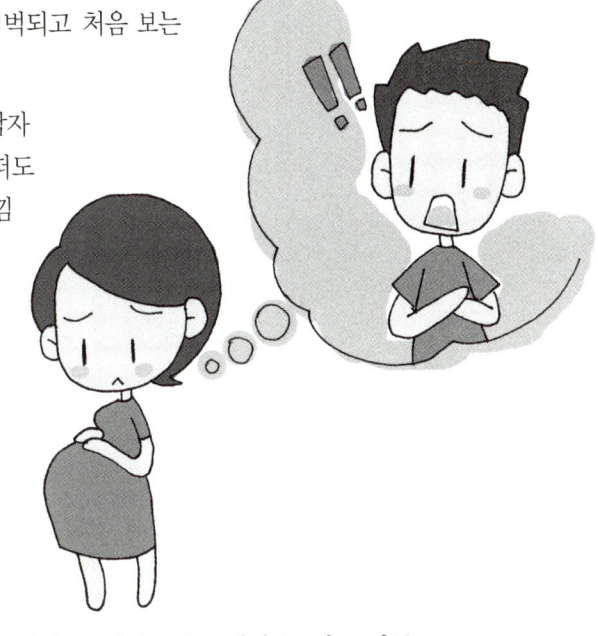

그 때문에 부부관계 트러블이 있다고 하면 나쁜 남자 아닌가요? 제 주위에는 그런 사람 없어요. 그냥 떠도는 말 아닐까요? 또 잠자리가 단지 육체적인 느낌만으로 하는 건 아니잖아요. 호기심 많은 우리 신랑 우리 아기 머리 봤답니다. 집에 와서 하는 말이 머리가 나왔다 들어갔다 하는데 신기했답니다. 그러면서 아직도 우리 아기 보면 "아빠가 널 제일 먼저 봤다." 하며 아기에게 얼마나 세뇌를 시키는지, 아기와 가족에 대한 소중함을 느낄 수 있었다고 하네요. 그리고 의사 선생님이 계속 저만 신경 써줄 수 있는 상황도 아니고, 신랑이 옆에 있으면 얼마나 큰 힘이 되는데요.

신랑이랑 이야기해 봤는데, 제 머리 쪽에서만 있으면서 손 잡아주기로 했어요. 저도 너무 자세한 거 보여주기 싫고, 신랑도 좀 자신 없는 눈치더라고요. 실제로 남자들이 더 겁이 많다고 하더라고요. 제 친구 신랑은 분만실에서 기절했데요. 남편 응급실 실려 가는 거 신경 쓰여서 아픈지도 모르고 아기 낳았다고 하네요. 어떻게 하는 것이 현명한 방법인지 모르겠어요.

출산은 엄마만의 몫이 아니니 당연히 남편도 함께 해야죠. 다른 분들의 덧 글 쭉~읽다가 남편 분이 기절했다는 이야기는 공감이 가네요. 출혈이 보통사람들이 생각하는 것 보다 출산 시에는 많답니다. 사람이 피를 보면 흥분하고 많이 놀라잖아요. 병원 의사들도 산부인과 의사 아닌 사람이 출산과정 보면 넘어가는 사람 있답니다. 그래서 제가 다니는 병원 선생님은 진통의 과정은 남편이 꼭 함께 하되, 출산의 전 과정은 권하고 싶지 않다고 하시더라고요. 나중에 잠자리에 문제가 생기는 원인이 남편이 그 과정을 보면 신비감이 떨어져서라기보다는 내가 또 임신으로 아내를 그렇게 힘들게 할까 봐 하는 심리적인 불안감이 생겨서 그런다네요. 그러니 님도 나중에 생기게 될 관계에 대한 걱정만 하지 마시고 남편과 충분한 대화를 나누세요. 남의 얘기만 듣고 혼자서 결정할 게 아니라 남편과 님의 의사가 제일 중요한 거 아닌가요?

혼자서 산후조리는 절대 불가능일까요?

산후조리원이나 도우미 쓰는 돈이 너무 아까워요.
웬만하면 그 돈 아껴서 아기가 급할 때 쓰고 싶은데, 혼자 산후조리 가능할까요?
그리고 자연분만 후 얼마 뒤에 움직일 수 있을지 알려주세요.

 저희 언니는 아기가 둘인데, 친정엄마가 계신 것도 아니고 저희 멀리 있어서 도와주지 못하고 혼자 산후조리 했어요. 그땐 몰랐는데 지금 아이를 가져 보니 언니가 참 대단하단 생각이 드네요. 신랑이 도와준 것 빼고는 혼자 다 했는데, 체중도 원래대로 돌아오고 몸도 건강해요. 체력도 중요하지만, 마음먹기에 달린 것 같아요. 신랑이 아주 많이 헌신적으로 도와준다는 전제하의 산후조리는 괜찮다고 생각해요.

 그게 지금 당장 표가 나는 게 아니라 늙으면 골병든다고 하네요. 전 첫 애 때 산후조리를 제대로 못해서 얼마나 고생했던지, 사실 저도 돈이 아까워서 그랬었어요. 근데 제 몸 아프면 그 돈이 다 무슨 소용 있을까요? 막상 아기 낳고 키우는 거 힘듭니다. 특히나 내 몸이 아픈데 도와주는 사람 하나 없이 하다보면 우울증 와서 더 힘듭니다. 돈 아낀다는 생각이었지만, 막상 아기한테 특별히 더 해주는 것도 없고, 차라리 내 몸 안 아프고 건강해서 아기 잘 돌보고, 같이 놀아주는 게 더 좋은 것 같아요. 평생의 건강이 달린 문제입니다. 신중하게 생각하세요.

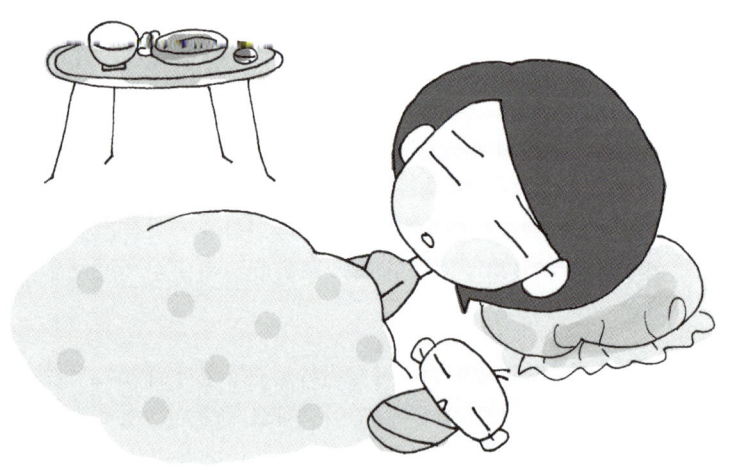

아기 낳을 때 창피한 일 경험하신 분?

아기 낳을 때 창피할만한 상황이 뭐가 있을까요? 2주 남았는데, 정말 겁나요.

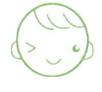 토하기도 하고, 변도 본다고 하네요. 제가 아는 분은 자연분만하는데, 힘을 주는데 뭔가가 불쑥 나와서, 아기 나왔나 해서 "아기 나왔어요?"라고 물었더니 간호사가 "계속 x만 나오네요." 했대요. 간호사 얼굴 일그러지고 진통 상황에서 창피했다고 하네요. 근데 괜찮습니다. 출산할 때는 산모가 왕이거든요. ^^

 관장하고 화장실 가고 싶어 미치겠는데 간호사가 10분 있다가 가야 한다고 못 가게 해서 거의 실신 전에 화장실 갔다가 속옷에 그만 실수를 했답니다. 진통으로 아픈 와중에도 속옷 버릴 생각은 못하고 세수 비누로 빨래를 했어요. 아기 낳고 병실 구석에 널려있는 속옷 보면서 얼마나 웃기던지…

힘주는 요령 알려주세요.

이제 슬슬 출산에 대한 두려움도 밀려오고 설레기도 하고 떨리네요. 출산하신 맘들! 출산 시 힘줄 때 요령이 따로 있나요? 화장실에서 큰 일 볼 때처럼 하면 되나요?

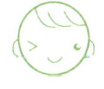 간호사들이 딴말은 안 하고 호흡법만 강요하더군요. 코로 숨 크게 들이마시고 입으로 후~하고 뱉는 연습히세요. 진 그길 못해서 세 멋대로 숨 쉬었는데, 아기가 힘들어 한다더라고요. 아픈데 호흡법은커녕 맘대로 숨 조절도 안 되던데, 그거 해내는 맘들 보면 대단해요. 그리고 화장실 가서 큰 거 볼 때 힘이 어디 들어가는지 잘 관찰해보세요. 아기 나올 때도 그 부분 근육에 똑같이 힘이 들어간답니다. ^^

 힘 안 줘도 나올 때 되면 힘을 주게 되요. 진통하다보면 정신이 하나도 없는데, 간호사가 시키는 대로 하면 돼요. 그 때 되면 아기 나오기 전에 간호사가 길게 호흡하라거나 힘주라고 한답니다.

직장생활의 괴로움

속상한 마음에 여기를 두드립니다. 직장 다니면서 임신 사실을 처음 밝혔을 때만 해도 축하한다며 좋아해주던 동료들, 제가 입덧으로 고생하자 유난스럽다며 눈치를 주네요. 입덧은 안 해본 사람은 모른다고 입덧 심하지 않았던 동료들이 더 서운하게 하네요. 입덧으로도 힘든데, 태교는커녕 스트레스로 더 힘들어요. 직장을 그만 둬야 할까요?

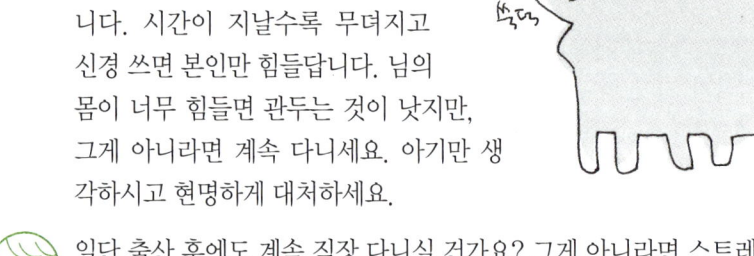

 직장을 그만 두긴요. 저도 처음엔 힘들었는데 지금은 무시하고 지냅니다. 시간이 지날수록 무뎌지고 신경 쓰면 본인만 힘들답니다. 님의 몸이 너무 힘들면 관두는 것이 낫지만, 그게 아니라면 계속 다니세요. 아기만 생각하시고 현명하게 대처하세요.

 일단 출산 후에도 계속 직장 다니실 건가요? 그게 아니라면 스트레스는 별로 안 좋으니 그만 두셔도 될 듯하구요. 만약에 계속 다니실 거라면 출산휴가 신청하세요. 조금 힘들어도 참아보세요. 그리고 직장 다니다가 집에만 있으면 더 답답할 수 있답니다.

직장 맘들~ 지금 어떻게 옷을 입고 다니세요?

아직 임신 초기라 별로 티가 안 나서 그냥 대충 티셔츠에 청바지를 입고 다니거든요. 옷을 구입하려고 하는데, 그냥 입던 옷 계속 입으시는지, 아니면 새로 구입하셔서 입으셨는지 궁금해요. 딱 맞는 사이즈 사자니 배 나올까 봐 그렇고 그냥 버티자니 좀 그렇고 작장 맘들 어떻게 입고 출근하세요?

 임부복 원피스 샀어요. 원래는 딱 맞는 옷 억지로 입었는데, 원피스 입으니 저도 편하고 배 속에 아기도 편히 숨 쉴 것 같은 기분 ^^ 요즘 임부복은 예쁘게 잘 나와서 너무 좋아요. 다들 정말 임부복 맞느냐고 하던데요? 원피스 두 개에 청바지 하나 사서 돌려 입는 중이에요.

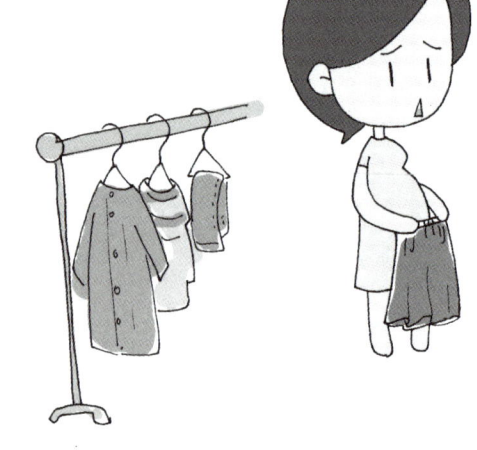

저도 임신 초기라 임부복 입기는 조금 부담스러워서 헐렁한 티나 고무줄 치마로 버티고 있어요. 아침에 출근할 때 은근히 스트레스 받아요. 차라리 빨리 배가 불러서 편하게 임부복 입고 싶어요. 롱가디건이나 자켓 걸치고 다녀도 괜찮은 것 같아요.

임신 후 대중목욕탕

목욕탕이 너무 가고 싶은데, 아직 가지 말란 말을 들어서 좀 망설여져요.
목욕탕 가도 되나요?

 아마도 미끄러질까봐 가지 않는 게 좋다고 하는 거 같아요. 초기에는 입덧도 하고 빈혈도 있어서 그렇고 배가 불러오면 균형 감각이 떨어져서 그렇다고 합니다. 저는 그냥 갔는데, 조심하면 괜찮아요.

 세균 감염의 위험도 있다고 하던데, 의사 선생님께서 그러시는데 탕에 들어가 양수가 데워지면 온도가 내려가는데 2~3일이 걸린다고 합니다. 아기 신경이 생겨나는 시기에 양수가 너무 더워지면 기형아 될 확률도 높아진다고 해요. 아기를 위해 좀 참아보는 것이 좋을 것 같아요. 정 가고 싶으면 탕에는 절대 들어가지 마세요.

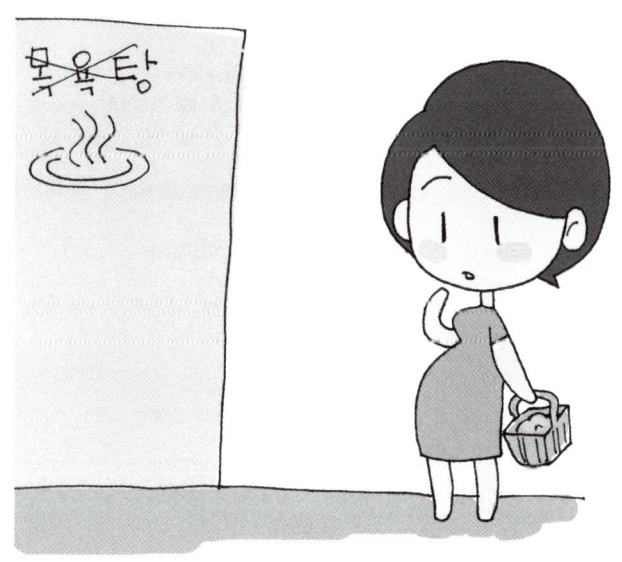

출산 용품 체크리스트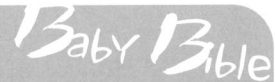

◎ 꼭 필요한 용품   ○ 있으면 편한 용품   △ 대치가 가능한 용품

항목	용품	언제 필요할까	필요한 양
의류 용품	◎ 천 기저귀	생후 7~8개월	20~30개
	◎ 내의	백일 이후	3~4벌
	○ 턱받이	침 흘릴 때, 이유식 먹일 때	3개
	○ 우주복	생후 3개월까지	2벌
	○ 배냇저고리	생후 2개월까지	3개
	◎ 기저귀 커버	천 기저귀 사용할 때(첫 돌까지)	2개
	○ 모자	나들이할 때	1~2개
	○ 손싸개·발싸개	생후 3개월까지(겨울철 외출 시)	2개씩
수유 용품	◎ 우유병(큰 것)	백일 후부터 24개월까지	5개
	◎ 우유병(작은 것)	생후 3~4개월	2~3개
	◎ 젖꼭지	24개월까지 젖병으로 먹일 때	우유병보다 많게
	◎ 분유 케이스	생후 24개월까지(외출 시 분리형)	3단 이상으로 1개
	○ 우유병 세척솔	우유병 씻을 때	1개
	○ 젖꼭지 세척솔	젖꼭지 씻을 때	1개
	○ 유축기	모유 수유 시	1개
	○ 노리개 젖꼭지	손가락을 빨거나 칭얼거릴 때	1개
	○ 우유병 세정제	여행 시 열탕 소독을 할 수 없을 때	1개
	△ 수유 브래지어	모유 수유 시	2개
	△ 소독기 세트	생후 24개월까지	1개
침구 용품	◎ 아기띠	백일 후부터 12개월까지	1개
	◎ 이불 세트	생후 12개월까지	1개
	◎ 좁쌀·짱구베개	좁쌀베개는 생후 1개월까지 사용	1개
	△ 속싸개	신생아~2개월	1개
	△ 겉싸개	신생아~2개월(이불 대용)	1개
	○ 방수 요	생후 12개월까지(목욕시킬 때 깔개로)	1개
	○ 포대기	목을 가눌 수 있는 백일부터	1개
	△ 보낭	신생아 2개월(외출할 때)	1개
	△ 담요	생후 24개월까지(깔개로도 사용)	1개
목욕 용품	◎ 베이비 파우더	신생아부터(땀띠나 짓무름 방지)	1개
	◎ 가제손수건	출생 이후부터	10장
	◎ 체온계	아기가 아프거나 열날 때(항문으로 체온 잴 때)	1개
	◎ 베이비 비누	신생아 목욕시킬 때	1개
	◎ 베이비 로션	목욕 후 피부 보호	1개
	◎ 타월	신생아 때(간단히 덮을 때 사용)	2개
	○ 파우더 케이스	파우더를 담아 놓거나 외출용	1개
	○ 물티슈	외출할 때	2~3통
	○ 면봉	목욕 후 귀 청소, 코 막혔을 때	100개 들이 1통
	△ 욕조	신생아 때부터	1개
	○ 베이비오일	목욕 후 보습	1개
	◎ 배꼽띠	배꼽 떨어질 때까지	2개
	○ 목욕 그네	욕조에서 목욕시킬 때	1개
	△ 거품 타월	목욕시킬 때	1개
	△ 베이비 샴푸	신생아 때부터 목욕시킬 때	1개
기타	기저귀 가방	외출할 때	1개

미리 준비하면 좋을 출산 용품

배냇저고리
신생아에게 처음 입히는 옷으로서 상하 내의 입히기 전에는 꼭 필요하다. 앞 여밈이라 목을 가누지 못하는 신생아에게 입히고 벗기기에 편리한 배냇저고리는 배를 따뜻하게 해주려고 입히는 것이므로 생후 3주부터 한 달 동안은 꼭 입힌다.

기저귀
통기성과 흡수성이 좋은 제품을 고른다. 천 기저귀는 순면 제품으로, 종이 기저귀는 아기의 몸에 꼭 맞는 제품으로 고른다.

기저귀 커버
크기별로 나오므로 신생아를 위한 작은 크기 1개, 중간 크기 1개 정도를 구입한다. 기저귀 발진이나 짓무름을 방지하기 위해 통기성과 방수 기능이 좋은 것을 고른다.

가제손수건
100% 면 소재의 가제손수건은 출산 후 수유 패드, 아기 턱받이, 목욕 수건, 물티슈 등을 대신해 다용도로 사용할 수 있어 오랫동안 유용하게 쓸 수 있다.

상하 내의
배냇저고리가 작아지면 입히기 시작한다. 여름에는 반소매나 민소매에 반바지 내의를 입히고, 봄과 가을, 겨울에는 7부 소매나 긴 소매에 긴 바지 내의를 입힌다.

우주복
보온 효과가 높아 봄, 가을, 겨울에 유용하다. 100% 순면이고, 지퍼나 단추가 달린 것이 기저귀 갈 때 편하다. 여름에 태어난 아이는 굳이 구입할 필요 없다.

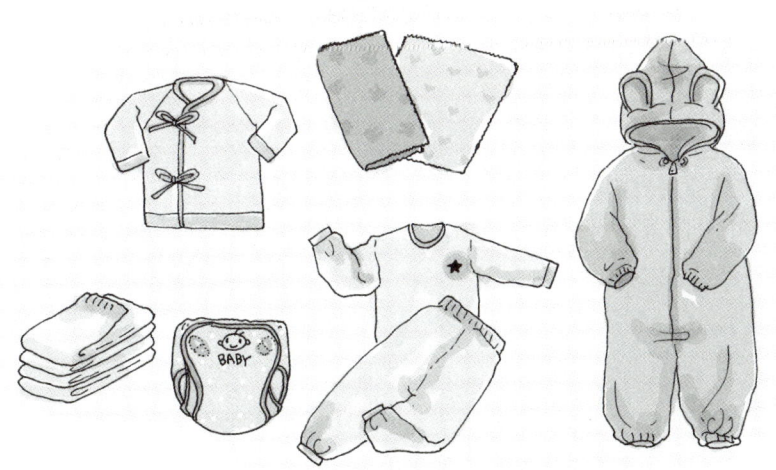

젖병 솔
젖병에 남은 찌꺼기를 깨끗이 제거하려면 반드시 필요하다. 부드러운 모로 된 것과 스펀지로 된 것이 있다. 젖병의 종류에 따라 선택한다.

수유 브래지어
수유를 편하게 할 수 있게 앞 트임이면서 품에 여유가 있는 것을 고른다.

수유 패드
수유 브래지어와 함께 사용하면 효과적인데, 방수 천 소재로 된 것을 고른다. 세탁 가능한 일반 수유 패드가 경제적이지만, 외출 시에는 일회용 수유 패드가 편리하다.

분유 케이스
뚜껑을 돌리면서 사용하는 원터치형 분유 케이스는 단시간 외출할 때나 밤중에 수유 시 편리하고, 5~6단 플라스틱 분유 케이스는 장시간 외출할 때 편리하다.

젖병·젖꼭지
출산 용품 중에서도 필수 아이템이다. 모유 수유를 하더라도 아기에게 보리차 등을 먹이기도 하므로 작은 젖병 2개, 큰 젖병 1~2개 정도는 준비한다. 먹는 양이 적은 신생아 때는 크기가 작은 젖병이 꼭 필요하다.

젖병 소독기
열탕 소독기는 냄비를 이용해도 되므로 소독기 안에 있는 바구니만 구입해 사용하는 것이 낫다. 전기 소독기는 시간 예약이 가능하므로 가격이 조금 더 비싸지만 편리하다.

유축기
모유를 먹거나 먹이지 않더라도 출산 후 젖이 불 때마다 짜주어야 하므로 젖 뗄 때까지 꼭 필요하다. 손으로 직접 눌러야 하는 펌프식 유축기보다 가격은 비싸지만 힘들일 필요 없는 전동식 유축기가 있다.

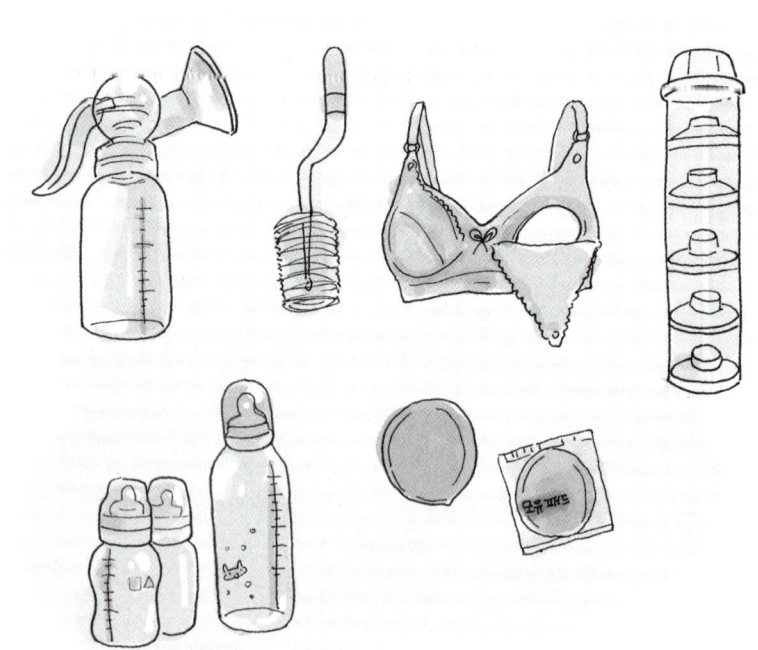

신생아 모자
신생아는 머리숱이 적고 대천문이 열려 있어 외출할 때 항상 모자를 씌워야 자외선이 차단되고 외부 자극에서 머리를 보호할 수 있다. 끈으로 조절할 수 있는 제품이 머리 압박감도 줄이면서 바람에 날아가지 않는다.

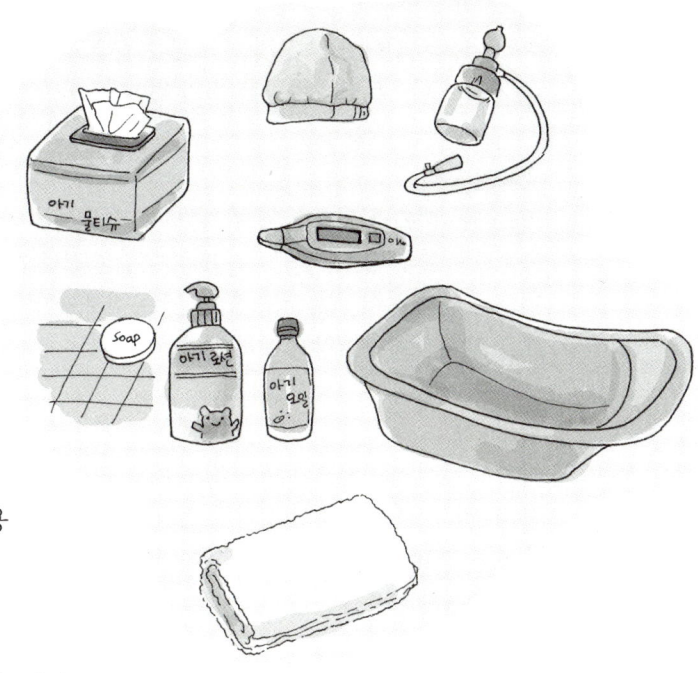

목욕 타월
커다란 목욕 타월은 목욕 후 아기가 감기에 걸리지 않게 감싸 안을 때 쓰거나, 흡수성이 좋아 땀과 침을 많이 흘리는 아기의 이불로도 유용하다. 따로 구입하지 않고 집에 있는 어른용 타월을 소독해서 사용해도 된다.

욕조
속이 깊지 않으면서 넓고 가벼운 것으로 고른다. 환경호르몬에서 안전한 재질로 된 것이 좋다. 또 등받이를 탈착할 수 있는 것을 고른다. 세숫대야로 대체할 수 있으므로 미리 사지 않는다.

물티슈
하루에도 몇 번이나 기저귀를 갈아줘야 하는 신생아에게 기저귀만큼 많이 쓰이는 것이 바로 물티슈이다. 아기를 만지기 전에 엄마의 손을 청결히 하는 용도로도 요긴하다. 물티슈 워머를 이용하면 물티슈를 따뜻하게 데워 쓸 수 있다.

콧물 흡입기
환절기의 필수품이다. 흡입식과 펌프식이 있는데, 손으로 누르는 펌프식이 편리하다. 가격은 비싸지만 버튼만 누르면 자동으로 자동하는 전동 흡입기기 시용하기 편하다.

비누, 로션, 오일
아기 전용 비누나 로션, 크림, 오일 등은 피부의 수분 균형을 맞추는 데 꼭 필요하다. 피부가 건조하면 자칫 아토피 피부염이 생길 수 있기 때문이다. 크림보다 유분과 수분이 적은 로션은 여름에, 유분과 수분이 농축된 크림은 겨울에 온몸에 발라주면 효과적이다.

체온계
수은 체온계는 겨드랑이에 꽂을 때 팔을 잡아주어야 해서 불편하고, 전자식 체온계는 정확하고 편리하지만 비싸다. 체온을 재면 알람이 울리는 기능이 있으면 편리하다.

이불 세트
요는 너무 푹신하지 않은 것을, 이불은 가볍고 따뜻한 것을 고른다. 홑청은 지퍼나 단추로 된 것이 세탁하기 편하다.

겉싸개
겨울에는 아기와 외출할 때 편리하고, 여름에는 이불 대용으로도 쓸 수 있다. 최근에는 수명이 짧은 겉싸개의 단점을 보완해 놀이 매트로도 쓸 수 있는 디자인이 나왔으므로 잘 선택하면 유용할 듯하다.

좁쌀베개
아기가 태어났을 때부터 어느 정도 자랄 때까지 계속 사용할 수 있고, 흡습성이 좋아 아기 머리의 열을 식혀준다. 아기는 땀을 많이 흘려서 자주 세탁해야 하므로 2개 정도 준비해 번갈아 사용해도 좋다.

짱구베개
한쪽으로 자는 버릇은 고칠 수 있지만 신생아에게는 불편할 수 있다. 수명이 짧으므로 순면 소재의 저렴한 것을 구입한다.

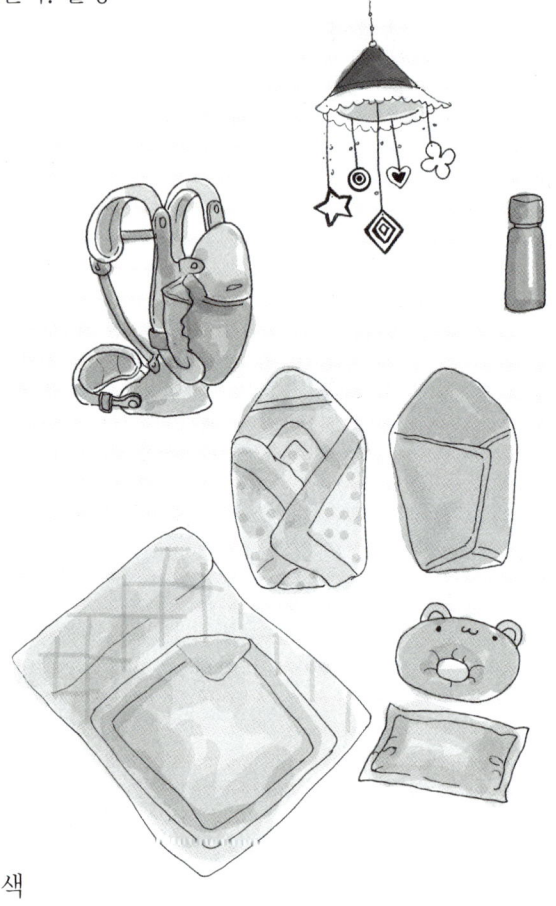

모빌
아기의 첫 장난감으로서 선물로 많이 들어온다. 신생아 때는 색을 구별하지 못하므로 흑백 모빌을, 생후 2~3개월 후에는 색깔 있는 모빌을 달아준다. 딸랑이 등 신생아용 장난감은 사용 기간이 짧으므로 낱개로 떼어 낼 수 있는 것이 유용하다.

속싸개
크기가 넉넉하고 부드러운 순면 제품을 고르고, 피부에 자극을 주지 않도록 솔기 처리가 되었는지 확인한다.

아기띠
백일 후부터 외출할 때 사용하는 아기띠는 일반형, 배낭형, 포대기형 등이 있다. 아기가 어릴 때는 앞으로 메는 것이 아기의 상태를 눈으로 확인할 수 있어 좋다. 목 받침대가 있는지 확인한다.

보온병

끓인 물을 보온병에 보관하면 우유 탈 때나 따뜻한 물을 먹일 때 아주 편리하다. 특히 외출할 때에는 필수품이다.

유모차

작게 접을 수 있는 휴대용 유모차와 침대형 유모차가 있는데, 신생아 때부터 쓰려면 침대형이 편리하다. 햇빛 가리개가 있고, 안전장치가 튼튼한 것으로 고른다.

카시트

바구니형 카시트는 실내에서는 요람으로, 외출 시에는 캐리어로 활용 가능하다. 일반형 카시트는 생후 3~4개월부터 3~4세까지 사용할 수 있어 경제적이다.

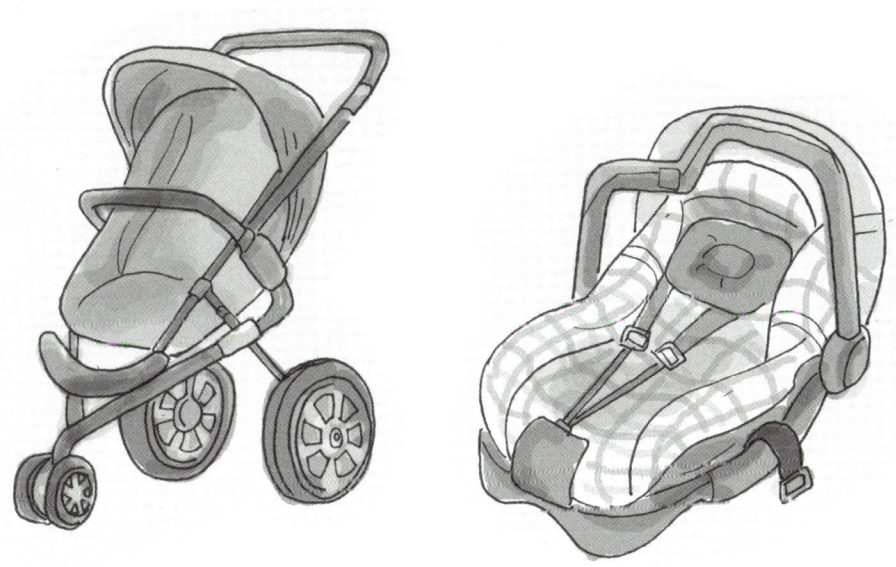

출생신고서 작성법

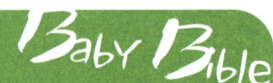

① 출생자	본적		홍길동			호주 및 관계	의
	주소					세대주 및 관계	의
	성명	한글		본		성별	혼인 중의 자
		한자				남 녀	혼인 외의 자
	출생일시		년 월 일 시 분 (자택, 병원, 기타)에서 출생				
	출생장소						
② 부모	부	본적					
		성명			본		
	모	본적					
		성명			본		

③ 기타 사항	
④ 신고인	성명	서명(인)	주민등록번호		자격	
	주소				전화	

구분	부(父)에 관한 사항	모(母)에 관한 사항
⑤ 실제 생년월일	년 월 일	년 월 일
⑥ 직업		
⑦ 최종 졸업학교	무학 초등학교 중학교 고등학교 대학 이상	무학 초등학교 중학교 고등학교 대학 이상
⑧ 실제 결혼년월일	년 월 일부터 동거	임신 주(週)수 임신 만 주
⑨ 다태아(쌍둥이) 여부	단태아 / 쌍태아(쌍둥이) / 삼태아(세쌍둥이) 이상	⑩ 출생순위: 첫째 아이 / 둘째 아이 / 셋째 이상(번째 아이) ⑫ 신생아 체중 . kg
⑪ 모의 출산아 수	이 아이까지 총 명을 출산하여 명 생존(명 사망)	

읍면동 접수	세대별 주민등록표 정리	월 일 (인)	본적지 송부	월 일 (인)	호적부 정리	월 일 (인)
	개인별 주민등록표 작성	월 일 (인)	본적지 접수		호적부에 주민등록번호 기재	월 일 (인)
	대장 정리	월 일 (인)			주민등록지 통보	월 일 (인)
	주민등록번호				인구동태 신고서 송부	월 일 (인)

출생신고서 작성법

한 생명이 탄생하여 출생한 사실을 호적법이 정하는 절차에 따라 신고하면 한 사회의 구성원으로서 인정받게 된다. 출생신고는 관공서에 가서 정해진 절차에 따라 하면 되므로 그다지 어렵지는 않다. 다만, 출생신고서 작성 요령과 유의 사항에 대해 미리 알아 두면 더욱 유익할 것이다.

출생신고지
본적지 또는 신고인(부 또는 모)의 현주소지의 관할시 또는 읍·면·동사무소에서 가능하며, 출생지의 관할시 또는 읍·면·동사무소에서도 할 수 있다.

출생신고 기한
출생신고는 당일에 처리되고, 출생일로부터 1개월 이내에 해야 하며, 기한을 초과하면 최고 500만 원까지 과태료가 부과될 수 있다.

구비 서류
병원장이 발행해 주는 출생증명서 1부를 준비하고, 만약 의료기관에서 분만하지 않았으면 분만을 도와준 사람이나 출산 사실을 아는 사람이 출생증명서를 작성하여 첨부하면 출생신고가 가능하다.

출생신고서 작성법
출생신고서는 2부를 작성하여 제출해야 하며, 도장을 찍거나 서명할 수 있다(부모가 아닌 사람이 출생신고를 할 경우 부모 1명의 도장과 신고자 주민등록증이 필요하므로 관공서 방문 시 반드시 지참해야 한다).

① 출생자
- 출생자의 본적은 출생자가 들어가야 할 집(家)의 본적을 기재한다.
- 출생 일시는 24시가제로 기재해야 한다(예 : 오후 4시 30분 → 16시 30분, 밤 12시 30분 → 다음 날 0시 30분).
- 출생자의 이름 기재 문자의 제한이 있으니 주의해야 한다.
  1) 이름 제한 : 같은 호적 내에 같은 이름을 등재할 수 없다.
  2) 이름 길이 제한 : 성과 이름을 합해서 5자까지만 등재할 수 있다.
  3) 한자의 사용 제한 : 대법원에서 발표한 인명용 한자 2,962자(교육인적자원부 지정 한문 교육용 한자 1,800자와 호적법 시행 규칙에 의한 1,162자)의 범위 내에서 등재할 수 있다.
  4) 한자와 한글이 혼용된 이름의 경우 호적 등재가 불가능하다.
  5) 의미를 달리할 경우 발음이 달라지는 글자는 의미를 밝혀 한글 발음을 병행 표기하는 것이 필요하다(예 : 이부남, 이복남).
  6) 한글 발음을 표기할 때 두음법칙이 적용되는 글자는 정확하게 표기해야 한다.

② 부모

- 부(父)란은 혼인 외의 출생자를 모(母)가 신고하는 경우에는 기재하지 않으며, 재혼 금지 기간에 재혼한 여자가 재혼 성립 후 200일 이후, 직전 혼인의 종료 후 300일 이내에 출산하여 모가 출생신고를 하는 경우에는 '부 미정'이라고 기재한다.
- 출생자의 부 또는 모가 외국인이면 그 본적란에 국적(신고 당시)을 기재한다.

③ 기타 사항

기타 사항에 다음과 같은 내용을 기재한다.
- 혼인 외의 출생자를 부가 신고하는 경우 모의 호주 및 그 관계
- 출생자가 출생신고에 의하여 일가를 창립하는 경우 그 취지, 원인과 창립 장소
- 선순위자(부모)가 출생신고를 할 수 없는 경우 그 이유
- 기타 호적에 기재해야 할 사항을 분명하게 하는 데 특히 필요한 사항

④ 신고인

- 자격란에는 부, 모, 호주, 동거 친족, 분만 관여 의사 등 해당하는 자격을 기재한다.

⑤ 실제 생년월일

호적상 생년월일과 실제 출생일이 다른 경우에는 실제의 생년월일을 기재한다.

⑥ 직업

아이가 출생할 당시의 부모의 직업을 구체적으로 기재한다.
- 잘못된 기재의 예 : 회사원, 공무원
- 올바른 기재의 예 : ○○회사 마케팅부 과장, ○○구청 가정복지과 직원

⑦ 최종 졸업 학교

교육부 장관이 인정하는 모든 정규 교육기관을 기준으로 기재하되 각급 학교의 재학 또는 중퇴자는 최종 졸업한 학교의 해당 번호에 ○ 표시를 한다(예 : 대학교 2학년 중퇴 → 고등학교에 ○표시).

⑧ 실제 결혼년월일

호적 상의 혼인신고일과는 관계없이 실제로 결혼(동거) 생활을 시작한 연월일을 기재해야 한다.

⑨ 다태아(쌍둥이) 여부

실제로 출생한 아이의 수와 관계없이 임신하고 있던 당시의 태아 수에 ○ 표시를 해야 한다.

⑩ **출생 순위**
신고서 상의 아이가 다태아(쌍둥이) 중 몇 번째로 태어난 아이인지를 표시한다.

⑪ **모의 출산아 수**
신고서 상의 아이까지 모두 몇 명의 아이를 출산했고, 그중 몇 명이 생존하고 있는지 기재하며, 모(母)가 재혼이면 현재의 혼인뿐만 아니라 이전의 혼인에서 낳은 자녀도 포함한다.

⑫ **신생아 체중**
아기가 태어났을 당시 아기의 체중을 기록한다.

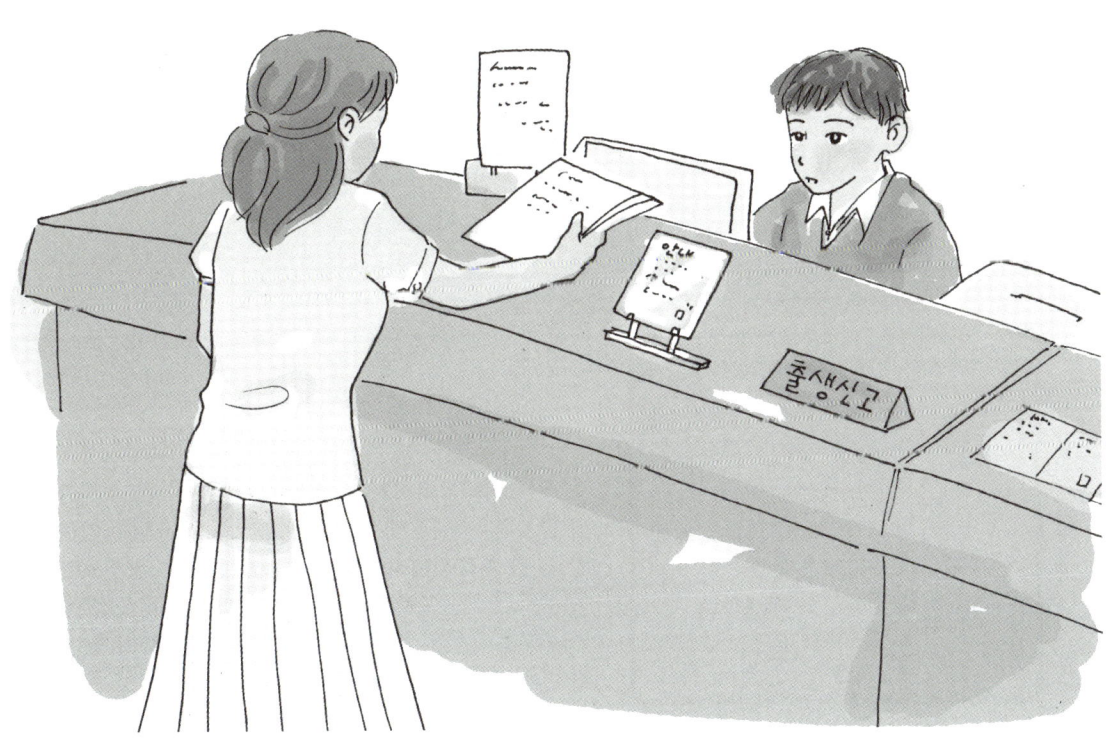

임신·출산 관련 사이트

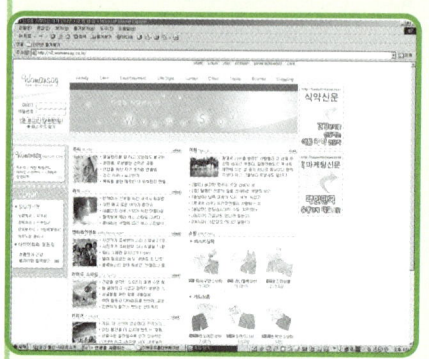

1. 우먼세이5 (http://womansay.co.kr)

여성, 주부를 위한 포털 사이트로서 패션, 뷰티, 여행, 다이어트, 라이프 스타일 등 여성에 관한 모든 정보를 제공하고 공유할 수 있는 있는 곳이다. 또한 임신, 출산 징후, 질병 및 대처법, 분만법, 산후조리 안내에 대해 자세히 나와 있다. 클리닉 섹션에서는 성형외과, 피부과, 산부인과, 한방 클리닉, 다이어트 등에 관한 정보도 제공하고 있다.

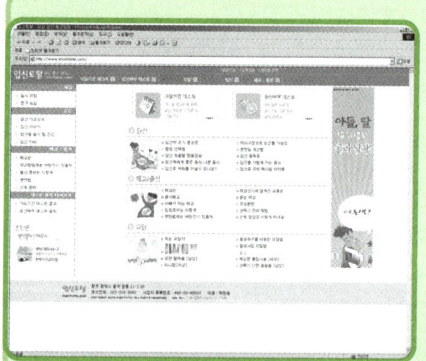

2. 임신토탈 (http://www.imsintotal.com)

임신 정보 사이트로서 임신 테스트, 가임 및 피임 기간 테스트, 증상 등 출산 정보를 제공하고 있으며, 태교란 무엇이며 어떤 방법이 있는지에 관해서도 자세히 나와 있다. 피임법과 임신에 대한 상식, 음식과 건강 등에 대한 정보도 제공하고 있고 라마즈 분만법, 수중분만법 등 여러 가지 분만법과 산후관리에 대해서도 상세히 설명해 주고 있다. 질문과 답변을 이용해 궁금증을 해결할 수 있다.

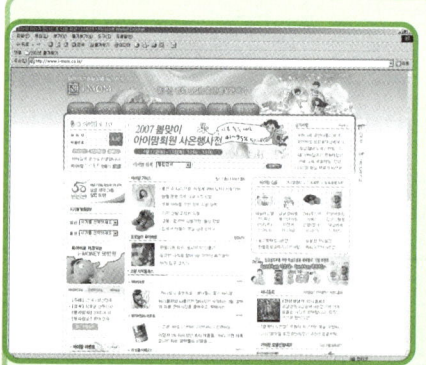

3. 아이맘 (http://www.i-mom.co.kr)

임신부터 출산, 육아까지 책임지는 종합 사이트로서 임신 코너에서는 불임 극복법은 물론, 직장 여성의 임신 대처 요령 등 알짜배기 정보를 소개한다. 출산 코너에서는 출산 정보와 즐거운 산후조리 요령을 소개하며, 육아 코너에는 아빠가 육아에 참여하는 요령, 연령에 따른 육아 정보가 가득하다. 온라인 활동 외에도 오프라인 활동이 준비되어 있는 것이 특징이고, 예비 엄마교실과 육아교실을 통해 임신, 태교, 출산, 산후조리, 모유 수유 등의 정보와 아이의 신체적, 정서적 성장을 위한 전문가의 조언을 제공한다.

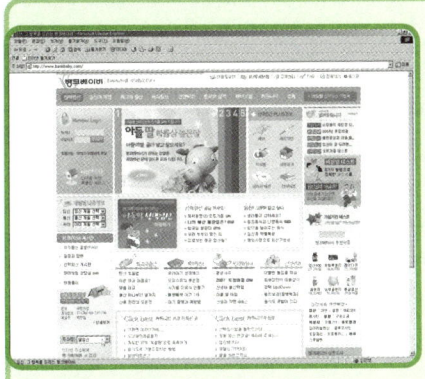

4. 뱅크베이비 (http://www.bankbaby.com)

임신 및 출산 정보 사이트이다. 이곳은 아들·딸 선택 임신에 관한 특허를 가지고 있어 날짜를 입력하면 성별 여부를 판별할 수 있게 하는 프로그램 등 선택 임신에 관한 신기하고 재미 있는 정보를 제공해 준다. 또한 배란일, 임신 초기 증상, 임신 여부 테스트를 제공하고 태교, 출산, 육아 정보, 운세와 성격, 건강에 대한 정보도 제공한다. 계획 임신 용품과 임산부 용품도 판매한다.

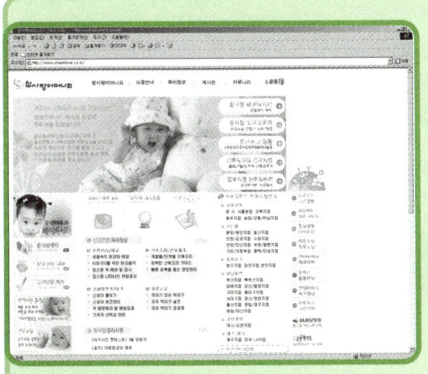

5. 참사랑어머니회 (http://www.charmlove.co.kr)

출장 산후조리 전문 업체로서 국내 최초로 생긴 파견 도우미 업체이다. 출산 후 산모들의 원활한 회복과 신생아의 건강을 돌보기 위해 생겼다. 산모도우미, 산후도우미, 베이비시터, 모유 수유, 임신 및 출산 정보를 제공하고 있고 독자적인 산모 회복 프로그램의 운영, 신생아 돌보기 프로그램 등을 통해 산후조리를 해주고 있다. 또 모유 수유, 신생아관리 등에 관한 정보도 제공해 주고 있다. 전국 지점도 잘 안내되어 있다.

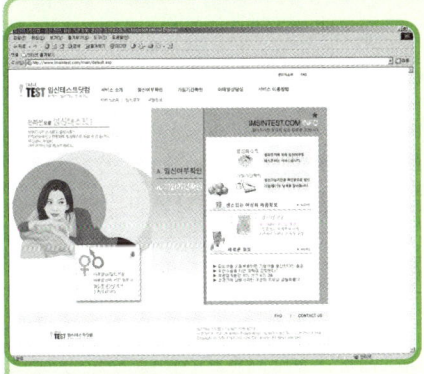

6. 임신테스트닷컴 (http://www.imsintest.com)

온라인 임신 테스트 사이트로서 임신 증상, 피임방법, 임신 여부 및 가임 기간 확인 등에 대해 소개하고 있다. 최신 의학 리포트를 참조하여 임신 여부 및 배란 예측일을 확인할 수 있도록 개발한 전뷰가 시스템의 신뢰성 높은 정보를 제공한다. 이메일 상담실을 운영하고 있으므로 궁금한 점이 있으면 이 상담실을 이용하면 된다. 모든 상담은 비밀로 운영된다.

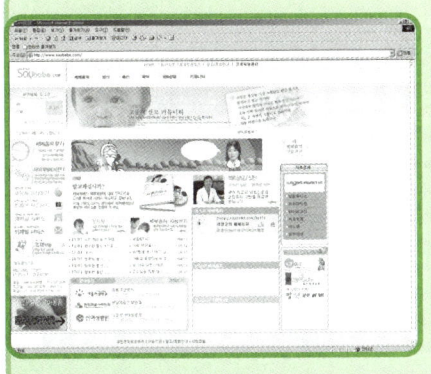

7. 세이베베닷컴 (http://www.saybebe.com)

고품격 산모 커뮤니티 사이트로서 베베홈피, 임신 및 출산, 육아 정보, 의료 상담 등의 정보를 제공하고 있다. 특히 베베홈피는 아이의 초음파 자료, 함께 쓰는 일기, 주위 사람들에게 받은 축하 메시지 등을 싣는 우리 가족만의 홈피를 만들어 운영할 수 있게 해준다. 커뮤니티를 통해 궁금증을 해결하고, 회원들끼리 정보도 교환할 수 있다.

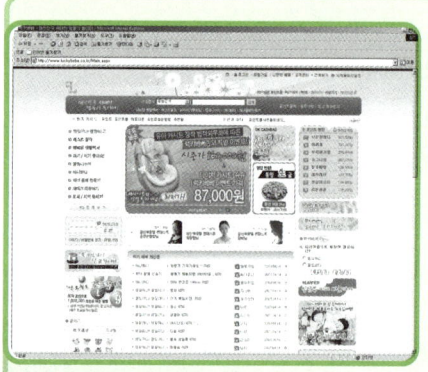

8. 럭키베베(http://www.luckybebe.co.kr)

임신, 출산, 육아 전문 커뮤니티 사이트로서 부부 클리닉, 수다방, 포토 갤러리 등의 정보를 제공하고 있다. 특히 회원이 정기적인 커뮤니티 활동 등을 통해 축적해 놓은 포인트로 제공되는 다양한 콘텐츠 및 상품을 무료로 받을 수 있는 신개념 포인트 서비스로 엄마들의 활동이 활발하다. 아나바다 코너를 통해 공동 구매를 할 수도 있고, 서로 물건을 사고 팔 수도 있으며, 그냥 주고받기도 하므로 잘 활용하면 알뜰 구매를 할 수 있다.

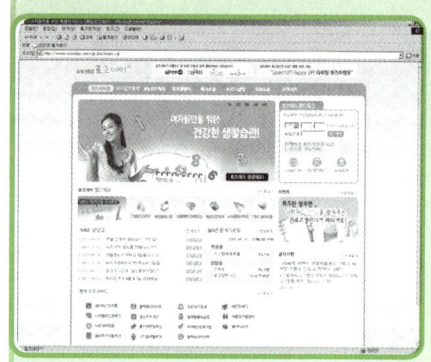

9. 성별 예측 – 임신엔모어(http://kr.pregnancymore.com/new)

임신, 출산 여성을 위한 온라인 성 감별 서비스, 태음력을 이용한 아들·딸 선택 임신 가능일 검색 서비스를 제공하는 사이트이다. 생리 바이오리듬, 비만도 체크, 혈액형 다이어트 등 다양한 서비스도 무료로 제공하며, 이동통신 3사 및 유선 포털과 함께 통합되어 서비스를 제공하고 있어 스피드 상담 코너에서는 빠른 상담을 위해 휴대폰으로도 고민의 답변을 받을 수 있게 하고 있다.

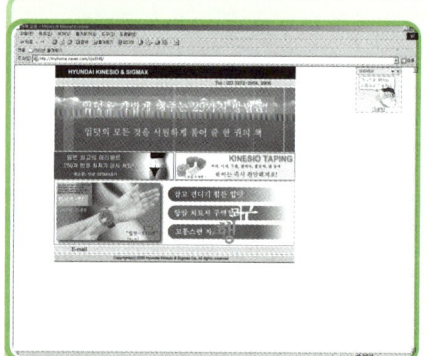

10. 임신 입덧(http://myhome.naver.com/cjs8145)

임신 및 출산 용품 전문 업체 사이트로서 허리, 어깨, 무릎 등 우리 몸의 근육과 관절에 즉시 붙이는 일본 제품 키네시오 텍스, 시그맥스의 베네펙트, 몸매관리를 해주는 뷰티보드와 입덧을 완화시켜준다는 미국 제품 릴리프 밴드 등의 제품을 소개하고 있다. 입덧의 원인과 증상, 다양한 치료법(한방과 양방, 민간요법, 음식 섭취방법 등)과 입덧 해소에 도움이 되는 정보도 제공해 주고 있다.

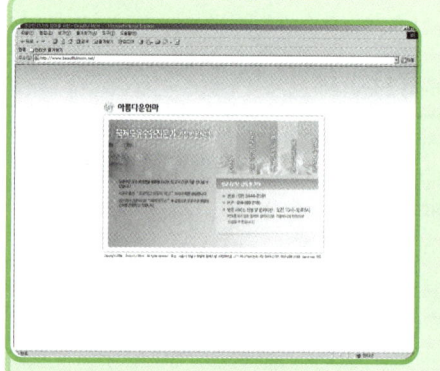

11. 아름다운 엄마(http://www.beautifulmom.net)

국제 모유 수유 전문가 방문 센터 사이트로서 모유 수유 교육, 예비 산모의 신생아관리 등 전문가 모유 수유 교육 프로그램을 소개하고 있다. 모유 수유율이 저조한 현실 속에서 산모들에게 모유 수유의 실패 원인을 바로 알리고 대처법을 교육시켜 모유 수유에 성공하게 하고 있다. 방문 시 목욕법 시범, 황달 대처법 등의 서비스를 할 수 있도록 실질적인 교육을 위주로 하고 있다. 엄마들이 올려놓은 모유 수유 성공 사례 글에서도 많은 도움을 받을 수 있다.

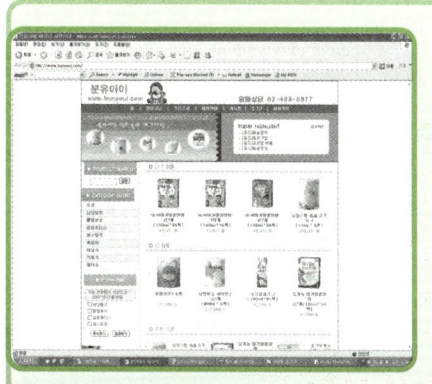

12. 분유아이 (http://www.bunyoui.com)

분유 전문 쇼핑몰 사이트로서 남양, 매일, 일동후디스, 파스퇴르, 씨밀락의 이유식 및 기저귀를 판매한다. 회원으로 가입하면 상품 구매 시 적립금이 적립되며, 공동 구매나 깜짝 세일에 참여할 수도 있다. 인기 상품과 신상품, 추천 상품, 스페셜 상품을 한눈에 볼 수 있도록 구성되어 있다.

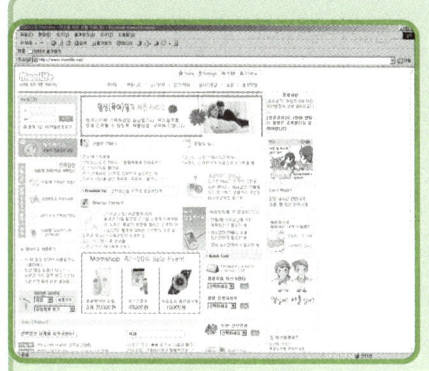

13. 맘라이프 (http://www.momlife.net)

임신 및 출산 정보 사이트로서 피임, 선택 임신, 임신 중 생활, 육아 정보 등을 제공하고 있다. 다른 임신·출산 정보 사이트보다 피임에 비중을 두어 언급하고 있다. 임신 중 280 SMS 서비스를 통해 임신 3주부터 39주까지 임산부에게 유용한 정보를 알려주는 서비스를 시행하고 있으며, '맘119산모' 코너를 통해 임신 중부터 산후조리까지 가정 방문으로 산모와 아이의 1:1 맞춤 건강관리를 신청받고 있다.

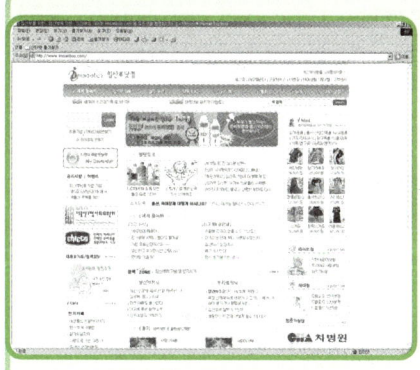

14. 임산부닷컴 (http://www.imsanboo.com)

결혼, 임신, 태교, 출산, 육아의 전 과정을 함께 할 수 있는 사이트로서 태교, 산부인과, 태아보험, 제대혈 등의 커뮤니티를 제공한다. 특히 '대동女지도' 코너에서는 각 지역별 산부인과 정보를 제공해 주고 있으며, '임닷토크'는 스트레스를 한 방에 날리고 다른 임산부들에게 조언도 얻을 수 있어 일석이조. 열 달 동안 엄마, 아빠의 마음을 전하기 위해 만들 수 있는 'I-홈피'도 소개하고 있다.

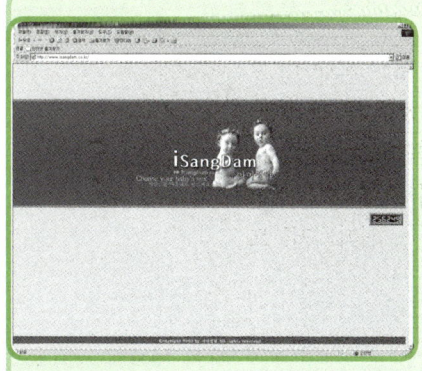

15. 아이상담 (http://www.isangdam.co.kr)

태아의 성 감별 상담소 사이트로서 성 결정 원리, 배란일 계산법, 아들·딸 임신방법을 수록해 놓고 있다. 아들이 되느냐 딸이 되느냐의 문제는 수정되는 순간에 결정되는데, 그것은 부부가 어떤 조건 아래에서 관계를 맺느냐에 달려 있다는 기본 인식 아래 질 안의 환경, 관계하는 타이밍, 체질의 상태, 체위 등을 고려하여 아들과 딸을 구별해서 낳는 보조적 실천 사항을 알려주고 있다. 결정적인 몇 가지 특별한 노하우는 웹 상에서 공개하지 않고 상담을 통해서만 가능하다.

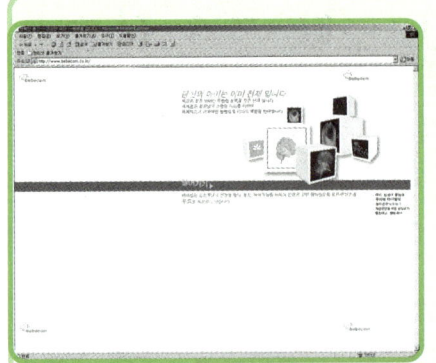

24. 베베콤 (http://www.bebecom.co.kr)

임산부 정보 사이트로서 영양, 자연분만, 모유 수유, 태아보험 등의 정보를 제공하고 있다. 태아, 신생아의 모습을 인터넷을 통해 확인할 수 있는 서비스와 영어 태교 등 독자적인 서비스를 제공하고 있는 것이 특징이다. 회원들의 태아와 유아에 관한 개인 블로그를 연계해 회원들끼리 정보 교류를 할 수 있게 했으며 태교, 육아 정보, 태교·임신·출산 동영상, 임신·출산 정보 등을 제공해 유용한 정보를 많이 얻을 수 있다. 태아보험 상품에 대한 자료 및 보험회사별로 보험 상품 비교에 관한 정보도 얻을 수 있다.

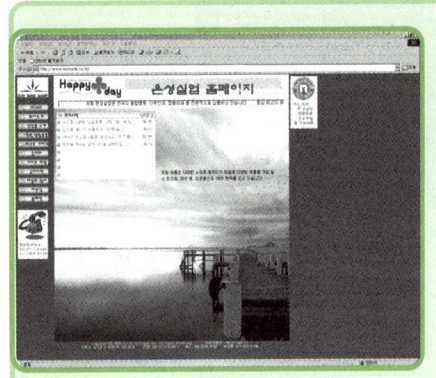

25. 은성실업 (http://www.esmade.co.kr)

기저귀 가방 제조 업체 사이트로서 입원 시 필요한 가장 기본적인 물품 및 기저귀 가방, 신생아용 기저귀, 산모용 패드, 복대 및 배냇저고리, 속싸개를 비롯한 린넨류, 슬리퍼 등을 판매한다. '마음의 쉼터' 코너에는 좋은 글과 동영상을 올려놓아 마음의 안정을 취할 수 있다.

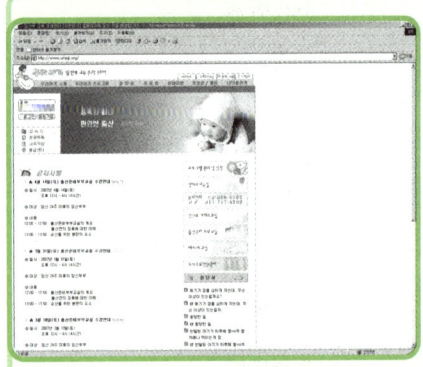

26. 우리아기 (http://www.uriagi.org)

임산부 교육 센터 사이트로서 체조, 임산부 체조, 라마즈 호흡법, 태교, 출산 준비 부부교실, 베이비 마사지교실을 운영하고 있다. 임산부 기체조교실, 출산 준비 부부교실, 태아 교육교실의 프로그램으로 교육을 실시하고 있고, 온라인 회원제로 상담을 운영하고 있다. 강사들은 모두 출산 준비 교육 전문 간호사이면서 기체조를 오랫동안 수련한 사람들로 이루어져 있다. 태교, 임신, 출산, 모유 수유, 육아에 관한 자료를 제공하고 있고, 회원들의 동영상이나 앨범을 확인할 수 있다.

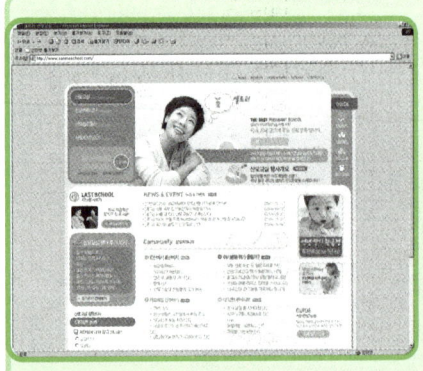

27. 셀트리 산모교실 (http://www.sanmoschool.com)

임산부 대상 무료 산모 강좌 사이트로서 행사 일정 및 참가 신청 안내를 해주고 있다. 산모교실, 산모 커뮤니티, 산모 태교 파크, 산모 지식 가이드의 주제로 나누어 임신, 출산, 육아에 대한 정보, 태교 음악, 태교 게임 등을 제공하고 있으며, 영상 산모교실에는 여러 분야의 전문가들의 다양한 주제와 내용을 교육 동영상으로 제공하고 있다. 많은 지식과 정보를 체계적이면서도 흥미롭게 구성한 면이 돋보인다.

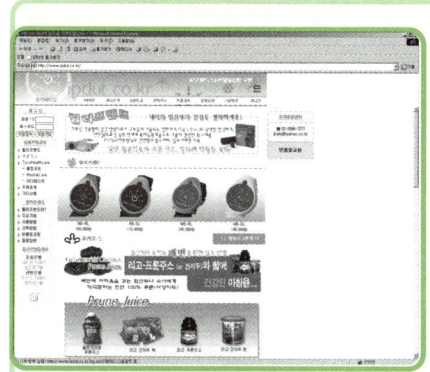

28. 준영메디칼(http://www.ipdut.co.kr)

입덧, 항암 치료 시 각종 구토, 멀미에 효과가 있다는 릴리프 밴드, 임산부와 소아의 쾌변을 위한 리고-푸룬 주스를 판매하는 사이트로서 안전 주사기, 귀 체온계 등도 판매한다. 릴리프 밴드란 무엇이며 어떤 기능을 가지고 있는지, 어떻게 사용하는지 그리고 어떻게 선택해야 하는지에 대한 설명이 자세히 나와 있다.

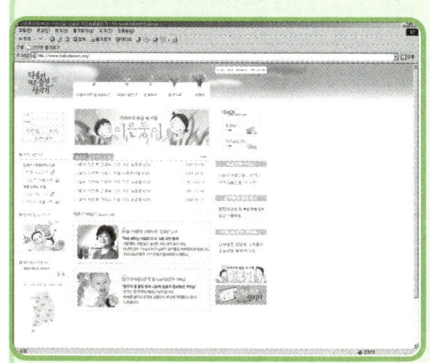

29. 다솜이작은숨결살리기(http://www.babydasom.org)

아름다운 재단과 교보생명이 함께 미숙아에 대한 지원사업을 하는 미숙아 지원 전문 사이트로서 출생, 양육, 치료 병원 현황, 지원제도에 대한 정보를 제공하고 있으며, 진료비 지원도 안내해 주고 있다. 미숙아의 입원비/재입원비 지원사업, 재활 치료비사업에 대해 지원 대상, 지원 내용, 제출 서류, 지원 발표 일정과 절차 등에 대해 자세히 설명되어 있고, 미숙아 지원사업 협력 병원 리스트 및 미숙아에 대한 관련 자료 등도 제공하고 있다. 여기에서 후원도 할 수 있으며, 기부를 받은 아이들의 이야기도 들을 수 있다.

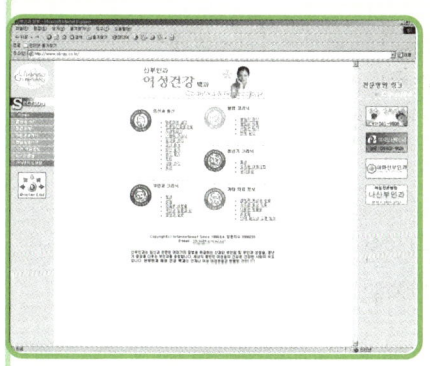

30. 산부인과 여성건강백과(http://www.ob-gy.co.kr)

임신과 출산, 불임 클리닉, 갱년기 클리닉, 부인과 클리닉, 기타 의료 정보를 제공하는 사이트로서 육아, 생리, 불임, 갱년기, 골다공증, 기형아 등의 상식도 정리해 놓았다. 뉴스와 칼럼 코너를 통해 다양한 정보를 제공하고 있으며, 인터넷 의료 상담도 해준다.

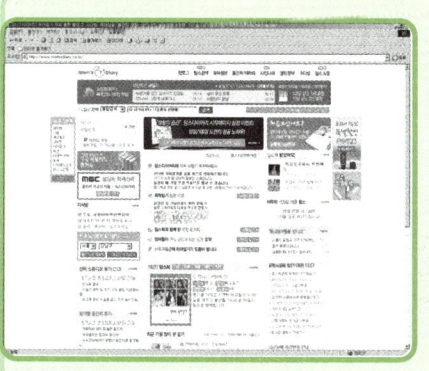

31. 맘스다이어리(http://www.momsdiary.co.kr)

육아일기 무료 출판 블로그 사이트이다. 인터넷 육아일기를 책으로 만들어준다. 맘스북 만드는 방법과 무료/할인 출판방법이 상세히 설명되어 있다. 또한 돌잔치 따라하기와 분야별 후기를 통해 좋은 돌잔치 장소, 스튜디오, 답례품 등에 대한 정보를 얻을 수 있으며, 지역별로 돌잔치 후기를 검색할 수도 있어 편리하게 이용할 수 있다. 돌잔치 공유방을 통해 더 많은 정보를 얻을 수도 있고, 백일·돌 사진 공동 구매 접수 서비스도 실시하고 있다. 임신, 출산, 육아에 대한 다양한 정보도 제공하고 있으며, '열린장터' 코너를 두어 회원들끼리 물건을 사고팔 수도 있게 했다.

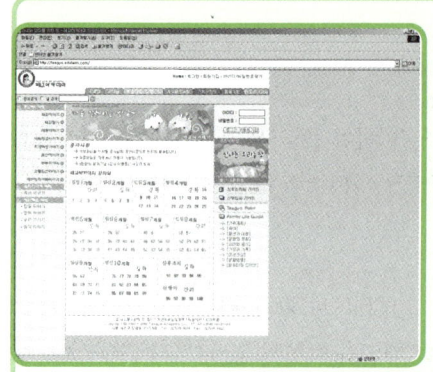

40. 태교아카데미 (http://www.taegyoacademy.com)

태교 동영상 강좌, 태교일기, 아빠 태교, 태담 학습 카페를 소개하는 사이트로서 회원으로 가입해야 많은 정보를 얻을 수 있다. 회원으로 가입하면 전문가들의 영상 강의와 임신 주기에 따른 개인별 맞춤 정보도 이메일로 받아 볼 수 있다. 가베아카데미에 관한 정보 및 다양한 정보를 얻을 수 있으며 산후조리 및 신생아 강좌도 마련되어 있다. 임산부, 육아, 태담 학습 카페를 통해 회원 간에 교류가 이루어질 수 있다. 물물교환방이 있어 필요한 육아 물품 마련에 유용하다.

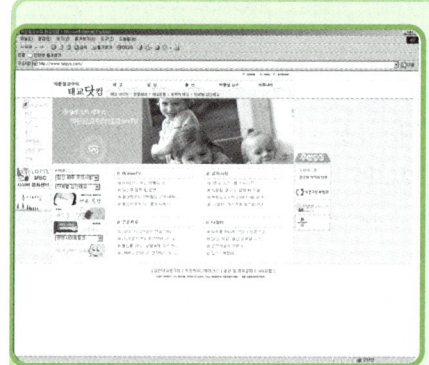

41. 박문일 교수의 태교닷컴 (http://www.taigyo.com)

현재 한양대학교 산부인과 교수로 역임 중인 박문일 교수의 태교 전문 사이트로서 태교, 임신, 출산, 제왕절개, 습관성 유산 정보 관련 동영상을 볼 수 있다. 태교와 관련하여 전통 태교, 태교 운동, 단계별 심신 태교 등을 소개하고 있으며 임신 생활 건강법, 분만법 등의 자료를 수록하고 있다. 또한 출산 관련 언론 자료를 동영상으로 볼 수 있어 유용하다. 커뮤니티를 통해 선후배 엄마들이 모여 태교, 임신, 출산, 육아에 대한 경험담을 들을 수 있다.

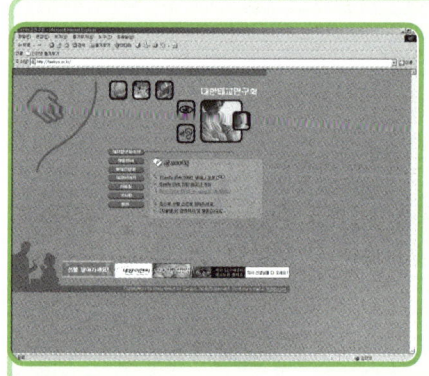

42. 대한태교연구회 (http://taekyo.or.kr)

현재 한양대학교 산부인과 교수로 역임 중인 박문일 교수가 회장이 되어 운영하는 대한태교연구회의 사이트이다. 우리나라의 전통태교와 관련된 자료들을 조사하여 소개하고 있으며 태교 연구 모임, 학술 행사 일정 및 주제 안내, 월례 집담회 소식을 전하고 있다. 대한태교연구회의 연수 강좌 및 심포지엄의 CD와 책자를 구입할 수 있으며 태교 관련 사이트, 국내 의과대학 및 종합병원, 산부인과 병원 및 개인 홈페이지 등을 링크해 놓아 쉽게 찾아볼 수 있다.

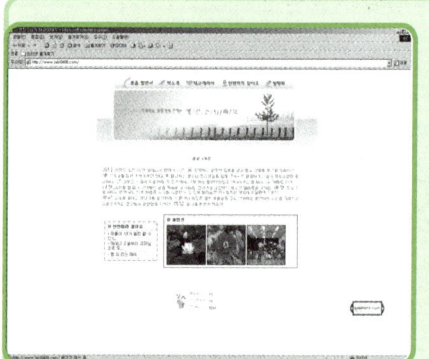

43. 영진 스님의 태교 이야기 (http://www.jabi0408.com)

영진 스님이 운영하는 태교 사이트로서 직접 쓴 책도 소개하며, 책에 실린 내용도 싣고 있다. 태교 에세이 코너를 통해 태몽 이야기, 팔자 이야기 등 스님의 생각을 담담히 적고 있으며, 스님이 만난 사람들을 통해 배우고 느낀 내용도 담담히 써 내려가고 있다. 사이트에 들어가는 순간부터 조용한 음악이 흘러나와 마음을 편안하게 해준다.

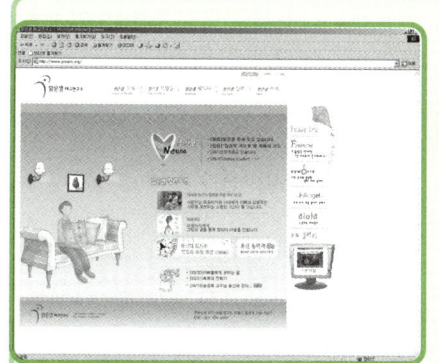

44. 맑은샘태교연구소(http://www.prsam.org)

태교 관련 사이트로서 태교 보급에 앞장서고 있는 곳이다. 세미나 일정과 순산 체조, 태교 음악 강좌, 산후 체조, 웃음 태교, 동화 태교 등의 강좌와 베이비 마사지, 부부 태교, Ball 체조, 라마즈 분만법, 성인 발 마사지 강좌 일정을 소개해 주고 있다. 육아일기도 쓸 수 있으며 임신, 출산, 육아, 모유 수유 등의 자료를 제공하고 있다.

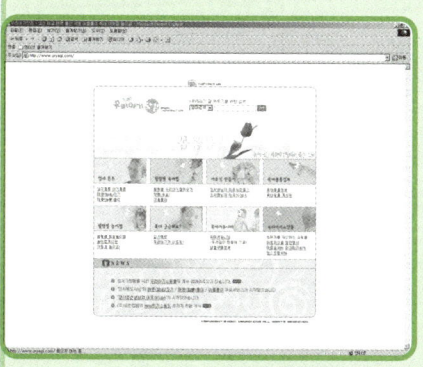

45. 우리아기닷컴(http://www.uryagi.com)

유아 정보 사이트로서 월령별 육아법, 이유식 만들기, 월령별 놀이법, 육아 용품 등의 정보를 제공해 주고 있다. 엄마가 임신 중 어떻게 해야 하고 태교는 어떻게 해야 하는지에 대한 정보와 아기의 성장 단계와 아기들이 걸리는 병 등에 대해 자세히 설명해 주고 있는데, 환절기에 대비한 감기/독감 게시판, 치아관리를 위한 치아관리 게시판을 개설해 다양한 정보를 제공하고 있는 것이 특징이다. 태몽 풀이와 태명 짓기에 대한 정보도 제공하고 있다. 영어 태교, 국어 태교, 수학 태교에 대한 소개도 하고 있다.

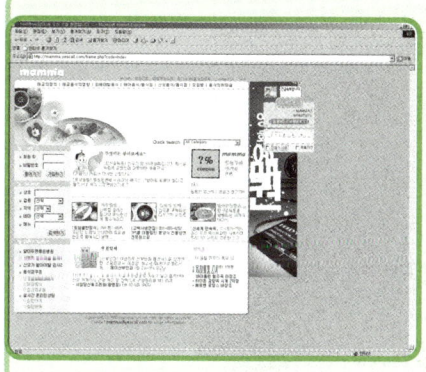

46. 맘마태교음식(http://mamma.yescall.com/frame.php?code=index)

태교 음식에 관한 정보를 제공하는 사이트로서 산모와 태아에게 좋은 음식을 소개함과 동시에 음식점 중에서도 임산부가 믿고 갈 만한 곳을 소개하고 있다. 음식점의 분위기와 자랑할 만한 메뉴 사진 등 음식점의 정보를 이용자가 업종별, 지역별, 테미별 등의 나약한 장르 검색을 통해, 그리고 회원들 산의 활발한 커뮤니케이션을 통해 알아본 후 선별한다. 또 태교 음식의 영향, 피해야 할 음식, 음식의 허와 실에 대한 정보를 제공하며, 다양한 태교 음악도 들을 수 있게 해 놓았다.

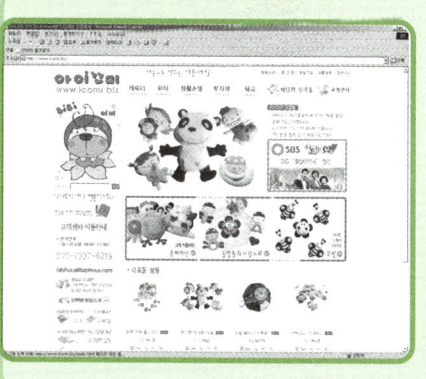

47. 아이꼬미(http://www.icomi.biz)

DIY 전문 쇼핑몰 사이트로서 아이꼬미에서는 자체 캐릭터 디자인 및 제품 개발도 하고 있다. 아기 선물, 모빌 태교, 생활 소품, 아기 용품, 비비 캐릭터 등을 판매하고 있다. 고객의 작품 공간을 마련해 놓아 고객들이 자신의 작품을 올려 솜씨 자랑도 할 수 있고, 좋은 작품을 구경할 수도 있다. 회원으로 가입하면 아이꼬미 강좌도 볼 수 있다. 상품뿐만 아니라 작품을 만들 수 있는 부자재도 판매하고 있으며, 태교 관련 정보도 제공하고 있다.

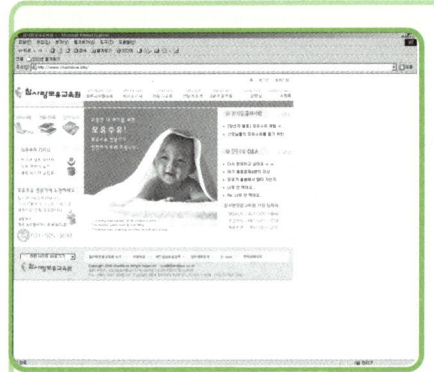

56. 참사랑모유교육원(http://www.charmlove.info)

모유 수유 전문 파견 업체로서 전문가를 교육하고 수유 용품, 신생아관리, 베이비시터 등을 안내해 주는 사이트이다. 유방관리 서비스, 산전관리, 직장 맘 수유 프로그램을 서비스하고 있으며, 교육을 통해 모유 수유 전문가로 활동할 수 있는 전문가도 육성하고 있다. 모유 수유 자료를 제공하고 있으며, 상담실을 통해 엄마들의 질문에 성실히 답해 주어 많은 도움을 준다. 모유 수유 체험수기 이벤트도 개최하고 있다.

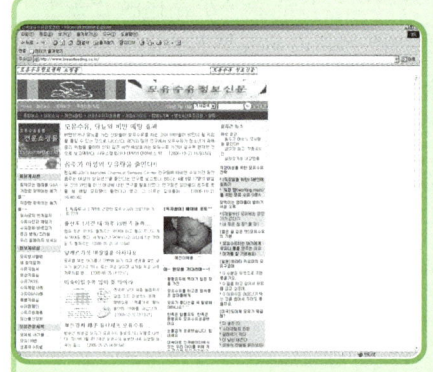

57. 모유 수유 정보 신문(http://www.breastfeeding.co.kr/)

모유 수유에 관한 전문 사이트로서 수유 지침서, 체험 사례 등이 잘 올라와 있다. 산후조리원 선택방법과 좋은 산후원에 대한 정보, 병원에 대한 정보가 올라와 있으며, '체험 가이드'에 올라와 있는 체험기를 통해 모유 수유에 대한 어려움과 극복기를 함께 공감할 수 있다. 또한 모유 수유 캠페인도 벌이고 있으며, 전문 서적 소개를 수록하고 있고, 모유 수유에 필요한 다양한 제품이 상세한 설명과 함께 소개되어 있다. 회원으로 등록하면 많은 정보를 얻을 수 있다.

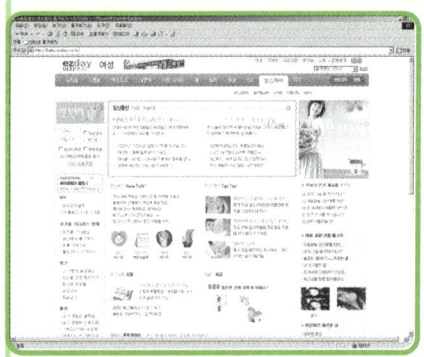

58. 이지데이 육아(http://baby.ezday.co.kr)

여성 정보 사이트로서 '임신/출산' 섹션을 마련해 임신과정부터 출산, 육아까지 연계 정보를 다채롭게 이용할 수 있게 구성해 놓았다. '지식맘'에 기존의 육아 노하우와 육아 Q&A 메뉴를 보강해 엄마들의 궁금증을 해결해 주고 있다. 인기 서비스인 임신 테스트, 아들·딸 테스트, 가임기 테스트를 임신 도우미 베스트 3 서비스로 만들고, 우리 아이 성장관리, 수유 등록, 배변 등록, 수면 등록, 키/비만도 예측, 예방접종표, 진료 목록 서비스를 체계화했다.

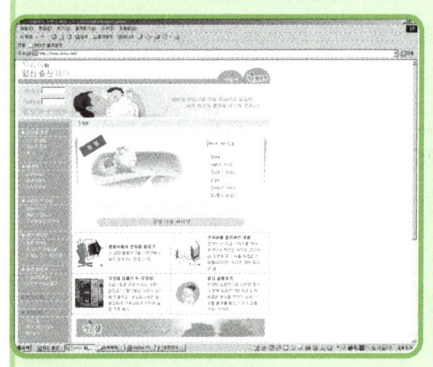

59. 하늘이의 모유이야기(http://mou.inmu.net)

모유, 분유, 모유 대체식 정보를 제공하는 사이트이다. 임신 전 관리부터 시작해 출산까지, 그리고 모유 먹이기에 대한 기본 방법부터 모유가 부족할 때의 민간요법, 이유 대체식, 자연식 먹거리에 대한 정보까지 제공하고 있다. 분유 먹이기에 대한 글도 올려놓아 엄마들이 생각해 보게끔 하고 있다. 모유 수유 권장 병원 리스트를 올려놓아 엄마들에게 도움을 주고 있으며, Q&A를 통해 엄마들의 궁금증을 해결해 주고 있다.

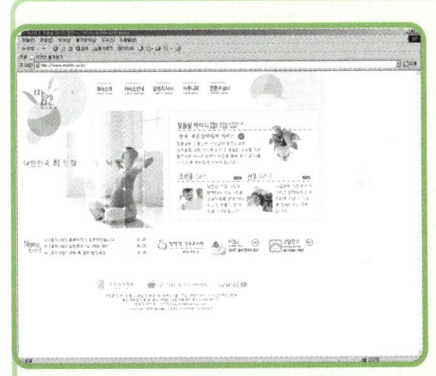

60. 맘엔(http://www.momn.co.kr)

국내 최초의 산모 전문 젖몸살 마사지 및 케어 회사로서 300명 이상의 케라피 서비스를 실시한 베테랑 케라피스트들로 구성되어 있는 산모 젖몸살 마사지 전문 업체 맘엔의 사이트이다. 모유 수유, 유아 용품, 산후 도우미, 젖 먹이기 등에 대한 정보를 제공하고 있으며 젖몸살 마사지, 음악 치료, 몸에 좋은 다양한 차, 아로마테라피에 대한 정보를 제공하고 있다. '맘엔지식'에서는 음식, 육아, 질병 등에 대한 정보를 제공하고 있으며, 커뮤니티를 통해 엄마들의 질문에 성실히 답해 주고 있다.

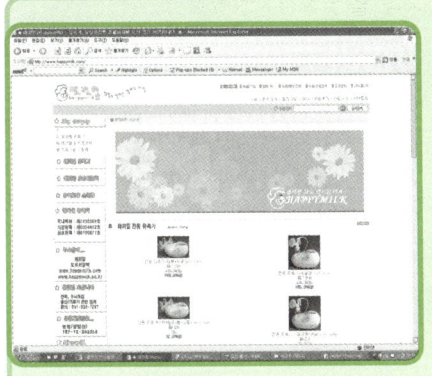

61. 해피밀(http://www.happymilk.com)

수유 용품 전문 쇼핑몰 사이트이다. 특허, 의장등록, 상표등록을 보유하고 있는 유축기, 모유 저장 팩, 유축기용 소모품을 판매하고 있으며 단기간 사용자를 위해 대여도 해주고 있다. 생긴 지 얼마 되지 않은 회사이기는 하지만 엄마들에게 점점 좋은 반응을 얻고 있다. 또 사용 후기를 통해 제품에 대한 더 많은 정보를 얻을 수 있다.

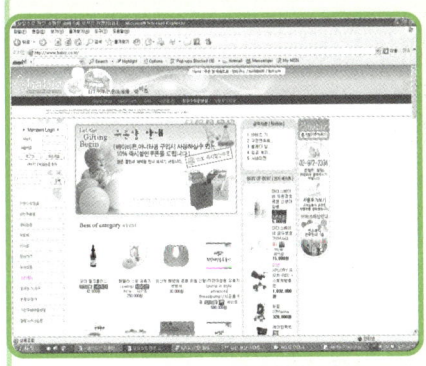

62. 바비즈(http://www.babiz.co.kr)

모유 수유 전문 쇼핑몰 사이트로서 특히 아토피, 이유식, 유모차, 카 시트 등의 카테고리에 대한 전문성을 가지고 있다. 모유 수유 용품, 임산부 용품을 비롯해 유아 완구, 유기농 기저귀, 분유와 이유식 등 유아에게 필요한 대부분의 용품을 판매하고 있으며, 메델리 등 고급 브랜드 제품을 구입할 수 있다. 사용 후기를 통해 구입 시 더 많은 정보를 얻을 수 있다. 또한 모유 수유 정보실에서 모유 수유에 대한 올바른 자세와 정보를 제공해 주고 있다.

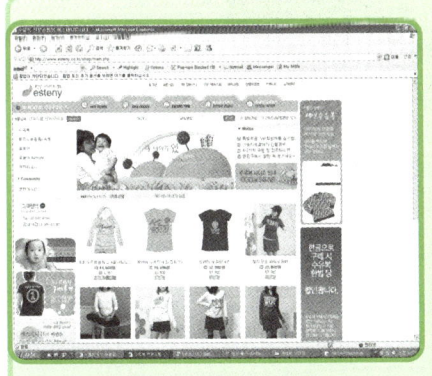

63. 에스테니(http://www.esteny.co.kr)

수유복 전문 쇼핑몰 사이트로서 수유 외출 용품, 홈웨어, 수유 브래지어 등을 판매하고 있으며 이유식 정보도 제공해 주고 있다. 오늘의 hotsale 상품이 올라오기 때문에 이런 코너를 잘 이용하면 저렴하게 구입할 수 있으며, MD 추천 상품 코너를 통해 코디도 멋있게 할 수 있다. 종종 이벤트를 하므로 이 행사를 이용하면 알뜰 구매를 할 수 있으며, 구매 후기를 통해 구입 시 제품 정보도 더 많이 얻을 수 있다.

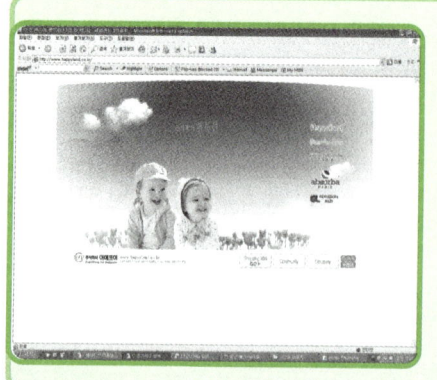

72. 이에프이(http://www.happyland.co.kr)

출산 준비물 및 유아 용품 전문 업체 사이트로서 해피랜드, 압소바, 파코라반, 프리미에 쥬르 브랜드 제품을 판매하고 있다. 임신, 출산, 육아 정보를 제공하고 있으며 유모차, 카 시트, 보행기 등 육아 용품을 고르는 방법도 상세히 설명해 주고 있다. 벼룩시장을 통해 사용하던 유아복이나 장난감 등 유아 용품을 자유롭게 교환할 수 있으며, 쇼핑몰에서는 시즌별 세일과 이벤트 행사도 열고 있으므로 참고하면 좋다.

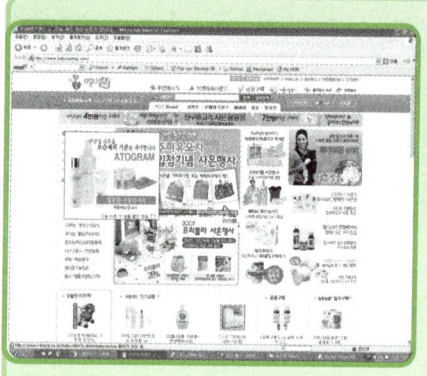

73. 베비라샵(http://www.babyrashop.com)

유아 용품 전문 쇼핑몰 사이트로서 출산 용품, 유아복, 유모차, 보행기, 카 시트, 장난감 등을 판매하고 있다. 회원 전용 오픈마켓을 열고 있으며, 회원들에게는 쿠폰도 제공하고, 금액별 사은품도 준다. 상품을 브랜드별로 고를 수 있도록 브랜드 숍을 만들어 놓아 원하는 브랜드 숍을 이용하는 데 편리하다. 공동 구매도 이루어지고 있고, 기획 특가 코너에서는 수시로 깜짝 세일을 하므로 이런 기회를 이용하면 원하는 상품을 알뜰하게 구입할 수 있다.

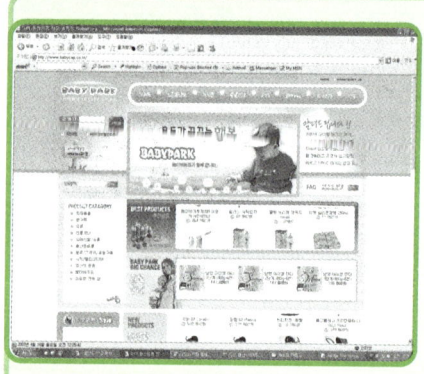

74. 베이비파크(http://www.babycap.co.kr)

임산부 및 출산 용품 쇼핑몰 사이트로서 맥클라렌, 브라이텍스, 베베카, 잉글레시나, 콤비드 등 국내외 유명 브랜드 제품을 판매하고 있다. 벼룩시장도 열고 있고, 공동 구매 제안 코너에서는 원하는 물품의 공동 구매를 신청할 수도 있다. 일일 깜짝 세일도 실시하고 있으므로 이런 기회를 이용하면 알뜰 구매를 할 수 있다. '육아나눔정보방'을 통해 회원들 간에 유용한 정보를 주고받을 수도 있다.

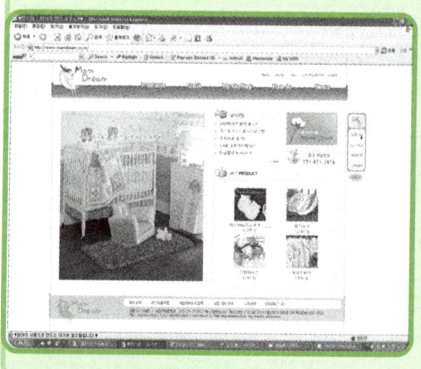

75. 맘드림(http://www.mamdream.co.kr)

아기 용품 DIY 관련 사이트로서 출산 준비 DIY, 아기 소품 DIY, 아기 침구 DIY, 아기 장난감 DIY, 완제품 아기 소품, DIY 부자재를 판매하고 있다. 회원에게는 만드는 방법도 알려주고 있으며, 엄마들이 직접 만든 제품을 자랑할 수 있도록 공간을 마련해 놓아 회원들이 작품을 감상할 수도 있다.

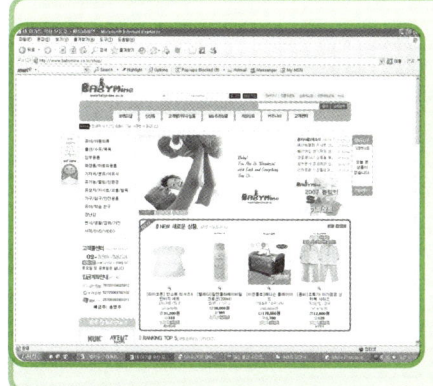

76. 베이비마인(http://www.babymine.co.kr)

유아 용품 쇼핑몰 사이트로서 임부 용품, 출산 준비물, 아토피 화장품, 유모차, 완구, 분유 등을 판매하고 있다. 신상품, MD 추천 상품뿐만 아니라 고객 평가 우수 상품도 소개하고 있어 특히 눈길을 끈다. 브랜드별로 상품들을 한눈에 볼 수 있는 브랜드 숍이 있어 어떤 브랜드가 있고, 각 브랜드에 어떤 제품이 있는지 쉽게 찾을 수 있다. '기획상품' 코너를 통해 보다 저렴하고 알찬 제품을 구입할 수도 있다.

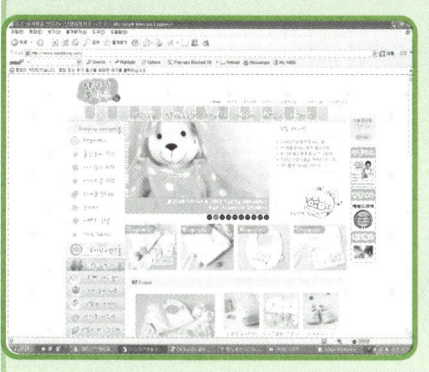

77. 난쟁이똥자루(http://www.nanddong.com)

종합 유아 용품 쇼핑몰 사이트로서 오거닉, 출산 준비물, 아이 옷 만들기 DIY, 손바느질, 배냇저고리 등 임신부터 육아에 이르기까지 아기와 엄마에게 필요한 실용성 있는 용품들을 개발하여 반제품으로 판매하고 있다. 또한 임신, 출산, 육아에 필요한 여러 가지 정보도 제공한다. '핫 세일'도 실시하고 이벤트 상품도 판매하고 있으므로 잘만 이용하면 저렴하게 상품을 구입할 수 있다. 고객의 상품평을 보면 더 많은 정보를 얻을 수 있다.

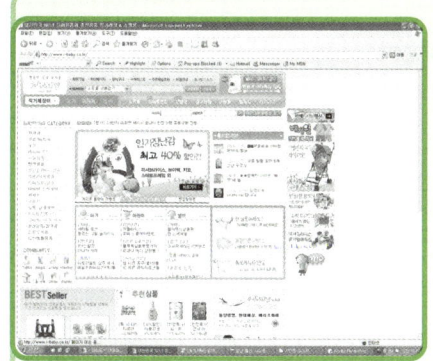

78. 아이베이비(http://www.i-baby.co.kr)

유아 용품 및 출산 용품 전문 쇼핑몰 사이트로서 수유 용품, 안전 용품, 기저귀, 분유, 카 시트, 임산부 용품, 유·아동 도서, 비디오 등을 판매하고 있다. 유·아동 전집 특가 코너에서는 유·아동 전집에서 초등학생 전집까지 다양하고 저렴하게 판매하고 있으며, 중고 전집은 추가 할인을 해서 판매되고 있다. 핫 세일 코너, 공동 구매를 통해 다양한 제품을 알뜰 구매할 수 있다. 또한 태아·어린이보험, 돌잔치에 관한 다양한 정보도 제공하고 있다.

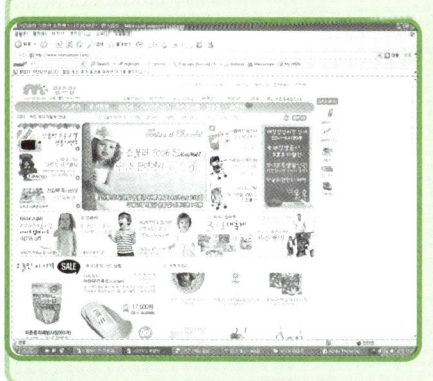

79. 토이월드 맘스맘(http://www.momsmom.com)

출산 및 유아 용품 쇼핑몰 사이트로서 완구, 유모차, 카 시트, 유아 의류 등을 판매하고 있으며 일본·미국 직수입품도 판매하고 있다. 초특가 코너, 원가 장터를 통해 저렴한 가격으로 원하는 상품을 구입할 수 있으며, 진열 상품은 큰 폭으로 할인해 판매하고 있으므로 이런 기회를 이용하는 것도 좋을 것이다. 쿠폰도 제공하며, 구매 금액 별로 적립금과 사은품도 준다. 또 알뜰 구매 TIP 정보도 제공해 알뜰 구매를 할 수 있는 방법에 대한 정보도 제공하고 있다. 이곳에서 판매되는 상품을 대여할 수도 있다. '브랜드샵' 코너에서는 브랜드 제품들을 한눈에 볼 수 있어 원하는 브랜드를 손쉽게 찾아 쇼핑할 수도 있다.

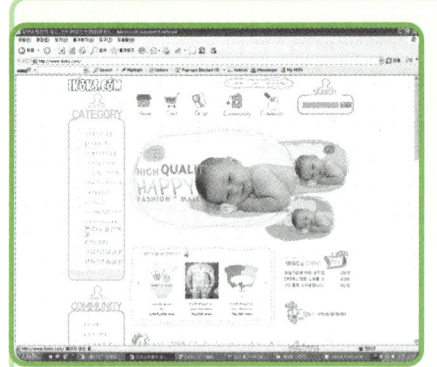

80. 아이콕스닷컴 (http://www.ikoks.com)

유아 상품 전문 쇼핑몰 사이트로서 임부복 · 임부 용품, 출산 용품, 아토피 용품, 유모차, 카 시트, 아기 침대, 유아 · 학습 용품 등을 판매한다. 푸우&디즈니, 피터래빗 등 캐릭터 출산 용품과 서적, DVD, 비디오도 판매하고 있으며 친환경 · 웰빙 · 유기농 식품과 의류, 목욕 용품 등도 판매하고 있다.

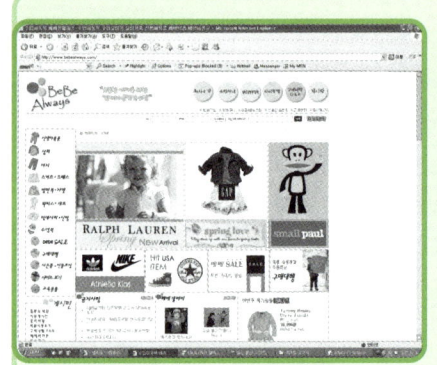

81. 베베올웨이즈 (http://www.bebealways.com)

수입 유아 용품 쇼핑몰 사이트로서 수입 유아복, 베이비갭, 폴로, 아동복, 출산 용품 등의 구매를 대행하고 있는데, 미국 본사에서 직접 제품을 구매하여 해외 직배송으로 구매자에게 직접 배송한다. 회원 등급 할인제와 적립금 이벤트도 실시하고 있으며, 베베 세일 코너를 통해 미국 유명 브랜드 상품을 구경함과 동시에 저렴하게 구입할 수 있다. 또 각 브랜드별 사이즈 정보도 상세히 알려주고 있어 제품 구매 시 도움을 얻을 수 있다.

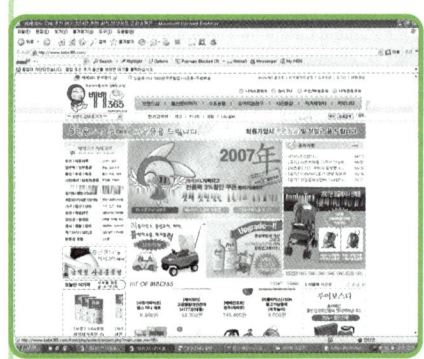

82. 베베365 (http://www.bebe365.com)

출산 및 유아 용품 쇼핑몰 사이트로서 유아 · 아동 의류, 임부 용품, 출산 · 수유 용품, 아토피 용품, 유모차, 카 시트, 유아 학습 완구 등 다양한 제품을 판매하고 있다. 브랜드 숍에서는 카테고리별로 찾을 수 있게 해 놓았을 뿐만 아니라 브랜드별 상품 분류도 자세히 해 놓아서 이용하기에 편리하다. 구매 금액에 따라 사은품도 제공한다. 출산 준비물 및 발육 용품 구입 품목 리스트와 함께 각 리스트별로 품목, 수량, 가격대를 한눈에 볼 수 있도록 정리해 놓아 물품 구입 시 많은 도움을 받을 수 있다.

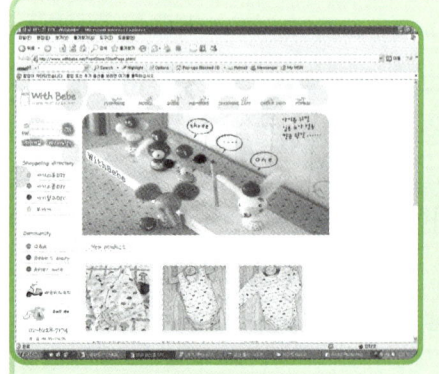

83. 위드베베 (http://www.withbebe.net)

아기 용품 만들기 쇼핑몰 사이트로서 배냇저고리, 보디 슈트 등의 출산 준비물 DIY, 모자, 턱받이 등의 아기 소품 DIY, 아기 침구 DIY를 판매하고 있으며, 만들 수 있는 부자재도 같이 판매하고 있다. 비회원도 주문할 수 있으나 회원으로 가입하면 더 많은 혜택을 받을 수 있다. 회원이 되면 베베 다이어리에 글을 올릴 수도 있고 바느질법, 임신 · 육아에 대한 정보도 얻을 수 있다.

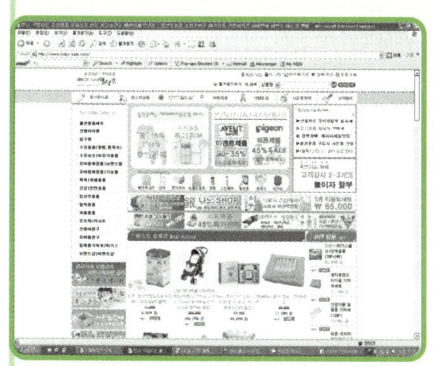

84. 베이비세일닷컴(http://www.baby-sale.com)

출산 용품, 유아 용품 할인 쇼핑몰 사이트로서 전문 생산 업체와의 직거래를 통해 상품을 보다 저렴한 가격으로 할인하여 판매하고 있다. 아기·임산부 용품, 신생아·유아 의류, 아토팜 등을 판매한다. 최저가 할인 숍을 통해 할인 상품과 한정 특판 상품을 저렴하게 구입할 수 있으며, 유명 브랜드를 한곳에 집합해 놓아 브랜드별로 상품을 볼 수 있게 해 놓았고, 초특가 할인전을 통해 보다 저렴하게 상품을 구입할 수 있다. 또 임신, 출산, 육아에 대한 정보도 제공하고 있다.

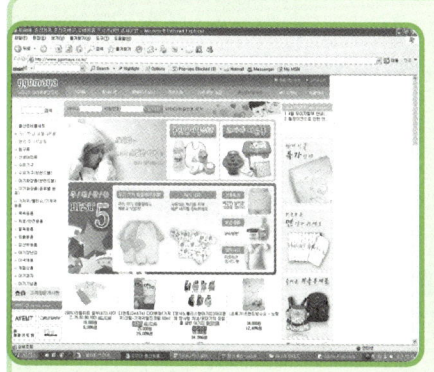

85. 꼬마야(http://www.ggomaya.co.kr)

국내외 유아 명품을 모두 취급하는 출산 준비물 유아 용품 할인 쇼핑몰 사이트로서 출산 준비물, 아기 용품, 수유 쿠션, 유축기, 유모차 등을 판매한다. 수유 기구와 아기 화장품은 브랜드별, 종류별로 나누어 소개해 놓고 있어 구입 시 편리하다. 또 출산 준비물 세트를 알뜰형과 일반형, 고급형으로 나누어 원하는 상품을 구매할 수 있게 하고 있으며, 아기 탯줄 보관함 같은 아기 기념품과 아기 과자도 판매한다.

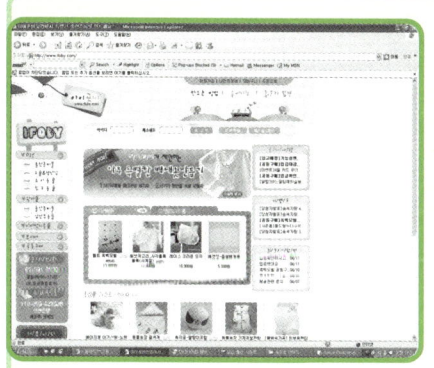

86. 아이포비(http://www.ifoby.com)

출산 준비물 만들기, DIY 쇼핑몰 사이트로서 출산 준비물, 유아 용품, 모빌 같은 소품과 장난감, 침구 용품 DIY, 출산 준비물과 임산부 용품 완제품, 미아 방지 용품, 부자재를 판매하고 있다. 아기의 태명(이름 또는 애칭)을 배내옷에 새겨준다. 자신이 만든 것을 사진으로 올려 솜씨 자랑도 할 수 있으며, 회원으로 가입하면 만드는 방법도 배울 수 있다.

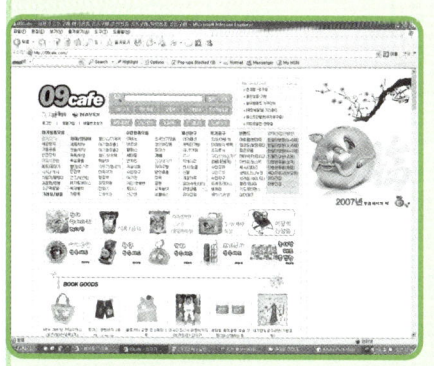

87. 09OU(http://09cafe.com)

출산 용품 쇼핑몰 사이트로서 세다필, 아비노, 버츠비, 아토팜 등 미국, 일본 등지의 수입 용품 등을 공동 구매할 수 있다. 전문가들의 조언을 바탕으로 필요성 유무, 인기 순위, 안정성, 신뢰도, 브랜드 평가, 가격 등을 엄격히 선정한 후 최저 가격으로 공동 구매를 하고 있다. 회원이 되면 중고 장터를 이용해 서로 사고팔 수 있다. '공지사항'에 공동 구매 상품과 이벤트가 공지되므로 수시로 살펴보면 상품을 저렴하게 구입할 수 있다.

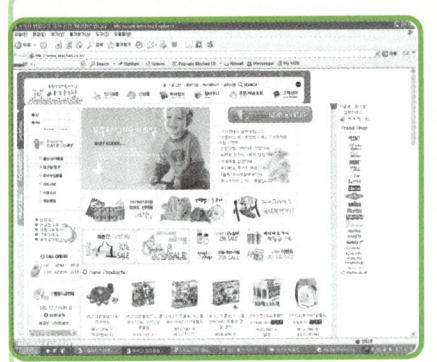

88. 아가짱(http://www.akachan.co.kr)

수입 유아 용품 쇼핑몰 사이트로서 임신 및 출산 준비물, 육아 용품, 완구, 아토피 관련 상품 등을 판매하고 있다. 인기 상품, 신상품을 한눈에 볼 수 있게 해 놓았으며, 연령별 선물 코너에서는 연령에 맞는 선물 리스트를 올려놓아 상품 구입 시 많은 도움이 된다. 육아 정보도 제공하고 있다.

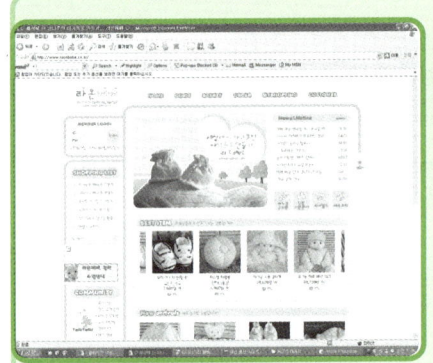

89. 라온베베(http://www.raonbebe.co.kr)

아기 용품 만들기 쇼핑몰 사이트로서 유기농 면 배내옷, 포근한 아기 침구, 귀여운 아기 소품, 모빌 등의 장난감, 만들기 부자재 등을 판매한다. 상품을 주문하면 만드는 방법이 동영상 강좌로 제작된 CD를 주며, 기초 바느질법과 부자재 사용법을 인터넷 동영상을 통해 알려주고 있다. 태교 정보를 제공하고 있으며, 강좌에 대한 소개도 하고 있다. 그리고 솜씨 자랑방에 자신이 만든 작품을 올려 솜씨를 뽐낼 수도 있다.

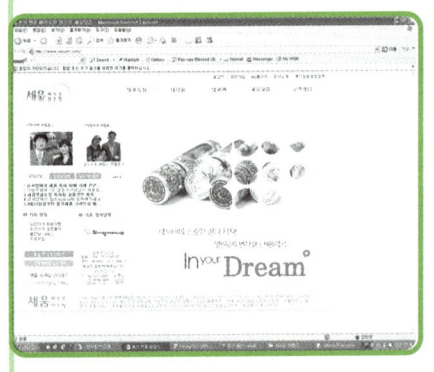

90. 세움닷컴(http://www.seuum.com)

출산 기념, 탯줄 기념품 전문 업체 사이트로서 배꼽 도장, 태모 필, 탯줄 펜, 돌 및 백일 선물 등을 판매하고 있다. 아이의 사주를 풀이 그에 맞는 인각과 도장 재료를 추천해 주며, 음양오행과 수리오행으로 아기에게 최상의 운을 더해 대표 인장(인감)을 제작해 주고, 태모 필은 무형문화재 3호 죽현 선생이 직접 제작해 준다. 해외에까지도 배송해 준다.

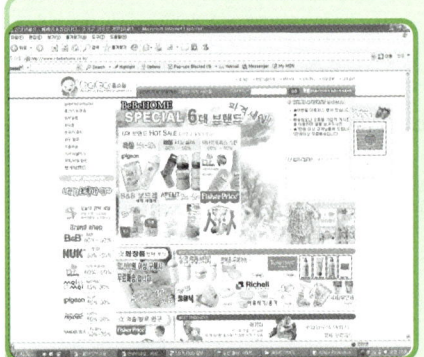

91. 베베홈쇼핑(http://www.i-bebehome.co.kr)

유아 용품 전문 쇼핑몰 사이트로서 출산·수유 용품, 임부 용품, 화장품, 이유식, 분유·이유식, 외출 용품 등을 판매하고 있다. 인기 브랜드 몰을 따로 모아 놓아 원하는 브랜드를 찾기에도 편리하다. 스페셜 이벤트와 초특가 행사, 오늘의 깜짝 세일이 있으므로 이를 이용하면 원하는 상품을 알뜰하게 구입할 수 있다. 다양한 육아 정보도 제공한다.

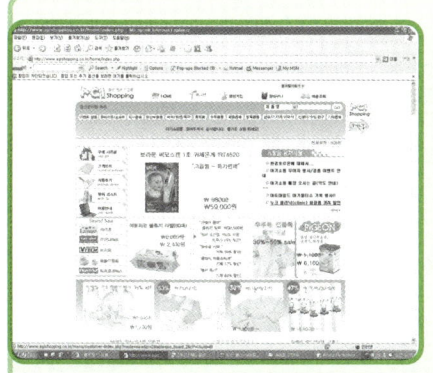

92. 아기쇼핑 출산 용품(http://www.agishopping.co.kr)

출산 준비, 출산 용품 쇼핑몰 사이트로서 유아 용품, 침구 용품, 임산부 용품, 수유 용품, 발육 용품 등을 판매한다. 출산 준비 메모란이 있어 상품 구입 시 참고하면 좋다. 알아 두어야 할 아기 상식에 대한 정보와 환경호르몬에 관한 정보도 제공하고 있다. '아기 카페'라는 출산 준비와 아기를 위한 정보를 나누는 방이 있어 서로 정보를 주고받을 수 있다. 물품 구입 시 일정 금액별 사은품을 준다. 이벤트도 있고 기획 상품도 판매하므로 이런 기회를 이용하면 알뜰 구입을 할 수 있다.

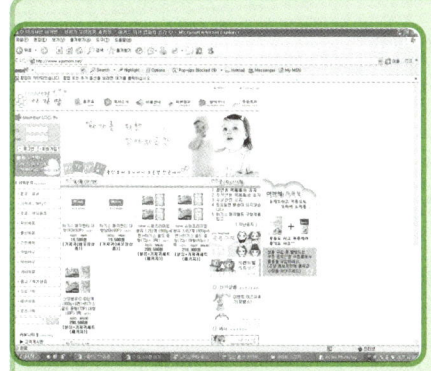

93. 아가사랑 아가맘(http://www.agamom.net)

유아 용품 전문 쇼핑몰 사이트로서 출산 용품, 분유, 기저귀, 장난감, 유축기, 침대 등을 판매한다. 상품 구매 쿠폰을 이용하여 기존 사이트들과는 다르게 구매하는 사람들이 할인되는 금액만큼 물품을 구매할 수 있게 하고 있다. 중고, 특가 판매도 하고 공동 구매, 알뜰 구매 코너도 있어 이를 잘 활용하면 원하는 상품을 알뜰하게 구입할 수 있으며, 회원에게는 대여도 해준다.

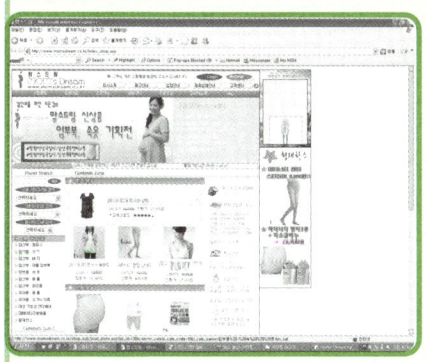

94. 맘스드림(http://www.momsdream.co.kr)

출산 용품 전문 쇼핑몰 사이트로서 속옷, 언더웨어, 임부복, 화장품, 수유·외출·아기 용품 등을 판매하고 있다. 상품 카테고리, 브랜드, 원산지별로 상품을 찾을 수 있게 되어 있어 이용이 편리하다 아기 정보를 제공하고 있으며, 회원에게는 임신 정보도 제공한다. 횡재 찬스 코너를 운영하고 있어 여기를 이용하면 상품을 저렴하게 구입할 수 있다.

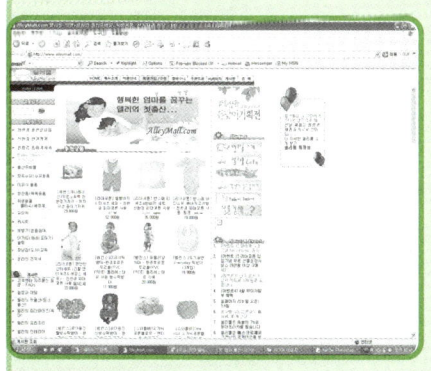

95. AlleyMall(http://www.alleymall.com)

임신·출산·육아 용품 전문 쇼핑몰 사이트로서 팬티형 천 기저귀, 유기농 면 신생아 의류, 친환경 기저귀, 친환경 유아 세제, 환경호르몬 무검출 방수 턱받이, 수유 용품, 유모차, 카 시트 등을 판매한다. 특정 제품을 고수하지 않아 다양한 브랜드의 친환경 제품들을 비교·선택할 수 있으며, 현금 구매 시 '에스크로제도'를 도입하여 고객의 결제 대금을 공신력 있는 은행에 먼저 예치해 두었다가 배송이 잘 되고 난 후에 물품 대금을 받고 있다. 육아 정보와 커뮤니티도 제공한다.

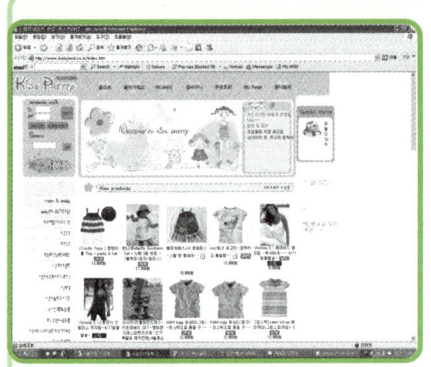

96. 베이비랜드(http://www.ibabyland.co.kr)

아기 용품 전문 쇼핑몰 사이트로서 아기 침대, 카 시트, 유모차, 흔들침대, 놀이 용품, 출산 용품 등을 판매한다. 아나바나 코너에서는 중고 용품을 사고팔 수 있으며, 세일 모음 상품 코너에서는 상품을 저렴하게 구입할 수 있고, 돌과 이벤트에 필요한 용품을 대여해 주기도 한다. 또 옷 입을 때의 코디법, 아이의 옷과 치수의 법칙에 대한 정보도 제공하고 있다.

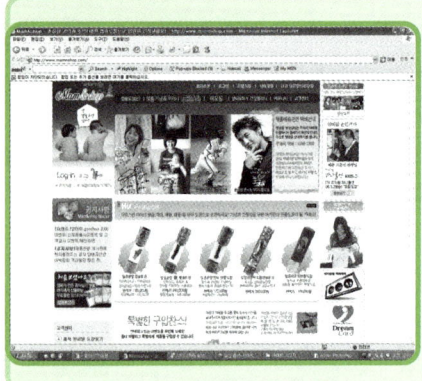

97. 엄마랑(http://www.mamnshop.com)

탯줄 도장 쇼핑몰 사이트로서 배꼽, 제대 및 태모 도장, 돌·백일 선물, 기념품 등을 판매한다. 중앙대학교 및 홍익대학교 출신 작가들이 모여 캡슐 도장과 관련하여 실용신안 등록 및 모든 부대 작업을 마치고, 캡슐 도장을 제조·판매 중에 있으며, 상품에 대한 소개도 상세히 해주고 있다. 엄마와 아기의 건강을 위한 건강 정보 센터를 운영하고 있으며, 각 분야별 전문가가 엄마들의 궁금증을 해결해 준다. 온라인 동의보감에서는 잘못된 한방 정보, 한방 약제 상식 등을 알려주고 있으며, 과별 질병 정보 리스트를 한눈에 볼 수 있게 했고, 각 질병에 관한 정보도 제공하고 있다.

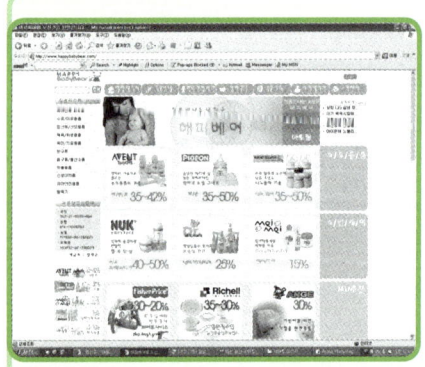

98. 해피베어(http://www.happybabybear.com)

유아 용품 전문 쇼핑몰 사이트로서 출산 용품, 유아 전용 화장품, 육아·의료 용품, 수유·이유 용품, 신생아 의류 등의 유아 용품과 임산부·산모 용품을 취급하고 있다. '마이페이지'와 '장바구니' 기능을 이용하면 보다 편리한 쇼핑을 할 수 있다. 각 브랜드의 할인율도 한눈에 볼 수 있어 구입할 때 참고하면 좋다. 또한 이벤트도 있으니 이때를 이용하면 알뜰하게 구입할 수 있다.

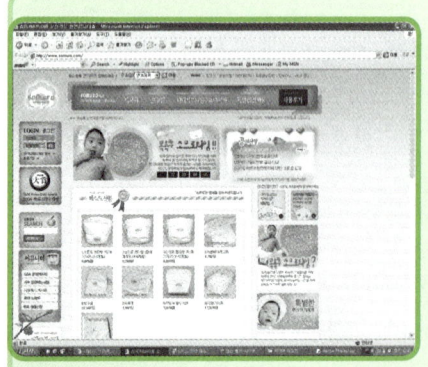

99. 소므로(http://www.somuro.com)

유아 면 제품 전문 쇼핑몰 사이트로서 면 기저귀와 면 손수건, 배냇저고리, 속싸개 등을 판매하고 있다. 커뮤니티에서는 아토피와 기저귀 발진 등 육아 노하우에 대한 정보를 얻을 수 있고, 무료 샘플을 신청하는 이벤트에 참가하여 제품의 품질을 확인하는 기회도 가질 수 있다. 특별 할인 제품도 판매하고 있으니 이 코너를 활용하면 좋을 것이고, 상품 구입 시 사용 후기를 참고하면 도움이 될 것이다.

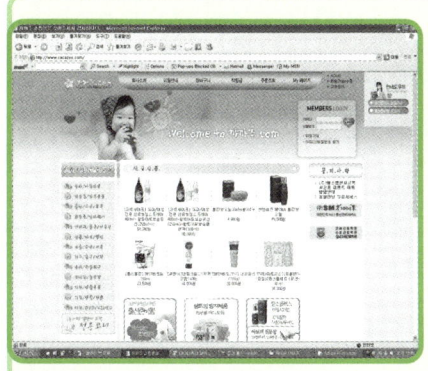

100. 까까주(http://www.cacazoo.com)

(주)에스엠천사에서 운영하는 출산 준비 전문 쇼핑몰 사이트로서 유아·아동 의류, 임부복, 임부 용품, 출산·수유 용품, 유아 학습 완구 등을 판매한다. 기저귀, 첫 출산을 경험하는 엄마들이 구비해야 할 품목과 설명을 체크리스트로 제공하여 참고할 만하다. 커뮤니티에서는 태교일기와 출산·육아일기를 기록할 수 있어 소중한 추억을 간직하는 데 도움을 준다. 또한 (주)에스엠천사 고객 전용 코너가 있어 만약 회원이라면 특별 서비스를 받아 볼 수 있다.

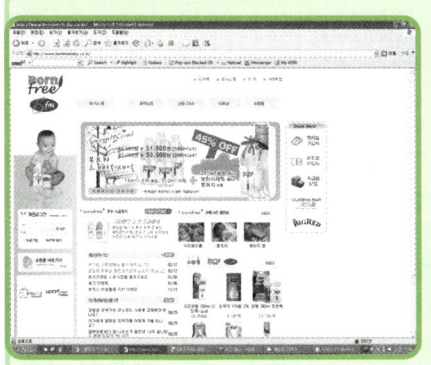

101. 본프리(http://www.bornfreebaby.co.kr)

세계적인 유아 용품 업체인 'Bfree'(TTY, www.babybfree.com)의 한국 지정 판매 쇼핑몰 사이트로서 젖병과 컵 그리고 수유 용품 액세서리를 취급하고 있다. 커뮤니티에서는 가족 앨범과 사용 후기를 작성하는 회원에게 이벤트를 실시하여 사은품을 증정하고 있어 소중한 가족의 추억을 되새기면서도 사은품을 받을 수 있는 좋은 기회를 가질 수 있다.

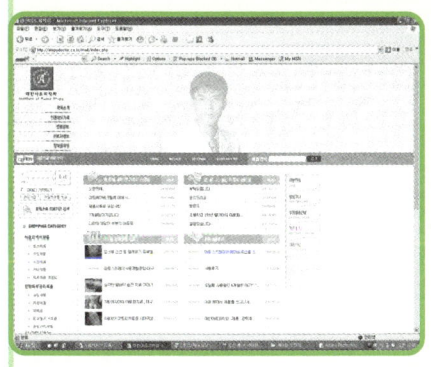

102. 대한아토피학회(http://atopydoctor.co.kr/mall/index.php)

다양한 한방 정보와 아토피 정보를 제공함과 동시에 한방 상담실을 운영하여 아토피 환자뿐만 아니라 일반인에게도 유용한 사이트이다. 커뮤니티에서는 연령별 아토피 상담실을 통해 한의사들의 전문적인 상담을 받을 수 있고, 대한아토피학회에서 개발한 한방 아토피 케어 제품과 기타 의료 제품 및 기기를 구입할 수 있다.

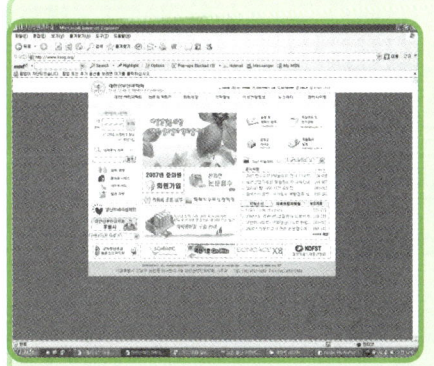

103. 대한산부인과학회(http://www.ksog.org)

학회 소개, 행사 일정 안내, 학회지 검색, 의료계 소식, 여성 건강 정보 등을 수록해 놓은 사이트이다. 홈페이지를 통해 회원이 작성 및 수정해 주는 정보를 항상 학회에 실시간 반영하여 학회 발송 우편물 및 기타 내용 등을 회원 최신 정보로 제공해 준다. 회원 전용 사이트이므로 회원이 되어야 많은 정보를 얻을 수 있다.

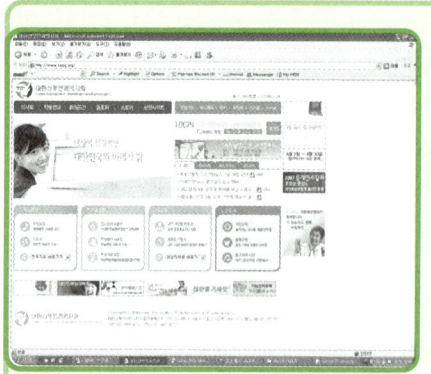

104. 대한산부인과의사회(http://www.withobgyn.com)

대한산부인과의사회 사이트로서 의료보험, 의료 분쟁 광장, 의학 자료, 의료 뉴스 등을 수록하고 있고 병원도 검색할 수 있다. 공동 구매, 중고 시장도 열고 있으며, 구인·구직도 안내하고 있다. 단, 회원제로 운영되므로 회원이 되어야 많은 정보를 얻을 수 있다.

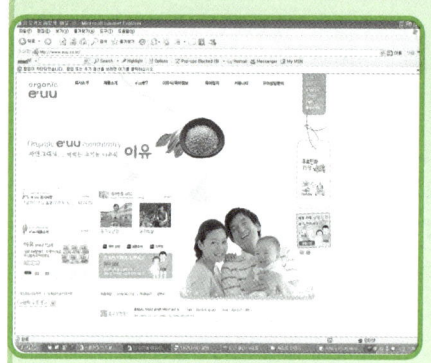

105. 이유(http://www.euu.co.kr)

종근당건강에서 운영하는 유기농 이유식 전문 업체 사이트이다. 제품의 원 재료와 공정을 소개하고, 이유식에 대한 정보와 간단히 만드는 방법을 제공하고 있다. 육아일기와 아기의 정보를 작성하여 아기의 성장을 한눈에 알아보기 쉽게 관리할 수 있고, 사진첩을 만들어 예쁜 아기의 모습을 담아낼 수도 있다. 커뮤니티에서 제공하는 엄마와 아빠의 다양한 수기와 공개된 육아일기를 비롯해서 아기의 성장에 따른 신체 및 행동 발달 특징, 건강하고 똑똑한 아기로 키우기 위한 응급조치와 조기 교육 정보 등 육아에 필요한 다양한 정보를 얻을 수 있다.

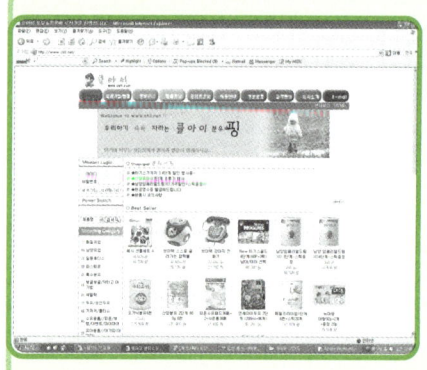

106. 클아이(http://www.ckli.net)

분유 쇼핑몰 전문 사이트로서 다양한 브랜드의 분유와 두유 제품 및 장난감, 기저귀 등의 유아 용품을 판매하고 있으며, 수유와 이유식에 대한 육아 정보와 태교 음악의 정보도 제공하고 있다. 매일, 일동, 남양, 파스퇴르분유, 하기스 기저귀, 두유와 기타 제품을 구입할 때 구입 금액의 0.5~0.7%가 적립된다.

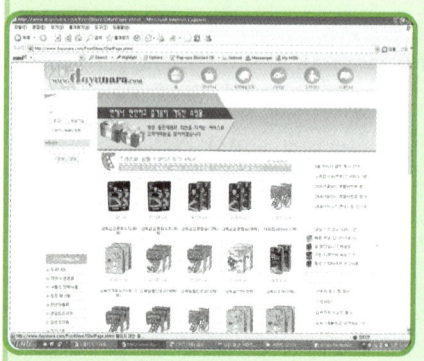

107. 두유나라(http://www.duyunara.com)

두유 전문 쇼핑몰 사이트로서 분유, 이유식, 삼육두유, 파스퇴르, 베지밀, 아기랑콩이랑 등을 판매하고 있다. 회원으로 가입하면 콩 요리 강좌도 볼 수 있고 가족 사진, 아기 사진 콘테스트에도 참여할 수 있으며 이벤트에도 참여할 수 있다. 고객센터와 상품 후기를 통해 상품에 대한 정보를 더 많이 얻을 수 있다.